中国抗癌协会环境肿瘤学专业委员会组织撰写

现代健康管理学丛书　　　　　总主编　李玉民

血液系统疾病健康管理学

Health Management of Haematological Diseases

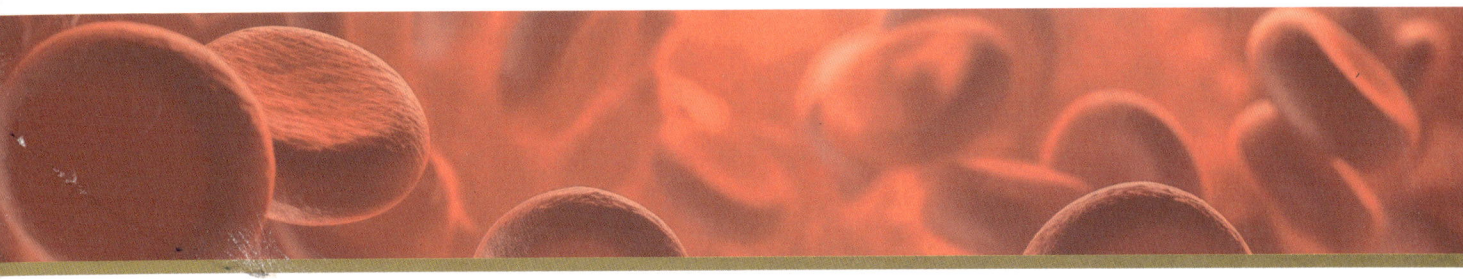

主编　刘 蓓

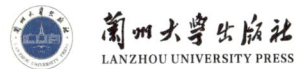

兰州大学出版社
LANZHOU UNIVERSITY PRESS

图书在版编目（CIP）数据

血液系统疾病健康管理学 / 刘蓓主编. -- 兰州：兰州大学出版社，2024.12. -- （现代健康管理学丛书 / 李玉民总主编）. -- ISBN 978-7-311-06739-7

Ⅰ. R55

中国国家版本馆CIP数据核字第2024GA3546号

责任编辑　张　萍
封面设计　陈　欣

丛 书 名	现代健康管理学丛书
总 主 编	李玉民
本册书名	血液系统疾病健康管理学
	XUEYE XITONG JIBING JIANKANG GUANLIXUE
作　　者	刘　蓓　主编
出版发行	兰州大学出版社　（地址:兰州市天水南路222号　730000）
电　　话	0931-8912613(总编办公室)　0931-8617156(营销中心)
网　　址	http://press.lzu.edu.cn
电子信箱	press@lzu.edu.cn
印　　刷	兰州银声印务有限公司
开　　本	880 mm×1230 mm　1/16
成品尺寸	210 mm×285 mm
印　　张	29.25
字　　数	817千
版　　次	2024年12月第1版
印　　次	2024年12月第1次印刷
书　　号	ISBN 978-7-311-06739-7
定　　价	180.00元

（图书若有破损、缺页、掉页,可随时与本社联系）

丛书编委会

学术顾问　王陇德　王　辰　李兆申　董家鸿
　　　　　董尔丹　窦科峰　陈香美　陈子江
总 主 编　李玉民

编　委
（以姓氏笔画排序）

丁　辉	丁天龙	丁方回	丁霏霏	于　忆	于　亨	于晓辉	万　锋	万　麟	万　鑫
万东君	卫明慧	马　强	马　臻	马大昌	马宁宁	马延超	马秀云	马承旭	马海珍
马家骧	马晨辉	马瑞新	马鹏程	马黔红	王　伟	王　宇	王芳(生殖)	王芳(消化)	
王　丽	王　妙	王　昕	王　虹	王　娜	王　涛	王　祥	王　琳	王　雅	王　晶
王　景	王　强	王　媛	王静(口腔)	王静(妇科)		王　燕	王　薇	王　燚	王　鑫
王一辰	王大广	王天成	王凤磊	王勾琴	王文己	王文辉	王正峰	王永刚	王朴英
王兴蕾	王芙蓉	王芳红	王克平	王丽娜	王丽蓉	王彤昕	王宏沛	王罗莎	王金涛
王金海	王建飞	王春燕	王俭勤	王彦飞	王彦伟	王莹莹	王晓元	王晓慧	王家吉
王琼英	王斌生	王斌红	王渭鉴	王登峰	王鹏飞	王新文	王满侠	王霁阳	韦天宝
牛军强	毛　杰	毛　斌	毛　燕	毛小荣	毛成洁	毛俊杰	尹　洁	尹　敏	尹　璐
孔　晶	孔　焱	孔桂香	孔祥斌	邓　姝	邓邦莲	邓君阁	石军年	石红霞	石春蕊
龙　勃	卢学文	叶兰仙	叶凯山	叶新华	田　坤	田小雪	田昀灵	田俊强	田爱平
田雯雯	史书君	史森中	白　龙	白　明	白　俊	令晓玲	包军胜	包海荣	冯书君
冯国芳	冯彦虎	冯海霞	司夏樱	邢　帅	吉　琨	达丽隽	达明莲	成　娟	成　鹏
吕　西	吕海宏	朱　玉	朱　蓉	朱伟杰	朱军民	朱克祥	朱秀杰	朱陇东	朱若昕
朱依敏	朱晓亮	朱菊红	朱燕萍	乔　昆	任崇崇	任智勇	向　琳	朵瑞雪	郜思亮
刘　心	刘　帆	刘　伟	刘　阳	刘　欢	刘　畅	刘　蓓	刘小康	刘帅斌	刘亚青
刘志艳	刘志勤	刘怡婷	刘建斌	刘帮杉	刘海鹏	刘雅婷	刘媛媛	刘靖芳	齐国卿
闫晓霞	关聪会	米　军	汤　俊	安丽娟	祁　涛	许飞雪	许伟元	许晓娟	许慧梅
孙　瑜	孙小平	孙有惠	孙守元	孙守刚	孙俊伟	孙晓彤	孙润民	孙静洁	贠建蔚
牟彦红	芮少珍	苏　莉	苏少晨	苏晓路	杜　轩	杜　琛	杜　鹏	杜志兴	杜秋燕
杜洪亮	李　龙	李　刚	李　汛	李　波	李　玲	李　莹	李　烨	李　娟	李　敏
李　榆	李　雷	李　滢	李　睿	李　攀	李　巍	李　鑫	李小欣	李广杰	李文娟

李玉民　李宁荫　李则宣　李伟东　李兴杰　李红利　李志勇　李丽斐　李秀丽　李明鸣
李建雄　李俊峰　李彦妮　李桂香　李晓玲　李笑然　李海元　李雪梅　李彩娥　李福平
李嘉正　杨　飞　杨　立　杨　丽　杨　杰　杨　波　杨　柳　杨　菁　杨　晶　杨　斌
杨　婷　杨　静　杨　磊　杨　燕　杨一蕃　杨冬梓　杨永秀　杨旭龙　杨汝阳　杨利娟
杨含腾　杨忠霞　杨金伟　杨景茹　杨璐西　杨鑫娜　豆欣蔓　肖　楠　肖晓辉　吴　雪
吴　强　吴向阳　吴多明　吴庭恺　吴恭瑾　吴银瓶　吴锦涛　何　莉　何　晓　何亚娟
何佳静　何荣霞　何慕琪　余　静　余阳阳　谷有全　狄天宁　闵光涛　汪　维　汪小亚
汪五全　汪玉红　汪苑苑　沈海丽　宋飞雪　宋天亮　宋克薇　宋晓静　宋爱琳　宋润泽
张　兰　张　红　张丽(肾病)　张丽(精神)　张　洁　张　洲　张　莉　张　涛
张　朗　张　娟　张　通　张　辉　张　鹏　张　静　张　豪　张　磊　张燕(风湿)
张燕(健康管理中心)　　张小卫　张小珍　张文君　张玉怀　张甲翠　张立婷　张亚敏
张成俊　张旭东　张亦舒　张军红　张军强　张红丽　张芮浩　张苍宇　张欣宗　张学红
张学良　张珊珊　张树泽　张思功　张耕源　张振昶　张莉莉　张晓芳　张爱萍　张海鸿
张海滨　张婉婉　张雅兰　张雅丽　张瑞芳　张翠莲　张德刚　张德奎　陈　刚　陈　军
陈　昊　陈　敏　陈　琳　陈　慧　陈江君　陈秀娟　陈思雨　陈雁飞　武　力　武　君
武国德　苟文婕　苟亚妮　范阿娇　范晟煊　林　欣　尚攀峰　呼永华　罗　晖　罗小峰
罗长江　罗志强　罗瑞英　岳　平　岳　鹏　岳秀宁　金　晶　周　栋　周小春　周文策
周心怡　周建平　周俊林　周晓伟　周海宇　周辉年　庞云清　郑　婷　郑鹏飞　屈　鹏
孟文勃　封呈辰　赵　龙　赵　达　赵　旭　赵　军　赵　艳　赵　桐　赵　敏　赵　琴
赵　锋　赵　斌　赵　媛　赵　磊　赵大成　赵月生　赵文君　赵兰婷　赵成基　赵宇昊
赵学文　赵思华　赵海燕　赵妯妯　赵瑜梨　郝晋雍　胡旭昌　胡丽娜　胡茂荣　胡建明
胡晓斌　胡钰敏　胡继科　胡雪剑　胡微薇　南　伟　柳　进　柳江燕　郜丽娜　侯博儒
俞泽元　姜　金　姜　程　宫玉哲　贺东强　贺志云　骆晓荣　秦立军　袁　月　袁　东
袁　新　袁　薇　袁若雯　热勒肯　耿　彬　桂惠明　夏　茸　夏亚一　原铂尧　顾　冰
柴尔青　党欣欣　党建中　党跃修　徐　献　徐义先　徐百成　徐学超　徐嘉宁　高　敏
高明霞　高莉萍　郭　梁　郭元成　郭少华　郭发才　郭柳青　郭莉莉　郭钰珍　郭凌云
郭继武　郭珊祎　席大勇　唐依苗　唐荣冰　姬　瑞　黄　昊　黄　莉　黄　越　黄卫东
黄泽平　黄晓俊　黄晖蓉　乾栋梁　曹宏泰　曹雨芬　曹菊玲　龚　霞　盛晓赟　常　鹏
常　鑫　崔　祥　崔鸿斌　康学文　商俊芳　阎丹峰　阎立新　梁　成　梁　伟　梁晓磊
梁海萍　梁耀军　彭正奎　彭雪彬　葛朝明　董　静　董治龙　董海涛　董强利　蒋　妮
蒋常莲　韩　清　韩　婕　韩兴文　韩彦明　景玉宏　景海雪　程志斌　傅松波　焦作义
舒　娟　鲁锦玥　曾　双　曾　嵘　曾晓丽　曾祥挺　谢小冬　谢广妹　谢亚东　谢泽慧
谢寒冰　靳佳欣　蒲建中　甄东户　路　锦　满江位　蔡宏斌　裴锡波　裴霞霞　廖　梅
谭季春　谭恩丽　谭继英　熊　彬　熊金涛　滕晓明　颜耀华　潘　青　潘晓婧　操慧颖
薛莉花　魏　宁　魏　丽　魏孔孔　魏丽娜　魏育才　魏晓瑞　魏海东　濮家源

本册编委会

主 编 刘 蓓

编 委
(以姓氏笔画排序)

王朴英	兰州大学第一临床医学院
王丽娜	兰州大学第一医院
朱　玉	兰州大学第一临床医学院
任崇崇	兰州大学第一临床医学院
刘　欢	兰州大学第二医院
刘　蓓	兰州大学第一医院
吴庭恺	兰州大学第一临床医学院
张婉婉	兰州大学第一临床医学院
张雅丽	兰州大学第一临床医学院
范晟煊	兰州大学第一医院
郭元成	兰州大学第一临床医学院
梁海萍	兰州大学第一临床医学院

序 一

随着现代经济社会飞速发展，人们的生活方式发生了变化，加之生态环境恶化、工业污染等诸多因素，全球多种疾病的发病率大幅增加，我国面临着巨大的健康压力和挑战。因此，不断创新现代健康管理的新理念，注重全生命周期的健康维护，建立现代健康管理的新体系，对于提升广大人民群众的健康水平意义深远。

兰州大学李玉民教授作为总主编，组织国内数百位具有丰富经验的临床专家撰写了"现代健康管理学丛书"，全面系统地介绍了常见多发疾病现代健康管理的新进展。丛书聚焦常见疾病诊疗和预防的热点问题，详细论述了饮食、生活习惯、心理精神等因素与疾病发生发展的关系；深入阐述了常见疾病发生的机制；重点突出了常见疾病现代健康管理的新方法和新策略。丛书强调多学科交叉融合，推动实行疾病的"早筛、早诊、早治、早康复"。

丛书还注重常见疾病全过程的健康管理，积极促进和创新现代健康管理体系，以常见疾病的诊疗为基础，向"上游"关注疾病病因，向"下游"关注疾病治疗后患者的康复与管理，高度重视影响健康的致病因素，强调防治并重，以预防为主，可有效指导健康生活方式并优化创新疾病防控模式。

丛书内容丰富、信息量大，兼具专业性和实用性，可为临床医生、预防医学医生、公共卫生工作者、健康管理工作者、科普工作者及医学生提供学术参考，也可为社会民众提供有益的健康指导，对提高广大人民群众的健康意识、促进建立现代健康管理新模式、维护全生命周期健康、服务健康中国战略具有重要意义。

我谨向广大读者推荐此丛书，以期有所裨益。

中国工程院院士
原国家卫生部副部长
中华预防医学会第四、五届会长

2024 年 3 月

序 二

研究创新现代健康管理的新理论和实践是人类健康事业发展的必然需要，对提高人类的健康水平具有重要意义。

新时代的医学健康理念从以治病为中心，转向以健康为中心，维护全生命周期健康。此外，诞生了"群医学"的新理念，群医学是为恢复、维护、增强众生、生态的整体与长远健康而发展出的知识、技术、艺术和学术体系，提倡以人类为中心，实现"健康大同"。为顺应新时代健康理念的需要，推动群医学快速发展，"现代健康管理学丛书"应运而生，本丛书系统阐述了临床常见疾病的诊断、治疗、预防和康复的最新发展动态；同时，详细介绍了环境、饮食、生活习惯和心理精神等因素与疾病发生的关系，阐述了常见疾病发生的机制，重点突出了常见疾病健康管理的新技术、新方法和新理念，强调了群医学的"六域"，即促、防、诊、控、治、康（促进、预防、诊断、控制、治疗、康复）和"六宝"即语、药、械、食、居、环（语言、药材、器械、饮食、起居、环境），凸显了大健康的理念。

丛书对指导广大民众的健康生活方式、探索现代健康管理新方法、提高人民群众疾病预防意识、提升常见疾病诊疗能力、维护生命健康具有积极作用，希望能为临床医学、基础医学、公共卫生、预防保健、健康管理及科普等专业人员和医学生提供有益参考。

我特为此丛书作序。

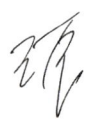

中国工程院院士
中国工程院副院长
中国医学科学院院长
北京协和医学院校长

2024 年 7 月

总主编简介

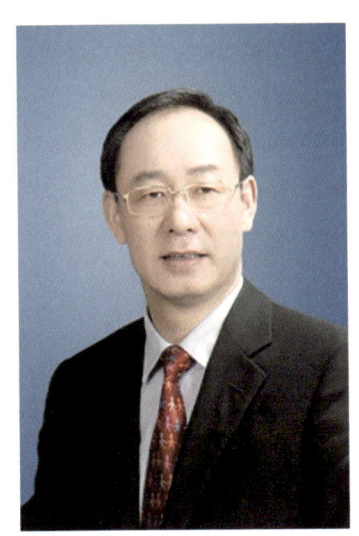

李玉民

　　李玉民，1962年12月出生，医学博士，兰州大学教授、博士生导师，兰州大学第二医院普通外科主任医师，英国剑桥大学访问学者，澳大利亚昆士兰科技大学客座教授。从事肝胆胰外科、微创外科和消化系肿瘤的研究。发表学术论文360余篇，其中SCI论文140余篇。参编全国高等学校"十三五"教育医学规划教材《外科学》，主编、参编专著20余部。承担"国家863计划""国际科技合作项目"和"科技部惠民计划"等科研项目31个。获"甘肃省科技进步一等奖"等奖项27个；担任国内外学术期刊主编及编委30余个，其中担任SCI杂志副主编及编委7个；担任中国抗癌协会环境肿瘤学专委会主任委员等学术职务70余个。被授予"国务院政府特殊津贴专家""卫生部突出贡献中青年专家""甘肃省优秀领军人才"等多项荣誉称号。

主编简介

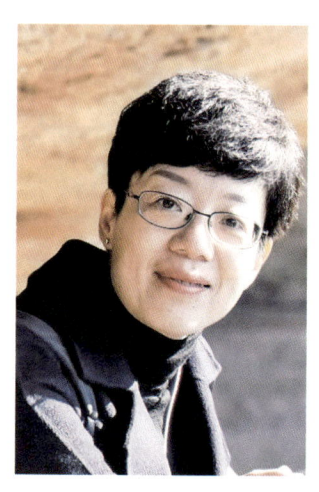

刘 蓓

  刘蓓，1973年11月出生，兰州大学第一医院（第一临床医学院）主任医师，教授，博士生导师，血液科副主任，检体诊断学教研室主任，内科规培基地副主任兼教学主任。主要从事内科血液病临床、科研及教学工作。美国明尼苏达大学Hormel医学肿瘤中心访问学者。以通信作者及第一作者发表 *A nomogram based on clinical features and molecular abnormalities for predicting the prognosis of patients with acute myeloid leukemia* 等SCI论文30余篇；注册美国临床试验3项、中国临床试验3项；主持"NAE抑制剂通过NFKBIA调控SLC7A11/GPX4轴促进急性髓系白血病铁死亡的研究"等省、市级科技项目10余项。以第一完成人获甘肃省科技进步奖三等奖1项、甘肃省医学科技奖二等奖2项。

序 三

进入21世纪，健康已成为全球关注的重大课题，提升常见疾病的诊治和预防能力，推进健康管理的新技术、新方法和新理念，对维护全过程全生命周期的健康至关重要，对实施健康中国战略意义非凡。

为反映常见疾病的诊疗和现代健康管理发展的新动态和新进展，提高广大人民群众的健康水平，兰州大学李玉民教授携手数百位专家学者共同编写了"现代健康管理学丛书"。丛书详细阐述了临床常见多发疾病的病因学和发病机制，系统介绍了常见疾病的诊断、治疗、预防、康复及健康管理的最新成果；重点突出了常见疾病健康管理的新理念，强调疾病预防策略，详细介绍了常见疾病的诊疗新技术，倡导健康生活方式，既适用于专业人员，又能指导社会民众。阅读此丛书，对提高民众的健康意识、探索疾病的健康管理新模式、提升常见疾病的诊疗水平、维护广大人民群众全生命周期健康具有十分积极的作用。

丛书汇集了数百位临床专家的智慧，具有先进性、科学性和实用性，是临床医生、健康管理工作者以及医学生的良师益友。

我谨为此丛书作序，并向广大读者推荐此丛书。

中国工程院院士

2024年7月

序　四

维护全生命周期健康是21世纪医学发展的重大使命。促进临床医学、基础医学、预防医学和公共卫生多学科交叉融合，推广常见疾病诊疗和预防新技术、创新全过程全周期的健康管理新理念，对推动实施健康中国战略具有重要意义。

由兰州大学李玉民教授作为总主编、数百位优秀专家共同参与编写的"现代健康管理学丛书"，荟萃了最前沿的健康管理理论与实践；结合专家团队多年丰富的临床经验和研究成果，全面系统地阐述了常见疾病的病因学，生理病理学，诊断、治疗、康复及预防的现状和新进展；涵盖了健康管理、健康促进、健康评估以及健康教育等多个方面的内容；系统介绍了现代健康管理学的发展趋势和临床研究动态，强调防治并重，突出了现代健康管理的新技术和新理念。

丛书的知识传递方式较为科学，既适合专业人士深入学习，又适合普通读者获取健康管理知识，这符合现代人对于全民健康管理的迫切需要，这也正是丛书的重要价值所在。

丛书立意新颖、系统全面、图文并茂，具有实用性、专业性和指导性，可使临床医学、基础医学、全科医学、健康管理、公共卫生和预防医学的相关工作者及医学生等全面系统地了解健康管理的新理念。同时，也可使民众提高自身的健康管理意识和防病治病能力。

人民的终极福祉就是健康。我很荣幸为此丛书作序，谨向读者推荐此丛书，以期广大读者从中有所受益。

中国工程院院士
中国医师协会常务副会长
清华大学临床医学院院长
清华长庚医院院长
2024年7月

序 五

为推进实施健康中国战略，维护全生命周期健康，充分反映常见疾病健康管理的最新发展动态和研究成果，"现代健康管理学丛书"全面系统地阐述了临床常见多发病的流行病学、病因学、发病机制、病理生理学、诊断、治疗、预防和康复等的新进展；详细论述了饮食、生活习惯和心理精神及环境因素与疾病发生的关系；重点突出了常见疾病现代诊疗的新方法和新策略，着重强调了常见疾病预防和康复的新理念。

丛书针对常见疾病诊断治疗和预防的关键问题，强调疾病全过程全生命周期的健康管理，重点突出疾病预防，关注影响健康的现代危险因素，注重疾病的预防、诊断、治疗和康复有机衔接；丛书涵盖了各系统常见疾病的健康管理理念，信息量大，图文并茂，实用性和指导性强，对于推广常见疾病早筛、早诊、早治的新理念、新技术，普及广大民众防病治病的知识，改善民众的生活方式，建立健康管理的新模式具有指导作用。

丛书面向人民生命健康，对于提高广大人民群众的健康水平具有重要意义，是从事临床医学专业、健康管理专业、公共卫生和预防医学专业、基础医学专业的工作者及医学生的良好参考用书。

是为序！

中国工程院院士
北京大学心血管研究所所长
北京大学博雅讲习教授
血管稳态与重构全国重点实验室主任
中国康复大学校长

2024年3月

序 六

21世纪的医学理念发生了重大变化，从以治病为目的对高科技的无限追求，逐渐转向以疾病治疗和预防并重；从以治病为中心，转向以健康为中心，重视全生命周期的健康管理。

"现代健康管理学丛书"聚焦常见疾病的现代诊疗和健康管理发展的前沿问题，总结归纳了最新的研究进展，结合专家团队丰富的临床经验，全面系统地阐述了临床常见多发病的流行病学、病因学、发病机制、病理学、诊断、治疗、预防及康复的现状和新进展，反映了常见疾病现代健康管理和诊疗技术的新动态。

丛书主要突出了现代健康管理的多学科交叉融合特征，关注影响健康的危险因素，强调预防为主，注重现代康复管理的新技术，以期促进常见疾病的诊治、预防和健康管理能力的提升。

丛书面向临床医学、全科医学、健康管理、公共卫生、预防医学、基础医学等专业工作者及医学生，使读者能全面系统地了解常见病的现代健康管理理念，掌握常见疾病诊疗和现代健康管理的新技术和新方法，提高对疾病防治的整体认识，树立健康管理新理念和新模式，这对提高全民的健康管理水平和防病治病能力具有重要意义。

我特为此丛书作序，希望为其出版能够起到一定的积极作用。

中国科学院院士 黄川峰

2024年3月

序 七

随着经济的飞速发展，生态环境和生活方式的不断变化，人类健康面临着巨大挑战，常见多发疾病的发病率越来越高，健康问题也越来越受到全球的高度重视。加速推进现代健康管理的理论和实践，提高广大人民群众的健康水平，是促进健康事业发展和实施健康中国战略的必然需要。

为顺应生命健康维护的时代需求，"现代健康管理学丛书"阐述了临床常见多发病的流行病特征、病因、发病机制、诊断、治疗、预防和康复的最新发展动态，重点突出了常见疾病诊疗和健康管理的新技术、新方法和新理念。

丛书对提高医生对常见疾病的诊疗能力，推广普及常见疾病的现代健康管理新技术、新方法，提高广大人民群众的健康水平，维护全生命周期健康，具有积极作用。

丛书系统全面，兼具实用性、专业性和指导性，是广大医生和医学生的有益参考书。

谨以此作序！

中国工程院院士

2024 年 3 月

序 八

现代健康管理学是关于健康管理的学科理论体系，它已经成为当代医学中非常重要的一部分。

世界卫生组织发布的《2020年全球卫生统计报告》指出，全球十大死因中，心血管疾病、癌症、糖尿病和慢性呼吸道疾病均在榜中。2021年，我国65岁及以上的老年人口达2亿人，占总人口的14.2%，按照联合国的标准，中国正式进入"老龄社会"。

慢性病的高发、老龄化社会的到来、亚健康人群比例的增高等都凸显了发展健康管理学的紧迫性、必要性。开展健康管理，用现代健康管理理念和新的医学模式作为指导，通过现代医学和现代健康管理学的技术手段，对个体和群体健康状况及影响健康的危险因素进行评估，并给予有效医学干预，可以此来预防和控制疾病的发生与发展，提高生命质量，降低全社会的疾病治疗费用。因此，健康管理学在疾病的预防和诊疗研究中的重要意义日益受到学者关注。

为此，由兰州大学李玉民教授作为丛书总主编，近百位临床专家作为分册主编共同编写的"现代健康管理学丛书"，涉及心血管、呼吸、普外、骨科、妇产科、儿科、口腔、生殖等多个临床学科，是国内首套对健康管理进行系统阐述的丛书，从基础到临床、从管理体系到大数据应用，为提高健康管理水平、助力健康中国战略具有重要的价值和意义。

我谨推荐此套丛书，希望相关读者能有所收获。

中国科学院院士

2024年夏

总 序

随着经济社会飞速发展，人们的生活方式发生了重大变化；同时，生态环境恶化、工业污染、人口老龄化、不良生活习惯以及心理精神等诸多因素引发的健康问题越来越多。常见疾病多发和重大疾病发病低龄化情况日趋严重，使人类面临巨大的健康压力和挑战。全球范围内对健康问题也越来越重视，从医学教育到临床实践，从疾病预防到诊疗，从卫生健康到国家安全，健康理念均发生了深刻变化，疾病诊疗方式也随之改变，为此，创新现代健康管理模式是人类社会发展的必然要求。

世界卫生组织在《迎接21世纪的挑战》的报告中指出，21世纪的医学不应该以疾病为主要研究对象，应该以人类健康为研究的主要方向。由治病医学转向预防保健医学，由关注人的疾病转向关注人的健康；在重视科技的同时，更加重视人文关怀，推动现代健康管理新理念是医学发展的必由之路。

一人之健康是立身之本，人民之健康是立国之基。"十四五"规划和2035年远景目标纲要提出，全面推进健康中国建设，坚持预防为主的方针，为人民提供全方位全生命周期健康服务。增进人民健康福祉，事关人的全面发展和社会全面进步，事关"两个一百年"奋斗目标的实现。党的二十大报告也提出，推进健康中国建设，把保障人民健康放在优先发展的战略位置，完善人民健康促进政策。

坚持预防为主，减少疾病发生。从以"疾病"为中心转为以"健康"为中心，关键是加强对疾病预防的重视，这是健康中国战略发展的必然选择。科学证明，大部分慢性病都可以通过改变饮食和生活方式进行早期预防，做好疾病预防工作，要从普及健康知识做起，从环境安全开始落实；要重视重大疾病防控，倡导健康文明的生活方式；建立健全健康教育体系，提升全民健康素养；强化慢性病筛查和早期发现；坚持防治并重，以防为主，全生命周期的健康管理，建立和发展健康管理新理念是实施健康中国战略的必然要求。

20世纪70年代末，美国提出了"健康管理"的概念，主要是医疗保险机构通过对其医疗保险客户（包括疾病患者或高危人群）开展系统的健康管理，达到有效控制疾病的发生或发展、减少医疗保险赔付损失的目的。经过数十年的发展，健康管理学已发展成为一门学科，它通过信息和医疗技术对个人的健康状况以及影响健康的风险因素进行全面检查监测，分析评估影响健康的生理、心理及行为风险因素，提供咨询、干预和指导健康生活方式等，建立科学的健康服务流程，实施慢病综合防治策略，充分发挥个体和社会群体的健康潜能，以期提高个体的健康意识和防病治病能力，目的是恢复健康、维护健康、促进健康。

随着科技进步和社会发展、人类疾病谱和死亡谱转变、人口老龄化加速、医疗费用支出快速增长、生活水平提高以及健康意识增强，人们对健康服务的需求已经发生重大变化，从过去被动式、应对性的就医诊疗逐渐转变为主动性、常态化追求健康、预防疾病，有力促进了健康管理学的快速发展。但是，常见多发病的防治能力和健康管理水平距离健康中国战略的要求还有较大差距。就目前来讲，无论从学科、人才、技术以及投入方面，还是在理念、资源分配方面，重视疾病的诊治都远大于重视疾病的预防。因此，包括疾病诊断、治疗、预防和康复体系化的现代健康管理理念亟待加强。

"群医学"理念的诞生，即疾病的"促、防、诊、控、治、康（促进、预防、诊断、控制、治疗、康复）"，创新了医学思维，是临床医学、基础医学、预防医学和公共卫生等多学科交叉融合形成的一个创新体系，为发展现代健康管理学新理念提供了有力支撑，以期适应新时代医学健康观的重要变化，扩展健康服务的内涵，提高健康管理的效能。现代健康管理学是将疾病诊疗与预防康复有机结合起来，以疾病诊疗为基础，既向"上游"关注病因和预防，又向"下游"关注疾病治疗后的康复和管理，突出疾病的预防、诊断、治疗、康复和管理的有机衔接，强调防治并重，以防为主，促进疾病全过程全生命周期的健康管理和健康维护。

基于现代健康管理学的理念，我们从2021年3月启动，邀请了临床医学、基础医学、预防医学和健康管理学等多学科的数百位知名专家学者，编写了"现代健康管理学丛书"，旨在全面反映现代健康管理学发展的最新动态，深入阐述常见疾病从预防到康复全过程的关键问题，推广常见疾病现代健康管理学的理念和新技术，促进多学科交叉融合，以期提高常见疾病"促、防、诊、控、治、康"的能力，服务健康中国战略。

本丛书聚焦常见疾病现代健康管理学的前沿问题，分析归纳海量信息数据和研究成果，结合专家团队丰富的临床实践经验，全面系统地阐述了生殖系统、心血管系统、呼吸系统、神经系统、血液系统、内分泌系统、风湿免疫系统、消化系统、骨骼系统、泌尿系统、宫颈疾病、乳腺疾病、口腔疾病及精神心理等常见多发病的流行病学、病因学、发病机制、诊断、治疗、三级预防、康复及健康管理的发展动态。从流行病学、预防医学、临床医学、康复医学、社会学以及管理学等多学科概述了常见疾病的病因及其临床特征；从细胞生物学、分子生物学、病理学、免疫学及生物信息学等多维度解析了疾病发生发展的分子机制；重点突出了疾病的现代诊疗、预防康复和健康管理的新方法和新策略。

丛书立意新颖、学科全面、内容丰富、信息量大、图文并茂，具有创新性、专业性、系统性、完整性和实用性，面向临床专业医生、全科医生、健康管理医生，以及从事基础研究、公共卫生和预防医学、科普、公共管理等的工作者和医学生。通过阅读本丛书，希望广大读者更加全面地了解现代健康管理学的新理念，了解常见疾病现代诊疗的新技术、新方法，掌握现代健康管理学的研究方向，促进常见疾病早筛早诊早治新技术的推广应用，提高广大群众治"未病"的预防意识。

丛书编写过程中得到了王陇德院士、王辰院士、董家鸿院士、李兆申院士、窦科峰院士、董尔丹院士、陈子江院士、陈香美院士、尚永丰院士、王坤正教授等著名专家的亲切指导和帮助，在此向他们表示由衷的感谢！丛书的指导专家和各分册主编都是长期工作在临床一线的专家，他们既有扎实的理论知识又有丰富的临床经验，反复讨论丛书的目录确定、章节结构、逻辑关系、重点问题、研究进展以及创新点等关键环节，能够把握常见疾病诊疗和健康管理的热点和难点，充分展示了现代健康管理学的新进展和新理念。

由于丛书涵盖了近年来多学科多领域有关健康管理学的最新研究成果，分册较多，信息量大，工作任务重，时间紧，加之编者水平有限，错误和不足在所难免，恳请各位同道批评指正。

李玉民
2024年8月

目 录

第一章 概 论 / 1
    第一节 概 述 / 1
    第二节 血液病学的发展史 / 2
    第三节 血液系统疾病诊疗技术的新进展 / 5
    第四节 血液系统疾病的健康管理 / 5

第二章 血液系统疾病的流行病学 / 10
    第一节 贫 血 / 10
    第二节 免疫性血小板减少症 / 11
    第三节 白血病 / 13
    第四节 骨髓增殖性肿瘤 / 16
    第五节 淋巴瘤 / 18
    第六节 多发性骨髓瘤 / 21

第三章 血液系统疾病的组织学与生理学 / 25
    第一节 血细胞的起源 / 25
    第二节 造血及造血器官 / 28
    第三节 造血微环境与造血调控 / 32

第四章 血液系统疾病的病因学 / 41
    第一节 遗传因素 / 41
    第二节 环境因素 / 45
    第三节 生活方式因素 / 51

第四节 生理或病理因素 / 54

第五章 血液系统疾病的发病机制 / 60
第一节 造血原料缺乏 / 60
第二节 造血微环境改变 / 62
第三节 免疫功能异常 / 64
第四节 细胞分子遗传学异常 / 66
第五节 表观遗传学异常 / 68
第六节 能量代谢异常 / 69
第七节 炎 症 / 70
第八节 自 噬 / 71

第六章 血液系统疾病的诊断技术 / 75
第一节 一般血液检查 / 75
第二节 血液生化检查 / 76
第三节 骨髓检查 / 77
第四节 流式细胞术检测 / 79
第五节 细胞遗传学检测 / 80
第六节 基因突变检测 / 82
第七节 组织及淋巴结活检 / 84
第八节 游离轻链及免疫固定电泳检测 / 84
第九节 影像学检查 / 86

第七章 血液系统疾病的治疗进展 / 89
第一节 化 疗 / 89
第二节 分子靶向药物治疗 / 91
第三节 造血干细胞移植 / 98
第四节 免疫治疗 / 101
第五节 诱导分化治疗 / 112
第六节 免疫抑制剂治疗 / 113
第七节 外科手术治疗 / 114
第八节 放射治疗 / 115
第九节 支持治疗 / 117

第八章 贫血的诊疗及健康管理 / 121

第一节 缺铁性贫血 / 121

第二节 巨幼细胞贫血 / 135

第三节 溶血性贫血 / 145

第四节 再生障碍性贫血 / 157

第九章 免疫性血小板减少症的诊疗及健康管理 / 172

第一节 概述及流行病学 / 172

第二节 病因学 / 172

第三节 发病机制 / 173

第四节 分型 / 177

第五节 临床表现 / 178

第六节 实验室检查及诊断 / 178

第七节 治疗新技术 / 181

第八节 预后及预后因素 / 186

第九节 预防及健康管理 / 188

第十章 白血病的诊疗及健康管理 / 192

第一节 概述及流行病学 / 192

第二节 急性髓系白血病 / 200

第三节 急性淋巴细胞白血病 / 211

第四节 慢性粒细胞白血病 / 221

第十一章 慢性骨髓增殖性肿瘤的诊疗及健康管理 / 233

第一节 概述及流行病学 / 233

第二节 真性红细胞增多症 / 235

第三节 原发性血小板增多症 / 244

第四节 原发性骨髓纤维化 / 249

第十二章 恶性淋巴瘤的诊疗及健康管理 / 261

第一节 概述及流行病学 / 261

第二节 霍奇金淋巴瘤 / 261

第三节 非霍奇金淋巴瘤 / 277

第十三章　多发性骨髓瘤的诊疗及健康管理 / 296

第一节　概述及流行病学 / 296
第二节　病因学 / 298
第三节　发病机制及分型 / 299
第四节　临床表现 / 305
第五节　检查新技术及诊断 / 307
第六节　治疗新技术 / 310
第七节　预后及预后因素 / 313
第八节　预防及健康管理 / 314

第十四章　血液系统疾病的评估及管理 / 319

第一节　健康风险评估 / 319
第二节　体能状态评估 / 320
第三节　合并症的评估 / 322
第四节　生活质量评估 / 325
第五节　症状负荷评估 / 327

第十五章　血液系统疾病的随访及监测 / 332

第一节　疾病随访 / 332
第二节　疾病监测 / 334
第三节　治疗调整 / 338

第十六章　血液系统疾病相关并发症及处理 / 343

第一节　血栓性事件 / 343
第二节　出血性疾病 / 345
第三节　感染及发热 / 348
第四节　高白细胞综合征 / 353
第五节　肿瘤溶解综合征 / 354
第六节　输血相关并发症 / 357
第七节　造血干细胞移植并发症 / 360

第十七章　血液系统疾病的药物不良反应及处理 / 368

第一节　铁剂不良反应 / 368
第二节　激素及免疫抑制剂不良反应 / 369

第三节 细胞毒性药物不良反应 / 375
第四节 Venetoclax不良反应 / 378
第五节 酪氨酸激酶抑制剂相关不良反应 / 379
第六节 BTK抑制剂不良反应 / 380
第七节 免疫调节剂不良反应 / 382
第八节 JAK抑制剂不良反应 / 383
第九节 蛋白酶抑制剂不良反应 / 384
第十节 促造血药物不良反应 / 386
第十一节 单抗类药物不良反应 / 387
第十二节 去甲基化药物不良反应 / 397
第十三节 CAR-T细胞疗法不良反应 / 398

第十八章 血液系统疾病合并妊娠的诊疗及健康管理 / 404

第一节 妊娠合并贫血 / 404
第二节 妊娠合并血小板减少 / 409
第三节 妊娠合并慢性粒细胞白血病 / 411
第四节 妊娠合并急性白血病 / 416
第五节 妊娠合并Ph阴性骨髓增殖性肿瘤 / 419
第六节 妊娠合并MDS / 423
第七节 妊娠合并淋巴瘤 / 424

第十九章 血液系统疾病的三级预防 / 429

第一节 一级预防 / 429
第二节 二级预防 / 431
第三节 三级预防 / 434

附录 缩略词简表 / 438

第一章 概论

第一节 概述

血液系统是组成机体的重要系统之一，包括骨髓、胸腺、淋巴结、脾脏等器官，以及通过血液运行散布在全身的血细胞。血液是生物进化到一定阶段形成的一种体液。高等生物进行复杂的代谢活动，需要具备较稳定的、能进行自身调节的内环境，才能进行正常的生命活动，血液就是内环境中最活跃的部分。血液除含有细胞成分以外，在液态的血浆中还含有蛋白质、非蛋白质含氮物质、脂类、糖和其他有机物（包括维生素、酶、凝血与抗凝血因子等），以及无机物。血细胞是血液系统的主要成分，包括红细胞、白细胞（粒细胞、单核细胞、淋巴细胞）和血小板（巨核细胞的碎片），在体内的气体运输、清除异物与废物、防止感染与出血等方面，具有极其重要的作用。每一种血细胞过多、过少或结构异常，将对机体产生严重的危害。血液系统疾病，是各种原因（如感染、化学性、物理性、变态反应性、肿瘤、代谢性、失血性、遗传性，以及原因不明）导致的某一种血细胞过多或过少而出现的相应疾病。其临床共同特征为：贫血、感染、出血、溶血现象和黄疸，肝、脾、淋巴结肿大。

近几年，我国常见血液系统疾病发生率呈快速上升趋势。《中国卫生健康统计年鉴（2021）》显示，2013—2018年，我国血液系统疾病医院出入院人数显著上升，总诊疗人次从20.05万上升至38.49万。血液系统疾病常常表现为不同程度的贫血、感染以及出血。由于缺乏特效疗法，部分血液系统疾病被人们称为"不治之症"，其中淋巴瘤被我国列为十大高发性肿瘤之一，不仅会引发多种严重的并发症，并且对患者的家庭也会造成巨大的经济负担。通常情况下，多数良性血液系统疾病可以治愈，如缺铁性贫血（iron deficiency anemia，IDA）、巨幼红细胞性贫血和溶血性贫血等；部分恶性血液肿瘤如慢性白血病、多发性骨髓瘤（multiple myeloma，MM）患者经过积极、规范的治疗，也可以达到长期生存。因此，通过对血液系统疾病进行健康管理，积极预防血液系统疾病的发生，对血液系统疾病进行早诊断、早治疗，以及提高患者生存质量，成为血液系统疾病防治工作的首要任务。

世界卫生组织（World Health Organization，WHO）明确提出：健康长寿的相关因素中，遗传因素占15%，社会因素占10%，医疗条件因素占7%，而60%的其他因素取决于个人。也就是说，健康掌握在我们每个人的手中。健康管理新理念就是变人类健康被动管理为主动管理，并帮助人们科学地恢复健康、维护健康、促进健康。一个人从健康到疾病要经历一个复杂的发展过程，即从低风险状态、高风险状态、早期病变、出现临床症状到形成疾病。

健康管理是为实现人群在躯体上、精神上和社会上处于健康和完好状态而采取的综合性措施。健康管理的目的是提高人群适应环境的能力，增强维持恒常性的功能，去除或避免环境中危害人体健康的因素，创建有利于主体健康的良好环境条件。

第二节 血液病学的发展史

血液病学是一门发展迅速的学科。近年来各种分子生物学理论不断深入，单克隆抗体和基因工程等技术快速发展，血液病的病因以及发病机制等相关研究有了突飞猛进的进展，临床诊断和治疗水平也有了进一步的提高。尤其是血液系统恶性肿瘤的治疗，已从既往单一的化疗和造血干细胞移植（hematopoietic stem cell transplantation，HSCT）进展到免疫治疗、小分子靶向药物治疗，这些治疗手段治愈了不少血液病患者，让血液病患者看到了曙光。

一、血液病诊断技术的发展史

早在数千年前，人们就已经认识到血液是维持生命的重要物质。但由于当时科学水平的限制，人们对血液病的认识不足，对血液和疾病的关系只能做出一些肤浅而又神秘的解释。16世纪末至17世纪初，科学家发明了第一台光学显微镜，并不断加以改进，为发现血细胞奠定了基础。1673年Leeuwenhoek首先在光学显微镜下观察到了人的红细胞。1749年Senac观察到了白细胞。1774年Hewson对比了人与各种动物的血细胞，指出红细胞并非球形而是扁平圆形，并且讨论了淋巴液中与血液中白细胞的关系。1842年Donne发现了血小板。19世纪中期以后，血液学有了重要发展。1852年，Vierordt使用刻度毛细管第一次成功地进行了红细胞计数，之后又发明了血细胞计数和血红蛋白量的测定方法；1868年，Neumann等证实了红细胞来源于骨髓中的有核细胞，揭示了骨髓的造血功能，使人们的视野从血液扩展到造血组织。1880年，Elsie发明了血细胞染色法，这为血细胞形态学研究开辟了新的途径。虽然血细胞形态学研究已有两百多年的历史，但到目前为止，血细胞涂片仍是研究血液病的重要手段之一。在Wright等先后对染液做了种种改进的基础上，一些学者还发明了活体染色法、氧化酶和过氧酶反应法，这为之后的组织化学染色检测奠定了坚实基础。1937年，Tiselius创立了蛋白电泳技术，为异常血浆蛋白的研究提供了重要手段。1945年，Coombs等创立的抗人球蛋白试验是对血液免疫学的又一大贡献。20世纪初，有研究者使用胫骨作为骨髓来源进行患者活体骨髓检查和骨髓活组织检查，但这两种技术均未成为骨髓的常规检查，前者因成人期胫骨中骨髓一般增生低下，后者则因开放操作会带来感染、出血等风险。1923年，Arinkin发明了骨髓穿刺技术，该技术是当今所用穿刺术的原型。1953年后人们普遍认为骨盆较胸骨更适合穿刺，1963年后骨髓活检装置得到广泛使用。直到20世纪70年代，髂后上棘才广泛用于穿刺及活检。

20世纪80年代以前，实验室诊断一直是血液病诊断的主要手段，其中初步诊断仍然以细胞形态学结果为主。20世纪80年代中期，各种分子诊断技术相继诞生，这使得血液病诊断进入"精确诊断"时代，除在血红蛋白病、血友病等单基因血液病中已建立诊断体系外，更重要的是为白血病和淋巴瘤等血液系统恶性肿瘤等多基因复杂疾病提供了关键的诊断手段。分子诊断是利用分子生物学和分子遗传学方法检测疾病相关基因和蛋白，并与临床诊断密切结合的一种诊断技术。经过分子杂交、聚合酶链式反应（polymerase chain reaction，PCR）、基因芯片技术和第二代测序技术4个阶段的发展，分子诊断已经被广泛应用于血液病领域，尤其是严重危害人类健康的恶性血液病，分子诊断为这些疾病的精准诊断、预后评估和分层治疗均提供了宝贵的信息。

分子杂交技术起源于20世纪80年代，1978年有科学家应用液相DNA分子杂交成功进行了镰刀形红细胞贫血的基因诊断。20世纪末兴起的荧光原位杂交（fluorescence in situ hybridization，FISH）技术也属于分子杂交技术，经过数十年的发展，该技术已经成为成人白血病细胞形态学、免疫学、细胞遗传学和分子生物学分型诊断不可或缺的一个重要环节。如图1-1所示，FISH技术可以检测血液系统肿瘤中的染色体缺失，还可识别染色体扩增、倒位以及衍生等。目前该技术主要用于白血病融合基因的检测，三打击淋巴瘤的诊断，骨髓增生异常综合征（myelodysplastic syndrome，MDS）、MM和慢性淋巴细胞白血病（chronic lymphocytic leukemia，CLL）等疾病的预后分层和用药指导。

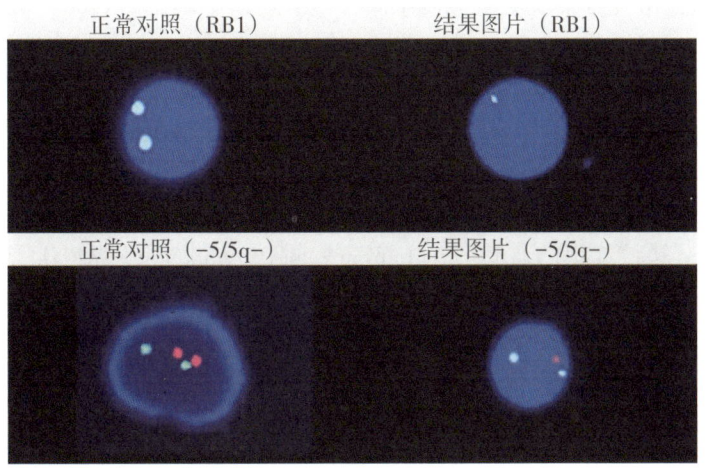

图1-1　不同染色体异常的FISH探针

（资料来源：兰州大学第一医院）

20世纪末，Mullis发明了PCR技术，这是基因分析技术的一项重大突破，标志着传统基因诊断技术发展到更全面的分子诊断技术，Mullis因此获得了1993年的诺贝尔化学奖。PCR技术问世后经过不断优化改进，出现了许多新型PCR，如实时荧光定量PCR、数字PCR、多重PCR、不对称PCR、巢式PCR和原位PCR等，目前被广泛用于融合基因的筛查、微量残留病（minimal residual disease，MRD）的监测以及患者预后判断等方面。1992年，美国Affymetrix制作出首个基因芯片，标志着分子诊断进入生物芯片技术阶段，该技术解决了传统核酸印迹杂交技术复杂、自动化程度低、检测目的分子数量少和低通量等问题。2008年，Ley等应用二代测序技术检测第一例正常核型急性髓系白血病（acute myeloid leukemia，AML）发现，FMS样的酪氨酸激酶3内部串联重复（FMS-like tyrosine kinase-3 internal tandem duplications，FLT3-ITD）突变是正常核型AML预后的不良标志之一。此后，越来越多的学者将二代测序技术应用于血液病的诊断分型、预后判定、指导治疗、MRD监测以及克隆演变的分析等。

综上所述，近半个多世纪以来，随着医学科学事业的蓬勃发展、血液学专业知识的深入和研究方法的改进，血液学诊断技术取得了长足的进步。血液病的诊断已经不能单纯依靠细胞形态学，而是需要结合流式细胞术、染色体核型分析、分子生物学等技术进行综合考量。在未来的发展中，新型分子生物学也将随着技术革新不断更新换代，高精度、多维度的检测结果才能使疾病的诊断、治疗和监测更加精确和合理。期待未来更加先进的诊断技术和大数据手段能在血液病诊疗中得到应用，为人类健康事业做出更大的贡献。

二、血液病治疗手段的发展史

近60年来，血液病，特别是血液恶性肿瘤的治疗手段取得了飞速进展，人们不再像过去那样对"血癌"闻之色变、束手无策。在无数医学前辈面对血液肿瘤不断钻研、上下求索的漫漫征程中，一座座里程碑铸就起抵御病魔的万里长城。尤其以靶向与免疫治疗为代表的新治疗方法，将血液肿瘤的治疗推向了一个新高潮。

20世纪60年代，骨髓移植之父Thomas教授率先开展骨髓移植并取得了成功，并于1978年正式提出骨髓移植治疗白血病的概念。后来人们发现粒细胞集落刺激因子能将骨髓中的造血干细胞动员至外周血，20世纪80年代人们利用血细胞分离机同样能获得足够数量的造血干细胞进行外周血HSCT。再后来，研究者又发现脐带血中同样含有造血干细胞，1988年Gluckmen利用脐带血移植成功治疗了Fanconi贫血患者。经过一百多年的实践和探索，异体HSCT已成为根治恶性、难治性白血病的唯一有效手段。除白血病外，HSCT在再生障碍性贫血（aplastic anemia，AA）及其他严重血液系统恶性肿瘤治疗中也取得了巨大成功，是现代血液学发展的一个重要里程碑。到2012年全世界进行的HSCT数量已超过100万例。如今，经过临床医生和科研学者的不断探索和研究，HSCT的预处理、移植物抗宿主病等研究已经十分深入。

砷剂治疗急性早幼粒细胞白血病（acute promyelocytic leukemia，APL）是我国医学工作者的原始创新成就，挽救了无数的APL患者，是中西医结合的杰出成就代表。1971年，哈尔滨医科大学附属医院韩太云发现三氧化二砷治疗白血病疗效优异，并根据民间验方研制出癌灵Ⅰ号注射液。1996年，张鹏等报道三氧化二砷治疗APL完全缓解（complete remission，CR）率可达73.3%。从1994年起上海血液学研究所与哈尔滨医科大学联合应用三氧化二砷治疗复发的APL 16例，其中15例达到CR。至此，APL由过去极为凶险的恶性血液病变成治愈率最高的白血病之一。直到现在，全反式维A酸联合砷剂仍然是APL患者的首选治疗方案，这无疑为血液肿瘤领域打开了一扇全新的大门。

1982年，Annelies发现BCR-ABL融合基因使赖氨酸激酶持续激活，导致慢性粒细胞白血病（chronic myeloid leukemia，CML）发生。1995年，以Druker教授为代表的科学家们成功研发出第一个酪氨酸酶抑制剂（tyrosine kinase inhibitors，TKI）伊马替尼，这是血液肿瘤中最具突破性的靶向治疗方法，开启了精准治疗时代。该药于2001年上市后取得巨大成功，大部分CML患者不再需要进行HSCT即可获得长期生存。近年来，第二代TKI达沙替尼、尼洛替尼和普纳替尼也相继用于CML的治疗。

1997年，Levy教授通过B细胞上普遍表达CD20分子这一特性，成功研发出针对该靶点的利妥昔单抗，该药于1997年获美国食品药品监督管理局（food and drug administration，FDA）批准上市治疗NHL，开启了淋巴瘤免疫治疗的新征程。2012年，宾夕法尼亚大学June教授首次将嵌合抗原受体T细胞（chimeric antigen receptor T cells，CAR-T）技术用于治疗一例ALL患者，该患者无病生存了十余年，从此细胞免疫治疗走上了肿瘤治疗的历史舞台，将血液肿瘤免疫治疗推向新的高度。截至目前，已经有多项CAR-T疗法获FDA批准用于治疗血液肿瘤。

纵观血液病治疗半个多世纪的发展历程，血液病尤其是血液肿瘤的治疗手段发展迅猛，已经步入了靶向、精准、个体化、规范化的治疗阶段。这也提示我们，只有创新才能使医疗发生革命性的变化，只有创新才能让患者获得更多的治疗"武器"。

第三节 血液系统疾病诊疗技术的新进展

血液学是对实验诊断依赖性极强的一门学科。近年来，由于单克隆抗体、重组DNA技术、分子生物学理论和技术的快速发展，血液系统疾病的诊疗技术已经有了多维度的突破。

分子诊断是21世纪血液系统疾病诊断技术探索的主要方向，其利用分子生物学和分子遗传学方法检测与疾病相关的基因和蛋白，可分为核酸检测和生物芯片两大类。核酸检测又细分为PCR、核酸测序、分子杂交和核酸质谱。生物芯片以基因芯片为主。分子诊断具有高效、灵敏、特异性强等优势，经过分子杂交、PCR定量和芯片技术3个阶段的发展，越来越多的分子靶点被应用于血液系统疾病的诊断、防治以及监测。在治疗方面，尽管目前临床上依然以化疗为主，但分子靶向治疗和免疫治疗已成为血液系统疾病治疗的重要方向。针对肿瘤发生、发展中的关键基因，设计对应的靶向治疗药物，是肿瘤治疗非常重要的手段。与传统的化疗相比，靶向治疗具有特异性强的特点。靶向治疗能够针对肿瘤中的致癌位点，精确杀死肿瘤细胞。经改造后的T细胞在CAR-T细胞疗法中比机体的适应性免疫细胞更具有特异性，可以消除含有对应肿瘤相关抗原的肿瘤细胞，可在一定程度上避免对健康组织的伤害，目前已经被用于白血病和淋巴瘤等血液恶性肿瘤的治疗。

第四节 血液系统疾病的健康管理

我国贫血患病率高达20%，其中一半为IDA，通过健康管理有望减少其患病率，并减少并发症的发生；AA、免疫性血小板减少症（immune thrombocytopenia，ITP）及大部分血液肿瘤较难治愈，通过健康管理可在一定程度上预防其发生，并延长患者的生存期，提高患者的生存质量。以健康管理理念为指导建立符合我国国情的血液系统疾病防治和保健体系，对于指导和规划国民健康、提高人民生活质量将起到划时代的作用。

一、IDA的健康管理新理念

儿童是IDA最常见的高发人群之一，针对其进行积极的健康管理具有重要的公共卫生意义。了解贫血的病因和危险因素非常重要，以便实施有效的和战略性的干预措施，控制贫血的流行。婴幼儿IDA的危险因素包括围产期危险因素和婴儿期危险因素。围产期危险因素包括母体缺铁、早产和围产期出血事件，如双胎或胎儿-母体出血。患IDA风险最高的特定新生儿人群包括小于胎龄儿、极低出生体重儿和母亲有糖尿病史。婴儿期危险因素主要包括：

（1）饮食因素，例如在没有及时引入富铁补剂的情况下长时间纯母乳喂养，使用低铁婴儿配方奶粉，喂养未经改良的（非配方）牛奶、羊奶或豆奶，富铁补充食品不足以及过量摄入牛奶。

（2）非饮食风险因素，包括：反复呼吸道感染、疟疾和艾滋病等慢性感染；胃肠道吸收不良疾病，包括乳糜泻、慢性肠道感染，以及胃肠道出血疾病，如钩虫感染和炎症性肠病。

在资源有限的情况下，有限的保健服务是产妇和围产儿死亡率较高的一个主要因素。在设计干预研究以降低贫血患病率之前，公共干预战略必须考虑与贫血相关的各种风险因素，以综合、协调和有针对性的方式降低贫血的发病率。来自政府和卫生保健组织以及当地社区的合作伙伴关系，对于成功降低婴幼儿贫血率至关重要。

二、AA的健康管理新理念

AA简称再障，是一种由多种原因引起的造血衰竭性疾病，常表现为贫血、出血和感染。AA治疗困难，患者常因骨髓衰竭、感染中毒性休克或颅内出血而死亡。因此，充分研究该病的病因及采取各种可能的预防措施，对减少该病的发生有重要意义。研究发现，AA的发病可能与药物、苯及其衍生物等化学毒物、电离辐射、病毒感染［肝炎病毒、EB病毒和人类免疫缺陷病毒（human immunodeficiency virus，HIV）等］等有关，此外，类风湿关节炎、系统性红斑狼疮也可能继发AA，妊娠还可能使AA病情加重。基于此，我们有必要从如下几个方面进行预防AA的社区健康管理。

（一）加强社区咨询，避免滥用药物

国际再障与粒细胞缺乏研究组研究表明，金属盐制剂、抗甲状腺药物和非甾体消炎药的应用与AA的发生密切相关，大剂量使用环磷酰胺、氮芥、氨甲蝶呤、阿糖胞苷、柔红霉素等抗肿瘤药物，极有可能引起骨髓再生障碍，继而导致AA。有研究报道，1例自身免疫性疾病患者应用硫唑嘌呤作为免疫抑制剂治疗时引起AA，因治疗及时而得以完全恢复。引起AA的原因主要是经治医生对抗肿瘤药物的不良反应不熟悉，没有叮嘱患者定期复查血常规。也有患者因自身原因服药好转后继续用药而没有定期复诊，结果因急性造血停滞而导致严重感染败血症，最终因感染、中毒性休克死亡。综上所述，这类需使用抗肿瘤药物且容易导致AA的患者，需加强咨询，早期发现问题，及时停药和治疗。另外，目前诸多治疗感冒的药物多为复方制剂，多含有不同种类的解热镇痛剂，若不仔细阅读药物说明书，也不咨询医生就服用，常常会出现问题。因此，加强社区药物的使用咨询，防治药物滥用，对防止和减少AA的发生至关重要。

（二）加强环保意识，改善工作环境

工作环境污染，特别是苯及其衍生物等污染，常常可影响骨髓造血微环境，抑制正常造血活动。当前某些社区企业因环保意识不够，再加上条件和财力有限，环境条件常常不达标，成为引起AA的隐患。因此，加强环保意识和改善工作环境是社区医务工作者和企业领导共同奋斗的目标。

（三）预防肝炎和HIV等病毒感染

由于病毒性肝炎患者和HIV感染者均有可能发生再障，因此社区积极预防这些病毒感染至关重要。坚持使用一次性注射器和针头，防止通过针刺等方式经血传播病毒，加强病毒传播方式等知识的宣传教育，一旦发现可疑患者应及时隔离、送医院检查和治疗，并注意定期观察患者血象变化，以做到对再障的早期发现和早期治疗。

三、ITP的健康管理新理念

ITP是一种复杂的多种机制共同参与的获得性自身免疫性疾病。目前认为，儿童急性ITP常与病毒感染有关，成人ITP病因尚不完全明确。ITP临床常表现为血小板计数不同程度减少，伴或不伴皮肤黏膜出血症状。在管理ITP患者时，应监测血小板计数，进行临床出血风险评估，提供支持治疗，防止出血，并积极进行疾病健康教育。当血小板计数低于20×10^9/L时，患者重要脏

器出血风险增加，随时可能危及生命，因此ITP患者的日常护理极为重要。

（一）健康宣教与心理支持

ITP患者出血风险增加，难免产生紧张、焦虑和恐惧的情绪，因此对患者的心理支持至关重要。ITP患者的身体和精神常常承受着巨大的压力，严重影响其学习、工作、饮食和睡眠，使其生活质量直线下降，以正念为核心的心理疗法可能有助于改善ITP患者的心理问题。

（二）预防出血护理

ITP患者血小板数量极少，因此轻微的出血即可导致出血不止。因此，患者家属和护士应密切观察患者病情，看其有无头晕、头痛、恶心、呕吐等颅内出血症状，有无皮肤、口腔黏膜、齿龈出血。患者应尽量静卧休息，避免下床活动。

（三）饮食管理

ITP患者在日常生活中应特别注意禁食辛辣、生冷、刺激等食物，尤其是生硬的水果或食物，例如苹果、排骨、鱼肉等，以预防口腔黏膜出血和消化道出血。患者服用糖皮质激素期间，容易导致高血糖、高血压，应给予患者低糖、低盐饮食，也可以多食用富含维生素B的食物，以促进机体的正常代谢。

四、血液系统肿瘤预防及健康管理的重要性

血液系统肿瘤主要包括白血病、淋巴瘤和MM。血液系统肿瘤健康管理的主要内容为三级预防。

一级预防：积极开展血液系统肿瘤预防与控制的健康教育和咨询，指导健康人群养成良好的健康生活方式，预防血液系统肿瘤危险因素的产生；指导有高危因素的人群改善不健康的生活方式，及早控制危险因素，预防癌症的发生。

二级预防：在积极开展健康教育和咨询的基础上，鼓励患者定期开展预防性检查，做到早期发现、早期诊断、早期治疗，提高早期发现率和治愈率，降低死亡率。

三级预防：在积极配合治疗的基础上，进行适宜的健康管理，促进血液系统肿瘤患者康复，提高其生活质量。

（一）一级预防

一级预防通常指病因预防。血液系统肿瘤的病因较为复杂，尚未完全明确。目前认为其可能与环境因素、遗传因素以及生活方式因素等相关。因此，一级预防须针对上述致病因素进行预防。

环境因素相关预防措施主要为避免接触化学因素、放射因素以及致病性微生物，包括重金属、苯、甲醛、核辐射和医源性辐射等。

目前认为儿童白血病起源于子宫内，宫内环境在决定患病风险方面起着至关重要的作用，"健康和疾病的发育起源"假说认为，子宫内营养和环境暴露通过一种称为"编程"的过程，永久性改变了胎儿的基因表达和身体发育。这一假设可能也是儿童白血病发生的核心。有证据表明，某些白血病易位如ETS变异转录因子6-RUNX家族转录因子1（ets variant transcription factor 6-RUNX family transcription factor 1，ETV6-RUNX1）在子宫内的发生率明显偏高。研究者们认为，出生时就存在白血病相关遗传学异常的儿童可能成为疾病预防的目标，新生儿白血病筛查可能在未来成为一项重要的公共卫生举措。新生儿干血斑可用于基于RNA的基因表达谱分析，已

用于筛查地中海贫血等新生儿遗传代谢病，是白血病前期克隆的理想样本。PCR等新型检测手段也有希望用于新生儿白血病筛查，最近已用于儿童ALL的体细胞突变回溯研究。另外21-三体综合征、毛细血管扩张症等遗传性疾病也可能增加儿童白血病的发生风险，因此可通过加强对孕产妇和备孕妇女的健康教育、遗传咨询以及产前诊断，完善婚前筛查工作，最大限度防止此类患儿的出生，减少儿童白血病的发生。

不良生活方式如缺乏锻炼、高脂肪饮食、熬夜、久坐等，会导致人体免疫功能下降。研究显示，肥胖症也可能增加某些白血病的发生风险。因此，我们应该健康饮食，加强锻炼，劳逸结合，增强体质，保证正常的作息时间，少熬夜，避免久坐，养成良好的生活习惯，保持乐观、积极的情绪和生活态度。

（二）二级预防

二级预防主要是指早发现、早诊断、早治疗。血液系统肿瘤患者早期常常会出现一些发病危险信号，如皮肤黏膜瘀点、不明原因发热、头晕、牙龈出血、不明原因口腔溃疡、关节疼痛等。因此，应该加强健康教育，广泛宣传血液系统肿瘤早期发现、早期诊断以及早期治疗的知识，使广大群众对血液系统肿瘤有警惕性。此外，还应教育其学会肿瘤自检，如果出现以上症状，切勿粗心大意置之不理，应尽早到医院进行检查和治疗，以免贻误病情，错过最佳的治疗时机。还应针对血液系统肿瘤高危人群进行人群筛查及医学咨询，包括长期在放射性环境中工作的人群和长期接触化学试剂或者化工原料的人群。

（三）三级预防

三级预防指在积极配合治疗的基础上，进行适宜的健康管理，促进血液系统肿瘤患者康复，改善和提高其生活及生存质量。

营养障碍是血液系统肿瘤患者最主要的问题，改善饮食营养的供给可以增强肿瘤患者的免疫能力，有助于患者的治疗与康复。首选易消化吸收的蛋白质食物，适量进食糖类补充热量。康复锻炼对于血液系统肿瘤患者同样重要，宜由简到繁、由易到难，根据患者的承受能力逐步增加难度。适当的体力活动能够增进食欲，而且对恢复体力及睡眠均有好处。最后，家属应该努力为患者创造一个良好的休养环境并给予其有力的精神支持。研究表明，心理护理干预能够在一定程度上缓解患者焦虑、抑郁的情绪，有利于患者配合治疗，使其更快康复。

综上所述，有必要针对血液系统疾病进行全面、规范、有针对性的健康指导和干预，对于减少血液系统疾病的发生、延缓和减少并发症的出现、提高患者的生存质量等有重要的公共卫生意义。

（郭元成、刘蓓、马海珍）

参考文献

[1]陈敏,杨洁亮,赵莎,等.间期荧光原位杂交技术在604例B细胞淋巴瘤中的诊断价值分析[J].中华病理学杂志,2018,47(12):920-925.

[2]蔺亚妮,汝昆.血液肿瘤的分子诊断[J].中华病理学杂志,2015,44(8):612-614.

[3]GONZALES P, MIKHAIL F. Diagnostic and prognostic utility of fluorescence in situ hybridization (FISH) analysis in acute myeloid leukemia[J]. Current Hematologic Malignancy Reports, 2017, 12(6): 568-573.

[4]SALAH R, HASAB A, EL-NIMR N, et al. The prevalence and predictors of iron deficiency ane-

mia among rural infants in nablus governorate[J]. Journal of Research in Health Sciences, 2018, 18(3): e00417.

[5]WINKELJOHN D. Diagnosis, treatment, and management of immune thrombocytopenia[J]. Clinical Journal of Oncology Nursing, 2013, 17(6): 664-666.

[6]段义飞,崔亚利,江咏梅.干血斑用于新生儿遗传代谢病筛查的方法学进展[J].中华检验医学杂志, 2015, 38(4): 220-222.

[7]TAYLAN F, BANG B, ÖFVERHOL M, et al. Somatic structural alterations in childhood leukemia can be backtracked in neonatal dried blood spots by use of whole-genome sequencing and digital PCR [J]. Clinical Chemistry, 2019, 65(2): 345-347.

第二章 血液系统疾病的流行病学

第一节 贫 血

贫血是重要的全球性健康问题。根据WHO的定义，贫血是指人体血红蛋白（haemoglobin，Hb）浓度低于年龄和性别对应的正常预期范围，女性和男性的Hb水平分别低于12.0和13.0 g/dL。尽管不同类型的贫血病理生理机制存在较大异质性，但营养缺乏和慢性病通常分别是儿童和老年人贫血最常见的原因。贫血的临床表现和并发症因贫血类型及其严重程度而异。缺铁性贫血（iron deficiency anemia，IDA）可能导致免疫系统功能障碍、胃肠道功能紊乱、体温调节受损和神经认知功能异常。此外，贫血也可能是其他疾病的风险因素，如结核病和心力衰竭。贫血的高危人群主要是孕妇和学龄前儿童。婴幼儿和学龄前儿童身体发育较快，对膳食铁的需求较高。孕妇由于胎儿生长对铁的需求较高以及循环血容量增加，也容易发生贫血。

一、全球贫血患病率

2011年全球107个国家的权威数据显示，非孕妇和15~49岁孕妇中贫血患病率分别为29%和39%。2019年全球疾病负担（global burden of disease，GBD）统计显示，全世界约有18亿贫血患者，其中轻度贫血患者约9.543亿，中度贫血患者约7.478亿，重度贫血患者约9790万。

2019年全球贫血患病率较高的地区为南亚、中非以及西非。印度农村地区婴儿和学龄前儿童IDA的患病率分别高达52.2%和42.1%。2012年世界卫生大会提出6项2025年全球营养目标，其中1项指出，2025年育龄期妇女的贫血患病率需较2011年降低50%。

二、贫血对儿童和孕产妇死亡率的影响

统计显示，全球5岁以下儿童的死亡率从1990年的1240万下降到2015年的590万，下降幅度近50%。尽管全球死亡率有所下降，但新生儿时期的死亡人数仍然是最高的。新生儿死亡原因包括早产并发症（15.4%）和分娩相关并发症（10.5%）。贫血可导致儿童因营养不良和继发感染事件而死亡，特别是在非洲和东南亚国家。

孕期贫血常常与产妇死亡率、围产期死亡率和低出生体重/小于胎龄儿风险增加有关。全球每年产妇死亡人数呈逐年下降趋势。20世纪90年代，发展中国家每年有近60万名15~49岁的妇女因妊娠和分娩相关并发症死亡。此后孕产妇死亡人数逐年下降，2015年降至30万人。尽管如此，在发展中国家，诸如贫血等基础疾病仍然是孕产妇死亡的重要因素。

三、年龄和性别的影响

根据GBD统计，2019年全球贫血患病率最高的是10岁以下人群。在男性中，患病率在10岁以后逐渐下降，27岁左右逐渐达到最低点，此后随着年龄增长再次上升；在女性中，患病率在12岁左右达到最低点，在17岁左右达到峰值，此后随着年龄增长而普遍下降。在10~69岁年龄组中，女性的患病率明显高于男性的患病率。

四、社会人口指数的影响

2015年GBD研究引入了一个新的衡量发展水平的指标，即社会人口指数（socio-demographic index，SDI）。SDI反映人均收入、教育程度和生育率的综合水平，它与社会发展状况和人口健康结局存在紧密联系。

在区域层面，SDI与年龄段标准化贫血率呈负相关，这表明社会经济发展程度较高的区域贫血负担较轻。1990—2019年，南亚、撒哈拉以南非洲西部、中亚、撒哈拉以南非洲南部、加勒比和高收入亚太地区的社会人口发展水平（以特别发展指数衡量）的年增长率都高于预期。相比之下，撒哈拉以南非洲东部、大洋洲、拉丁美洲南部、东亚、拉丁美洲中部、澳大利亚、西欧和北美等高收入地区在整个评估期内的疾病负担都低于预期。

在国家层面，随着社会经济水平的不断提高，2019年贫血负担普遍下降。赞比亚、马里、布基纳法索、不丹、印度、也门和冈比亚等国家的贫血负担远高于预期，而法国、意大利、希腊、哥伦比亚、萨尔瓦多、洪都拉斯和卢旺达等国家的贫血负担均远低于预期。

五、贫血病因与疾病负担

尽管从统计数据来看，全球贫血患病率存在性别和地域差异。但在全球范围内，患病率最高的是营养缺乏导致的IDA，在男性中占66.1%，在女性中占56.8%；其次为血红蛋白病和溶血性贫血，在男性中占13.6%，在女性中占16.1%。营养缺乏所致IDA的患病率最高的地区为西撒哈拉以南非洲（在男性中占61%，在女性中占47.5%）和拉丁美洲（在男性中占74.1%，在女性中占58.1%）。

在地域层面，年龄标准化贫血患病率往往随着SDI的增加而减少，但炎症性肠病所致的贫血除外。随着SDI的增加，炎症性肠病所致的年龄标准化贫血患病率增加。

综上所述，从2019年GBD统计数据来看，在过去的30年里，年龄标准化的时点患病率和健康寿命损失年逐渐下降，这可能归因于医疗保健服务水平逐渐提升，贫血筛查、预防和治疗逐渐完善。然而，全球患病人数和健康寿命损失年的绝对数量却在不断增加，这可能是由于人口老龄化、人口增长以及慢性肾病和血红蛋白病等慢性病患者的生存率有所提高。上述流行病学趋势表明，贫血在全球范围内仍然造成巨大的健康负担，而且其总体负担还可能继续上升。

第二节 免疫性血小板减少症

免疫性血小板减少症（immune thrombocytopenia，ITP）是一种相对常见的出血性疾病，以血小板减少为主要特征，可见于所有年龄段、种族和性别的个体。

一、急性ITP的疾病负担

Schoonen及其同事利用全科医学研究数据库进行了一项研究，该数据库覆盖了英国340多万人，估计ITP年发病率为3.9/10万，女性年发病率（4.4/10万）高于男性发病率（3.4/10万）。该研究还发现，男性发病率呈双峰分布，发病率最高的是18岁以下的男孩和75～85岁的男性，而女性从童年到60岁的发病率相对稳定，此后有所上升。在基于该数据库的另一项研究中，18岁以下儿童ITP的年龄特异性年发病率为4.2/10万。对于2～5岁的幼儿，男孩的年发病率高于女孩（9.7/10万比4.7/10万），而13～17岁的青少年的年发病率较低（2.4/10万），男孩和女孩的发病率相似。Moulis等利用覆盖整个法国人口的数据库进行的一项研究报告显示，ITP总体年发病率为2.9/10万，儿童期（1～5岁）和老年期（60岁以上）的发病率最高，与英国的研究结果类似，女性的总体发病率较高，但发病率高峰出现在年龄较小的男孩（0～5岁）和年龄较大的男性（>75岁）。而且几乎所有年龄组（除外春季呈现峰值的婴儿期）的季节性变化，高峰出现在1月，最低点出现在夏季。这种发病率的季节性差异可能与病毒感染有关，在ITP诊断前，高达2/3的儿童有类似流感的病史。总的来说，ITP在成年女性中更常见，但在幼儿期会出现一个短暂的峰值。

二、慢性ITP的疾病负担

慢性ITP是指病程超过12个月的ITP，国际工作组还将确诊后血小板持续减少3～12个月的ITP定义为持续性ITP，这类患者有较大概率自发缓解。慢性ITP相关的流行病学数据较少，而且根据数据来源、方法和所考虑的时期，现有的统计值差异很大。美国一项基于马里兰州和俄克拉荷马州的流行病学调查显示，慢性ITP的时点患病率为（9.5～11.2)/10万，成人的患病率高于儿童的患病率，分别为12.1/10万和8.1/10万。Bennett等报告称，英国慢性ITP发病率为50.29/10万，发病率随年龄增长而增加（18～49岁、50～64岁和>65岁的成年人发病率分别为30.09/10万、58.22/10万和93.80/10万）。大多数儿童ITP通常在6个月内可自发缓解，20%～30%的儿童发展为慢性ITP。儿童ITP进展为慢性ITP的危险因素包括年龄较大、初诊时血小板减少程度较轻，以及未接种疫苗等。一些观察性研究和Meta分析表明，急性ITP后给予免疫球蛋白治疗的儿童进展为慢性ITP的概率较低。然而，在TIKI试验中将急性ITP儿童随机分为观察组和免疫球蛋白治疗组，在接受免疫球蛋白治疗的儿童中，慢性进展的比例减少无统计学意义。与儿童ITP患者相比，成人ITP患者的自发缓解相对少见。大多数患有急性ITP的成年人会进展为慢性ITP，据报道，其进展概率高达66.7%。

三、原发和继发ITP

大约20%的ITP病例与既往疾病有关，与继发性ITP相关的疾病包括系统性自身免疫病，如系统性红斑狼疮（systemic lupus erythematosus，SLE）、人类免疫缺陷病毒（human immunodeficiency virus，HIV）感染、丙型肝炎、幽门螺杆菌感染、恶性肿瘤（尤其是血液系统恶性肿瘤）或原发性免疫缺陷。最近一项基于法国人群的研究发现，儿童ITP中有2.4%的为继发性，其中原发性免疫缺陷和SLE是最常见的原因。相反，成人中18%的ITP是继发性ITP，恶性淋巴瘤（5.9%）是最常见原因，其次是结缔组织病（2.5%）、骨髓增生异常综合征（2.3%）、原发性免疫缺陷（1.7%）、HIV感染（0.9%）、肉瘤病（0.6%）、抗磷脂综合征（0.3%）和丙肝感染（0.2%）。总体来说，继发性ITP的发生频率随着年龄的增长而增加。

四、流行病学风险

ITP流行病学研究显示，除严重出血外，感染和血栓形成同样是不可低估的并发风险，也是导致ITP患者死亡的主要原因。

（一）出血风险

在法国Carmen前瞻性研究中，ITP诊断时的出血率约为60%，30%的患者出现黏膜出血，6%的患者出现严重出血（血尿、胃肠道或颅内出血）。在法国自身免疫性血小板减少症队列研究中，诊断为ITP的患者中有0.4%发生了颅内出血，其中大部分是老年患者。在丹麦一组409名慢性ITP成人患者中，5年内发生颅内出血的累积风险为1.4%（95%可信区间：0.5~3.2），而5年内因其他出血住院的累计风险为3.6%（95%可信区间：2.1~5.8）。

（二）感染风险

在丹麦407名慢性ITP成年患者队列（病程>6个月）中，因感染而住院治疗的1年风险为15.3%（95%可信区间：12.0~18.9）；37.1%为肺部感染。在法国自身免疫性血小板减少症队列研究中，1805名ITP患者接受持续治疗（>3个月），感染住院的累计发生率为6.3%。从ITP确诊到感染住院的平均时间为（8.7±6.1）个月。在记录的161名感染住院患者中，42.6%为肺部感染，6.8%为机会性感染，包括2名结核病和2名肺孢子虫感染患者。在该队列中，院外使用抗生素的累积发生率为8.4%。

（三）血栓形成风险

与普通人群相比，原发ITP患者静脉血栓形成的风险增加。ITP患者血栓风险增加的可能原因是自身抗体激活血小板。纳入3584名慢性ITP成人患者的研究显示，动脉血栓形成的1年风险为1.9%，静脉血栓形成的1年风险为1.2%。在法国自身免疫性血小板减少症队列研究中，2009—2015年间7225名初发ITP成人患者的动脉血栓发生率为1.5%（95%可信区间：1.3~1.7），静脉血栓发生率为0.7%（95%可信区间：0.6~0.8）。

综上所述，ITP是一种相对常见的获得性出血性疾病，男女发病率接近，育龄期女性发病率高于同年龄段男性，60岁以上人群的发病率约为60岁以下人群的2倍。另外，儿童的发病率还存在季节性差异，发病率高峰在冬春季，最低点在夏季，发病率高峰季节与病毒感染的高峰季节一致。另外，ITP患者由于出血、感染和血栓形成事件，具有较高死亡率。

第三节 白血病

白血病是一类造血干/祖细胞的恶性克隆性疾病，其特征是骨髓和外周血中原始细胞异常增殖。据WHO国际癌症研究机构统计，白血病已成为2018年全球第15大最常见癌症，在癌症死亡率中排第11位。

一、全球白血病流行病学

2018年WHO国际癌症研究机构（International Agency for Research on Cancer，IARC）使用来自世界各地高质量人口癌症等级数据，对全球癌症数据库中包含的所有癌症进行了统计分析。结果显示，全球共有437033名白血病患者和309006例死亡病例。在全球范围内，男性的白血病疾病负担高于女性的白血病疾病负担。2018年，男性的年龄标准化发病率为6.1/10万，而女性为4.3/10万。男性的死亡率（4.2/10万）也高于女性的死亡率（2.8/10万）。慢性白血病的年龄分布一般呈单峰分布，发病率有随年龄增长而增加的趋势。急性淋巴细胞白血病（acute lymphoblastic leukemia，ALL）和急性髓系白血病（acute myeloid leukemia，AML）分别为儿童和老年时期的重要疾病。GBD统计显示，从2005年到2015年，全球白血病病例总数增加了26%，其中人口增长和老龄化占3%。

白血病疾病负担的地理分布受国家发展水平的影响。在较发达国家，年龄标准化发病率和死亡率较高。IARC根据人类发展指数（human development index，HDI）对全球癌症数据库中的185个国家进行了分类，HDI是对预期寿命、受教育程度和生活水平的综合衡量。2018年，高/极高HDI国家的癌症发病率大大超过低/中等HDI国家的癌症发病率（男性为7.5/10万，女性为5.3/10万）。高/极高HDI国家和低/中等HDI国家的死亡率也是如此（男性为每10万人4.5∶3.2；女性为每10万人2.9∶2.4）。

二、急性髓系白血病

在全球范围内，AML在高度发达的区域发病率更高。年龄标准化发病率较高的国家有澳大利亚（男性为2.8/10万，女性为2.0/10万）、奥地利（男性为2.7/10万，女性为2.2/10万）和英国（男性为2.7/10万，女性为2.0/10万）。据统计，2018年美国约有19520例AML患者，从青壮年时期开始，根据年龄分布的AML发病率趋势呈指数型。监测、流行病学和最终结果（surveillance, epidemiology, and end results，SEER）数据库显示，75岁以后AML发病率急剧升高，且该年龄段发病率几乎是60～74岁成人的2倍（分别为209/100万和109/100万）。另外，白人的AML发病率和死亡率高于其他种族和群体。例如，在SEER数据库中，白人男性的发病率为5.4/10万，而黑人的为4.5/10万，西班牙裔的为4.1/10万。死亡率同样也存在种族差异，白人、黑人和西班牙裔的死亡率分别为3.8/10万、2.7/10万和2.3/10万。SEER数据库显示，在不同性别和年龄组仍存在发病率及死亡率的种族差异性。

不同年龄组AML患者的生存率有较大差异，总体来看，老年患者的生存率显著下降。小于65岁确诊患者的总体5年生存率为45.6%，而65岁及以上确诊患者的总体5年生存率仅为7.1%。一些研究表明，黑人和西班牙裔AML患者的生存较白人患者更差，这种预后差异在小于65岁确诊患者中尤其显著。部分研究发现，上述种族的生存差异可能与治疗手段不同有关。例如，在加利福尼亚州，黑人种族较少接受化疗和造血干细胞移植。尽管自20世纪末以来，所有种族的AML患者生存率都得到显著提升，但各群体之间的差距也在增加，可能是由于诊疗手段的改善更有利于白人群体。统计显示，15～54岁的白人患者2003—2008年的生存率增加了12.8%，而其他种族生存率改变差异无统计学意义（非洲裔美国人和西班牙裔为4.3%，亚洲人和太平洋岛民为7.1%）。

三、急性淋巴细胞白血病

据统计，2018年美国约有5960例ALL患者。白血病患者发病率常常随年龄的增长而提高，但ALL为双峰型，儿童发病率远远超过老年人群发病率。在整个成年时期，ALL发病率相对稳定在1/10万左右，在80~84岁的老年人中提高到1.9/10万。在性别差异方面，ALL与其他白血病一样，在男性中发病率较高。

在全球范围内，ALL的发病率分布和其他白血病存在差异。其他白血病按照HDI分类，发病主要集中在欧洲、北美和澳大利亚等区域，但ALL发病主要集中在南美洲和中美洲国家，如厄瓜多尔（男性和女性分别为2.8/10万和3.3/10万）、哥斯达黎加（男性和女性分别为2.4/10万和2.3/10万）和哥伦比亚，男性和女性分别为2.3/10万和2.1/10万。在美国，ALL的发病率也与种族有关，是唯一一种在儿童和成人中西班牙裔发病率最高的白血病。

ALL患者的生存率往往随着初诊时年龄的增长而下降。45~54岁的ALL患者5年生存率为35.8%，55~64岁的患者为26.4%，65岁或以上的患者为16.5%。从不同种族来看，白人ALL患者的生存率高于其他组，黑人ALL患者的生存率最低。2000—2014年的SEER数据表明，上述种族生存差异在较低年龄组更为明显，如15~39岁年龄组。

四、慢性粒细胞白血病

慢性粒细胞白血病（chronic myeloid leukemia，CML）的细胞遗传学特征为费城染色体（Philadelphia chromosome，Ph），由9号和22号染色体易位产生。CML占美国白血病总诊断例数的15%，2018年约有8430例新诊断患者。CML发病率随年龄的增长而提高，中位确诊年龄为65~74岁，占CML总诊断例数的21%，在80~84岁人群中达到峰值。2001—2016年SEER数据显示，年龄<65岁的人群年发病率为1.1/10万，≥65岁的人群为7.6/10万，80~84岁的人群为5.2/10万，≥85岁的人群发病率最高，为5.8/10万。在欧洲，CML中位确诊年龄为56岁，在非西方国家为40~47岁。在所有年龄组中，男性占比较高，欧洲CML登记处报告总体男女比例为（1.2~1.7）:1。

与其他白血病相比，CML发病率的种族差异更加显著。在美国，男性发病率最高的是白人（2.4/10万）。在全球范围内，不同国家的CML发病率也存在一定的差异，但似乎与HDI无明显相关性，澳大利亚（男性和女性分别为1.8/10万和1.0/10万）、立陶宛（男性和女性分别为1.6/10万和0.9/10万）、法国（男性为1.7/10万）和乌拉圭（女性为1.1/10万）的发病率较高。

总体来说，CML患者预后中等，5年生存率为68.7%。2001年引入第一种酪氨酸激酶抑制剂（tyrosine kinase inhibitors，TKI）甲磺酸伊马替尼后，CML患者的生存有了显著改善。在此之前，CML预后较差，诊断后3年内患者的总体生存率小于50%。Mandal等发现，近年来，尽管所有种族CML患者的生存率有所提高，但黑人女性患者的3年生存率（80.5%）明显低于白人女性（90.3%），而且与老年患者相比，50岁以下年轻患者的生存率提高更加显著。目前CML患者生存率种族差异的原因尚不明确。Wiggins等研究表明，在排除年龄影响后，未发现TKI治疗结局与种族、社会经济地位、城市或农村、合并症或保险等因素的相关性。

五、慢性淋巴细胞白血病

在全球范围内，慢性淋巴细胞白血病（chronic lymphocytic leukemia，CLL）患者主要集中于HDI指数较高的国家，如加拿大和法国，这些国家的男性CLL年发病率约为4.0/10万。亚洲国家的CLL发病率偏低，特别是日本（0.1/10万）、马来西亚（0.1/10万）和菲律宾（0.2/10万）。与其他白血病相比，CLL发病率的性别差异更加显著，男性发病率约为女性的2倍。

CLL是美国最常见的白血病亚型，2018年约有20940例新诊断CLL患者。美国CLL发病率也具有一定程度的种族差异。亚洲太平洋岛民和美洲印第安人/阿拉斯加土著的CLL发病率明显较低，大约是白人的1/4。CLL的发生风险也与年龄密切相关，67%的新诊断患者为65岁以上老年人。在65岁及以上人群中CLL发病率约为26.4/10万，在85岁及以上人群中CLL发病率高达35.8/10万。

据统计，美国CLL患者5年生存率较高，超过84%。相关研究表明，黑人CLL患者与其他种族人群相比预后较差，生存率也较低。安德森和杜克大学的汇总数据显示，与其他种族相比，黑人患者在诊断时具有更差的生物学和遗传学特征，包括较低的血红蛋白和较高的$β_2$-微球蛋白，常常携带野生型免疫球蛋白重链可变区（immunoglobulin heavy variable，IGHV）基因，伴有70 kDa Zeta相关蛋白（Zeta-chain-associated protein kinase 70，ZAP70）表达和染色体17p或11q缺失，往往需要积极的一线治疗，并且总生存期（overall survival，OS）和无事件生存期（event free survival，EFS）更短。Shoney等对SEER数据库进行分析，结果显示黑人CLL患者初诊年龄较小，在排除疾病分期和结外原发部位等预后因素的影响后，其生存率仍然低于白人患者。

综上所述，进入21世纪后全球白血病负担仍较严峻，较发达国家年龄标准化发病率和死亡率较高，可能与人口增长、老龄化、环境和工业污染等因素相关，因此白血病疾病负担可能还会继续加重，今后还要加强对白血病发病机制与危险因素的研究，针对重点人群采取积极的干预措施。

第四节　骨髓增殖性肿瘤

骨髓增殖性肿瘤（myeloproliferative neoplasm，MPN）是指分化相对成熟的一系或多系骨髓细胞克隆性增殖导致的一组肿瘤性疾病，其中Ph阳性MPN为CML，本书中MPN特指Ph阴性的MPN，包括真性红细胞增多症（polycythemia vera，PV）、原发性血小板增多症（essential thrombocythemia，ET）以及原发性骨髓纤维化（primary myelofibrosis，PMF）。

一、发病率

（一）MPN发病率趋势

自2001年以来，Ph阴性MPN的发病率逐渐提高，2016年SEER数据显示其发病率为2.7/10万。既往对SEER数据分析显示，2004年后PV的发病率略有下降，2012—2013年间的发病率提高，但波动幅度不大。自2005年以来，PV发病率的变化可能与WHO对JAK2-V617F检测的诊断要求有关，由于JAK2-V617F是髓系细胞特异性标志，PV以外其他原因造成的红细胞增多症并不出现，因此是PV的特异性诊断标记。这可能剔除了一部分继发性红细胞增多症和先天性红细胞增多症，导致总体发病率有所下降。总体而言，Ph阴性MPN发病率提高主要由ET发病率提高所致。PMF的发病率在2001—2016年期间基本保持稳定，发病率约为0.33/10万。丹麦、芬兰和冰岛等国的流行病学报告显示，年龄调整后的PV、ET和PMF发病率均与美国相似。

虽然大部分流行病学研究将SEER作为美国癌症发病率数据的权威来源，但该数据库更倾向于纳入"病情较重"的患者，因此其病例数据并不完善。一项索赔相关医疗保险受益人分析显示，2001年≥65岁人群的PV发病率约为14/10万，而同年SEER数据显示PV发病率不到4/10万。另一项索赔相关分析报告显示，2008—2010年间PMF年发病率为（1.0~1.2）/10万，是SEER数据PMF年发病率的3倍。

另有研究对2004—2013年韩国人群的MPN疾病负担进行了分析。研究结果显示，随着时间的推移MPN的发病率稳步上升，ET的发病率最高，其次是PV和PMF。ET的平均流行病例数为3442例，以女性居多。在整个研究期间，ET的患病率几乎翻了一番，从2004年的4.1/10万提高到2013年的9.0/10万。PV也表现出类似的模式，其患病率从2004年的2.8/10万提高到2013年的5.4/10万。PV的平均患病人数为2044例，以男性为主。

（二）年龄与疾病负担

MPN主要见于老年人。基于SEER数据分析显示，美国PV中位确诊年龄为65岁。而一项针对美国和欧洲PV患者的研究报告显示，确诊时的中位年龄为61岁，其中90%的患者确诊年龄超过40岁。基于SEER数据显示，ET诊断时的中位年龄为67岁，其他研究报告显示，美国ET患者中位确诊年龄为54~55岁，澳大利亚为66岁，英国为73岁。根据来自美国、欧洲和澳大利亚的最大规模的研究，PMF确诊时的中位年龄为65~67岁，瑞典研究显示中位年龄高达76岁。2001—2016年的SEER数据表明，PMF诊断的中位年龄为69岁。

2004—2013年韩国人群的MPN疾病负担分析显示，ET平均确诊年龄为55.4岁，PV平均确诊年龄为59.5岁，PMF的平均确诊年龄最大，为63.7岁。

（三）性别与疾病负担

与其他髓系恶性肿瘤如AML和MDS相似，MPN在男性中更常见。欧洲白血病登记处PV的男女性发病率比值为1.3~1.6。2001—2016年SEER数据分析显示，男女发病率比值约为1.6。ET是唯一一种在女性中发病率较高的MPN，男女发病率比值为0.5~0.7。PMF在男性中的发病率也高于女性，大多数研究表明男女发病率比值为1.3~2.5。部分欧洲注册机构报告的发病率比值高达4.0。

（四）种族与疾病负担

基于SEER数据库分析显示，白人PV发病率约为1.35/10万，与黑人相比，其发病率比值为1.6。ET中黑人发病率最高，为1.37/10万，白人发病率为1.18/10万，黑人和白人的发病率比值为1.2。对2001—2016年SEER数据的分析表明，西班牙裔、亚裔美国人/太平洋岛民和美国印第安人/阿拉斯加原住民的PV、ET和PMF的发病率较低。对2004—2013年韩国人群的MPN疾病负担分析显示，韩国MPN发病率均低于北美，ET为（2.2~2.7）/10万，PV为（1.1~1.4）/10万，PMF约为0.4/10万。

二、患病率

由于缺乏可靠数据，加上发病率预测的局限性，MPN的实际患病率暂不明确。然而，MPN患病率随时间的动态变化可能受到疾病认识的提高和患者生存改善的影响。目前Ph阴性MPN中患病率最高的是PV。一项基于医疗保险的数据分析显示，2003年美国约有65000例PV患者，对应患病率为22/10万。目前来看，PV在世界不同地区的发病率和生存率相对稳定，因此患病率预测方法或者种族遗传差异可能是患病率预测差异的重要原因。

与PV类似，ET的患病率也因预测方法、时间段和数据来源而异。一项基于医疗保险的早期分析显示，2003年美国ET的患病率为（43.7~57.0）/10万。同一时期欧洲登记处的数据显示患病率为（4.0~24.0）/10万，略低于美国数据。

在所有MPN中，PMF发病率较低，总体上预后很差，因此其患病率最低。美国一项基于医疗保险数据的研究显示，美国有12000~16000例PMF患者，年龄标准化患病率为（4~6）/10万，相比欧洲登记处的PMF患病率估计略高[（2.7~3.0）/10万]。

三、生存率

（一）PV

早期研究显示，PV患者预期寿命接近正常人。但随后对美国、欧洲和澳大利亚的PV患者进行的一项大规模国际回顾性研究报告称，PV诊断后的中位OS为14.1年，确诊后的5年相对生存率估计为100%，这与欧洲和澳大利亚研究报告的5年相对存活率84%~91%相当。有研究对截至2016年的SEER数据分析发现，2001—2011年确诊的PV患者的中位OS为12.4年，5年相对生存率为89%。另一项中位年龄为76岁的队列研究发现，PV患者中位OS为5.4年。

（二）ET

ET患者的长期生存状况通常与PV患者相似。一项中位年龄为78岁的队列研究显示，ET中位OS为5.7年。据报道，欧洲和澳大利亚确诊的患者5年相对生存率为86%~90%。对截至2016年的SEER数据的分析发现，2001—2011年诊断的ET患者的中位OS为12.9年，5年相对生存期为91%。ET患者生存率的差异随着年龄的增长而提高，研究显示，与年龄和性别匹配的正常人对照组相比，ET诊断后的第1个10年内生存率无明显差异，但随后每个10年的生存率显著下降，可能与ET晚期并发症有关，如ET后骨髓纤维化和MDS或AML转化。

（三）PMF

在所有MPN类型中，PMF的预后最差。根据美国、欧洲和澳大利亚对PMF患者的一项大规模研究，PMF患者的中位OS为5.9~6.5年，预计5年相对生存率为35%~39%。对截至2016年的SEER数据的分析发现，2001—2011年诊断的PMF患者中位OS为3.6年，5年相对生存率为46%。由此可见，PMF患者预后与MDS和AML患者接近。

综上所述，除ET外，总体上MPN的发病率变化幅度较小，其生存率也没有明显变化，这主要是因为除HSCT外，目前尚缺乏有效的治疗手段。尽管如此，不同年龄段、性别和种族之间的MPN发病率及预后仍存在一定差异。

第五节　淋巴瘤

淋巴瘤是一种起源于淋巴结和淋巴组织的恶性肿瘤，其发生大多与免疫应答过程中淋巴细胞增殖分化产生的某种免疫细胞恶变有关。按组织病理学改变，可将其分为非霍奇金淋巴瘤（non-Hodgkin lymphoma，NHL）和霍奇金淋巴瘤（Hodgkin lymphoma，HL）。

一、非霍奇金淋巴瘤

（一）全球疾病负担

根据WHO全球癌症统计，2018年全球NHL患者约509590例，死亡患者约248724例。NHL发病率和死亡率具有明显性别差异，男性发病率和死亡率分别为6.7/10万和3.3/10万，而女性发病率和死亡率分别为4.7/10万和2.0/10万，总体来看，男性发病率和死亡率均高于女性。在HDI

非常高的国家中，2018年的年龄标准化发病率估计数（9.3/10万）是任何其他HDI水平国家的2倍多。发病率较高的区域包括澳大利亚和新西兰（13.3/10万）、北美（12.5/10万）、北欧（11.5/10万）和西欧（10.1/10万）。相比之下，中非（3.0/10万）、中美洲（4.0/10万）以及东亚和东南亚（4.9/10万）的NHL发病率较低。

（二）美国疾病负担

据统计，2018年美国约有74 680例新诊断NHL患者和19 910例死亡患者，在所有癌症中发病率排第七位，死亡率排第九位。据统计，在美国NHL患者占淋巴瘤患者的90%以上，主要集中在65~74岁成年人（占所有诊断病例的25.6%），在14岁以下儿童中占62%，在15~19岁青少年中占25%。

根据临床病程可将NHL分为惰性和侵袭性两类。惰性NHL包括CLL/小淋巴细胞淋巴瘤（small lymphocytic lymphoma，SLL）、低级别滤泡性淋巴瘤和边缘区B细胞淋巴瘤。侵袭性NHL包括高级别滤泡性淋巴瘤和弥漫大B细胞淋巴瘤（diffuse large B cell lymphoma，DLBCL），伯基特淋巴瘤、前体B和T淋巴母细胞白血病/淋巴瘤通常也具有高度侵袭性。在美国，最常见的NHL亚型是DLBCL，约占32%。除CLL/SLL外，第二常见亚型为滤泡性淋巴瘤，约占16%，边缘区淋巴瘤（9%）、套细胞淋巴瘤（4%）和伯基特淋巴瘤（2%）不常见。

（三）性别与疾病负担

总体上男性的NHL发病率比女性高50%以上，但不同NHL亚型的发病率仍存在一定程度性别差异。例如，男性中滤泡性淋巴瘤和边缘区淋巴瘤的发病率明显较低（发病率比值分别为1.18和1.05），而套细胞淋巴瘤和伯基特淋巴瘤的发病率较高（发病率比值分别为3.07和2.79）。研究发现，伯基特淋巴瘤在男性中多见，主要是由于男性HIV感染更常见。

（四）种族与疾病负担

白人NHL发病率往往高于其他种族，种族对不同NHL亚型发病率的影响也存在一定差异。与黑人、西班牙裔和亚洲太平洋岛民相比，白人B细胞NHL的发病率分别高出7%、18%和72%。另一方面，黑人的T/NK细胞NHL的发病率比白人高49%。

（五）艾滋病与疾病负担

在艾滋病患者中，NHL是仅次于卡波西肉瘤的第二常见恶性肿瘤。1996—2010年，在登记感染艾滋病毒的个人中，NHL的发病率为193.7/10万，其中约一半为DLBCL。美国、澳大利亚和意大利的一项基于人群的回顾性研究显示，与普通人群相比，艾滋病患者患低级别NHL和高级别NHL的风险分别为15倍和400倍。1996年采用高效抗反转录病毒疗法后，艾滋病患者NHL的发病率大幅下降。在美国，1990—1995年至1996—2002年间，艾滋病患者与普通人群相比，NHL的标准化发病率从53.2降至22.6。Hernández-Ramírez等的研究显示，自1996年以来，艾滋病患者DLBCL和中枢神经系统NHL风险下降，伯基特淋巴瘤风险增加，总体NHL发病率在艾滋病患者中仍然呈升高趋势。

（六）疾病负担变化趋势

NHL是美国乃至全球少数几种在21世纪初发病率大幅上升的肿瘤之一。根据GBD统计，2005—2015年全球NHL发病率上升23%，其中中等HDI国家的增长幅度最大。1975—1991年美国NHL发病率每年增加3.6%，1975—2008年发病率翻倍。流调人员发现，发病率增长迅速主要与检测手段改进、诊断及分型系统不断完善以及艾滋病发病率增加有关。近年来，NHL的发病率已经趋于平稳，自2007年以来，发病率每年下降0.8%。Shiels等认为，近年来人群中NHL发病率的稳定与HIV无明显相关性。在NHL亚型中，CLL/SLL发病率下降最为显著，自2005年以来，男性和女性的发病率年度变化百分比（annual percentage change，APC）分别为-2.7%和-2.9%，其次为滤泡性淋巴瘤，自2007年以来，男性和女性的发病率APC分别为-2.2%和-3.6%。自2001年以来，DLBCL的发病率基本保持稳定。

（七）疾病预后

2008—2014年，NHL患者总体5年生存率为74.1%，黑人NHL患者的生存率通常比其他种族更低。滤泡性淋巴瘤（白人和黑人男性分别为86%和81%）和边缘区淋巴瘤（白人和黑人男性分别为89%和83%）的5年生存率较高，而伯基特淋巴瘤（白人和黑人男性分别为63%和47%）和弥漫大B细胞淋巴瘤（白人和黑人男性分别为62%和55%）的5年生存率较低。

二、霍奇金淋巴瘤

（一）全球疾病负担

HL发病率较高的地区包括南欧、北欧和西欧（2.8/10万、2.6/10万和2.5/10万）、澳大利亚和新西兰（2.5/10万）、北美（2.4/10万）。东亚和南亚以及撒哈拉以南非洲的发病率较低。根据GBD统计，考虑到人口增长和年龄结构变化的影响，全球新诊断的HL病例数下降了6.1%。

（二）美国疾病负担

HL约占美国所有淋巴瘤诊断病例的10%。2018年，有8500例HL确诊病例，1050例死亡病例。白人的发病率高于其他种族。HL的年龄分布呈双峰型，发病高峰首先出现在20~24岁的青年人群中，其次出现在75~79岁的老年人群中。大多数初诊HL的患者年龄在40岁以下。在儿童群体中，HL是15~19岁青少年中最常见的恶性肿瘤，占该年龄组癌症病例的15%。一项研究分析了SEER数据库近15年的数据，观察到HL的年龄分布表现出明显的种族差异。对于黑人男性来说，成年早期HL发病率达到顶峰后保持相对稳定，而西班牙裔在40岁后发病率呈指数型上升，成年早期发病率只有小幅上升。

（三）种族与疾病负担

在美国，HL的临床分型也因种族和民族而异。多项研究表明，黑人和西班牙裔中最常见类型为混合细胞性HL，结节硬化性HL较罕见，而白人中正好相反，这可能反映较高的SES与更高的结节硬化性HL发病风险相关。EBV阳性的HL往往是混合细胞性，拉美裔比白人更常见。

（四）疾病预后

总体而言，HL预后良好。2008—2014年，HL患者的5年存活率超过88%，在初诊年龄45岁以下的患者和儿童病例中5年生存率更高，分别达94%和97%。但SEER数据库显示，与白人相比，黑人和西班牙裔患者预后仍较差。有研究者在排除人口统计学、疾病分期、组织病理特征和治疗手段等因素的影响后，发现不同种族之间的总体生存率差异在随访25年后仍持续存在。

综上所述，近20年来，全球NHL发病率持续上升，并且在艾滋病患者中的升高趋势显著。深入研究淋巴瘤各亚型的流行病学特点，不仅可以为其发病机制研究提供相关线索，而且也可为后续临床研究提供坚实的理论依据。

第六节 多发性骨髓瘤

一、疾病负担

MM是一种克隆性浆细胞肿瘤，约占所有癌症的1%，是仅次于淋巴瘤的第二常见的血液系统恶性肿瘤。据报道，西方国家MM年龄标准化发病率约为5/10万，确诊患者的中位年龄为66～70岁，其中37%的患者年龄小于65岁。MM在30岁以下的人群中极为罕见，据统计发病率仅为0.02%～0.3%，总体上男性发病率略高于女性。

根据全球癌症数据库统计，2018年全球约有16万例MM患者，占所有癌症病例的0.9%，其中约9万例为男性，7万例为女性，年龄标准化发病率分别为2.1/10万和1.4/10万。男性累计发病风险约为0.24%，女性约为0.17%。从1990年到2016年，全球MM的发病率增加了126%。

在不同地区、国家MM的发病率也存在差异。流行病学统计显示，MM在发达国家更常见，而且发病率还在不断上升，发病率高的地区为澳大利亚、西欧国家和美国。目前MM的发病率约为7.0/10万。

二、生存率

过去十几年里，自体干细胞移植、免疫调节剂和蛋白酶抑制剂的发展迅速，MM患者的生存得到了极大的改善，5年和10年的OS也在逐步延长。研究发现，MM患者5年生存率从1989—1992年的34%上升到2001—2005年的56%。基于SEER数据库，Siegal等分析发现，1975—1977年MM的5年相对生存率为25%，1987—1989年为27%，2005—2011年提高到49%。

老年患者的生存是否受益目前仍存在争议。在1973—2003年诊断的瑞典人群队列中，60岁以上患者的5年生存率没有显著变化。瑞典一项研究显示，1950—2005年期间仅有年龄小于65岁的患者10年OS有所提高，其他患者的生存率均无显著变化。一项荷兰的MM研究显示，1989—1992年和2001—2005年期间诊断的65岁以上的患者，其5年生存率相同，均为24%。然而另一项同期研究显示，与年轻患者相比，60～79岁患者的生存率有一定的改善，但大于80岁的患者生存率没有改善。有报告显示，与2001—2005年相比，2006—2010年期间大于65岁的初诊患者的中位OS有所改善，但在年轻组中并未观察到。另有研究发现，2000—2009年期间，与既往患者相比，年龄小于65岁和66～79岁的患者的10年生存率有所提高，而年龄大于80岁的患者的生存率无显著变化。

三、死亡率

2018年，全球有10.6万人死于MM，占所有癌症死亡人数的1.1%，其中约有59000名男性和47000名女性，年龄标准化死亡率分别为1.3/10万和0.9/10万。男性死于MM的风险为0.15%，女性为0.10%，与MM发病风险的性别差异相似。1990—2016年，全球因MM死亡的人数增加了94%。

在美国，2020年有12800人死于MM，占所有癌症死亡人数的2.1%。虽然MM发病率在过去几十年里有所上升，但由于生存率的大幅提高，死亡率有所下降。从SEER公布的数据来看，所有年龄段的总死亡率从2013年的3.3/10万下降到2017年的3.2/10万，在65岁以上年龄组中总死亡率从2013年的21.7/10万下降到2017年的20.5/10万。

四、种族与疾病负担

大量流行病学调查发现，不同种族间MM疾病负担也存在一定差异。与欧洲裔美国人相比，非洲裔美国人的意义未明的单克隆免疫球蛋白病（monoclonal gammopathy of undetermined significance，MGUS）和MM的发病率是前者的2倍，但两个种族从MGUS进展为MM的概率相似。早期描述性研究显示，非洲裔美国人的预后可能较差。一项单中心研究发现，MM患者的种族和社会经济地位都与总生存率无关。为了更深入地了解非洲裔美国人和欧洲裔美国人MM患者之间的生存差异，Landgren等通过1973—2005年间SEER数据库的MM患者进行分析，评估队列包括5798例非洲裔美国人和28939例欧洲裔美国人MM患者，研究发现非洲裔美国人中MM的发病率是欧洲裔美国人的2倍，在50岁以下的患者中可达到3倍。随着新型疗法的出现，欧洲裔美国人的生存率有所提高，而非洲裔美国人的生存率提高并不显著。亚裔和太平洋岛民的发病风险较低，男性和女性的风险指数分别为5.0和3.2。

五、中国MM疾病负担

据统计，2016年中国MM新增病例1.65万例，死亡1.03万例。2016年我国MM年龄标准化发病率和标准化死亡率分别为1.03/10万和0.67/10万。15岁以后，MM发病率和死亡率随着年龄的增长而稳步上升。年龄标准化发病率和死亡率均随年龄增长呈上升趋势，90～94岁年龄组达到高峰。此外，男性年龄标准化发病率和死亡率均比女性高1.5～2倍。

年龄标准化发病率较高的地区为香港特别行政区、澳门特别行政区和上海，甘肃、海南和云南较低。年龄标准化死亡率较高的地区为香港特别行政区、浙江和上海，海南、福建和山东较低。2006—2016年MM年龄标准化发病率逐渐上升，2006—2014年APC为3.28，2014—2016年APC为2.32。年龄标准化死亡率在2006—2014年间不断增加，APC为0.78，2014—2016年间保持稳定，APC为0.34。

从上述数据来看，中国的年龄标准化发病率和死亡率都低于全球平均水平，不同地区间的地理差异也对我国MM的流行特征有重要影响。总体而言，发达地区的MM发病率和死亡率较高，发达地区和欠发达地区之间的差距为2～3倍。此外，中国发达地区的MM发病率更接近于日本等亚洲发达国家。欠发达地区的发病率和死亡率较低，可能与医疗可及性差有关。

（郭元成、刘蓓、龚霞）

参考文献

[1] GELAW Y, GETANEH Z, MELKU M. Anemia as a risk factor for tuberculosis: a systematic review and meta-analysis[J]. Environmental Health and Preventive Medicine, 2021, 26(1): 13.

[2] SAFIRI S, KOLAHI A, NOORI M, et al. Burden of anemia and its underlying causes in 204 countries and territories, 1990-2019: results from the Global Burden of Disease Study 2019[J]. Journal of Hematology & Oncology, 2021, 14(1): 185.

[3] CHOTSAMPANCHAROEN T, SRIPORNSAWAN P, DUANGCHOO S, et al. Predictive factors for resolution of childhood immune thrombocytopenia: Experience from a single tertiary center in Thailand[J]. Pediatr Blood Cancer, 2017, 64(1): 128-134.

[4] HEITINK-POLLÉ K M J, UITERWAAL C, PORCELIJN L, et al. Intravenous immunoglobulin vs observation in childhood immune thrombocytopenia: a randomized controlled trial[J]. Blood, 2018, 132

(9): 883-891.

[5] MOULIS G, COMONT T, ADOUE D. New insights into the epidemiology of immune thrombocytopenia in adult patients: Impact for clinical practice[J]. La Revue de Medecine Interne, 2021, 42(1): 11-15.

[6] PIEL-JULIAN M L, MAHÉVAS M, GERMAIN J, et al. Risk factors for bleeding, including platelet count threshold, in newly diagnosed immune thrombocytopenia adults[J]. Journal of Thrombosis and Haemostasis, 2018, 16(9): 1830-1842.

[7] MOULIS G, LAPEYRE-MESTRE M, PALMARO A, et al. Infections in non-splenectomized persistent or chronic primary immune thrombocytopenia adults: risk factors and vaccination effect[J]. Journal of Thrombosis and Haemostasis, 2017, 15(4): 785-791.

[8] CHANDAN J S, THOMAS T, LEE S, et al. The association between idiopathic thrombocytopenic purpura and cardiovascular disease: a retrospective cohort study[J]. Journal of Thrombosis and Haemostasis, 2018, 16(3): 474-480.

[9] EKSTRAND C, LINDER M, BARICAULT B, et al. Impact of risk factors on the occurrence of arterial thrombosis and venous thromboembolism in adults with primary immune thrombocytopenia-results from two nationwide cohorts[J]. Thrombosis Research, 2019, 178: 124-131.

[10] KOHLI R, CHATURVEDI S. Epidemiology and clinical manifestations of immune thrombocytopenia[J]. Hamostaseologie, 2019, 39(3): 238-249.

[11] BRAY F, FERLAY J, SOERJOMATARAM I, et al. Global cancer statistics 2018: GLOBOCAN estimates of incidence and mortality worldwide for 36 cancers in 185 countries[J]. CA: A Cancer Journal for Clinicians, 2018, 68(6): 394-424.

[12] FITZMAURICE C, ALLEN C, BARBER R, et al. Global, regional, and national cancer incidence, mortality, years of life lost, years lived with disability, and disability-adjusted life-years for 32 cancer groups, 1990 to 2015: A systematic analysis for the global burden of disease study[J]. JAMA Oncology, 2017, 3(4): 524-548.

[13] BISPO J, PINHEIRO P, KOBETZ E. Epidemiology and etiology of leukemia and lymphoma[J]. Cold Spring Harbor Perspectives in Medicine, 2020, 10(6): 34819.

[14] MIRANDA-FILHO A, PIÑEROS M, FERLAY J, et al. Epidemiological patterns of leukaemia in 184 countries: a population-based study[J]. Lancet Haematol, 2018, 5(1): e14-e24.

[15] ZHAO Y, WANG Y, MA S. Racial differences in four leukemia subtypes: comprehensive descriptive epidemiology[J]. Scientific Reports, 2018, 8(1): 548.

[16] PATEL M, MA Y, MITCHELL B, et al. Age and genetics: how do prognostic factors at diagnosis explain disparities in acute myeloid leukemia?[J]. American Journal of Clinical Oncology, 2015, 38(2): 159-164.

[17] SIEGEL R, MILLER K, JEMAL A. Cancer statistics, 2018[J]. CA: A Cancer Journal for Clinicians, 2018, 68(1): 7-30.

[18] KIRTANE K, LEE S. Racial and ethnic disparities in hematologic malignancies[J]. Blood, 2017, 130(15): 1699-1705.

[19] OSMAN A, DEININGER M. Chronic myeloid leukemia: modern therapies, current challenges and future directions[J]. Blood Reviews, 2021, 49: 100825.

[20] SROUR S, DEVESA S, MORTON L, et al. Incidence and patient survival of myeloproliferative neoplasms and myelodysplastic/myeloproliferative neoplasms in the United States, 2001–12[J]. British

Journal of Haematology, 2016, 174(3): 382-396.

[21]SHALLIS R, ZEIDAN A, WANG R, et al. Epidemiology of the philadelphia chromosome-negative classical myeloproliferative neoplasms[J]. Hematology/oncology Clinics of North America, 2021, 35(2): 177-189.

[22]TERAS L, DESANTIS C, CERHAN J, et al. 2016 US lymphoid malignancy statistics by World Health Organization subtypes[J]. CA: A Cancer Journal for Clinicians, 2016, 66(6): 443-459.

[23]HERNÁNDEZ-RAMÍREZ R, SHIELS M, DUBROW R, et al. Cancer risk in HIV-infected people in the USA from 1996 to 2012: a population-based, registry-linkage study[J]. Lancet HIV, 2017, 4(11): e495-e504.

[24]GRUBB W, NEBOORI H, DIAZ A, et al. Racial and ethnic disparities in the pediatric hodgkin lymphoma population[J]. Pediatr Blood Cancer, 2016, 63(3): 428-435.

第三章
血液系统疾病的组织学与生理学

第一节 血细胞的起源

造血干细胞（hematopoietic stem cell，HSC）是生成各种血细胞的原始细胞，又称多能干细胞，起源于人胚胎第3周初的卵黄囊壁处的造血岛。胎儿出生后，造血干细胞主要存在于红骨髓，其次是脾和淋巴结，外周血和脐带血仅有极少量。

造血干细胞作为所有血细胞的起源，有以下几大特点：

（1）增殖潜能较强，一定条件下能不断分裂、增殖，但生理情况下，多数细胞处于G_0期静止状态，当造血干细胞池以及血细胞的平衡受到内在或外在因素的影响时，造血干细胞就会进入自我更新和增殖的状态，从而维持造血池以及血细胞数量的稳态；

（2）具备多向分化能力，在某些因素的作用下，造血干细胞会经历连续的对称和不对称分裂分化，形成各种类型的祖细胞；

（3）自我复制能力强，即细胞分裂后的部分子代细胞仍具有原特性，因此，造血干细胞可以终身保持一定的数量，在体内能长期（永久）地重建造血。

一、干细胞概念及分类

干细胞（stem cell，SC）是一群未分化的细胞，其特征为能够广泛增殖，通常由单个细胞产生（克隆），并分化成不同类型的细胞和组织。干细胞存在于生命的各个阶段，随着生长发育和机体衰老，干细胞的数量、分化潜能逐渐降低。一般来说，随着细胞分化程度的增高，干细胞分裂能力会逐渐降低，分化潜能逐渐变窄。

按细胞分化程度以及分化潜能，可将干细胞分为全能干细胞、多能干细胞和单能干细胞（专能干细胞）3种。全能干细胞是一种未分化、分裂能力无限、具有发育全能性的细胞，它能分化出该种动物所有类型的细胞、组织和器官，甚至生殖细胞，最终形成一个完整、成熟的个体，如受精卵，它不仅能够分化为内、中、外3个胚层所有类型的细胞，还能够分化为胚胎外组织，如胎盘和脐带等。多能干细胞是一种低度分化、分裂能力有限、不具有发育全能性的细胞，它具有分化成一个特定谱系内所有细胞类型的能力，可以产生除胚胎滋养细胞外的所有类型的细胞，如造血干细胞、表皮干细胞等，是发育、组织修复和保护过程中的关键细胞类型。单能干细胞的分裂能力有限，分化潜能极为受限，能分化出该种动物某一种类型或密切相关的2种类型的细胞，不具有发育全能性，如眼睛的角膜缘干细胞可自我复制，但只能分化为角膜上皮细胞。

按照干细胞的来源，还可将干细胞分为胚胎干细胞、胚胎生殖干细胞和成体干细胞3种。广义的胚胎干细胞包括来自胚胎的胚胎干细胞和来自胎儿组织的胚胎生殖干细胞，狭义的胚胎干细胞仅指来自胚胎的胚胎干细胞。

（一）胚胎干细胞

胚胎干细胞（embryonic stem cell，ESC）来源于囊胚的内细胞团，即植入前胚胎的一个阶段，受精后5～6 d，这些细胞可以向外、中、内3种胚层定向分化，能分化为机体几乎所有类型的功能细胞，也可以在培养物中长时间保持未分化状态。直接移植胚胎干细胞可能导致畸胎瘤的发生，故需要先诱导ESC定向分化为特定的功能性细胞后才可进行移植治疗，从而参与组织器官的修复；或在体外诱导ESC分化来进行胚胎发育生物学研究。在个体发生的最早期，ESC是全能干细胞，后期的ESC是多能干细胞。

（二）胚胎生殖干细胞

胚胎生殖干细胞是从流产胎儿（5～9周）生殖嵴的原始生殖细胞（primitive germ cell，PGC）中分离培养出来的，用来维持胎儿在母体内的发育和生长。其增殖能力有限，具有向多种细胞分化的能力，是一种多能干细胞。在正常胚胎发育过程中，生殖嵴发育为睾丸或卵巢，原始生殖细胞生成精子或卵子。

（三）成体干细胞

成体干细胞（adult stem cell，ASC）一般出现于原肠胚或原肠胚之后，是胚胎干细胞的后代细胞，来自胎儿、胎盘、脐带血和成体组织器官，是一类能够分化成相应组织的细胞，通过增殖、分化和更新衰老细胞来形成相应的器官，维持正常的生理功能。成体干细胞在体外自我复制的能力相对有限，分化潜能窄，通常定向分化形成相应的细胞类型，有"多能"或"单能"2种分化潜能。这里只讲述造血干细胞和间充质干细胞（基质干细胞）。

1. 造血干细胞

造血干细胞是生成各种血细胞的原始细胞，其体积小，细胞核相对较大，核仁明显，细胞质富含核糖体。人胚胎发育期间，在受精卵形成的第2周左右，在卵黄囊壁、体蒂和绒毛膜的胚外中胚层中，出现间充质细胞增殖形成的细胞团，称血岛，中央的细胞分化为原始血细胞，即造血干细胞，周边的细胞分化为内皮细胞并围成内皮管，形成原始血管。血岛是胎儿在母体内最早出现的造血器官。当胚胎发育到45 d左右，造血干细胞随血液流动并植入肝脏引起肝脏造血，之后造血干细胞植入脾，引起脾造血；最后造血干细胞随血液流动植入骨髓，引起骨髓造血。当胎儿发育到5个月左右，肝脏和脾的造血功能开始减退，此时，骨髓腔中的红骨髓有丰富的毛细血管网，毛细血管网聚集成团形成血窦，血窦周围聚集着由造血干细胞增殖分化成的各种血细胞雏形，这样红骨髓逐渐代替了肝脏、脾的造血功能，成为最主要的造血之处。

造血干细胞作为骨髓、脐带血和外周血移植的主要活性成分，在维持血液系统长期稳定的同时，也是骨髓移植治疗血液系统恶性疾病的核心所在，是临床使用最多的干细胞类型。20世纪90年代初开始，外周血逐渐替代骨髓成为移植的主要来源，其优点包括：易于收集；供者造血功能恢复速度更快；在人类白细胞抗原（human leukocyte antigen，HLA）相同的外周血干细胞移植后，高危血液系统恶性肿瘤患者的总生存率有所改善。在临床治疗中，造血干细胞可用于治疗骨髓衰竭（如再生障碍性贫血、Fanconi贫血）、血液恶性肿瘤（如急性髓系白血病）及良性造血的障碍（如严重联合免疫缺陷和镰状细胞贫血）等。在移植之前，患者通常会接受大剂量化疗做预处理，以摧毁骨髓造血功能及免疫系统，再输注造血干细胞以促使其植入，因此，患者在骨髓造血功能恢复之前将面临严重的骨髓受抑期，出现严重的并发症，如贫血、出血和感染。近年来，支持治疗水平的不断提高，减少了并发症的发生及严重程度，提高了造血干细胞移植的安全性。

2. 间充质干细胞（基质干细胞）

间充质干细胞（mesenchymal stem cell，MSC）是一种多能干细胞，可以从各种组织中分离出来，如脐带、子宫内膜息肉、月经血液、骨髓、脂肪组织等。MSC具有超越多系分化的能力，不仅可以被诱导分化为中胚层细胞系，如脂肪细胞、软骨细胞和成骨细胞，还具有转分化为外胚层或内胚层细胞谱系的潜力。除多系分化外，它还具有强大的免疫调节作用，可抑制广泛的免疫细胞功能，包括T细胞、B细胞和自然杀伤（natural killing，NK）淋巴细胞，并影响单核细胞、树突状细胞和巨噬细胞等骨髓细胞的功能，从而减轻炎症反应，降低不良反应的发生率。间充质干细胞具有归巢能力，它们可以迁移到受伤部位，并且具有分化成受损部位的局部成分的能力，以及分泌有助于组织再生的趋化因子、细胞因子和生长因子的能力。间充质干细胞具有相当低的免疫原性，可以躲避免疫系统的监视，减少移植后异源性排斥的发生，从而调节各种免疫紊乱和促进组织（如肝脏、肾脏、心脏和胰腺）再生。

二、血细胞发育谱系

造血干细胞是具有自我更新能力以分化为成熟造血细胞所有谱系的细胞。首先造血干细胞通过定向分化发育为多能祖细胞（multi-potent progenitors，MPP），祖细胞不自我更新，其分化能力仅限于某些类型的细胞，然后MPP进一步分化为共同髓系祖细胞（common myeloid progenitor，CMP）和共同淋系祖细胞（common lymphoid progenitor，CLP）。在骨髓谱系中，CMP将进一步分化为巨核细胞-红细胞祖细胞（megakaryocyte-erythroid progenitor，MEP）和粒细胞-单核细胞祖细胞（granulocyte-macrophage progenitor，GMP），经过不断分化，最终生成由红细胞、巨核细胞→血小板、单核细胞→巨噬细胞和粒细胞（中性粒细胞、嗜酸性粒细胞、嗜碱性粒细胞）组成的成熟血细胞。在淋巴谱系中，CLP将进一步分化为前体B细胞和前体T细胞，最终致力于成熟的B细胞、T细胞和NK细胞（如图3-1所示）。

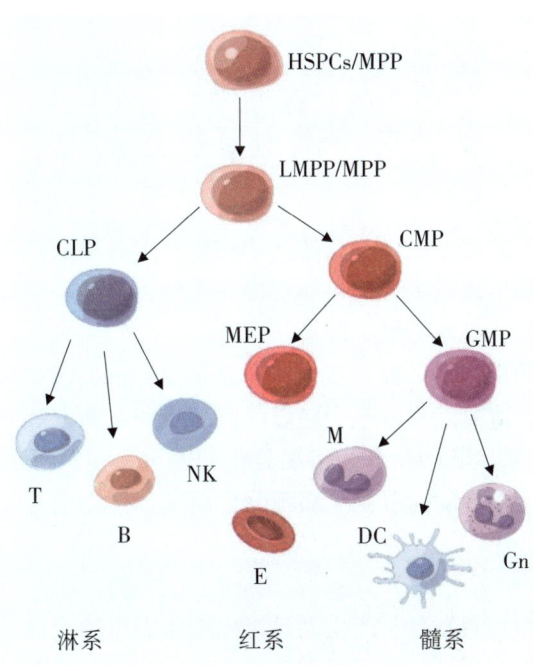

图3-1 造血细胞谱系发育图（原创）

在红细胞生成过程中，未成熟的红系祖细胞被称为红细胞系爆式形成单位（burst forming unit-erythroid，BFU-E）。之所以这样称呼，是因为它们能够在甲基纤维素培养物中产生大的红系细胞集落，这些集落由大量较小的红细胞系集落形成单位（colony forming unit-erythroid，CFU-E）组成，而CFU-E更为成熟。随着祖细胞经历分化过程，它们的数量增加的同时增殖潜力下降。在粒细胞和单核细胞形成过程中有粒-单核细胞集落形成单位（colony forming unit-granulocyte monocyte，CFU-GM）、粒细胞集落形成单位（colony forming unit-granulocyte，CFU-G）和单核细胞集落形成单位（colony forming unit-monocyte，CFU-M）。巨核系祖细胞也可根据其增殖潜力分为巨核细胞系爆裂形成单位（burst forming unit-megakaryocyte，BFU-Meg）和巨核细胞集落形成单位（colony forming unit-megakaryocyte，CFU-Meg）。

三、血细胞发育规律

血细胞的发育过程是连续的，按照细胞的功能和形态特点可将该过程分为3个阶段，即由多能干细胞池进入定向干细胞池，然后进入形态学可辨认细胞池，细胞需经过一系列的增殖、分化和成熟变为具有特定功能的终末细胞，最后释放到血液循环。造血干细胞分化为血细胞的主要过程为：造血干细胞→各种血细胞雏形→原始阶段→幼稚阶段→成熟阶段→各种血细胞。其形态演变也有一定的规律：

（1）胞体由大变小，但巨核细胞则由小变大。

（2）胞核由大变小，红细胞的核最后消失，粒细胞的核由圆形逐渐变成杆状乃至分叶状；但巨核细胞的核由小变大，呈分叶状。核染色质由细疏变粗密（即常染色质由多变少），最后成为不能分裂的固缩核或无核细胞。核的着色由浅变深，核仁由明显逐渐消失。

（3）胞质由少变多，胞质嗜碱性逐渐变弱，但单核细胞和淋巴细胞的胞质仍保持嗜碱性；胞质内的特殊结构或蛋白成分，如粒细胞的特殊颗粒、巨核细胞的血小板颗粒、红细胞的血红蛋白，均从无到有，逐渐增多。

（4）细胞分裂能力从有到无，但淋巴细胞仍然保持较强的潜在分裂能力。

第二节　造血及造血器官

造血通常指胎儿和成人的造血发育，是造血干细胞产生各种成熟血细胞的过程。同时，造血也是机体重要的生命活动和生理过程，为机体提供关键的体液循环环境。造血器官是能够生成造血细胞并支持其分化、发育、成熟的组织器官。

血液发生是一个保守的生物学过程，从个体发育角度分析，造血可分为胚胎期造血和成体期造血。在胚胎期造血阶段，造血发生是一个随着时间和空间不断发展变化的复杂过程，历经多个过程产生造血干/祖细胞以满足胚胎发育和组织分化的需求。而对于成体期造血而言，几乎所有血细胞均由胚胎发育晚期迁入骨髓的造血干细胞分化而来。

一、胚胎期造血

胚胎期造血对于正常的胚胎发育及产生满足终生造血需求的造血干细胞至关重要。根据造血开始的时间和生成细胞的性质不同，可将胚胎期造血分为原始造血和永久造血（如图3-2所示）。原始造血常被定义为卵黄囊内血岛中初始血细胞的产生，这一时期的造血特点为：第一，以生成红细胞为主，而且红细胞的生成是非促红细胞生成素依赖性的；第二，没有脱核现象；第三，胞浆中的血红蛋白是胚胎珠蛋白结构；第四，所有红细胞几乎同步成熟，且一旦成熟就释放入血液循环。与成人造血干细胞的发育表现相反，在胚胎期造血中，首先出现的是成熟的原始红细胞，然后是造血祖细胞，最后才是具有长期重建造血功能的造血干细胞。此外，与原始红细胞同时出现的还有成熟的巨核细胞和巨噬细胞前体，这些细胞在发育成熟过程中可能绕过单核细胞阶段，故成熟迅速。目前认为，永久造血细胞在卵黄囊、主动脉旁脏壁中胚层、主动脉-性腺-中肾（aorta-gonad-mesonephro，AGM）区和胎盘上生成，以生成造血干/祖细胞为主要特征。永久造血发生在血液开始循环之时，动脉血管腹侧的内皮细胞分化为造血干细胞，它们进入循环系统并定植于造血器官如哺乳动物的胎肝、出生后的脊髓中，它们具有终身造血能力。

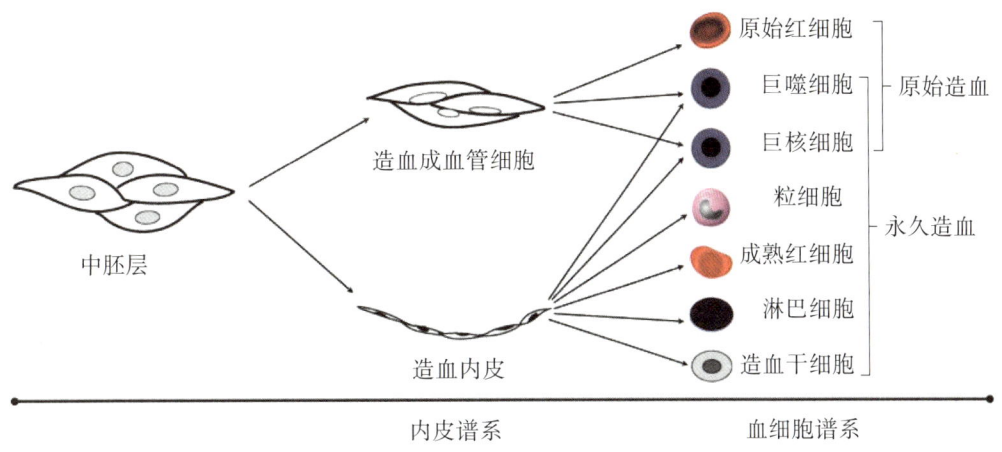

图3-2 胚胎期原始造血和永久造血（原创）

（一）中胚层造血

中胚层造血，又称卵黄囊造血，发生于胚胎的第1~2个月。哺乳动物的造血发育起始于胚胎早期胚外的卵黄囊，人卵黄囊在胚胎发育第2周末已经形成，附着于胚体。卵黄囊壁上的中胚层间质细胞是造血系统的始基，最初血细胞产生于卵黄囊的血岛，血岛外周的成熟的成血管细胞（造血与内皮细胞的共同祖细胞）分化成血管内皮，并产生原始的有核红细胞、巨核细胞和巨噬细胞，即胚胎的血细胞。但此时的造血功能只是暂时的，并不能长久维持下去。

（二）胎肝造血

肝造血发生于胚胎的第2~5个月。胎肝作为胚胎期主要的造血器官，是胎儿红细胞生成和造血的最大部位。在胚胎发育第6周初，卵黄囊处的造血干细胞随血液流动转移到肝并形成造血组织灶，随后卵黄囊造血功能逐渐减退并被肝脏所取代。值得注意的是，与成人骨髓造血干细胞相比，胎肝造血干细胞首先生成红系细胞，而胎儿肝脏微环境部分解释了红系细胞的发育优势，因为在这个阶段似乎表达了丰富的促红细胞生成素。

在胎肝造血的同时，胸腺、脾、淋巴结等也相继参与造血。在胚胎发生过程中，胸腺细胞由双侧器官原基发育而成，此时它与最早的淋巴细胞祖细胞一起生长，与分层免疫假说一致的是，携带不同T细胞抗原受体的T细胞在发育过程中起源于胎儿胸腺。在胚胎后期，胸腺成为T细胞分化、成熟的重要场所，并一直保持该功能。胎儿脾脏首先发育为脾胰间充质，在胚胎第3个月，脾脏拥有造血能力，首先被发现的是单核细胞和大核嗜碱性红细胞，随后产生淋巴细胞等。

在胚胎发生和生命的最初几周内维持造血能力，以实现成年哺乳动物的次级淋巴器官功能，且这一功能保持终生。淋巴结在胚胎期的造血作用时间很短。

（三）胚胎期骨髓造血

自胚胎第2个月末，随着骨髓腔的形成，肝脏内的造血干细胞随血液流动迁移至骨髓，骨髓开始造血，至胚胎第5个月肝脾造血逐渐减少，骨髓造血逐渐增加。最初，骨髓制造的血细胞很少，主要产生粒细胞。至胚胎30周，骨髓可产生各种类型的血细胞，成为主要的造血器官。

二、出生后造血

人体出生后的造血器官可分为骨髓和淋巴器官，如胸腺、脾和淋巴结等。生理情况下，胎儿出生2~5周后，骨髓成为人体内唯一的造血场所，而胸腺、脾和淋巴结等成为终生产生淋巴细胞的场所。

（一）出生后骨髓造血

骨髓是人出生后造血干细胞维持和造血的最主要部位，也是一种初级淋巴组织，负责产生维持血细胞计数和免疫功能所需的成熟细胞。骨髓位于坚硬的骨髓腔内，是骨髓腔内的半流体成分，由多种细胞组成，其周围是血管，通常分布于骨小梁附近。骨腔的内表面和腔内松质骨针的外表面被一层骨内膜覆盖，骨内膜由一层扁平的骨内膜细胞组成，而骨内膜内层还可见成骨细胞和破骨细胞。骨髓组织提供了一个独特的微环境，具有以下几大功能，如促进干细胞和祖细胞自我更新、调节每个谱系的分化、为组织提供结构支持和空间组织，以产生维持生命所需的大量血细胞。按其成分和功能的不同，可将骨髓分为红骨髓和黄骨髓，它们各占骨髓总量的一半。

1. 红骨髓

红骨髓的造血功能较为活跃，因富含血细胞而呈红色。随着年龄的增长，红骨髓的分布部位会发生一些变化。小于5岁儿童的红骨髓遍布全身；5~7岁以后，长骨骨髓的远心端开始出现脂肪细胞，并逐渐向近心端延伸；直至18岁，长骨骨髓腔中几乎充满了脂肪细胞，红骨髓只存在于扁骨、短骨及长管状骨处的近心端。

红骨髓由造血组织和血窦构成，血窦内含各种成熟的血细胞。血窦壁分隔了骨髓造血组织与血液，因此将血窦壁称为髓-血屏障（marrow-blood barrier，MBB），MBB在造血过程中具有重要的支持与调控作用。骨髓内造血细胞的分布呈区域性，红细胞造血岛中央为巨噬细胞，保护周围的红细胞，随着红细胞的成熟，幼红细胞逐渐靠近髓-血屏障，发育为网织红细胞后进入血窦。红细胞造血岛是体内红细胞生成的特定场所，无论是在胎儿期的胎肝中，还是在成年期的骨髓中，红细胞的生成都离不开其调控和支持作用。粒细胞造血岛离血窦较远，粒细胞成熟后自行向血窦移动，然后穿过髓-血屏障进入血液循环。巨核细胞离血窦壁较近，它将伪足伸至血窦内，待血小板成熟后从巨核细胞的胞浆中脱落进入血液循环。

2. 黄骨髓

正常情况下，黄骨髓不参与造血，但保留造血潜能，当机体严重缺血时，部分黄骨髓可被红骨髓替代，重新恢复其造血功能。因此，骨髓的造血潜能很大，代偿能力较强。要达到骨髓的正常造血功能，只需要总骨髓量的1/10，所以捐献少量骨髓对人体并无危害，而且提取部分骨髓会加快HSC的增殖，使其在较短的时间内恢复，这也正是进行骨髓造血干细胞移植治疗白血病的道理。

（二）淋巴器官造血

1.胸腺

胸腺是一个小的双叶金字塔形胸骨后腺，位于前隔或纵隔。胸腺的每个叶由许多小叶组成，这些小叶被纤维隔分开，每个小叶由2个主要隔室组成——皮质（85%~90%）和髓质（10%~15%）。在新生儿和青春期前期胸腺处于最大且最活跃的时期，在此之后，胸腺逐渐消失并被脂肪取代。胸腺是负责T细胞生成和成熟的原发性淋巴器官，其还可产生胸腺素，胸腺素可促进淋巴细胞在皮质内形成具有细胞免疫功能的前T细胞，进一步进入髓质后诱导T细胞的成熟并释放入血。成熟的T细胞移动到胸腺依赖区，成为胸腺依赖淋巴细胞，在周围淋巴器官定居、增殖，并参与细胞免疫应答。

2.脾脏

脾脏是位于腹部后部的器官，与网膜和胰腺密切接触。虽然胰腺起源于内胚层的中胚层诱导，但脾脏被认为是唯一的中胚层起源。脾脏是T、B淋巴细胞分化和成熟的主要场所之一，其作用是：回收血液有用成分和铁，过滤非典型血细胞；吞噬老化红细胞、受损血小板和凋亡细胞；产生和保护抗体；增强免疫，对抗感染。脾脏由红髓、白髓和边缘区组成。红髓由脾索和脾窦构成，内含巨噬细胞。脾窦相互交织成网，形成许多2~5 μm的间隙，由于间隙狭小，血细胞必须通过变形才能通过。当血细胞衰老或出现异常时，细胞变形能力下降，不易穿越血窦壁而滞留于脾索，从而被巨噬细胞吞噬，形成血管外溶血。白髓由动脉周围淋巴鞘和淋巴滤泡组成，它在结构上类似于淋巴结，包含T细胞区和B细胞区，可产生抗原特异性免疫反应，保护身体免受疾病侵害。边缘区存在于白髓和红髓之间，与红髓的区别在于没有脾窦（如图3-3所示）。另外，脾基质已被证明参与树突状细胞（dendritic cell，DC）的分化和成熟，新生儿脾基质细胞可以为DC成熟和调控提供合适的环境，从而调节脾脏中的免疫反应。

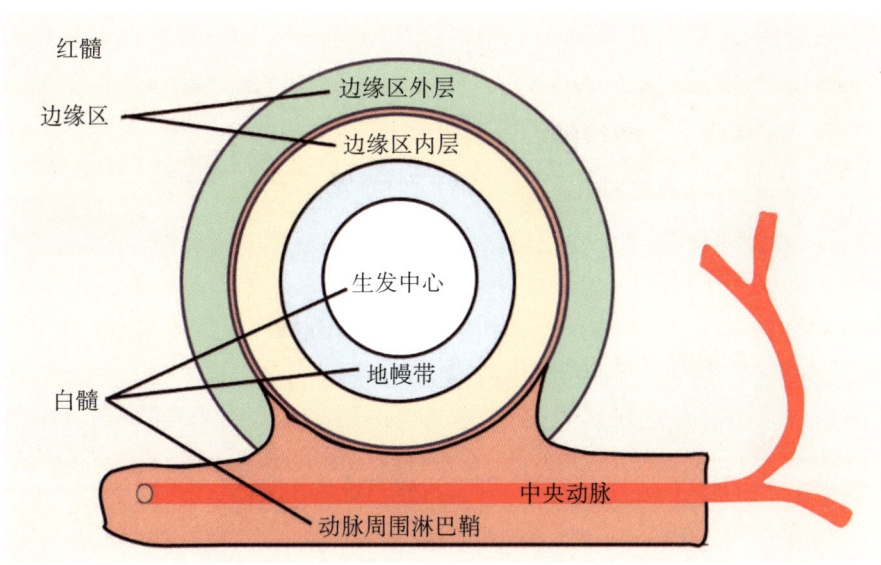

图3-3 脾脏显微解剖示意图（原创）

3.淋巴结

淋巴结由被膜、皮质和髓质组成。皮质包含B细胞区和T细胞区，皮质浅层的生发中心有大量的B细胞聚居，经抗原刺激增殖、发育；皮质深层和滤泡间隙为副皮质区，为弥散淋巴组织，是由胸腺迁移而来的T细胞聚集的场所，又称胸腺依赖区。抗原呈递给巨噬细胞后驻留在被膜下窦中，使淋巴细胞进入淋巴结髓质，通过CD169调节抗原特异性细胞毒性T淋巴细胞反应。最内层的髓质是免疫细胞传入的入口点。淋巴结基质细胞协调二级淋巴器官的适应性免疫反应，提供结构基质和可溶性因子，调节免疫细胞的生存和迁移。

4. 髓外造血

髓外造血（extramedullary haematopoiesis，EMH）是骨髓外造血干/祖细胞（hematopoietic stem/progenitor cell，HSPC）的扩增和分化，常见的部位包括脾脏、肝脏、淋巴结和椎旁区域，也可见于胸腺、肾上腺等，常可导致相应器官肿大。在某些应激条件（如感染、恶性肿瘤、贫血和代谢应激）、骨髓微环境变化和一些细胞因子、可溶性因子的诱导下，大量的HSPC从骨髓释放到外周血和其他器官中，这个过程称为动员。动员HSPC的最关键步骤是骨髓中减弱HSPC保留轴的功能，增强骨髓血窦中MBB的通透性，以及增加髓外造血位点的募集，外周器官中动员的HSPC是诱导EMH的基础。

第三节 造血微环境与造血调控

造血微环境是HSC自我更新、定向分化，造血细胞增殖、分化、成熟并维持相对稳态的重要场所，能够通过多种细胞成分调节造血活动。它包括基质细胞、细胞外基质和造血细胞因子，以及神经和血管（如图3-4所示）。

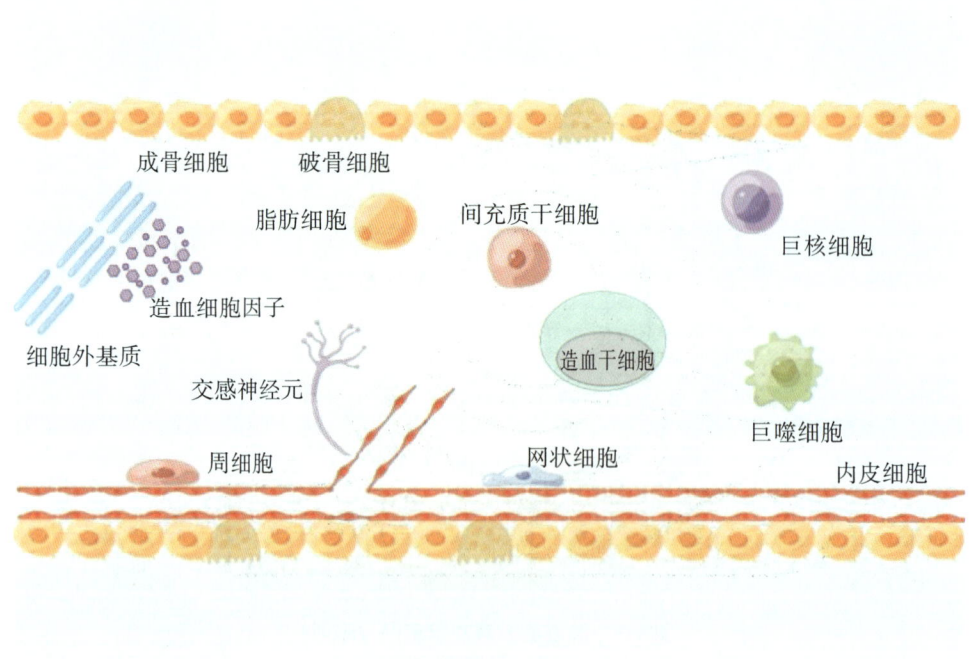

图3-4 造血微环境示意图（原创）

一、骨髓基质细胞

骨髓基质细胞是间充质干/祖细胞及其后代的混合物，是造血微环境中最重要的一环，包括骨髓中的内皮细胞、成纤维细胞、巨噬细胞、脂肪细胞、成骨细胞等多种细胞。骨髓基质细胞可以通过与造血实质细胞密切接触，分泌黏附分子、造血细胞因子而调控造血，使机体造血达到动态平衡。

（一）血管内皮细胞

血管内皮由单层内皮细胞构成，是动脉、静脉和毛细血管的内膜，因此与血液成分和细胞直接接触。血管内皮细胞不仅仅是血管内壁和血液间的机械屏障，还是造血微环境中重要的基质成分。内皮细胞可分泌血管细胞黏附分子1（vascular cell adhesion molecule-1，VCAM-1）和细胞间黏附分子1（intercellular cell adhesion molecule-1，ICAM-1）调节HSPC的稳态。内皮细胞可表达CXCL12，HSC可表达CXCR4，而CXCL12/CXCR4系统对于细胞存活、增殖以及调节HSC的动员和归巢至关重要。在CXCL12/CXCR4信号转导下，内皮细胞表达P-选择素和E-选择素，HSC表达糖蛋白配体-1（P-selectin glycoprotein ligand-1，PSGL-1），该配体与内皮选择素相互作用，调节HSC的迁移。

（二）成纤维细胞

成纤维细胞常与不成熟的粒细胞接触，因此认为它们在功能上密切相关。成纤维细胞可伸出突起围绕粒细胞系细胞、巨噬细胞和发育中的红细胞系细胞，从而构成原红细胞岛，这证实了骨髓基质细胞可通过与造血细胞直接接触支持和调节造血活动。成纤维细胞的滋养层支持祖细胞向粒细胞和淋巴细胞分化，由其他非造血器官来源的成纤维细胞常常不支持造血。

（三）巨噬细胞

巨噬细胞不仅在局部控制造血中起重要作用，还可调节细胞外基质的结构和成分，以及纤维粘连蛋白的含量。巨噬细胞在红细胞生成中具有双重作用，一方面保留骨髓中的未成熟红细胞，另一方面清除衰老的红细胞。造血岛巨噬细胞表面可表达CD169，CD169巨噬细胞分泌抑瘤素M（oncostatin M，OSM），其反过来促进CXCL12的表达，从而促进造血干细胞在造血微环境中的驻留。CD169巨噬细胞选择性耗竭可阻断骨髓和脾脏中的红细胞生成。巨噬细胞中的粒细胞集落刺激因子（Granulocyte colony-stimulating factor，G-CSF）受体信号在诱导造血干细胞动员中起着重要作用，糖尿病小鼠的OSM和CXCR4拮抗剂已被证明可以改善G-CSF诱导的HSC动员。

（四）脂肪细胞

骨髓脂肪细胞作为造血微环境的一部分，通过分泌脂联素、瘦素、前列腺素、白介素-6（interleukin-6，IL-6）和其他脂肪衍生因子影响HSC的自我更新和分化。脂联素是一种由脂肪组织产生的蛋白质激素，参与调节葡萄糖水平和脂肪酸分解过程，可以促进HSC的自我更新并维持其处于未分化状态。脂肪细胞分泌大量的瘦素蛋白聚集于骨髓，独立或协同促进HSC自我更新。脂肪分泌的前列腺素通过诱导凋亡对HSC起抑制作用。IL-6则能促进HSC分化。有试验证明，脂肪细胞通过体外分泌脂肪细胞衍生的可溶性因子，在淋巴系祖细胞分化为淋巴细胞前体阶段抑制B淋巴细胞生成，同时促进HSC分化向髓系偏移。但也有研究表明，骨髓脂肪细胞会抑制造血。体外分化的脂肪细胞可以分泌纤溶酶原激活剂抑制剂-1（plasminogen activator inhibitor-1，PAI-1），并且在体内对PAI-1呈阳性。脂肪细胞的丰度与高水平的PAI-1表达有关。与无脂肪细胞微环境相比，富含脂肪细胞的微环境在造血干细胞移植后表现出受损的造血再生功能。因此，PAI-1阻碍了富含脂肪细胞的微环境中的造血再生。阻断PAI-1活性可能是促进富含脂肪细胞的患者造血重建的一种新型治疗手段。

（五）成骨细胞和破骨细胞

骨内膜中存在2种类型的成骨细胞，活跃的成骨细胞和静止的骨内膜细胞。成骨细胞可将HSC锚定，N-钙黏蛋白有助于维持HSC的静止状态，有助于它们的黏附，其缺失会导致HSC与骨内膜表面的结合受损，虽然它不是HSC所必需的，但它似乎是维持静止HSC库群所必需的。成骨细胞还可分泌一些细胞因子和基质成分来调控HSC，包括促血小板生成素（thrombopoietin，TPO）、血管生成素-1（angiopoietin-1，ANGPT1）和骨桥蛋白，它们负责调节干细胞池。研究表明，成骨细胞为淋巴细胞的发生、发展提供了必要条件，当成骨细胞死亡时，骨髓失去其造血特性。破骨细胞参与血管生成过程，一些作者指出，血管内皮生长因子（vascular endothelial growth factor，VEGF）构成破骨细胞前体的趋化因子，并发现了VEGF在破骨细胞中的自分泌/旁分泌作用。多发性骨髓瘤（multiple myeloma，MM）的一种机制是骨形成和吸收之间的不平衡。在MM中，破骨细胞可以通过上调程序性死亡配体1（programmed death ligand 1，PD-L1），CD38和半乳糖凝集素-9直接抑制增殖的CD4+和CD8+T细胞，从而建立免疫抑制微环境，以保护骨髓瘤细胞。MM复发与休眠骨髓瘤细胞有关。有证据表明，休眠状态是可逆的，休眠的骨髓瘤细胞可以通过破骨细胞重塑骨内生态位来重新激活。

当造血微环境中的基质细胞发生病变或异常时，会诱导HSPC发生改变，造成骨髓增生、白血病等血液病的发生与发展。

二、细胞外基质

细胞外基质（extracellular matrix，ECM）是一种由糖蛋白、蛋白聚糖（proteoglycan，PG）/糖胺聚糖（glycosaminoglycan，GAG）和胶原蛋白组成的非细胞三维大分子网络。ECM中的基质组分和细胞黏附受体相互结合，不仅提供嵌入细胞的物理支架，而且还调节细胞的多种功能，如生存、生长、迁移和分化，并且对于维持正常的稳态至关重要。

糖蛋白不仅可以通过充当细胞表面受体（如整合素）的配体来参与ECM-细胞相互作用，还是生长因子的储存器，这些生长因子与ECM结合，在蛋白水解后释放，糖蛋白的裂解可以产生与其原始全长蛋白具有不同功能的片段。糖蛋白主要包括纤维连接蛋白、层粘连蛋白和血细胞粘连蛋白。纤维连接蛋白（fibronectin，FN）来源于内皮细胞和成纤维细胞，其受体属于整合素家族的跨膜黏附受体，其介导细胞-细胞相互作用，但也介导细胞-ECM相互作用。FN可以把骨髓前体细胞锚定于特定的、有利于它生长的造血微环境中；FN可以促进造血祖细胞的增殖，促进CFU-E及BFU-E克隆的大量生长；FN可以提高红系前体细胞对EPO的敏感性；FN可以增强巨核细胞生长发育因子的作用，诱导巨核细胞的成熟。成熟中性粒细胞表面68kD糖蛋白为层粘连蛋白受体，其表达与炎症反应时中性粒细胞聚集于血管基底膜现象有关，层粘连蛋白可促进白细胞的趋化作用。血细胞粘连蛋白的黏附与粒细胞系的分化成熟有关，其黏附能力的下降可能是因为成熟粒细胞进入血液循环。

蛋白聚糖是由GAG和核心蛋白共价连接形成的复合物，主要的GAG包括硫酸乙酰肝素蛋白聚糖（heparin sulfate proteoglycan，HSPG）、硫酸软骨素（chondroitin sulfate，CS）和透明质酸等。PG散布在胶原纤维中，有调节造血细胞增殖的作用，它与粒细胞对基质细胞的黏附作用也有密切的关系。PG填充于细胞外基质，并通过在组织内隔离水分来赋予水合作用功能。HSPG可结合许多生长因子，这些生长因子将它们隔离在ECM中，例如HSPG可与粒细胞-巨噬细胞集落刺激因子（granulocyte-macrophage colony-stimulating factor，GM-CSF）结合，证明蛋白聚糖对GM-CSF具有局部浓缩作用，以传递特异性的分化信息。另外，HSPG也介导造血祖细胞与基质细胞的结合，这种定位生长因子和介导细胞相互作用的性能，在造血细胞系特异性分化过程中至关重要。透明质酸（hyaluronic acid，HA）由原始造血细胞合成，广泛分布于整个组织，是唯一一种没有在核心蛋白高尔基体上合成的GAG。HA参与移植后造血细胞向骨内生态位的迁移，可在ECM中与透明质蛋白形成大聚集体，为组织提供弹性，可通过与细胞表面受体（如CD44、RHAMM、LYVE-1、layilin和TLRs）相互作用来调控多种细胞功能和生物过程。此外，试验证明成熟粒细胞只有经过HA处理，才能黏着基质细胞层。

胶原蛋白主要由成纤维细胞合成和分泌，是细胞外基质的主要结构蛋白，分为原纤维（胶原Ⅰ-Ⅲ、Ⅴ和Ⅺ）和非原纤维形式。它们在组织中广泛而丰富的表达，为ECM提供拉伸强度、结构支撑作用，还向细胞输送信号。尽管Ⅱ型、Ⅲ型、Ⅴ型和Ⅺ型胶原蛋白有助于决定骨骼强度的骨骼结构和微观结构，但骨髓中最丰富的ECM蛋白是Ⅰ型胶原蛋白。正常的骨髓祖细胞、成熟外周血中性粒细胞、单核细胞和红系破裂形成单元与Ⅰ型胶原蛋白表现出显著结合。在功能研究中，Ⅵ型胶原蛋白是各种造血细胞类型细胞黏附的底物。成纤维细胞将胶原纤维组织成片状和索状，显著影响胶原纤维的排列。

三、造血细胞因子

造血细胞因子主要由基质细胞分泌，在骨髓中以激素多肽、旁分泌多肽和自分泌多肽3种作用形式对HSPC的增生、分化及其自身发挥着复杂的调节作用。根据功能不同，可将细胞因子分为造血生长因子（hemopoieticfactors，HGF）和造血抑制因子（hematopoietic inhibitory factor，HIF）。HGF可直接或间接与其他HGF协同刺激造血细胞的增殖、分化；HIF不仅能够通过不同途径特异性或非特异性地作用于HSPC，而且可抑制HGF的合成。缺乏细胞因子时，骨髓造血细胞停止增殖，并且出现凋亡现象。

（一）造血生长因子

根据作用于机体造血过程的时间，将造血因子分为两类：

（1）早期造血因子，如干细胞因子（stem cell factor，SCF）、fam样酪氨酸激酶受体3配体（fam-like tyrosine kinase receptor 3 ligand，FL）和白细胞介素-3（interleukin-3，IL-3）等；

（2）晚期造血因子，如巨噬细胞集落刺激因子（macrophage colony stimulating factor，M-CSF）、粒细胞巨噬细胞集落刺激因子（granulocyte macrophage colony-stimulating factor，GM-CSF）、粒细胞集落刺激因子（granulocyte colony-stimulating factor，G-CSF）、促红细胞生成素（erythropoietin，EPO）、促血小板生成素（thrombopoietin，TPO）等。几种细胞因子在一起所产生的作用明显大于各个细胞因子单独作用相加，这称为协同作用。

1.集落刺激因子（G-CSF）

G-CSF由多种细胞产生，有调节中性粒细胞的增殖、分化和存活的作用。循环G-CSF水平非常低（<100 pg/mL），但在应激时，G-CSF水平可升高至基线水平的20倍，导致循环中性粒细胞迅速增加。已有研究表明，G-CSF比EPO更能促进红细胞生成。M-CSF主要表现为稳态表达模式，可调节各种组织中巨噬细胞和单核细胞群体的数量，而不会改变其"激活"状态，具有抗肿瘤活性、促进破骨细胞增生、绒毛细胞分化和降低胆固醇的作用。GM-CSF在稳态条件下的基础循环水平较低，但在感染或炎症期间其水平会迅速升高。GM-CSF不仅能诱导单核细胞和巨噬细胞的活化，还能促进骨髓抑制细胞的募集和分化，并伴随抑制抗肿瘤免疫，这是癌症的主要免疫逃避策略。

2. 促红细胞生成素（EPO）

EPO 是一种由 166 种氨基酸组成的 N 端连锁糖蛋白的肽类激素，主要生理来源是发育过程中从胎儿肝脏转移到成年哺乳动物的肾脏。作为主要的造血生长因子，它通过促进骨髓红细胞发育来调节血红蛋白生成，从而促使红细胞携带氧气并将其从肺部转移到组织。EPO 的产生由缺氧激活，并通过氧敏感反馈回路进行调节。EPO 通过其同源二聚体促红细胞生成素受体（erythropoietin receptor，EPOR）起作用，该受体可增加细胞存活率并驱动 BFU-E 和 CFU-E 的终末红细胞成熟为数十亿成熟红细胞。该途径涉及多种红系转录因子的激活，例如 GATA1、FOG1、TAL-1、EKLF 和 BCL11A，并使编码血红蛋白生物合成和血红蛋白产生的酶的基因过表达。EPO 通过激活 EPOR 信号通路诱导多能间充质干细胞的成骨细胞、破骨细胞和内皮转分化，调节骨形成和稳态，诱导血管生成和大量营养因子的分泌。

3. 促血小板生成素（TPO）

TPO 在肝脏高表达，在肾脏低表达，正常情况下在骨髓中表达有限，它是一种强大的内源性细胞因子，与巨核细胞祖细胞上的受体（c-Mpl）结合，刺激一系列促进巨核细胞增殖、成熟和血小板释放的信号转导途径，包括 JAK2、STAT3/STAT5、MAPK/ERK 和 PI3K/AKT。具体而言，TPO 诱导 JAK2 磷酸化，其磷酸化下游靶标，包括转录因子 STAT3/STAT5 的激活，通过这些途径的信号传导激活巨核细胞特异性转录因子的下游表达和调节巨核细胞特异性基因的表达。TPO 除调控血小板和巨核细胞生成外，还能与 EPO 协同作用于早期红系祖细胞和晚期红系祖细胞，显著加速血小板的产生，加速骨髓抑制模型的血小板和红细胞恢复。放、化疗或干细胞移植后的造血恢复期内，使用 TPO 可加速造血恢复，不仅体现于巨核细胞和血小板，还体现在加速红系和粒系的重建。

4. 白细胞介素（IL）

IL 是一类由激活的白细胞产生的含 α 螺旋结构而没有 β 折叠的低分子量分泌蛋白，通常是糖基化的。IL-1 是重要的炎症因子，由巨噬细胞产生，可作为辅助因子参与造血调节。在稳态条件下，HSC 能够不断补充分化的细胞，经历生理更新。但如果发生感染或与需要增加造血细胞数量相关的任何类型的损伤，例如急性和慢性炎症、化疗或放疗后的细胞衰老和血液再生或出血，机体会迅速以"紧急造血"作为回应。稳定的 IL-1 水平对于稳态造血是不必要的，但急性和慢性损伤导致 IL-1 升高会诱发"紧急造血"反应，导致持续的骨髓造血，并伴随 HSC 的损伤。IL-3 又被称为多集落刺激因子，因为它具有刺激 HSC 增殖和巨核细胞发育的作用，也可以驱动人嗜碱性粒细胞和肥大细胞的发育，这降低了其对骨髓重建的效用，因为这些细胞释放的血管活性和促炎介质过量，可产生副作用。IL-4 的作用广泛，包括：与 G-CSF、EPO、IL-1 等协同增强粒-单核前体细胞、红系前体细胞和巨核系细胞的增殖；诱导单核细胞释放 M-CSF 和 G-CSF；诱导 B 细胞和单核细胞 Fc 受体 Ⅱ b 的表达；诱导 B 细胞 IgE Fc 受体（CD23）的表达。IL-17 对造血的调控包括：抑制晚期红系祖细胞，下调红细胞的生成；刺激造血祖细胞和成熟粒细胞进入循环；动员红系祖细胞从骨髓到脾脏，从而刺激脾脏中的红细胞生成。

5. 干细胞因子

干细胞因子又称 Kit-L 或 KL。SCF 由成纤维细胞和内皮细胞产生，既能以膜结合形式存在，又能以可溶性形式存在，通过结合和激活受体酪氨酸激酶 c-Kit 促进细胞的增殖和分化。早期造血细胞依赖于 c-Kit 介导的信号增殖和存活，这基本上与其他细胞因子协同发挥作用。其特点包括：对 HSPC 有刺激活性；对肥大细胞有支持作用；与 Steel 位点和 c-Kit 有关。在体外试验中，SCF 不能单独地发挥任何作用，而有明显的协同其他细胞因子的功能，所以 SCF 是协同因子，促进髓系和淋巴系造血祖细胞的生长，对巨核祖细胞也有刺激作用。在体内试验中，SCF 可大量单独使用，与体内多种细胞因子协同，明显地促进造血。

6.CXCL12

CXCL12通过与其受体CXCR4和非典型趋化因子受体3相互作用，结合组织和内皮上的糖胺聚糖，调控移植后星状细胞的移植和增殖，调控骨髓中多种受限祖细胞种群的增殖和保留，包括各种髓系和淋巴系祖细胞。CXCL12可能是骨髓基质细胞表达水平最高的因子之一，它通过对HSC的强趋化效应，将之牢牢地固定于骨髓血管周围。

7.fam样酪氨酸激酶受体3配体（FL）

FL由基质细胞合成，主要作用于HSPC，但须有其他因子的协同作用。KL偏重髓系，FL偏重淋系，KL和FL之间也有协同作用。它们在临床上应用前景较多，如HSPC的体外扩增，自体骨髓移植时的体外净化，HSPC的动员，基因治疗时干/祖细胞的体外培养，还可用于免疫治疗。

（二）造血抑制因子

造血抑制因子包括转化生长因子-β（transforming growth factor β，TGF-β）、肿瘤坏死因子（tumor necrosis factor，TNF）、干扰素（interferon，IFN）、白血病抑制因子（leukemia inhibitory factor，LIF）等，它们对于不同分化程度的HSPC有不同程度的调控作用。

1.转化生长因子-β（TGF-β）

TGF-β由哺乳动物中的33个基因编码，包括同源和异源二聚体，是一种抑制或刺激细胞增殖的双功能调节剂。TGF-β可调节c-Kit、FLT3和IL6R等多种细胞因子受体的表达，这些受体都与HSC的生物学调控以及细胞周期素依赖性激酶抑制剂p21和p57的上调有关。尽管高浓度TGF-β的存在使HSPC处于休眠状态，但低浓度的TGF-β1可能具有刺激作用，特别是在HSPC亚群中，具有更高的产生髓系后代的作用。而骨形态发生蛋白（bone morphogenetic protein，BMP）是属于TGF-β超家族的生长因子，与TGF-β作用相反：高浓度的BMP-2和BMP-7抑制星状细胞的增殖，而高浓度的BMP-4则影响干细胞的存活；低浓度的BMP刺激干细胞的增殖和分化。研究表明，TGF-β对幼稚造血细胞有直接的选择性抑制。TGF-β还可通过阻断IL-1等因子刺激CSF释放，间接抑制造血。

2.肿瘤坏死因子（TNF-α）

TNF-α由157个氨基酸组成，是一种由各种细胞类型产生的多功能细胞因子，主要通过肾脏清除，其次是肝脏。当外源性或内源性刺激诱导TNF产生时，它首先以膜结合形式在细胞表面表达，然后被蛋白酶TNF-α转换酶切割，并作为可溶性TNF释放。TNF-α在某些分化阶段可抑制成骨细胞活性，并刺激破骨细胞增殖和分化。另外，TNF-α在1~100 ng/mL浓度范围内时，在减少红系集落形成的同时，会增加非红系集落的数量。从生理学上讲，TNF-α是正常免疫反应的关键组成部分，可以激活免疫系统进行调节。

3.干扰素（INF）

INF包括IFN-α、β、γ。IFN-α主要由浆细胞样树突状细胞产生，IFN-β由大多数造血细胞类型产生，IFN-γ主要由T细胞和NK细胞分泌。IFN能够在体内诱导HSC的细胞周期活化。尽管在感染或其他身体攻击下IFN-α可诱导HSC分裂，但持续IFN信号传导可导致HSC疲惫和干细胞库整体丧失，这是再生障碍性贫血的原因之一。同样，短期IFN-γ信号传导可诱导HSC增殖，而长期刺激可促进HSC分化和自我更新受损。

4.白血病抑制因子（LIF）

LIF在胸腺上皮中表达，是正常胸腺结构所必需的。尽管LIF被鉴定为骨髓性白血病分化诱导因子，但它对造血细胞的影响却小得惊人。它被证明与IL-3协同发挥作用，刺激人类原始细胞集落的增殖，在小鼠中，它与IL-3协同刺激巨核细胞集落形成，与FLT配体协同刺激原始细胞集落形成。

造血抑制因子能使正常干细胞的细胞周期进程减慢或停滞于静止期，使它们对化疗药物杀伤作用的敏感性降低，因而，具有用作骨髓保护剂的临床应用前景。有些造血抑制因子则是正常造血所必需的，若体外培养时没有抑制因子存在，干细胞就只分化而不能自我复制，达不到体外扩增干细胞的目的。病理情况下有的抑制因子与集落刺激因子协同对肿瘤白血病细胞有很强的刺激增殖作用，如TGF-β与M-CSF协同有很强的刺激白血病细胞J6-1增殖的作用。

四、骨髓神经

骨髓受到有髓神经纤维以及无髓神经纤维的共同支配，骨髓中的神经纤维伴随着动脉一起进入骨髓腔，神经纤维的分布是依附于血管结构而排布的，但是也有一小部分神经纤维离开血管壁分支深入实质组织。骨髓静脉上的神经分布较少，骨髓表面或骨内膜处还可见很多无鞘神经纤维。骨髓中的神经系统除了直接参与调控造血干细胞外，还能释放多种神经递质，这些物质也是造血微环境中的重要成分。急性生理性应激诱导释放的神经递质如P物质、多巴胺、去甲肾上腺素等参与调节骨髓细胞的增殖、重建及其运动性。神经肽Y通常由中枢或外周神经系统的交感神经释放，可通过表达于骨髓细胞尤其是巨噬细胞、成骨细胞、内皮细胞等细胞上的Y受体发挥作用，如调节免疫细胞平衡、骨内稳态、血管重塑等。神经肽Y缺陷可导致HSC生存能力及骨髓重建能力受损，神经肽水平的增加则有利于HSC再生，神经肽Y还能预防顺铂类化疗药引起的骨髓衰竭。

五、骨髓血管系统

骨形成和血管形成同时发生，可以通过以下两种途径之一进行：软骨内骨化或膜内骨化。长骨从多个来源获得血液供应，包括中央营养动脉，干骺-骨骺动脉（进入远端附近的长骨）和骨膜动脉。血液从动脉流经致密的毛细血管网络，并通过大中央静脉引流。骨髓的血管不仅构成了造血腔室与外周循环的分隔壁，而且能够调节造血以及干细胞的动员和归位。尽管在最不成熟的血管网络中，动脉和静脉经常缺失，但这些血管的形成和随后的扩张对于建立一个充分灌注和功能完全的血管床至关重要。骨髓内成熟的血细胞进入血液循环（出髓）、外周血中的造血干细胞回归骨髓（回髓）以及其他物质出入骨髓必须经过的通路（血窦壁）称为MBB。MBB对于血细胞的释放具有选择性，对于正常成人来说，只允许成熟血细胞进入循环系统。完整的血窦壁由内皮细胞、颗粒状基底膜和外皮细胞构成，其中只有内皮细胞层是完整的，它具有活跃的内吞作用，可控制化学物质进入髓索并在外周血中释放成熟红细胞。血液循环中的HSC及一些营养物质也要经过此屏障进入骨髓造血区，因此，MBB的功能是双向性的。

（任崇崇、刘蓓、张豪）

参考文献

[1] AMOUZEGAR A, DEY B R, SPITZER T R. Peripheral blood or bone marrow stem cells? practical considerations in hematopoietic stem cell transplantation [J]. Transfusion Medicine Reviews, 2019, 33 (1): 43-50.

[2] CRANE G, JEFFERY E, MORRISON S. Adult haematopoietic stem cell niches [J]. Nature Reviews Immunology, 2017, 17(9): 573-590.

[3] NAJI A, EITOKU M, FAVIER B, et al. Biological functions of mesenchymal stem cells and clinical implications [J]. Cellular and Molecular Life Sciences, 2019, 76(17): 3323-3348.

[4] FU X, LIU G, HALIM A, et al. Mesenchymal stem cell migration and tissue repair [J]. Cells,

2019, 8(8): 784.

[5] GAO X, LEE H, DA ROCHA E, et al. TGF-β inhibitors stimulate red blood cell production by enhancing self-renewal of BFU-E erythroid progenitors[J]. Blood, 2016, 128(23): 2637-2641.

[6] WEI C, YU P, CHENG L. Hematopoietic reprogramming entangles with hematopoiesis[J]. Trends in Cell Biology, 2020, 30(10): 752-763.

[7] WITTAMER V, BERTRAND J. Yolk sac hematopoiesis: does it contribute to the adult hematopoietic system?[J]. Cellular and Molecular Life Sciences, 2020, 77(7540): 4081-4091.

[8] YAMANE T. Cellular basis of embryonic hematopoiesis and its implications in prenatal erythropoiesis[J]. International Journal of Molecular Sciences, 2020, 21(24): 9346.

[9] HADLAND B, YOSHIMOTO M. Many layers of embryonic hematopoiesis: new insights into B-cell ontogeny and the origin of hematopoietic stem cells[J]. Experimental Hematology, 2018, 60: 1-9.

[10] DASGUPTA A, KALRA S. Thymic endocrinology Part-1[J]. Journal of the Pakistan Medical Association, 2021, 71(9): 2278-2280.

[11] WANG H, PAN W, ZHENG L, et al. Thymic epithelial cells contribute to thymopoiesis and T cell development[J]. Frontiers in Immunology, 2019, 10: 03099.

[12] CENARIU D, ILUTA S, ZIMTA A, et al. Extramedullary hematopoiesis of the liver and spleen[J]. Journal of Clinical Medicine, 2021, 10(24): 5831.

[13] KASHIMURA M. The human spleen as the center of the blood defense system[J]. International Journal of Hematology, 2020, 112(2): 147-158

[14] O'NEILL N, EPPLER H, JEWELL C, et al. Harnessing the lymph node microenvironment[J]. Curr Opin Organ Transplant, 2018, 23(1): 73-82.

[15] YANG X, CHEN D, LONG H, et al. The mechanisms of pathological extramedullary hematopoiesis in diseases[J]. Cellular and Molecular Life Sciences, 2020, 77(14): 2723-2738.

[16] ZANETTI C, KRAUSE D. "Caught in the net": the extracellular matrix of the bone marrow in normal hematopoiesis and leukemia[J]. Experimental Hematology, 2020, 89: 13-25.

[17] KRÜGER-GENGE A, BLOCKI A, FRANKE R, et al. Vascular endothelial cell biology: An Update[J]. International Journal of Molecular Sciences, 2019, 20(18): 4411.

[18] HARADA K, YAHATA T, ONIZUKA M, et al. Plasminogen activator inhibitor type-1 is a negative regulator of hematopoietic regeneration in the adipocyte-rich bone marrow microenvironment[J]. Biochemical and Biophysical Research Communications, 2021, 557: 180-186.

[19] HO Y, MÉNDEZ-FERRER S. Microenvironmental contributions to hematopoietic stem cell aging[J]. Haematologica, 2020, 105(1): 38-46.

[20] THEOCHARIS A, MANOU D, KARAMANOS N. The extracellular matrix as a multitasking player in disease[J]. The FEBS Journal, 2019, 286(15): 2830-2869.

[21] THEYAB A, ALGAHTANI M, ALSHARIF K, et al. New insight into the mechanism of granulocyte colony-stimulating factor (G-CSF) that induces the mobilization of neutrophils[J]. Hematology (Amsterdam, Netherlands), 2021, 26(1): 628-636.

[22] RIBATTI D, TAMMA R. Hematopoietic growth factors and tumor angiogenesis[J]. Cancer Letters, 2019: 47-53.

[23] DOUGAN M, DRANOFF G, DOUGAN S. GM-CSF, IL-3, and IL-5 family of cytokines: regulators of inflammation[J]. Immunity, 2019, 50(4): 796-811.

[24] NOETZLI L, FRENCH S, MACHLUS K. New insights into the differentiation of megakaryocytes

from hematopoietic progenitors [J]. Arteriosclerosis, Thrombosis, and Vascular Biology, 2019, 39 (7): 1288-1300.

[25] MANTOVANI A, DINARELLO C, MOLGORA M, et al. Interleukin-1 and related cytokines in the regulation of inflammation and immunity[J]. Immunity, 2019, 50(4): 778-795.

[26] JANSSENS R, STRUYF S, PROOST P. The unique structural and functional features of CXCL12 [J]. Cellular & Molecular Immunology, 2018, 15(4): 299-311.

[27] BATALLER A, MONTALBAN-BRAVO G, SOLTYSIAK K, et al. The role of TGFβ in hematopoiesis and myeloid disorders[J]. Leukemia, 2019, 33(5): 1076-1089.

[28] JUNG M, LEE J, KWAK J, et al. Tumor necrosis factor and regulatory T cells[J]. Yonsei Medical Journal, 2019, 60(2): 126-131.

[29] DEMERDASH Y, KAIN B, ESSERS M, et al. Yin and Yang: the dual effects of interferons on hematopoiesis[J]. Experimental Hematology, 2021, 96: 1-12.

[30] MORALES-MANTILLA D, KING K. The role of interferon-gamma in hematopoietic stem cell development, homeostasis, and disease[J]. Current Stem Cell Reports, 2018, 4(3): 264-271.

第四章
血液系统疾病的病因学

第一节 遗传因素

越来越多的证据表明,绝大多数血液系统疾病都与遗传因素有关,如多数红细胞系血液病、许多白细胞系的形态或功能异常、血小板异常和各种出凝血疾病等,除部分为获得性外,其余都与遗传因素有关。

一、直接病因

有些遗传因素是直接病因,如血红蛋白病、各种凝血因子遗传性缺乏等。

镰状细胞病(sickle cell disease,SCD)是一种遗传性血红蛋白病,由β-珠蛋白亚基第六个残基的单个氨基酸取代导致,产生特征性血红蛋白S(hemoglobin S,HbS),使红细胞不可逆地变为镰刀状。红细胞硬度增加和变形性降低导致巨噬细胞(肝脏或脾脏)清除或循环中的巨噬细胞破坏,分别导致血管外和血管内溶血性贫血。遗传性球形红细胞增多症(hereditary spherocytosis,HS)是一种先天性溶血性贫血,是红细胞膜异常引起的溶血性贫血的最常见原因。这些非典型细胞由于膜/细胞骨架蛋白中的基因突变而无法维持其正常的双凹形,这些突变在结构形态稳定性中起作用。与HS相关的基因有*SPTA1*、*SPTB*、*ANK1*、*SLC4A1*和*EPB42*,它们参与红细胞膜和脂质双层之间的相互作用,≥1个HS相关基因突变可导致膜蛋白缺乏,从而导致HS的发生。

血友病A和血友病B是罕见的X连锁出血性疾病,分别由缺乏凝血因子Ⅷ(factor Ⅷ,FⅧ)或Ⅸ(factor Ⅸ,FⅨ)引起,前者比后者更常见。疾病的严重程度取决于FⅧ或FⅨ降低的水平,这取决于编码凝血因子的基因(分别为*F8*和*F9*)中致病突变的类型。点突变、缺失、插入和重排/倒位都可在*F8*和*F9*基因中发现。然而,这些突变的发生频率在血友病A和血友病B之间有所不同。严重遗传异常约占血友病B病例的7%,而基因重排几乎占血友病A严重病例的一半,其中内含子22倒位是最常见的缺陷。因为血友病A和血友病B的遗传基因定位于X性染色体上,所以几乎只影响男性,女性通常是一个突变基因的杂合子携带者,可能表现为FⅧ或FⅨ水平降低,通常伴有轻度症状。FⅧ和FⅨ有助于凝血蛋白的复杂级联反应,最终在出血的特定部位形成强大的纤维蛋白凝块,当它们缺乏导致凝血级联反应中凝血酶产生不足,纤维蛋白凝块的形成能力受损,导致出血倾向。其机制为:

(1)创伤或手术后的血管损伤使组织因子(tissue factor,TF)与循环活化因子Ⅶ(active

coagulation factor Ⅶ，FⅦa）接触，产生早期凝血酶。

（2）凝血酶招募额外的酶复合物来扩增凝血酶暴发，最终增强凝血强度。

（3）血友病A或血友病B中Ⅷ因子或Ⅸ因子的缺乏分别导致凝血级联反应中凝血酶的产生不足，这种不充分的凝血酶爆裂损害了形成强大的纤维蛋白凝块的能力，导致出血倾向。血友病A和血友病B具有相似的症状，并且都以出血为特征，特别是进入大关节，如肘部、膝盖和脚踝（索引关节）；这种关节出血最终会导致疼痛和致残性血友病。

研究表明，阵发性睡眠性血红蛋白尿症（paroxysmal nocturnal hemoglobinuria，PNH）尽管是一种获得性的溶血性疾病，但其发病与*PIGA*基因突变有关。*PIGA*编码磷脂酰肌醇N-乙酰氨基葡萄糖基转移酶亚基A，其基因产物是糖基磷脂酰肌醇（glycosyl phosphatidylinositol，GPI）锚定蛋白生物合成所必需的。因此，*PIGA*突变导致GPI锚定蛋白缺乏。GPI锚定的细胞膜成分包括补体抑制蛋白CD55和CD59，这两种蛋白质缺乏是补体介导的PNH血管内溶血特征之一（如图4-1所示）。PNH与再生障碍性贫血（aplastic anemia，AA）的关系非常密切，两者经常先后或同时发生。在骨髓造血衰竭基础上出现PNH克隆，可能与*PIGA*基因突变细胞具有内源性增殖或生存优势有关，或者是由外部因素选择*PIGA*基因突变细胞所致，多数证据倾向于支持后者。

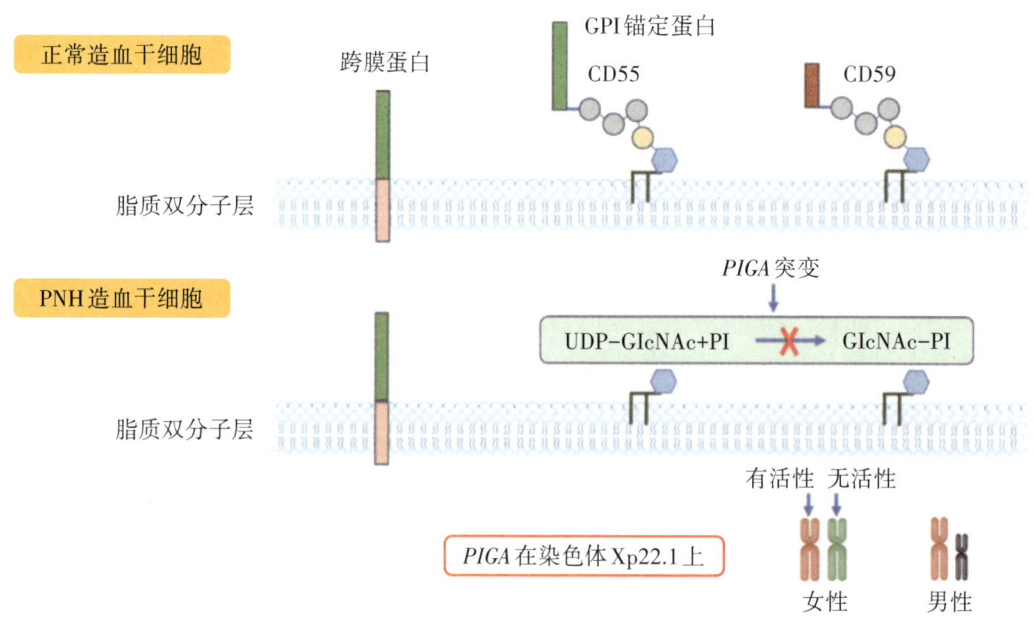

图4-1　PNH的分子基础（原创）

注：正常造血干细胞表达跨膜蛋白和GPI锚定蛋白（上）。PNH造血干细胞正常表达跨膜蛋白但不能表达GPI锚定蛋白，因为*PIGA*突变，锚定合成的第一步是基因失活（中）。参与GPI锚定合成的超过25个基因中，只有*PIGA*位于X染色体上（其他都是常染色体），因为仅需要1个等位基因失活来产生PNH表型，因此女性只有1个X染色体在体细胞组织中具有活性（下）。

二、遗传易感性

有些遗传因素可使某些血液病的发病率升高，称为遗传易感性。

葡萄糖-6-磷酸脱氢酶（glucose-6-phosphate dehydrogenase，G6PD）缺乏症是由于*G6PD*基因突变所致的，而编码G6PD的基因位于X染色体的长臂上，因此遵循X连锁遗传。*G6PD*突变由女性携带，90%的具有遗传缺陷的男性受到影响。G6PD不仅可以通过磷酸戊糖途径（pentose phosphate pathway，PPP）产生核糖和还原当量烟酰胺腺嘌呤二核苷酸磷酸（nicotinamide adenine dinucleotide phosphate，NADPH），还可预防活性氧（reactive oxygen species，ROS）对细胞的损害。当G6PD缺乏时NADPH生成减少，红细胞易受到氧化应激的影响而遭到破坏，从而引起急性溶血性贫血，严重时可危及患者生命。

AA与人类白细胞抗原-DR（human leukocyte antigen -DR，HLA-DR）类型明显相关。一项研究表明，HLA-DRB1*15和HLA-DRB1*15：01多态性可能与亚洲人的AA风险增加有关。也有研究表明，HLA-A/B/DRB1多态性可能在AA中发挥重要作用，但需要更高质量和更大的样本研究来证实。此外，两项全基因组关联研究（genome-wide association study，GWAS）表明，多发性骨髓瘤（multiple myeloma，MM）也具有遗传易感性，MM的家族聚集性也支持这一观点。

急性淋巴细胞白血病（acute lymphoblastic leukemia，ALL）易感性的遗传基础得到了几项GWAS的支持。一些遗传综合征与ALL和急性髓系白血病（acute myeloid leukemia，AML）的发病风险相关，包括唐氏综合征（down syndrome，DS）、Li-Fraumeni综合征、神经纤维瘤病、共济失调毛细血管扩张症、Noonan综合征、Fanconi贫血（fanconi anemia，FA）、Bloom综合征和先天性角化不良等。患有DS的儿童具有发展为唐氏综合征骨髓性白血病（myeloid leukemia of down syndrome，ML-DS）的独特倾向，常见类型是急性巨核细胞白血病，其发病风险增加了约500倍。罹患此疾病前有一过性新生儿白血病前期综合征、一过性异常骨髓生成，临床上可能是症状明显的，也可能是无症状的。另一与白血病发生密切相关的是毛细血管扩张性共济失调，细胞类型主要是ALL。FA是一种遗传性染色体不稳定性疾病，其特征是先天性发育异常以及强烈的癌症易感性。FA的发生是由于编码FANC/BRCA通路蛋白的基因突变，现已在FA患者中鉴定出22个突变基因（*FANCA-FANCW*），这些基因通过断裂诱导复制或同源重组管理单端或双链断裂修复，参与DNA链间交联修复和复制。FA是常见的儿科骨髓衰竭综合征，FA相关的骨髓衰竭可转变为AML，通常发生在儿童后期。

虽然大多数慢性淋巴细胞白血病（chronic lymphocytic leukemia，CLL）病例是零星发生的，但已有报道称存在CLL的遗传易感性。CLL患者一级亲属患CLL的概率约为10%，发生单克隆B淋巴细胞增多症的概率甚至更大。另外，欧洲和欧洲后裔的CLL发病率最高，而东亚（包括日本）的发病率最低。一项针对移民的研究表明，在美国出生的亚洲人中，CLL的发病率很低。这些观察结果均表明存在CLL遗传易感性。CLL中常见的染色体异常有13q14缺失、11q22-q23（del11q）染色体区域缺失、12三体性。CLL中常见的突变基因有*SF3B1*、*NOTCH1*，另外*MYD88*、*NFKBIE*、*BIRC3*和*TRAF3*已被确定为CLL中的复发性突变。

三、个体遗传学差异

有一些是由于个体间的遗传学差异引起的疾病，如骨髓移植时引起的排斥反应。移植物抗宿主病（graft-versus-host disease，GVHD）是异体造血干细胞移植（allogeneic-hematopoietic stem cell transplantation，allo-HSCT）后观察到的一种不良免疫现象，在输血、实体器官移植或自体造血干细胞移植（autologous-hematopoietic stem cell transplantation，auto-HSCT）中很少发生，可累及40%~60%的allo-HSCT患者，占HSCT后死亡率的15%，有急性和慢性表现，可累及多个器官，皮肤性移植物抗宿主病是最早和最常见的表现。急性移植物抗宿主病（acute graft-versus-host disease，aGVHD）是供者T细胞引发的免疫应答，供体T细胞在移植物输注后立即迁移到淋巴组织，其最重要的危险因素是人白细胞抗原（human leukocyte antigen，HLA）不匹配，其他危险因素包括供体和受体之间的性别差异、条件反射方案的强度、年龄增加、多胎女性供体、GVHD预防无效以及移植物的来源。在HLA完全匹配的同种allo-HSCT中，aGVHD的发病率为

30%～50%。慢性移植物抗宿主病（chronic graft-versus-host diseasec，GVHD）也是由供者T细胞引发，通常被定义为在HSCT后100 d发生的GVHD。然而，这并不是指发病时间，而是其特征性的临床表现，类似于自身免疫性血管疾病，加上特定的诊断标准和可用的组织病理学，将cGVHD与aGVHD分开。已确定的临床危险因素包括生长因子动员外周血干细胞、不匹配或不相关的供体移植物、女性-男性移植、受者年龄较大和aGVHD病史。

四、"综合征"命名

许多原因不明的疾病，特别是以某"综合征"命名的血液系统疾病大多与遗传因素有关。Shwachman-Diamond综合征（Shwachman-Diamond syndrome，SDS）是由*SBDS*基因突变引起的。*SBDS*基因编码SBDS蛋白（SBDS protein，SBDSP），SBDSP在全身不同的器官和系统中广泛表达。该病表现为胰腺外分泌功能障碍、骨骼异常和骨髓功能障碍，15%～20%的SDS患者可表现为MDS，转化为AML的风险升高。Bernard-Soulier综合征（Bernard-Soulier syndrome，BSS）是一种罕见的遗传性凝血障碍，其特征在于巨大血小板细胞、血小板减少症和出血时间延长。该病由编码*GPIBA*、*GPIBB*、*GP9*基因突变引起，导致血小板的激活减少，黏附缺陷以及随后的凝块形成能力不足。Wiskott-Aldrich综合征（Wiskott-Aldrich syndrome，WAS）是一种罕见的X连锁疾病，由*WAS*基因突变引起，该基因负责产生参与细胞信号传导和免疫突触形成的WAS蛋白。这些突变以多种方式改变蛋白质结构，导致疾病表现的表型变异性，以感染、出血倾向和湿疹为特征。Scott综合征是一种少见的常染色体隐性遗传性出血性疾病，特征是单纯的血小板膜磷脂促凝血活性（原称血小板第三因子）降低。

五、其他

骨髓增生异常综合征（myelodysplastic syndromes，MDS）是一组异质性克隆造血干细胞（hematopoietic stem cell，HSC）恶性肿瘤，其特征在于造血缺陷、骨髓发育不良和髓内细胞凋亡，相关的血细胞减少，进展为AML的风险增加。遗传学研究已经能够鉴定出一组对MDS发病机制至关重要的复发性突变基因，这些基因可以组织成有限数量的细胞过程，包括RNA剪接、表观遗传、传统转录调控以及信号转导。突变的顺序积累驱动疾病从无症状的克隆性造血到明显的MDS，并最终发展为继发性AML。剪接体中最常见的是*SF3B1*、*SRSF2*、*U2AF1*和*ZRSR2*，在高达60%的MDS患者中这些基因可发生突变。在DNMT3a和TET2中已发现复发性错义、无义和移码突变。造血分化涉及通过核心转录因子（如GATA2和RUNX1）激活谱系特异性基因表达程序。这些分子中反复出现的功能丧失突变在MDS中发生，也可以在种系中遗传。肿瘤抑制因子TP53在协调对DNA损伤等细胞应激的反应中起着关键作用。错义*TP53*突变在接受化疗的MDS患者中尤其普遍，其频率接近40%。在研究中，*TP53*、*EZH2*、*ETV6*、*RUNX1*、*ASXL1*和*SRSF2*突变预测总体生存期较短，而*SF3B1*突变与更好的临床结局相关。有趣的是，无论这些突变是疾病进展的早期事件还是晚期事件，这些突变的预后意义似乎都保持不变。总的看来，染色体异常在早期MDS发生率相对较低（15%～30%），而且多为单一异常；在晚期MDS发生率较高（45%～60%），而且复杂异常（≥3种）增多。

遗传性出血性毛细血管扩张症（hereditary hemorrhagic telangiectasia，HHT）是一种常染色体显性遗传疾病，以血管病变为特征，包括动静脉畸形和毛细血管扩张症。已经确定的基因突变包括*ENG*、*ACVRL1/ALK1*和*MADH4/SMAD4*等。超过80%的HHT患者具有可识别的突变，在具有致病性突变的患者中，61%有*ENG*突变，37%有*ACVRL1*突变，2%有*MADH4*突变，极少数患者在其他基因中具有致病性突变。

家族性白血病约占白血病的0.7%，可能机制包括可遗传的细胞遗传学异常、基因突变或原发性免疫改变、共同的单体型和（或）同样的环境因素。CLL是迄今为止最常见的家族性白血病。慢性髓系白血病（chronic myeloid leukemia，CML）是一种骨髓增殖性肿瘤，发病机制的核心是9号染色体上的 *ABL1* 基因与22号染色体上的断点簇区（breakpoint cluster region，BCR）基因的融合，这导致称为BCR-ABL1的癌蛋白的表达，即t（9；22）(q34；q11)易位，这种重排被称为费城染色体。

MM的特征是骨髓中克隆性恶性浆细胞的积聚。55%~60%的患者具有超二倍体核型，其预后优于非超二倍体疾病患者。大多数非超二倍体肿瘤具有IgH易位，涉及复发性染色体位点。研究表明，染色体2p23.3、3p22.1、3q26.2、6p21.33、7p15.3、17p11.2和22q13.1的单核苷酸多态性与MM风险密切相关。

第二节 环境因素

一、放射因素

电离辐射（ionizing radiation，IR）对分子、细胞的生物作用有两个特点：①与物质相互作用是一种能量传递过程，低吸收能量就能引起高生物效应；②短暂作用引起长期效应，为远后效应的基础。IR不仅可引起生物体内分子激发与电离、生成自由基、化学键断裂、大分子变化，还可将上述大量活化的自由基再作用于生物分子。IR如X线、放射性同位素等可以进入细胞，破坏DNA和蛋白质，使细胞有丝分裂受到抑制，从而影响骨髓细胞生成，造成HSC损伤及凋亡。血液循环中的淋巴细胞对辐射非常敏感，主要死亡方式为细胞凋亡。即使局部照射，随着细胞在辐射场中循环，淋巴细胞水平也会迅速下降。相比之下，在局部照射或全身照射发生后数小时内，血液循环中髓系细胞的数量可短暂增加，这是紧急动员反应所致。静息型长期造血干细胞相对耐辐射，但似乎对氧化应激非常敏感，氧化应激可以由低剂量（20 mGy）的IR直接产生或通过促炎途径产生。全身照射或局部照射均可损伤HSC及造血微环境，从而导致骨髓衰竭。放射线诱发的骨髓衰竭的特点是：非随机、有剂量依赖性和组织敏感性。造血组织对放射线较敏感，小剂量照射处发生的骨髓抑制常可恢复，大剂量照射可导致持续性、致死性骨髓抑制。

随着CT使用的增加，IR暴露对健康的潜在有害影响也逐渐增加。通过CT扫描获得的IR剂量可能导致DNA损伤，并增加癌症的发生风险，其中儿童患癌症的风险更高，成长中的孩子有更多的分裂细胞，因此比成年人具有更高的辐射敏感性。如胎儿在子宫内接受的辐射剂量为10 mGy，可导致儿童癌症风险增加。一项研究表明，暴露于CT的红骨髓的辐射剂量与白血病的发病率密切相关，例如15岁以下儿童接受的辐射剂量为50 mGy，可能会使发生白血病的风险增加3倍。一项研究表明，暴露于低剂量的成年人中，累积IR剂量与白血病（不包括CLL）引起的死亡之间存在正相关关系。此相关性对CML影响最大，而对AML、ALL、霍奇金淋巴瘤（Hodgkin lymphoma，HL）、非霍奇金淋巴瘤（non-Hodgkin lymphoma，NHL）和MM其剂量反应相关性不确定。鼻咽癌和淋巴瘤局部放射治疗，以及甲状腺功能亢进或甲状腺癌口服^{131}I治疗后，白血病发病率也明显增加，但一般认为放射治疗致白血病的风险不及化疗。

对辐射暴露的长期致癌作用的了解大多来自对广岛和长崎原子弹幸存者的研究。1945年原子弹爆炸近3年后，广岛和长崎的当地医生首次注意到幸存者中白血病患者人数增加，并在爆炸发生后 6~8 年达到顶峰。白血病是第一个与原子弹幸存者辐射暴露有关的恶性肿瘤，包括 3 种主要类型：ALL、AML 和 CML。所有类型白血病的绝对危险与性别、暴露年龄和患病年龄显著相关。对于生活在距离核电站小于 5 km 的 5 岁以下儿童来说，白血病患病风险增加始终是显而易见的。长期暴露于低剂量 γ 辐射下，白血病的发病率显著升高。日本原子弹爆炸辐射区的人群，慢性特发性骨髓纤维化（chronic idiopathic myelofibrosis，CIMF）的发生率是其他非辐射区人群的 18 倍。现有证据表明，辐射暴露与淋巴瘤风险之间存在剂量依赖性正相关，男性关联性强于女性，NHL 和 MM 的关联性强于 HL，而辐射诱发 CLL 的风险可能不存在。辐射诱导淋巴瘤的风险并不会高于其他类型癌症。

关于原子弹幸存者白血病的早期研究报告称，在辐射暴露时年龄较小的人群中，急性和慢性髓系白血病的风险显著更高。人群暴露时年龄越小，癌症潜伏期和发病时间越短。

二、化学因素

（一）苯

苯是一种典型的致癌物，也是一种无处不在的环境污染物，它必须经过生物转化才能发挥其毒性作用。在 1897 年人们就已发现从事染料、油漆、鞋业、化肥等的人长期接触苯后可造成血液循环中三系细胞的数量减少，因而，人们认为骨髓是苯发挥作用的靶点。长期接触苯比一次大剂量接触苯的危险性更大。由于苯具有挥发性，在很多乡镇企业工人因自我防护不到位，苯中毒事件时有发生。因此，近年来职业暴露成为继发性 AA 常见的病因，接触苯及其相关制剂引起的病例有所增加。

1928 年人们认识到苯还可导致白血病。尽管儿童 ALL 不可能由职业接触所致，但环境中的苯浓度日益增加可能是儿童急性白血病的病因之一，其中二手烟吸入和汽车尾气是苯污染的重要来源。虽然苯及其代谢物能够导致多种形式的染色体突变，包括各种易位、缺失和非整倍体，但这些通常不足以作为单个事件诱发白血病。其他继发事件，如特定的基因突变和/或其他染色体变化最终导致发病。因此，苯诱导的白血病可能开始于干细胞或祖细胞中的诱变，但随后的基因组不稳定性会在相对较短的时间内获得足够的突变。最近研究认为，苯致白血病可能涉及以下步骤：

（1）苯经细胞色素 P450 代谢形成代谢毒性产物；
（2）苯代谢产物作用于骨髓靶细胞；
（3）靶细胞的遗传物质断裂和重组，形成突变细胞；
（4）突变细胞发生选择性增殖；
（5）表现为显性白血病。

白血病致病与某些职业和日常生活习惯也有一定的关系。母亲在怀孕期间暴露于苯及父亲从事接触苯的职业会增加儿童 ALL 的发生风险。

环境接触如农药、苯等溶剂以及服用某些中草药等可诱发基因损伤，包括 DNA 复制错误、正常代谢产物的自发性突变和 HSC 的编码突变积聚等，从而导致 MDS。环境中氡、宇宙射线和电磁波等非电离辐射也可能使白血病发生率增加，但结论不确定。氡是装饰材料中释放出来的具有放射性的化学元素，是环境污染的重要组成部分。它导致白血病的机制可能有：

（1）自然来源的氡辐射可以在儿童体内蓄积，并导致白血病的发生；
（2）交通污染可以通过增加空气中氡浓度导致白血病。

化学物质如石棉、砷、杀虫剂、石油化学产品、塑料及橡胶类的长期接触可能诱发 MM，但此类报告大多比较零散，尚缺乏足够令人信服的证据。

在某些职业群体中可观察到淋巴瘤发病率升高，包括农作物种植者、油漆工、炼油厂工人、纺织工人、女性理发师和化学家等。例如与农业有关的杀虫剂（包括除草剂）可增加NHL发生的危险性；使用染发剂，特别是长期使用深色永久性染发剂，会增加NHL发病率。这均表明，某些化学物质可能是淋巴瘤发病的危险因素。

（二）铅、铜、砷化氢中毒

铅、铜、砷化氢中毒均可导致溶血性贫血。铅中毒导致溶血的机制：首先，铅抑制与血红蛋白合成有关的主要酶，如δ-氨基-γ-酮戊酸脱水酶、粪卟啉原氧化酶、亚铁络合酶和嘧啶5′-核苷酸酶；其次，铅也可以附着在红细胞膜上干扰Na^+-K^+-ATP酶活性，从而使红细胞更容易溶血。铜中毒导致溶血的机制：铜能使RBC内通过戊糖代谢途径提供的还原型谷胱甘肽（glutathione，GSH）减少，并可以严重抑制G6PD活性，使红细胞可塑变形性降低。砷化氢中毒导致溶血的机制：砷化氢和血红蛋白结合使红细胞内GSH下降，使红细胞膜破裂。某些金属如镓、镁的摄入可抑制铁的吸收，导致缺铁性贫血（iron deficiency anemia，IDA）。

（三）药物

氯霉素、磺胺类药物、抗肿瘤药物等与AA的发生有关。氯霉素可能通过两种途径导致骨髓造血功能抑制：

（1）直接毒性作用（可逆性损害）。

（2）药物过敏作用（不可逆损害）。药物代谢基因多态性与AA发生相关，如*GSTT1*基因编码的GSTT1是一种生物转化酶，GSTT1缺乏使机体对某些致DNA损伤药物的代谢能力降低，药物聚积使得它们在相同浓度的毒物暴露下更容易罹患AA。

某些情况下，抗惊厥药和抗癌药等通过影响叶酸代谢导致与叶酸缺乏相关的巨幼细胞贫血（megaloblastic anemia，MA）。氨甲蝶呤、氨苯蝶啶、乙胺嘧啶能竞争性地抑制二氢叶酸还原酶，影响四氢叶酸的生成，从而消耗还原的叶酸，发生MA。

某些医疗药品，特别是用于治疗肿瘤的药品，如烷化剂和拓扑异构酶Ⅱ抑制剂具有明确的致白血病作用。烷化剂的作用是抑制DNA转录成RNA，从而阻止蛋白质合成。烷化剂在DNA上取代烷基，导致DNA链内形成交联，从而产生细胞毒性，具有诱变和致癌作用。烷化剂是最主要的白血病诱导剂，其致白血病效应主要与药物的累积剂量有关。不同烷化剂致白血病的作用也不一致，如氮芥和美法仑的致白血病作用就要强于环磷酰胺。烷化剂和拓扑异构酶Ⅱ抑制剂不仅可致白血病，还可致相关骨髓异常综合征（therapy-related myelodysplastic syndromes，t-MDS）。用烷化剂治疗乳腺癌患者，其患MDS/AML的风险是一般人群的10倍，22%~38%的烷化剂治疗相关MDS或AML患者存在*AML1*基因突变。肿瘤抑制基因*NF1*或*p53*突变，细胞色素P450、谷胱甘肽S-转移酶及NAD（P）H等药物代谢相关酶的遗传学变异，以及XRCC1和hMSH2等DNA损伤修复相关酶的遗传学变异，都可增加烷化剂致白血病的风险。

蒽环类抗生素（阿霉素、表柔比星、多柔比星等）、表鬼臼毒类（依托泊苷、VM-26）、米托蒽醌、乙双吗啉等拓扑异构酶Ⅱ抑制剂，亦是常见的治疗相关性白血病诱导剂。拓扑异构酶Ⅱ抑制剂可与DNA、拓扑异构酶Ⅱ形成三联体阻断该酶连接活性，使DNA链断裂，导致细胞死亡，杀灭癌细胞。断裂的DNA链修复时可能出现基因重排、染色体平衡移位，从而引起正常细胞癌变，继发恶性肿瘤。继发于拓扑异构酶Ⅱ抑制剂的白血病常常有以下特点：多无MDS表现，而以AML直接发病；潜伏期较短，为1~3年；剂量越大，应用时间越长，致白血病的风险也越大。黄酮类、咖啡因、变种的水果和蔬菜、喹诺酮类和农业用杀真菌剂双硫胺甲酰以及治疗生殖器疣的鬼臼树脂具有拓扑异构酶Ⅱ抑制活性，怀孕女性接触这些物质可使患有伴 *MLL* 基因易位的婴儿白血病风险增加。

也有关于氯喹、甲氧沙林和抗精神病药麦角酰二乙胺致 AML 的报道。由药物引发的过敏性紫癜，常出现在应用此类药物治疗某种原发病的过程中，如异烟肼、雷尼替丁、水杨酸类制剂、血管紧张素转换酶抑制剂、苯巴比妥等。

三、病毒、细菌及寄生虫

致病性微生物如病毒、细菌及寄生虫对血液系统疾病的发生也有重要的影响。

（一）病毒

有人认为，病毒感染可以直接破坏 HSC，感染骨髓基质细胞，破坏造血微环境，使 T 细胞失衡而产生细胞抑制因子，或通过引起免疫反应损伤造血细胞。病毒感染引起中性粒细胞减少和血小板减少相对多见，腮腺炎病毒、流感病毒和带状疱疹病毒感染等偶尔也可导致骨髓低增生和全血细胞减少。

现已明确病毒性肝炎与 AA 的发生有关联。肝炎相关性再生障碍性贫血（hepatitis associated aplastic anemia，HAAA）多继发于非甲非乙型肝炎，发病率<1.0%。微小病毒 B19 对红系祖细胞有趋向性，因此具有潜在溶血性疾病的个体感染可引起短暂的再生障碍性危象。在免疫功能低下的宿主中，持续性 B19 感染表现为纯红细胞发育不良和慢性贫血。同样，胎儿未成熟的免疫反应可能使其容易受到感染，导致胎儿在子宫内死亡、胎儿水肿或先天性贫血。虽然巨细胞病毒（cytomegalovirus，CMV）感染在免疫功能正常的人群中通常是无症状的，但感染可导致单核细胞增多症，并且也与某些疾病的发生、发展有关。在免疫功能低下的患者中，包括艾滋病患者、移植受者和发育中的胎儿，CMV 感染常引起中性粒细胞减少或血小板减少，其与疾病发病率和死亡率增加有关。造血干细胞移植患者感染可导致 AA，可能与 CMV 感染骨髓造血基质细胞，影响后者对造血细胞的支持及恢复有关。人类免疫缺陷病毒（human immunodeficiency virus，HIV）感染可导致中性粒细胞减少，其原因是多因素的，包括病毒对造血组织的毒性、与 HIV 相关的自身免疫性疾病和继发感染等。此外，HIV 也可抑制骨髓造血导致 AA 的发生。

EBV 是一种疱疹病毒，主要通过唾液传播，主要感染人类口咽上皮细胞和 B 淋巴细胞。在 B 淋巴细胞系统中 EBV 的生命周期有 2 种模式（如图 4-2 所示）：

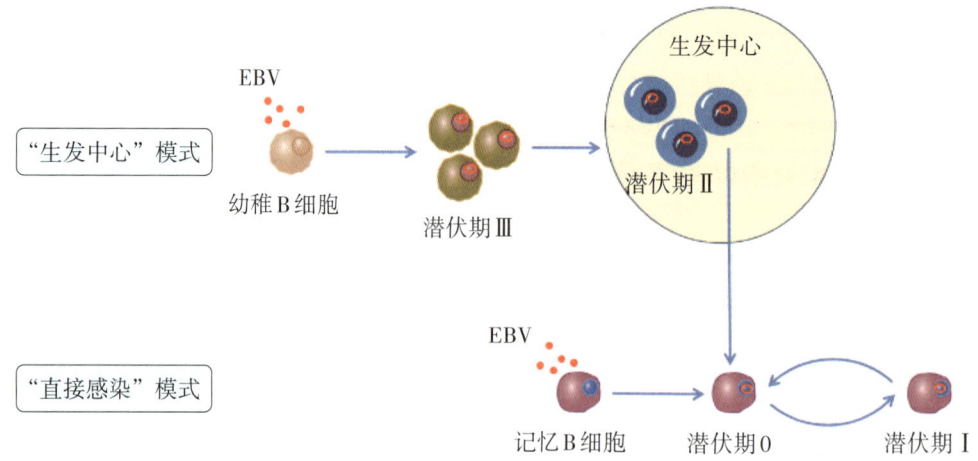

图 4-2　EBV 生命周期的模式示意图（原创）

（1）"生发中心"模式：EBV感染原始B淋巴细胞促使细胞增殖，导致感染细胞扩增；

（2）"直接感染"模式：EBV直接感染记忆B细胞，感染的记忆B细胞下调潜在基因的表达，以避免免疫识别。EBV的可能致癌特性包括B细胞的永生化和导致基因组不稳定，诱导细胞增殖和阻断细胞凋亡的基因产物的编码。EBV的致癌潜力经常出现在持续免疫抑制或感染辅助因子的背景下。EB病毒可感染95%的成年人，原发性EBV感染通常发生在儿童时期，无明显临床症状，但在青春期或成年早期感染时可引起35%~50%的传染性单核细胞增多症病例发生。EBV原发性感染后建立了终身潜伏期，大多数携带EBV的儿童不会再次受到病毒感染，EBV感染是由T细胞和NK细胞组成的免疫系统控制的，其免疫细胞自身也可被EBV感染。

有研究表明，EBV与多种血液系统疾病有关，如传染性单核细胞增多症（infectious mononucleosis，IM）、慢性活动性EB病毒感染（chronic active epstein-barr virus disease，CAEBV）、EBV相关噬血细胞综合征（epstein-barr virus-associated hemophagocytic lymphohistiocytosis，EBV-HLH）、白血病、伯基特（Burkitt）淋巴瘤、HL、移植后淋巴增生症、弥漫性大B细胞淋巴瘤（diffuse large B cell lymphoma，DLBCL）、结外鼻型NK/T细胞淋巴瘤和少数T细胞淋巴瘤等。IM仅发生于无EBV抗体的个体，相反，如有此抗体，终生免疫。既往有IM病史的患者患CHL的风险增加。CAEBV患者中，EBV主要感染T细胞和（或）NK细胞，少数可以感染B淋巴细胞。EBV感染细胞后，大量T细胞和巨噬细胞激活导致细胞因子风暴的形成，如IFN-γ、TFN-α、IL-6、IL-8、IL-10、IL-12、IL-18和巨噬细胞集落刺激因子等，从而引起巨噬细胞增生并吞噬自身血细胞。已有研究证实，EBV与ALL的发生相关，EBV miRNA水平升高是患者预后不良的独立危险因素，可能与促炎症信号有关。

几乎所有地方性Burkitt淋巴瘤都是EBV阳性的，在散发性Burkitt淋巴瘤中的发生率为10%~15%。在成人EBV阳性HL中，EBV通过用调节性T细胞和免疫抑制细胞因子来富集肿瘤微环境，从而调节疾病的肿瘤微环境；而在儿童EBV阳性HL中，则是$CD8^+$T细胞浸润增加，预后相对较好。大多数EBV阳性DLBCL表达Ⅱ型或更常见的Ⅲ型潜伏期。EBNA3蛋白在潜伏期Ⅲ中表达，可能有助于淋巴瘤的发展。DLBCL发病率低，患者以老人为主，预后差，发生于淋巴结内者预后更差。EBV还与非B细胞淋巴瘤有关，包括淋巴结外NK/T细胞淋巴瘤（extranodal natural killer/T-cell lymphoma，ENKL）和鼻型NK/T细胞淋巴瘤。NK/T肿瘤中存在EBV具有诊断意义，但其机制尚不清楚，目前怀疑与NK或T细胞的意外感染有关。目前已知，与B型EBV株相比，A型EBV株具有更高的致癌潜力，不同的EBV病毒株可能影响区域间NK/T细胞淋巴瘤流行的特征性地理分布。EB病毒还与多种免疫抑制人群或老年B细胞淋巴瘤有关，包括移植后的淋巴细胞增生性疾病、浆母细胞淋巴瘤和EB病毒阳性的老年B细胞淋巴瘤等。EB病毒感染极少引起AA，患者血细胞减少常能自发恢复。

除了EBV外，人类疱疹病毒8（human herpesvirus 8，HHV8）、丙型肝炎病毒（hepatitis C virus，HCV）、人类嗜T淋巴细胞病毒（human T-lymphotropic virus，HTLV）等也与淋巴瘤的发生有关。HTLV-Ⅰ是成人T细胞淋巴瘤/白血病的致病因子，HTLV-Ⅱ近来被认为与T细胞皮肤淋巴瘤的发病有关。HCV感染可能与脾边缘区淋巴瘤、结内边缘区淋巴瘤和部分DLBCL发病有关。有研究发现，在新确诊的HIV患者中，有3.3%同时合并有NHL，且就诊时大多处于疾病中晚期，其中以B细胞来源的淋巴瘤为主。有研究表明，乙型肝炎表面抗原阳性患者的NHL发病率明显高于正常人群，尤以DLBCL为著。另外，伯氏疏螺旋体感染与皮肤黏膜相关淋巴瘤、鹦鹉热衣原体与眼附属器黏膜相关淋巴瘤以及空肠弯曲菌与小肠黏膜相关淋巴瘤等有关。

关于儿童白血病病因学中的感染机制，目前有3种假设：①子宫内或出生前后的暴露；②出生第一年后延迟暴露于常见感染；③与携带感染因素的人群接触。妊娠期感染可使致病因素传播给胎儿并导致遗传不稳定，这导致5岁之前发生ALL（常见前体B细胞ALL）的风险增加，2~5

岁是ALL的发病高峰期。在儿童时期，早期接触的正常感染对其具有保护作用，相反，相对孤立的儿童缺乏免疫刺激，在儿童后期对常见感染产生异常过度反应，被认为会诱发儿童白血病。母乳可保护孩子免受感染，增强免疫系统，促进其调节，因此，合理的母乳喂养与早期感染具有类似的效果，能够增强了儿童免疫力，从而对白血病起保护作用。

儿童免疫性血小板减少症（immune thrombocytopenia，ITP）发病前通常有病毒感染史，以麻疹病毒、风疹病毒、疱疹类病毒、CMV、流行性腮腺炎病毒、EBV、肝炎病毒等较常见。发病机制多数情况下与患儿机体的免疫功能紊乱有一定的关系：患者产生针对血小板膜蛋白的自身抗体，特别是糖蛋白（glycoprotein，GP）IIb/IIIa复合物、GPIb/IIa和GPVI，与抗体结合的血小板随后被组织巨噬细胞加速清除，特别是在脾脏中，导致血小板的半衰期缩短，这些相同的抗体也抑制血小板破坏，导致血小板减少症。也有研究发现，麻疹、腮腺炎、风疹等疫苗接种也可造成儿童原发免疫性血小板减少症发生。

（二）细菌

幽门螺杆菌（helicobacter pylori，HP）可通过多种机制引起IDA：
（1）出血性胃炎、消化性溃疡和胃癌可导致铁丢失增加；
（2）HP的细胞毒素相关基因A（cytotoxin-associated gene A，CagA）蛋白参与了转铁蛋白的铁获取，在细菌生长过程中HP对铁的摄取增强；
（3）HP相关性胃炎可能因腺体萎缩导致胃酸分泌减少，进一步使饮食中铁的吸收减少。

此外，HP不仅与胃黏膜相关淋巴组织（mucosa-associated lymphoid tissue，MALT）淋巴瘤有关，也在DLBCL的病理学中发挥一定作用。在超过75%的MALT淋巴瘤患者中可检测到HP。MALT淋巴瘤表达增殖诱导配体（aproliferation inducingligand，APRIL），是一种新型细胞因子，对维持B细胞增殖至关重要。HP和HP特异性T细胞刺激巨噬细胞产生APRIL。HP可将CagA蛋白直接易位到B细胞中，导致调控细胞外信号的激酶激活，Bcl-2表达上调，从而细胞凋亡受抑。有学者提出，HP感染可能与儿童ITP的发病相关，可能与HP成分和血小板表面抗原发生交叉反应引起机体免疫功能异常有一定的关系。

对过敏性紫癜（Henoch-Schonlein purpura，HSP）病因学研究发现，链球菌感染、HP、脑膜炎奈瑟菌、金黄色葡萄球菌、军团菌、耶尔森菌、结核分枝杆菌、肺炎链球菌、流感嗜血杆菌跟HSP的发病关系密切。HSP可能通过包括感染在内的多种环境刺激在遗传易感人群中发作，如人类白细胞抗原、基因多态性与rs基因、热休克蛋白70与肿瘤坏死因子α、黏附分子P-选择素与基因启动子。HLA I 类抗原对HSP的易感性和严重性的影响不一致，HLA-DRB1*01和HLA-DRB1*11是HSP的易感因素，而HLA-DRB1*07对HSP则具有保护作用，*HLA-A2*、*A11*和*B35*等位基因频率增加及*HLA-A1*、*B49*和*B50*流失可致HSP易感。

（三）寄生虫

寄生虫感染也与血液系统疾病密切相关。例如钩虫病可引起IDA，严重的钩虫感染还可导致低蛋白血症。钩虫诱导失血的机制是多因素的。寄居于人体小肠的钩虫把宿主红细胞经蛋白水解酶消化，血红蛋白被蛋白酶切割，但大多数失血是由于宿主肠道钩虫附着部位周围的渗漏，而不是寄生虫直接消耗掉的，并且是由寄生虫衍生的抗凝剂的分泌引起的，包括凝血因子Xa、因子XIa和因子VIIa-组织因子抑制剂。疟疾和缺铁性贫血在世界上大多数热带地区共存。疟疾引起血管内溶血，随后尿液中血红蛋白铁流失，从而导致IDA。虽然疟疾本身不被归类为致癌物，但撒哈拉以南非洲地区的地方性伯基特淋巴瘤的发病率与恶性疟原虫疟疾息息相关。恶性疟原虫疟疾和EBV合并感染是地方性伯基特淋巴瘤的主要危险因素，其机制可能是：EBV感染的B细胞群的扩增；EBV 特异性 T 细胞免疫的抑制；EBV 的再激活和激活诱导的胞苷脱氨酶依赖的基因组易位。寄生虫如阿米巴原虫、蛔虫等的代谢产物或其幼虫死亡后释放异体蛋白引起机体的过敏反应，引发 HSP。大量寄生虫寄居于小肠可加速摄取维生素 B_{12}，鱼绦虫感染可与人竞争维生素 B_{12}，从而使个体吸收维生素 B_{12} 不足。

第三节　生活方式因素

一、吸烟

吸烟是一种不健康的生活习惯，与多种疾病的发生密切相关，其中也包括血液系统疾病。有学者认为吸烟是怀孕女性罹患 IDA 的危险因素之一，目前原因不明，可能与铁吸收不良有关，其可能的机制是吸烟导致维生素 C 生成减少，从而导致铁吸收减少而发生 IDA。也有研究表明，卷烟烟雾可破坏小鼠肠道菌群及口腔菌群平衡性，而消化道菌群改变也可影响铁吸收和代谢。

吸烟是许多类型癌症发展的主要危险因素，其可能机制中最突出的是体细胞突变，即在细胞复制过程中的基因突变，吸烟引起多种突变，最显著的是烟草致癌物对 DNA 的错误复制，或 DNA 编辑的间接激活。吸烟似乎也会使 DNA 甲基化，这是表观遗传修饰的主要形式之一。调查显示，吸烟 20 年，AML 的患病风险增加 3 倍，每天吸 40 支以上纸烟的 AML 患者出现包括-7/7q-和-5/5q-在内的不良染色体核型的机会要比其他患者明显增多。一项研究表明，父亲吸烟与儿童 AML 之间存在关联，而与母亲吸烟的联系似乎仅限于西班牙裔儿童。与近期戒烟相比，只有在长期戒烟者（>20 年）中 AML 的风险显著降低。烟草与 AML 之间关联的一个原因可能是烟草燃烧产物中存在几种致白血病因子，例如苯、甲醛、放射性成分或其他可能通过染色体修饰起作用的致癌物质。烟草燃烧产物中导致白血病发生的首要污染物是苯。吸烟也与 CML 的发生率呈正相关，并呈剂量依赖性。以下几种机制支持这一说法：烟中致癌物的直接毒性作用可引起骨髓衰竭；吸烟可能直接影响中枢和外周造血系统，使循环 $CD34^+$ 祖细胞减少；红细胞和粒细胞集落形成单位数量减少，Toll 样受体表达上调，以及 NF-κB、AKT 和 ERK 表达增加可诱导骨髓中 IL-8 和 TGF-β1 的产生。此外，有研究表明，父亲吸烟与儿童 ALL、Burkitt 淋巴瘤和间变性大细胞 NHL 显著相关，与 HL 和其他 NHL 无关。

因此，吸烟可导致人体健康受到多种危害，有效控烟、禁烟可以降低与吸烟相关疾病的发生率。戒烟，特别是在 40 岁之前戒烟，可以有效避免吸烟导致的疾病风险。

二、饮酒

酗酒是 MA 的一个众所周知的原因。每天长期饮酒超过 80 g 会对血液系统产生不利影响，甚至在贫血发展之前，大约 90% 的酗酒者患有红细胞增多症。酗酒者叶酸缺乏发生的速度较快，因乙醇干扰叶酸的代谢，除可抑制叶酸吸收外，还会增加叶酸的排出，可致 MA。乙醇还可引起急性骨髓抑制，以致网织红细胞、血小板、粒细胞水平下降，即便给予大剂量叶酸，上述改变亦会出现。

乙醇是口腔癌、咽癌、食管癌、结肠直肠癌、肝癌、喉癌和女性乳腺癌的既定危险因素，而其对血液系统恶性肿瘤的影响尚不清楚。现在对于乙醇与患白血病风险的关系尚无一致的说法，有文献指出轻度饮酒（≤1 杯/日）对白血病有有利影响，在常规饮酒者中，基于模型的风险降低了约10%。但是不同地理位置的研究，其说法也不尽相同。来自亚洲的研究表明，任何饮酒者患白血病的风险增加32%；而来自美国的研究表明，其风险显著降低了16%；而来自欧洲的研究没有发现其有意义的关联。也有研究表明，儿童AML与母亲妊娠期饮酒之间呈正相关，而ALL与妊娠期饮酒无关。

现有的流行病学证据表明，饮酒，尤其是饮啤酒，可降低NHL发生的风险，特别是DLBCL和滤泡性淋巴瘤（follicular lymphoma，FL）。啤酒富含B族维生素和抗氧化剂；啤酒是烟酸和维生素B_6的来源，摄入丰富的烟酸和维生素B_6可能有助于降低患淋巴瘤的风险。此外，乙醇可以通过其免疫调节作用和对胰岛素敏感性的改善降低NHL的风险，因为轻度或中度饮用可以增强其免疫反应，从而产生更有效的宿主防御。

三、饮食

近些年，人们的生活水平不断提升，物质生活越来越丰富，饮食种类越来越多，但因人们长期饮食不规律，挑食、偏食等不良习惯，导致疾病发生率也越来越高。

有研究发现，饮食结构失衡，如食物中铁的含量不足、偏食或吸收不良，导致铁吸收不足，是IDA发生的主要原因。铁的生物利用度取决于两个因素：第一，鱼类、家禽、肉类等动物（血红素）源的生物利用度高于植物源的生物利用度；第二，吸收增强剂和吸收抑制剂的存在也会影响生物利用度，抗坏血酸可促进铁的吸收，而单宁酸（茶）、磷酸盐和植酸（植物纤维）抑制铁吸收。婴儿IDA的发生与下列因素有关：长期母乳喂养而不补充铁和富含非生物可利用铁的饮食；进食未经加工的牛奶，牛奶中铁含量低（0.5 mg/L），牛奶中的钙和酪蛋白成分会抑制非血红素铁的吸收，且婴儿期摄入牛奶会导致肠道隐匿性失血；用奶瓶喂养，这是一个独立的危险因素，使用奶瓶可能会导致牛奶摄入量缺乏自我调节，从而导致牛奶摄入过多。人体靠肠道黏膜吸收外源性铁，而许多食物中都含有铁元素，饮食结构失衡会导致铁吸收不足。

MA与叶酸、维生素B_{12}缺乏有关。叶酸存在于绿色蔬菜、水果、肉类和肝脏等食物中。维生素B_{12}的主要膳食来源是肉类、鱼类、鸡蛋和乳制品，因此纯素饮食中维生素B_{12}含量低。素食者母亲母乳喂养的婴儿可出现维生素B_{12}缺乏。老年人、偏远地区人群、特殊饮食者、偏食者可因叶酸、维生素B_{12}摄入不足而致MA。一些老年人因患有冠心病、高血压、高脂血症等而不敢进食肉蛋类，长时间可致MA。另外，正确地烹饪食物也是关键，食物烹煮时间过长可导致叶酸流失。怀孕女性、青少年所需叶酸、维生素B_{12}的量增加，若补充不足也可导致MA。

较多地摄入反式脂肪和红肉可使NHL的患病风险增加2倍，而蔬菜摄入量与NHL呈负相关。婴儿时期的母乳喂养提供了营养支持、母体抗体、抗炎分子、微生物（乳酸杆菌）和滋养婴儿肠道微生物群（双歧杆菌）的寡糖。可以预见，长时间的母乳喂养对婴儿的免疫系统有调节作用，可降低ALL发生的风险。

生活中多种食物可能引起过敏反应。食物中某些蛋白片段可成为过敏原，过敏原进入消化道，使肠道稳态平衡失调，导致免疫细胞产生异常细胞因子，诱发过敏反应，可致HSP。而食入性过敏原以海鲜、牛奶、鸡蛋过敏者最多，均为蛋白丰富的食物。

因此，合理膳食是必要的。

四、肥胖和体力活动

较高的体重指数（body mass index，BMI）与大多数血液系统恶性肿瘤亚型的生存率较差有关，且呈剂量反应型。肥胖与两性中NHL、HL、MM、总体白血病和AML的风险增加以及女性DLBCL风险增加有关，剂量-反应Meta回归分析证实了这些关联。成年早期（18~21岁）较高的BMI表明，NHL、FL和DLBCL癌症的风险分别增加12%、19%和22%。身高较高的男性患NHL

的风险明显较高，而身材较高的女性患 NHL、DLBCL、FL、CLL、MM 和 AML 的风险较高。

肥胖通过多种机制导致血液系统恶性肿瘤：

（1）肥胖反映了脂肪组织的增加，脂肪组织分泌生物活性脂肪因子（脂联素、抵抗素和瘦素等），这些激素在循环中的水平变化可影响胰岛素抵抗、免疫力和炎症，如瘦素具有促炎特性并促进某些癌细胞的生长，刺激正常造血细胞和循环单核细胞的增殖，产生促炎细胞因子；

（2）肥胖个体中存在的慢性炎症可能导致转录因子 NF-κb 激活，其与包括淋巴瘤在内的几种癌症有关；

（3）肥胖可能影响胰岛素抵抗和高胰岛素血症，从而导致胰岛素样生长因子Ⅰ（insulin-like growth factorⅠ，IGF-Ⅰ）增加，IGF-Ⅰ可作为一种生长因子，通过 IGF-Ⅰ受体介导的信号传导机制在各种组织（包括造血细胞）中促进细胞增殖并抑制细胞凋亡；

（4）肥胖可能影响造血前体细胞增殖和分化的方式，从而改变骨髓微环境。

身高与血液系统恶性肿瘤风险之间关联的机制尚未得到充分阐明。生长激素在达到成人身高中起核心作用，IGF-Ⅰ是生长激素级联反应的一部分，91 项体外研究表明，淋巴细胞中的 IGF-I 以持续的方式激活各种信号通路，导致细胞因子和炎症的过度产生，而淋巴细胞中的基因组不稳定和氧化 DNA 损伤与 IGF-Ⅰ水平升高有关。另外，不能排除儿童期营养因素的遗留效应，因为儿童营养可能影响儿童淋巴瘤的发生风险。

体力活动是健康最重要的决定因素之一。根据世界卫生组织的数据，缺乏体力活动被描述为全球死亡的第四大风险因素，导致全球约 320 万人死亡。在癌症流行病学中，身体活动的有益影响似乎包括绝经后乳腺癌、结直肠癌、子宫内膜癌和胃癌。但 2013 年和 2014 年发表的 Meta 分析并未揭示身体活动与淋巴瘤、白血病和 MM 风险之间存在任何显著关联。体力活动与血液系统疾病风险的相关性还需进一步研究。可以通过一些合理的机制来预防血液系统恶性肿瘤，例如诱导有利的表观遗传修饰，提高胰岛素敏感性，减少促炎细胞因子和预防肥胖。因此，适当的体育锻炼是有益的。重要的是，体育锻炼除了能降低疾病风险，还可以提高人类的幸福感和生活质量。

五、现代电子产品的使用

随着社会的进步与发展，手机、电脑等电子产品变得越来越普及，它如同一把双刃剑，带来诸多便利的同时也因其不合理的使用对身体造成危害。相关调查显示，部分高校大学生身体素质呈整体下降趋势，每日 1h 锻炼率不足 30%，大学生使用电子产品的频度与参与体育锻炼的频度呈负相关。另外，任何电子产品都会有辐射，辐射可影响骨髓细胞生成，造成造血干细胞减少及凋亡，并可导致一系列血液系统疾病，如白血病、淋巴瘤、骨髓衰竭等，尤其对于儿童来说，他们的脑和免疫系统仍在发展，会更容易受到辐射影响。有研究称手机和游戏会引发肥胖，如果儿童在睡房使用电子产品，肥胖发生的概率会提高 30%。而肥胖不仅会造成心血管、内分泌系统等疾病，还会导致一系列血液系统相关疾病，如淋巴瘤、MM 等。因此，我们需要合理使用电子产品，适当管控使用的时间及频率。

第四节 生理或病理因素

一、月经过多

月经过多（heavy menstrual bleeding，HMB）可以客观地定义为每个月经周期的总失血量超过80 mL。HMB女性每个月经周期的丢铁量比正常女性多5~6倍，可导致铁储备耗尽，从而导致缺铁。身体中2/3以上的铁以血红蛋白形式结合在红系前体细胞和成熟红细胞中，因此，严重的缺铁可导致Hb水平下降，损害红细胞生成，进而导致正细胞或小细胞低色素性贫血，多达1/3的育龄妇女会出现HMB。

二、外伤或手术

全身体表面积受累>10%的烧伤患者常见贫血。重度烧伤的特征是成人全身体表面积烧伤>25%（小儿>20%）或深度烧伤>10%或伴吸入性损伤和与严重内科疾病相关的烧伤。对重度烧伤患者的研究发现，77%的患者入院时出现贫血，贫血主要特征是缺铁：

（1）手术和治疗导致的持续失血，以及患者无法以足够的速度补充铁；

（2）严重烧伤患者表现为慢性病贫血，主要特征之一是铁调素增加，导致十二指肠中口服铁吸收减少，以及内皮网状系统中巨噬细胞铁螯合或固定。此外，由于热损伤、红细胞损伤、并发创伤和伤口清创过程中的手术干预，直接导致烧伤后血红蛋白浓度急性下降。热损伤导致贫血的机制仍然不明确，但已宣布与红细胞的产生和破坏不平衡有关。烧伤患者还会出现促红细胞生成素抵抗性贫血，其中成熟红细胞的早期定型和晚期成熟是有缺陷的。

外科手术如胃十二指肠造口术与胃空肠造口术后，由于饮食习惯改变，导致肉类摄入减少，胃酸缺乏或食物运输时间增加，可影响铁的吸收。研究表明，接受过减肥手术的人患贫血的风险升高，33%~49%的手术患者在手术后2年内出现贫血，其可能原因有：肠道出血；术后胃酸分泌减少且食物绕过十二指肠和近端空肠排出导致铁吸收减少；术后食物摄入量的减少和食物偏好的变化，例如对肉类和奶制品的不耐受。全胃切除术和胃次全切除术后常见的并发症是贫血。有研究表明，高达44%的患者在4年后出现铁缺乏症，但MA很少见。其原因是胃切除术后肠道吸收铁和维生素减少。另外，胃切除术后食物迅速通过空肠且胃酸分泌不足，可影响铁的吸收。

顽固性机械性溶血性贫血是人工瓣膜功能障碍引起的罕见并发症，如二尖瓣手术后，发生在第一次手术后数天或数年，发生率低于1%。机械阀比生物阀具有更高的顽固性机械性溶血性贫血风险。顽固性机械性溶血性贫血可能是血管内或混合性溶血，伴有正细胞、正色素或小细胞、低色素性贫血。先前的一项研究发现，二尖瓣置换术和机械假体是亚临床溶血的独立危险因素。人工瓣膜功能障碍会产生具有高剪切应力的高速和压力梯度血流，当这种压力直接使红细胞破裂时，就会发生血管内溶血；当这种压力仅使红细胞变形或损害其细胞膜时，它会被肝脏和脾脏中的巨噬细胞识别和消化，导致血管外溶血。体力活动增加或心动过速等心脏负担因素均可加重血管内和血管外溶血。

三、胃肠道疾病

虽然铁在整个肠道中均可被吸收，但它主要在十二指肠中被吸收。因此，涉及十二指肠的疾病如乳糜泻、克罗恩病和贾第鞭毛虫病，均是IDA的病因。贫血和IDA在结直肠癌患者中很常见，患病率为50%~60%，其危险因素是较大的肿瘤直径和结肠右侧的癌症。在11%~14%的病例中，结直肠癌是下消化道出血的原因，与良性息肉相比，恶性息肉和失血及IDA的发生相关。乳糜泻是一种免疫介导的疾病，主要集中在近端小肠，使十二指肠黏膜对铁的摄取减少，铁吸收不良导致IDA，而铁吸收不良也可能是因为在慢性炎症状态下发生铁螯合。炎症性肠病、牛奶蛋白诱发的结肠炎和长期使用非甾体抗炎药可导致胃肠道丢铁量增加。另外，胃酸可促进铁的吸收，影响胃酸分泌的疾病如萎缩性胃炎等也可导致IDA。消化性溃疡患者服用的胃酸抑制剂减少了将膳食非血红素铁转化为可吸收亚铁形式的胃酸，从而影响铁的吸收。慢性胃肠道出血如痔疮、胃十二指肠溃疡、胃肠道肿瘤等导致铁丢失过多，从而形成IDA。

MA的发生与胃肠道疾病紧密相关。叶酸主要在空肠中吸收，维生素B_{12}首先在十二指肠和空肠内与胃壁细胞产生的内因子结合，然后在回肠末端吸收。影响小肠营养吸收的疾病，如乳糜泻、炎症性肠病和热带口炎性口炎等可导致叶酸吸收不足。全胃切除患者内因子完全缺乏，导致其胆汁中的维生素B_{12}不能再被吸收。

四、免疫因素和自身免疫性疾病

机体免疫系统功能紊乱，自身免疫系统攻击自身机体正常组织或细胞，可引起一系列病态临床表现，称为免疫性血液病，如自身免疫性溶血性贫血（autoimmune hemolytic anemia，AIHA）。AIHA是一种异质性疾病，主要是由于自身抗体介导的红细胞破坏，但也涉及补体激活，细胞和先天免疫失调以及骨髓代偿反应缺陷。临床上常见的类型是温抗体型AIHA，红细胞表面吸附的是不完全抗体IgG和/或C3，其免疫紊乱发病机制目前比较倾向的是免疫系统受到创伤（如淋巴组织感染）而失去免疫识别功能，导致自身抗体产生，某些淋巴瘤表现出继发性AIHA可认为是这种机制。原发性免疫系统失调，如歌舞伎综合征、IgA缺乏症和自身免疫性淋巴组织增生综合征，具有更高的产生抗红细胞自身抗体和发生临床显性AIHA的可能性。

与免疫反应相关的细胞因子如白介素、干扰素、肿瘤坏死因子和穿孔素等基因单核苷酸多态性与AA的发生有关。10%的嗜酸性筋膜炎患者与AA发病有关；胸腺瘤不仅引起纯红AA而且与造血衰竭有关；系统性红斑狼疮（systemic lupus erythematosus，SLE）和类风湿性关节炎也可引发AA；足量的淋巴细胞输入可引起医源性AA，其可能是由于移植物抗宿主病导致骨髓衰竭。

ITP是由于人体内产生抗血小板自身抗体，导致单核巨噬系统破坏血小板过多，从而造成血小板减少的出血性疾病。目前认为免疫破坏机制不仅包括自身抗体介导的体液免疫，还包括细胞毒性T细胞介导的细胞免疫，以及自身抗体、免疫细胞介导的巨核细胞增殖和生成血小板障碍。对于自身抗体影响巨核细胞形成血小板的解释可能是，巨核细胞在分化过程中表达相同的GPIb和GPIIb/IIIa，它们是在血小板上发现的ITP自身抗体的靶标，这些靶标被自身抗体识别，可抑制巨核细胞成熟和血小板形成。

HSP是一种常见的血管变态反应性疾病，发病机制为机体对某些致敏物质发生变态反应，导致毛细血管脆性及通透性增加，从而产生皮肤、黏膜、脏器出血。

先天性或获得性免疫功能失调与NHL的发病有关，大约25%的原发性免疫缺陷病如Wiskott-Aldrich综合征等患者发展为B细胞淋巴瘤，其他如肾、心脏和骨髓移植患者所致免疫缺陷也增加了发生NHL的危险。NHL的发病率在严重免疫功能抑制者如器官移植等医源性免疫抑制人群中增高，多次移植者尤为明显。另外，自身免疫性疾病，如干燥综合征（sjogrensyndrome，SS）、系统性红斑狼疮、乳糜泻和硬皮病等与NHL的各种亚型有关。许多研究表明，HIV感染者NHL的发病风险上升，且随感染者生存期的延长，上升倾向更加明显。

自身免疫性疾病（autoimmune diseases，AID）与AML和MDS的风险增加有关，而与CML无关。AML与类风湿性关节炎、SLE、风湿性多肌痛、AIHA、系统性血管炎、溃疡性结肠炎和恶性贫血相关。血管炎是西方国家最常见的继发MDS的原因，也可与MDS同时出现，其临床起病急，预后差；类风湿关节炎、白塞病是我国相对常见的继发MDS的原因。

五、其他系统良、恶性肿瘤

2008年世界卫生组织（World Health Organization，WHO）分类中第一次纳入了t-MDS，即肿瘤或非肿瘤疾病患者接受放化疗后出现的MDS。治疗相关MDS常见于生存期相对长的肿瘤患者，如乳腺癌、HL、卵巢癌和睾丸癌等。结肠癌和银屑病经ICRF-159治疗后可继发白血病；国内自1985年起亦相继报道银屑病经乙亚胺和乙双吗啉治疗后可继发AML，特别是急性早幼粒细胞白血病（acute promyelocytic leukemia，APL）。恶性血液系统肿瘤和实体肿瘤需要细胞毒性药物治疗，治疗后继发AML和MDS的患者明显增多。卵巢癌治疗后继发白血病几乎都与美法仑等烷化剂的应用有关。

放化疗引起t-MDS的机制主要涉及以下3个方面：

（1）直接损伤、端粒缩短、修复障碍使得染色体结构不稳定；烷化剂等细胞毒性药物引起双链DNA断裂，DNA损伤修复障碍致染色体重排；毒性药物暴露加速了端粒缩短，抑制了造血细胞增殖和再生能力，诱导向t-MDS发展；端粒缩短加重了发育不良造血干/祖细胞遗传不稳定，这在NHL行自体干细胞移植后出现t-MDS的患者上得到证实。

（2）RAS-BRAF-MEK-ERK等信号转导的下游基因活化，从而刺激细胞周期和增殖，p53点突变引起分化异常。

（3）酶的遗传多态性研究表明，解毒基因（*NQO1*、*GSTM1*、*GSTP1*、*GSTT1*）、DNA修复基因（*RAD51*、*XRCC3*）、纯合子缺失使得部分患者对化疗药物代谢能力或损伤修复能力较弱，易发生t-MDS。

六、其他因素

母亲缺铁会降低新生儿铁的储备，早产儿出生时血容量较小，静脉切开术增加铁损失，胃肠道对铁的吸收不良等，都会增加缺铁风险。

肝脏出现病变，可能导致造血系统出现异常，如贫血、出血、凝血功能障碍、白血病及淋巴瘤等。也有报道肝病可合并急性造血功能停滞、粒细胞减少症和恶性组织细胞增生症、类白血病反应以及MDS等多种血液系统疾病。在慢性肝病患者中75%的患者可发生贫血，主要是由于急性或慢性胃肠道出血，加之脾功能亢进或营养不良导致缺铁。急性胃肠道出血是门静脉高压症的潜在严重并发症，严重肝细胞疾病中出血风险的增加可能是由于肝细胞合成凝血因子减少（如凝血Ⅱ因子、Ⅶ因子、Ⅸ因子、Ⅹ因子和纤维蛋白原）和血小板数量减少导致的凝血功能受损。肝硬化患者肝细胞合成多种凝血因子减少，骨髓功能受抑，血小板合成数量减少，同时，肝硬化阶段常伴有脾肿大和脾功能亢进，加快血小板破坏，这些原因都会导致慢性血小板减少，甚至血小板减少性紫癜。

各种器质性肾脏疾病在病情持续进展后均可发生慢性肾脏病（chronic kidney disease，CKD），而IDA是CKD的常见并发症。CKD患者同时患有绝对性缺铁和功能性缺铁。绝对性缺铁定义为全身铁缺乏，表现为循环铁和储存铁的水平降低；功能性缺铁定义为铁储备充足，循环铁缺乏，因而进入红系前体细胞中的铁不足。CKD贫血的原因包括：

(1) 肾脏分泌促红细胞生成素减少是主要原因;
(2) CKD与全身铁稳态的几种紊乱有关,导致铁供应不足;
(3) 尿毒症诱导的红细胞生成抑制剂和红细胞存活率缩短也可导致贫血(如图4-3所示)。

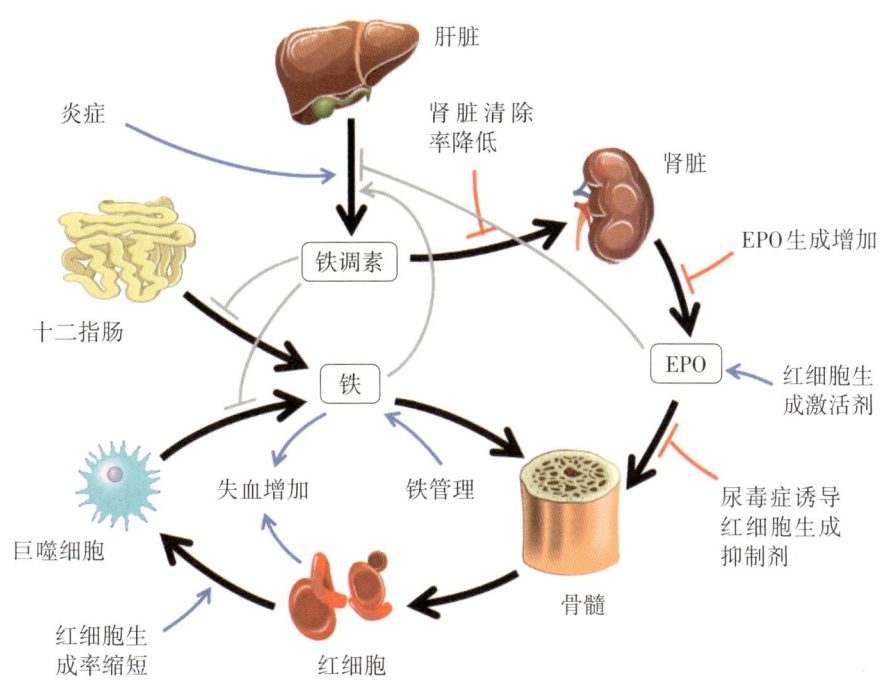

图4-3 CKD贫血机制示意图(原创)

注:黑色和灰色箭头代表正常生理(黑色代表铁和激素的流向,灰色代表调节过程)。彩色箭头表示CKD的附加作用(蓝色表示激活,红色表示抑制)。

任何原因所致的垂体功能减退均能引起中度非进行性贫血,其主要原因是红细胞生成减少,而红细胞生存期正常或延长。红细胞减少机制为腺垂体功能减退,其靶腺内分泌功能减低,即体内甲状腺、肾上腺皮质、雄性激素水平下降,使机体新陈代谢水平下降,组织耗氧量下降,刺激促红细胞生成素分泌减少,骨髓红系减少。

少数妇女于妊娠期可因体内性激素水平提高而发生一过性AA,妊娠期发生AA的患者中,多数于终止妊娠或分娩后死亡,终止妊娠后仅1/7的患者病情改善。部分PNH也可转化为AA,称"AA-PNH综合征",5%～10%的AA患者在恢复期发展成PNH。PNH患者发生AA确切原因仍不清楚,一种解释认为PNH克隆能抵抗免疫损伤,导致这些细胞的选择优势;另一种解释是糖苷磷脂酰肌醇锚蛋白有广泛的免疫原性,可能由于蛋白降解途径的改变,导致异常的免疫反应损伤了正常的造血细胞而导致AA。长期未经治疗的各种贫血、慢性肾功能衰竭、垂体前叶及甲状腺功能减退症均可引发AA。

(任崇崇、刘蓓、赵龙)

参考文献

[1] PINTO V, BALOCCO M, QUINTINO S, et al. Sickle cell disease: a review for the internist[J]. Internal and Emergency Medicine, 2019, 14(7): 1051-1064.

[2] CASTAMAN G, MATINO D. Hemophilia A and B: molecular and clinical similarities and differ-

ences[J]. Haematologica, 2019, 104(9): 1702-1709.

[3] BERNTORP E, FISCHER K, HART D, et al. Haemophilia[J]. Nature Reviews, 2021, 7(1): 45.

[4] YANG H, MA T, TJONG W, et al. G6PD deficiency, redox homeostasis, and viral infections: implications for SARS-CoV-2 (COVID-19)[J]. Free Radical Research, 2021, 55(4): 364-374.

[5] YANG H, WU Y, YEN W, et al. The redox role of G6PD in cell growth, cell death, and cancer[J]. Cells, 2019, 8(9): 1055.

[6] HELBLING-LECLERC A, GARCIN C, ROSSELLI F. Beyond DNA repair and chromosome instability-Fanconi anaemia as a cellular senescence-associated syndrome[J]. Cell Death and Differentiation, 2021, 28(4): 1159-1173.

[7] WOODWARD E, MEYER S. BRCAFanconi Anaemia, childhood cancer and the genes[J]. Genes, 2021, 12(10): 1520.

[8] KIKUSHIGE Y. Pathogenesis of chronic lymphocytic leukemia and the development of novel therapeutic strategies[J]. Journal of Clinical and Experimental Hematopathology, 2020, 60(4): 146-158.

[9] RAMACHANDRAN V, KOLLI S, STROWD L. Review of graft-versus-host disease[J]. Dermatologic Clinics, 2019, 37(4): 569-582.

[10] ALADAĞ E, KELKITLI E, GÖKER H. Acute graft-versus-host disease: a brief review[J]. Turkish Journal of Haematology, 2020, 37(1): 1-4.

[11] HAMILTON B. Updates in chronic graft-versus-host disease. Hematology. American society of hematology[J]. Education Program, 2021, 2021(1): 648-654.

[12] ALMOMANI M, MANGLA A. Bernard Soulier Syndrome[C]// StatPearls. Treasure Island (FL): StatPearls Publishing Copyright © 2022, StatPearls Publishing LLC., 2022.

[13] MCBRIDE W, SCHAUE D. Radiation-induced tissue damage and response[J]. The Journal of Pathology, 2020, 250(5): 647-655.

[14] TSUSHIMA H, IWANAGA M, MIYAZAKI Y. Late effect of atomic bomb radiation on myeloid disorders: leukemia and myelodysplastic syndromes[J]. International Journal of Hematology, 2012, 95(3): 232-238.

[15] BOICE J, COHEN S, MUMMA M, et al. Mortality from leukemia, cancer and heart disease among U.S. nuclear power plant workers, 1957-2011[J]. International Journal of Radiation Biology, 2022: 1-22.

[16] GOODMAN T, MUSTAFA A, ROWE E. Pediatric CT radiation exposure: where we were, and where we are now[J]. Pediatric Radiology, 2019, 49(4): 469-478.

[17] HECK J, HE D, CONTRERAS Z, et al. Parental occupational exposure to benzene and the risk of childhood and adolescent acute lymphoblastic leukaemia: a population-based study[J]. Occupational and Environmental Medicine, 2019, 76(8): 527-529.

[18] YANG Y, LI S, WANG H, et al. Chronic lead poisoning induced abdominal pain and anemia: a case report and review of the literature[J]. BMC Gastroenterology, 2020, 20(1): 335.

[19] JARA-PALACIOS M, CHUN W, TRAUB N. Potential contributors to low dose methotrexate toxicity in a patient with rheumatoid arthritis and pernicious anemia: case report[J]. BMC Rheumatology, 2021, 5(1): 5.

[20] MURRAY P, YOUNG L. An etiological role for the Epstein-Barr virus in the pathogenesis of classical Hodgkin lymphoma[J]. Blood, 2019, 134(7): 591-596.

[21] ZHANG X, CHEN X, XU Y, et al. Milk consumption and multiple health outcomes: umbrella re-

view of systematic reviews and meta-analyses in humans[J]. Nutrition & Metabolism, 2021, 18(1): 7.

[22] HARIZ A, BHATTACHARYA P. Megaloblastic Anemia[C]// StatPearls. Treasure Island (FL): StatPearls Publishing Copyright © 2022, StatPearls Publishing LLC., 2022.

[23] ABAR L, SOBIECKI J, CARIOLOU M, et al. Body size and obesity during adulthood, and risk of lympho-haematopoietic cancers: an update of the WCRF-AICR systematic review of published prospective studies[J]. Annals of Oncology, 2019, 30(4): 528-541.

[24] PSALTOPOULOU T, SERGENTANIS T, NTANASIS-STATHOPOULOS I, et al. Anthropometric characteristics, physical activity and risk of hematological malignancies: A systematic review and meta-analysis of cohort studies[J]. International Journal of Cancer, 2019, 145(2): 347-359.

[25] MANSOUR D, HOFMANN A, GEMZELL-DANIELSSON K. A review of clinical guidelines on the management of iron deficiency and iron-deficiency anemia in women with heavy menstrual bleeding [J]. Advances in Therapy, 2021, 38(1): 201-225.

[26] CARBAJAL-GUERRERO J, GACTO-SANCHEZ P, MENDOZA-PRIETO M, et al. Role of intravenous iron over nonsurgical transfusions in major burns[J]. Ann Burns Fire Disasters, 2020, 33(4): 299-303.

[27] MEGAHED M, EL-HELBAWY R, GAD S, et al. Base deficit, serum albumin level and blood haemoglobin concentration can be used as predictor factors for mortality in major burn patients[J]. Ann Burns Fire Disasters, 2020, 33(3): 209-215.

[28] WALCZAK J, BUNN C, SAINI P, et al. Transient improvement in erythropoiesis is achieved via the chaperone AHSP with early administration of propranolol in burn patients[J]. Journal of Burn Care & Research, 2021, 42(2): 311-322.

第五章 血液系统疾病的发病机制

第一节 造血原料缺乏

造血细胞在增殖、分化、代谢及细胞构建等过程中所必需的物质，称为造血原料，包括微量元素（如铁、铜、锌）、维生素（叶酸、维生素B_{12}等）、脂类、蛋白质等。任何一种造血原料的缺乏都可能导致造血异常，从而导致血液系统疾病的发生。

一、铁缺乏

铁是人体所必需的微量元素，正常成人体内铁总量为35～40 mg/kg（女性）或50～55 mg/kg（男性）。机体内铁的存在形式多种多样，具有广泛的生理功能，除参与基因调控、DNA合成、免疫调节、神经递质合成、氧化还原反应及其他代谢反应、作为酶的辅助因子以外，铁主要参与构成血红蛋白。血红蛋白作为红细胞中最重要的成分，由珠蛋白和血红素结合而成。血红素是一种铁卟啉化合物，由铁及原卟啉Ⅸ构成。人体中近2/3的铁以血红蛋白的形式存在于红细胞中，负责氧和二氧化碳的运输。铁缺乏是体内长期铁负平衡的结果，分为3个阶段：体内贮存铁耗尽；继之缺铁性红细胞生成；最后导致缺铁性贫血。缺铁性贫血为最终阶段，因铁缺乏影响血红蛋白合成，导致红细胞体积变小，胞浆变少，中央淡染区扩大，呈典型的小细胞低色素性贫血。

铁缺乏是最常见的营养缺乏症，也是贫血的最常见原因，是公认的全球公共卫生问题，但似乎并未得到人们的充分关注。目前许多儿童、老年患者和孕妇仍患有铁缺乏甚至缺铁性贫血。研究显示，在美国50岁以下男性缺铁性贫血患病率约为1%，育龄妇女的患病率约为10%；而在12～36个月的儿童中约9%存在铁缺乏，其中1/3的儿童患有贫血，而与美国等发达国家相比，发展中国家的儿童铁缺乏发生率则更高。此外，多项研究显示，铁对于血小板的生成与功能至关重要，缺铁性贫血患者往往存在血小板计数或功能异常，但其相关机制目前还未明确。

铁缺乏的原因因年龄、性别和社会经济地位而有所不同，主要包括铁摄入不足、吸收障碍或慢性失血等。饮食结构不合理导致铁摄入不足容易引起铁缺乏，素食主义者是缺铁性贫血的高危人群；此外，婴幼儿、青少年、妊娠期及哺乳期妇女因对铁的需求量增加，当铁摄入不足时也容易造成缺铁性贫血。由于牛奶的铁生物利用度比母乳低，食用牛奶的婴幼儿较母乳喂养者更容易患缺铁性贫血。十二指肠是铁的主要吸收部位，胃大部切除术后或胃肠道功能紊乱等都可导致铁吸收障碍，造成铁缺乏，最终发生缺铁性贫血。慢性失血也是缺铁性贫血最常见的原因之一，这在老年患者中尤为常见，育龄期女性因月经过多也容易造成铁缺乏。由于贫血常常缺乏特异性症状而被人们忽视，因此对于高危人群来说，体检往往是必要的。

二、维生素缺乏

维生素是人体生长发育代谢过程中所必需的一种微量有机物，在细胞代谢、DNA合成及神经系统发育中起着重要作用，是维持细胞生长代谢和增殖的重要物质之一，维生素缺乏可直接或间接影响造血功能。

（一）维生素 B_{12} 和叶酸缺乏

维生素 B_{12} 和叶酸是重要的B族维生素，在核苷酸代谢中发挥着重要作用，两者中任一种缺乏都可以导致核苷酸代谢异常，从而影响DNA合成及复制速度，导致细胞核分裂时间延迟，表现为大细胞核、核染色质疏松呈网状，而细胞质内DNA及蛋白质合成则不会出现明显受限。随着细胞核分裂时间延长，造成细胞核和细胞质发育不同步，使细胞呈现"核幼浆老"的巨幼样改变。骨髓中红系、粒系及巨核系细胞都可发生巨幼变，其中以幼红细胞最显著，巨幼红细胞在骨髓内极易遭受破坏，造成无效造血和溶血，最终导致巨幼细胞贫血；叶酸和维生素 B_{12} 缺乏还可导致血小板产板率低及血小板无效生成，导致继发性血小板减少。

维生素 B_{12} 及叶酸缺乏目前仍是全球性公共卫生问题，尤其对于发展中国家来说，这是一项巨大的挑战。维生素 B_{12} 缺乏发病率在各年龄段有所不同，老年人群发病率较高。研究显示，美国20~39岁人群中患有维生素 B_{12} 缺乏者不足3%，40~59岁人群中患有维生素 B_{12} 缺乏者为4%左右，60岁以上人群缺乏率则超过20%，但南美洲、非洲和亚洲人群的维生素 B_{12} 缺乏率远超美国。维生素 B_{12} 缺乏的原因主要包括：摄入不足、吸收障碍及利用障碍。维生素 B_{12} 来源主要依靠外源性动物性食品供给，无法在体内自身合成。成人维生素 B_{12} 推荐摄入量为2.4 μg/d，妊娠及哺乳期女性需要量略高。正常饮食中供给量远超需要量，且肝脏可储存1~2.5 mg维生素 B_{12}。因此单纯因摄入不足导致缺乏者较少见，一般素食饮食10年以上者较容易出现相应缺乏症状，儿童及育龄期女性因身体需求增加，饮食摄入不足可导致维生素 B_{12} 缺乏。维生素进入消化道后需要在胃酸、胃蛋白酶、结合蛋白、胰蛋白酶、内因子等的作用下才能被吸收进入回肠黏膜细胞，而后转运至血液及组织。在此过程中任一环节障碍都可造成维生素 B_{12} 吸收及利用障碍而最终导致缺乏。其中内因子、胃酸、胃蛋白酶、胰蛋白酶缺乏或药物、寄生虫等造成维生素 B_{12} 吸收障碍是引起其缺乏的主要原因。

叶酸属于水溶性B族维生素，在DNA合成和修复过程中具有重要作用。叶酸缺乏的主要原因是饮食摄入不足，依据我国饮食习惯，叶酸主要来源于蔬菜、谷类及蛋类。但天然食物中的叶酸极易因食物烹煮、腌制等遭到破坏，且生物利用度不足50%，因此真正从食物中获取的叶酸并不多。叶酸被人体吸收后储存于肝细胞中，但储存量很少，因此巨幼细胞贫血主要由叶酸缺乏导致。叶酸是碳代谢中的重要底物，为DNA甲基化和DNA、RNA、蛋白质和脂质合成提供碳基，在细胞快速分裂和生长期间必不可少。因此，妊娠女性对叶酸的需求量显著增加，以满足胚胎和胎儿生长发育的需要。研究显示，孕妇对叶酸的需求是非孕妇的5~10倍，因此妊娠期女性是叶酸缺乏的高危人群；新生儿和婴儿叶酸主要来源于母体供给，因此妊娠及哺乳期女性的叶酸缺乏是导致新生儿和婴儿叶酸缺乏最主要的原因。叶酸水平不仅与叶酸摄入量相关，吸烟、酗酒、肠道疾病和药物及遗传因素等也可引起叶酸吸收和利用障碍，从而导致其缺乏。

（二）维生素A缺乏

维生素A是一种人体极易缺乏的脂溶性维生素，具有多重生理功能，尤其在维持正常造血、维持视觉功能及消化系统等的生理功能中扮演着不可或缺的角色。维生素A是第一个被发现的脂溶性维生素，它并非单一化合物，而是包括视黄醇（维生素A）、视黄醛、视黄酯、视黄酸等。

研究发现，维生素A缺乏与贫血具有显著相关性，维生素A水平与血清铁和血红蛋白密切相关，补充维生素A可提高血红蛋白水平、改善贫血，但维生素A缺乏导致贫血的具体机制并不明确。既往研究显示，维生素A的活性代谢产物——全反式视黄酸可促进粒细胞-巨噬细胞集落刺激因子（granulocyte-macrophage colony-stimulating factor，GM-CSF）分泌，促进红系祖细胞的增殖和分化；还可以通过调节基因表达来提高铁的生物利用度，促进铁吸收。此外，铁调素（hepcidin，Hepc）对铁具有负性调节作用，维生素A缺乏可增加Hepc的表达而影响造血。维生素A的生理代谢产物视黄酸（retinoic acid，RA）与核视黄酸受体（RARs）结合对胚胎及成人的造血系统起调节作用，RA信号通路对于促进造血相关基因的表达、调节卵黄囊内皮细胞-血细胞平衡以及通过激活促红细胞生成素的表达刺激胎儿肝脏的红细胞生成起着至关重要的作用；RA信号通路还参与调节粒细胞分化，促进红细胞生成；RA信号通路异常可导致急性早幼粒细胞白血病的发生。

维生素A缺乏在发展中国家尤其是在亚、非洲国家当中普遍存在，对妇女和儿童的健康造成极大威胁。我国人群维生素A缺乏率低，但维生素A边缘性缺乏率高，尤其在边远贫困地区；婴儿及特殊职业人群如长途货车司机是维生素A缺乏的高危人群。

流行病学研究显示，维生素D缺乏也是导致贫血的重要原因，但确切的病理生理机制并不确定。一项在埃塞俄比亚孕妇中的研究显示，微量元素锌缺乏也与贫血相关。

造血原料缺乏是血液系统疾病发生、发展的重要原因，在补充相应造血原料的同时，更要注重寻找造血原料缺乏的原因，"对因下药"方为上策。

第二节 造血微环境改变

造血微环境是指造血组织中除造血细胞外的成分，是包括由基质细胞（如成纤维细胞、巨噬细胞、内皮细胞、脂肪细胞）、辅助细胞（如T淋巴细胞、单核细胞）及其产物（细胞外基质和细胞因子）组成的复杂的造血生态环境。微环境细胞可以直接通过细胞间接触与造血干/祖细胞相互作用和/或间接通过分泌调节因子影响造血干/祖细胞的生长来调控造血过程。研究表明，造血微环境的功能异常与骨髓增生异常综合征（myelodysplastic syndromes，MDS）、白血病、骨髓增殖性肿瘤（myeloproliferative neoplasmas，MPNs）、再生障碍性贫血（aplastic anemia，AA）等血液系统疾病的发生密切相关。

造血微环境是造血发生的场所，由各类造血调控细胞及细胞因子组成，影响造血干/祖细胞的增殖分化和发育，调控造血活动。维持造血微环境的平衡和稳态是长期稳定造血的前提，而异常的造血微环境则可以促进肿瘤细胞的生长存活，造血微环境改变与血液系统疾病的发生和发展息息相关。研究表明，微环境异常可以直接导致疾病的发生，病变的细胞也能够重塑自身所处的环境，反过来促进疾病发展，目前针对造血微环境的治疗在血液系统疾病治疗中有着重大的应用前景。

一、造血微环境与MDS

造血微环境异常与MDS及白血病的发生和发展密切相关，并且可以对药物的治疗产生负面影响。造血干细胞是一类能够维持自我更新并能够多向分化成熟为各种血液细胞及免疫细胞的造血祖细胞，造血干细胞的功能不仅受内在因素的调控，也依赖造血微环境的支持和滋养。从胚胎到成人，造血主要分为卵黄囊造血、主动脉-性腺-中肾造血、胎肝造血及骨髓造血4个时期，不同时期造血微环境细胞组成略有不同。造血微环境是造血干细胞赖以生存的家园，对于维持造血干细胞的自我更新、分化、增殖及凋亡具有重要的调控作用，当造血微环境改变时会诱导造血干细胞发生改变，导致血液系统疾病的发生。研究发现，小鼠骨髓微环境细胞蛋白酪氨酸磷酸酶非受体11型（protein tyrosine phosphatase non-receptor type 11，PTPN11）激活突变可导致造血干细胞异常而促进白血病的发生和发展。此外，小鼠造血微环境中骨祖细胞核酸内切酶 *Dicer1* 基因的特异性缺失可诱导Sbds表达降低，参与MDS及急性髓系白血病（acute myeloid leukemia，AML）的发生；而小鼠成骨细胞中β-链蛋白（β-catenin）基因激活突变可诱发Notch信号通路改变，从而导致造血干/祖细胞发生恶性改变，最终诱发AML。在38%的MDS或AML患者中发现成骨细胞和造血细胞中β-catenin及Notch信号通路持续激活。有研究发现，幼年慢性粒-单核细胞白血病（juvenile myelomonocytic leukemia，JMML）的发生也与造血微环境相关，其中骨髓间充质干细胞或骨祖细胞上的 *PTPN11* 激活突变是诱发疾病的重要原因。以上研究均表明，微环境细胞的异常改变，如遗传突变的发生是诱发血液系统恶性疾病的重要原因。

二、造血微环境与白血病

微环境的改变不仅可以导致血液系统疾病的发生，病变细胞也可以重塑微环境，使其更利于自身生存，而抑制正常造血细胞的功能。多光子共聚焦显微镜体内实时成像技术为造血微环境研究提供了技术保障，研究发现，白血病细胞不仅可以侵占正常造血干/祖细胞的归巢部位，还可诱导微环境细胞 *CXCL12* 基因表达下调，导致造血干/祖细胞不能正常归巢；而白血病细胞通过分泌高浓度干细胞因子（stem cell factor，SCF），吸引正常造血干/祖细胞至白血病细胞聚集区，致使正常造血干/祖细胞被困并逐步失去其功能。

肿瘤细胞不仅可以通过改变微环境促进自身生长，还可以增强自身抵抗药物的能力。伊马替尼极大地改善了慢性粒细胞白血病（chronic myeloid leukemia，CML）的治疗，但是部分肿瘤细胞经过长期持续治疗后仍然存在，最终产生耐药。研究显示，CML细胞可通过诱导骨髓基质细胞大量产生胎盘生长因子（placental growth factor，PlGF），从而刺激骨髓血管生成，为肿瘤细胞自身生长增殖及代谢提供物质基础；抗PlGF治疗可延长伊马替尼耐药CML小鼠的存活时间，增加伊马替尼抗CML细胞的活性。

三、造血微环境与MPNs

恶性血液系统疾病的发生往往涉及造血干细胞及造血微环境的异常，MPNs也不例外。MPNs是一组以分化相对成熟的一系或多系骨髓细胞克隆性增殖为特征的髓系血液肿瘤疾病，包括原发性骨髓纤维化（primary myelofibrosis，PMF）、真性红细胞增多症（polycythaemia vera，PV）及原发性血小板增多症（essential thrombocythaemia，ET）等。研究发现，微环境细胞改变可影响造血细胞增殖，诱发疾病的发生。PMF是一种克隆性MPNs，可进展为AML，以巨核细胞生成障碍和髓外造血、骨髓硬化等为特征；骨髓间充质干细胞对PMF发生有促进作用；PMF患者间充质干细胞倾向分化为成骨细胞。这些证据均表明微环境的改变在MPNs的发生中具有不可忽视的作用。

四、造血微环境与AA

AA是常见的骨髓造血功能障碍综合征，以造血功能衰竭、全血细胞减少所致的贫血、出血、感染为主要表现，具体机制尚不明确，多项研究表明，骨髓造血微环境异常与AA的发生密切相关。

研究发现，AA患者的造血微环境组成与正常人有所不同。骨内膜细胞、巨噬细胞、脂肪细胞及血管内皮细胞等是造血微环境的重要组成部分；利用免疫组织化学染色法对比分析AA患者与正常人造血微环境细胞成分发现，骨内膜细胞、血管细胞及血管周围细胞具有显著差异且具有统计学意义，而AA患者的上述细胞数量明显少于正常人。与上述研究结果类似，2015年Park等收集了10名AA患者及10名健康对照者的骨髓活检标本，通过免疫组织化学分析AA患者的骨髓微环境变化，研究发现，AA患者较正常人的骨髓微环境中骨粘连蛋白（osteonectin）（+）细胞减少，自然杀伤细胞增多；osteonectin（+）细胞减少可破坏基质细胞，影响组织修复及重建，导致骨髓衰竭；而自然杀伤细胞增加提示免疫介导的细胞毒性损伤是AA患者骨髓衰竭的原因之一。另有研究发现，造血微环境中基质细胞数量减少、功能异常与AA患者贫血的发生有关。除造血微环境中细胞成分的改变外，研究发现AA患者骨髓微血管密度和与血管生成相关的调节因子［即血管内皮细胞生长因子（vascular endothelial growth factor，VEGF）］的表达与正常骨髓不同；初诊AA患者微血管密度及VEGF的表达明显低于正常骨髓，经有效治疗后两者较前明显增加。因此，AA的发生是多个因素共同作用的结果，其中造血微环境异常是关键因素之一。

造血微环境在正常或异常造血中发挥着重要作用，随着科学研究的不断进步，我们对造血微环境的功能也有了更加深入的了解，但仍有许多科学问题我们仍未解决，需要更进一步的深入研究，这将为血液系统恶性疾病的相关诊疗提供新的思路，具有重要的临床现实意义。

第三节　免疫功能异常

肿瘤微环境中除癌细胞及其周围基质细胞（如成纤维细胞，内皮细胞等）外，还存在有非特异性免疫细胞（包括巨噬细胞、中性粒细胞、肥大细胞、树突状细胞、自然杀伤细胞等）及特异性免疫细胞（T、B淋巴细胞）。这些细胞通过直接接触，或通过自分泌或旁分泌细胞因子和趋化因子的方式，相互作用影响肿瘤发生。

传统学说认为，免疫功能异常、造血干/祖细胞缺陷及造血微环境改变是AA发生的关键机制，50%~70%的AA患者对免疫抑制治疗敏感。细胞及体液免疫异常共同参与AA的发生。基因转录异常，T细胞受体信号转导相关miRNA异常表达，趋化因子受体CX3CR1过表达，组蛋白乙酰化程度增加等，可以通过刺激细胞毒性T淋巴细胞（cytotoxic T lymphocyte，CTL）异常激活导致AA的发生。此外，异常激活的$CD8^+T$可释放过量穿孔素、颗粒酶和γ干扰素（Interferon-γ，IFN-γ）等造成造血干细胞异常损伤，抑制AA患者骨髓造血功能。针对T细胞亚群的研究表明，辅助性T（T-helper，Th）细胞、调节性T（regulatory T，Treg）细胞及记忆T细胞功能障碍也参与AA的发生。基础研究发现，获得性AA患者体内存在针对造血细胞及骨髓基底细胞的异常抗体。免疫调节细胞功能障碍可导致AA患者免疫耐受紊乱，机体免疫系统无法识别自身造血细胞，导致造血细胞损伤。树突状细胞（dendritic cells，DCs）是功能最强大的一类抗原提呈细胞（antigen-presenting cells，APCs），动物试验表明，核转录因子2（nuclear factor of transcription 2，Nrf2）可显著抑制DCs的活性，改善AA小鼠的造血功能，延长其存活时间。异常抗原刺激可诱导APCs激活，导致T细胞介导的造血细胞损伤。APCs表面第二类主要组织相容性复合体（major histocompatibility class 2，MHC Ⅱ）表达增加，可与$CD4^+T$细胞结合，进而激活细胞免疫级联反应并介导造血细胞凋亡，参与AA的发生。

免疫性血小板减少症（immune thrombocytopenia，ITP）是一种血液系统自身免疫性疾病，以血小板计数减少及出血倾向为特征。自身抗体及自身反应性CD8⁺CTL导致血小板破坏增加及骨髓巨核细胞血小板生成障碍是ITP的关键机制。研究显示，在慢性ITP患者中，43%~57%的ITP的患者体内存在血小板膜糖蛋白（glycoprotein，GP）Ⅱb/Ⅲa的血小板相关抗体，18%~50%的ITP患者体内存在GPⅠb/Ⅸ/Ⅴ复合体的血小板相关抗体。部分ITP患者抗体检测阴性，其发病机制可能与CD8⁺CTLs介导的非抗体依赖性血小板破坏有关。一项针对儿童ITP患者的研究分析了CTL细胞及自然杀伤细胞的百分比，发现ITP患者体内CTL细胞增多，自然杀伤细胞减少；CTL细胞可通过释放细胞毒性分子如颗粒酶、穿孔素等杀伤血小板及巨核细胞，导致血小板破坏增多、生成减少，使ITP发生。此外，在B细胞发育为抗体分泌型浆细胞的过程中需要CD4⁺Th细胞的参与，与Th细胞功能密切相关的细胞因子如白细胞介素2（Interleukin-2，IL-2）、IL-10及IFN-γ在ITP患者中显著增加，且Th1/Th2细胞亚群比例失调。难治性ITP患者CD4⁺Treg、CD8⁺Treg细胞及调节性T细胞数量及功能均有所降低。

骨髓既是造血器官，又是一级和二级免疫器官，具有各种成熟的免疫细胞，包括T淋巴细胞、B淋巴细胞、浆细胞、树突状细胞、中性粒细胞及巨噬细胞等（如图5-1所示），这些细胞构成"免疫微环境"，共同参与调节造血功能。近年来，随着白血病发病机制研究的不断深入，发现白血病细胞、造血微环境及免疫细胞间的相互作用与白血病的发生和发展密切相关。其中免疫系统在AML的发生和发展中起着双重作用，既能消灭肿瘤细胞，又能促进肿瘤细胞免疫逃逸。针对AML细胞免疫耐受机制的研究发现，内、外源性机制共同参与AML细胞免疫逃逸，内源性免疫耐受机制包括抗凋亡通路上调、免疫检查点调节异常及肿瘤抗原表达丢失；外源性免疫耐受机制包括Treg细胞等调节性细胞聚集、免疫抑制细胞因子的分泌异常等。此外，在初诊或复发AML中发现，CD33、CD123、CLL1、TIM3及CD244在AML细胞尤其是LSCs中普遍表达，且与遗传特征和白血病克隆进化无关，被认为是AML免疫治疗的理想靶点。

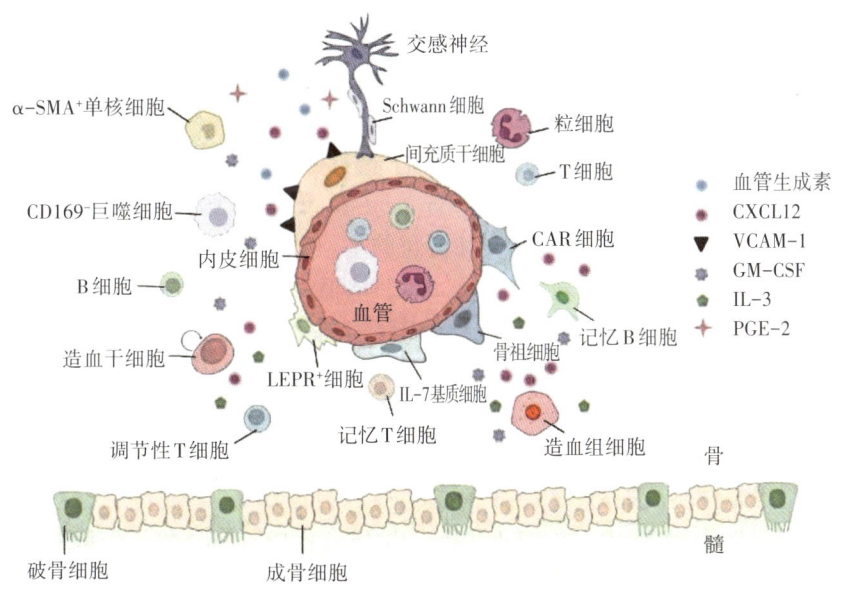

图5-1　骨髓免疫微环境示意图（原创）

注：CXCL12表示趋化因子CXCL12；VCAM-1表示血管细胞黏附分子1；PGE-2表示前列腺素E2；IL-3表示白细胞介素-3；GM-CSF表示粒细胞-巨噬细胞集落刺激因子；Schwann细胞表示施万细胞；CAR细胞表示CXCL12丰富的网状细胞；α-SMA表示平滑肌肌动蛋白α；LEPR表示瘦素受体；IL-7表示白细胞介素-7。

免疫治疗如单克隆抗体、CAR-T细胞、免疫检查点抑制剂及巨噬细胞检查点抑制剂等在治疗血液系统恶性肿瘤中具有巨大的潜力。目前已有大量不同类型的单克隆抗体被批准用于血液系统恶性肿瘤的治疗，如利妥昔单抗（CD20单克隆抗体）于1997年获FDA批准上市用于治疗非霍奇金淋巴瘤，达雷妥尤单抗（CD38单克隆抗体）于2019年在中国获批上市用于多发性骨髓瘤（multiple myeloma，MM）的治疗。

第四节 细胞分子遗传学异常

细胞及分子遗传学异常可影响细胞信号转导通路、转录因子和表观遗传修饰等过程，往往与血液系统疾病的发病、诊治及预后密切相关。

一、细胞遗传学异常

慢性淋巴细胞白血病（chronic lymphocytic leukemia，CLL）是最常见的白血病类型之一。细胞及分子遗传学标记是决定患者临床预后的关键因素。当调控克隆性B细胞增殖和凋亡的特定基因组改变时可发生向急性淋巴细胞白血病（acute lymphoblastic leukemia，ALL）等其他恶性淋巴增殖性疾病转化。大约80%的CLL患者至少携带以下一种细胞遗传学改变：13q14.3缺失（del）、del（11q）、del（17p）和12号染色体三体，其中del（13q）是最常见的染色体畸变，发生率可达55%；单纯del（13q14）是预后良好的标志，miRNA MiR-15和miR16位于del（13q14）的重要区域，调节可抑制细胞凋亡或参与细胞周期进展的蛋白质表达；17号染色体短臂缺失（del[17p]）和/或*TP53*基因突变往往提示患者对化学免疫治疗及大多数靶向药物耐药，且疾病进展较快，是不良预后的标志；*ATM*基因位于11q23，该基因编码近端DNA损伤反应激酶ATM，而del（11q）通常包含11q23区域缺失，研究发现携带del（11q）的患者疾病进展迅速，预后很差。

近年来，随着对AML发病机制的深入研究发现，细胞及分子遗传学异常是肿瘤发生的关键因素，可用于危险分层及指导治疗，与患者化疗疗效和远期预后密切相关。大约55%的AML患者携带畸变染色体，其中染色体不稳定（chromosomal instability，CIN）是癌细胞不断发生新染色体畸变的关键因素，而且影响调控细胞分裂和分化的基因表达，造成细胞增殖失控，是癌细胞的标志之一；AML中CIN与端粒功能障碍、纺锤体组装缺陷、姐妹染色单体凝聚异常、DNA双链断裂修复异常等密切相关，可导致染色体异常（如图5-2所示），在AML的发生、发展和复发中起重要作用。研究表明，CIN不仅是一种促癌机制，也是一种抑癌机制：中、低水平的CIN与致癌的遗传特征增加有关；而CIN水平过高可能导致细胞适应性降低或细胞凋亡。CIN作为促癌或抑癌机制的矛盾特性可能恰好解释了患者的预后差异。

CML是一种惰性恶性血液肿瘤，约占所有白血病病例的15%；CML患者9号染色体与12号染色体易位形成*BCR-ABL*融合基因，产生的BCR-ABL融合蛋白具有高酪氨酸激酶活性及高转化活性，可导致白细胞异常增殖。除白血病外其他血液系统疾病如MM、MDS等的发生也与细胞遗传学异常相关，目前已纳入对疾病的预后评估中。

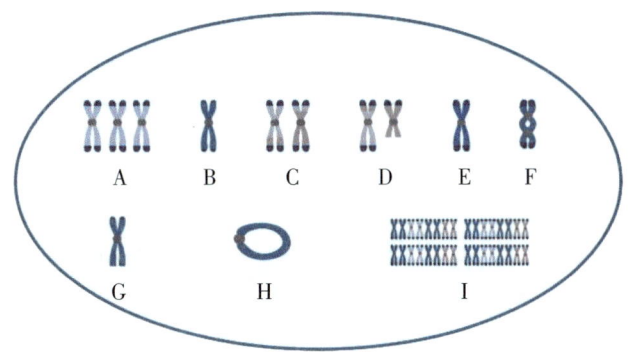

图 5-2　CIN 相关染色体异常（原创）

注：异常包括三体（A）、染色体端粒丢失（B）、相互易位（C）、不平衡易位（D）、单体（E）、双着丝粒染色体（F）、染色体片段丢失（G）、环状染色体（H）、多倍体（I）。

二、分子遗传学异常

经典的 Ph 染色体阴性（Ph⁻）的 MPNs 是一组异质性的髓系造血干细胞克隆性疾病，表现为髓系一系或多系细胞持续增殖，主要包括 ET、PV 及 PMF 等。研究发现，大约 95% 的 PV 患者携带有 *JAK2 V617F* 突变，其余 PV 患者中几乎均可检测到 JAK2 外显子 12 突变；约 50% 的 ET 及 PMF 患者携带 *JAK2 V617F* 突变，其余患者中大部分都携带 CALR 及 MPL 突变，仅有一小部分 ET 及 PMF 患者三种突变都不存在（即"三阴性"）。已有研究表明，*JAK2*、*MPL* 及 *CALR* 基因突变是 MPNs 的驱动突变，导致 JAK-STAT 信号通路被过度激活，造成细胞因子调节紊乱。干扰机体正常造血功能，出现脾大及相关临床症状。2016 年 Tefferi 等收集了就诊于梅奥诊所的 182 例 PMF 患者的 27 种基因突变数据发现，约 80% 的 PMF 患者除了携带 *JAK2*、*MPL* 及 *CALR* 驱动基因突变外，还伴有其他发生频率较高的基因突变，这些基因主要参与编码遗传修饰、转录调节因子及 mRNA 剪接等生物学过程。此外，Grinfeld 等发现，随着年龄增长和疾病的发展，MPNs 患者驱动突变的比例降低，非驱动突变的比例和数量不断增加；这些基因突变并非 MPNs 患者独有，在其他髓系肿瘤患者中也存在；驱动突变对 MPN 的表型是必不可少的，而非驱动突变可能有助于疾病的进展和白血病的转化，这些分子遗传学异常往往与患者预后密切相关，不断更新的预后分层系统可以给我们更多的提示。

利用全基因组测序技术发现，CLL 患者常见基因突变 44 个，重复体细胞拷贝数变异 11 个，这些基因主要参与 RNA 的加工输出、MYC 蛋白活性、丝裂原活化蛋白激酶（mitogen-activated protein kinase，MAPK）信号通路、DNA 损伤及修复等生物学过程，此外 AML、MDS、CMML 等疾病发生、远期预后也与分子遗传学的异常密切相关。

尽管这些基因突变与疾病发生的具体机制尚不明确，但携带潜在驱动癌症进展的基因突变是癌细胞区别于正常细胞的核心特征之一，这些突变特征可能会影响机体对肿瘤细胞的识别及免疫攻击。

第五节 表观遗传学异常

涉及基因序列信息的改变如细胞及分子遗传学的异常，可以导致生物表型发生改变并可遗传，但有研究表明在不涉及核苷酸序列改变的情况下，也可以发生可遗传的表型变化，即表观遗传变异（又称表观遗传修饰），其中 DNA 甲基化、组蛋白修饰（如乙酰化和甲基化）及可导致转录或转录后基因沉默或激活的微 RNA（microRNAs，miRNA）等非编码 RNA 改变作为主要的表观遗传机制，在血液系统疾病中具有重要作用。

DNA 甲基化是人类基因组的关键表观遗传机制，是指在 DNA 中的胞嘧啶或腺嘌呤残基上增加甲基集团，当甲基化模式异常时可影响多种细胞的生物学过程，包括胚胎发育、基因转录、染色体稳定性等，被认为是许多恶性肿瘤的重要特征，与恶性肿瘤的发生和远期预后相关。研究发现，恶性肿瘤中主要存在以下两种形式的异常甲基化模式：整个基因组的低甲基化或肿瘤抑制基因（tumor suppressor genes，TSG）启动子 CpG 岛的局部高甲基化，而后者可以导致 DNA 修复、P53 网络、细胞周期、RAS 信号通路、细胞凋亡、酪氨酸激酶级联反应等大量癌症相关细胞通路的异常。

通过对 CLL 患者进行全基因组 DNA 甲基化研究发现，CLL 患者中虽然具有多种不同的甲基化亚型，但随着时间的推移，DNA 甲基化模式具有相对稳定性。为研究 DNA 甲基化与肿瘤异质性的关系，对 104 个原发 CLL 细胞样本进行亚硫酸氢盐测序发现，与正常 B 细胞样本相比，CLL 细胞内部存在较高的样本内变异，这可能与恶性细胞的随机无序甲基化有关，是肿瘤细胞发生的基础。

为研究表观遗传学改变与弥漫大 B 细胞瘤（diffuse large B-cell lymphoma，DLBCL）进展的关系，Pan 等对 13 例 DLBCL 初诊时及复发样本进行了全基因组 DNA 甲基化分析，研究结果显示：DLBCL 患者在复发过程中表现出异质性的甲基化演变，其中与复发相关的肿瘤细胞甲基化与转化生长因子-β（transforming growth factor-β，TGF-β）受体激活通路密切相关；此外，复发样本内甲基化异质性程度较初诊样本降低。

AML 是起源于造血干/祖细胞的侵袭性血液系统恶性肿瘤，具有显著的临床异质性，发病涉及多种致病机制及信号通路异常，具有复杂的细胞、分子遗传学特点，其中反复出现的遗传畸变，如染色体重排及基因突变导致原癌基因激活或抑癌基因失活是疾病发生的重要机制，也是影响患者临床预后的关键因素。此外，研究显示表观遗传机制通过调控参与细胞发育分化基因的表达，在 AML 发病中发挥重要的作用。与正常造血细胞相比，AML 中 TSG 启动子高甲基化发生频率很高，此外还有部分频繁发生高甲基化的基因目前并未发现具有肿瘤抑制作用；AML 体外研究显示，启动子高甲基化并不总是发生于关键基因尤其是 TSG 中，因此甲基化在疾病过程中的作用机制还需进一步探索，但已明确的是，频繁的基因甲基化常常与不良预后相关。通过对 649 例 AML 患者的全基因组 DNA 甲基化分析发现，表观遗传、细胞及分子遗传学异常可能通过激活特异性炎症途径导致 AML 预后不良。

组蛋白修饰是指组蛋白在酶的作用下发生甲基化、乙酰化、磷酸化及泛素化等修饰的过程。染色质的基本单位核小体由 DNA 与组蛋白八聚体组成，DNA 呈双螺旋链并缠绕在八聚体上，染色质的结构主要由组蛋白的翻译后修饰决定，局部染色质结构的改变可影响转录因子与 DNA 的结合，从而影响细胞转录过程。一般来说，组蛋白乙酰化程度增加时转录活性增加，乙酰化减少时转录活性降低。此外，组蛋白尾部还可以发生甲基化（如图5-3所示）、磷酸化、泛素化等其他修饰，共同决定基因的转录状态并驱动肿瘤的发生。

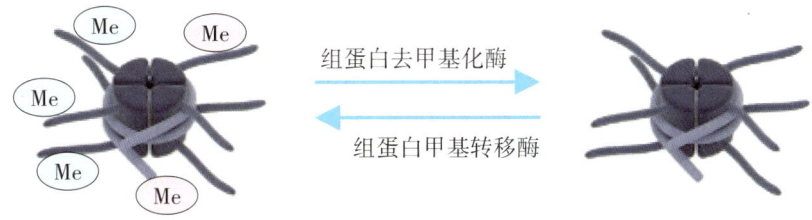

图5-3　组蛋白甲基化示意图（原创）

miRNA是一种内源性非编码RNA分子，在基因的翻译后调节中起重要作用。目前为止，已有大量研究表明不同的miRNA表达水平不同。Hsa-miR181b-5p高表达可以通过与MLK2亮氨酸拉链激酶相互作用促进AML细胞的增殖，而miR-169b在ALL中则具有肿瘤抑制作用。

几乎所有恶性肿瘤中都存在表观遗传学的改变，表观遗传学异常与经典细胞及分子遗传学异常共同驱动癌症的发生，彼此密切相关；表观遗传学改变可以导致基因突变，而突变也可以发生在调控表观遗传的基因中，从而影响表观遗传模式。目前表观遗传疗法已在白血病及淋巴瘤等血液系统疾病中取得疗效。

第六节　能量代谢异常

肿瘤细胞的异常增殖需要大量的能量供应，能量代谢异常是恶性肿瘤的标志之一。线粒体氧化磷酸化（mitochondrial oxidative phosphorylation，OXPHOS）和糖酵解是细胞产生ATP的2种主要途径。糖酵解是指在细胞质内葡萄糖转化为丙酮酸的代谢过程，正常细胞经糖酵解可获得自身所需能量的20%~30%；在有氧条件下，丙酮酸由胞质进入线粒体，经丙酮酸脱氢酶复合体催化氧化脱羧生成乙酰辅酶A进入三羧酸循环（tricarboxylic acid cycle，TCA cycle），经OXPHOS完全分解为二氧化碳和水，这一过程可为细胞代谢提供所需能量的70%左右；缺氧条件下，丙酮酸则继续在胞质内由乳酸脱氢酶催化还原生成乳酸。

线粒体是细胞内能量产生的重要场所，其数量、形态、活性受细胞类型和状态的影响，当细胞处于高能量代谢状态时，为提供更有效的电子传输增加产能，线粒体嵴及线粒体内膜的折叠扭曲程度可成倍增加，因此线粒体往往可反映细胞能量代谢的活跃程度。除了具有独特的结构和代谢特征外，线粒体在呼吸链电子传递产能的过程中还可以产生少量的活性氧（reactive oxygen species，ROS），可导致细胞损伤，因此线粒体的质量控制对细胞稳态至关重要。线粒体作为细胞能量代谢的重要一环，其功能障碍可导致多种疾病的发生，其中包括血液系统疾病。

20世纪初Warburg等指出，肿瘤细胞与正常细胞的能量代谢具有显著差异，有氧条件下肿瘤细胞仍优先依赖糖酵解供能，产生少量ATP及大量中间代谢产物如乳酸等，为肿瘤细胞提供能量供应、物质基础及适宜的微环境。

MacIntyre等的研究显示，与健康人相比，CLL患者血清样本中丙酮酸和谷氨酸浓度增高，提示糖酵解代谢过程活跃。通过对140例原发CLL样本的能量代谢分析显示：基因突变与能量代谢相关，CLL细胞的糖酵解活性与治疗耐药密切相关。此外，另有研究表明，脂肪酸氧化与造血干细胞的维持有关，并可能与白血病发生相关，其中CLL细胞可以像脂肪细胞一样储存脂肪并利用游离脂肪酸获取能量。

随着对肿瘤发病机制的深入研究发现，不同肿瘤细胞的能量代谢方式可能存在差异。LSCs主要依赖线粒体OXPHOS进行能量代谢，维持细胞存活。将CML患者的LSCs与分化的白血病细胞进行能量代谢分析比较发现，LSCs具有更高的OXPHOS水平，较分化的白细胞代谢增强，且对OXPHOS的抑制十分敏感；线粒体翻译抑制剂替加环素与CML标准治疗药物伊马替尼联合用药，对LSCs具有杀伤作用。

与正常造血细胞相比，AML细胞具有更高的线粒体质量，然而呼吸链复合体活性并没有随之增加，线粒体呼吸链储备能力较低，更容易受到氧化应激的影响。研究发现，STAT3可以通过促进MYC和SLC1A5的表达来调节LSCs中氨基酸的吸收和谷氨酰胺的分解，谷氨酰胺及其下游代谢产物的耗尽将导致OXPHOS活性下降，进而导致LSCs死亡。除OXPHOS外，脂肪酸代谢等其他能量代谢途径在LSCs中也被过度激活。当Bcl-2抑制剂抑制OXPHOS过程时，正常造血干细胞能够通过糖酵解来代偿性产能，但LSCs几乎没有糖酵解代偿能力。

细胞色素C氧化酶（cytochrome c-oxidase，COX）是一种位于线粒体上的跨膜蛋白复合物，参与呼吸电子传递链的组成，是细胞进行OXPHOS产生ATP的必需物质，其中Ⅰ、Ⅱ亚基是COX酶的2个重要催化中心。研究发现，*IDH*突变AML细胞较野生型AML细胞的COX活性显著降低，这与D-2-羟基戊二酸的大量累积有关，与线粒体氧化磷酸化为靶点的联合治疗可显著提高AML患者*IDH*突变抑制剂的疗效。通过对235例AML患者的骨髓或血液样本进行线粒体基因测序发现，当COX酶Ⅰ/Ⅱ亚基基因表达下调或发生突变时可对细胞遗传学正常的AML患者产生不良预后影响，其具体机制还需进一步探索。

血小板是基础状态下血液循环中代谢最活跃的细胞之一，其功能活动所需ATP依赖线粒体内的OXPHOS过程。研究发现，NO介导的线粒体复合体的改变可导致ATP产生减少，抑制血小板的聚集和分泌，导致出血。能量代谢是细胞生存所必需的生命活动，尤其对于肿瘤细胞来说，其代谢重编程为细胞的不断增殖提供了能量供给。因此，深入探究能量代谢异常与血液系统疾病的发生关系，可为疾病的预防和治疗提供新的思路。

第七节 炎 症

炎症反应在肿瘤的发生、发展、恶变、侵袭和转移的不同阶段中起着重要作用。此外，炎症还影响免疫调节及疗效。

19世纪Rudolf Virchow首先观察到肿瘤内白细胞的存在，表明炎症和癌症间可能存在联系。随着对肿瘤发病机制研究的不断深入，炎症与肿瘤的关系也越来越受到人们的重视。血液系统肿瘤的发生除了与细胞自身缺陷有关外，细胞外微环境因素在血液肿瘤的发生、发展中也发挥着重要作用，其中炎症网络与肿瘤细胞的存活及其对激素、化疗药物等的敏感性密切相关。一方面，炎症网络的过度激活是肿瘤发生的关键因素；另一方面，化疗期间肿瘤微环境中存在的大量炎症介质可以触发促炎症网络，并增强特异性免疫反应，促进肿瘤相关抗原的呈现并减弱免疫耐受，可用于癌症的免疫治疗。

慢性病贫血又称炎症性贫血（anemia of inflammation，AI），是仅次于缺铁性贫血的全球第二大贫血性疾病，临床发生率较高。统计显示，全球40%以上的贫血性疾病与炎症有关。铁是人体必需的微量元素，参与血红蛋白的合成，每日巨噬细胞吞噬衰老红细胞吸收的铁占血红蛋白合成所需铁的90%。全身炎症反应可导致铁转运发生剧烈改变，导致铁在巨噬细胞中滞留，并影响膳食铁的吸收。炎性因子例如IL-6可刺激肝细胞产生Hepc，通过IL-6/STAT3途径调节铁稳态；IL-1和激活素B（activin-B）也可以刺激Hepc的产生而影响铁代谢，但具体机制尚不明确。炎症也可导致促红细胞生成素（hormone erythropoietin，EPO）合成受损，进而导致贫血发生。大多数AI患者EPO水平较相对应的贫血程度更低，这可能是由于促炎细胞因子IL-1和肿瘤坏死因子（tumor necrosis factor，TNF）抑制了*EPO*基因表达和蛋白分泌。此外，炎症环境中红细胞的寿命变短，这可能与纤维蛋白原沉积在微血管中造成的机械性损伤及巨噬细胞的激活导致肝脾巨噬细胞的红细胞吞噬作用增强有关。

大量研究表明，炎症是MPNs的病理生理学特征之一，炎症信号的过度激活和炎性细胞因子的过度产生是导致疾病发生、发展的重要原因。骨髓纤维化（myelofibrosis，MF）往往同时伴有髓外造血及进展性骨髓衰竭，其发生与细胞因子的调节相关，细胞因子转化生长因子-β（transforming growth factor beta，TGF-β）对纤维化表型的发展至关重要。MF患者血浆炎性细胞因子水平升高往往与不良预后相关，例如IL-8/CXCL8比例升高是MF向sAML转化的预测标志物。此外，动物试验表明，肿瘤坏死因子α（tumor necrosi factorα，TNFα）可能是恶性克隆细胞产生的基础。研究发现，PV、ET及MF中都存在大量细胞因子的过度产生，导致细胞信号传导异常，并且不能用JAK2激酶或MPL激酶直接介导信号异常解释。此外，有证据表明，NF-κB信号通路的过度激活可导致MPNs骨髓微环境的改变，有利于恶性肿瘤细胞的持续存活。

非特定潜能的克隆性造血（clonal haemopoiesis of indeterminate potential，CHIP）是指在没有细胞减少和造血功能障碍等血液疾病的情况下，存在可驱动克隆性扩增的体细胞突变，常发生于老年人群。有研究认为，CHIP与肿瘤的发生密切相关，并且可能是肿瘤的前期状态。CHIP是AML、MDS和MPNs等髓系肿瘤的危险因素，DNMT3A、TET2和ASXL1是CHIP中最常见的突变，均与白血病的发生有关。动物模型显示，CHIP可影响造血干/祖细胞的数量和功能，并可促进白血病的转化。最近的研究表明，炎症在CHIP及其相关疾病的发病机制中起着关键作用。携带CHIP相关突变的造血干细胞来源的髓系细胞，尤其是巨噬细胞，可促进炎症的发生，并与炎性细胞因子水平的增加有关，这使其更具有适应性优势，从而进一步促进了CHIP克隆的增殖。此外，CHIP在AA及遗传性骨髓衰竭综合征中也很常见，CHIP相关突变可能会改变T细胞等免疫细胞的功能，从而影响自身免疫性疾病的发展及对癌细胞的免疫攻击。

肿瘤的发生不仅与遗传物质的改变相关，还受肿瘤微环境的影响，炎症细胞、炎症因子等是肿瘤微环境的重要组成部分。多种导致癌症的环境因素和危险因素都与慢性炎症相关，有统计显示，20%以上的癌症与慢性感染相关。癌症的发生也会诱发炎症微环境，进一步促进肿瘤的发展。已有研究表明，炎症微环境可促进血管生成，破坏特异性免疫反应，影响肿瘤细胞药物的敏感性，有助于恶性肿瘤细胞的存活增殖和转移。

第八节 自 噬

自噬是一种真核细胞中高度保守的分解代谢过程，负责清除和回收真核细胞中的细胞器等细胞质成分，并在应激后触发细胞死亡或促进细胞存活，对于维持微环境的稳态及造血干细胞的特性至关重要，参与细胞发育、非特异性免疫、细胞衰老、肿瘤抑制、细胞内质量控制等生物学过程。研究发现，自噬功能异常与多种血液系统肿瘤及自身免疫性疾病相关。

ITP是一种多因素自身免疫性疾病，以血小板破坏增加和/或血小板生成减少为特征，具体机制不明确，其中自身抗体在ITP的发病机制中发挥重要作用。最近的研究表明，自噬功能异常可能与ITP的发生有关。自噬在维持造血干细胞的特性和造血微环境稳态方面发挥着重要作用。自噬确保了造血干细胞向巨核细胞的适当分化；在巨核细胞分化的早期阶段，外源性药物诱导的自噬可以阻碍巨核细胞的成熟，减少骨髓中血小板的形成，并影响血小板功能；而在成熟的巨核细胞中，自噬缺陷可导致异常的血小板激活，而不改变血小板的数量和大小。因此，自噬的异常水平会在细胞分化的不同阶段产生不同的影响。此外，自噬相关基因（autophagy-related genes，ATG）如*ATG7*等的缺失及哺乳动物西罗莫司靶标（mammalian target of rapamycin，mTOR）过度表达可导致ITP患者自噬功能异常，影响造血干细胞向巨核细胞的分化，最终导致血小板的形成和功能异常，导致ITP的发生。

自噬在多种疾病的发生中都发挥关键作用，如2型糖尿病、神经退行性疾病、心血管疾病和癌症等。目前发现有超过30个ATG参与调节细胞自噬过程，ATG7、ATG5、ATG4C等自噬相关基因的丢失与癌症发生有关。自噬水平降低可导致功能失调的蛋白质和细胞器大量堆积，进一步促进恶性肿瘤发生。维持基本水平的自噬对细胞存活至关重要。

AML起源于造血干/祖细胞的异常改变，导致髓系分化受阻，造血功能受抑，其不良预后与细胞分子遗传学特征密切相关。因此，针对异常的细胞分子遗传学特征开发的靶向药物在AML的治疗中发挥重要作用，目前FMS样的酪氨酸激酶3（FLT3）抑制剂、IDH抑制剂及Bcl-2抑制剂等在部分AML患者中已显示出显著的疗效，但获得性耐药限制了靶向药物的发展和临床应用。近期研究显示，自噬在包括AML在内的多种癌症的发生和发展中起着复杂的作用。自噬是消化细胞内内容物的代谢过程，并参与细胞对低氧、基因组不稳定、代谢应激、能量需求和肿瘤化疗等的应激反应。参与自噬过程的关键基因如*ATG7*、*SIRT1*、*STK11/LKB1*和*BECN1*的高表达与AML患者不良预后和治疗后缓解时间缩短相关。AML中TRPM2、VMP1和CXCR4等蛋白表达失调，可上调白血病细胞的基础自噬水平，从而促进癌细胞存活和白血病进展。

分子伴侣介导的自噬（chaperone-mediated autophagy，CMA）指被分子伴侣识别的蛋白与溶酶体相关膜蛋白2A（lysosomal associated membrane protein 2A，LAMP2A）结合后最终被溶酶体降解的过程。尽管大多数癌症中均发现CMA上调，但最近的研究显示CMA下调与血液系统恶性肿瘤相关；LAMP2的表达缺失可导致CMA缺陷，进一步引起MDS-AML患者阿扎胞苷耐药及生存率降低。此外，研究显示NPM1突变的白血病细胞中自噬相关基因的mRNA水平升高，突变型NPM1蛋白可与PML蛋白结合，导致PML蛋白在胞浆内异常定位和积聚，并通过AKT信号通路增强自噬，促进白血病细胞存活；针对自噬抑制剂和/或关键介质包括PML的研究可能为NPM1突变的AML治疗提供潜在的研究方向（如图5-4所示）。

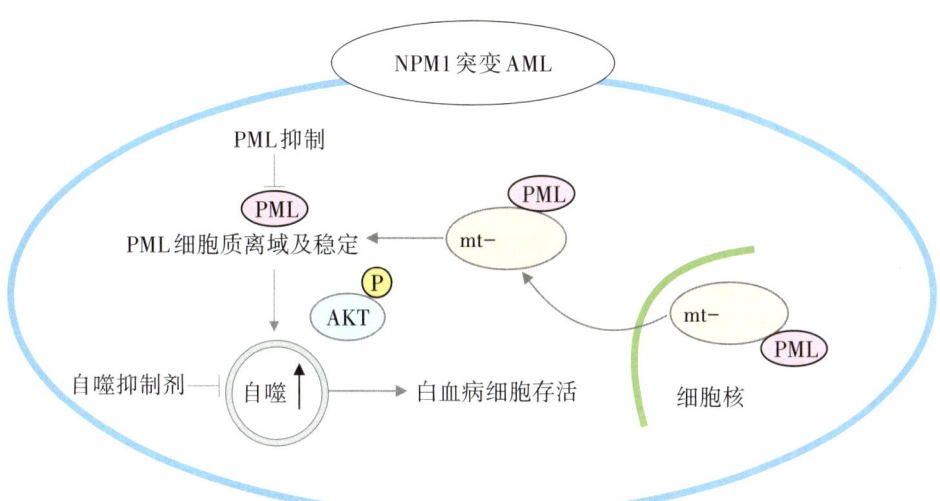

图5-4　NPM1突变与自噬（原创）

目前研究发现，自噬与血液系统疾病的发生、发展及耐药性有关，深入研究自噬的作用及其对肿瘤生长、预防、抗癌治疗和耐药性的影响至关重要。调节细胞自噬是未来癌症药物开发的一个新方向，有助于防止疾病进展和逆转耐药。

（朱玉、刘蓓、成娟）

参考文献

［1］BRISSOT E, TROADEC M, LORÉAL O, et al. Iron and platelets: a subtle, under-recognized relationship［J］. American Journal of Hematology, 2021, 96(8): 1008-1016.

［2］GUTOWSKA K, FORMANOWICZ D, FORMANOWICZ P. Interrelations between iron and vitamin A-Studied using systems approach［J］. International Journal of Molecular Sciences, 2022, 23(3): 1189.

［3］SCHMIDT T, KHARABI MASOULEH B, LOGES S, et al. Loss or inhibition of stromal-derived PlGF prolongs survival of mice with imatinib-resistant Bcr-Abl1(+) leukemia［J］. Cancer Cell, 2020, 37(1): 135-136.

［4］JAVAN M, SAKI N, MOGHIMIAN-BOROUJENI B. Aplastic anemia, cellular and molecular aspects［J］. Cell Biology International, 2021, 45(12): 2395-2402.

［5］HOEVENAAR W, JANSSEN A, QUIRINDONGO A, et al. Degree and site of chromosomal instability define its oncogenic potential［J］. Nature Communications, 2020, 11(1): 1501.

［6］DE OLIVEIRA L M, BROFMAN P R S, SCHMID-BRAZ A T, et al. Chromosomal instability in acute myeloid leukemia［J］. Cancers (Basel), 2021, 13(11): 2655.

［7］GIACOPELLI B, WANG M, CLEARY A, et al. DNA methylation epitypes highlight underlying developmental and disease pathways in acute myeloid leukemia［J］. Genome Research, 2021, 31(5): 747-761.

［8］LIU L, LIU H, LI J, et al. Role of epigenetic in leukemia: from mechanism to therapy［J］. Chemico-Biological Interactions, 2020, 317: 108963.

［9］PANUZZO C, JOVANOVSKI A, PERGOLIZZI B, et al. Mitochondria: a galaxy in the hematopoietic and leukemic stem cell universe［J］. International Journal of Molecular Sciences, 2020, 21(11).

[10] AMAYA M, INGUVA A, PEI S, et al. The STAT3-MYC axis promotes survival of leukemia stem cells by regulating SLC1A5 and oxidative phosphorylation[J]. Blood, 2022, 139(4): 584-596.

[11] RAFFEL S, KLIMMECK D, FALCONE M, et al. Quantitative proteomics reveals specific metabolic features of acute myeloid leukemia stem cells[J]. Blood, 2020, 136(13): 1507-1519.

[12] ASADA S, KITAMURA T. Clonal hematopoiesis and associated diseases: a review of recent findings[J]. Cancer Science, 2021, 112(10): 3962-3971.

[13] TSAI F, LINDSLEY R. Clonal hematopoiesis in the inherited bone marrow failure syndromes[J]. Blood, 2020, 136(14): 1615-1622.

[14] LONG M, MCWILLIAMS T. Monitoring autophagy in cancer: from bench to bedside[J]. Seminars in Cancer Biology, 2020, 66: 12-21.

[15] CHEN S, BAO L, KEEFER K, et al. Transient receptor potential ion channel TRPM2 promotes AML proliferation and survival through modulation of mitochondrial function, ROS, and autophagy[J]. Cell Death & Disease, 2020, 11(4): 247.

第六章 血液系统疾病的诊断技术

第一节 一般血液检查

血常规作为一般的血液学检查，具有易于测定、快速、费用低、精确的特点，可对血细胞进行数值和形态等的检测，对于贫血、病毒性感染、细菌性感染、肿瘤等疾病的诊断及预后具有显著的临床意义。随着实验室检验技术的进步及对疾病的深入研究，血常规的检测项目也在逐渐增加。

白细胞的分布和数量受患者的免疫状态和感染的影响，中性粒细胞和淋巴细胞是人类免疫防御的重要细胞成分；中性粒细胞是非特异性免疫系统抵御感染的第一道细胞防线，淋巴细胞主要参与机体的特异性免疫应答，细菌感染往往引起机体的中性粒细胞增加及淋巴细胞计数减少。体内研究表明，单核细胞可诱导肿瘤发生和血管生成，抑制抗肿瘤免疫反应。因此，有研究认为单核细胞增多和淋巴细胞计数减少可能与肿瘤的发生有关。血红蛋白、血小板计数、红细胞分布宽度等血液学指标与疾病的预后具有一定相关性，可用于辅助判断患者预后。Lauseker等的研究显示，血红蛋白、原始细胞计数、年龄、染色体异常等临床特征与CML患者预后相关。此外，血小板计数、髓系免疫表型、转化为急变期前是否接受酪氨酸激酶抑制剂（tyrosine kinase inhibitors，TKI）治疗、年龄等临床特征与CML急变期患者的生存相关。红细胞是最常见的血细胞类型，可通过血液循环进行氧气和二氧化碳的运输。生理情况下，人体红细胞的体积为80~100 fL；由于细胞膜可塑变形性和相对适中的细胞内分子（主要是血红蛋白）含量，在生理或病理情况下，红细胞体积可发生显著的变化而不会造成细胞损伤。红细胞分布宽度（red blood cell distribution width，RDW）是衡量外周血红细胞体积大小异质性的指标，由平均红细胞体积进行数学推导而来，是全血细胞计数的一部分。

RDW的异常增高可反映红细胞稳态的严重破坏，包括红细胞生成受损和异常红细胞存活，可能与各种潜在的代谢异常相关，如氧化应激、炎症、端粒长度缩短、血脂异常、营养不良、高血压、EPO功能改变等。自动血液学分析仪可进行RDW检测，用于反映外周循环中红细胞体积的分布，最先用于贫血的鉴别诊断。多项研究表明，RDW与心血管疾病、代谢综合征及肝肾疾病、慢性阻塞性肺疾病等多种临床疾病预后相关，并被认为是各种恶性肿瘤治疗效果的潜在预后指标。通过收集168名健康人和153例CML患者的临床特征并进行回顾性研究分析发现，临床特征血小板计数、确诊时RDW值、年龄与CML患者疾病进展相关，是CML患者的潜在预后指标；在慢性期CML患者中，RDW与患者的总生存期（overall survival，OS）、无事件生存期（event-free survival，EFS）显著相关，与无转移生存期（transformation-free survival，TFS）无关；与较低RDW患者相比，高RDW患者死亡率更高。此外，RDW的高低与是否接受TKI治疗相关。Lee等对146例症状性MM患者的研究显示：RDW可作为MM患者的临床疗效与疾病预后的潜在预测因素；RDW异常增高患者较正常RDW患者经治疗后的完全缓解率更低，经中位随访47个月后，RDW异常增高患者较正常RDW患者的无进展生存期更短。越来越多的研究表明，RDW与多种疾病发生及诊疗疗效甚至疾病预后相关，RDW作为一项简单且常规的血液诊断指标，为患者的健康状况、亚临床和临床疾病提供了有价值的信息。

网织红细胞是未成熟的红细胞，是评价骨髓红系造血功能的可靠指标，临床上网织红细胞计数一般用于评估骨髓中红细胞生成的能力，同时在贫血的诊断和鉴别诊断及监测疗效中发挥重要作用。传统的网织红细胞计数主要依赖于显微镜下人工计数，费时费力，且存在固有的取样误差、重复性有限，明显限制了其临床应用。国际血液学标准化委员会于1998年发表了网织红细胞计数参考方法，仍然包括用新亚甲基蓝染色涂片后于光学显微镜下进行计数的方法。20世纪80年代，流式细胞术计数法由于其操作简便、省时、具有良好的取样准确性等优势，在临床上逐渐得到了广泛的应用。目前针对网织红细胞的分析的参数指标也在逐渐增多，精确度也逐渐提高。

随着医学检验技术的进步及相关学科的发展，一般血液检查的项目将会越来越多，结果的准确度也会越来越高，将为临床诊断、治疗及预后评估提供更详细、精准的数据支持。

第二节　血液生化检查

作为现阶段临床检验中最为常见的检验项目之一，血液生化检查是现有临床检验的重要组成部分。通过检测血液中糖类、脂肪、蛋白质的代谢产物及衍生物以及各种酶、离子等，可以了解受检者的健康状况，对疾病的诊断及治疗具有重要的指导意义。

高钙血症是癌症患者中常见的可危及生命的电解质代谢紊乱之一，是预后不良的标志，往往表现为钙离子水平的异常升高。癌症早期高钙血症的发生率较低，为1%～5%，晚期癌症患者高钙血症的发生率显著增加，且与较差的预后相关。研究显示，高钙血症患者的中位生存期为确诊后2～6个月。在所有恶性肿瘤中，MM患者高钙血症发生率最高，其次是乳腺癌、肾癌和各种鳞癌；在血液系统恶性肿瘤中，除MM外，白血病和淋巴瘤中高钙血症的发生率也较高。根据血清钙离子水平，高钙血症可分为轻度、中度及重度。轻度高钙血症患者一般症状不明显，重度高钙血症患者除伴有食欲缺乏、恶心呕吐、便秘、腹痛等消化系统症状外，还可以出现疲劳、焦虑、认知功能障碍甚至昏迷等神经精神症状以及心律失常、心电图QT间期缩短等心血管系统异常。此外，高钙血症还可以导致肾脏浓缩功能受损，出现多尿症状，加之恶心和不适等胃肠道症状使患者液体入量减少，可导致患者容量不足，进一步出现肾功能不全，从而危及患者生命。约20%的恶性肿瘤（如MM、白血病、淋巴瘤等）高钙血症是由于溶骨性病变导致骨中钙的大量释放而引起的，肿瘤细胞释放的细胞因子可以刺激甲状旁腺激素相关肽（PTHrP）的产生，增加成骨细胞NF-κB受体活化因子配体（RANKL）的表达，进一步激活破骨细胞前体NF-κB受体活化因子（receptor activator of NF-κB，RANK），从而刺激破骨细胞骨吸收及钙磷外流，最终导致血液中钙离子水平异常增高。巨噬细胞炎性蛋白1α（macrophage inflammatory protein 1α，MIP1α）与MM高钙血症的发生相关，它可以诱导破骨细胞生成并抑制骨髓基质细胞向成骨细胞分化。早期诊断和治疗高钙血症，可以改善患者的临床症状和生活质量，避免延误肿瘤治疗。

$β_2$微球蛋白（$β_2$-microglobulin，$β_2$-MG）是一种轻链蛋白。研究显示，血$β_2$-MG水平升高与MM、淋巴瘤、白血病及MDS等多种血液系统恶性肿瘤的低生存率有关。多因素分析治疗前$β_2$-MG水平与初治AML患者临床疗效的关系发现，在≥60岁AML患者（n=591）中，细胞遗传学特征、体能状态、$β_2$-MG水平、尿酸水平及乳酸脱氢酶（lactate dehydrogenase，LDH）水平是AML患者生存的独立预测因素。其中在老年AML患者中，较高$β_2$-MG水平是影响老年AML患者疗效、OS、无复发生存期（relapse-free survival，RFS）及无事件生存期（event-free survival，EFS）的独立不良预后因素。

LDH几乎存在于所有重要器官的细胞质中，当细胞发生裂解或细胞质膜损伤时，LDH可被释放入细胞外；LDH共包括5种同工酶（LDH1-5），主要存在于红细胞、白细胞、血小板、淋巴结、心肌、骨骼肌、脑、肾、肝、肺、脾脏中。其中LDH-3同工酶主要存在于肺和特殊肿瘤细胞中；LDH-4主要存在于肾脏、胎盘和胰腺中，尤其在发生胰腺炎时，LDH-4可显著升高。初治白血病患者中总LDH及LDH-2、LDH-3和LDH-4同工酶往往异常升高；当MM患者的总LDH、LDH-3和LDH-4同工酶同时异常升高时，往往预示患者预后很差。然而目前对LDH同工酶的检测多停留于实验室研究，并未在临床中普及。

过快的细胞增殖以及过高的肿瘤负荷可导致癌细胞的迅速裂解及电解质、蛋白质和核酸等细胞内容物的大量释放，其中肿瘤细胞裂解后核酸释放入血并最终被分解为尿酸，因此血尿酸（uric acid in serum，S-UA）水平与癌细胞的裂解密切相关，是肿瘤细胞快速增殖和裂解的标志。为检测S-UA水平与AML患者临床预后的关系，Yamauchi等收集了初治并接受诱导化疗的56例AML患者的临床资料并进行回顾性研究分析显示：S-UA水平与外周血LDH、外周血白细胞数、外周血原始细胞数及骨髓原始细胞数无关；所有患者诊断时S-UA中位数为5 mg/dL，CR组患者S-UA水平较NR组更低，高S-UA水平（>5 mg/dL）患者较低S-UA水平（≤5 mg/dL）患者预后更差。提示S-UA是AML不良预后的潜在标志。

体液（如血浆、脑脊液、尿液等）中存在多种肿瘤来源的细胞及生物大分子，通常被认为能够反映肿瘤细胞的基因组、转录组和蛋白质组学特点，具有肿瘤细胞代谢变化特征，许多可以从血液中检测到的物质如LDH、$β_2$-MG等已被验证可以作为潜在生物标记物，用于辅助疾病诊断、治疗反应和疾病复发评估。此外，体液样本在临床上易获取，侵入性小，易于重复，费用低，为重复检测以持续评估疾病发生、发展提供了可能。随着医学检验及相关学科的发展，生化检测将在临床疾病诊治中发挥更加重要的作用。

第三节　骨髓检查

骨髓是人体的主要造血器官，也是血液系统疾病的主要受累部位，随着多学科研究技术的发展，针对血液系统疾病的检查手段也越来越先进和丰富，目前除一般血液及生化检查外，骨髓细胞形态学及骨髓活体组织检查、流式细胞术、细胞及分子遗传学检查、组织及淋巴结活检、游离轻链及免疫固定电泳和影像学检查等多种检查方法相互配合大大提高了疾病的诊断率，有助于全面、准确地了解患者病情变化及疾病转归情况，也有助于临床医师及时调整治疗方案，对患者的治疗有着积极的临床意义。

骨髓穿刺涂片和骨髓活检检查仍是目前血液系统疾病诊断、疗效及预后评估的最重要和最基本的方法，两者相互补充，在非血液系统疾病中也有广泛的应用。骨髓穿刺和活检可在门诊及住院部进行。髂后上棘由于位置表浅，周围无关键的神经血管等结构，常作为首选的穿刺位点，安全性高，并且技术操作简单，临床确诊率高，费用相对较低，具有显著的诊断价值。骨髓穿刺技术主要是使用穿刺针从髂后上棘或胸骨等穿刺点抽吸骨髓液，涂抹在玻璃载玻片上，并进行Wright-Giemsa或其他染色后借助光学显微镜检查。骨髓涂片对评估单个细胞形态很有价值，通过骨髓涂片染色可观察患者骨髓细胞形态学特征，计算不同的细胞计数及比例，还可以通过普鲁士蓝反应了解骨髓细胞内的铁水平。此外，骨髓穿刺抽取的骨髓液可以进行流式细胞术检查、细胞化学染色、细胞遗传学及分子生物学分析等检查。骨髓活检操作方法同骨髓穿刺，使用活检针获取骨髓组织，并进行活检切片的制备，免疫组化和标本染色为骨髓病理诊断提供了更可靠的依据，骨髓纤维化患者的骨髓活检病理切片如图6-1所示，主要展示网状纤维染色（突出显示网状纤维）和巨核细胞形态（突出显示骨髓纤维化的异常巨核细胞形状）。通过骨髓活检可观察骨髓组织结构，了解骨髓增生程度，准确计数巨核细胞数量，发现淋巴瘤、肉芽肿及转移癌等局灶性病变。胸骨骨髓穿刺极少发生心脏压塞而导致死亡，疼痛、出血和感染是穿刺活检的罕见并发症。

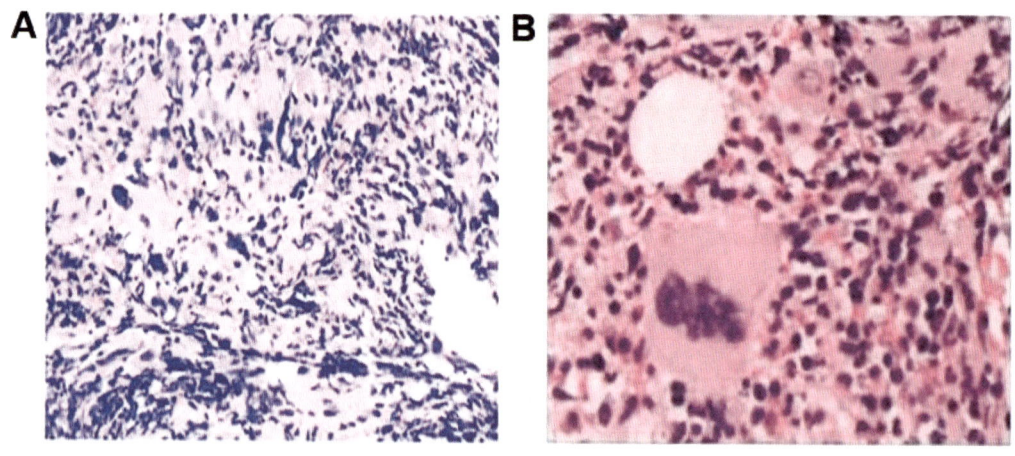

图6-1　骨髓活检病理

注：A图，骨髓纤维化患者活检标本显示网状纤维染色，网状纤维呈弥漫和致密性增加；B图，巨核细胞多形性明显，胞体大、核分叶多；放大倍数400。

（资料来源：兰州大学第一医院）

传统上骨髓穿刺活检一般在触诊引导下选用髂后上棘作为首选穿刺位点手动穿刺，但随着生活水平的提高，于血液科就诊的肥胖患者比例也在逐渐增加。肥胖患者髂部周围存在过多的脂肪组织，穿刺对操作者要求较高，有时难以确定穿刺是否到达骨面，用传统方式获取骨髓标本较为困难；此外，肥胖本身也增加了骨髓检查术后出血的风险。CT引导下骨髓穿刺活检较触诊引导下更易获得检查标本，还可减少出血并发症的发生，这可能是肥胖患者进行骨髓检查的可靠方法。此外，超声或透视引导下的骨髓穿刺为骨髓干细胞的提取提供了技术保障。

自1971年以来，Jamshidi针一直是骨髓采样的首选设备（与我国的骨髓穿刺针大同小异）。多项研究表明，手动操作Jamshidi针非常安全，并且诊断成功率较高。2007年，一款全新电池供电骨髓活检产品（OnControl动力钻机）研发成功，该设备通过使用电池供电的钻头将骨髓穿刺针插入骨骼，代替了手工操作，并获得了FDA批准。为比较以上2种操作方式的优劣，Jain等回顾分析了2011年2月至2013年2月在匹兹堡大学医学中心进行的75例骨髓活检结果，其中44例采用Jamshidi针手动穿刺活检，31例采用上述OnControl动力钻机，结果显示两种方式的活检标本整体质量相当，但OnControl动力钻机可能会导致更多的组织破坏，造成更多的抽吸伪影。

骨髓穿刺活检在血液系统恶性肿瘤及其他疾病的诊断及鉴别诊断、放化疗或骨髓移植等其他治疗的随访评估中发挥关键的作用，与影像学技术的结合为特殊情况下的骨髓标本提取提供了技术保障，为减少患者不适感，获取更高的标本质量，将为穿刺活检设备的研发注入源源不断的动力。

第四节　流式细胞术检测

流式细胞术是利用激光激发高速匀速运动的带有各种荧光标记的微粒，并检测微粒由此产生的散射光信号和荧光信号来反映微粒的各个参数，并将特定性状的微粒分选出来，再进行分析或培养的现代革命性新技术。该技术融合了流体力学、生物物理学、电子技术、高等数学、有机化学、分子生物学、计算机科学、生物技术、激光技术、临床医学、分子生物学等多学科理论知识，是多专业研究智慧的结晶，广泛应用于生物学、免疫学、遗传学、血液学、肿瘤学等诸多研究领域。

2006年在美国贝塞斯达举行的国际会议中指出，流式细胞术适用于：血细胞减少，尤其是两系或全血细胞减少；白细胞计数升高，包括淋巴细胞增多、单核细胞增多及嗜酸性粒细胞增多症；骨髓或外周血或体液中存在非典型细胞或原始细胞；浆细胞增多或单克隆丙种球蛋白病；在器官肿大或组织肿块等临床情况下对恶性肿瘤疾病的筛查，敏感性高；不推荐在成熟中性粒细胞增多、多克隆高丙种球蛋白血症、红细胞增多、血小板增多及嗜酸性粒细胞增多等情况下的应用。随着单克隆抗体技术的进步及荧光染料的研发，流式细胞术有了更加迅猛的发展。目前多参数流式细胞术（multiparametric flow cytometry，MFC）在血液系统肿瘤诊断、分期及治疗反应监测尤其是微小残留病变（minimal residual disease，MRD）的检测中发挥着重要作用，已成为临床进行肿瘤诊断治疗及预后判断的不可替代的检测方法之一。

在血液系统肿瘤中，患者经诱导治疗获得缓解后，骨髓或外周血中往往仍残存有极少量的肿瘤细胞（即MRD），这是疾病复发的高危因素，其远超出经典光学显微镜的观察极限。MFC则可以进行MRD监测，弥补了组织形态学的信息漏缺，在疾病诊断及监测复发的过程中发挥了重要作用。近年来，流式细胞分析技术已取得显著进展，从基本2~4色流式细胞术已发展为多参数流式细胞分析（又称MFC），目前，用于MRD分析的MFC可同时识别多个表型标记，能够在短时间内对大批量细胞进行快速识别分选，较分子检测技术效率更高。二代流式细胞术（next generation flow cytometry，NGF）对高通量流式方法进行了改进，能够进行数百万细胞（>10^7）的快速分析，大大提高了检测效率，提高了灵敏度。

AML是一种异质性血液系统恶性肿瘤，通常需要在一线诱导治疗后根据患者复发风险进行及时强化治疗。2017年欧洲白血病网（european leukemianet，ELN）在成人AML的诊断和管理中指出，除细胞及分子遗传学特征外，MRD水平也是影响AML的独立预后因素，并推荐将MRD作为AML的疗效评估标准之一。此外，在儿童AML中也推荐流式细胞术检测MRD来作为疾病复发的评估指标。2018年，ELN MRD工作小组提出了在AML中进行MRD免疫表型检测或分子学诊断的5个理由：为确定更深的缓解状态提供客观的评价指标；为完善治疗结果评估并指导缓解后治疗；为在临床复发前早期识别复发以进行及时干预；为移植后患者提供更精细化的监测指标；作为替代终点,加快药物测试和批准。根据ELN的建议,MFC-MRD检测应包括一套基本的表面标志物,即早期祖细胞相关标志物(CD34和CD117)、髓系相关标志物(CD11b、CD13、CD15和CD33)以及其他分化标志物(CD2、CD7、CD19、CD56和HLA-DR),骨架抗体包括CD34、CD117、CD13、CD15、CD33和CD7,设门抗原为CD45,前向散射/侧向散射(FSC/SSC)图进行数据分析,必要时应加入单核细胞管,包含CD4、CD11b、CD14、CD33、CD34、CD64、HLA-DR和CD45。使用≥8色的仪器设置有望大幅提高MFC-MRD检测的特异性。

设门是对流式数据进行图形化分析的一种方法,将流式细胞分布图中某一区域的细胞作为目的细胞群进行圈定(即设门),再对门内的细胞群进行单参数或多参数分析。CD45/SSC是免疫分型国际通用设门方法,该区域可供使用更多特异性标记识别原始细胞和测定其表型,可以将绝大多数白血病细胞鉴定出来。研究者可根据研究需求制定符合自己的门控策略。专家强烈建议按照三步设门法进行设门,以避免遗漏弱势克隆,必要时进行序贯设门。

传统的流式数据分析依赖专家凭借经验圈出样本细胞亚群,最终实现细胞分群可视化,但手工圈门分析效率低,时间成本高,主观性强,结果可靠性及可重复性差;在分析参数越来越多,分析细胞数量呈指数级增长的背景下,已不适宜进行这种高通量、大样本的数据分析解读。自聚类算法模型被提出用于流式数据自动圈门以来,自动化数据分析技术的发展进入了快车道。多参数流式细胞数据非监督聚类算法及多参数流式细胞数据自动识别监督分类算法是应用于流式细胞仪自动分析的两类主要算法,利用数学算法及适配的软件实现数据的自动化处理分析可以避免因手工分析导致的结果误差,结果更加客观,并且有助于流式数据的充分挖掘及生物标志物的发现。目前针对机器学习相关算法的创新优化是流式数据分析的研究热点。

流式细胞术在临床血液学领域的应用范围越来越广,重要性越来越突出。流式细胞术可以在单个细胞水平上对细胞特性进行定量分析,是进行疾病诊断、分型、危险分层和治疗监测的重要研究方法。随着科学技术的进步,流式细胞术可同时测定的参数数量也在增加,更多参数的应用使血液恶性肿瘤的分析更加精细,同时自动化数据分析技术的发展也使得流式细胞术具有更加广阔的应用前景。

第五节 细胞遗传学检测

染色体和分子遗传学异常与血液系统肿瘤的发病及临床异质性密切相关,是进行疾病诊断、疗效和预后评估的关键,其中染色体异常是血液系统肿瘤诊断分类最可靠的标准之一,通常也是靶向治疗和疾病监测的基础,细胞遗传学结果的分析解读还应始终考虑患者的病史以及其他实验室检查的结果。细胞遗传学分析技术主要包括染色体带型分析(chromosome banding analysis,CBA)(又称核型分析)和分子遗传学检测技术,如荧光原位杂交(fluorescence in situ hybridization,FISH)及微阵列分析技术等。这些分析技术各有利弊,相互补充,不能彼此取代。

一、染色体核型检测

CBA仍然是目前进行染色体异常评估最常用的方法,染色体的丢失、增加导致的单体或三体,以及染色体发生的易位、倒位、缺失等异常,均与血液系统肿瘤的发生密切相关,CBA可以对整个基因组染色体的数目和结构进行全面评估,1例AML患者使用G显带技术进行染色体核型分析的结果如图6-2所示。

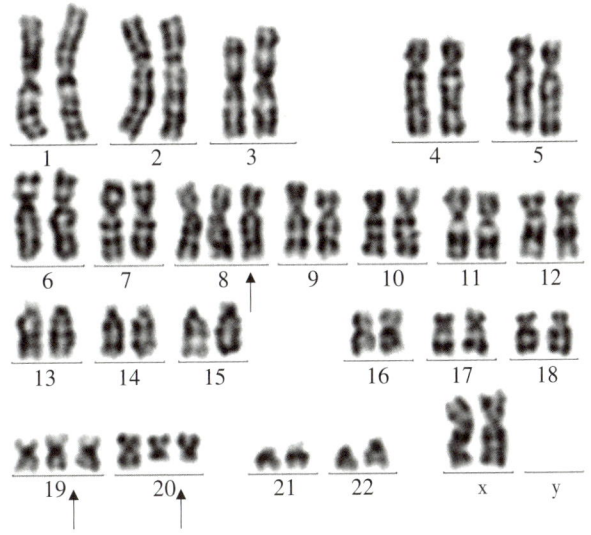

图6-2 1例AML患者的核型分析结果

注：患者核型结果为49，XX，+8，+19，del（20）（q12），+del（20）（q12）。箭头提示8号三体、19号三体，20号长臂1区2带的缺失和获得。

(资料来源：兰州大学第一医院)

CBA也存在一定的局限性：需要对含有活细胞的新鲜标本进行细胞培养；只能观察处于有丝分裂中期的细胞，这在某些血液系统肿瘤中可能很难获得。由于CBA对染色体异常的检出依赖于获得良好中期分裂相的细胞数量（一般在20个中期分裂相中同时存在2个细胞异常，就判定为结果阳性），因此细胞培养的好坏会影响最终检测结果的准确性。此外，传统的G显带技术由于分辨率有限（大约10 Mb），可能难以识别复杂和隐匿的染色体异常，这些都可能导致结果检出率降低。考虑到以上影响因素，为获得最佳的CBA检测结果，在整个检测过程中应注意以下方面：

（一）检测标本的选择

一般临床上常用的检测标本包括骨髓、外周血、新鲜组织（淋巴结、结外浸润组织等）、脑脊液等，建议选用最明显受累部位的组织或体液作为检测标本。比如对于MPNs、MDS、AML及MM来说，骨髓液是最佳的受检标本；对于存在明显外周循环受累的恶性疾病如CLL来说，外周血则是首选的检测标本；对于淋巴瘤来说，淋巴结或来自其他受累部位的组织可以作为受检标本，除非有形态学或免疫表型证据证明存在骨髓或外周循环浸润，否则不建议使用骨髓液或外周血作为检测样本。

（二）样本管理

样本应该在无菌条件下收集并尽快进行细胞培养，以减少储存及运输过程中细胞的死亡。

（三）核型分析

建议至少由两位经验丰富的、有资质的检查人员共同鉴定20个中期分裂细胞核型；任何情况下发现克隆异常（如在≥2个中期分裂相中观察到三体和/或结构异常，或在≥3个中期分裂相中发现单体），都应至少分析10个中期分裂相细胞；建议选取不同质量的中期分裂相细胞。

二、荧光原位杂交技术

FISH主要是利用碱基互补配对的原理，用荧光物质标记的已知核酸分子作为探针与组织细胞中的待测核酸杂交，并在荧光纤维镜下观察最终形成的复合物以检测待测细胞中的染色体数量及结构变化的定性及相对定量的分析技术。与CBA相比，FISH可以同时分析分裂中期和间期的多个细胞，并进行定量分析，尽管只提供位点特异性数据，但分辨率和灵敏度明显更高，可以检查复杂隐匿性染色体异常，弥补了CBA的检查盲区，可作为CBA的辅助检查手段。临床常用的FISH探针主要包括：着丝粒探针，主要用于观察染色体数目异常（单体、三体、其他非整倍体）；全染色体涂染探针，主要用于观察复杂易位或染色体显带质量差及无法用染色体显带技术识别的核型；位点特异性探针，主要用于观察拷贝数变异或基因重排。通常将两个以上位点特异性探针组合使用检测基因重排：双重融合探针用于检测两个已知基因间的重排，而分离探针用于检测单个基因的重排。在进行FISH检测时需要注意以下方面：利用细菌人工染色体文库获得的自制探针时，为保证探针的敏感性和特异性，建议在正常的中期分裂相细胞中进行验证；FISH结果判读必须包含检测阈值，当具有阳性细胞的细胞数达到或超过阈值时，检测标本才能判定为阳性，这对于检测结果可能低于阈值的肿瘤浸润样本尤其重要。染色体微阵列分析技术等新兴技术也可以用于染色体检测，并可以弥补CBA和FISH检查的一些缺点，微阵列分析不需要对细胞进行检测，而且对于染色体非平衡性结构异常及拷贝数变异具有高的灵敏度，而利用CBA及FISH检测则很容易造成漏检，染色体微阵列分析技术已广泛应用于ALL、CLL等多种血液病中。

染色体异常对血液系统肿瘤的发病机制研究、疾病诊断和预后评估至关重要。染色体核型分析是临床染色体检验的最常用方法，可检测染色体数目异常及大于10 Mb的片段结构异常，但存在技术步骤相对复杂、细胞培养成功率低、检测时间较长等技术缺陷；FISH可以检测CBA无法识别的隐匿性异常，但一般只能对特定核酸序列进行检测，无法对全染色体组进行全面评估。染色体微阵列分析技术（又称分子核型分析）属于高分辨率全基因组拷贝数变异分析技术，与传统的分析技术相比，技术操作简单，不需细胞培养，具有较高程度的自动化、高分辨率特点，目前已应用于包括临床等在内的多个领域；此外还有低深度全基因组测序等多种检测方法，多种分析技术各有千秋，相互补充，适应不同的临床需求。在CML、MDS及AML中，染色体显带技术是检测染色体畸变的重要工具；而在其他髓系肿瘤、CLL、NHL和MM中，FISH和/或微阵列分析技术可以克服染色体条带分析的缺点，能够识别潜在的隐匿改变或相互易位；染色体微阵列分析技术、测序等新技术具有更高的检测分辨率和灵敏度。检测技术的不断更新优化，为临床研究及诊治提供了技术支持。

第六节　基因突变检测

近年来，基因突变与血液系统疾病的关系越来越受到人们的关注，基因突变检测可以进一步补充扩展细胞形态学、流式细胞术及细胞遗传学检测等其他技术平台的检测范围，在血液系统疾病诊断分型、预后评估、用药指导及治疗监测、MRD监测等方面具有广泛的应用，目前聚合酶链式反应、二代测序及基因芯片等已成为血液系统疾病分子生物学检测的关键组成部分。

数字聚合酶链式反应（digital polymerase chain reaction，dPCR）又被称为第三代PCR，于

1999年首次提出，本质上属于核酸分子绝对定量技术，主要包括分散体系、PCR扩增和信号检测三个步骤，将含有目的核酸的PCR反应体系进行有限稀释，将其分散成单一模板的PCR体系后再进行扩增，继而通过统计检测及泊松分布校正以实现目的核酸绝对定量；相较于前两代普通PCR及定量PCR（quantitative PCR，qPCR），dPCR能够实现对核酸的绝对定量，并能够降低PCR抑制剂的干扰，特异性强且灵敏度高。根据不同的分散方式，市场上的dPCR主要包括：依赖于油包水微滴生成技术的微滴式数字PCR（droplet digital PCR，ddPCR）、基于微孔芯片技术的微孔板数字PCR（micro-chamber digital PCR，mdPCR）和基于微流控技术的微流控芯片式数字PCR（microfluidic chip digital PCR，mcdPCR）三种主要类型。dPCR已被证明在低丰度核酸的准确检测和量化方面具有独特优势，与二代测序技术相结合，在血液病诊断、预测复发和MRD监测及甲基化DNA检测等方面具有关键作用。

目前dPCR已广泛应用于多种血液系统肿瘤的基因突变检测，尤其在Ph染色体阴性的MPNs及AML中已进行了大量深入研究。驱动基因突变是Ph染色体阴性的MPNs的重要发病机制之一，约95%的PV患者携带*JAK2 V617F*基因突变，约50%ET及PMF患者携带*JAK2 V617F*基因突变，其余患者中大部分都携带*CALR*及*MPL*基因突变。2015年Fontanelli等比较了qPCR和ddPCR两种方式检测*JAK2 V617F*基因突变的特异性和灵敏度，225例经qPCR检测携带*JAK2 V617F*基因突变的患者中有99例患者同时进行了ddPCR检测，结果显示两种检测方式的特异性一致，但ddPCR的灵敏度比qPCR高半个对数，随后在其他的研究中也获得了类似的结论，2016年对CALR I 型和 II 型突变进行ddPCR定量检测发现其检测灵敏度可达0.02%。AML预后很差，多数获得CR后的AML患者最终仍会复发，因此迫切需要改进耐药白血病细胞的检测方法。Parkin等利用ddPCR技术检测AML CR患者样本中频繁突变基因的变异等位基因分数（variant allele fraction，VAFs）以评估低至0.002%水平的突变克隆的持久性，研究发现，大多数CR患者仍残留有异常寡克隆性造血，尽管细胞计数非常少，但与诊断时主要肿瘤细胞群基因组一致性高，且在疾病复发时仍然存在，因此，被认为是AML复发的常见来源。ddPCR是一种可量化基因突变的高准确性和灵敏度的检测方法。

二代测序（next-generation sequencing，NGS）即下一代测序，又称高通量测序，可对大规模遗传物质进行相对定量并行测量，在精准医学背景下，以其高灵敏度、高通量、高效率、易于操作的优势广泛应用于血液系统疾病的预后评估、分层治疗及MRD监测等领域；基于不同的测序方式，主要分为全外显子组测序、转录组测序、单细胞测序、高深度Panel及全免疫组测序等，不同测序技术可结合应用以满足不同的科研及临床需求。

Ph染色体与CML的发生、发展和急变密切相关，是CML的特征性遗传学改变，研究发现约95%的CML患者可检出Ph染色体。9号和22号染色体的长臂间发生相互易位（但不是完全平衡易位）是Ph染色体产生的原因，在这个过程中，9号染色体的*ABL1*基因和22号染色体的*BCR*基因融合构成*BCR-ABL1*融合基因，与Ph染色体一起在CML疾病诊断中发挥关键作用。研究发现，ABL1激酶结构域（kinase domain，KD）突变是导致CML患者对TKI耐药的关键机制，在约50%获得性耐药CML患者中可检出ABL1 KD突变，目前已发现多种不同的KD点突变与伊马替尼、尼罗替尼及达沙替尼等TKI耐药相关，因此有必要对这些点突变进行识别以用于耐药时的TKI种类转换。通常用Sanger方法对BCR-ABL1 cDNA进行ABL1 KD突变检测，但仅能检测突变频率高于10%~20%的突变，灵敏度不高，而NGS的检测灵敏度可达10^{-6}~10^{-7}，大大提高了检出率。

为实现肿瘤的个性化治疗，临床需要操作简单、检测周期短、特异性强且灵敏度高、成本低、结果可靠的检测技术为其保驾护航。在血液系统疾病检测中，dPCR检测技术快速可靠，能够实现目标序列的绝对定量分析，且不依赖任何标准曲线和标准品，常规用于疾病诊断、MRD

评估等。dPCR 比传统的 NGS 检测更快，费用更低，灵敏度更高，出错率更低，DNA 样本需求量更少，并且无需涉及生物信息学，但无法像 NGS 一样进行大规模基因测序。此外，基因芯片等其他检测技术也为临床基因突变的检测提供了技术服务。

第七节 组织及淋巴结活检

病理学检查是临床血液系统疾病诊断及指导治疗的重要检查手段，尤其在淋巴瘤的诊疗过程中发挥着巨大作用。淋巴瘤是一类起源于免疫系统淋巴组织的异质性肿瘤性疾病，以淋巴细胞或组织细胞的恶性增殖为特征，无痛性进行性淋巴结肿大和局部肿块是其特征性临床表现，病理类型复杂，治疗及预后差异很大。临床医师往往需要结合临床表现、体格检查、实验室检查、影像及病理学检查结果进行综合诊断，其中组织病理学检查对疾病诊断尤为重要，合格的组织标本是病理检查的基础。目前标本获取的方法很多，包括手术切除活检（surgical excision biopsy，SEB）、影像学引导下粗针穿刺活检（core needle biopsy，CNB）和细针穿刺活检（fine needle aspiration，FNA）等。

SEB 是淋巴瘤疾病诊断的金标准，主要是指在麻醉下经手术切除完整的病变淋巴结或结外病灶，术中冷冻切片检查可初步辅助鉴别淋巴瘤与非淋巴造血组织肿瘤，但通常不足以确诊。手术切除的完整淋巴结或组织新鲜标本均应尽快交由病理科医师妥善处理。由于 SEB 通常是切除完整淋巴结，获取了足量、优质的病理组织标本，可以避免因取材不完整导致的诊断不肯定或误诊。尽管 CEB 存在一定的局限性，如耗时较长、费用较高、术后并发症较多、部分深部组织病变不便于获取标本等，但仍是目前提倡的获取淋巴瘤病理组织标本的首要方式。

CNB 通常是指在超声或 CT 影像学引导下使用活检针或弹射活检设备对病变的淋巴结或结外淋巴瘤病灶进行穿刺，获取标本后进行病理学检查。获取的病理组织标本不如 SEB 完整、足量，通常作为 SEB 的主要替代方法，相较于 SEB 具有微创、便捷、快速等优势，并且可以减少出血等并发症的发生。但是部分研究认为，CNB 在对淋巴瘤诊断的准确性上仍存在争议，需要更多研究探索 CNB 的诊断准确性及应用条件，以提高 CNB 对淋巴瘤的诊断应用价值。

FNA 同 CNB 一样，通常需要借助影像学引导，借助细针穿刺在病灶中来回运动反复抽吸以获取病灶细胞液进行病理学检查，具有检测时间短、微创性及费用低等特点。但是由于 FNA 只能依靠单个细胞特征进行观察，因此往往还需要联合 FMC 等其他检查进行综合诊断。相比 CNB 而言，FNA 联合 FCM 对淋巴瘤诊断的价值仍存在争议，还需要更多的研究来进一步探讨应用于淋巴瘤诊断的应用条件。

病理学检查是血液系统疾病诊疗中的重要手段，足量、合格的组织标本是进行形态学观察以及开展免疫表型和遗传学研究的物质基础，临床医师需要选择最佳的取样方式以辅助诊断。

第八节 游离轻链及免疫固定电泳检测

游离轻链与免疫固定电泳检测在 MM 疾病诊断及分型、病情监测及治疗指导中具有重要的检测价值。MM是一种以克隆性浆细胞异常增殖并分泌大量单克隆免疫球蛋白（又称M蛋白、副蛋白）为特征的恶性血液病，中老年人为主要发病人群，且近年来有年轻化趋势，MM起病隐匿，临床表现多样化。最新的MM临床指南推荐，可通过骨髓涂片、血清蛋白电泳（serum protein electrophoresis，SPEP）、免疫固定电泳（immunofixation electrophoresis，IFE）、血清游离轻链（serum free light chain，sFLC）、尿蛋白电泳、尿免疫固定电泳及24h尿轻链测定等方法进行MM的诊断检测。

骨髓涂片是最基础的检查手段，操作简单，主要通过骨髓穿刺发现一定比例的恶性浆细胞，显微镜下可以直接观察恶性细胞的形态及计数，但检查结果可能会受骨髓取材限制。由于MM病灶常呈局灶性分布且常常出现骨髓"干抽"，导致一部分患者诊断困难。有研究显示，约5%症状性MM患者经骨髓涂片检查显示为阴性，因此单一的骨髓涂片检查可能导致漏诊。

M蛋白是恶性浆细胞克隆增殖产生的异常免疫球蛋白或免疫球蛋白片段，与肿瘤细胞的恶性增殖密切相关，并且在健康人群中不表达或低表达，因此成为疾病诊断的主要检测对象。临床最早应用于M蛋白测定的SPEP主要是利用电泳的方法对血清蛋白的整体进行测定，是一种半定量检测技术，但是检测灵敏度低，对于M蛋白分泌量低于检测阈值或非分泌型MM患者容易漏诊。

Alfonso等于1964年首次提出IFE的概念，将免疫沉淀反应与琼脂糖凝胶蛋白电泳相结合，可以对样本中的各种蛋白成分进行分离，用于区分蛋白类型；20世纪80年代初用于单克隆免疫球蛋白病的辅助检测，单克隆免疫球蛋白病是一组与浆细胞异常单克隆增殖密切相关的疾病，主要包括意义未明的单克隆丙种球蛋白病、MM、冒烟性骨髓瘤等，其中MM最为常见。IFE较PEP敏感性更高，且能够对M蛋白进行分型检测，但是由于沉淀性抗体的存在，无法对单克隆免疫球蛋白进行量化。值得注意的是，由于纤维蛋白原产生的条带容易与M蛋白产生的条带混淆，因此IFE一般选择血清而非血浆作为检测样本，血液样本采集、存放及处理等可能会对检测结果造成一定的影响。IFE联合其他M蛋白检测方法能够显著提高检测灵敏度和准确性，避免漏诊、误诊，并且更有利于观察疾病病程及判断疗效。

sFLC测定是一种更客观、更直接的M蛋白测量方法，相较于SPEP、sIFE灵敏度更高，同时比尿IFE更方便（需要收集24 h尿），在疾病诊断和疗效监测中发挥着重要作用。sFLC分析需要对κFLCs、γFLCs及κ/γ比值进行测量，肾功能损害或感染、炎症性疾病引起的多克隆免疫球蛋白血症可能会对结果造成轻微影响，但是κ/γ比值仍是反映克隆增殖的敏感指标。

为了研究sIFE、sFLC及SPEP+sIFE+sFLC用于单克隆丙种球蛋白病诊断的准确性，Kuriakose等分析了46例临床症状和体征提示可能患有单克隆丙种球蛋白病的就诊患者（其中包括30例单克隆丙种球蛋白病患者及16例非单克隆丙种球蛋白病患者）的SPEP、sIFE、sFLC及治疗前血清β2微球蛋白的检测数据，结果显示sIFE联合sFLC的诊断准确率为80%，敏感度为81.3%，特异度为78.6%，阳性预测值为89.7%，阴性预测值为64.7%。而SPEP+sIFE+sFLC组合检测的诊断准确率为100%，研究提示SPEP+sIFE+sFLC比任何单独一项或两项检测手段都更准确，但还需更大样本的临床试验加以验证。

随着各学科技术的发展，检测方法日趋完善，临床医师需要对患者进行综合评估，选择最佳的检测方式，以避免不必要的检查，减轻患者的经济负担。

第九节 影像学检查

近年来，随着人口老龄化，血液系统疾病的发病人数也在逐年增加，早期发现、早期诊断、早期治疗对疾病的预后有着极其重要的影响，而正确的诊断离不开先进、丰富的检查手段，其中影像学检查具有不可替代的诊断价值。

治疗后残留肿瘤细胞可导致疾病复发，因此MRD检测对血液系统肿瘤患者具有重要意义。除免疫学检测、细胞及分子生物学检测、组织病理学检测等检测技术外，影像学检查在MRD检测中具有重要作用。MM是一种以骨髓内浆细胞单克隆异常增殖为特征的恶性血液系统疾病，MM治疗后MRD的鉴别往往依赖于MFC及NGS等分子生物学检测技术对骨髓残留恶性浆细胞的检测（骨髓内检测）及正电子发射计算机断层显像（positron emission tomography-computed tomography，PET-CT）的联合影像技术对髓外病变（extramedullary disease，EMD）的检测（骨髓外检测）。研究发现7%~34%的患者存在骨旁EMD，1%~4%的患者存在骨外EMD。

多种成像技术致力于帮助临床医生识别肿瘤性溶骨性病变，这对MM和其他丙种球蛋白病的鉴别诊断至关重要。由于MM是一种多部位骨质受累并且具有空间异质性的恶性疾病，因此检测手段的特异性和敏感性及能否进行全面评估是MRD检测的关键。为避免MRD检测假阴性，2016年IMWG标准明确定义"MRD显像阴性"为在疾病诊断时或之前PET-CT检测阳性高代谢病灶消失。

18F-氟脱氧葡萄糖（Fluorodeoxyglucose，FDG）PET-CT是目前常用的影像检查方法之一，作为髓内检测的补充手段，可以在诊断时帮助识别肿瘤性骨质破坏和其他髓外占位病变，并提供有关FDG摄取的功能代谢信息，在多种血液系统疾病的诊断及预后评估中发挥着关键作用，18F-FDG PET-CT在淋巴瘤Ann Arbor分期诊断中的应用如图6-3所示，根据病灶组织与正常组织摄取FDG功能代谢不同，可突出显示病灶，辅助临床医师诊断，避免漏诊。但是PET-CT检查也存在一定的缺点：首先，PET-CT检查需要一定的核医学专业知识及大型的医疗检查设备，往往只有大型医院才会配备，限制了检查的广泛应用；其次，约10%的患者可能由于残留肿瘤细胞内己糖激酶水平降低导致FDG摄取减少，进而导致MRD影像学检测出现假阴性，使用不依赖己糖激酶的替代示踪剂可以克服这一缺点。最近的研究发现，11C-蛋氨酸与细胞蛋白质的合成相关（MM细胞蛋白质合成活跃）可以作为PET示踪剂。为比较11C-蛋氨酸与FDG分别作为PET-CT示踪剂对局灶性病变检查的敏感性在MM患者中进行了头对头的试验验证，结果发现11C-蛋氨酸比FDG检查更敏感。PET-CT与其他MRD检测技术（如NGS、二代流式细胞术、质谱等）相互补充，为MRD检测提供了技术支持，临床医师可以根据患者不同的临床症状及治疗反应有针对性地选择不同的检查方式。

传统磁共振成像（magnetic resonance imaging，MRI）技术凭借高灵敏度（尤其在检测BM浆细胞浸润和溶骨性破坏方面）特点广泛应用于MM诊断，但很少应用于MRD检测。其不如PET-CT敏感、准确，这可能与MM局灶性病变消失过程太过缓慢导致相邻两次检查间区别不大以及MRI无法区分疤痕组织和正常组织有关，而全身弥散加权成像（diffusion-weighted imaging，DWI）MRI技术可避免以上技术缺陷，并且检测结果与PET-CT的检测结果相似，进一步扩大了全身MRI在MM中的应用范围。全身、动态、对比增强MRI可以提供相关病变组织血流动力学信息，更加有助于疗效评估。由于结合了检测骨髓受累和评估疗效的最佳技术，混合PET-MRI有可能成为最佳成像方式，可以提供全身"一站式"成像。此外，X线、核素检查也在疾病诊断、疗效及预后评估分层中发挥着关键作用。

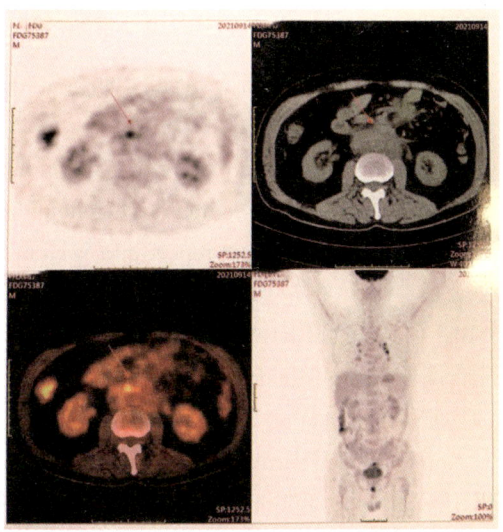

图6-3　淋巴瘤Ann Arbor分期PET-CT检测示例

注：红色箭头表示淋巴结受累。

（资料来源：兰州大学第一医院）

随着各学科技术的发展融合，各种检查方法不断更新优化，为临床个性化治疗提供了技术保障，但这也对临床医师的知识和技能提出了更高的要求，其中面对不同的临床状况，如何做出最佳选择是临床医师面临的巨大挑战之一，对疾病治疗过程进行标准化分析以及制定统一的评估标准是解决问题的关键。

（朱玉、刘蓓）

参考文献

[1] FERREIRA J, LAMIRAL Z, BAKRIS G, et al. Red cell distribution width in patients with diabetes and myocardial infarction: An analysis from the EXAMINE trial[J]. Diabetes Obes Metab, 2021, 23(7): 1580-1587.

[2] LI T, LI X, CHEN H, et al. Higher red blood cell distribution width is a poor prognostic factor for patients with chronic myeloid leukemia[J]. Cancer Management and Research, 2021, 13: 1233-1243.

[3] CHAKHTOURA M, EL-HAJJ F G. Treatment of hypercalcemia of malignancy[J]. Endocrinol Metab Clin North Am, 2021, 50(4): 781-792.

[4] DUNPHY K, O'MAHONEY K, DOWLING P, et al. Clinical proteomics of biofluids in haematological malignancies[J]. International Journal of Molecular Sciences, 2021, 22(15):8021.

[5] 郭元成, 刘蓓. 质谱流式细胞术：急性髓系白血病精准诊疗的新热点[J]. 兰州大学学报：医学版, 2022, 48(1): 81-84.

[6] RIVA G, NASILLO V, OTTOMANO A M, et al. Multiparametric flow cytometry for MRD monitoring in hematologic malignancies: clinical applications and new challenges[J]. Cancers：Basel, 2021, 13(18):4582.

[7] RASHEED H, DONIA H, NADWAN E, et al. Identifying leukemia-associated immunophenotypes in acute myeloid leukemia patients using multiparameter flow cytometry[J]. Oman Medical Journal,

2021, 36(6): e323.

[8] DUETZ C, BACHAS C, WESTERS T M, et al. Computational analysis of flow cytometry data in hematological malignancies: future clinical practice? [J]. Current Opinion in Oncology, 2020, 32(2): 162-169.

[9] GRANADA I, PALOMO L, RUIZ-XIVILLÉ N, et al. Cytogenetics in the genomic era [J]. Best Practice & Research Clinical Haematology, 2020, 33(3): 101196.

[10] GAO M, LI S, WANG L, et al. Identification of a cryptic submicroscopic deletion using a combination of fluorescence in situ hybridization and array comparative genomic hybridization in a t(3;5)(q25;q35)-positive acute myeloid leukemia patient: a case report and review of the literature [J]. Medicine (Baltimore), 2020, 99(43): e22789.

[11] RACK K, VAN DEN BERG E, HAFERLACH C, et al. European recommendations and quality assurance for cytogenomic analysis of haematological neoplasms [J]. Leukemia, 2019, 33(8): 1851-1867.

[12] COCCARO N, TOTA G, ANELLI L, et al. Digital PCR: a reliable tool for analyzing and monitoring hematologic malignancies [J]. International Journal of Molecular Sciences, 2020, 21(9): 3141.

[13] NANGALIA J, GREEN A. Myeloproliferative neoplasms: from origins to outcomes [J]. Blood, 2017, 130(23): 2475-2483.

[14] TURNER K, FRINACK J, ETTORE M, et al. An international multi-center serum protein electrophoresis accuracy and M-protein isotyping study. Part I: factors impacting limit of quantitation of serum protein electrophoresis [J]. Clinical Chemistry and Laboratory Medicine, 2020, 58(4): 533-546.

[15] BHUTANI M, FOUREAU D, ATRASH S, et al. Extramedullary multiple myeloma [J]. Leukemia, 2020, 34(1): 1-20.

[16] RASCHE L, CHAVAN S, STEPHENS O, et al. Spatial genomic heterogeneity in multiple myeloma revealed by multi-region sequencing [J]. Nature Communications, 2017, 8(1): 268.

[17] CAVO M, TERPOS E, NANNI C, et al. Role of (18)F-FDG PET/CT in the diagnosis and management of multiple myeloma and other plasma cell disorders: a consensus statement by the International Myeloma Working Group [J]. The Lancet Oncology, 2017, 18(4): e206-e217.

[18] MESSIOU C, HILLENGASS J, DELORME S, et al. Guidelines for acquisition, interpretation, and reporting of whole-body MRI in myeloma: myeloma response assessment and diagnosis system (MY-RADS) [J]. Radiology, 2019, 291(1): 5-13.

[19] BERTAMINI L, D'AGOSTINO M, GAY F. MRD assessment in multiple myeloma: progress and challenges [J]. Current Hematologic Malignancy Reports, 2021, 16(2): 162-171.

第七章
血液系统疾病的治疗进展

第一节 化 疗

目前血液系统恶性肿瘤的治疗仍以传统化疗为主,分子靶向治疗、免疫治疗及造血干细胞移植等在医疗水平不高的地区尚未普及。20世纪70年代,阿糖胞苷和蒽环类药物组成的"3+7"标准化疗方案在急性髓系白血病(acute myeloid leukemia,AML)中得到了广泛的应用,该方案至今仍是成人AML治疗中最为重要的诱导方案。根据药物的作用性质及作用原理,可将抗肿瘤药物分为以下几类。

一、烷化剂

烷化剂是最早问世的细胞毒性药物,其主要作用机制是抑制DNA合成,对RNA和蛋白质的合成也有一定作用,属于细胞周期非特异性药物。常用的烷化剂以氮芥类为主,如氮芥、环磷酰胺(cyclophosphamide,CTX)和苯达莫司汀,其他烷化剂还有美法仑、白消安、达卡巴嗪及卡莫司汀。

氮芥是霍奇金淋巴瘤(hodgkin lymphoma,HL)患者MOPP(氮芥+长春新碱+丙卡巴肼+泼尼松)方案中的主要组成药物,但由于其可引起染色体异常,第二肿瘤发生率和不孕率较高,20世纪70年代提出的ABVD(阿霉素+博来霉素+长春碱+达卡巴嗪)方案治疗缓解率和5年无病生存率(disease-free survival,DFS)均显著优于MOPP方案,已替代MOPP成为HL的首选化疗方案。

CTX是氮芥的环磷酰胺酯,该药除用于急性白血病、淋巴瘤和多发性骨髓瘤(multiple myeloma,MM)的治疗外,也是骨髓移植常用预处理方案的主要药物。骨髓抑制是该药的主要副作用,大剂量治疗时可出现出血性膀胱炎,临床上常规使用美司钠来预防。大剂量CTX在难治性实体肿瘤中疗效良好,近期有研究者评估了其在淋巴瘤中的临床疗效,结果显示复发难治性非霍奇金氏淋巴瘤(non-hodgkin's lymphoma,NHL)中大剂量CTX疗效、安全性良好,有希望作为CAR-T(chimeric antigen receptor T-cell immunotherapy)前的桥接治疗。也有研究者利用大剂量CTX治疗高白细胞血症,临床疗效良好,不良反应在可接受范围。

苯达莫司汀是氮芥的双功能衍生物,除氮芥基团外,还包括苯并咪唑环(起嘌呤类似物的抗代谢作用)和正丁酸侧链(增加水溶性),主要用于淋巴瘤的治疗。该药在2021年中国临床肿瘤学会(Chinese Society of Clinical Oncology,CSCO)和NCCN指南中均被推荐为滤泡性淋巴瘤

（folieular lymphoma，FL）和套细胞淋巴瘤（mantle cell lymphoma，MCL）的一线用药。一项多中心随机对照试验（randomised controlled trial，RCT）显示，苯达莫司汀联合利妥昔单抗在惰性NHL中的无进展生存期（progress free survival，PFS）和安全性均优于传统R-CHOP（利妥昔单抗、环磷酰胺+阿霉素+长春新碱+泼尼松）方案。另外在NHL自体造血干细胞移植（autologous stem cell transplantation，ASCT）的预处理中也有一定的优势。

二、抗代谢药物

抗代谢药物属于细胞周期特异性药物，主要作用于S期。常用药物为MTX、阿糖胞苷、阿扎胞苷及地西他滨，除此之外，还有6-巯基嘌呤、羟基脲等。

氨甲蝶呤（methotrexate，MTX）是治疗急性淋巴细胞白血病（acute lymphoblastic leukemia，ALL）的经典化疗药物，其常见不良反应为黏膜溃疡。大剂量MTX治疗ALL历史悠久，目前除用于ALL患者缓解后巩固强化、维持治疗和防治中枢神经系统及睾丸浸润外，还可用于与阿糖胞苷或利妥昔单抗等药物联合治疗原发中枢神经系统淋巴瘤，临床疗效显著。最近研究发现，MTX对免疫性血小板减少症（immune thrombocytopenia，ITP）也有一定疗效，可使其血小板计数稳定在$100×10^9$/L以上。

阿糖胞苷是胞嘧啶核苷的类似物，是治疗急性白血病的核心化疗药物，在诱导、强化、巩固等治疗中有着不可或缺的地位，另外，其在难治性慢性淋巴细胞白血病（chronic lymphocytic leukemia，CLL）和HL中也有一定临床疗效。CPX-351是一种阿糖胞苷和柔红霉素的脂质体包封剂，阿糖胞苷和柔红霉素的比例为5:1时，其可绕过P-糖蛋白外排泵，使得白血病细胞优先摄取脂质体。分别于2017年和2018年获得美国食品药品监督管理局（Food and Drug Administration，FDA）和欧洲药品管理局（European Medicines Agency，EMA）批准用于治疗相关性AML或伴有骨髓增生异常变化的AML患者，NCCN指南也推荐使用CPX-351对上述类型患者进行诱导或巩固治疗。

阿扎胞苷和地西他滨也属于去甲基化药物，是AML的一线治疗药物之一，尤其是老年及复发难治性AML，多与传统化疗、靶向药物、免疫治疗联合。但因去甲基化药物缺乏基因特异性，治疗过程中可能导致某些原癌基因或抑癌基因异常激活或沉默，从而导致难治、耐药白血病发生，因此需借助分子生物学手段对患者进行精准、个体化治疗。

三、抗微管药物

该类药物为植物碱类，主要作用于M期，通过与微管蛋白结合抑制有丝分裂。常用药物包括长春新碱、长春地辛和紫杉醇。

长春新碱和长春地辛均为从长春花中提取并广泛应用于临床的长春碱类抗肿瘤药物，FDA批准的长春新碱适应证为ALL、慢性粒细胞白血病（chronic myeloid leukemia，CML）原始细胞危象以及HL和NHL，其主要不良反应为周围神经毒性。紫杉醇是从紫杉中提取出的一种生物碱酯类复合物。研究表明，紫杉醇对T细胞淋巴瘤细胞株Jurkat具有显著的诱导凋亡作用，在复发中度恶性淋巴瘤患者中单药有效率达50%，且治疗耐受性良好。

四、拓扑异构酶抑制剂

拓扑异构酶抑制剂是治疗白血病的常见药物，其中拓扑异构酶抑制剂Ⅱ长期以来一直用于AML的一线和挽救疗法，如柔红霉素和伊达比星，常与核苷类似物（如阿糖胞苷）联合使用，其主要不良反应为心脏毒性。Vosaroxin是最新的拓扑异构酶Ⅱ抑制剂之一，与蒽环类药物相似，可有效地抑制拓扑异构酶Ⅱ并诱导双链DNA断裂，但比传统蒽环类药物具有更好的疗效和更低的心脏毒性。

五、糖皮质激素

糖皮质激素是体内最重要的内分泌激素之一，由肾上腺皮质束状带细胞合成并分泌而成。糖皮质激素在多种血液系统疾病的治疗过程中有重要作用：

（1）治疗自身免疫性疾病，如ITP、自身免疫性溶血性贫血（autoimmune hemolytic anemia，AIHA）等。

（2）与其他化疗方案联合，治疗淋巴系统恶性肿瘤，如ALL、淋巴瘤、MM等。

糖皮质激素针对淋巴细胞具有特殊的溶细胞效应，主要通过诱导细胞凋亡介导，现已成为ALL标准治疗方案中的重要组分。也有研究者尝试使用糖皮质激素治疗AML，早期结果显示大剂量糖皮质激素联合化疗可提高缓解率并改善患者预后，然而近年有报道称糖皮质激素耐药率较高，因此其在治疗AML的临床价值还有待商榷。糖皮质激素还用于治疗MM，近年来研究者们发现一些新型药物可与糖皮质激素联合使用以加强抗肿瘤作用。例如，来那度胺和泊马度胺等免疫调节剂与地塞米松联用可直接增强抗肿瘤作用；伊莎佐米和卡非佐米等新型蛋白酶抑制剂与地塞米松联用治疗复发难治性MM。

第二节 分子靶向药物治疗

随着对疾病认识的不断加深，传统细胞毒类等化疗药物愈加显示出其局限性，血液系统恶性肿瘤的分子靶向治疗近年来取得了突破性的进展，并在临床上得到了广泛应用。

一、靶向突变位点

（一）FLT3抑制剂

FLT3定位于13号染色体长臂，是Ⅲ型受体酪氨酸激酶家族的一员，主要参与造血细胞的增殖、分化和凋亡。*FLT3*突变是AML中最常见的突变，约占30%，其中内部串联复制（internal tandem duplication，ITD）约占25%，酪氨酸激酶结构域（tyrosine kinase domain，TKD）点突变仅占7%，FLT3-ITD通常在正常核型AML中较常见，且预后较差。

如图7-1所示，*FLT3*突变可进一步激活下游STAT、丝氨酸/苏氨酸蛋白激酶（RAF）、PI3K等信号通路相关分子。针对伴*FLT3*突变的AML，目前已有如索拉非尼、吉瑞替尼、米哚妥林、奎扎替尼和舒尼替尼等小分子酪氨酸激酶抑制剂，可抑制FLT3信号通路并靶向杀伤白血病细胞。近年大量临床试验表明，多靶点小分子酪氨酸激酶抑制剂对AML患者的治疗效果相比传统化疗有很大改善，然而实际治疗中由于耐药性的存在，单独使用该类药物的缓解持续时间仍不理想，联用其他化疗药物已成为治疗该类AML患者的首选策略。第一代FLT3抑制剂包括索拉非尼、舒尼替尼和米哚妥林。索拉非尼联合常规化疗在AML中的应用较为广泛；体外和体内研究发现，索拉非尼和地西他滨、阿扎胞苷等去甲基化药物具有协同抗肿瘤作用，在与HSCT联合治疗时亦显示出良好临床疗效。舒尼替尼具有直接的抗肿瘤和抗血管生成活性，对AML细胞的作用机制与索拉非尼相似。近年来同样进行了非常多的舒尼替尼联合常规化疗的临床试验，在一项Ⅰ/Ⅱ期临床试验中，评估了22例60岁以上*FLT3-ITD*突变AML患者使用舒尼替尼联合强化化疗的疗效，62%的患者实现了完全缓解/完全缓解伴不完全血液学恢复（complete remission，CR/complete remission with incomplete recovery，CRi）。米哚妥林也是一种小分子TKI，于2017年被美国FDA批准用于治疗*FLT3*突变的AML。有研究报道，米哚妥林与标准化疗联合使用可显著延长*FLT3*突变AML患者的OS和无事件生存期（event free survival，EFS），且并不会增加严重不良反应的发生率。奎扎替尼和吉瑞替尼是第二代FLT3抑制剂，其中奎扎替尼是一种选择性较强的强效TKI，因此较少出现脱靶效应，但它对*FLT3-TKD*突变的患者无效；吉瑞替尼是FLT3和AXL受体酪氨酸激酶的双重抑制剂，可同时抑制与FLT3抑制剂耐药相关的AXL激酶，相关临床试验也已证实其可克服AML患者对FLT3抑制剂产生的耐药性。

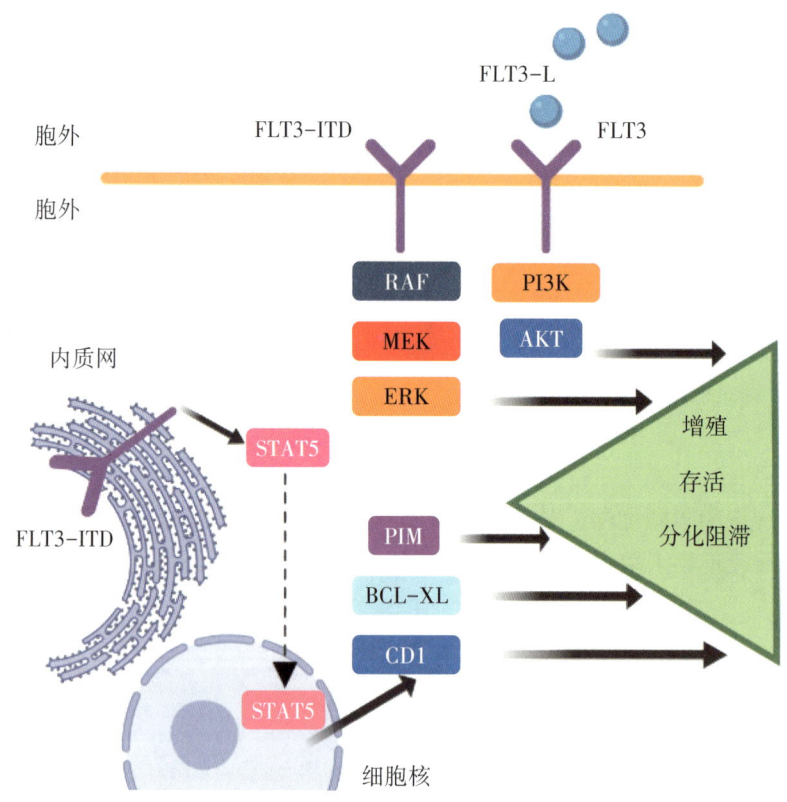

图7-1　*FLT3*基因突变细胞中的信号通路（原创）

注：RAF表示丝/苏氨酸蛋白激酶；PI3K表示磷脂酰肌醇3激酶；MEK表示丝裂原活化蛋白激酶；ERK表示细胞外调节蛋白激酶；AKT表示蛋白激酶B；STAT表示信号传导及转录激活蛋白；PIM表示丝/苏氨酸激酶-1；BCL-XL表示B淋巴细胞瘤XL。

（二）IDH1/2抑制剂

IDH1/2是三羧酸循环中的关键代谢酶，其调控机制如图7-2所示。*IDH1/2*突变可导致α酮戊二酸转化为2-羟基戊二酸，2-羟基戊二酸可引起表观遗传调控异常，与AML的发生、发展密切相关，主要通过引起DNA和组蛋白高甲基化，从而破坏骨髓细胞正常分化，并促进白血病的发生，还可诱导对B细胞淋巴瘤2（B cell lymphoma-2，BCL-2）的依赖增加白血病效应。近年来，研究者们针对*IDH1/2*抑制剂已开展大量临床试验，其中选择性IDH2抑制剂Enasidenib于2017年获得FDA批准，适应证为*IDH2*突变的复发难治性AML成年患者。相关试验显示其临床疗效良好，且IDH分化综合征发生率低于接受ATRA治疗的APL患者引起的分化综合征发生率，具有良好的安全性。Ivosidenib是一种口服IDH1抑制剂，于2018年获美国FDA批准用于IDH1突变的复发难治AML成人患者。大型多中心临床研究显示，Ivosidenib单药用于复发难治性AML患者CR/CRi可达30.4%，且其中21%的患者*IDH*突变经聚合酶链反应（polymerase chain reaction，PCR）检测转阴，因此该药有望成为针对*IDH1*突变的治疗手段。

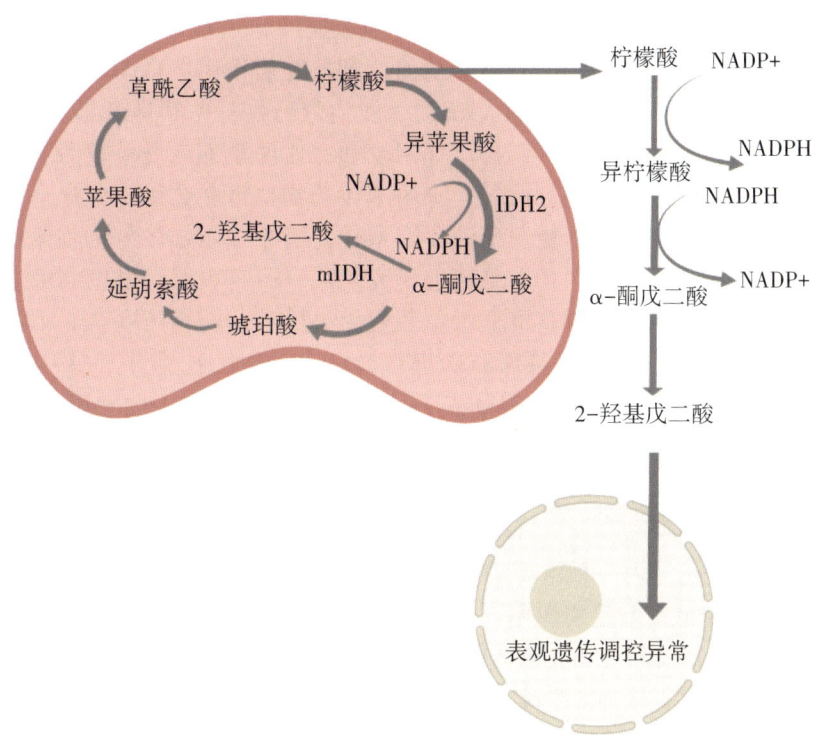

图7-2　2IDH1/2的调控机制（原创）

（三）JAK抑制剂

*JAK2*突变广泛存在于Ph阴性的MPN患者，其中JAK2 V617F突变最为普遍，可导致细胞恶性增殖并抑制细胞的正常凋亡，最终引起PV、ET和MF。根据抑制剂与JAK2结合位点及空间构象的差异，将JAK2抑制剂分为Ⅰ型、Ⅱ型和变构抑制剂。于2011年由美国FDA批准后上市的芦可替尼即属于Ⅰ型JAK2抑制剂，适应证为中高危MF患者，国家食品药品监督管理总局（China Food and Drug Administration，CFDA）于2017年批准该药用于治疗中高危原发性骨髓纤维化（primary myelofibrosis，PMF）、PV继发的MF或ET继发的MF成年患者。Pacritinib是一种选择性JAK2抑制剂，也可抑制FLT3，相比芦可替尼其骨髓抑制程度明显减弱，Ⅰ期和Ⅱ期临床试验显示脾脏大小反应显著，血液学毒性较小。尽管MF患者在使用芦可替尼后临床疗效良好，但仍然存在一些局限性，人们猜测芦可替尼并未直接靶向克隆性增殖的骨髓细胞。目前后续研究正聚焦于探索JAK2抑制剂联合用药在MPN中的价值，包括聚乙二醇干扰素α、免疫调节剂来那度胺、去甲基化药物阿扎胞苷等。

二、表观遗传靶向药物

表观遗传异常是AML发生、发展的重要分子机制之一，主要通过DNA甲基化、组蛋白乙酰化、蛋白磷酸化、染色质重塑及非编码RNA等方式实现对基因表达的调控。与基因突变不同，表观遗传学改变是可逆的，因此可以通过靶向表观遗传学的小分子药物来逆转其改变。

（一）DNMT抑制剂

DNA甲基化是由DNMT催化的，其中DNA甲基转移酶3（DNA methyltransferase 3A，DNMT3A）在DNA从头甲基化中发挥重要作用。*DNMT3A*发生突变对DNA甲基化过程可产生严重影响，从而导致基因表达的全局性改变，并伴随造血细胞正常分化受阻。DNMT抑制剂即去甲基化药物可以逆转这种表观遗传学异常，从而达到抗肿瘤作用。目前临床上常用的去甲基化药物包括阿扎胞苷和地西他滨，已成为AML的一线治疗药物，尤其是老年及复发难治性AML，由于高剂量的阿扎胞苷和地西他滨骨髓抑制作用较强，血液学不良反应较为严重，因此临床上多使用低剂量阿扎胞苷和地西他滨。此外，去甲基化药物也可联合传统化疗、小分子靶向药物和免疫检查点抑制剂等，在初治、复发难治性等AML患者中显示出较好的临床疗效。去甲基化药物在淋巴瘤中尚未应用于临床，仍在临床前研究阶段。研究表明，淋巴瘤中许多基因启动子CpG岛呈高甲基化，后续体内外研究也显示单药使用去甲基化药物或联合R-CHOP等常规化疗都具有良好抗肿瘤活性，仍需大量临床试验进行验证。口服阿扎胞苷（CC-486）具有易于给药、可降低医疗成本、给药时间可控等优点，于2020年9月经FDA批准用于成年AML患者维持治疗。

（二）组蛋白去乙酰化酶抑制剂

组蛋白去乙酰化是机体内一种重要的调节机制，可控制2%～10%的基因转录，在恶性血液病的发生和发展中起着至关重要的作用。组蛋白去乙酰化酶（histone deacetylase，HDAC）抑制剂可通过诱导组蛋白、转录因子和其他转录相关蛋白的去乙酰化而影响转录过程。目前已获FDA批准的HDAC抑制剂有伏立诺他、罗米地辛、贝利司他和帕比司他。伏立诺他于2006年获批用于治疗皮肤T细胞淋巴瘤，但治疗AML效果甚微；罗米地辛先后于2009年和2011年获批用于治疗皮肤T细胞淋巴瘤和外周T细胞淋巴瘤；贝利司他于2014年获批用于治疗复发难治性外周T细胞淋巴瘤，同样治疗AML疗效不明显；帕比司他于2015年获批与硼替佐米和地塞米松联合用于治疗至少接受过2种方案的MM，用于HSCT后AML患者疗效一般且不良反应显著。西达本胺是国内自主研发的HDAC抑制剂，主要用于治疗外周T细胞淋巴瘤和皮肤T细胞淋巴瘤。相关临床研究显示，联合化疗可进一步提高疗效，另外在AML和MM中亦有研究报道其治疗价值。

（三）BET抑制剂

溴结构域和末端外结构域（bromodomain and extraterminal domain，BET）蛋白家族在促进有效转录方面起着核心作用，BET抑制剂可通过靶向BET蛋白调节原癌基因的转录过程。多项体外试验表明，BET抑制剂对*NPM1*突变、*MLL*易位和*FLT3*突变的AML均有抗肿瘤活性，并且在TKI耐药的*FLT3-ITD*突变AML细胞系中观察到更强的白血病细胞凋亡，因此有望成为TKI耐药*FLT3-ITD* AML的治疗选择。同样，ALL、多种淋巴瘤和MM细胞系也对BET抑制剂表现出显著的敏感性，可观察到异常增殖受抑和细胞凋亡。

三、靶向关键信号通路

血液系统恶性肿瘤中多种信号通路在肿瘤发生过程中扮演着关键角色，靶向这些信号通路同样可达到抗肿瘤的作用。

（一）BCL-2抑制剂

细胞凋亡是程序性细胞死亡的一种形式，BCL-2家族是细胞内源性凋亡信号转导通路中的关键凋亡因子，最初被认为是FL发病机制的"驱动因素"。BCL-2蛋白家族可分为拮抗细胞凋亡和促进细胞凋亡两类。拮抗细胞凋亡的蛋白包括BCL-XL、BCL-2、BCL-W、MCL-1、BCL-B和BFL-1，促进细胞凋亡的蛋白包括BAX、BAK和BH3-only。BH3-only可抑制BCL-2的功能，研究者们猜想BH3类似物可抑制BCL-2结合BAX/BAK的能力，从而促进细胞凋亡。首个BH3类似物是ABT-737，因口服生物利用率低而停止研发，后续又出现了ABT-263等BH3类似物，但均因各种原因未能上市。venetoclax是首个也是唯一获批上市的BCL-2选择性BH3类似物，如图7-3所示，venetoclax与BCL-2抗凋亡蛋白结合，释放促凋亡蛋白，从而诱导肿瘤细胞死亡。该药于2016年获FDA批准用于治疗至少接受过一次其他方案的17p缺失的CLL患者。2018年11月，FDA批准其与去甲基化药物联合治疗75岁及以上初治或不适合高强度化疗的AML患者，并于2020年12月通过我国药品监督管理局审批。目前venetoclax在临床上已得到广泛应用，相关临床试验也正在进行。

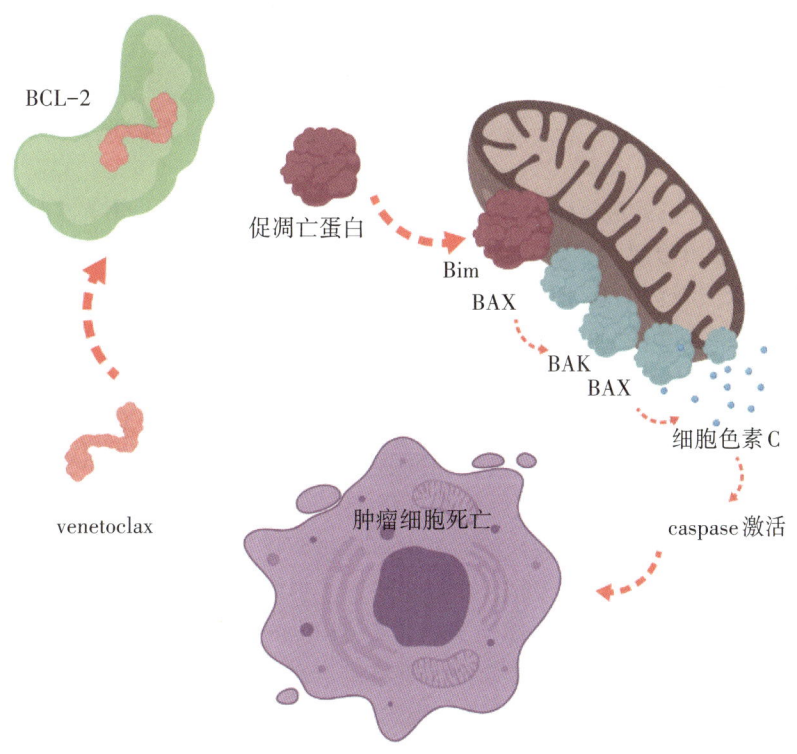

图7-3　venetoclax作用机制（原创）

（二）SMO抑制剂

Hedgehog信号通路在多种血液系统恶性肿瘤的发生、发展中起着关键作用，是一种高度保守的通路，在胚胎发生和干细胞维持中起着重要作用，通路异常激活可促进白血病干细胞自我更新和分化，从而继发白血病。该信号通路的关键受体平滑受体（smoothened receptor，SMO）属于G蛋白偶联受体超家族中的卷曲类受体的重要成员，因此SMO可作为开发治疗恶性血液病的新型药物的关键靶标。天然存在的生物碱环帕明是首个SMO抑制剂，但其溶解性和稳定性较差，故不适合临床使用。目前已获批的SMO抑制剂有vismodegib、sonidegib和glasdegib，前两者适应证为基底细胞癌患者。glasdegib是FDA批准用于治疗AML的首个SMO抑制剂，适应证为75岁及以上或不适合强化诱导治疗的初治AM患者。glasdegib联合小剂量阿糖胞苷也已获得EMA初步批准用于治疗初治、不适合标准诱导化疗的成人AML患者。

（三）BTK抑制剂

B细胞受体（B-cell receptors，BCR）信号通路对于正常B细胞的发育和适应性免疫是必不可少的，在一些B细胞肿瘤中，异常B细胞的生存、分化、增殖和迁移依赖于BCR信号通路。bruton酪氨酸激酶（Bruton'styrosine kinase，BTK）是该信号通路中的关键酶，属于非受体型蛋白酪氨酸激酶家族的成员，其异常激活与多种B细胞肿瘤的发生和发展有关。目前已经研发出多种BTK抑制剂，并应用于CLL、MCL、FL等B细胞肿瘤，且临床疗效显著。Ibrutinib是第一代BTK抑制剂，在惰性和侵袭性B细胞淋巴瘤中显示出优异的抗肿瘤活性。研究发现，对于惰性B细胞淋巴瘤患者，大多数Ibrutinib单药治疗反应良好，联合用药可能在治疗侵袭性B细胞淋巴瘤中实现更深、更快的缓解，对Ibrutinib长期疗效和安全性的进一步研究将为B细胞淋巴瘤的个体化治疗提供新的策略。第二代BTK抑制剂解决了Ibrutinib易耐药、皮肤及心脏相关不良反应较常见等缺陷，可高度特异性抑制BTK。常见的二代BTK抑制剂包括泽布替尼、Acalabrutinib、ONO/GS-4059和GDC-0853等，相关临床试验正在进行。

（四）PI3K-AKT-mTOR通路抑制剂

PI3K-AKT-mTOR是机体最重要的信号通路之一，在细胞的生存、增殖、凋亡、血管生成和自噬等过程中发挥着极其重要的生物学功能。

PI3K是一个异源二聚体激酶家族，由一个催化亚基和一个调节亚单位组成。PI3K分为3类（Ⅰ类、Ⅱ类和Ⅲ类），其中Ⅰ类与癌症的发生密切相关。Ⅰ类PI3K又分为ⅠA类（由受体酪氨酸激酶激活）和ⅠB类（由G蛋白偶联受体激活）PI3K，包括4种异构体：PI3Kα、PI3Kβ、PI3Kδ和PI3Kγ。PI3Kδ由BCR激活，通过NF-κB通路传递生存和增殖信号，NF-κB通路对正常和恶性B细胞的发育和增殖至关重要。PI3Kγ在肿瘤相关巨噬细胞中表达，并在肿瘤相关免疫抑制中发挥作用。基于其在复发难治性CLL患者中的优越疗效，选择性PI3Kδ抑制剂idelalisib成为首个被批准的PI3K抑制剂。但后来发现其治疗相关不良事件较严重，包括严重免疫相关事件，如肝炎、结肠炎、肺炎及各种机会性感染，导致后续研究终止。目前第二代PI3K抑制剂相关临床研究正在进行，包括具有更高选择性的异构体特异性抑制剂（如acalisib），针对多种具有协同效应的PI3K异构体的抑制剂（如duvelisib），以及泛Ⅰ型抑制剂（如copanlisib）。duvelisib是一种口服的PI3Kδ和PI3Kγ抑制剂，于2018年9月被FDA批准用于二线及异常复发难治CLL/SLL患者，但因不良反应而导致停药的患者比例高达35%。copanlisib主要抑制p110α和δ亚单位，与idelalisib和duvelisib相比，其免疫相关不良事件较少，FDA已于2017年9月批准其用于二线以上的复发FL患者，另外在复发难治性MCL患者中亦表现出良好疗效，其联合BTK抑制剂Ibrutinib的临床试验正在进行（NCT03877055）。

mTOR是PI3K/AKT途径的下游效应子，靶向mTOR可同时抑制通路中mTORC1和哺乳动物西罗莫司蛋白复合物2（mechanistic target of rapamycin complex 2，mTORC2）的活性，其中mTORC1通过下游效应分子的磷酸化在调节细胞生长、增殖、血管生成和细胞代谢中起着至关重要的作用，mTORC2的生物学功能尚不清楚。雷帕霉素是第一代mTOR抑制剂，但其水溶性和化学稳定性较差，因此西罗莫司衍生物应运而生，常见的有西罗莫司和依维莫司。近些年来，研究者们在白血病、淋巴瘤、MM中进行了大量关于西罗莫司衍生物单药或联合用药的临床试验，但结果均不理想，这可能与西罗莫司衍生物无法完全抑制mTORC2有关。后续研发的第二代mTOR抑制剂如AZD8055、CC-223等，尽管克服了第一代mTOR抑制剂的部分缺陷，但仍然没有明显的临床疗效。靶向该通路的药物研发仍然任重道远，更深入地认识该通路与疾病发病机制的联系可能会有所帮助。

（五）核输出蛋白-1抑制剂

核输出蛋白1（exportin 1，XPO1），又被称为染色体维持蛋白1，是负责大多数肿瘤抑制蛋白和生长调节因子核质穿梭的蛋白转运体。XPO1在许多恶性肿瘤中表达上调，且与疾病预后不良相关，因此XPO1抑制剂被开发为一类新型的抗肿瘤药物，目前正在研究的核输出蛋白选择性抑制剂包括KPT-185、KPT-251、KPT-335、KPT-8602（eltabnexor）和KPT-330（selinexor）等，其中selinexor已被FDA批准联合地塞米松用于4线以后复发难治性MM的治疗。近年来研究表明，在XPO1抑制剂与地塞米松联用的基础上，联合蛋白酶抑制剂、免疫调节剂或单克隆抗体在MM患者中也能获得较好的临床疗效。同时，XPO1抑制剂在AML中疗效显著，一项研究建立了AML MV4-11和T-ALL MOLT-4细胞异种移植模型，发现selinexor处理后的白血病细胞加速凋亡，G1期细胞周期停滞，并且小鼠生存显著获益。2017年一项研究在AML患者中探索了单药selinexor的临床价值，共纳入95名复发难治性AML患者，81名可评估患者中14%的患者达到客观缓解，31%的患者骨髓原始细胞较基线减少50%，与无应答者相比，达到客观缓解患者的中位PFS和OS均明显改善，表明单药selinexor治疗复发难治性AML患者安全有效。近年研究发现XPO1抑制剂联合方案较单药疗效更佳。Ⅰ期剂量递增研究评估了selinexor联合去甲基化药物地西他滨在复发难治性和初治老年AML患者中的安全性和临床疗效，25名可评估患者客观缓解率（objective response rate，ORR）为40%，应答者的中位PFS和OS显著高于非应答者，与前期单药研究结果相比，联合用药可显著提高缓解率。此外，XPO1抑制剂在CML、CLL、NHL等血液系统肿瘤中同样具有较好的抗肿瘤活性，相关临床研究也正在逐步开展。

四、靶向融合基因

融合基因是由染色体易位形成的，在血液系统恶性肿瘤中具有高度特异性，靶向融合基因会显著减少不良反应。

（一）靶向BCR-ABL

在CML中，t（9；22）（q34；q11）易位可形成*BCR-ABL*融合基因，表达BCR-ABL融合蛋白，可将磷酸盐从三磷酸腺苷（adenosine triphosphate，ATP）转移至各种底物的酪氨酸残基，最后导致骨髓来源前体细胞增殖增加以及凋亡减少。伊马替尼是一种TKI药物，可竞争性阻断ABL激酶结构域的ATP位点，从而阻断下游途径，此外还可靶向血小板衍生生长因子受体和干细胞生长因子受体。该药在慢性期CML中疗效显著，10年OS和PFS高达83%和92%，为CML的治疗带来了里程碑式的进步，并且已在许多国家作为非专利药上市。但随之而来的是不可避免的耐药性。据统计，20%～30%的患者在接受伊马替尼治疗后不能达到预期的治疗效果，或在初步治疗后即出现耐药，由此第二代、第三代TKI相继出现。第二代TKI包括达沙替尼、尼洛替尼和博舒替尼，在抑制BCR-ABL方面比伊马替尼效果更好，并且可以更快地达到主要分子生物学反应，其主要优势在于能够减少高危患者的疾病进展风险，因此对于高危患者可选择二代TKI作为初始治疗。目前CML相关研究聚焦于TKI何时停药，甚至是二次停药，以及能对抗BCR-ABL激酶区T315I突变的第三代TKI。除T315I突变外，TKI耐药机制还包括激酶区外突变、复合突变、缺陷

DNA修复机制与基因组不稳定性、BCR-ABL过度表达以及BCR-ABL非依赖性耐药等，通过多种角度阐明其详细耐药机制对CML的治疗意义重大。

（二）靶向PML-RARα

*PML-RARα*是由t（15；17）（q24；q21）易位产生的融合基因，是急性早幼粒细胞白血病（acute promyelocytic leukemia，APL）的主要分子学特征。该融合基因的蛋白产物可导致粒细胞分化阻滞和细胞凋亡异常，从而继发APL。20世纪80年代初，我国科学家首先使用全反式维A酸（allo-transretinoic acid，ATRA）治疗APL，ATRA可改变*PML-RARα*基因结构，并通过caspase途径或蛋白酶体泛素化途径降解PML-RARα融合蛋白。研究者们开始尝试单药ATRA或与其他化疗药物联用的APL治疗方案，临床疗效均不理想，20世纪90年代我国中医学者开始尝试用三氧化二砷（arsenical trioxide，ATO）治疗APL，并且在研究中发现ATO可降低BCL-2表达，降解PML-RARα蛋白，诱导APL细胞凋亡。经过数十年的不断优化，目前ATRA联合ATO已成为初治APL患者诱导及缓解后治疗的首选方案。

第三节　造血干细胞移植

造血干细胞移植（hematopoietic stem cell transplantation，HSCT）在过去的半个多世纪中已经挽救了许多常规疗法治疗失败的血液系统疾病患者的生命。近年来，移植物抗宿主病（graft versus host disease，GVHD）防治手段愈加成熟，移植后复发和死亡率逐步降低，不仅显著提高了HSCT的应用率和成功率，而且还大大提高了这些患者移植后的生活质量。据中国血液和骨髓移植登记处统计，我国2020年HSCT达到13415例，与欧美发达国家基本持平。HSCT相关临床研究目前主要聚焦于扩大供体选择范围、进一步减少移植相关不良反应的发生以及如何防治移植后复发等方面。

一、移植相关不良反应的防治

据相关统计，2003—2007年间，同种异体HSCT相关的死亡率较过去10年间显著降低，长期生存率也随之提高，这可能与器官功能损害、各种感染事件以及严重急性GVHD的减少有关。随着诊治手段的不断进步，巨细胞病毒（cytomegalovirus，CMV）感染和侵袭性真菌病（invasive fungal disease，IFD）的发生得到了良好的预防和治疗，尽管接受allo-HSCT的老年患者和合并症较多的患者越来越多，但总体死亡率仍然较前有所下降。

HSCT后的CMV感染是与宿主免疫恢复相关的致命感染并发症之一。CMV感染的范围相当广泛，从无任何器官受累的CMV再激活到累及全身多个器官，如食管炎、胃肠炎、肝炎、视网膜炎、肺炎和脑炎。除了直接侵犯终末器官外，CMV再激活还可间接导致移植失败或免疫抑制，从而并发细菌或真菌感染。既往针对CMV感染的治疗手段主要为抗病毒药物和支持治疗，疗效不甚理想，近年来，CMV感染在防治和管理方面取得了积极的进展，通过监测移植后CMV特异性免疫功能重建来预测CMV感染的发生，如使用新型抗病毒药物和疫苗等进行预防治疗，其中新型抗病毒药物letermovir已被美国FDA批准用于allo-HSCT后CMV感染的预防，CMV特异性T细胞输注等免疫疗法目前仍处于早期临床研究阶段，其疗效和安全性有待进一步验证。

真菌感染是HSCT的另一重要并发症，在移植前、中性粒细胞减少、黏膜炎以及中心静脉置管等均会增加念珠菌感染的风险，慢性GVHD可能增加侵袭性霉菌感染的风险，尤其是曲霉菌。近年来，随着治疗策略的调整、新型抗真菌药物以及诊断技术的使用，IFD的防治取得了很大的进步。目前，针对高危人群的预防性抗真菌药物主要为泊沙康唑、伏立康唑、卡泊芬净、米卡芬净，已逐渐替代氟康唑等药物；针对高危和低危IFD患者，可在满足一定条件下分别进行经验性抗真菌治疗和诊断驱动治疗；针对病原菌已明确的IFD患者，可根据菌种、药物抗菌谱及患者自身状况选择用药，如念珠菌感染首选棘白菌素类抗真菌药物，克柔念珠菌首选棘白菌素类抗真菌药物、两性霉素B脂质体或伏立康唑。但是目前针对IFD的抗真菌治疗仍无统一标准，其用药时间、疗程及药物选择均不确定，未来对IFD相关基因多态性等分子水平的基础研究，有助于临床医师对IFD患者进行个体化诊治。

急性GVHD是由异基因供者细胞与受者组织发生反应导致的临床综合征，是HSCT最主要的合并症，主要发生在皮肤、肝脏和胃肠道，通常在移植后几周到几个月之间。尽管近年来GVHD的防治取得了较大进展，但其仍然是最主要的死亡原因。目前针对急性GVHD的治疗仍然以糖皮质激素为主，新型免疫抑制剂、细胞因子抑制剂、单克隆抗体、蛋白酶抑制剂、细胞疗法及粪便移植等新型治疗手段已经进行了大量的临床前研究，并且在早期临床试验中取得了不错的疗效，但仍需要大规模临床研究进行验证。

二、移植供者的选择

异基因造血干细胞移植（allo-HSCT）供者的选择一直以HLA相合的同胞供者为主，其选择流程如图7-4所示。但随着社会不断进步和独生子女家庭日益增多，HLA相合的同胞供者越来越少，长期以来，脐带血移植（umbilical cord blood transplantation，UCBT）是缺乏合适的HLA匹配供体的患者唯一可行的选择，但只有在免疫系统不成熟的新生儿患者中才能发挥其临床作用，而在成年人中其免疫重建速度缓慢，使得受者面临更大的移植相关并发症风险。为此，国内外学者为解决这个世界性难题进行了一系列临床研究。单倍型相合移植（Haploidentical stem cell transplantation，Haplo-HSCT）的出现解决了这一临床困境，一项国内多中心临床研究显示，单倍型相合移植在首次缓解时的DFS、OS和复发率可达到与相合同胞供者移植（HLA-matched sibling donor transplantation，MSDT）相当的水平，对于没有合适供体的首次缓解后中高危AML患者，应建议将单倍型相合移植作为缓解后治疗的有效替代选择。一项研究发现，与接受MSDT的复发难治性白血病患者相比，接受单倍体移植的患者的累积复发率明显较低，研究者们猜测，"与HLA相匹配的同胞供体相比，使用单倍体相合供体是否具有更强的移植物抗白血病（graft versus leukemia，GVL）效应？"为了回答这一问题，Ringdén等分析了10679名接受MSDT（n=9815）或Haplo-HSCT的急性白血病患者（≥2 HLA抗原差异，n=864），结果表明两种移植方式的复发率相当。与Ringdén等的结果相反，一些研究发现，与MSDT相比，Haplo-HSCT的GVL效应更强。近年国内一项研究显示，与MDST相比，Haplo-HSCT的累积复发率和非复发相关死亡率（non-relapse mortality，NRM）更低，无白血病生存期（leukemia-free surviva，LFS）和OS更长。综上所述，随着目前Haplo-HSCT技术的不断改进以及内在机制的不断阐明，相信会有越来越多的血液肿瘤患者从中受益。

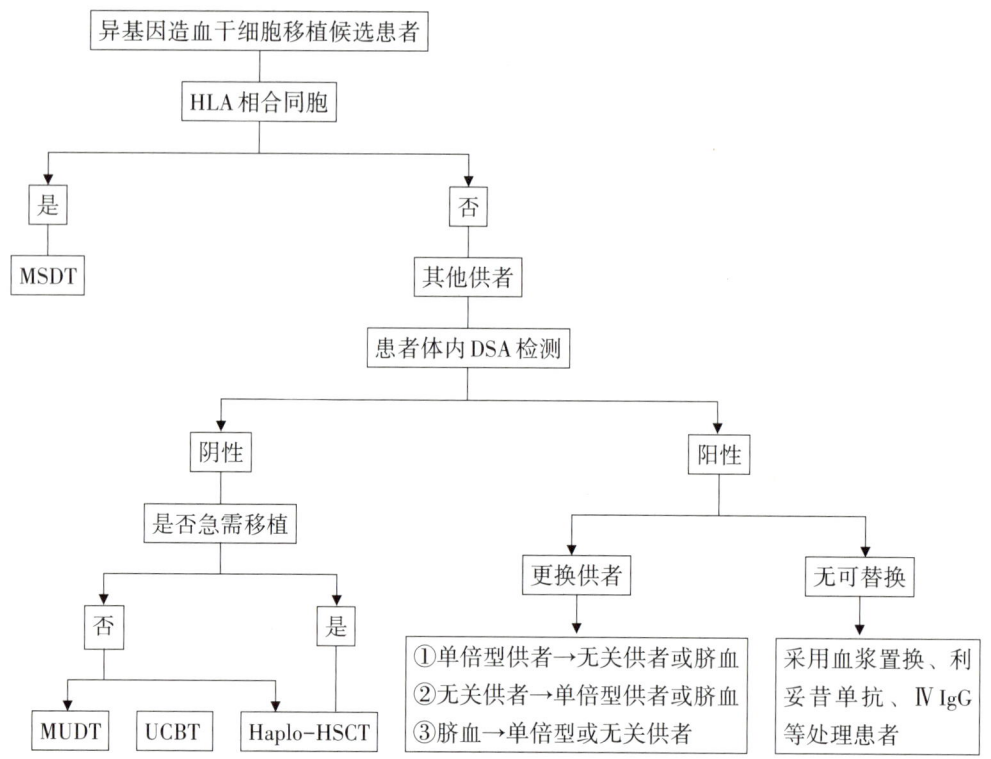

图 7-4 allo-HSCT 供者的选择流程（原创）

三、移植后复发的防治

疾病复发仍然是自体造血干细胞移植（auto stem cell transplantation，ASCT）和 allo-HSCT 所面临的主要挑战。据国际骨髓移植登记组织统计，2003—2008 年，在 HLA 相合同胞供者移植中疾病复发导致的死亡率高达 43%，如果在移植后的前 6 个月复发，预后会更差。接受移植时患者的不良细胞遗传学或分子学危险因素，以及难治性疾病或 MRD 均可能导致复发风险增加。同种异体 HSCT 后疾病复发的挽救性治疗主要包括化疗、供体淋巴细胞输注或二次移植，但其疗效不甚理想。因此，对于高危患者进行有效的移植后复发预防可能更为重要。

目前最常见的方法是通过移植后维持治疗，当存在相应生物学靶点时，可使用去甲基化药物或 FLT3 抑制剂。阿扎胞苷是报道的首个 DNMT 抑制剂，在移植后患者中耐受性良好。体外和小鼠模型试验表明，阿扎胞苷在移植后具有重要的免疫作用，可以促进循环中 T 调节细胞增殖，并上调白血病原始细胞表面肿瘤抗原的表达，从而在不增加 GVHD 风险的情况下增强 GVL 效应。另一项研究中，研究者将阿扎胞苷与 GO 联用于 10 名同种异体 HSCT 后的高危 AML 患者，经过 474 d 的中位随访后，NRM 为 10%，1 年 DFS 和 OS 分别为 60% 和 70%。CC-486（阿扎胞苷口服剂）最近也在一项 1/2 期剂量探索研究中进行了评估，研究纳入 26 名 AML 患者和 4 名 MDS 患者进行同种异体 HSCT 后的维持治疗，结果显示 CC-486 耐受性良好，仅有 3 名患者发生 III 级急性 GVHD，随访 19 个月后未达到中位 OS，在 7 d 和 14 d 给药队列中，1 年 OS 分别为 86% 和 81%。

索拉非尼是首个在 FLT3-ITD 突变的 AML 移植后维持治疗环境中研究的 TKI。2014 年国内一项研究报告了 22 名 FLT3 突变 AML 患者移植后对索拉非尼进行的第一次 I 期试验的结果。他们发现，索拉非尼在同种异体 HSCT 后安全性良好，最大耐受剂量（maximum tolerated dose，MTD）为 400 mg，每日 2 次。移植后 2 年 PFS 为 72%，2 年 OS 为 78%。另一项研究表明，索拉非尼在 FLT3-ITD 白血病细胞中可通过产生 IL-15 来增强小鼠和人类的 GVL 效应。另外，IDH1/2 抑制剂和BCL-2抑制剂与其他药物联合使用也在临床试验中显示出一定价值。最近国内一项Ⅲ期多中心RCT纳入了202名接受allo-HSCT的FLT3-ITD成年AML患者，在移植后的30～60 d内接受索拉非尼维持治疗或安慰剂，持续6个月。中位随访22个月后，索拉非尼组和对照组分别有11名和30名患者复发，2年OS分别为83%和71%（$P = 0.025$），LFS分别为81%和54%（$P<0.001$）。欧洲血液与骨髓移植学会（European Society for Blood and Marrow Transplantation，EBMT）于2020年发表了一项关于FLT3-ITD AML患者同种异体HSCT的临床实践建议，推荐在所有移植患者中使用索拉非尼进行维持治疗，急性GVHD患者除外。另外，米哚妥林、吉瑞替尼等FLT3抑制剂的相关临床研究也在进行中，初步结果表明它们均具有一定临床疗效。

总之，HSCT仍是多数恶性血液病患者最有效的治愈手段，移植后疾病复发机制的不断阐明和新的复发防治手段的不断发展，必将不断降低移植后复发率，造福广大患者。

第四节 免疫治疗

免疫疗法已广泛应用于几乎所有类型的血液系统肿瘤。随着靶点识别、抗体设计以及基因组编辑技术的出现，包括基因和细胞疗法在内的免疫疗法越来越精细化和多样化。尽管FDA已经批准了部分免疫治疗药物用于血液系统肿瘤，但疾病复发仍然是开发有效治疗药物的主要障碍之一，因此联合疗法也在不断的探索中。

一、单克隆抗体

单克隆抗体是由单一B细胞克隆产生的高度均一、仅针对特定抗原表位的抗体，简称单抗，具有高效、低毒和靶向性强等特点，在血液系统肿瘤的治疗中应用广泛，主要包括CD20单抗和CD38单抗。

（一）CD20单抗

CD20是一种非糖基化的表面磷酸化蛋白，在正常B细胞（不包括干细胞、前B细胞和浆B细胞）和大多数恶性B细胞上表达。利妥昔单抗是一种人-鼠嵌合的糖基化IgG 1型单抗，其主要作用机制为抗体依赖的细胞介导的细胞毒性作用、抗体依赖的细胞吞噬作用、补体依赖的细胞毒性作用，以及通过凋亡或其他细胞死亡途径的直接抗肿瘤作用。静脉注射利妥昔单抗于1997年获得美国FDA批准，并于1998年获得EMA批准，用于治疗复发难治性惰性NHL。随后分别于2009年和2010年批准在CLL中使用。静脉注射利妥昔单抗是首个用于肿瘤学领域的治疗性单抗。自获得批准以来，利妥昔单抗已经彻底改变了B细胞恶性肿瘤的治疗方法，成为FL、DLBCL、MCL和CLL治疗的标准组成部分。但部分患者对利妥昔单抗不敏感，也有部分患者出现耐药而导致疾病复发。

Obinutuzumab是一种完全人源化、去岩藻糖基化的抗CD20的IgG 2型单抗。与利妥昔单抗相比，Obinutuzumab Fc区的去岩藻糖基化增强了其与FcγRⅢ型受体的结合亲和力，ADCC作用增强，导致细胞死亡增加，同时耐受性更好，毒副作用更小。在淋巴瘤异种移植模型中Obinutuzumab比利妥昔单抗疗效更佳，在晚期MCL和利妥昔单抗耐药的DLBCL的异种移植模型中，也有研究报道了Obinutuzumab的疗效优势。Obinutuzumab于2013年11月获得FDA批准用于治疗初治CLL患者。2014年7月在欧洲获批与苯丁酸氮芥联合用于治疗不适合氟达拉滨的初治

CLL患者。此后在各种B细胞恶性肿瘤中针对该药物进行了广泛的研究。在一项研究中，21例复发难治性NHL患者接受了8个周期的Obinutuzumab单抗治疗，共有9例患者达到缓解，其中5例完全缓解，4例部分缓解。一项剂量探索研究显示，12例复发难治性NHL患者中有7例对Obinutuzumab单药治疗有反应（2例CR，5例PR），不良事件与其他CD20单抗相似。Ⅱ期研究在Ⅰ期研究的基础上比较了两种剂量Obinutuzumab方案的优劣：1600 mg/800 mg（1600 mg在第1周期的第1和第8天输注，800 mg在第2～8周期的第1天输注）和400 mg/400 mg（400 mg在第1周期的第1和第8天给药，然后每3周给药一次，共7个周期）。1600 mg/800 mg方案在惰性NHL和侵袭性NHL中的ORR分别为55%和32%，而400 mg/400 mg方案在惰性和侵袭性NHL中的ORR分别为17%和24%，研究结果显示，剂量较大的1600 mg/800 mg组疗效更佳。后续还针对联合方案进行了多项临床试验，发现Obinutuzumab联合来那度胺、CHOP等方案在FL中均具有较好疗效及安全性。综上所述，Obinutuzumab对于复发难治性B细胞淋巴瘤表现出良好的临床疗效及可靠的安全性，但该药仍处于在研阶段，其剂量、耐药性及毒副作用仍未完全明晰，仍需进一步大规模临床试验进行探索。

（二）CD38单抗

CD38是一种Ⅱ型跨膜糖蛋白，具有受体和酶双重功能，在MM细胞表面高表达，在正常淋巴系和髓系细胞以及一些非造血来源的组织中表达相对较低。Daratumumab是首个靶向CD38的IgG1-κ单克隆抗体，可通过多种生物学机制诱导骨髓瘤细胞快速死亡，包括补体依赖的细胞毒作用、抗体依赖性细胞介导的细胞毒作用、抗体依赖性细胞吞噬作用以及通过Fcγ受体的交联反应直接诱导细胞凋亡。GEN501和Sirius研究的3年随访数据合并分析显示，单药Daratumumab治疗复发难治性MM患者的中位OS为20.5个月，ORR为30.4%。Castor试验研究了Daratumumab联合硼替佐米和地塞米松（DVD方案）治疗复发难治性MM的疗效，中位随访19.4个月后，结果显示，与VD组相比，DVD方案延长了中位DFS，提高了ORR。Alcyone研究比较了硼替佐米、美法仑和泼尼松（VMP）与VMP联合Daratumumab（D-VMP）对不符合造血干细胞移植条件的初治MM患者的疗效，中位随访40个月后，D-VMP组中位PFS及OS均明显长于VMP组。此外，还有研究发现，在符合移植条件的初治MM患者中，添加Daratumumab亦可以改善反应深度和PFS，并且安全性良好。综上所述，CD38作为MM的关键治疗靶点，其单克隆抗体Daratumumab无论是单药还是与其他抗骨髓瘤药物联合治疗，均在初治MM及复发难治性MM患者中显示出良好疗效及安全性，但其与不同方案联合以及在不同人群中的疗效仍在摸索中，还需研究者们共同努力。

二、CAR-T治疗

CAR-T疗法是指提取患者的T细胞并进行遗传修饰以携带特定的肿瘤嵌合抗原受体（chimeric antigen receptor，CAR），然后进行体外扩增、纯化并重新输注回患者体内以靶向特定的肿瘤细胞，如图7-5所示。CAR由3个主要结构域组成：外层域、跨膜结构域和内膜结构域。外层域是受体的细胞外部分，包括抗原识别结构域以及用于定向到内质网的信号肽。跨膜结构域主要支持CAR稳定性。内膜结构域促进信号转导，在抗原识别过程中激活T细胞。第一代CAR包括细胞外抗原结合域和细胞内T细胞活化结构域，通常为CD3ζ或FcεRIγ。第二代CAR基于第一代结构，包括细胞内共刺激域，通常为4-1BB或CD28。与第一代设计相比，共刺激结构域有助于增强CAR-T细胞的细胞毒性和增殖性。第三代CAR包括多个共刺激结构域，主要用于增加CAR-T细胞增殖和持久性。第四代CAR在第三代的基础上增加了编码CAR及其启动子的载体。

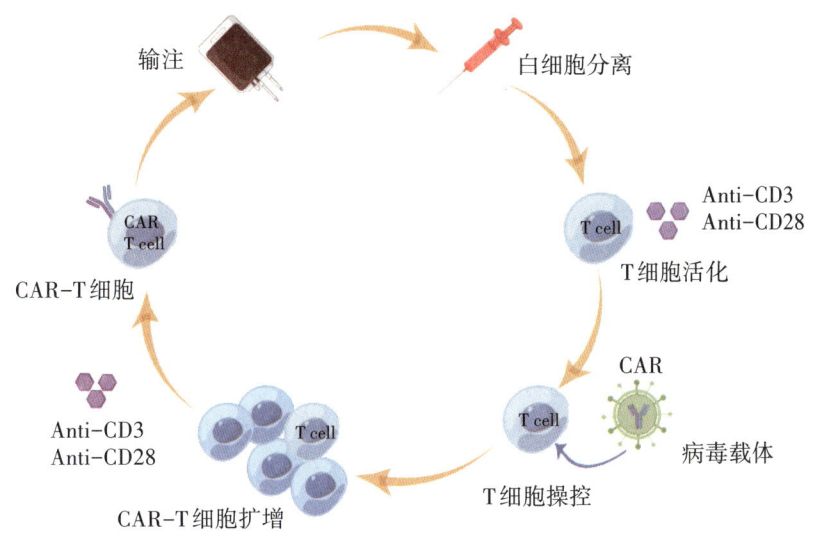

图7-5　CAR-T疗法的流程（原创）

目前已经有两种CAR-T疗法获得FDA批准，用于治疗血液系统恶性肿瘤患者。第一种为2017年基于4-1BB的CD19-CAR-T细胞疗法，用于治疗25岁以下的复发难治性ALL患者，于2018年5月再次获批用于治疗复发难治性DLBCL患者。第二种为2017年10月批准的基于CD28的CD19-CAR-T细胞疗法，适应证为两次治疗方案后无反应或复发的DLBCL患者。

CAR-T疗法也存在一些不良反应，如CRS、神经毒性、脱靶效应和B细胞再生障碍。CRS是一种由细胞因子增加导致的全身炎症反应综合征。CRS通常与γ-干扰素、粒细胞-巨噬细胞集落刺激因子、IL-10和IL-6以及CAR-T细胞扩增增加有关。CRS临床表现主要包括发热、恶心、厌食、心动过速、低血压、心功能不全、肾功能损害和肝衰竭等。大多数患者出现的CRS症状较轻，一般可通过类固醇、IL-6受体拮抗剂得到控制。CAR-T回输前的预处理化疗也能在一定程度上降低患者的肿瘤负荷，从而减轻CRS反应。神经毒性表现为CAR-T相关脑病（CAR-T cell relevant encephalopathysyndrome，CRES），出现意识模糊、谵妄、表达性失语症、迟钝、肌阵挛和癫痫发作等多种神经系统症状，在一些比较严重的情况下也能观察到脑白质疏松。迄今为止，CRES的病因尚不清楚，但研究表明，细胞因子分泌和血脑屏障的破坏可能起一定作用。在目前的分级系统下，1级CRES治疗一般为支持性治疗和神经系统评估。2级CRES若经过神经学评估表明症状与CRS相关，则给予IL-6受体拮抗剂妥珠单抗。3/4级CRES须进入ICU治疗，地塞米松和甲泼尼龙等皮质类固醇也推荐用于3/4级CRES。CD19-CAR-T疗法可导致短期或长期B细胞发育不良，这也是CAR-T细胞功能持续存在的标志。短期B细胞发育不良无需积极治疗，而长期B细胞发育不良可能需要免疫球蛋白替代治疗，尤其是儿童患者。理想状态下的靶点抗原是特异性表达于肿瘤细胞，而在正常细胞及$CD34^+$细胞不表达，但大部分CAR-T靶点特异性较弱，在正常组织细胞上也有部分表达，因此存在脱靶可能性。研究者们通过改进CAR-T的结构来增强其特异性，如串联型CAR-T、抑制性CAR-T以及组合抗原等方法，以尽可能减轻脱靶效应。

到目前为止，CAR-T疗法已广泛应用于各种肿瘤的治疗，特别是血液系统恶性肿瘤，包括白血病、淋巴瘤和MM。

CAR-T疗法在AML中的研究尚在起步阶段，暂无相关机构批准CAR-T疗法用于AML，其临床价值仍有待进一步确定。CAR-T细胞疗法已被证明在ALL治疗中疗效显著，特别是复发难治性B-ALL。CD19是B淋巴细胞的关键分子标志物，在肿瘤细胞表面显著高表达，因此是治疗

B-ALL的理想靶标。此外，研究显示CD20和免疫球蛋白轻链也是潜在的靶标。多项研究报道了CD19-CAR-T在儿童及成人复发难治性B-ALL中的临床试验结果，CR及部分缓解率均比较理想。在一项单中心Ⅰ期临床研究中，报道了16名复发难治性B-ALL患者接受CD19-CAR-T的治疗结果，总体CR率为88%，这表明大多数患者可以顺利过渡到allo-HSCT治疗阶段。一项研究中纳入了21名儿童及成人复发难治性B-ALL患者，接受CD19-CAR-T治疗，结果显示70%的患者达到CR，60%的患者达到MRD阴性CR，表明CD19-CAR-T可作为B-ALL患者HSCT的桥接治疗。综上所述，CD19-CAR-T已经在晚期B细胞恶性肿瘤中显示出优越的临床价值，但也有试验报道由于CD19阴性白血病细胞的出现而导致免疫逃逸从而引起疾病复发。抗原通过自身突变和抗原阴性肿瘤细胞扩增而逃逸的概率随着CAR-T细胞可以识别的附加抗原数量增多而降低。因此，防止"抗原逃逸"的潜在预防措施是制备能够识别多种抗原的T细胞。有研究设计了双特异性靶标的CAR-T细胞，可以识别CD19和CD20两个靶抗原，可以有效防止免疫逃逸。有研究者发现，CD22也是CAR-T的有效靶标，并已对两种抗CD22药物在B-ALL中进行了评估，以弥补CD19靶向疗法的缺陷。

CLL是一种慢性白血病，其临床病程和疾病预后与急性白血病有所区别。目前可以治愈CLL的唯一方法是同种异体HSCT。CD19-CAR-T用于复发或高危CLL患者，已观察到良好的抗白血病效应。早期临床数据显示，复发难治性CLL患者CR率为45%~50%。CLL的治疗模式已经在BTK抑制剂和BCL-2抑制剂的出现后发生了翻天覆地的变化，高危或复发CLL患者可进一步延长其缓解时间。CAR-T疗法可以为BTK抑制剂和BCL-2抑制剂治疗失败的患者提供一个新的机会。

复发及难治性B细胞NHL的疗效差，预后不佳。在一项多种Ⅱ期临床研究中，招募了111名难治性DLBCL、原发性纵隔B细胞淋巴瘤和转化型FL患者，患者在接受低剂量CTX和氟达拉滨的预处理方案后，给予输注CD19-CAR-T。研究显示，ORR为82%，CR率为54%，中位随访时间为15.4个月，18个月OS为52%，40%的患者维持CR，治疗期间最常见3/4级不良反应为中性粒细胞减少症、贫血和血小板减少症。研究表明，CD19-CAR-T在复发难治性B细胞淋巴瘤患者中有效且耐受。另一项Meta分析对38项已完成的CD19-CAR-T临床试验结果进行了综合分析，共纳入665名ALL、CLL和淋巴瘤患者，ORR为61%，CR为42%，与大部分研究报告的数据接近，表明CAR-T疗法对B细胞来源的恶性肿瘤具有良好的临床疗效。

MM是一种骨髓浆细胞来源的恶性肿瘤。研究发现，CD19在骨髓瘤细胞中表达较低，因此CD19-CAR-T不但不能杀伤恶性细胞，反而会损害肿瘤以外的一些健康组织。研究者们发现了一种膜蛋白CD138，在恶性浆细胞表面高表达，可作为CAR-T治疗的有效靶标。有研究评估了CD138-CAR-T对5名难治性MM患者的临床疗效，经过7个月的随访，发现4名患者病情稳定，1名晚期浆细胞白血病患者的外周骨髓瘤细胞减少。这表明CAR-T细胞已经开始起效。因此，CD138-CAR-T有望成为治疗MM的新手段。

总之，CAR-T细胞疗法比机体的适应性免疫细胞更具有特异性，可以消除含有对应肿瘤相关抗原的肿瘤细胞，可在一定程度上避免对健康组织的伤害。CAR-T细胞还可以在没有HLA的帮助下识别细胞表面分子，可避免肿瘤细胞通过"隐藏"HLA触发免疫逃逸。此外，CAR-T细胞可以识别几乎所有形式的抗原，包括碳水化合物、脂质、蛋白质等。尽管近几十年来CAR-T疗法已经取得了长足的进步，但仍有一些问题需要解决，主要是提高过继细胞的有效性和持久性，减少CRS、神经毒性、脱靶效应等不良反应。

三、抗体偶联药物

ADC是一类新兴的免疫治疗手段，细胞毒性药物或放射性同位素通过与靶标抗体连接从而靶向肿瘤细胞特异表达的表面抗原。第二代及第三代ADC目前正在开发中，其具有更稳定的连接器和更强的有效载荷，将进一步提高ADC的功效。髓系肿瘤细胞表面特异性表达的抗原主要有CD33、CD37、CD123等。淋系肿瘤细胞表面特异性表达的抗原主要有CD19、CD22、CD30等。

（一）靶向CD33

CD33是一种跨膜糖蛋白，在髓系前体细胞中高度表达，是恶性血液病中重要的靶蛋白。GO是一种抗体偶联药物，由人源化IgG4单克隆抗体和卡奇霉素衍生物组成，其特异性地结合表达CD33的白血病细胞，接头被水解然后释放出卡奇霉素，继而进入细胞核并与DNA结合以破坏双螺旋链，最终导致细胞死亡。GO于2000年获得美国FDA的批准，用于治疗复发的CD33阳性老年AML。但随后美国西南肿瘤协作组（Southwest Oncology Group，SWOG）的S0106试验表明，在初治AML诱导化疗中添加GO没有更大的临床益处，并且增加了患者的早期死亡率和致命肝损伤的发生率，因此在2010年退出市场。然而，ALFA 0701试验结果显示，低剂量GO可显著延长AML患者EFS且不良反应无明显增加。还有一些针对低剂量GO的临床研究也显示对AML患者的安全性。2017年9月，FDA重新批准GO用于治疗初治和复发难治性CD33阳性的AML患者。2020年美国NCCN指南也推荐在初治或复发难治的CD33阳性或中低危组AML患者中使用GO。

（二）靶向CD37

CD37是跨膜蛋白质超家族中的一员，在正常B细胞和B细胞恶性肿瘤（包括CLL和NHL）细胞表面高表达。研究发现，CD37也在AML患者的白血病干细胞上表达。AGS67E是一种人IgG2抗CD37单克隆抗体，通过蛋白酶可切割的连接子与单甲基auristatin E（Monomethyl auristatin E，MMAE）结合。有研究发现，AGS67E可在体外诱导多种NHL和CLL细胞系以及患者样本来源细胞的细胞凋亡和细胞周期改变，在NHL和CLL异种移植模型中显示出有效的抗肿瘤活性，包括利妥昔单抗难治性模型。另外，该药还可诱导多种AML细胞系的细胞凋亡和细胞周期改变，在原位AML异种移植模型中同样具有抗肿瘤功效。总之，AGS67E可作为B/T细胞恶性肿瘤的潜在治疗手段，而且有望成为AML有效的药物靶标。目前，一项Ⅰ期研究正在评估单药AGS67E在复发难治性AML患者中的药代动力学和安全性（NCT02610062）。

（三）靶向CD123

CD123又名白介素受体3α，是一种跨膜蛋白，在白血病干细胞中高表达，在正常造血细胞中不表达。研究发现，将AML样本中的表达CD123的细胞纯化并注射到免疫缺陷小鼠体内后，小鼠患上AML，印证了CD123是白血病干细胞的标记物，是AML疾病驱动的关键因素之一。IMGN632是以CD123为靶点的新型ADC，在各种AML异种移植模型中均具有抗白血病的作用。有研究发现，IMGN632也在B-ALL中高表达，尤其是Ph阳性患者，IMGN632在临床上有可能用于靶向治疗B-ALL。一项研究发现，IMGN632与BCL-2抑制剂venetoclax的组合在体外AML模型中显示出协同抗白血病活性，并且可以延长患者的生存期。正在进行的一项临床试验评估了IMGN632单药或与venetoclax或阿扎胞苷联用治疗复发难治的CD123阳性AML患者的疗效及安全性，期待其研究结果为后续临床应用提供强有力的理论支持。

（四）靶向CD19

CD19是一种细胞表面糖蛋白，通过降低B细胞激活的信号阈值，起到BCR的正向调节作用。它是正常B淋巴细胞谱系中从前B细胞到成熟B细胞分化阶段中最普遍表达的蛋白。其在绝大多数B细胞肿瘤上表达，如NHL、CLL和B-ALL。SAR3419是由抗CD19的人源化单克隆抗体和生物碱美登素组成。美登素是一种微管靶向化合物，可导致细胞凋亡。一项临床试验显示，对39

名复发淋巴瘤患者给予SAR3419治疗后，74%的患者肿瘤体积缩小。在小鼠ALL异种移植模型中，SAR3419也可延缓B-ALL的疾病进展。

（五）靶向CD22

CD22是BCR复合物的抑制性成分，仅在前B细胞、未成熟和成熟的B细胞中表达，但在分化为浆细胞时丢失。Inotuzumab是一种人源化IgG4单克隆抗体，可结合CD22。它通过酸性不稳定接头与细胞毒性药物卡奇霉素结合。基于多项前期临床试验的良好疗效，Inotuzumab已被FDA批准用于治疗成人复发难治性B-ALL，相比强化化疗，单药Inotuzumab具有更高的缓解率和更长的缓解持续时间。在NHL中，Ⅰ期研究初步证实单药Inotuzumab在复发难治性CD22阳性的NHL患者中具有临床活性，3/4级不良反应主要为血小板减少和中性粒细胞减少，进一步的临床试验正在进行中。

（六）靶向CD30

CD30是肿瘤坏死因子受体（tumor necrosis factor receptor，TNFR）超家族中的成员。在HL和间变性大细胞淋巴瘤（anaplastic large cell lymphoma，ALCL）中呈强阳性表达。brentuximab vedotin（BV）是一种通过缬氨酸-瓜氨酸肽链与MMAE偶联的抗CD30抗体。BV通过解聚微管蛋白杀死细胞，从而阻断G2/M期。在复发难治性HL和ALCL患者中进行的Ⅰ期研究确定BV的MTD为1.8 mg/kg，每3周给药一次，ORR和CR分别为38%和24%。随后进行的两项Ⅱ期研究中，均显示出良好的临床疗效。2011年FDA批准BV用于治疗复发难治性HL和ALCL患者。因单药疗效有限，国内外正在进行BV联合化疗及免疫治疗的探索。

综上所述，尽管ADC在血液系统肿瘤治疗中显示出巨大的临床潜力，但仍有不少问题亟待解决，如细胞毒性药物的非特异性或脱靶效应、多药耐药性P-糖蛋白和外排泵作用引起的耐药性等。期待这些制约ADC发展的关键问题逐步得到解决，使血液肿瘤患者最大限度获益。

四、免疫检查点抑制剂

免疫检查点是指程序性死亡受体及其配体，可以调节免疫反应的强度和范围，从而避免正常组织受到损伤。在肿瘤发生、发展过程中，免疫检查点也是免疫耐受的主要原因之一。免疫检查点抑制剂是通过共抑制或共刺激信号等途径以调节T细胞活性来杀伤肿瘤细胞。在实体肿瘤中，免疫检查点抑制剂已经有了广泛的应用。在血液系统恶性肿瘤中，免疫检查点抑制剂主要应用于HL，在其他类型的淋巴瘤和白血病中也有相关探索。目前研究最为火热的是T细胞检查点PD-1、CTLA-4，巨噬细胞检查点CD47及双特异性T细胞接合器（BiTE）。

（一）PD-1抑制剂

PD-1是一种抑制性受体，主要表达在T细胞和B细胞表面，具有PD-L1和PD-L2两种配体。如图7-6所示，由于肿瘤细胞中上调的PD-L1受体与活化T细胞上表达的抑制性受体PD1的相互作用而导致肿瘤免疫逃逸。PD1与PDL1结合会诱导T细胞衰竭，从而损害T细胞功能、增殖和细胞毒活性。使用针对PD-1或PD-L1的抗体可以恢复T细胞活化以破坏PD1-PDL1相互作用。PD-1抑制剂主要包括Piddilizumab、Nivolumab和Pembrolizumab。

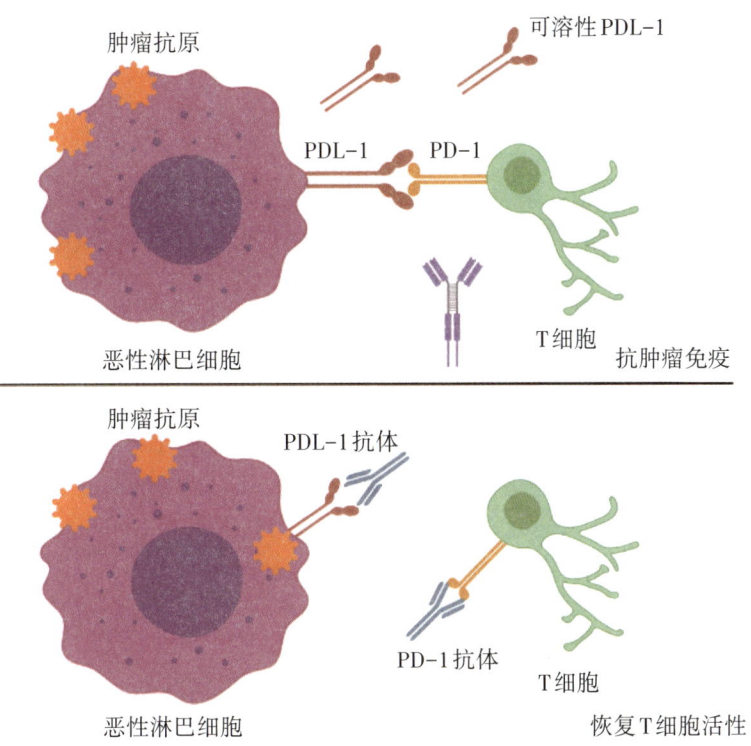

图 7-6　PD-1/PD-L1 轴在 T 细胞对肿瘤免疫反应中的作用机制（原创）

Piddilizumab 是一种人源化 IgG1 单克隆抗体。在一项Ⅱ期试验中，研究者评估了 Piddilizumab 在接受了 ASCT 的 66 名 DLBCL 患者中的疗效和安全性。结果显示，16 个月 PFS 为 72%，治疗安全性良好，仅 19% 和 8% 的患者出现 3/4 级中性粒细胞减少症和血小板减少症。随后又在复发 HL 患者中进行了试验，纳入 30 名患者中位随访 15.4 个月后，66% 的患者达到 ORR，52% 患者达到 CR，中位 PFS 为 18.8 个月，未发现 3/4 级不良反应。由此可见，Piddilizumab 在淋巴瘤患者中疗效和安全性良好。

Nivolumab 是一种 IgG4 抗 PD-1 单克隆抗体。一项Ⅰ期研究纳入了 81 名复发难治性 NHL、经典 HL 和 MM 患者，结果显示该药安全性良好，仅 22% 患者出现 3/4 级不良反应，35% 的患者出现免疫相关不良反应，FL 和 DLBCL 患者的 ORR 可达到 40%，MM 患者 ORR 仅有 4%，疗效并不理想。另一项研究中，入组了 23 名复发难治性 HL 患者，给予 Nivolumab 治疗，结果显示，ORR 高达 87%，其中 17% 的患者达到 CR，24 周 PFS 为 86%。随后进行了一项更大规模的多中心Ⅱ期研究，评估 Nivolumab 在复发经典 HL 中的价值。结果显示，ORR 为 69%，16% 的患者获得 CR，中位 PFS 为 14.7 个月，仅 12% 的患者出现严重不良反应。目前 Nivolumab 与其他靶向药物的联合方案也在探索中，如 Nivolumab 联合 BTK 抑制剂 Ibrutinib，在 FL 和 DLBCL 患者中安全性良好，但 ORR 不甚理想。

Pembrolizumab 是一种高度选择性的人源化抗 PD-1 单克隆 IgG4-κ 同种型抗体，与 Nivolumab 一样，在复发难治性经典 HL 中疗效较好。在一项大型临床研究中，纳入 210 名复发难治性经典 HL 患者，接受 Pembrolizumab 治疗，结果显示 ORR 为 69%，中位缓解持续时间为 6 个月，仅 14 名患者出现 3/4 级不良反应，中位随访 27.6 个月时，ORR 为 71%，中位 PFS 为 14 个月。可见 Pembrolizumab 与 Nivolumab 在 CHL 中的疗效相似，但前者的给药间隔较长，每 3 周一次。在原发纵隔大 B 细胞淋巴瘤（primary mediastinal large B cell lymphoma，PMBCL）中 Pembrolizumab 同样具有良好疗效。一项针对 19 名 PMBCL 患者的研究显示，ORR 为 88%，仅 2 名患者出现 3/4 级不良反应。在MM中，早期研究显示Pembrolizumab可能会增加患者死亡率，美国FDA停止了MM中的相关研究。

（二）CTLA-4抑制剂

CTLA-4是一种跨膜糖蛋白，主要位于细胞内囊泡，起负性调节作用。当抗原与T细胞受体结合后，CTLA-4可易位至细胞表面，抑制T细胞活化。目前最常用的CTLA-4抑制剂是ipilimumab。有研究报道了ipilimumab在复发难治性NHL中的临床活性，仅有11%的患者获得临床缓解，结果不甚理想。多项研究探索了ipilimumab在allo-HSCT后复发的血液系统肿瘤患者的价值。一项研究显示，ipilimumab不会引起GVHD，但可能导致器官特异性免疫不良反应；另一项研究观察到较高ipilimumab剂量可使患者获得CR，但部分患者因剂量限制性毒性而退出治疗。还有研究将ipilimumab与来那度胺联用于淋系恶性肿瘤，ORR达70%，其中40%的患者获得CR，在中位随访21个月后，有90%的患者仍存活。考虑到CTLA-4和PD-1在AML患者中同样表达上调，有研究者也对其联合方案进行了研究。结果显示，nivolumab-ipilimumab联合阿扎胞苷对复发难治性AML疗效良好，CR率可达43%，1年OS可达58%。

（三）CD47单克隆抗体

CD47是免疫球蛋白质超家族中一种高度糖基化、普遍表达的细胞表面蛋白，其在增殖、黏附、迁移、细胞凋亡和吞噬作用等细胞功能中发挥重要作用，还可介导平滑肌细胞增殖和迁移，并将粒细胞和T细胞募集到感染部位。巨噬细胞对靶细胞的吞噬作用是由激活信号和抑制信号的平衡来调节的，信号调节蛋白α（signal regulatory protein α，SIRPα）是巨噬细胞表面最重要的抑制信号。肿瘤细胞可以通过上调CD47的表达，增加CD47与SIRPα的结合来抑制吞噬过程。CD47单克隆抗体可阻断CD47与SIRPα之间的相互作用，从而增强抗肿瘤反应。研究发现，在AML、ALL、NHL及MM等多种血液系统恶性肿瘤细胞表面均可观察到CD47表达增加，而且与疾病不良预后相关。

Magrolimab是一种人源化IgG4抗CD47单克隆抗体，以前称为Hu5F9-G4。如图7-7所示，其可与肿瘤细胞表面CD47抗原紧密结合，并以抗体依赖的细胞介导的细胞毒性作用诱导肿瘤细胞被吞噬。早期研究在AML异种移植模型中证明了Magrolimab可发挥抗白血病作用，从而延长患者的生存期。一项Ⅰ期剂量递增研究评估了Magrolimab在复发难治性AML中的安全性，绝大多数患者出现贫血，但未发现溶血等严重不良反应。临床前研究显示Magrolimab单药疗效欠佳，因此研究者们开始探索其与其他药物的联合疗法。目前正在进行一项Ⅰb/Ⅱ期研究，在venetoclax联合阿扎胞苷组合中加入Magrolimab，评估其在初治和复发难治性AML中的疗效和安全性（NCT04435691）。另有研究正在探索Magrolimab和抗PD-L1药物Atezolizumab的组合在复发难治性AML中的临床价值。此外，Magrolimab在NHL患者中也具有一定疗效。Ⅰ期临床试验中，Magrolimab与Rituximab联合治疗复发难治性NHL患者疗效良好，且未观察到严重不良反应，安全性良好。

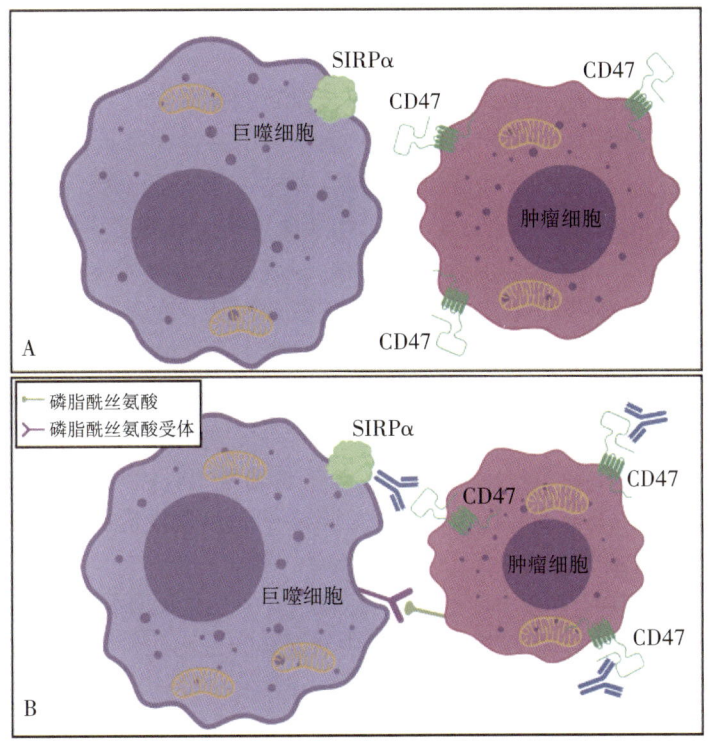

图7-7 抗CD47抗体的作用机制（原创）

注：A图表示肿瘤细胞通过表达CD47来逃避巨噬细胞的吞噬作用。B图表示给予抗CD47抗体后，CD47被抑制，"吃我"信号暴露，肿瘤细胞被吞噬。

（四）双特异性抗体

BiTE可以将T细胞重新定向到肿瘤细胞和活化T细胞。BiTE分子通常同时靶向一个肿瘤抗原和一个CD3分子，其中CD3分子与TCR非共价结合，并参与抗原特异性信号转导，可诱导T细胞活化。活化的T细胞可通过免疫突触分泌穿孔素和其他颗粒酶，从而杀伤肿瘤细胞。目前研究较多的是blinatumomab，可同时靶向B细胞抗原CD19和细胞毒性T细胞上的CD3。在一项多中心Ⅱ期研究中，189名复发难治性Ph阴性ALL患者接受blinatumomab治疗，33%的患者达到CR，疗效良好。有研究也评估了blinatumomab在NHL中的疗效，76名复发难治性NHL患者接受blinatumomab治疗后，ORR可达到69%。同时，blinatumomab的临床使用也存在一些限制，由于其半衰期较短，需要持续给药；其疗效不甚理想，在复发难治性ALL中缓解率不到一半，仍然需要更加有效的治疗手段。

随着免疫疗法的不断发展，血液系统恶性肿瘤的治疗发生了翻天覆地的变化。阐明免疫逃逸的具体机制将为免疫治疗药物的开发提供新见解，期待更有效、更安全的免疫疗法应用于血液肿瘤患者。

五、免疫调节剂

免疫调节剂是一类可起到多种免疫调节作用的药物，包括调节细胞因子、下调共抑制分子、增强NK细胞活性、抑制调节性T细胞等作用。免疫调节剂主要包括沙利度胺、来那度胺和泊马度胺，主要应用于MM，在白血病、淋巴瘤中的临床价值正在探索中。

(一)沙利度胺

沙利度胺是第一代免疫调节剂。研究者发现,沙利度胺在AML中具有强大的抗血管生成活性,可直接抑制内皮细胞增殖、成纤维细胞生长因子减少和神经纤毛蛋白-1下调,其中神经纤毛蛋白-1在AML中表达上调,且与不良预后相关。这些结果表明,沙利度胺可能在治疗AML中具有一定潜力。一项Ⅰ/Ⅱ期试验发现,20名对标准诱导治疗无效且不能接受allo-HSCT的AML患者给予单药沙利度胺后,4名患者有血液学改善,4名患者达到部分缓解。一项Ⅱ期研究对16名复发难治性AML患者给予沙利度胺治疗后,仅1名患者获得持续CR,大部分患者乏力、神经毒性等不良反应显著。以上试验表明,单药沙利度胺并不是AML较好的治疗选择。研究者们又对沙利度胺联合其他药物的方案进行了尝试。脂质体多柔吡星和阿糖胞苷联合或不联合沙利度胺用于初治AML的研究显示,加用沙利度胺可延长CR持续时间。一项研究评估了沙利度胺与阿扎胞苷联合用于MDS继发的AML患者的疗效,纳入40名患者中对治疗有反应的占57%,4名患者达到CR。后来人们发现,来那度胺比沙利度胺疗效更强,不良反应更少,因此针对来那度胺与阿扎胞苷的组合进行了大量临床试验。

沙利度胺在淋巴瘤中同样具有一定的抗肿瘤活性。一项研究使用沙利度胺、CTX和地塞米松治疗两名多药耐药的HL患者,两名患者最后均达到缓解。另一项研究发现,两名Ⅳ期MCL患者长期服用沙利度胺后,均达到缓解且耐受性良好。

20世纪末人们开始尝试使用沙利度胺治疗难治性MM,经过多年对联合方案的探索,沙利度胺联合硼替佐米、地塞米松成为MM主要的治疗方案。人们发现沙利度胺在MM中可促进凋亡、抑制IL-6和TNF等生长因子,还可通过共刺激T细胞和NK细胞来激活免疫系统,从而诱导增殖、细胞因子产生和细胞毒活性。在一项Ⅲ期临床试验中,研究者发现沙利度胺联合地塞米松的缓解率明显高于单用地塞米松,但同时也会增加深静脉血栓形成、神经毒性等不良反应的发生率。一项研究对硼替佐米联合地塞米松添加或不添加沙利度胺的疗效进行了比较,发现加入沙利度胺具有更好的疗效,是ASCT前的一种有效组合。近年国内研究发现,在硼替佐米、CTX和地塞米松方案基础上加入小剂量沙利度胺具有一定疗效,有利于改善血沉水平和骨髓瘤细胞数,缓解患者病情,且在治疗过程中未出现深静脉血栓事件,安全性良好。

(二)来那度胺

来那度胺是沙利度胺的衍生物,属于第二代免疫调节剂,其免疫调节作用及抑制血管生成作用均较沙利度胺更强,临床使用也更加安全。来那度胺先后经美国FDA批准用于治疗MM、伴5q-的MDS和MCL。起初来那度胺相关临床试验主要聚焦于复发难治性MM。一项研究纳入了353名复发MM患者,对来那度胺联合地塞米松和单药地塞米松方案的疗效和安全性进行了比较,结果显示来那度胺组ORR达61%,地塞米松组仅19.9%,来那度胺组中位OS也明显占优,但中性粒细胞减少症和深静脉血栓更常见。鉴于来那度胺和地塞米松联合方案的显著疗效,2006年美国FDA批准其用于治疗复发难治性MM患者。来那度胺在初治MM患者中同样具有良好疗效。为了评估初治MM中地塞米松联合来那度胺的疗效,SWOG进行了一项试验,研究发现来那度胺联合地塞米松组在1年PFS、ORR和非常好的部分缓解(very good partial response,VGPR)率方面均优于单药地塞米松组,但会增加深静脉血栓事件发生率。另一项研究比较了来那度胺联合不同剂量地塞米松在初治MM中的疗效和安全性,发现与大剂量地塞米松组相比,小剂量地塞米松组短期OS更优,安全性更好。来那度胺、地塞米松与其他药物的三药联合方案也具有良好疗效,如CTX、硼替佐米、脂质体多柔吡星、卡非佐米和伊沙佐米等。硼替佐米联合来那度胺、地塞米松的方案研究最为广泛,疗效最为显著。除可用于诱导方案外,研究者们还对来那度胺在ASCT

后的巩固和维持治疗中的价值进行了探索。多项Ⅲ期临床研究表明，与安慰剂组相比，使用来那度胺维持治疗可显著延长患者PFS，并且安全性良好。综上所述，各项临床研究均表明来那度胺在MM不同阶段疗效确切，安全性良好，已成为NCCN指南和中国MM诊治指南中的一线推荐用药。

目前FDA尚未批准来那度胺用于AML患者。一项研究评估了大剂量来那度胺在初治老年AML患者中的疗效，结果显示33名患者中，CR/CRi为30%，中位缓解持续时间为10个月，初步表明大剂量来那度胺在初治老年AML患者中具有一定临床活性。相关安全性数据显示，单药来那度胺治疗常见不良反应为骨髓抑制、乏力和电解质紊乱。也有研究评估了来那度胺联合方案在AML中的临床价值。一项研究招募了35名复发难治性AML患者，给予来那度胺和米托蒽醌、依托泊苷、阿糖胞苷的联合方案，评估其疗效及安全性。研究显示，中位OS为11.5个月，34%的患者获得CR，安全性良好。另一项研究中，18名老年AML患者接受了阿扎胞苷和来那度胺的联合治疗，44%的患者达到了CR/CRi，且耐受性良好。还有研究对阿扎胞苷和来那度胺联合方案在伴5q-的高危MDS和AML患者中的疗效进行了探索，虽然大多数患者伴有TP53突变等高危遗传学特征，但有26%的患者达到CR，表明疗效良好。来那度胺与阿扎胞苷等化疗药物联合在AML中疗效良好，尤其是复发难治性AML患者，其确切价值仍需大型临床试验来证实。

来那度胺在淋巴瘤患者中也显示出一定临床疗效。Haberman等研究了来那度胺在15名复发难治性MCL患者中的疗效和安全性，结果显示ORR为53%，20%患者达到CR，中位PFS为5.6个月。最常见4级不良反应为血小板减少症（13%），表明单药来那度胺在复发难治性MCL中具有良好临床疗效和安全性。在初治MCL中同样进行了一系列研究，Ruan等的研究报道了来那度胺和利妥昔单抗联合治疗初治MCL的数据，ORR、CR和PR分别为89%、58%和31%，中位缓解持续时间为11个月。从这些试验数据来看，来那度胺联合利妥昔单抗可以达到更高的缓解率。近年，BTK抑制剂ibrutinib也被FDA批准用于复发难治性MCL，与来那度胺的联合方案在NHL中的相关临床试验正在进行。

（三）泊马度胺

泊马度胺是第三代免疫调节剂，其结构与沙利度胺、来那度胺相似，但具有更强的抗肿瘤活性，2016年经FDA和EMA批准用于曾接受过至少两种治疗（包括来那度胺和硼替佐米）但在疾病治疗过程中或在最近一次治疗后60 d内进展的MM患者。与其他免疫调节剂一样，泊马度胺同样具有抗肿瘤、抗血管生成和调节免疫等作用。MM-003研究显示，相比大剂量地塞米松，泊马度胺联合低剂量地塞米松在复发难治性MM中具有更长的中位PFS，但60%的患者出现药物相关的3/4级不良反应，以中性粒细胞减少症和肺部感染最为常见，并且常导致治疗中断或需调整治疗剂量。一项Ⅱ期研究显示，与泊马度胺联合地塞米松相比，泊马度胺、CTX联合地塞米松在复发难治性MM中具有更高的缓解率和更长的中位PFS。此外，还有研究致力于泊马度胺、地塞米松与新型蛋白酶抑制剂伊沙佐米或CD38单抗Daratumumab的组合方案，均在复发难治性MM患者中显示出一定临床疗效，并且明显优于两药联合方案。大多数联合方案的不良反应为骨髓抑制，但基本都可以通过给予G-CSF、输血、预防感染等支持治疗或调整剂量得到有效控制。

泊马度胺在AML中的抗骨髓瘤活性已在临床前研究中得到证实，并且研究者们发现其在小鼠AML异种移植模型中同样具有抗肿瘤活性。目前泊马度胺在AML中的临床研究仍处于早期阶段，尚无相关数据报道。

目前免疫调节剂在血液系统肿瘤中的应用仍然以MM为主，在白血病、淋巴瘤中的确切临床价值仍需进一步前瞻性研究来发现。

第五节　诱导分化治疗

白血病的诱导分化治疗是指利用化学药物诱导白血病细胞的终末分化，ATRA的诱导分化疗法已经在APL患者中得到了广泛的应用。随着对药物机制的理解不断深入，除去甲基化药物外，研究者们还发现了其他诱导分化药物，主要包括糖基化修饰药物、表观遗传修饰药物、miRNA、维生素衍生物和细胞因子等，其中部分诱导分化剂已进入临床试验，在白血病中的应用以AML为主。

一、糖基化修饰药物

糖基化是在各种酶的调控下，蛋白质或脂质附加上糖类的过程，对蛋白起到修饰作用，可调节蛋白质、帮助蛋白质折叠。唾液酸化增加是蛋白质糖基化中最主要的肿瘤相关改变。

在骨髓细胞分化发育的晚期，细胞表面唾液酸化显著增加，可能与成熟骨髓细胞和骨髓基质之间的相互作用有关。FLT3是一种受体酪氨酸激酶，在造血细胞增殖和分化中起到关键作用。有研究发现，抑制岩藻糖基转移酶8（fucosyltransferase 8，FUT8）后会增加细胞酪氨酸磷酸化水平并促进FLT3二聚体化，另外FUT8抑制剂与FLT3抑制剂联合后，可有效抑制FLT3表达的Ba/F3细胞的生长。尽管造血祖细胞表面糖基化修饰在骨髓细胞分化中起着重要作用，但由于糖基化过程的复杂性，糖基化靶向治疗的发展受到一定限制，因此仍需研究者们进一步努力。

二、表观遗传修饰药物

表观遗传修饰药物即靶向表观遗传学药物，包括去甲基化药物、IDH1/2抑制剂、HDAC抑制剂等。研究显示，去甲基化药物阿扎胞苷可修饰染色质并恢复TNF-α诱导AML细胞系NB4和U937的单核细胞分化的能力。虽然阿扎胞苷不能完全诱导白血病细胞分化，但是可以直接作用于TNF-α启动子，促进TNF-α诱导的转录途径，间接诱导分化过程。还有研究发现，HDAC抑制剂也可以诱导AML细胞分化，包括AML细胞系和AML临床样本，另外还发现HDAC抑制剂与ATRA或维生素D_3联用可以协同诱导髓系细胞分化，并克服ATRA耐药。

三、miRNA

部分非编码RNA参与调控DNA转录和翻译，包括miRNA、长非编码RNA和环状RNA（circular RNA，circRNA）。miRNA是一类小分子、非编码的单链RNA，包含19~22个核苷酸。miRNA一般通过与靶RNA的3'末端翻译区域结合来抑制mRNA翻译。miRNA参与多种生理过程，包括细胞增殖、细胞凋亡和分化、造血和血管生成等。miRNA的异常表达可干扰正常的造血过程，从而促进血液系统恶性肿瘤的发生、发展。miR-223是髓系细胞分化中最具代表性的miRNA之一，其表达受髓系转录因子核因子I-A（NFI-A）和C/EBPα的调控。APL细胞系中的miR-223表达上调可促进粒细胞分化。另外，近年还发现了一些与髓系分化密切相关的miRNA，如miR-34a、miR-27、miR-342和miR-155等。这些miRNA与白血病的发生、发展至关重要。

四、维生素衍生物

ATRA是维生素A的类似物，在中性粒细胞的分化中起着关键作用。ATRA可通过降解肿瘤特异性蛋白 PML-RARα 来发挥抗白血病的作用。与去甲基化药物地西他滨类似，ATO 和 ATRA 也可诱导 NPM1 突变白血病的蛋白酶降解，导致白血病细胞生长受到抑制或者细胞凋亡。此外，维生素 D 衍生物 1,25 双羟维生素 D_3，参与多种生物过程，包括细胞增殖、生存、分化和免疫反应。研究发现 1,25 双羟维生素 D_3 可通过各种激酶途径诱导 AML 中单核细胞分化为巨噬细胞样细胞，具有吞噬作用并伴有单核细胞特异性酯酶活性。但由于该药的起效剂量远超生理剂量，故不适合临床使用。据报道，维生素 K_2 也可诱导细胞凋亡和分化，但其具体作用机制尚不清楚。

五、细胞因子

造血相关细胞因子也可诱导白血病细胞的分化，包括 IL-3、粒-巨噬细胞集落刺激因子（GM-CSF）、G-CSF、M-CSF、IL-6、γ干扰素（gamma interferon，IFN-γ）、白血病抑制因子（leukemia inhibitory factor，LIF）和 TNF-α。GM-CSF 可诱导人 U937 白血病细胞单核细胞分化，G-CSF 可促进小鼠骨髓单核细胞白血病细胞和人单核细胞白血病细胞分化为成熟的粒细胞样细胞和巨噬细胞样细胞。TNF-α 是一种细胞因子，最初人们认为它是肿瘤细胞的细胞毒效应细胞因子，在巨噬细胞的诱导和调节中起着至关重要的作用。在临床上，GM-CSF 和 G-CSF 主要用于缩短化疗后的中性粒细胞减少的持续时间，并在一定程度上预防感染，另外还可用于 HSCT 前的造血干细胞动员。但是由于这两种细胞因子可能也会促进白血病幼稚细胞的增殖，因此在骨髓中幼稚粒细胞未显著减少的 AML 或外周血中检出幼稚粒细胞的 AML 患者中禁止使用。文献中仅有少数个案报道了细胞因子在治疗 AML 中的有效性，其具体临床价值仍有待进一步临床试验来确定。

综上所述，诱导分化目前在白血病治疗中仍处于早期研究阶段，相关大型临床试验较少，阐明骨髓细胞分化机制可能有助于白血病分化疗法的进一步发展。

第六节　免疫抑制剂治疗

免疫抑制剂是可抑制机体免疫反应的药物，目前已经发展至第四代。第一代免疫抑制剂主要包括糖皮质激素、硫唑嘌呤、抗淋巴细胞球蛋白等，其免疫抑制作用相对广泛；第二代免疫抑制剂以环孢素和他克莫司为代表，是细胞因子合成抑制剂，主要针对 T/B 淋巴细胞，因此具有相对特异性；第三代免疫抑制剂包括西罗莫司、霉酚酸酯等，可抑制 PI3K 相关信号途径，从而抑制免疫反应；第四代免疫抑制剂主要代表为抗 IL-2 受体单抗，可作用于活化的淋巴细胞，并抑制移植排斥反应。血液系统疾病患者常用的免疫抑制剂主要有环孢素、抗胸腺/淋巴细胞球蛋白（ATG/ALG）、他克莫司等，主要用于 AA。

一、环孢素

环孢素是一种强效免疫抑制剂，其对细胞免疫的抑制作用比体液免疫更强。非重型 AA 或重型 AA 均可使用环孢素，其有效血药浓度暂不明确。临床上可根据药物浓度和治疗效果动态调整环孢素的使用剂量。环孢素的主要不良反应为消化道反应、牙龈增生、色素沉着、肝肾功能损害，大多数患者症状较轻。

二、ATG/ALG

ATG/ALG 是一种多克隆抗淋巴细胞血清，对免疫活性细胞和造血细胞具有多重作用，包括免疫抑制作用和免疫刺激作用。低浓度ATG/ALG可刺激T淋巴细胞增殖，高浓度ATG/ALG可通过阻断T淋巴细胞表面抗原而产生补体介导的细胞毒性作用，去除活化的异质性T细胞对骨髓造血的抑制。另外，ATG/ALG可促进淋巴细胞增殖，刺激骨髓基质细胞生长，从而增加造血生长因子、GM-CSF及G-CSF的合成，间接改善骨髓组织的造血功能。目前，ATG/ALG主要用于重型AA，用药过程中应注意用糖皮质激素预防过敏，常与环孢素组成强效免疫抑制方案。

三、他克莫司

他克莫司又名FK506，是一种从筑波链霉菌中分离出的大环内酯类免疫抑制剂，广泛用于同种异体器官移植后患者，以降低免疫排斥反应。作为钙调神经磷酸酶抑制剂，他克莫司可通过与细胞内T淋巴细胞蛋白FK506结合蛋白结合，选择性抑制T细胞活化和细胞因子分泌，从而发挥免疫调节作用。相比环孢素，他克莫司免疫抑制作用更强，肾毒性更小。最近一项体外试验发现，他克莫司可通过调节T细胞分化来干预ITP小鼠中抗血小板抗体介导的血小板减少，表明他克莫司在治疗ITP中可能具有一定潜力。

第七节 外科手术治疗

外科手术治疗血液系统疾病主要为脾切除术，一般用于遗传性球形红细胞增多症、血红蛋白病、地中海贫血、AIHA、ITP、淋巴组织增生综合征和MPN等。

一、红细胞膜疾病

引起溶血性贫血的红细胞膜疾病以遗传性球形红细胞增多症（hereditary spherocytosis，HS）和遗传性椭球细胞增多症（hereditary elliptocytosis，HE）为主。HS是一种遗传性溶血性贫血，由编码红细胞膜成分的基因突变引起。球形红细胞容易经脾脏过度破坏，因此HS患者常常伴有脾肿大，手术切除脾脏是治疗该病的根本方法。进行脾切除术的主要判定依据是患者溶血的严重程度，与脾脏的肿胀程度并无关系。HE的主要特征是血涂片可见椭圆形红细胞，主要原因为红细胞膜蛋白异常。其脾切除术指征与HS类似，且大多数患者的贫血和胆结石都能在术后得到改善。

二、血红蛋白病

血红蛋白病主要包括地中海贫血和镰状细胞性贫血。地中海贫血是一种常染色体隐性遗传病，其中α-珠蛋白和β-珠蛋白生成不足分别导致α-地中海贫血和β-地中海贫血。脾功能亢进常见于重度β-地中海贫血，可导致全血细胞减少、输血需求增加、感染或出血性疾病发生风险增加。因此，当符合脾切除术适应证时应考虑切除脾脏。镰状细胞性贫血也是一种常染色体隐性遗传病，由血红蛋白β链异常引起，在缺氧条件下会诱导红细胞镰状变形。进行脾切除术同样有利于降低其输血需求及伴随的感染或出血风险，并且消除因脾肿大带来的肿胀不适。

三、AIHA

AIHA是由自身抗体或补体附着于红细胞表面，通过抗原抗体反应导致的红细胞破坏引起的贫血。根据抗体的化学特性，可分为温抗体型和冷抗体型。温抗体型AIHA中自身抗体一般在温度≥37 ℃时发生反应，导致血管外溶血，主要发生在脾脏。温抗体型AIHA一线治疗为糖皮质激素，二线治疗为免疫抑制剂和脾切除术。而冷抗体型AIHA为补体介导的血管内溶血，因此不需要进行脾切除术。

四、血小板疾病

血小板疾病包括ITP和血栓性血小板减少性紫癜（thrombotic thrombocytopenic purpura，TTP）。ITP是血液系统疾病中较常见的一种自身免疫性出血性疾病，大部分患者可通过糖皮质激素或免疫抑制剂治疗。而对于某些难治性ITP，脾切除是最有效的常规治疗方法。随着医疗技术的不断发展，目前腹腔镜脾切除术已成为主流，具有创伤小、疗效显著等优势，但对于脾脏肿胀程度较大的患者仍以开放式手术为主。TTP是一种严重的血栓性微血管病，以机械性溶血性贫血、消耗性血小板减少导致微血栓形成造成器官损害（肾脏、中枢神经系统、胃肠道）为主要特征，其一线治疗包括血浆置换和糖皮质激素，二线治疗为利妥昔单抗。反复发作难以治愈的TTP患者可以考虑行脾切除术。

五、MPN

MPN常常伴有继发于髓外造血的脾肿大。新型靶向药物JAK2抑制剂可以在一定程度上缩小脾脏体积，缓解患者压迫症状。在JAK抑制剂出现之前，通常进行脾切除术以缓解脾肿大相关症状。此外，脾切除术还可用于改善贫血和血小板减少症。在一项早期研究中，314名MF患者由于压迫症状、贫血、门静脉高压、血小板减少症等实行了脾切除术。87名患者出现围手术期并发症，包括感染（9.9%）、血栓形成（9.9%）和出血（14%），长期症状改善率可达77.6%，术后OS为19个月。

有研究者认为，MF患者在HSCT前行脾切除术可改善血液学恢复，有利于植入。但由于脾切除可能导致严重并发症，因此这一问题在学术界仍然存在争议。一项单中心回顾性研究纳入了85名MF患者，其中39名患者在移植前接受了脾切除术。一半患者出现术后并发症，最常见的是血栓形成和出血，移植前脾切除术与非复发死亡率和移植后复发无关，但可以改善OS和EFS。目前脾切除术在MPN患者中仍然具有一定临床价值，主要用于难治性、不适用JAK1/2抑制剂、不适用临床试验以及脾肿大症状较严重的患者。研究发现，合并症较多或血小板计数偏低的患者术后并发症更多，术后死亡率更高，因此在进行脾切除术前，应严格评估患者的合并症、血液学指标。此外，有研究者认为脾切除可能加速MF向白血病转化。一项单中心回顾性研究表明，MF白血病转化期间进行脾切除术可能导致OS、PFS缩短。

综上所述，脾切除术目前仍然是AIHA、ITP等多种血液系统疾病的重要治疗手段。鉴于手术的复杂性，严格把握手术适应证以及术后并发症的防治管理至关重要。

第八节　放射治疗

目前放射治疗主要应用于淋巴瘤患者，包括HL和NHL，在白血病和浆细胞肿瘤中应用较少。

一、白血病

放射治疗在白血病患者中最常见的情况包括治疗中枢神经系统疾病和其他形式的髓外复发。

对于有中枢神经系统病史的白血病患者，可考虑进行 WBRT 或 CSI，也可作为 allo-HSCT 前的治疗、挽救治疗后的巩固治疗，或复发/难治性疾病的挽救治疗。在儿童 ALL 和中枢神经系统受累患者中的一项回顾性研究表明，与 HSCT 前单纯颅脑增强治疗相比，接受 CSI 治疗的患者 DFS 有所改善。

二、HL

放疗是 HL 最有效的 LC 治疗手段和最重要的治疗组成部分。在 20 世纪 60 年代，扩大视野照射是大部分早期和中期 HL 的有效治疗手段。21 世纪初，化疗加受累野照射已成为Ⅰ～Ⅱ期 HL 的主要治疗手段。对于Ⅲ～Ⅳ期化疗后的患者，受累野照射应用于大肿块或残存病灶。这种治疗方式综合了增强 CT、PET-CT 和 MRI 等多种现代影像技术，相比既往的放疗方式可减少治疗体积和剂量，同时保证治疗有效性并减少急性和晚期不良事件。

三、NHL

目前在化疗基础上联合利妥昔单抗已成为多种 B 细胞来源 NHL 的主要治疗手段，但对于很多早期患者以及大肿块、结外、晚期、侵袭性的 NHL 患者，放疗仍然能够提高 LC 率，在综合治疗中起到重要作用。NHL 中最常见的亚型是 DLBCL。目前 DLBCL 的标准化疗方案是利妥昔单抗、CTX、阿霉素、长春新碱和泼尼松（R-CHOP）化疗。早期多项随机试验探索了放疗在 NHL 中的作用。一项多中心研究显示，对于局限期中危和高危 NHL，接受 3 个周期的 CHOP 联合放疗与只进行 8 个周期的 CHOP 相比，5 年 PFS 和 OS 均显著改善。2016 更新的随访数据显示，中位随访 17.7 年后，这两组患者的中位 PFS、OS 无明显差异，但 8 个周期 CHOP 组的心脏相关死亡风险更高。一项研究评估了放疗对 80 岁以上老年 DLBCL 患者的疗效和安全性影响，结果显示，3～4 个周期的化疗后放疗的疗效与单独化疗相当，并且安全性更好。另一项研究也显示，在老年 DLBCL 患者中 6～8 个周期的 R-CHOP 联合放疗与只进行 R-CHOP 化疗生存率相当，但安全性更好。德国高级别 NHL 研究小组报告了伴有骨骼受累的 DLBCL 患者接受巩固性放疗的结果，显示 3 年 EFS 显著提高。此外，有研究显示低危、无肿块 DLBCL 患者在进行 4～6 个周期 R-CHOP 后接受放疗与不接受放疗的 EFS 和 OS 相当。

总体来说，DLBCL 在 R-CHOP 化疗后进行巩固放疗的指征包括大肿块、骨骼受累或对化疗反应不佳的患者，而对于低危、无肿块的 DLBCL 患者，不推荐进行放疗。

四、浆细胞肿瘤

放疗在 MM 中通常用于缓解患者骨骼疼痛和神经根或脊髓压迫。单独放疗已被证明是脊髓压迫患者的一种非常有效的姑息治疗。一项针对 238 名骨髓瘤患者的研究显示，单独接受放疗的患者具有良好的反应率（97%）、LC 率（1 年时为 93%，2 年时为 82%）和功能恢复率（64% 的无法行走患者恢复行走能力）。此外，已证明放疗可以缓解疼痛，改善神经系统症状，保护椎体，抑制骨髓瘤细胞浸润，并改善 MM 患者的运动功能和生活质量。国际淋巴瘤放疗协作组（International Lymphoma Radiation Oncology Group，ILROG）对 MM 姑息治疗推荐的最佳剂量方案为 20 Gy/5 次。对于孤立性浆细胞瘤患者，45～50 Gy 局部放疗可达到 80% 以上的有效 LC 率。

综上所述，放射治疗在恶性血液系统疾病患者的治疗中仍然发挥着重要的作用。放疗技术的不断进步使得更精确的照射剂量作用到最适合的区域。未来的发展方向包括进一步开发新的技术提高疗效，以及确定现代放疗与药物治疗在血液系统恶性肿瘤中的最佳组合。

第九节 支持治疗

血液系统疾病的治疗不仅仅依赖药物手段，支持治疗同样发挥着重要作用，包括营养支持、防治感染、纠正贫血、控制出血、防治TLS及保护重要脏器功能等。

一、营养支持

营养是维持生命和健康的物质基础，严重贫血或恶性血液系统疾病常常导致人体营养大量消耗，而且放、化疗还可引起患者消化系统功能紊乱，因此营养支持对血液系统疾病患者至关重要。营养性贫血患者，应根据其自身情况，适当补充贫血相关营养素，以达到纠正贫血的目的。如补充含铁丰富的食品，如海带、紫菜、木耳、香菇、豆类和豆制品，以及肉类、禽类、动物内脏等；给予高蛋白饮食，适当补充维生素C制剂，以促进对铁的吸收和利用；婴幼儿、孕妇、老人等容易缺铁的人群，应适当增加含铁制品的摄入。大部分AA患者伴有严重贫血，因此可能有食欲下降、腹胀、恶心等症状，没有充分的营养支持不利于AA患者后期的治疗和康复，有时还会增加患者出血、贫血及感染的风险，严重威胁其生命健康。因此，应对患者及其家属进行系统、科学的膳食教育，在保证患者安全的基础上，保证其各种营养元素的合理摄入。白血病、淋巴瘤、MM等血液肿瘤患者，除严重贫血外，还可能出现粒细胞缺乏伴发热、肺部感染等导致的食欲下降，因此其营养不良更为常见。有研究显示，血液肿瘤患者营养状态随年龄增长，体重指数呈下降趋势，进食及吸收功能逐渐减退，机体储备能力、应激调节能力逐渐下降，肝脏合成蛋白的能力也逐渐减弱。MTX等化疗药物还可能导致口腔、肠道黏膜炎症，进一步加剧患者营养不良。因此在临床工作中，需要更加重视对这类患者营养状态的评估，适当补充营养，维持水电解质平衡，进食高热量、高蛋白、易消化食物，必要时静脉补充营养。如在急性白血病化疗期间，热量供给应为每日168～210 kJ，氮量为每日10～12 g/kg，同时通过蔬菜汁、水果汁等补充维生素、微量元素及电解质，有利于患者病情进一步好转。

二、防治感染

在恶性血液系统疾病人群中，感染是患者病情恶化甚至死亡的重要原因。与实体瘤相比，恶性血液系统疾病更有可能伴随免疫功能异常及骨髓抑制。细菌、病毒和真菌感染的风险与中性粒细胞减少的严重程度和持续时间密切相关，其他易感因素包括中心静脉导管、导尿管等引流管以及放、化疗引起的黏膜炎造成的黏膜屏障破坏。另外，长时间使用糖皮质激素也会增加感染的概率。研究表明，大剂量和长时间的使用糖皮质激素均会增加菌血症、败血症及肺孢子菌肺炎等的发生风险。

由于血液肿瘤的疾病特殊性，上述易感因素难以避免，故感染的发生率较高。在尽量避免以上高危因素外，临床工作中还应注意以下几点：

（1）进行中心静脉置管、骨髓穿刺、腰椎穿刺、骨髓活检等临床活动时，应严格执行无菌操作，最大限度降低医源性感染的发生率；

（2）加强对患者的教育，尤其粒细胞缺乏的患者，应嘱其清洁饮食、勤漱口、保持大便通畅、忌食隔夜饭菜等，避免出现口腔真菌感染、胃肠道感染，避免便秘、肛裂继发肛周感染等；

（3）为患者提供清洁的治疗环境，如层流病房、空气净化系统等，为患儿埋置输液港也可减少其导管相关感染的发生率。

在识别血液肿瘤患者是否合并感染时，应特别注意感染多发部位，如口腔、肛周、肺部、皮肤等，必要时，可在24 h内重复CT等影像学检查；持续高热的患者必须多次抽检双侧血培养，置入静脉导管的患者必须附加导管血培养。在血培养和药敏结果汇报后，还应据其调整所使用的抗生素。除抗感染治疗外，还应视情况给予粒细胞集落刺激因子以促进中性粒细胞恢复，缩短中性粒细胞减少的持续时间。真菌感染中常见的为念珠菌及曲霉菌感染，伊曲康唑、卡泊芬净等抗真菌药物对真菌感染疗效良好。病毒感染中HSCT并发的CMV感染最常见，更昔洛韦、膦甲酸钠等抗病毒药物有效改善了移植患者的感染死亡率，显著改善了患者的预后。

三、纠正贫血

急性白血病或化疗后骨髓抑制患者常常伴有严重贫血，主要表现为头晕、乏力、食欲缺乏、恶心、腹胀等症状，严重影响其生活质量。此类患者须积极给予输注红细胞，应视情况输注浓缩红细胞200～400 mL，并积极关注血常规指标变化，观察其输血效果，使血红蛋白尽可能维持在60 g/L以上。另外，多次输血还会增加输血不良反应和经血液传播疾病的发生风险，应严格控制患者输血指征，提高输血质量。

四、控制出血

ITP、AA及血液肿瘤患者多伴有血小板严重减少，血小板过低，患者皮肤、黏膜、消化道出血的风险会大大增加，严重时甚至有颅内出血致死的风险，所以应尽快输注血小板。传统观念认为，血小板≤20×10^9/L时，应该输注单采血小板以预防出血。但是美国和欧洲的指南推荐化疗后骨髓抑制或骨髓移植导致的血小板输注界限为10×10^9/L。研究显示，患者的血管、血小板功能、凝血功能等因素都会影响其血小板输注效果，因此在输注血小板前，还应注意患者是否合并有体温升高、肝功能不全、凝血功能紊乱等，可据此适当调整血小板输注标准。除血小板减少导致出血外，APL容易并发弥散性血管内凝血，也可继发出血，应及时补充凝血因子并输注血浆，当合并纤维蛋白溶解时，还应加用纤维蛋白溶解药物。

五、防治TLS

TLS是血液系统恶性肿瘤中较常见的严重并发症，主要表现为肿瘤细胞短期内大量溶解，释放细胞内代谢产物，引起高尿酸血症、高血钾、高血磷、低血钙及急性肾功能不全等。高风险患者的积极识别与防治可最大限度减少代谢紊乱对患者的伤害，并改善预后。

高钾血症是TLS最主要的临床表现之一，可累及骨骼肌和心肌。患者一般表现为乏力和心律失常，心电图主要变化为QRS波群增宽和T波高尖。如果严重高钾血症未得到适当和及时的治疗，则会导致严重心律失常甚至猝死。在可能发生潜在致命的室性心律失常之前，必须迅速纠正高钾血症。尿酸是嘌呤核苷酸腺嘌呤和鸟嘌呤在人体中的终端产物。肿瘤细胞短期内崩解释放出大量嘌呤导致高尿酸血症，尿酸在肾小管中形成病理性尿酸盐晶体沉积还可继发尿酸性肾病，导致急性肾损伤。高磷血症一般出现于化疗后24～48 h，意味着细胞内磷酸盐的释放超过了肾脏排泄磷酸盐的正常阈值。血液肿瘤细胞内的磷酸盐约为正常成熟淋巴细胞内的4倍。当胞内磷酸盐大量释放时，磷酸盐与钙结合形成磷酸钙，并沉积在肾小管，导致急性肾功能不全，此外，高磷血症还可能导致肌肉痉挛、手足抽搐、心律失常和癫痫发作。

在血液系统恶性肿瘤中，TLS发生率差异较大。部分慢性白血病或MM极少发生TLS，而在儿童ALL中发生率高达45%，另外某些高级别血液肿瘤还可出现自发性TLS，如NHL。TLS的发生还与患者自身因素有关，如年龄、脾肿大、基础肌酐或尿酸水平较高、LDH水平较高、白细胞计数较高、肿瘤负荷较高、肾功能不全等；某些治疗药物也会增加TLS的风险，如ibrutinib、氟达拉滨、利妥昔单抗等。

所有接受化疗的血液系统恶性肿瘤患者都应进行TLS预防治疗。在尽量减少或避免可能导致TLS风险增加的因素外，还应给予降尿酸药物，维持电解质平衡，充分补液。补液是增加血液容量及预防TLS的首要措施，可降低尿酸、磷和钾的细胞外浓度，并增加肾血流量，以维持足够的肾小球滤过率和尿量。如果条件允许，静脉补液应在化疗前至少24～48 h开始，维持时间取决于肿瘤类型或患者的临床症状。另外，在有潜在急性肾损伤或心功能不全的患者中，应适当调整静脉补液量，以避免液体超负荷，并且密切监测血压、尿量等重要生命体征。降尿酸药物主要包括别嘌醇、拉布立酶、非布司他等。碱化尿液一般使用碳酸氢钠，可增加尿液pH值，使尿酸溶解度增加，但有可能导致代谢性酸中毒和磷酸钙沉积，故应谨慎使用。高钾血症一般通过葡萄糖、胰岛素、利尿剂以及碳酸氢钠治疗。上述治疗手段效果不佳的患者可能需要肾脏替代治疗（即血液透析），以纠正电解质紊乱、高尿酸血症或肾功能衰竭。

综上所述，TLS是白血病和淋巴瘤患者中化疗后常见且有可能危及生命的并发症。早期识别高危患者、采取适当的预防措施，是TLS防治的关键。

六、保护重要脏器功能

血液系统肿瘤治疗不可避免会影响其他重要脏器，如心脏、肝脏、肾脏、胰腺、膀胱等。急性白血病常见化疗药物阿霉素最主要的不良反应为心脏毒性，表现为心律失常、心肌病、心功能不全，甚至发展为心力衰竭。由于阿霉素等蒽环类药物大多为剂量累积毒性，因此在制定化疗方案时应该合理设置剂量，并且在治疗过程中加强对心脏功能的监测，如心电图、超声心动图等，心脏保护药物右丙亚胺可有效预防蒽环类药物所致心脏毒性。此外，使用脂质体蒽环类药物如聚乙二醇脂质体阿霉素可以通过靶向作用提高阿霉素在肿瘤组织内的浓度，减少在心脏等正常组织中的分布，从而减少心脏毒性的发生；化疗药物CTX最主要的不良反应是出血性膀胱炎，表现为肉眼血尿及膀胱刺激症状，常用预防措施包括水化、碱化、利尿以及使用巯基化合物保护剂美司钠，美司钠可与CTX的毒性代谢产物丙烯酸结合，形成无毒产物，从而起到预防泌尿系统毒性的作用；培门冬酶是ALL和部分NHL化疗必不可少的药物，肿瘤细胞缺乏合成门冬酰胺的能力，培门冬酶可水解门冬酰胺，从而耗尽外源性门冬酰胺，导致肿瘤细胞凋亡，但也可以导致胰腺炎，具体致病机制暂不清楚，可能与药物损伤胰腺组织导致其自我消化有关。在临床上使用培门冬酶前，应告知患者低蛋白、低脂肪饮食，并严密观察其临床症状以及检测血、尿淀粉酶，一旦出现胰腺炎，应立即停用该药并输注蛋白酶抑制剂、生长抑素、抗生素等。氨甲蝶呤可导致口腔及消化道黏膜损害，在治疗前及治疗过程中应给予充分水化、碱化，并给予四氢叶酸钙。

综上所述，血液系统肿瘤的治疗药物多具有较严重不良反应，在治疗前应积极给予个体化预防措施，保证患者用药安全，避免出现重要脏器功能损害。

（郭元成、刘蓓）

参考文献

[1]MICHOT J, ANNEREAU M, DANU A, et al. High-dose cyclophosphamide for hard-to-treat patients with relapsed or refractory B-cell non-hodgkin's lymphoma, a phase ii result[J]. European Journal of Haematology, 2020, 104(4): 281-290.

[2]ZHAO J, BEWERSDORF J, JASZCZUR S, et al. High dose cyclophosphamide for cytoreduction

in patients with acute myeloid leukemia with hyperleukocytosis or leukostasis[J]. Leuk Lymphoma, 2021, 62(5): 1195-1202.

[3] KIM D, CHUNG J, JO J, et al. Phase ii study of safety and efficacy of beb (bendamustine, etoposide, and busulfan) conditioning regimen for autologous stem cell transplantation in non-hodgkin lymphoma[J]. Acta Haematologica, 2020, 99(4): 819-828.

[4] 张露, 许小平. 氨甲蝶呤联合其他药物治疗原发中枢神经系统淋巴瘤研究进展[J]. 白血病·淋巴瘤, 2017, 26(6): 375-379.

[5] MITSOGIANNI M, MITSIMPONAS N, HAASE S, et al. Treatment of combined autoimmune neutropenia and immune thrombocytopenia with methotrexate[J]. Acta Haematologica, 2020, 143(1): 89-90.

[6] DINARDO C, PRATZ K, PULLARKAT V, et al. Venetoclax combined with decitabine or azacitidine in treatment-naive, elderly patients with acute myeloid leukemia[J]. Blood, 2019, 133(1): 7-17.

[7] XUE C, WANG X, ZHANG L, et al. Ibrutinib in B-cell lymphoma: single fighter might be enough?[J]. Cancer Cell International, 2020, 20: 467.

[8] CHAOUI D, HACINI M, FITOUSSI O, et al. Relapsed or refractory chronic lymphocytic leukemia retreated with rituximab in daily practice: final results of the perle study[J]. Leukemia & Lymphoma, 2019, 60(6): 1563-1567.

[9] XUAN L, WANG Y, HUANG F, et al. Sorafenib maintenance in patients with flt3-itd acute myeloid leukaemia undergoing allogeneic haematopoietic stem-cell transplantation: an open-label, multicentre, randomised phase 3 trial[J]. The Lancet Oncology, 2020, 21(9): 1201-1212.

[10] BAZARBACHI A, BUG G, BARON F, et al. Clinical practice recommendation on hematopoietic stem cell transplantation for acute myeloid leukemia patients with flt3-internal tandem duplication: a position statement from the acute leukemia working party of the european society for blood and marrow transplantation[J]. Haematologica, 2020, 105(6): 1507-1516.

[11] MORSCHHAUSER F, LE GOUILL S, FEUGIER P, et al. Obinutuzumab combined with lenalidomide for relapsed or refractory follicular b-cell lymphoma (galen): A multicentre, single-arm, phase 2 study[J]. The Lancet Haematology, 2019, 6(8): e429-e437.

[12] NEELAPU S, LOCKE F, BARTLETT N, et al. Axicabtagene ciloleucel car T-cell therapy in refractory large B-cell lymphoma[J]. New England Journal of Medicine, 2017, 377(26): 2531-2544.

[13] CAO J, GAO W, YOU J, et al. The efficacy of anti-cd19 chimeric antigen receptor t cells for B-cell malignancies[J]. Cytotherapy, 2019, 21(7): 769-781.

[14] BRIERLEY C, STAVES J, ROBERTS C, et al. The effects of monoclonal anti-cd47 on rbcs, compatibility testing, and transfusion requirements in refractory acute myeloid leukemia[J]. Transfusion, 2019, 59(7): 2248-2254.

[15] DUAN C, FUKUDA T, ISAJI T, et al. Deficiency of core fucosylation activates cellular signaling dependent on flt3 expression in a ba/f3 cell system[J]. The FASEB Journal, 2020, 34(2): 3239-3252.

第八章
贫血的诊疗及健康管理

第一节 缺铁性贫血

一、流行病学

贫血目前影响着世界1/3的人口，是一个日益严重的公共卫生问题。其中缺铁性贫血（iron deficiency anemia，IDA）是最常见的贫血类型，是导致人类疾病的五大原因之一，也是女性疾病的首要原因。此类贫血是影响包括成长期的儿童、绝经前妇女、孕妇和老年人群在内的全球健康的公共卫生问题，目前也被认为是一种临床疾病，普遍存在于内科及外科就诊的各类患者中。

IDA的发病率根据不同年龄、群体、性别、地域而差异巨大。据世界卫生组织（World Health Organization，WHO）统计，妇女和儿童是IDA风险最大的人群。IDA在学龄前儿童（<5岁）、育龄妇女和孕妇中也普遍存在，患病率分别可达到41.7%、32.8%和40.1%。据2013年报道，全球19.3亿人口中贫血患者占总人口的27%，特别是中非和南亚5岁以下儿童患病率较高，分别为58%和71%。2017年全球疾病相关研究报告称，膳食中铁缺乏分别是导致女性和男性致病的第4大和第12大原因。相关报道提出，女性总IDA患病率为8%，男性为0.7%，女性发病率较男性高10倍以上。女性中月经出血量多者IDA风险极高，大约2/3的月经出血量多的妇女患有IDA。老年人群可能同时合并其他类型的贫血，缺铁性贫血仅占贫血病例的30%左右。在某些高收入国家，素食主义者、铁吸收不良者、频繁献血者也是IDA高风险人群。据统计，频繁献血的男性表现出贮存铁耗尽（iron depletion，ID）及红细胞内铁缺乏（iron deficient erythrocytes，IDE）相应的比例分别为16.4%和48.7%，相应的比例女性为27.1%和66.1%。对于伴有其他合并症的患者其IDA发病率依据其原发病不同而有所差异。据统计，37%~61%的慢性心力衰竭患者以及24%~85%的慢性肾脏疾病患者伴有ID，且疾病终末期阶段ID比例更高。恶性肿瘤患者伴发ID和IDA的比例分别为42.6%和33%。在外科手术中，半数以上无贫血的外科患者存在ID，大约1/3接受大手术的患者存在术前贫血，超过2/3的患者患有IDA，术后贫血发生率可达90%。

目前仍缺乏遗传性IDA患病率的统计。据报道，难治性缺铁性贫血（iron refractory iron deficiency anemia，IRIDA）在临床所见的IDA病例中占比不足1%，但未进展至贫血的ID流行率目前仍难以统计。

二、病因学

(一) 病因概述

缺铁性贫血归因于多种危险因素,如生理因素(机体对铁的需求增加、摄入减少、供给不足、丢失过多)、病理因素(机体对铁的吸收障碍、转运及利用障碍、丢失过多、慢性失血、炎症、手术、合并症)以及遗传因素等几大类。不同的患者人群(儿童、妇女和老年人)、不同的地理区域(发展中国家和发达国家)其病因也存在很大差异(如图8-1所示)。

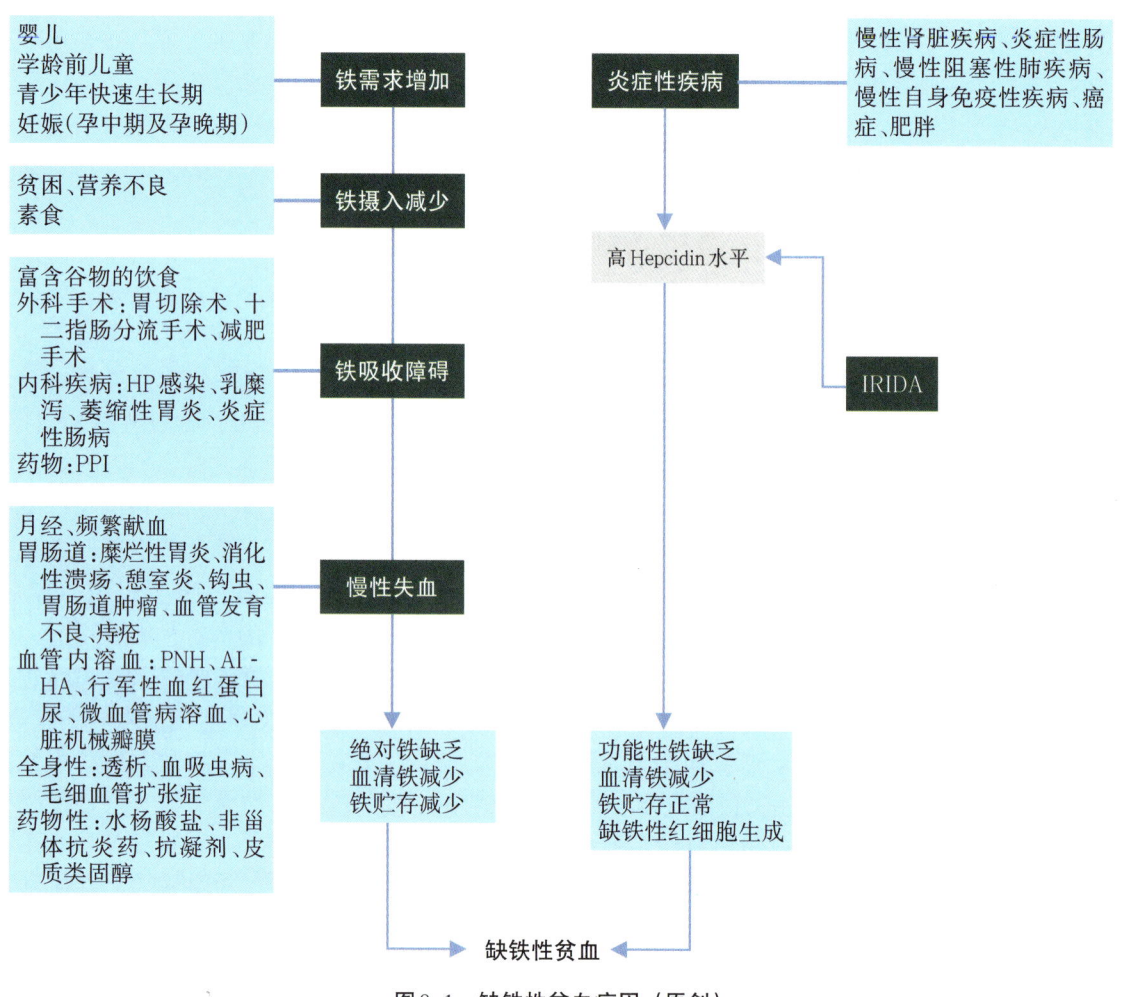

图8-1 缺铁性贫血病因(原创)

(二) 生理因素

铁的需求增加而导致的IDA通常是生理性的,常见于婴儿、学龄前儿童、青少年的快速生长期、孕妇等。不同地理区域患者铁摄入减少的原因不同,落后地区和贫穷地区的人群、营养不良者和饮食方面长期素食者可因铁摄入减少而发生IDA。发展中国家及发达国家的一些素食主义者也存在缺铁现象。处于快速生长期的儿童、孕妇及营养不良者存在铁供给不足。事实上,铁的需求增加和摄入减少在同一个体中常常共存,机体对铁的摄入及吸收低于对铁的需求是IDA发生的高风险因素。婴儿在快速生长期消耗了他们从母亲妊娠期及哺乳期吸收的铁,进而导致IDA。低出生体重婴儿、早产婴儿、12个月前饮用牛奶以及6个月后仅母乳喂养而不添加辅食或不补充铁元素的婴幼儿是5岁以下儿童IDA的高风险因素。青少年由于快速生长，亦是IDA高风险人群。因妊娠期母体红细胞数量增加及胎儿生长，母乳喂养快速生长的婴儿等情况，孕产妇对铁的需求大大增加，孕妇及产后哺乳妇女也是IDA高风险人群。引起铁吸收不良的生理原因主要是某些特殊的饮食习惯，如钙、谷物中的肌醇六磷酸，茶叶和咖啡中的单宁等，均可致使铁吸收障碍。部分慢性失血也可能是生理性的，如快速生长并伴经期出血的青春期女孩、月经期妇女、经常献血的志愿者均可因铁的丢失过多而发生IDA。

（三）病理因素

IDA的病理因素较多，其中内科常见因素包括胃肠道慢性炎症、溃疡、憩室炎、乳糜泻、幽门螺杆菌的感染、寄生虫感染、血管发育不良或恶性肿瘤等。外科因素包括胃切除术、十二指肠分流术、减肥手术等。非甾体消炎药、水杨酸酯、质子泵抑制剂（proton pump inhibitor，PPI）、皮质类固醇、抗凝剂等的使用也可引起IDA。慢性炎症性疾病也可引起IDA，比如慢性肾脏病变、充血性心力衰竭等。

内科因素中消化系统疾病导致贫血的主要原因包括失血、吸收不良、炎症性肠病三大类。其中胃肠道出血是IDA最常见的原因，尤以老年人为主。胃肠道出血多由胃炎、胃溃疡和十二指肠溃疡、食管裂孔疝、Meckel憩室、胃肠息肉、炎症性肠病、血管发育不良、食管胃底静脉曲张、胃肠道恶性肿瘤、结肠憩室、良性或者恶性的小肠肿瘤等引起，因大量饮酒或口服非甾体类抗炎药物致胃肠黏膜损伤，也可引起胃肠道出血。铁吸收不良也与一些内科疾病密切相关，如食管炎、胃炎、胃及十二指肠溃疡、腹腔疾病（乳糜泻）、憩室炎等。此外，幽门螺杆菌的感染也可导致铁吸收不良，与IDA密切相关。其原因可能为幽门螺杆菌可影响铁的吸收，也可能是幽门螺杆菌作为一种慢性感染性疾病而导致贫血，目前都未被明确证实。有研究表明，幽门螺杆菌感染的IDA患者，补铁治疗无效时根治幽门螺杆菌往往有一定疗效。

部分外科手术也会引起IDA，如胃切除术、十二指肠旁路吻合术、减肥手术等，其主要原因包括两方面：一是铁的主要吸收部位在十二指肠和空肠上段，而十二指肠旁路吻合术、减肥手术导致食物经过肠道的时间缩短，从而影响铁的吸收；二是胃大部切除或全切患者其胃酸分泌减少，从而降低了对铁的吸收。

此外，许多药物也可导致IDA的发生，例如非甾体抗炎药（包括阿司匹林、对乙酰氨基酚、双氯芬酸钠、布洛芬、萘普生、氟比洛芬酯、吡罗昔康、塞来昔布、保泰松等）、抗凝药（阿司匹林、氯吡格雷、双嘧达莫、华法林、肝素等）和皮质类固醇（糖皮质激素如强的松、甲强龙、地塞米松）等药物可直接刺激胃黏膜或加重胃溃疡的倾向，部分患者因药物引起胃肠道出血而导致IDA。PPI制剂（奥美拉唑、泮托拉唑）和H2受体拮抗剂（西咪替丁、雷尼替丁）等药物可致使铁吸收减少，进而发展为IDA。慢性肾脏病患者贫血的原因包括肠道对铁的吸收减少、慢性炎症、促红细胞生成素相对缺乏、尿毒症引起的功能性铁生成受抑制。IDA可能会进一步加重促红细胞生成素的不足，从而导致红细胞的生成减少，部分透析患者也存在慢性失血的情况。心力衰竭患者贫血的原因包括铁吸收减少、慢性炎症、营养不良、肠系膜血流不佳、胃排空延迟、隐匿性失血等。研究表明，IDA的发病率随着心力衰竭加重而增加，很可能与不同机制的累积效应有关，比如患者厌食，胃肠道黏膜水肿，胃肠道蠕动减弱，肠系膜血流减缓，频繁抽血以及慢性炎症状态的加重。老年患者IDA形成的主要原因包括营养不良、胃排空延迟和隐性失血。此外，还与食欲和味觉减退等认知功能下降，进一步导致了饮食摄入和吸收不足有关。在引起IDA的各种病理因素中，失血是最常见的。失血的来源主要是胃肠道，其次是泌尿生殖系统。泌尿生殖系统失血的原因包括妇科疾病出血以及泌尿系失血。

（四）遗传因素

由于遗传缺陷造成的IDA很少，不足IDA总数的1%。IRIDA为常染色体隐性遗传学疾病，与控制机体铁稳态的基因（*TMPRSS6*）突变相关。当*TMPRSS6*基因、十二指肠吸收铁的基因（*SLC11A2*）以及与铁吸收、利用相关的基因发生突变时，均可引起贫血。IRIDA是由编码基质蛋白酶-2的*TMPRSS6*基因缺陷引起的。

三、发病机制及分型

（一）铁代谢

铁是细胞及生命的基本元素，是机体氧输送、能量产生、DNA合成以及细胞合成、代谢所必需的原料。铁也是血红蛋白重要的组成成分，血红蛋白最主要的生理功能是携氧功能，它将氧气从肺部运送到周围组织，然后将二氧化碳带回肺部，通过呼吸交换呼出体内。铁也是肌红蛋白的主要组成部分，肌红蛋白是一种为肌肉组织（如骨骼肌、心肌供氧）的蛋白。铁也参与机体的一些生化反应，影响细胞及组织的功能。

成年人的贮存铁为3～5 g，近60%的铁与血红蛋白结合，10%的铁分布于肌红蛋白中，其余为贮存铁，主要分布于肝脏、脾脏和骨髓中。人体总铁的小部分存在于血液循环中，与转铁蛋白结合。人体每天所需的铁为20～25 mg，以供给红细胞及其他细胞代谢，其中可通过饮食吸收的铁为1～2 mg，由巨噬细胞从衰老或者破坏的红细胞中回收的铁为20～25 mg，此外额外的铁需求都是通过机体的铁储备来满足的。每天大约有1～2 mg的铁通过出汗、肠上皮细胞脱落、脱屑及失血等途径流失。铁主要从食物中获取，在十二指肠和空肠上段被吸收，为一种主动的细胞内转运过程。人体从食物中吸收的Fe^{3+}在十二指肠细胞色素B（duodenal cytochrome B，DcytB）的作用下被还原为Fe^{2+}，1～2 mg铁被十二指肠肠上皮细胞通过位于十二指肠顶端膜上的二价金属转运体1（divalent metal transporter1，DMT1）吸收，通过细胞膜被运送到细胞质中，并由血红素加氧酶1（heme oxygenase 1，HOX1）氧化时释放到细胞内。在肠道内铁与转铁蛋白结合后与肠黏膜上的受体结合，进而进入肠黏膜细胞。铁从肠黏膜细胞输出需要铁氧化物酶（Hephaestin，HEPH）及铜蓝蛋白将Fe^{2+}氧化成Fe^{3+}吸收进入血液循环中。此时，铁与血浆中的转铁蛋白结合进入组织内，通过红细胞表面的转铁蛋白受体1（transferrin receptor 1，TfR1）介导的内吞作用将铁转运到酸化的细胞内，在6种前列腺跨膜上皮抗原蛋白的帮助下，铁与转铁蛋白分离，转铁蛋白和转铁蛋白受体被循环回细胞表面。铁通过内层膜蛋白丝裂铁蛋白1由细胞内导入线粒体，形成血红素，其中大部分用于生成血红蛋白。在血浆中，转铁蛋白将铁运输到可储存或利用铁的器官，多余的铁贮存在肝脏和巨噬细胞中，如图8-2所示。

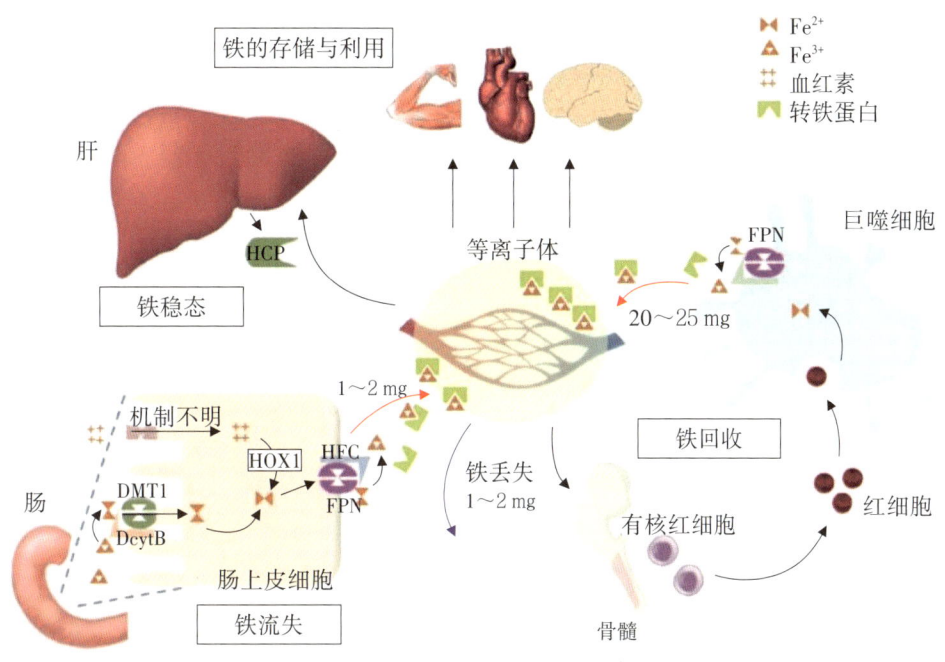

图8-2 铁代谢示意图（原创）

（二）铁稳态的调节

为了满足血红蛋白的合成和其他代谢过程，避免铁的过量或缺乏，机体必须维持铁的稳态。铁的吸收和组织铁的有效利用受循环肽激素铁调素（hepcidin，Hepc）的严格调控，Hepc是调节铁稳态的关键分子，它是一种由肝细胞产生的蛋白质，通过抑制十二指肠肠黏膜细胞、巨噬细胞和肝细胞对铁的释放来调节血清铁水平以及控制转铁蛋白饱和度。更准确地说，Hepc通过与转铁蛋白结合来调节铁外流，触发其在溶酶体中的内化和降解。当出现影响铁稳态的任何因素，如铁超载、铁缺乏、肝脏的铁储备水平、炎症状态、红细胞生成活性改变、缺氧，均可导致Hepc水平的改变。高水平和低水平的Hepc都会减少铁的吸收。

当绝对ID状态或红细胞生成增加时，机体铁贮存减少，可抑制Hepc表达（如图8-3红色箭头所示）。在绝对铁缺乏时，转铁蛋白饱和度和肝脏铁储存降低，通过BMP-SMAD信号途径抑制Hepc的转录。十二指肠和巨噬细胞FPN稳定蛋白通过促进十二指肠肠上皮细胞的铁吸收和网织内皮系统巨噬细胞的铁释放，增加血浆中的铁含量。如图8-3所示，当十二指肠肠上皮细胞中铁降低时，可以通过铁依赖性脯氨酰羟化酶感受到，该酶可增加转录因子HIF-2的稳定性，HIF-2调节顶端（CYBRD1和DMT1）和基底外侧（FPN）铁的转运。在功能性铁缺乏时，通过IL6-JAK2-STAT3信号增加肝脏肝磷脂蛋白的表达，导致FPN功能减低。缺铁性贫血，肾脏产生促红细胞生成素增加，刺激红细胞生成。有核红细胞对促红细胞生成素的敏感性可由TfR2调节。在绝对缺铁的情况下，红细胞通过FPN介导铁的输出。此外，缺氧也可增加胃肠道对铁的吸收，促进转铁蛋白在肝脏生成，并降低转铁蛋白水平，进一步降低Hepc水平。

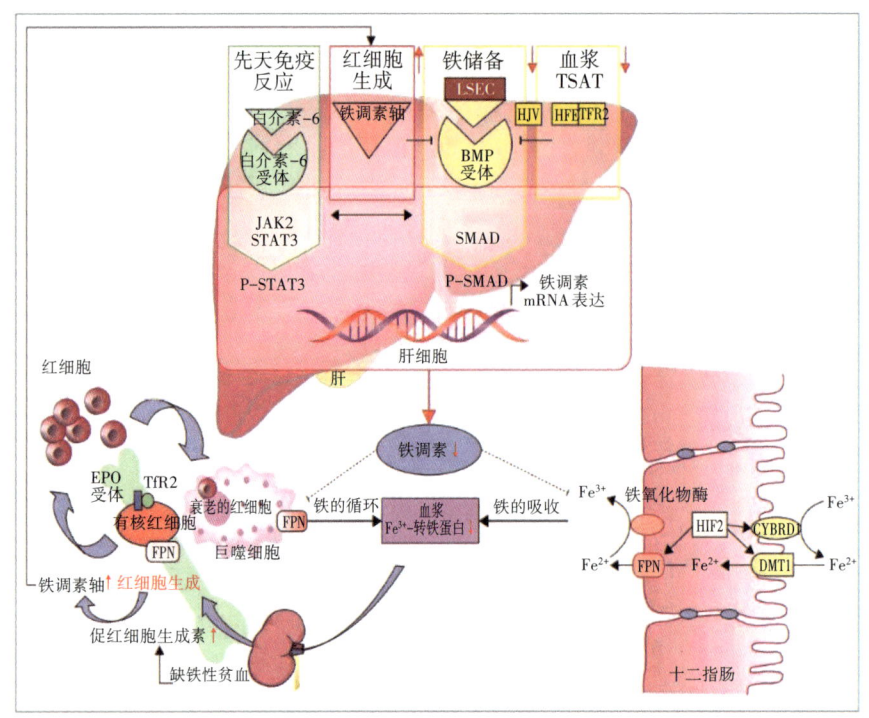

图8-3 Hepc途径铁稳态的调节（原创）

当机体处于炎症状态时，Hepc的表达将增加。炎症状态时，炎症细胞因子刺激Hepc增加，从而降低肠道对铁的吸收，并通过促进巨噬细胞吞噬铁，降低铁的生物利用度，从而生成缺铁性红细胞。细胞因子也可能通过非Hepc途径影响细胞内铁的转运，抑制内源性红细胞生成素的活性，从而缩短红细胞寿命，如图8-4所示。IRIDA是一种常染色体隐性遗传病，由*TMPRSS6*基因突变引起。该基因编码肝脏Hepc抑制剂基质蛋白酶-2，基质蛋白酶-2通过BMP/SMAD途径下调Hepc的活性。在IRIDA中，*TMPRSS6*突变导致Hepc水平升高，从而阻止肠道对铁的吸收，并阻止肠道细胞或巨噬细胞对铁的释放，进而导致红细胞生成不足（如图8-4所示）。

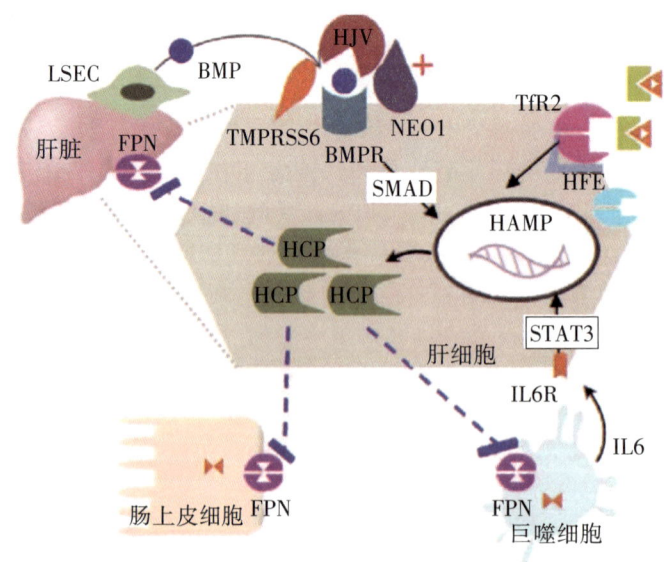

图8-4 非Hepc途径铁稳态的调节（原创）

(三) IDA 分型

由于铁是合成血红蛋白的重要成分，当机体因各种原因出现铁供应不足时，通常不会引起血清铁减少或血红蛋白水平减低，而是体内贮存铁耗尽，铁蛋白水平下降。随后，当贮存铁被消耗殆尽时，血清铁和转铁蛋白饱和度降低，红细胞内游离原卟啉增加。当红细胞内铁缺乏，即缺铁性红细胞生成时，可以观察到小细胞低色素性贫血，进一步发展引起IDA。

根据WHO定义，不同人群血红蛋白浓度正常值范围也不同，一般将男性血红蛋白水平130 g/L、非孕妇血红蛋白水平120 g/L、孕妇血红蛋白水平110 g/L作为正常血红蛋白水平范围的下限。疾病控制及预防中心（Centers for Disease Control and Prevention，CDC）提供了孕期不同阶段贫血的定义，妊娠早期和晚期<110 g/L，妊娠中期<105 g/L，产后<120 g/L。儿童根据年龄不同血红蛋白水平范围有所差异，不同人群具体血红蛋白参考阈值详见表8-1。

表8-1 WHO贫血诊断血红蛋白水平参考范围

不同年龄及性别人群	血红蛋白/(g/L)			
	正常	轻度贫血	中度贫血	重度贫血
男性	≥130	110~129	80~109	<80
女性				
非孕妇	≥120	110~119	80~109	<80
孕妇	≥110	100~109	70~99	<70
儿童				
6~59个月	≥110	100~109	70~99	<70
5~11岁	≥115	110~114	80~109	<80
12~14岁	≥120	110~119	80~109	<80

引自：ADEDIRAN A，GBADEGESIN A，ADEYEMO T A，et al. Haemoglobin and ferritin concentrations in cord blood in a tertiary health centre in nigeria[J]. Nig.Q.J.Hosp.Med.，2011（21）：284-289.

四、临床表现

（一）贫血的临床表现

IDA通常随着缺铁的程度而缓慢进展，早期通常无明显症状，因此很少引起人们的重视。即便出现症状也并不典型，不具有特异性，因而常常被漏诊。常见的贫血症状包括疲劳、乏力、苍白、心悸、头痛、耳鸣、眩晕、食欲缺乏、易怒、脱发、毛发干燥受损、皮肤干燥粗糙、睡眠障碍、多动障碍、行为异常、注意力难以集中、异食癖、舌炎、舌灼烧感和口角炎等，部分患者在休息状态或夜间可出现双下肢困倦不适，活动后可得到缓解，也称不宁腿综合征。IDA严重者可出现呼吸困难、晕厥、心动过速、心力衰竭等表现，其中疲乏、活动量减退或活动耐力下降是IDA早期最常见的非特异性症状。

IDA可累及全身多个系统（如图8-5所示），累及呼吸、循环、消化及神经系统的症状较多见。出现贫血时，常表现为乏力、心悸、胸闷、气促等症状。贫血程度较轻时，上述症状多于活动后或者情绪激动时出现。如贫血程度较重，部分患者可出现体力活动受限，或者轻微活动时可感到乏力、气促。伴随贫血程度进一步加重，静息状态下也可出现以上症状，长期重度贫血患者可伴有贫血性心脏病、水肿、心绞痛等表现，严重者可出现心力衰竭。累及神经系统可表现为头痛、耳鸣、眩晕、眼花、失眠、多梦、困倦、嗜睡、记忆力下降、注意力难以集中等，严重者可因脑缺氧表现为脑水肿或颅内高压症状。IDA消化系统的表现包括食欲不良、恶心、呕吐、腹胀症状，多因消化道黏膜缺血缺氧、胃肠蠕动减弱、消化液分泌减少所致。

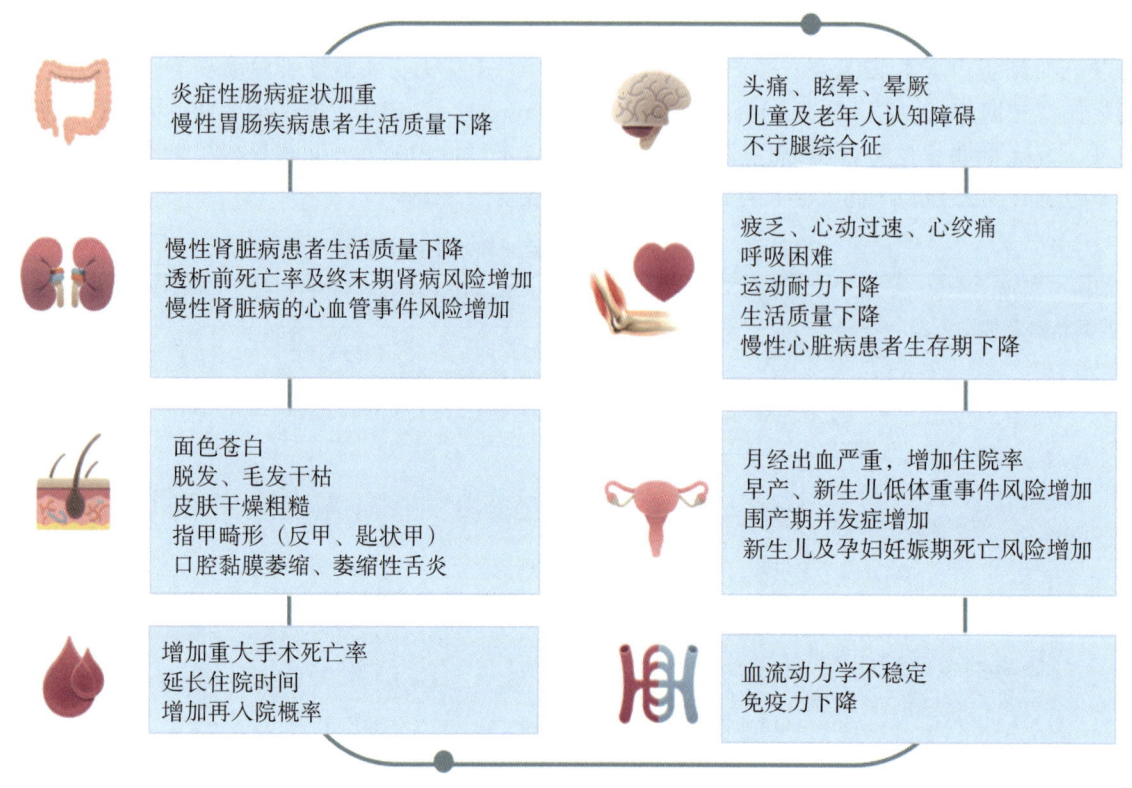

图8-5 缺铁性贫血的临床表现（原创）

（二）组织缺铁的表现

IDA患者也可出现组织缺铁的一些临床表现，如毛发干枯、皮肤干燥等，以及烦躁、易怒以及精神行为异常。部分患者因缺铁、咽喉部黏膜萎缩致环状软骨后形成蹼状物，从而产生吞咽困难感，临床称为"Plummer-Vinson综合征"。少数患者可表现为"异食癖"，喜欢进食如灰尘、土坯、墙皮、煤渣、纸张、头发等异物。IDA患者因缺铁可出现指甲无光泽，变脆、易折，或指甲凹陷，呈典型的"匙状甲"。

不同群体的IDA临床表现也不尽相同，儿童多表现为认知能力下降、运动及智力发育迟缓、多动障碍症（又称注意力缺陷多动症），成人（尤其是育龄妇女）多有全身症状及生活质量下降，老年人更多表现为认知能力下降。

（三）原发病的临床表现

除贫血症状外，还包括引起IDA原发病的临床表现：消化性溃疡患者可出现返酸、胃灼热、腹胀、腹痛等表现；痔疮患者可有血便、黑便等表现；肿瘤患者可表现为恶病质、消瘦、包块等；寄生虫感染患者可有腹部症状及大便性状改变；妇女月经过多，可表现为月经异常。

五、检查新技术及诊断

IDA可以通过实验室检查结果进行诊断。目前IDA常规一线检测的实验室方法是测定铁的状态，通过评估血红蛋白水平、转铁蛋白饱和度水平、血清铁蛋白（Serum ferritin，SF）以及网织红细胞水平可以诊断IDA。IDA二线检测的内容包括可溶性转铁蛋白受体及其与铁蛋白的关系（sTfR/logft指数）、血清Hepc水平、锌原卟啉等检测项目。骨髓铁染色为早期IDA诊断的金标准，因该检测为一种侵入性手段，目前通常不推荐。

（一）一线检测技术

1. 血清铁蛋白

在一线检测手段中，首先根据WHO定义的血红蛋白水平可初步区分有无贫血，以及贫血的严重程度。SF是反映机体总铁储量的最具体、最有效、最普遍的检测指标，也是诊断IDA的最可靠的检测手段。SF是细胞内的贮存铁蛋白，在没有炎症的情况下与机体的铁储备相关，SF<12 ng/mL即可确诊ID。近期有研究将SF水平<30 ng/mL作为临界值，其敏感性高达92%，特异性为98%。通过测定血红蛋白和SF水平可以很容易地诊断IDA。然而，由于SF是一种随年龄增长而增加的急性期反应物，在合并炎症感染时其水平会受到较大影响，IDA的诊断更具挑战性。

2. 转铁蛋白饱和度

转铁蛋白饱和度（transferrin saturation，TSAT）是血清铁和转铁蛋白结合能力的比值，提供了红细胞生成可用铁的量值水平。TSAT<16%通常被用于诊断IDA，即使在炎症状态下，TSAT水平<20%也可诊断IDA。因此炎症时SF增高而TSAT减低，此时可结合SF和TSAT两者水平进行综合评估进而诊断。然而两者的最佳阈值仍无明确定义。在心力衰竭的患者中，SF<10 ng/mL或SF<30 ng/mL同时TSAT<20%可诊断IDA。在术前，SF<10 ng/mL或/和TSAT<20%可诊断IDA。肾脏疾病患者，《全球肾脏疾病改善预后指南》建议，如果SF≤50 ng/mL，同时TSAT≤30%则应考虑补铁治疗；而临床试验将SF<20 ng/mL或TSAT<20%作为透析患者补铁治疗的指征。

胃肠道疾病中隐性失血、吸收不良和炎症性肠病所致的贫血均为IDA（小细胞低色素性贫血），前两者引起IDA的诊断标准为SF<30 ng/mL且TSAT<20%。炎症性肠病所致IDA的诊断标准为SF<100 ng/mL且TSAT<20%。慢性肾脏病患者贫血的诊断标准为SF 100~800 ng/mL且TSAT<20%。心力衰竭患者铁吸收减少与慢性炎症状态下IDA的诊断标准为SF<100 ng/mL。营养因素及肠系膜血流不佳情况下诊断标准为SF 100~300 ng/mL且TSAT<20%。胃排空延迟、隐匿性失血标准为SF<30 ng/mL且TSAT<20%。老年患者慢性炎症时诊断的标准为SF<30 ng/mL且TSAT<20%，同时伴C-反应蛋白增高。IRIDA的诊断的标准为SF≥30 ng/mL且TSAT<20%。

3. 网织红细胞计数

IDA一般呈现小细胞低色素性贫血，其生化特征具体表现为平均红细胞体积（mean corpuscular volume，MCV）和平均红细胞血红蛋白量（mean corpuscular hemoglobin，MCH）减低，红细胞分布宽度（red blood cell distribution width，RDW）增加，由于红细胞的寿命较长，这些变化发生得很慢，而且没有较高特异性。识别IDA的早期指标是网织红细胞（reticulocyte hemoglobin content，RHC），网织红细胞可表征测量前3~4 d内可用于红细胞生成的铁含量，是一个早期且敏感的指标，同时不受炎症影响。该指标识别IDA的快速性使它成为一种潜在可测的标记物，也可用于监测补铁治疗反应。

(二) 二线检测技术

1. 可溶性转铁蛋白受体

转铁蛋白受体在没有结合转铁蛋白时状态并不稳定，会被红细胞内的膜蛋白酶切割，因此sTfR水平通常在ID中升高，在炎症情况下表现为正常或偏低，但仍低于SF。在溶血性贫血或其他红细胞升高的情况下，sTfR水平也可能回升。然而，sTfR并不受急性期反应的影响，故该项指标有助于ID和慢性病贫血（anemia of chronic disease，ACD）的鉴别诊断。同时，sTfR和SF两者比值的水平（即sTfR/logft指数）也有助于鉴别ACD合并IDA的情况，是目前最有效的检测方法之一。

2. 血清Hepc

血清Hepc水平是一个有临床意义的新兴标志物，它在IDA中显著降低，部分甚至检测不到；在慢性病贫血或炎症时，其水平极高。血清Hepc水平受肝肾功能和昼夜节律的影响，因此应该在清晨检测。此外，这项指标对诊断IRIDA也是有帮助的，事实上，它可以作为在IRIDA中测定 *TMPRSS6* 基因的替代方法。

3. 锌原卟啉

ZPP是血红素合成异常的产物。在ID的情况下，血红蛋白合成不足，游离形式的原卟啉增多，在红细胞内积聚，与微量元素锌结合，形成锌原卟啉。IDA时红细胞中ZPP的浓度增加至70 μg/dL以上。ZPP可通过获取少量外周血标本，经便携式血液荧光计测量得出。在IDA的临床应用中，尤其对儿童患者而言，是一项临床意义较高的筛查测试。

(三) 综合诊断原则

由于IDA仍然是贫血最常见的原因，在诊断贫血患者时应优先考虑有无IDA，除非有诊断其他贫血的确切依据。医生需要主动询问高危患者（如婴儿、学龄前儿童、青少年、年轻女性、孕妇、老年人）有无IDA的症状或体征。但因IDA的症状没有特异性，很容易被忽视。育龄妇女，必须考虑有无阴道出血，并详细询问出血史。所有患者都必须考虑有无胃肠道慢性失血或吸收不良，尤其是男性和所有50岁以上的患者。此外，乳糜泻和胃肠道恶性肿瘤在任何年龄都可能发生。献血者有IDA的风险，询问献血史也是获取患者病史的重要因素。另外，还要考虑详细的用药史（如口服抗凝剂、质子泵抑制剂）以及饮食史等。

同时，诊断IDA需明确三个关键问题：应该对哪些人群进行检测；该使用什么手段检测；其实验室阈值是什么标准。首先对婴儿、学龄前儿童、青少年、年轻女性、孕妇、老年人这类高危IDA人群进行评估。因上述人群除老年人外，其余群体IDA的原因往往是由于铁的需求增加或损失，并不需要进行过度的诊断检查，仅限于对治疗疗效欠佳的情况进行检查。高度怀疑IDA但无实验室检测依据的患者，可以在随后的随访中根据病情及其活动性再次进行评估。相应的研究发现，婴幼儿从评估筛查到检测的执行、可接受性及后续工作中存在问题较多，大多数国际权威机构并不支持对无症状婴幼儿及孕妇进行筛查，认为对上述人群进行IDA筛查的效益并不明确。有其他已知危险因素（早产）或有贫血症状的婴儿、妊娠前3个月的孕妇应进行IDA常规筛查。老年人，尤其是慢性炎症的老年患者，围术期的大手术患者，这类IDA的高危群体应进行相应的检测。

IDA病因不同，其铁代谢的各项实验室检查也不同，诊断IDA的实验室阈值见表8-2。当IDA明确诊断后，对于老年人、慢性炎症者或营养不良者等可能存在多种贫血机制的人群，需要继续寻找导致贫血的其他原因。评估IDA的原因极其重要，因为对于缺铁性贫血而言，查找病因相较于补充铁剂更能达到治疗目的。因此对于明确为贫血但未明确引起贫血原因的患者则应进一步评估，以明确最佳的治疗方案。

表 8-2 铁代谢的实验室检测

检测项目（正常范围）		ID	IDA	IRIDA	慢性病贫血	IDA合并慢性病贫血
铁（10~30 μg/mL）		减低	减低	减低	减低	减低
转铁蛋白饱和度（16%~45%）		≥16	<16	<10	正常范围低限	正常范围低限
血红蛋白	男性（>13 g/dL）女性（>12 g/dL）	正常	减低	减低	减低	减低
铁蛋白	男性（40300μg/L）女性（20~200μg/L）	<30	<10~15	变量	>100	<100
平均红细胞体积（80~95 fL）		正常	减低	重度减低	正常范围低限	正常范围低限
sTFR（mg/L）		增高	增高	增高	正常范围低限	变量
sTFR/log ferritin index		NA	>2	NA	<1	>2
铁调素（ng/mL）		≤10	重度减低	正常范围高限	增高	正常范围高限
锌原卟啉（μmol/mol）		正常	增高	增高	增高	增高
网织红细胞		<25	减低	减低	减低	减低
骨髓铁染色		阴性	阴性	阳性	强阳性	阳性

引自：METTANANDA S, PARANAMANA S, FERNANDO R, et al. Microcytic anemia in children: parallel screening for iron deficiency and thalassemia provides a useful opportunity for thalassemia prevention in low- and middle-income countries[J].Pediatr Hematol Oncol，2020（37）：326-336.

六、治疗

（一）概述

IDA治疗的目的是使血红蛋白水平正常，补足铁储备，改善慢性疾病的症状，提高生活质量和预后。患者在明确诊断后应立即开始补铁治疗，同时须为患者提出适当的营养方面的建议。治疗的重点是查找引起IDA的根本病因，例如幽门螺杆菌感染的患者应根治幽门螺杆菌。IDA的中老年男性以及绝经后的女性，明确有无慢性胃肠道出血也极为重要，这些措施不仅可以防止铁进一步流失，而且还有助于迅速诊断潜在的严重基础疾病，纠正引起IDA的原发病。

IDA治疗的另一个关键问题是，补充铁剂是选用口服还是选用静脉注射。在选择治疗方式前应考虑的因素包括患者的年龄和性别、IDA的基本情况和原因、贫血或原发病的严重程度及其症状，以及可接受的纠正时间范围。

(二) 口服补铁治疗

病情平稳的门诊患者，口服补铁给药途径容易，经济成本较低，是一种经济而有效的治疗选择。现今有多种配方的铁可供选择，其中葡萄糖酸亚铁、硫酸亚铁和富马酸亚铁仍然是治疗IDA的标准一线用药。其他常见的铁制剂包括抗坏血酸亚铁、乳酸亚铁、琥珀酸亚铁、硫酸甘氨酸亚铁、羰基铁、柠檬酸铁、脂质体铁、血红素铁多肽和多糖铁络合物等。口服补充铁元素全天总剂量为3～6 mg/kg，1～2次服用，最大剂量可达每日200 mg铁元素。口服铁剂应在两餐之间服用，并且在服用时避免同服抑制铁吸收的食物（如含钙的食物、乳制品、茶和咖啡等）。降胃酸的药物也可抑制铁的吸收，也应避免补铁时同服。建议口服补铁时服用维生素C或进食富含维生素C的食物以促进铁的吸收。有研究显示，Hepc水平低的IDA患者对补铁治疗的疗效更佳，测量血清Hepc水平可能有助于预测口服铁的反应。然而该项目并非临床常规检测项目，可及性仍较差。

通过持续的口服铁补充剂，网织红细胞在5 d左右逐渐上升，血红蛋白在铁剂治疗2周左右逐渐上升。口服铁通常需要3～6个月的治疗来补充铁储备和使铁蛋白水平正常化。因此，补铁治疗应待血红蛋白恢复后，再服用8周的铁剂用以补充贮存铁。在治疗过程中应确保每1～3个月持续监测血红蛋白和铁代谢的指标，直至实验室数值正常。

据报道，在口服铁剂治疗的过程中30%～70%的患者可出现副作用，常见的副作用包括上腹部不适、恶心、呕吐、腹泻、便秘，并且呈剂量依赖性，从而导致部分患者无法坚持长期口服铁剂治疗。口服铁剂也可出现大便暗沉或黑便，这种影响对人体无害，并且粪便潜血检测不受影响。如果口服补铁的疗效欠佳，其原因可能包括患者口服方案依从性差、铁剂治疗剂量或时间不足，以及其他导致IDA的基础疾病难以治疗等。当患者口服铁剂治疗的反应、耐受性或依从性不理想或贫血严重、需要快速恢复血红蛋白水平或存在遗传性IRIDA等情况，且无静脉治疗的禁忌证时，一般可考虑静脉补铁治疗。临床试验、Meta分析数据和临床应用都已明确证实静脉补铁的疗效。

(三) 静脉补铁治疗

目前静脉注射铁剂有6种药品可供选择，包括葡萄糖酸亚铁、蔗糖铁、右旋糖酐铁、羟木糖醇铁、羧基麦芽糖铁等。现今普遍使用Ganzoni公式计算所需补充铁的总量，具体公式如下：

总缺铁量(mg)={体重(kg)×(目标血红蛋白水平−患者血红蛋白水平)(g/L)×0.24}+铁储量(mg)

当体重<35 kg时，目标血红蛋白水平为130 g/L，铁储量为15 mg/kg；当体重≥35 kg时，目标血红蛋白水平为150 g/L，铁储量为500 mg。

静脉补铁较口服给药的优势在于静脉补铁可绕过肠道黏膜屏障，减轻胃肠道的副作用，血红蛋白回升时间显著缩短，并且治疗效果受依从性的影响较小，更容易达到治疗作用。虽然静脉补铁的费用高于口服补铁，但是静脉补铁患者住院或门诊就诊的次数显著减少。

相关研究表明，静脉注射铁剂相较于口服治疗对孕妇的血液学、孕产妇和胎儿的良好预后有更多的优势。静脉注射铁剂对改善产后出血的疲劳症状也比口服铁剂更有效。最新的指南推荐，妊娠中期的IDA孕妇其血红蛋白水平<105 g/L以及妊娠晚期的任何程度的贫血都应静脉补铁治疗，IDA儿童静脉注射铁剂的一线治疗仍存在较大争议。而IRIDA的患者，尤其是对铁需求量高的儿童，口服铁制剂无效，通常需要肠外静脉注射铁治疗。伴有心力衰竭和射血分数降低的缺铁患者，口服补铁治疗4个月无法提升患者的活动耐受力。慢性心力衰竭的患者静脉补铁是必不可少的。多项研究表明，慢性心力衰竭（纽约心脏协会NYHA Ⅱ级或Ⅲ级）患者使用静脉补铁，可显著改善其心衰症状，提升其运动能力及生活质量，同时住院率下降高达61%。因此，即便在没

有贫血的情况下，也强烈推荐对慢性心力衰竭患者进行筛查和铁剂治疗。具体静脉铁剂的治疗指征为口服铁剂不能耐受或疗效差，口服铁剂依从性差，主要包括：需要快速纠正贫血或缺铁、引起铁吸收减少的原因无法治疗、难治性缺铁性贫血（IRIDA）、慢性心脏病（NYHA Ⅱ～Ⅳ级）、慢性肾脏病需透析或 EPO 治疗、炎症性肠病（活动期或血红蛋白<100 g/L）、术前（距离手术时间<6周）、术后、妊娠中晚期血红蛋白<105 g/L。

（四）治疗方式的选择

慢性肾病患者可选用口服或静脉铁剂治疗，此类患者血红蛋白水平的提升与身体机能的改善显著相关。慢性肾病透析患者，静脉补铁是一线推荐治疗方案。即使是非透析的慢性肾病患者，静脉补铁比口服铁剂有更好的疗效。慢性肾病贫血患者，当给予促红细胞生成素（erythropoiesis stimulating agents，ESA）治疗时，应始终遵循同时补铁的治疗原则，因为仅补充 ESA 可能使 ID 进展，此类患者静脉注射铁剂比口服铁剂更有效。

炎症性肠病或已证实为吸收不良的患者也需要静脉补铁治疗。急性炎症性肠病也是静脉注射铁剂的适应证，因为口服铁剂不仅无效，还会增加局部炎症。因此，有研究建议血红蛋白水平低于 100 g/L、合并有其他活动性疾病或疾病终末期的患者，将静脉铁剂作为一线治疗。

在外科手术患者中，应早期发现贫血，并在重大手术前进行干预，以减少围手术期输血。一旦决定择期手术，须尽快明确是否 IDA，并对其进行治疗，如贫血较重需延期手术，直至 IDA 得到有效控制。国际指南建议，术前 IDA 可采用口服铁剂治疗，疗效欠佳或口服铁剂不耐受时可采用静脉注射铁剂，如果手术需在 6 周内进行，可选用静脉补铁治疗。手术患者静脉补铁较口服补铁在减少住院时间、减轻术后贫血和输血需求方面有较好的疗效。手术可能存在术后感染风险的患者，也建议早期静脉补铁治疗。但静脉补铁也存在一定的副作用，短暂的副作用包括恶心、呕吐、皮肤瘙痒、头痛、肌痛、胸痛等，通常在 48 h 内消失。长期的副作用包括产生氧化应激的长期生物学效应、患者对感染的易感性以及加重慢性代谢紊乱疾病的恶化可能。极少数患者在静脉补铁过程中也会出现一些极重度不良反应，包括过敏反应、超敏反应，重者可危及生命。目前所使用的静脉铁剂改善了上述副作用，极少出现不良反应，相较而言安全性更高。同时为了降低甚至避免不良反应发生的风险，建议静脉补铁时严密注意输注速度，需缓慢输注，仔细观察，并配备复苏设备，由训练有素的卫生人员给药，在静脉输注铁剂过程中应遵循指南和产品处方信息。口服铁剂与静脉铁剂治疗的选择见表 8-3。

表 8-3 口服铁剂与静脉铁剂治疗的比较

参数	口服铁剂治疗	静脉铁剂治疗
吸收和生物利用度	摄入的铁吸收率为 10%～20%，并且在炎症下吸收减少	不受炎症影响
给药注意事项	简易	需要配备复苏设备，由训练有素的卫生人员给药；可能出现致命的过敏反应，尤其是右旋糖酐铁；需反复治疗
给药剂量	每天最多 3 次	大剂量单次或多次给药
疗效	缓慢	可在短时间内提升血红蛋白水平和铁代谢指数
胃肠道副作用	高	低

续表8-3

参数	口服铁剂治疗	静脉铁剂治疗
其他副作用	皮肤色泽改变	头痛、关节痛、低磷血症、骨软化症
依从性要求	低	高
费用	低	高

引自：AVNI T, BIEBER A, GROSSMAN A, et al. The safety of intravenous iron preparations: systematic review and meta-analysis[J]. Mayo. Clin. Proc., 2015 (90): 12-23.

美国血液学协会和美国血库协会建议临床医生在无血流动力学不稳定的情况下避免向IDA患者输注红细胞。重度IDA患者输注红细胞可能加重其心血管系统损害，同时加重乏力等相关症状。此类患者应及时查找引起IDA的根本原因，通过补充铁剂、联合原发病治疗，可快速地促进红细胞生成。因此，重度IDA患者应限制输注红细胞。

七、预后及伴合并症的影响

（一）IDA的预后

IDA的发病原因不同，其预后也不同。生理性对铁的需求增加而导致的IDA，仅是因铁的摄入量减少或需求量增加，在贫血被纠正后一般预后良好。口服铁剂通常需要3～6个月，使铁蛋白水平正常化，血红蛋白升至正常水平后仍需继续补充铁剂用以补充贮存铁。但在临床中大多IDA患者在贫血被纠正后便停止治疗，这类患者可能会反复发生贫血。

大多数IDA儿童患者在缺铁后通过均衡饮食以及补充铁剂后可恢复正常，但少数IDA儿童患者在严重缺铁后表现出认知能力下降、运动及智力发育迟缓、多动障碍等严重的神经认知功能损害时，即使接受铁剂治疗其损害也不完全可逆。孕妇及月经量较多的妇女，IDA可导致其生活质量降低，严重者需住院治疗。临床中许多妇女在怀孕时出现IDA，并且IDA可能增加孕妇早产、新生儿体重低和围产期并发症的风险。重度IDA的孕产妇因分娩期间失血过多，耐受性降低，感染风险明显增加，相应地增加了新生儿和孕产妇的死亡率。贫血产妇所生的婴儿本身更有可能患有IDA。即便长期补铁治疗，依然会对孩子的认知发展产生负面影响。

（二）IDA伴合并症的预后

当IDA伴有其他合并症时，可加重合并症的相关症状并对疾病预后产生不良影响。当合并炎症性肠病时，可表现为腹痛和腹泻等相关症状，IDA是该病最常见的肠外表现，对疾病的影响程度与肠道症状相同。慢性炎症疾病的患者，IDA可导致其疾病进展及恶化，尤其是合并多种疾病的老年患者，即使是轻度贫血，其死亡的风险也会增大。慢性心力衰竭患者，IDA是导致其疾病进展、运动耐受性降低、生活质量下降及心血管死亡风险增加的不良预后因素。相关研究证实，慢性心力衰竭合并IDA的患者较不合并者的再入院率明显增高，间接证实了IDA对心力衰竭患者预后的影响。慢性肾脏疾病患者，贫血通常会引起其精力下降、生活质量下降，尤其是透析患者，随着血红蛋白水平的降低，终末期肾衰竭及死亡风险会明显增加（血红蛋白值<120 g/L较130 g/L风险增加2～3倍）。大手术合并贫血患者，即便是轻度术前贫血，术后30 d内发病率和死亡率也会相应增加。同时，与住院时长及术后再入院率显著相关。产生上述影响的原因在于贫血以及缺氧对机体的直接影响，以及围手术期输血风险的增加，而输血本身是术后发病率和死亡率增加的独立相关因素。术后贫血也与感染、术后恢复不良、住院时长的增

加和死亡率相关。

八、预防及健康管理

缺铁性贫血的预防重在调整饮食结构，应增加对含铁元素较多食物的摄取，如红肉及动物肝脏等，此外菠菜、紫菜等食物也含有丰富的铁元素。在摄入富含铁的膳食时，应该同时服用可增加铁吸收的药物，如维生素C，同时减少抑制铁吸收的食物摄取，比如钙、谷物植酸、茶和咖啡等。WHO推荐通过在食物（大米、玉米）中添加铁的方法来预防IDA，以及在贫血患病率超过40%的社区常规补充铁以预防ID或IDA。婴儿快速生长时消耗了从母亲妊娠期及哺乳期吸收的铁，低出生体重婴儿、早产婴儿、纯母乳喂养儿应监测有无贫血及缺铁的情况，如存在缺铁现象应补铁治疗。如采用配方奶粉喂养的低出生体重婴儿、早产儿应选用强化铁的配方奶。足月婴幼儿，不论是母乳喂养或是配方奶喂养，均应在4～6个月及时添加辅食。12个月以前的婴儿应避免饮用牛奶。处于快速生长期的儿童及青少年应均衡饮食，保证摄取充足及多样的食物，避免挑食引起营养性缺铁性贫血。

月经量过多的女性，应查找引起月经量增多的原因，去除病因。妇科疾病及月经量过多的患者应常规监测血红蛋白和铁代谢的各项指标，及时发现ID或IDA，必要时进行干预及治疗。妇女在孕期应按时产检，孕早期需筛查有无贫血，有无铁蛋白减低等，孕期中晚期及产前严密监测，定期复查，有缺铁倾向者应规范产前保健，避免进展至贫血。

WHO推荐在发生铁缺乏但没有进展为贫血的情况下，可根据不同年龄段进行预防补充。6～23个月婴幼儿可每日口服含10～12.5 mg元素铁的滴剂或糖浆，1年连续口服3个月；24～59个月幼儿及5～12岁儿童每日分别口服含30 mg、30～60 mg元素铁的滴剂或糖浆，1年同样连续口服3个月。经期少女及成年妇女和少女每日补充30～60 mg元素铁的片剂，每年连续服用3个月。

第二节　巨幼细胞贫血

一、流行病学

巨幼细胞贫血（megaloblastic anemia，MA）是一种相对常见的疾病，但关于其流行率的数据仍然很少。大多数研究都是对儿童及住院患者群体进行统计，结果显示MA的流行率为2%～42%。早年发表在《英国杂志》上的一项研究显示，MA的患病率为25%。近期一项研究显示，成年贫血患者MA的发病率为3.6%，且以男性居多。MA是严重贫血的常见原因之一，占所有严重贫血原因的28.30%。

二、病因学

巨幼细胞贫血最常见的原因是叶酸或维生素B_{12}缺乏，此外还包括药物因素。

（一）维生素B_{12}缺乏

维生素B_{12}缺乏的原因包括摄入减少和吸收不良。摄入减少者包括素食主义者或因其他病理原因长期素食者；吸收不良的具体原因包括恶性贫血、幽门螺杆菌感染、胃切除术或回肠切除术后、胃酸过多、小肠疾病、胰腺功能不全、卓艾综合征、绦虫感染等，也可见于一些罕见疾病，

如维生素 B_{12} 选择性吸收障碍综合征。

纯素食者或素食者维生素 B_{12} 轻度缺乏很常见，但出现真正意义的维生素 B_{12} 缺乏，足以引起 MA 的较少见，即使长期饮食中不含牛奶或鸡蛋的严格素食者也是如此。由于肠肝循环可对维生素 B_{12} 进行再吸收，因此人体内维生素 B_{12} 的减少是缓慢发生的。对于一个纯素食者来说，可能需要 10~20 年才能表现出因缺乏维生素 B_{12} 而引起的巨幼细胞贫血的特征。此外，维生素 B_{12} 缺乏可能发生在严重的蛋白质及营养不良的状况下。

维生素 B_{12} 正常吸收过程中依赖的两大类关键物质分别由胃和回肠提供，胃产生的功能正常的蛋白质内源性因子及回肠末端完整的内源性因子受体-B12 复合体，因此维生素 B_{12} 缺乏的原因可以分为胃和回肠两大部分。在维生素 B_{12} 缺乏的几个原因中，最严重的是恶性贫血（pernicious anemia，PA），它是一组因维生素 B_{12} 吸收不良所致的贫血，也是一种以巨幼细胞贫血为特征的自身免疫性疾病，好发于中老年人。它是针对胃壁细胞产生自身抗体的直接结果，胃壁细胞的破坏，内因子缺乏，导致维生素 B_{12} 吸收不良引起的大细胞性贫血。幽门螺杆菌会感染胃黏膜，引起胃炎和消化性溃疡。以前的研究表明，恶性贫血患者幽门螺杆菌感染发生率极低。有研究者提出，慢性幽门螺杆菌感染引发了针对宿主 H^+/K^+ ATP 酶蛋白的自身免疫过程。然而，迄今为止幽门螺杆菌在恶性贫血发病机制中的作用仍不明确。任何原因的胃切除以及 Roux-en-Y 胃旁路手术都会导致多种营养物质缺乏。缺铁性贫血是胃手术后最常见的贫血，胃切除以及 Roux-en-Y 胃旁路手术也常有维生素 B_{12} 缺乏伴 MA 的发生。因为内在因素的维生素 B_{12} 缺乏和体内维生素 B_{12} 储备的逐渐消耗，维生素 B_{12} 缺乏症通常发生在术后 5~6 年。典型的维生素 B_{12} 缺乏症患者血清铁含量通常很高。相反，胃切除术后血清维生素 B_{12} 水平较低的患者通常血清铁水平较低。胃部分切除术后，由于胃黏膜萎缩或细菌过度生长，可能出现维生素 B_{12} 缺乏症，这通常被称为盲袢综合征。在盲袢综合征中，维生素 B_{12} 吸收不良是肠道细菌所致，此类情况可通过抗生素治疗。

回肠末端是维生素 B_{12} 的最终吸收部位，某些肠道疾病、任何原因的回肠炎症（炎症性肠病、辐射）、回肠切除术、回肠末端淋巴瘤、药物相关或毒素相关的疾病、热带炎性腹泻等均可导致维生素 B_{12} 缺乏。食用未煮熟或半熟的鱼而感染鱼绦虫，也可导致维生素 B_{12} 缺乏，这是由于蠕虫寄生于小肠，与宿主竞争维生素 B_{12} 所致。获得性免疫缺陷综合征患者有时会因维生素 B_{12} 吸收不良而出现低血清维生素 B_{12} 水平，这种吸收不良可能是胃和肠的双重原因所致。

胰腺疾病患者可因胰腺吸收不良而导致维生素 B_{12} 缺乏，胰腺功能不全时分泌胰蛋白酶减少，而胰蛋白酶消化唾液中的 B_{12} 结合蛋白黏附蛋白，将 B_{12} 转移到内源性因子上。卓-艾综合征（Zollinger-Ellison syndrome）由胰腺分泌的胃泌素瘤引起，该肿瘤刺激胃黏膜分泌大量盐酸，大量的酸使十二指肠内容物酸化，从而阻止维生素 B_{12} 与内因子结合。

维生素 B_{12} 选择性吸收障碍综合征是一种罕见的儿童遗传性疾病，维生素 B_{12} 在回肠末端吸收不良。该患者群体一般在 6 岁之内出现巨幼细胞贫血临床表现，并伴随不同严重程度的神经缺陷，伴有或不伴有蛋白尿。这种疾病是由编码 Cubilin 蛋白中的一个 *Cuboramn* 基因缺陷引起的，Cubilin 蛋白参与内因子-维生素 B_{12} 复合体的受体。遗传性内在因子缺乏（hereditary intrinsic factor deficiency，HIFD）是由于内因子的部分基因突变、缺失导致内因子减少，维生素 B_{12} 吸收不良。目前 IGS 和 HIFD 只能通过基因检测来诊断。

（二）叶酸缺乏

叶酸缺乏最常见的原因包括机体对叶酸需求增加、营养缺乏及吸收不良。在 20 世纪 90 年代中期以前，摄入不足是叶酸缺乏的最常见原因之一。因发现在谷物中强化叶酸的可行性，加之怀孕期间纠正叶酸缺乏可以降低妊娠神经管缺陷的风险，因此许多国家强制在饮食中强化叶酸成分。然而，过度烹饪可破坏膳食中的叶酸，进而导致叶酸缺乏。由于叶酸在体内贮存量有限，长期营养不良者叶酸缺乏可迅速进展。此外高营养摄入、胃大部切除术、早产儿在感染期、伴有腹泻症状或溶血性贫血期间，叶酸缺乏的风险显著增加。仅喝羊奶的婴儿，或长期使用合成食物的儿童也会出现叶酸缺乏。慢性酗酒者常伴有叶酸缺乏，相关研究表明，在大量补充叶酸的前提下保持饮酒，仍然会发生巨幼细胞贫血的变化。伴有腹泻或乳糜泻的患者可引起近端小肠黏膜慢性炎症性表现，进而导致叶酸吸收不良。此类患者通常表现为体重减轻、舌炎、腹泻、脂肪泻、缺铁、低钙血症和其他脂溶性维生素缺乏等。热带口疮也可能导致叶酸缺乏。热带口疮是一种特发性吸收不良性疾病，流行于加勒比地区、印度南部、非洲南部部分地区和东南亚地区。这类患者可以通过补充叶酸以及使用抗生素治疗。其他肠道疾病，如小肠局部炎症、小肠切除、小肠淋巴瘤或白血病浸润者、硬皮病、淀粉样变性、糖尿病等均可导致叶酸吸收障碍。叶酸缺乏也是妊娠期巨幼细胞贫血的主要原因之一，由于生长中的胎儿对叶酸需求增加，孕妇对叶酸的需要量较平常增加5～10倍。而在多胎妊娠、营养不良、合并感染等情况下，机体对叶酸的需求剧增。叶酸缺乏也发生在哺乳期，并随哺乳期的延长而加重。

（三）药物因素

引起MA的常见药物有氨甲蝶呤、羟基脲、甲氧苄啶、培美曲塞、齐多夫定、硫唑嘌呤、抗反转录病毒药物、匹米酮、丙戊酸和苯妥英钠等（详见表8-4）。氨甲蝶呤在结构上与叶酸的相似性导致这类药物可以通过叶酸载体进入细胞内，而这些叶酸类似物可作为聚谷氨酰基合成酶的底物，使它们成为二氢叶酸还原酶的强抑制剂，从而阻断二氢叶酸向四氢叶酸转化。对单碳代谢的抑制导致核苷酸（特别是胸腺嘧啶）合成减少，从而导致DNA复制紊乱。羟基脲仍用于治疗骨髓增殖性肿瘤，包括慢性髓系白血病、真性红细胞增多症和原发性血小板增多症，以及银屑病、类风湿关节炎和镰状细胞病，此类药物可抑制核糖核苷酸转化为脱氧核糖核苷酸，导致骨髓中的细胞产生巨幼变。这种变化可在羟基脲治疗后的几天内出现，并在停药后迅速恢复。甲氧苄啶是一种二氢叶酸还原酶抑制剂，可诱导巨幼细胞增生状态，并可加重处于临界叶酸状态患者的叶酸缺乏。培美曲塞是一类抗叶酸代谢药物，通常用于治疗肺癌和间皮瘤，也可导致巨幼细胞贫血。齐多夫定是一种核苷类逆转录酶抑制剂，用于获得性免疫缺陷综合征的治疗，可通过影响DNA的合成而导致严重的巨幼细胞贫血。部分保钾利尿剂，其结构与叶酸相似，可抑制二氢叶酸还原酶，阻碍叶酸代谢，从而导致功能性叶酸缺乏。抗癫痫药物，如匹米酮和丙戊酸，可诱发巨幼细胞贫血，酶的诱导和叶酸代谢的增强可能与这种药物的不良反应有关，建议叶酸缺乏临界状态的患者（如孕妇和酗酒者）慎用此类抗癫痫药物。此外，质子泵抑制剂、抗结核药物以及抗病毒药物也可能导致巨幼细胞贫血。

急性巨幼细胞贫血的原因还包括一氧化二氮（nitrous oxide，N_2O）麻醉，N_2O破坏了维生素B_{12}的活性形式，导致骨髓在12～24 h内进入巨幼细胞状态。如果去除接触原因，N_2O的影响一般在几天内就会消失，也可通过使用叶酸或甲钴胺来加速去除细胞巨幼变状态。重症监护病房的一些重症患者，可能会发生急性MA，血清叶酸和维生素B_{12}水平可能正常。这些患者经验性地补充叶酸和维生素B_{12}可以快速产生疗效。

表8-4 引起MA的常见药物

药物种类	具体药物	药物种类	具体药物
抗肿瘤药物	硫唑嘌呤、卡培他滨、克拉屈滨、环磷酰胺、阿糖胞苷、羟基脲、伊马替尼、氨甲蝶呤、5-氟尿嘧啶、6-巯基嘌呤	抗癫痫药	苯妥英钠、扑米酮、丙戊酸
抗炎药	柳氮磺吡啶	抗菌药	颠茄磺苄啶片
抗病毒药物	齐多夫定、拉米夫定、伐昔洛韦	降糖药	二甲双胍
抗疟疾药	乙胺嘧啶	利尿剂	氨苯蝶啶

引自：SIVE J，GREEN R，METZ J，et al. Effect of trimethoprim on folate-dependent dna synthesis in human bone marrow[J]. J. Clin. Pathol.，1972（25）：194-197.

三、发病机制

造血前体细胞中无效的DNA合成是导致巨幼细胞贫血的主要机制。快速分裂的造血细胞在一定程度上存在DNA合成缺陷，进而使RNA和蛋白质的合成受损，这些细胞内的DNA和RNA合成通常要比正常细胞合成速度快。由于DNA复制叉的迁移延迟以及滞后链合成的DNA片段（冈崎片段）的连接，使DNA合成的S期延长，细胞核成熟受阻，细胞生长不平衡，细胞分裂受损。大量有缺陷的前体造血细胞通过凋亡而分解。

叶酸和维生素B_{12}代谢之间的相互关系与巨幼细胞贫血的发生密切相关，维生素B_{12}作为甲基转移酶的辅因子参与核苷酸和蛋氨酸的合成，叶酸在二氢叶酸还原酶及维生素B_{12}的共同作用下生成四氢叶酸，四氢叶酸在丝氨酸转移酶的作用下产生亚甲基四氢叶酸，亚甲基四氢叶酸是胸苷和DNA合成所必需的物质，可促进细胞分裂及成熟。叶酸缺乏状态下，脱氧尿嘧啶核苷转化为脱氧胸腺嘧啶的过程受阻，进而导致三磷酸脱氧尿苷（doxyuridine triphosphophate，dUTP）错误合并到新的DNA中（见图8-6）。同理，维生素B_{12}是一磷酸脱氧尿苷转化为一磷酸脱氧胸苷的重要物质，维生素B_{12}缺乏时导致其转化受抑制，由此产生的dUTP水平升高。正常情况下，DNA尿嘧啶糖基化酶从新的DNA链中去除dUTP残基，但由于没有可替代的脱氧嘧啶三磷酸，DNA链发生断裂。

四、临床表现

（一）贫血的临床表现

MA进展较为缓慢，初期心肺功能可进行代偿时，仅有轻度贫血，无任何不适症状。伴随贫血程度进行性加重，可出现一些非特异性的临床表现，主要症状包括乏力、头晕、心悸、呼吸急促等。黄疸可由骨髓内原位溶血和血管外溶血引起，通常伴有白细胞或血小板减少，但无任何临床症状。

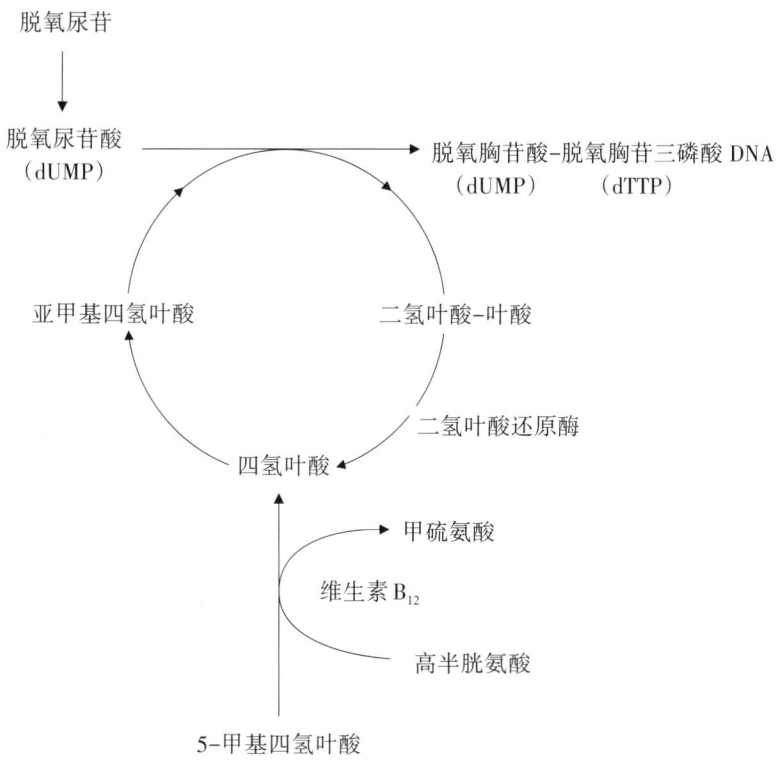

图8-6 叶酸与维生素B_{12}代谢对DNA合成的影响（原创）

（二）维生素B_{12}缺乏的临床表现

维生素B_{12}缺乏时，可伴有神经症状和自主胃肠功能紊乱表现。神经精神异常包括周围神经病变、步态障碍、记忆力丧失和精神症状等，受影响的神经功能包括认知能力下降和小脑共济失调改变。神经系统症状表现为对称性感觉异常、麻木，可累及指尖和脚趾，并伴有周围神经病变引起的刺痛感。此后是振动觉和位置觉的受损，导致步态异常。未经治疗的患者，脊髓进行性脱髓鞘导致痉挛性共济失调，也可能出现嗜睡、诵读困难、视神经萎缩和痴呆引起的视觉障碍。缺乏维生素B_{12}还可引起心理障碍、精神错乱、偏执、痴呆，甚至精神病症状，包括精神病性抑郁症、偏执型精神分裂症和精神病。重度维生素B_{12}缺乏患者的一个典型性和特异性表现是由这些神经束的脊髓病引起的背部和外侧脊髓亚急性联合变性。维生素B_{12}缺乏的神经系统表现可能发生在没有血液学表现的情况下，并且部分患者发生上述表现是无法通过治疗逆转的。

维生素B_{12}缺乏也可伴有舌炎、心肌病、皮肤黄染、体重减轻、神经异常和免疫缺陷。大约10%的维生素B_{12}缺乏患者表现为色素沉着，一些恶性贫血患者伴有自身免疫性白癜风。一些少见的症状包括肠巨囊虫病、不孕症、舌炎和腋静脉血栓形成。维生素B_{12}缺乏也可引起血管疾病风险增加，重度维生素B_{12}缺乏患者可能伴有极高的血栓形成风险。

（三）叶酸缺乏的临床表现

叶酸缺乏会导致胎儿先天畸形，最明显的是神经管闭合缺陷，这可能与部分妇女体内存在针对叶酸受体的抗体有关。这种抗体已在一些妇女中检测到，并可能通过提高叶酸摄入量来治疗。叶酸代谢酶的突变导致先天异常风险的增加，这是由亚甲基四氢叶酸转化为甲基四氢叶酸减少引起的，甲基四氢叶酸对胚胎发育至关重要。在北美，强化叶酸已经成功地将神经管缺陷的发生率降低了20%～50%。叶酸缺乏还会对大脑和血管系统产生其他有害影响，增加癌症发生的风险。

遗传性叶酸吸收不良是一种罕见的先天性疾病，其主要表现为叶酸在肠道内的吸收障碍，常与叶酸通过脉络膜丛转运进入脑脊液受损有关。患者通常表现为严重的巨幼细胞贫血和中枢神经系统症状，中枢神经系统症状以癫痫发作和智力迟钝表现为主，血清叶酸水平低，脑脊液叶酸水平检测不到。

（四）药物因素的临床表现

氨甲蝶呤引起的MA，其临床表现主要为药物毒性的相关表现，如口腔、食管以及遍及大肠和小肠的溃疡、腹痛、呕吐和腹泻、脱发、色素沉着和巨幼细胞贫血，可用亚叶酸（N5-四氢叶酸甲酰基）肌注3～6 mg/d处理。这种治疗被称为亚叶酸解救，常用于抢救化疗中接受高剂量氨甲蝶呤的患者。

五、检查新技术及诊断

（一）血细胞涂片

根据WHO对贫血的定义，男性血红蛋白（hemoglobin，Hb）水平<130 g/L、女性血红蛋白水平<120 g/L、孕妇血红蛋白水平<110 g/L为贫血。MA患者血细胞计数和血细胞涂片均显示贫血，一般MCV>100 fL，平均红细胞血红蛋白量增加，当红细胞平均体积明显增大、异形红细胞增多，应高度怀疑MA。

（二）维生素B_{12}的微生物分析

早期MA广泛使用的首个临床指标是维生素B_{12}的微生物分析。该项检测依赖以外源性维生素B_{12}生长的雷氏乳杆菌为研究对象。从患者血清样本中提取维生素B_{12}并与细菌孵育，其生长情况与维生素B_{12}的含量成正比。该分析方法可能会被多种因素干扰而影响其准确性，因而未被广泛使用。

（三）Schilling试验

Schilling试验是一种多步骤试验，能够评估维生素B_{12}吸收不良的具体病因。由于欧美国家恶性贫血最常见的原因是维生素B_{12}缺乏，此项指标在很大程度上已被与恶性贫血相关的内因子抗体（intrinsic factor，IF）阻断抗体和抗壁细胞抗体的检测所取代。

（四）维生素B_{12}水平测定

目前实验室检测血浆维生素B_{12}水平通常使用竞争性结合化学发光分析法，其优点是易于扩展到高通量自动化程序。在有巨幼细胞贫血等临床表现的患者中，这些检测维生素B_{12}缺乏症（<200 pg/mL）的敏感性可达到90%～95%。由于患者维生素B_{12}水平和化学发光分析输出之间的反比关系，任何干扰化学发光产生的物质都会虚假地提高钴胺素水平。这在恶性贫血的患者中尤为显著，因为他们体内有可能与检测试剂结合的IF阻断抗体。因此，对于这类患者即使报告了维生素B_{12}处于正常水平，但患者有明显的维生素B_{12}缺乏。诊断MA最初常用的实验室检查是维生素B_{12}和叶酸水平测定，维生素B_{12}和叶酸的正常水平分别为211～911 pg/mL和>5.38 ng/mL。用化学发光法测定维生素B_{12}和叶酸水平。MA患者常常出现叶酸或维生素B_{12}缺乏，维生素B_{12}水平低于200 pg/mL提示维生素B_{12}缺乏，然而，如果恶性贫血患者循环内因子抗体水平过高，维生素

B_{12}水平可能是正常的。当维生素B_{12}的水平处于200～400 pg/mL时应随访，测量在维生素B_{12}缺乏时增加的代谢物水平。

（五）HCY及MMA水平测定

维生素B_{12}是人体所有细胞所必需的一种水溶性微量营养素。人类无法合成维生素B_{12}，因此依赖于膳食摄入以及复杂的细胞内途径来对维生素B_{12}进行加工和运输。如图8-7所示，细胞通过钴胺素传递蛋白受体（transcobalamin receptor，TCR）介导的内吞作用摄取完整的钴胺素传递蛋白（transcobalamin，TC）。在溶酶体中，钴胺素（cobalamin，Cbl）被释放，载钴-转钴胺被降解，而TCR被循环到细胞表面。Cbl通过转运蛋白cblF/cblJ离开溶酶体。在细胞质中，Cbl经过cblC酶的加工，cblC催化上轴配体（R）的去除，钴胺素被还原，并转化为基离结构。新加工的维生素B_{12}由cblC-cblD相互作用决定。维生素B_{12}/Cbl是胞质蛋氨酸合成酶（methionine synthase，MS）和线粒体甲基丙二酰辅酶a突变酶（mitochondrial methylmalonyl-CoA mutase，MCM）的辅酶。维生素B_{12}是蛋氨酸合成酶的辅助因子，它将辅助因子导向胞质蛋氨酸合成酶（MS，cblG）或线粒体甲基丙二酰辅酶a突变酶（MCM，mut）。维生素B_{12}营养和功能缺乏导致客户酶MS和MCM失活，它催化同型半胱氨酸（homocysteine，HCY）还原为蛋氨酸。维生素B_{12}缺乏导致蛋氨酸合成酶活性受抑制，HCY水平进而升高。在线粒体中，维生素B_{12}是甲基丙二酰辅酶A突变酶催化甲基丙二酰辅酶A合成琥珀酰辅酶A所必需的辅助因子，维生素B_{12}缺乏会导致甲基丙二酸（methylmalonic acid，MMA）水平增加。无论是由于营养原因还是由于先天性的Cbl代谢错误导致的Cbl缺乏，MS和MCM的失活分别导致同型半胱氨酸（homocysteine，HCY）和甲基丙二酸（methylmalonic acid，MMA）积累。因此，维生素B_{12}缺乏会同时伴随血清MMA和HCY水平升高，这些代谢物在临床上也被用作维生素B_{12}缺乏的替代标志物。

目前MMA和HCY水平测定被广泛认为是识别维生素B_{12}缺乏的高度敏感和特异的检测方法。当MMA水平无升高提示维生素B_{12}状态正常，如存在潜在的维生素B_{12}缺乏症时，使用维生素B_{12}治疗后，MMA水平显示逐渐下降。虽然许多研究使用血清MMA作为评价钴胺素测定的"金标准"，但这种做法有争议。部分研究表明，升高的血清MMA测量在检测显性钴胺素缺乏症患者的敏感性>95%。然而，该检测的特异性尚未确定。在肾功能衰竭时，MMA指标可增加至300～700 nmol/L，并且对维生素B_{12}治疗反应欠佳。维生素B_{12}缺乏也会导致HCY水平增高，其敏感性与MMA相似。部分维生素B_{12}缺乏的患者其血清维生素B_{12}水平可正常或接近正常，但其血清MMA或HCY水平增加，表明组织维生素B_{12}缺乏，这些患者通常对维生素B_{12}治疗有反应。然而，HCY升高对钴胺素缺乏症的特异性低于MMA。HCY并不是维生素B_{12}的特异性指标，高水平HCY也可由叶酸缺乏引起。HCY水平升高还与肾功能不全、低血容量、甲状腺功能减退、银屑病、先天性代谢缺陷和神经退行性疾病相关。氨甲蝶呤、茶碱、苯妥英、氢氯噻嗪和左旋多巴等药物也被证实是引起HCY升高的原因。维生素B_{12}在血液循环中与B_{12}转运蛋白转钴胺素结合，它负责在细胞内吸收和输送维生素B_{12}，两者结合的比例相较于其他血浆B_{12}结合蛋白被认为是反应维生素B_{12}功能状态更可靠的指标。于单独使用某项与维生素B_{12}相关的指标评估其是否缺乏特异性较差，有一种趋势是将两种或两种以上的相关指标联合，如维生素B_{12}与转钴胺素或MMA结合使用。

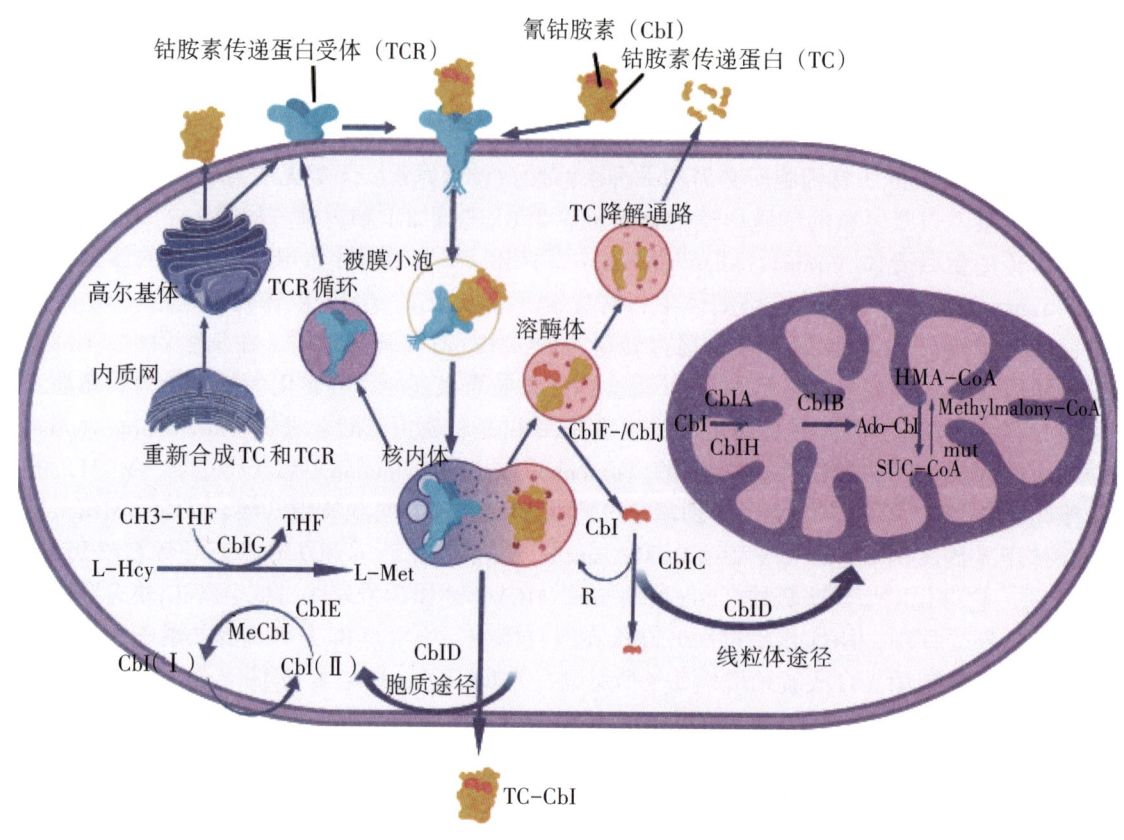

图 8-7 膳食摄入维生素 B_{12} 的加工和运输示意图（原创）

（六）内因子抗体检测

由于恶性贫血是自身免疫机制破坏胃壁细胞，进而产生内因子抗体导致维生素 B_{12} 吸收障碍。近期的研究表明，循环抗内因子抗体对恶性贫血的诊断特异性极高，但其敏感性较差，仅有60%的恶性贫血患者该检测呈阳性。慢性萎缩性胃炎与恶性贫血相关，可以通过内镜活检、空腹血清胃泌素水平升高和血清胃蛋白酶原Ⅰ水平降低来诊断。

（七）叶酸水平测定

对考虑叶酸缺乏的患者初步检测血清或血浆叶酸水平，叶酸低于4 mg/L，提示存在叶酸缺乏症。叶酸的临界水平（4~8 mg/L）也可能与高血浆同型半胱氨酸相关，在叶酸缺乏早期，同型半胱氨酸水平的升高通常先于血浆叶酸水平的下降。当血清叶酸处于临界水平时，如同型半胱氨酸处于正常范围，则提示不存在叶酸缺乏，但同型半胱氨酸在维生素 B_{12} 缺乏症时也会增加。因此，血清总同型半胱氨酸水平的增加对判断叶酸缺乏的特异性不高。鉴别叶酸有无缺乏的另一项指标是红细胞叶酸水平，红细胞叶酸水平的主要优点是它反映了个体在3~4个月期间的叶酸平均状态，并且相对而言，其不受最近饮食中叶酸摄入量的影响。然而，红细胞内叶酸测定不能可靠地区分叶酸和维生素 B_{12} 缺乏症，也不能检测快速分裂象的细胞，因此该项指标应结合血清或血浆维生素 B_{12} 和叶酸检测综合评判。在诊断MA时，除了考虑实验室参数外，还应考虑临床症状和体征。叶酸缺乏的患者主要表现为血液学症状，而维生素 B_{12} 缺乏的患者通常表现为神经系统症状和体征。

（八）骨髓形态检测

大多数MA可通过血常规及血生化等相关检测明确诊断，部分重度MA患者或全血细胞减少、巨幼变性表现不典型的患者，需进一步行骨髓穿刺等有创操作，根据骨髓形态辅助诊断。MA患者造血祖细胞中无有效DNA合成，并由此导致核和细胞质发育的不同步性，在骨髓细胞染色的造血前体细胞中表现最为明显。其在骨髓片Wright-Giemsa染色上主要表现为细胞核和细胞质发育不同步导致的无有效造血。巨幼细胞贫血的红细胞与正常红细胞的结构相比，常伴有相对的红系增生，红系祖细胞的细胞核比正常细胞核大，相对于胞浆发育显得不成熟，呈不成熟的颗粒状染色质，在细胞分化的最初阶段，染色质的缓慢凝结导致其呈开放的筛状泡状核。随着细胞的发育成熟，染色质凝结的速度比正常情况要慢，产生颜色较深的聚集物，这些聚集物不均匀地融合在一起，使细胞核呈现典型的晶格状外观。而细胞质的成熟不受干扰，导致细胞核和细胞质发育之间缺乏同步性，如图8-8A所示。粒细胞前体细胞也表现出核浆发育不同步，中性粒细胞中具有特征性巨核样变，巨大髓细胞和条带状的改变，并具有典型的马蹄形核和开放的染色质，如图8-8B所示。巨核细胞的发育也表现为异常大的多分叶巨核细胞，缺乏胞浆颗粒。外周血的形态学特征包括卵形巨型细胞增多，伴异形细胞增多、中性粒细胞增多以及全血细胞减少，嗜中性粒细胞的过分叶性。

MA合并以下几种情况时，仅结合血常规、生化等检测指标评估可能存在漏诊。比如双相性贫血，即MA合并缺铁性贫血、慢性病贫血或地中海贫血，合并的小细胞贫血可导致骨髓或外周血中的巨幼细胞特征不典型，外周血可显示明显的细胞大小不等，血细胞计数MCV正常，但RDW明显增加。重度营养性巨幼细胞贫血骨髓形态中可表现出细胞分叶过多和发育不良的骨髓象，易与急性白血病或骨髓增生异常综合征混淆。少数MA患者骨髓表现为红系未成熟或未完全成熟，形态畸形，有丝分裂象明显，常伴有严重的血细胞减少，骨髓象类似于红系白血病。部分MA患者骨髓细胞巨幼变，类似于骨髓增生异常综合征病态造血改变。由于上述两种情况与MA治疗和预后存在显著差异，因此在治疗前如巨幼细胞的特征突出，应当高度怀疑MA，并行相应的检测以排除MA的可能性。

（九）血清全反钴胺素

血清全反钴胺素代表维生素B_{12}的生物活性部分，在亚临床维生素B_{12}缺乏症时首先耗尽，因而更能反映维生素B_{12}缺乏的程度，是维生素B_{12}稳态变化的早期标志物。从放射学角度讲，全反钴胺素是通过一种改良的放射免疫方法进行分析测定。最近，出现一种利用单克隆抗体测定血清中全反钴胺素水平的方法，利用该方法进行测定的几项研究表明，全反钴胺素含量测定法比传统维生素B_{12}缺乏症的检测更为敏感。另外两项研究检测了全反钴胺素和维生素B_{12}对MMA水平升高患者的识别能力，发现全反钴胺素比维生素B_{12}的识别能力更优。同样，血清全反钴胺素水平在预测红细胞维生素B_{12}水平方面优于MMA。然而，在临床维生素B_{12}缺乏的患者中，当使用全反钴胺素、MMA及HCY三者水平来预测维生素B_{12}患者对治疗的反应时，测试指标均不如总钴胺素。虽然初步研究表明，与直接测定总钴胺素水平相比，全反钴胺素检测维生素B_{12}缺乏的敏感性略有改善，但其特异性仍然很低，并且有部分研究表明全反钴胺素水平受肝脏疾病、巨噬细胞激活状态以及有无自身抗体生成等多种因素影响。虽然初步数据表明，在维生素B_{12}缺乏的检测中，全反钴胺素测定可能比总钴胺素测定有一定的改善，但在常规临床实践中，还需要足够的证据支持全反钴胺素的测定。

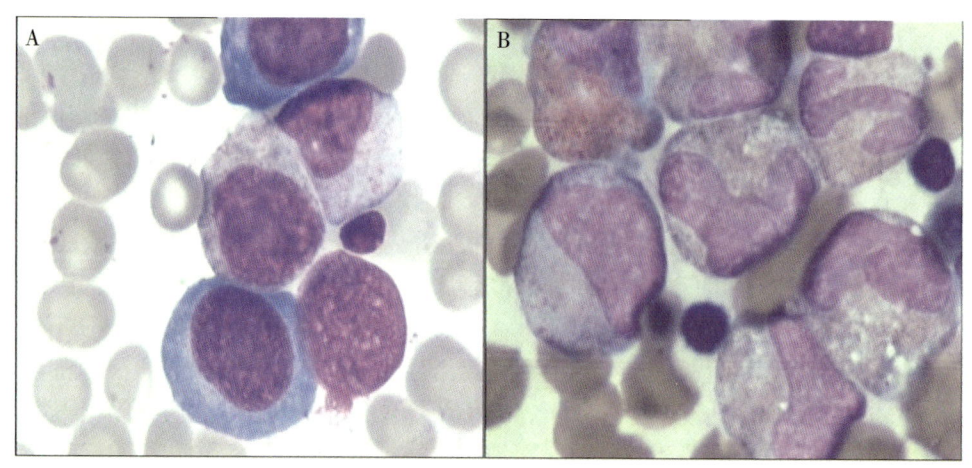

图8-8 MA的形态学表现

注：A为巨幼样改变的幼红细胞及巨大成熟红细胞；B为巨幼样变的粒细胞前体。

（资料来源：兰州大学第一医院）。

六、治疗新技术

机体每天所需的维生素B_{12}摄入量为2.4 mg，维生素B_{12}缺乏的患者在充分补足维生素B_{12}后，贫血和神经系统症状可有明显缓解及改善。而临床中大多数患者伴有维生素B_{12}吸收不良，需要大剂量口服替代治疗或胃肠外营养治疗，部分患者需静脉注射治疗。重度MA的患者对维生素B_{12}的补充量要求较大，需服用维生素B_{12} 1000 μg，每周多次，持续1~2周，在临床症状改善后每周1次，此后每月1次。MA患者补充维生素B_{12}后有显著的血液学反应，骨髓巨幼红细胞改变在治疗后36~48 h内恢复正常，1周内网状细胞计数增加，然而异常的粒细胞巨幼样改变可能会持续1~2周。如果MA患者伴有中性粒细胞减少和血小板减少，一般在治疗后1周内消失。贫血的完全恢复发生在6~8周内。神经系统症状对治疗的反应取决于治疗开始前神经系统症状的严重程度及持续时间。

恶性贫血或任何由吸收不良引起的维生素B_{12}缺乏患者，无论接受何种治疗形式，均需终身维持替代治疗。在临床康复后停用维生素B_{12}治疗的患者中，神经症状通常在6个月内复发，巨幼细胞贫血在1至数年内再次出现。研究表明，大剂量口服维生素B_{12}（每日总量2000 μg）和非口服治疗途径在血液学和神经症状缓解方面相比其疗效无明显差异。仍需更多的研究来评估正常剂量口服维生素B_{12}时是否同样有效。

通过注射途径补充治疗的维生素B_{12}，只有大约10%注射剂量的药物被保留在体内。全胃切除术后的患者推荐长期补充维生素B_{12}，部分胃切除术患者术后不需额外补充维生素B_{12}，但应该长期随访有无维生素B_{12}缺乏或贫血的依据。因为胃切除术后的缺铁征象会掩盖细胞发生巨幼变的特征。盲袢综合征患者的贫血可在口服广谱抗生素治疗1周后，采用肠外补充维生素B_{12}治疗，通过外科手段矫正解剖病灶也可作为治疗该综合征的选择。

MA叶酸缺乏的患者每日口服叶酸1~5 mg，通常足以纠正贫血。吸收不良患者应使用肠外制剂（5 mg/mL）。热带病通常使用叶酸、抗生素和维生素B_{12}联合治疗，治疗应持续至少2年，以防止复发。怀孕期间所需的叶酸量为400 μg/d，营养缺乏或吸收不良的孕妇每3个月可口服1000 μg维生素B_{12}，以防止妊娠期间出现相关的维生素B_{12}缺乏。在巨幼细胞贫血的治疗中评估血清叶酸和维生素B_{12}水平极为重要，因为部分患者单药叶酸治疗可以纠正由维生素B_{12}缺乏引起的血液学异常，但可能导致神经系统症状进行性加重，甚至出现严重后果。在紧急情况下，当缺乏原因不明时，获得血清样本后，必须尽快同时补充叶酸和维生素B_{12}。

七、预后及预后因素

巨幼细胞贫血的预后取决于其原发病的缓解情况。大多数情况下MA是由叶酸或/和维生素B_{12}缺乏引起的疾病，其本质为一种良性疾病。若仅为叶酸及维生素B_{12}摄入减少引起的MA且无其他合并症，治疗相对简单，在补足叶酸及维生素B_{12}后，患者在几周至几个月内症状可得到迅速的改善及恢复，大多数患者可痊愈，其预后较好。慢性病引起MA的患者，其预后取决于原发病治疗的疗效，治疗基础疾病，去除病因，加强营养知识教育，纠正不合理饮食及不良的烹饪习惯，补充叶酸及维生素B_{12}，贫血可得到很好的纠正。

如原发病难以治疗，MA可能反复发生，比如全胃切除和恶性贫血的患者，存在维生素B_{12}吸收障碍，需终身维持治疗，此时取决于患者的依从性，部分依从性较差者其预后相对较差。少数MA患者症状较重，尤其是维生素B_{12}缺乏引起的MA可出现较为严重的神经精神症状，如全身肌肉无力，行走困难，重者可引起瘫痪，此类患者的预后取决于诊断及治疗的及时性，如能及时识别及治疗，后期通过病因治疗，预后相对较好。如不能及时识别及诊断而导致延误治疗，重者可致严重的全血细胞减少，出现感染、出血、精神神经症状等并发症，少数急危重症者可出现死亡。

八、预防及健康管理

巨幼细胞贫血的预防重在查明病因并纠正病因。预防MA应从改善人群膳食结构及改变生活习惯入手。纠正偏食、挑食，不酗酒，科学烹调以避免过多破坏食物中的营养成分。对高危人群应给予适当的干预，提高其药物预防意识。胃肠手术患者应加强营养；老年人、营养不良、长期酗酒者、早产儿、妊娠期妇女、慢性溶血性贫血者、血液透析患者，可口服叶酸及维生素B_{12}进行预防；孕妇应适当地补充新鲜的蔬菜、瓜果及蛋白类食物，妊娠期间定期复查监测，遵循医嘱补充叶酸。婴儿应提倡母乳喂养，及时添加辅食。当服用可能会影响叶酸及维生素B_{12}吸收利用的药物时，应及时进食富含叶酸及维生素B_{12}的食物，或补充叶酸及维生素B_{12}药物治疗。

第三节 溶血性贫血

一、流行病学

红细胞的正常寿命为120 d，细胞正常凋亡之前在血液循环中被破坏可出现溶血。红细胞被动过早破坏，可见于机械、化学、自身免疫或感染等原因。如果红细胞破坏超过其代偿能力，导致血红蛋白值低于正常范围，就会发生溶血性贫血。溶血性贫血可以是慢性的，也可快速进展至危及生命。所有不明原因的正细胞性或大细胞性贫血，都应考虑有无溶血性贫血。

二、病因学

溶血的病因通常分为遗传性和获得性两大类，还可进一步细分为酶病、膜病、血红蛋白病、免疫介导的溶血性贫血和非免疫原因等。其中酶病、膜病、血红蛋白病导致的溶血性贫血为遗传性溶血性贫血，比如葡萄糖-6-磷酸脱氢酶（Glucose-6-phosphate dehydrogenase，G6PD）缺乏在存在氧化应激的情况下导致的溶血为红细胞酶的病变；遗传性球形红细胞增多症为膜病；镰状细胞贫血和地中海贫血是以慢性溶血为特征的血红蛋白病。而获得性溶血性贫血的常见原因是自身免疫性溶血、微血管病和微生物感染、直接创伤、全身性疾病和氧化损伤等。其中由红细胞抗体引起免疫介导的溶血可继发于恶性肿瘤、自身免疫疾病、使用某些特定药物、输血反应等。微血管病性溶血性贫血是由于红细胞膜在血液循环过程中受损，导致血管内溶血。胎儿和新生儿期也可出现免疫性溶血性贫血。

（一）遗传性溶血性贫血

1. 酶病

最常见的引起溶血的酶病变就是G6PD缺乏症。G6PD是生产谷胱甘肽的关键酶，谷胱甘肽可保护红细胞蛋白质（尤其是血红蛋白）免受氧化损伤。这种疾病是一种X染色体相关遗传性疾病，常见于地中海和非洲人的后裔，蚕豆、磺胺类药物和伯氨喹是G6PD氧化性溶血的主要诱因，但G6PD缺乏症患者应避免的药物有很多，如硝酸戊基和丁基、局部苯佐卡因、苯那必利丁、氨苯砜、利巴韦林和百草枯也能引起氧化溶血。当合并感染、使用某些药物（如乙酰苯胺、呋喃唑酮、亚硝酸异丁酯、亚甲蓝、呋喃妥英、非那吡啶、磺胺甲噁唑、磺胺嘧啶等）或摄入蚕豆时可导致血红蛋白氧化损伤，氧化变性血红蛋白在细胞内交联和沉淀，形成亨氏小体。脾脏中的亨氏小体被吞噬清除，留下缺失细胞质的红细胞。此类红细胞同时经历血管内和血管外溶血。溶血发生在接触上述因素后2～4d，可有无症状性血红蛋白下降，也有严重的血管内溶血。即使在上述因素持续存在的情况下患者的溶血也通常是自限性的。除了治疗潜在感染和避免使用相关药物外，没有其他特殊疗法。在急性发作期，测定的G6PD活性水平可以正常，如果在测量水平正常后仍怀疑G6PD缺乏，则应在2～3个月内重复该试验。

2. 膜病

遗传性球形红细胞增多症是位于常染色体的显性遗传病，由红细胞膜骨架蛋白基因突变引起。由于削弱的蛋白质主干锚定其脂质双分子层，膜的结构逐渐恶化，产生球形红细胞，这也是外周血涂片上所能看到的典型改变。与AIHA一样，球形红细胞无法通过脾索，被单核-巨噬细胞系统降解和吞噬。遗传性球形红细胞增多症是典型的溶血性贫血，表现为慢性代偿性的轻度到中度贫血。该疾病是基于外周血涂片上的球形红细胞增多症、家族史（75%的病例存在家族史）以及直接抗人球蛋白试验阴性检测结果进行综合诊断。脾切除可有效抑制血管外溶血，防止其长期并发症，如胆石症和再生危象。然而，对于儿童患者而言，脾切除术存在较高的感染和败血症风险，因而一般只适用于年龄大于5岁、伴有中重度贫血和黄疸的患者，脾部分切除术已被证明在保持脾脏吞噬功能的同时可有效减轻溶血，因此行脾切除术风险较高的患者，也可选择脾部分切除术。

3. 血红蛋白病

血红蛋白合成障碍也可引起慢性溶血，包括地中海贫血和镰状细胞贫血。地中海贫血是一组遗传性多因素参与的贫血，其特征是血红蛋白四聚体的α或β亚单位合成缺陷（α2和β2），珠蛋白链的缺陷导致珠蛋白肽链合成减少以及过量蛋白链的胞内沉淀，严重的α地中海贫血（血红蛋白H病）和β地中海贫血伴有显著的溶血表现。地中海贫血可通过血红蛋白电泳分析进行诊断，它显示血红蛋白A2和F水平升高，而确诊地中海贫血仍然需要基因研究。镰状细胞贫血是一种遗传性疾病，由点突变导致血红蛋白链第六位的谷氨酸被缬氨酸所取代。血红蛋白S引起镰状细胞异常和细胞膜氧化损伤，镰状细胞变形能力受损，被脾脏捕获和吞噬清除，因此也会发生一定程度的血管内溶血。血红蛋白电泳显示S型血红蛋白占优势，在外周血涂片上可观察到镰状细胞。

(二) 获得性溶血性贫血

获得性溶血性贫血的原因包括免疫性溶血、微血管病性溶血、微生物感染性溶血及氧化损伤等。其中免疫性溶血性贫血根据补体介导的红细胞破坏的抗原不同分为自身免疫性溶血贫血、同种免疫性溶血贫血或药物诱导性溶血贫血。

1. 自身免疫性溶血性贫血

自身免疫性溶血性贫血（autoimmune hemolytic anemia，AIHA）是由附着在红细胞膜表面的自身抗体诱发而产生的溶血反应。抗体形成后可激活补体，进而产生膜攻击复合物，随后引起血管外溶血。在被免疫球蛋白包被的红细胞膜表面，抗原-抗体复合物结合补体蛋白复合物C1，从而激活经典补体途径。肝脏、脾及其他器官的巨噬细胞也会与红细胞表面的Fc抗体和/或补体C3b相结合，再由吞噬作用破坏红细胞，从而引起血管外溶血，如图8-9所示。

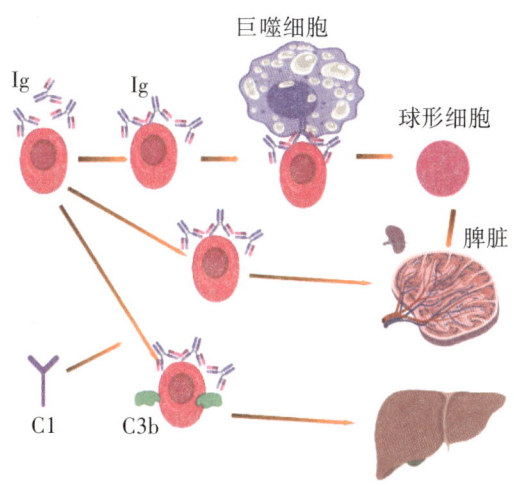

图8-9 AIHA患者红细胞的破坏途径（原创）

AIHA可由淋巴增生性疾病、自身免疫性疾病、免疫缺陷、感染和实体瘤等继发。其中慢性淋巴细胞白血病患者发生AIHA的风险较高，5%~10%的慢性淋巴细胞白血病患者可发生。AIHA在非霍奇金淋巴瘤中的患病率为2%~3%，在其他淋巴瘤的亚型中发生率更高，血管免疫母细胞性T细胞淋巴瘤为13%~19%，边缘区淋巴瘤为50%。除淋巴细胞增生性疾病外，免疫系统疾病也易合并AIHA。在系统性红斑狼疮患者中，约14%的儿童患者和3%的成人患者可发生AIHA。自身免疫性甲状腺疾病，如桥本甲状腺炎和弥漫性毒性甲状腺肿也与AIHA密切相关。系统性硬化症、干燥综合征、自身免疫性肝病和炎症性肠病也可合并AIHA。各种类型的感染都可增加AIHA的发病率，特别是细小病毒B19，在多达20%的病例中与DAT阳性的溶血有关。此外，在传染性单核细胞增多症和肺炎支原体感染的患者中，发生冷抗体型AIHA的比例高达3%。目前部分药物已被证实可引起AIHA，如普鲁卡因胺、青霉素、头孢类抗生素、双氯芬酸、布洛芬、噻嗪类、奎宁、奎尼丁、二甲双胍；新药包括氟达拉滨、来那度胺、奥沙利铂、替尼泊苷等。

AIHA是由自身抗体介导的溶血性贫血，根据其最大结合温度进一步细分为温抗体溶血性贫血和冷抗体溶血性贫血。温抗体溶血是指IgG抗体在体温（37℃/98.6°F）下最大限度地与红细胞结合。当温热的自身抗体附着在红细胞表面抗原上时，这些IgG包膜的红细胞部分被脾脏巨噬细胞吞噬，剩余AIHA特征性的畸形、破碎及泪滴状红细胞（如图8-10所示）。与正常红细胞相比，这些球形细胞的变形能力降低,在脾窦被吞噬并从血液循环中清除。自身免疫系统疾病,如系统性红斑狼疮,引起的溶血类型为温抗体型AIHA。

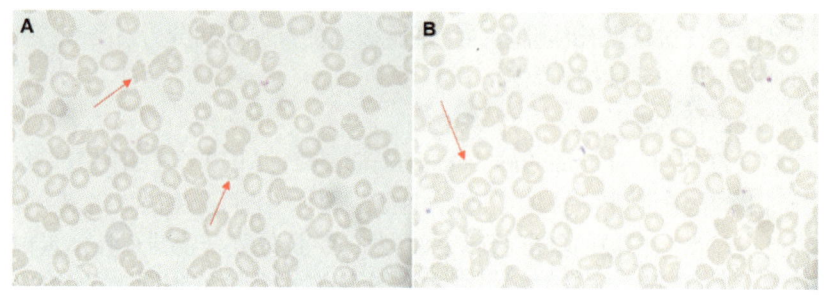

图8-10 AIHA患者的外周血涂片
注:A为AIHA患者的畸形及破碎红细胞;B为AIHA患者的泪滴状红细胞。

(资料来源:兰州大学第一医院)

在冷抗体溶血性贫血中,IgM自身抗体(冷凝集素)在较低温度(0~4 ℃/32~39.2 °F)下与红细胞结合。冷抗体(immunoglobulin M,IgM)结合到红细胞膜,激活补体,补体因子C3在红细胞表面沉积,这些被C3包裹的红细胞被肝脏的巨噬细胞缓慢清除(即血管外溶血)。冷抗体AIHA可发生在感染后,尤其是传染性单核细胞增多症及肺炎支原体感染后的患者。

2.药物诱导免疫性溶血性贫血

药物诱导免疫性溶血性贫血是一种罕见的由药物诱发抗体引起的疾病。这些抗体只有在药物存在时才会产生强烈的相互作用。2015年的一项综述表明,诱发免疫性溶血性贫血的典型代表药物有甲基多巴和青霉素,此外头孢替坦、头孢曲松、哌拉西林和非甾体抗炎药目前也占主导地位。另一项研究表明,针对药物的研究发现,目前可能导致免疫性溶血性贫血的药物大约有78种。奎宁、环孢素和他克莫司占所有药物诱发溶血病例的半数以上。药物诱导的免疫性溶血根据具体机制可以分为三类:药物吸收型(半抗原诱导)、免疫复合物型或自身抗体型。其中大剂量青霉素治疗引起的溶血属于典型的药物吸收机制型溶血,当大量药物覆盖在细胞表面时,附着在红细胞膜上的药物会刺激IgG抗体的产生,抗体与细胞膜结合导致血管外溶血。奎宁诱导的溶血是免疫复合物机制的溶血,该药物可诱导IgM抗体的产生。药物抗体复合物与红细胞细胞膜结合,进一步引发补体激活,导致血管内溶血。甲基多巴是抗红细胞抗体诱导的免疫性溶血,虽然确切的机制尚不清楚,可能是通过改变红细胞膜蛋白并使其具有抗原性,进而诱导抗红细胞IgG抗体的产生,并引起血管外溶血。

一些常用的药物也可诱导产生两种不同类型的抗体,比如青霉素类、布洛芬、双氯芬酸钠、左旋多巴、普鲁卡因、干扰素等药物可引起温抗体型AIHA;奎尼丁、乙酰对氨苯乙醚、氢氯噻嗪、异烟肼、利福平、磺胺类、胰岛素、四环素、美法仑、对乙酰氨基酚、氯丙嗪、链霉素、阿霉素等药物可引起冷抗体型AIHA。

3.同种免疫性(输血)溶血性贫血

最严重的同种免疫性溶血是由ABO血型不合的红细胞引起的急性输血反应。如将红细胞输注给O型受者,O型受者循环中具有抗A IgM抗体,会导致补体固定和血管内溶血。患者在几分钟内可能会出现发热、寒战、呼吸困难、低血压和休克。迟发性溶血性输血反应一般发生在输血后3~10 d,通常由针对次要红细胞抗原的低滴度抗体引起。当再次暴露于抗原血细胞时,这些抗体会迅速产生,并导致血管外溶血。与急性输血反应相比,其发病和进展更为缓慢。

4.微血管病性溶血性贫血

微血管病性溶血性贫血(microangiopathic hemolytic anemia,MAHA)是由循环中红细胞膜的机械性破坏引起的，导致血管内溶血。当红细胞穿过受损的血管内皮时，伴随着纤维蛋白沉积和血小板聚集，红细胞受损并碎裂，MAHA外周血涂片可见红细胞碎片现象。这种分裂发生在多种疾病中，包括血栓性血小板减少性紫癜、溶血性尿毒症综合征、HELLP综合征、弥散性血管内凝血、先兆子痫、子痫、恶性高血压和硬皮病肾危象。此外，血管内装置也可诱发MAHA，如人工心脏瓣膜和经颈静脉肝内门体分流术。

血栓性血小板减少性紫癜（thrombotic thrombocytopenic purpura，TTP）的特征是ADAMTS13酶活性显著降低。ADAMTS13酶可分解血管性血友病因子的聚集，当它的活性降低时，可形成大的血管性血友病因子多聚体。这些多聚体捕捉血小板，通过剪切造成微血栓和红细胞破坏。大约95%的TTP病例与获得性自身抗体有关，TTP的临床表现包括血小板减少、发热、肾损伤、MAHA和神经功能障碍五大特征。

溶血性尿毒症综合征（hemolytic uremic syndrome，HUS）是以MAHA和急性肾损伤为特征，通常伴有血小板减少和神经功能障碍。产志贺毒素的大肠杆菌HUS（Shiga toxin-producing Escherichia coli，STEC-HUS）被称为典型的HUS，占HUS病例的90%。由诸如大肠杆菌O157∶H7和痢疾志贺菌等产志贺毒素的生物体引起，它主要影响儿童。STEC-HUS的典型前驱症状为腹痛伴腹泻，通常先于MAHA、急性肾损伤和血小板减少症5～10 d。尿路感染STEC也可导致STEC-HUS，但无腹泻症状。此外，极少数的肺炎链球菌、人类免疫缺陷病毒和流感也与HUS相关，其表现为非典型的前驱症状，上呼吸道感染可引发病情恶化。未经充分烹制的牛肉也是STEC感染的主要来源，水果、蔬菜、家禽和受污染的饮用水也与HUS具有相关性。志贺毒素被吸收并附着在特定受体上，大多数在儿童的肾小球和大脑中表达，导致内皮细胞损伤，从而引发级联反应，产生大量血管性血友病因子多聚体，进而诱发MAHA。

引起MAHA的其他临床症状包括HELLP综合征和弥散性血管内凝血。HELLP综合征与妊娠有关，与TTP和HUS有许多共同特征，其临床表现包括溶血、转氨酶升高和血小板减低。以上3种疾病均有可能发生在妊娠期。该疾病由于形成较多含纤维蛋白的微血栓，致使弥漫性血管内凝血，引起MAHA。HELLP综合征相较于TTP和HUS，肝脏受累率较高，转氨酶明显增高。

5. 感染性溶血

部分感染性疾病也可诱发溶血，可能的机制包括：自身抗体诱导（如肺炎支原体感染）；在治疗感染过程中使用抗菌药物（如青霉素）。此外，某些感染因子对红细胞有直接毒性，例如疟疾。疟原虫是由按蚊传播的，疟原虫进入人体后侵入红细胞并开始裂解红细胞，红细胞溶解进一步导致贫血。同样，蜱媒原生动物巴贝斯虫和分流巴贝斯虫，以及由白蛉传播的革兰阴性杆菌巴尔通体，通过直接入侵红细胞，致使红细胞膜改变而引起血管外溶血。腹腔内感染产气荚膜梭菌，严重感染可引起败血症，当这种细菌释放阿尔法毒素（一种能降解红细胞膜的磷脂酶）时也会导致溶血。

6. 氧化损伤性溶血

成熟的红细胞虽然在生物化学特性上很复杂，但它是一个相对简单的细胞。当正常过程无法将三价铁（也称高铁血红蛋白）还原为携带氧气的亚铁时，就会发生氧化性溶血，导致高铁血红蛋白血症。高铁血红蛋白变性为多聚体，也称亨氏小体，致使红细胞被提前吞噬破坏。G6PD是这些保护系统的主要组成部分，当缺乏G6PD时氧化损伤可能会导致溶血。

7. 继发性AIHA

大多数AIHA是特发性的，但少数存在继发因素，包括病毒和细菌感染、自身免疫性疾病、淋巴增生性恶性肿瘤、输血和移植等。比如淋巴细胞增生性疾病（如慢性淋巴细胞白血病、非霍奇金淋巴瘤）可能产生温性抗体或冷抗体。

8.胎儿和新生儿的免疫性溶血性贫血

在新生儿期迅速出现贫血或明显的高胆红素血症应考虑溶血性贫血。胎儿和新生儿的溶血病是一种由母体抗体在新生儿血浆中引起的同种异体免疫溶血病，最常见的是抗Rh D抗原阳性的溶血。严重的G6PD缺乏症也会导致急性溶血，其占所有核黄疸病例的近30%。G6PD缺乏是新生儿高胆红素血症鉴别诊断的关键部分，特别是在高发病率人群中新生儿高胆红素血症需与G6PD缺乏鉴别。遗传性球形红细胞增多症是最常见的遗传性红细胞膜缺陷性疾病，为一组常染色体显性遗传疾病。严重者可在新生儿时期引起溶血，但后期以慢性溶血为主。

三、发病机制及分型

红细胞的平均寿命约为120 d，并且每天有7~8 g的血红蛋白和1%的循环红细胞被破坏。正常情况下，红细胞被破坏的程度与骨髓红细胞生成的程度相平衡。而当红细胞因病理原因导致被破坏过多，骨髓无法提供代偿时，便会出现溶血性贫血。其中溶血增加可能是由多种机制引起的，例如球形细胞被脾脏破坏、机体异常抗体的产生、白血病或淋巴瘤继发、物理化学因素。目前溶血性贫血的具体机制包括以下几方面：红细胞变形能力差，被脾脏捕获和吞噬；抗体介导的吞噬或直接激活补体引起红细胞破坏；微血管血栓形成及机械性破坏所致。

无论上述何种原因均可导致红细胞在网状内皮系统内过早地发生破坏。血红蛋白被网状内皮系统的细胞分解成胆红素、铁和珠蛋白。铁可以被重新利用，被分解成的胆红素无法通过肾脏屏障，因而不会出现在尿液中，其作为钠盐排泄到胆汁中，通过这一介质，胆红素到达肠道，肠道的菌群将胆红素降解为尿胆原，最终以尿胆原的形式在粪便中排出，其余被门静脉循环吸收。因此，血红蛋白分解代谢增加导致了血清胆红素、粪便胆红素、粪胆原和尿胆原增加。

因红细胞在网状内皮系统的破坏可分为血管内或血管外破坏，因而溶血性贫血可分为血管内溶血和血管外溶血。血管内溶血是指血液循环中的红细胞被破坏，细胞内容物释放到血浆中。内皮的机械损伤、细胞表面补体的激活以及感染等情况下，炎症因子可能直接导致红细胞膜降解和红细胞的破坏。相对而言，更常见的是血管外溶血，红细胞在血管外经脾脏和肝脏的巨噬细胞系统被清除和破坏。循环中的血液不断地通过纤细的脾索进入脾窦，脾窦具有开放的基底膜。一个正常的直径约8 μm的红细胞会变形并通过脾索中3 μm开口，当红细胞膜表面结构发生改变时，红细胞变形能力差，无法正常穿过脾索，导致红细胞在脾脏内滞留，进而被巨噬细胞吞噬和破坏。

目前已知的免疫性溶血性贫血除了抗体、补体和抗体依赖性细胞介导的细胞毒性（antibody dependent cell mediated cytotoxicity，ADCC）作用之外，还涉及多种免疫机制。越来越多的证据表明，$CD4^+Tregs$细胞减少，辅助性T细胞失衡，$CD8^+T$淋巴细胞、自然杀伤细胞和活化的巨噬细胞活性增强等因素同时参与AIHA的发病机制。此外，AIHA也与多种疾病和因素相关，如淋巴增生性疾病、自身免疫性疾病、传染病、免疫缺陷病、实体瘤、移植和药物等。

四、临床表现

溶血在最初可无任何临床表现，部分患者可终身无症状，通常是通过实验室检查发现。但当红细胞增生程度低于红细胞破坏速度时，通常表现出贫血症状，患者可能出现易疲劳、乏力或呼吸困难、心动过速等不典型贫血症状。如果贫血加重，可能出现伴有血流杂音的静息性心动过速。一些慢性溶血也可表现为胆汁淤积、黄疸、胆总管结石。血管内溶血的患者可能出现小便色黄或血尿，皮肤可能出现黄染或苍白。当患者可能为淋巴增生性疾病或血液系统恶性肿瘤合并溶血性贫血时，可表现为淋巴结肿大或肝脾大。如因脾功能亢进而导致溶血，可表现为脾脏增大。一些慢性溶血，如镰状细胞性贫血，可表现为腿部溃疡。

五、检查新技术及诊断

溶血性贫血可通过血常规、网织红细胞、间接胆红素、乳酸脱氢酶、结合珠蛋白、尿常规、外周血涂片等检测进行诊断。直接抗人球蛋白试验可进一步区分免疫原因和非免疫原因。溶血性贫血诊断流程如图8-11所示。

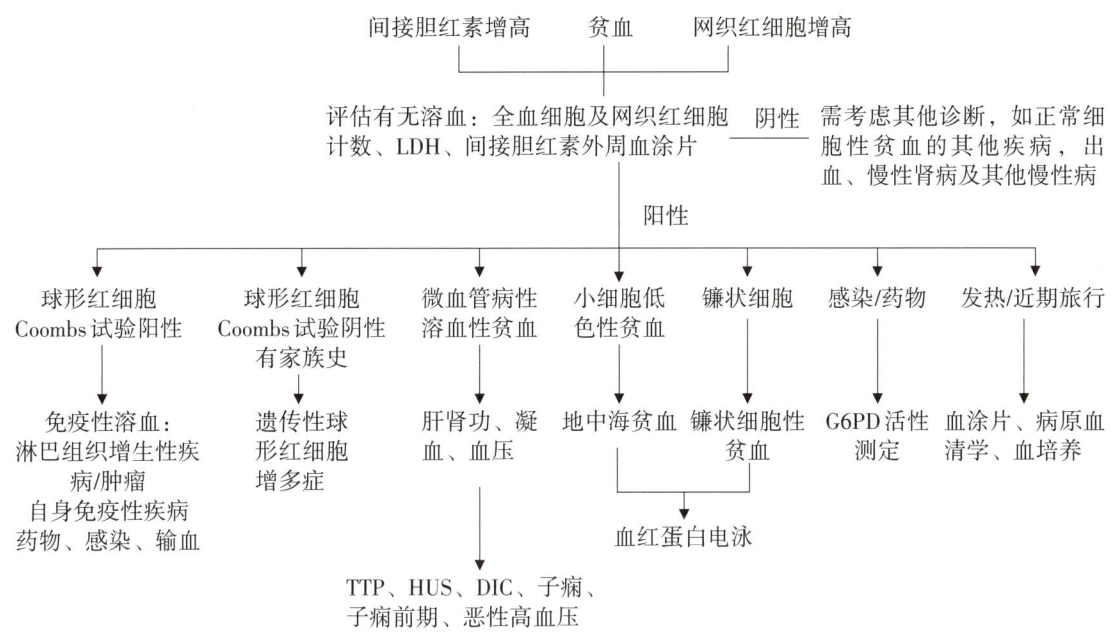

图8-11 溶血性贫血诊断流程（原创）

（一）血液学检查

溶血性贫血的血常规可表现为正常细胞性贫血或大细胞性贫血。除发生贫血外，溶血的一个典型实验室特征是网织红细胞增多。网织红细胞增多是骨髓对外周血红细胞破坏丢失的代偿性增生。溶血性贫血在仅有溶血不伴有其他骨髓疾病的情况下，可在血红蛋白下降后的3～5 d内观察到网织红细胞增生明显活跃。在少数患者中，骨髓维持较长时间的代偿期，使血红蛋白维持在相对正常且稳定的状态。

外周血涂片检查是评估贫血原因的一项重要检测。除了对红细胞形态（如球形细胞或红细胞碎片）进行病理学评估外，还可检查白细胞和血小板是否存在其他血液系统恶性疾病。溶血性贫血外周血涂片有核红细胞增多，可见畸形或破碎红细胞。

（二）生化检查

溶血的红细胞破坏以未结合胆红素（即间接胆红素）增加、乳酸脱氢酶增加以及结合珠蛋白水平降低为特征。当红细胞被破坏时，乳酸脱氢酶和血红蛋白被释放到循环中，血红蛋白在脾脏中转化为未结合的胆红素，或被结合珠蛋白在血浆中结合。血红蛋白结合珠蛋白复合物被肝脏迅速清除，导致结合珠蛋白水平减低或检测不到。

（三）血清学检查

因AIHA常伴有自身抗体的异常，其中如AIHA合并免疫性血小板减少症的患者，治疗疗效更差，复发风险更高，因此在疾病早期需通过血清学检查鉴别继发性AIHA。强烈建议患者同时检测抗心磷脂抗体、β2-糖蛋白抗体和狼疮抗凝物。

（四）尿、粪常规检查

发生严重的血管内溶血，当超过了结合珠蛋白的结合能力时，游离血红蛋白经肾小球滤过，肾小管以含铁血黄素的形式重吸收血红蛋白。在溶血发作约一周后可出现含铁血黄素尿，尿液呈红棕色，通过普鲁士蓝染色可检测到尿沉渣中脱落的管状细胞血红蛋白尿，显微镜下尿液检测无红细胞，血红蛋白尿试纸反应呈阳性。

（五）直接抗人球蛋白试验

一旦根据实验室检测出正细胞或大细胞性贫血、网状细胞增多、乳酸脱氢酶水平升高、间接胆红素升高的同时结合珠蛋白水平降低，联系外周血涂片即可初步诊断溶血性贫血。之后通过直接抗人球蛋白试验（Direct antiglobulin test，DAT）进一步区分溶血性贫血是否与免疫因素相关。因免疫性溶血性贫血是由针对红细胞表面抗原的抗体介导的，其特征是直接抗人球蛋白试验阳性。

DAT也称直接Coombs试验，该试验阳性表明红细胞表面存在抗体或补体，是自身免疫性溶血的标志，如图8-12所示。它可以根据自身抗体的类型和冷热特性对疾病进行分类。温抗体型AIHA是最常见的类型，占60%~70%，患者的红细胞与IgG或C3抗体混合，形成试验阳性，红细胞与抗IgG血清的凝集反应为温抗体型AIHA，通常是抗IgG或抗C3的DAT阳性。而冷抗体型AIHA（又称冷凝集素病），占20%~25%，是由IgM引起的，与抗C3血清的凝集反应为冷抗体型AIHA，C3的DAT呈阳性。在冷抗体型AIHA中，需考虑阵发性寒冷性血红蛋白尿（paroxysmal cold Hemoglobinuria，PCH），一般多见于儿童和青少年。这种罕见的AIHA，发病率为1%~5%，是由Donathland Steiner自身抗体引起的。

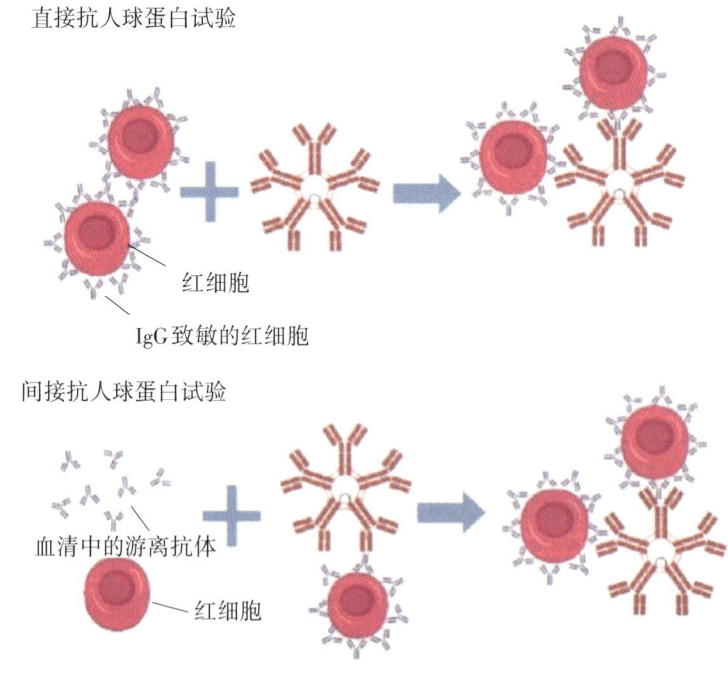

图8-12 Coombs试验示意图（原创）

在溶血性贫血的诊断中存在一些特殊原因而导致部分患者DAT出现假阳性，如近期有输血史的患者、存在延迟的溶血性输血反应以及新生儿的溶血性疾病中存在同种异体抗体等情况。据报道，在约30%的AIHA患者中，自身抗体和同种异体抗体共存，同种异体抗体共存的现象往往被自身抗体掩盖，在输血时可能导致严重的溶血反应。免疫吸附技术和红细胞基因分型可以区分同种抗体和自身抗体。此外，用于治疗多发性骨髓瘤的抗CD38单克隆抗体（Daratumumab）可能会出现DAT假阳性。因CD38也在红细胞膜上表达，在抗体筛选和交叉匹配的测试中导致泛反应凝集。已经提出了几种方法来克服这种干扰，包括用二硫苏糖醇预处理红细胞，使用特殊抗体对抗Daratumumab，补充可溶性CD38结合患者血清中的Daratumumab，使用新生儿红细胞作为测试细胞等方法。

（六）低离子强度溶液和微柱凝集技术

AIHA诊断的金标准是特异性血清抗体阳性，比如抗IgG、IgA、IgM或补体阳性。然而有5%~10%的AIHA患者中是DAT阴性溶血，对于此类患者诊断较为困难。目前可以通过低离子强度溶液（low ionic strength solutions，LISS）试验进行DAT阴性的AIHA诊断，该试验是基于低离子强度溶液可使红细胞周围的阳离子减少，增加抗原抗体间的引力，使抗原抗体加速结合。实质上当分子数量较多的自身抗体（>500个）与红细胞结合时，DAT检测可有效地诊断AIHA。而当红细胞结合抗体量极少，低于检测阈值时，DAT呈假阴性，此时建议选用更加敏感的二线检测手段，比如微柱凝集技术检测试验。此项检测方法检测直接抗人球蛋白试验仅需200~300个自身抗体分子即可诊断出AIHA，相较于DAT敏感性更高。DAT检测是目前特异性较高但不敏感的检测方法，而微柱凝集技术检测直接抗人球蛋白试验敏感度较高。

（七）骨髓相关检测项目

在AIHA新的诊断方法中，越来越多的研究将骨髓评估置于较重的地位，其中包括骨髓形态学、骨髓活检、流式细胞术、细胞遗传学等项目。骨髓形态和活检的评估可能对疾病的诊断提供重要的信息，比如红细胞是否充分代偿，有无潜在的淋巴组织增生性疾病，是否存在早期或治疗相关的骨髓发育不良或骨髓衰竭。以上这些特征有助于疾病的诊断和治疗。如存在淋巴组织增生性疾病，可根据骨髓淋巴细胞浸润类型（T或B）选择新的靶向治疗。流式细胞术的检测是目前针对溶血性贫血较为重要的一个二线检测手段，当患者自身抗体数量较低时，低离子强度溶液、微柱凝集检测以及直接抗人球蛋白试验均无法进行检测，此时可通过更敏感的流式细胞术进行检测。流式细胞术中每个红细胞可以检测30~40个抗体分子，并且能在培养中放大自身免疫反应，检测灵敏度更高。除流式细胞术外，细胞遗传学分析也越来越多地应用于疾病的诊断中，细胞遗传学分析和二代测序将有助于明确是否合并原发性免疫缺陷、淋巴增生性疾病以及其他类型的先天性贫血等疾病，可为疾病的治疗提供科学依据。

六、治疗新技术

（一）总体治疗策略

溶血性贫血的病因不同，其治疗策略也不尽相同，溶血性贫血常继发于感染、自身免疫性疾病及血液系统恶性疾病，因此根本治疗策略是治疗原发病。当原发病得到控制后溶血性贫血也相应有所改善。如果相关的疾病不需要治疗，溶血性贫血可采用AIHA治疗方法，但其治疗仍需遵循个体化原则。比如当AIHA继发于系统性红斑狼疮时，对于此类患者行脾切除术的风险及获益比不如原发性温抗体型AIHA。Evans综合征为一类免疫性溶血性贫血，合并血小板减少，该疾病为自身免疫性疾病，需进行免疫抑制治疗。对于血液系统恶性肿瘤所致溶血性贫血还需同时治疗原发病，例如慢性淋巴细胞白血病患者中有5%～10%的患者可发生溶血性贫血。对于这些患者需治疗慢性淋巴细胞白血病，目前的研究证实利妥昔单抗、环磷酰胺和地塞米松（RCD）或利妥昔单抗、环磷酰胺、长春新碱和泼尼松龙（R-CVP）以及苯达莫司汀和利妥昔单抗（BR）联合方案治疗有一定疗效。同时新的靶向治疗，如伊布替尼、奥布替尼、艾代拉利司、维奈托克可能对AIHA患者有益。但部分药物在治疗的过程中也会发生由药物诱导的免疫细胞减少，如氟达拉滨、伊布替尼，但AIHA似乎是慢性淋巴细胞白血病活性的表达，而不是药物诱导的溶血，因此仍可以对有AIHA病史的患者进行治疗。

溶血性贫血标准的一线治疗方法是糖皮质激素，通常是泼尼松，起始剂量为1 mg/kg，治疗有效率可达80%。其中60%的患者的反应率随时间的延长而消失，部分患者在停药后复发。丹麦的一项研究将64名患者随机分为泼尼松组或泼尼松联合利妥昔单抗组（每周375 mg/m^2，持续4周）。其中泼尼松联合利妥昔单抗组的患者反应率显著增高（75%和36%，$P=0.003$），12个月时不良反应无显著差异。法国的一项研究将32名患者随机分为泼尼松安慰剂组和利妥昔单抗联合泼尼松组（第1天和第15天各使用1 g）。同样，利妥昔单抗联合泼尼松组12个月时总缓解率显著更高（75%和31%，$P=0.032$），无不良事件发生。然而累积的类固醇使用仍会影响患者的生活质量，长期使用类固醇会带来感染、糖尿病和骨折的显著风险，因此对于老年患者或有合并症的患者，建议使用相对较短疗程的利妥昔单抗。

既往溶血性贫血标准的二线治疗是脾切除术。然而，近期英国和法国的治疗倾向于利妥昔单抗。针对利妥昔单抗在溶血性贫血中的研究相对较多，已确认了该药物的有效性和安全性。70%的原发性温抗体型AIHA患者对脾切除术有效。当经济条件限制，无法使用利妥昔单抗时，脾切除术仍然是有效的二线方案。但脾切除术后的缓解时间尚不清楚。

对于难治或复发的患者，可选择免疫抑制疗法，如将硫唑嘌呤、霉酚酸酯、环孢素等作为三线治疗。免疫抑制剂作为三线治疗的疗效证据仅限于小范围的临床试验，反应率很难估计，可能低于利妥昔单抗或脾切除术。对于类固醇敏感且可以耐受低剂量泼尼松的长期治疗，可在三线治疗时联合类固醇。此外，还可采用环磷酰胺、阿仑珠单抗和造血干细胞移植治疗。

（二）温抗体型AIHA的治疗

患者对免疫抑制治疗产生反应需要时间，如温抗体型AIHA使用利妥昔单抗反应的中位时间为3～6周。因此，严重输血依赖性溶血患者需要抢救治疗。另外，大约1/3的患者对人丙种球蛋白疗效较好。急诊脾切除术或部分脾栓塞术已被广泛应用于严重溶血患者的治疗。此外，温抗体型AIHA可产生自身反应性IgG和IgM，当与红细胞结合时，两者都能结合C1q并激活经典补体途径。C1酯酶抑制剂（C1 esterase inhibitor，C1-INH）是一种经批准用于治疗遗传性血管性水肿的药物，为遗传性血管性水肿经典途径的抑制剂，具有良好的安全性。C1-INH已被用于改善重症IgM温抗体型AIHA患者的输血反应。

温抗体型AIHA未来治疗的前景包括以下几种抑制剂：CD20单克隆抗体、利妥昔或奥妥珠单抗；雷帕霉素靶点，如西罗莫司；蛋白酶抑制剂，如硼替佐米；新兴的Fc受体；布鲁顿酪氨酸激酶、BTK抑制剂等。利妥昔单抗在AIHA中成功应用以来，更多的抗CD20单克隆抗体被开发出来，主要用于治疗B细胞恶性肿瘤，它们的抗体效应功能各不相同。如补体依赖的细胞毒性，直接诱导细胞凋亡。第三代单克隆抗体奥妥珠单抗被用来增强效应蛋白功能，但在AIHA中的作用有待研究。另一种药物，雷帕霉素抑制剂西罗莫司，可增加调节T细胞，诱导异常淋巴细胞凋亡，已成功用于儿童自身免疫性淋巴细胞增殖综合征以及移植后的AIHA。蛋白酶抑制剂硼替佐米已被用于治疗抗体介导的血液疾病，包括血栓性血小板减少性紫癜、获得性血友病和温抗体型

AIHA。它导致产生抗体的浆细胞凋亡，下调NF-κB介导的促炎信号，耗尽自身反应性T辅助细胞。Fc受体抑制剂SYNT001在温抗体型AIHA中的Ⅰ期研究正在进行中。BTK是B胞和Fc受体下游的信号，口服BTK抑制剂也可能适用于AIHA。

（三）冷抗体型AIHA的治疗

对轻度无症状性贫血患者只进行监测，无需特殊治疗。对具有症状性的患者或依赖输血的患者，在药物干预之前，仅给予输血支持可能会有一定疗效。冷抗体型AIHA的一线治疗通常是使用利妥昔单抗（375 mg/m^2，每周1次，共4周）。在2项前瞻性病例研究中，大约50%的患者缓解，但与温抗体型AIHA相比，完全缓解的情况很少见。这种较低的反应率可能是由于存在潜在的克隆性淋巴增殖性疾病或需要改善感冒相关症状后方可产生疗效，进而达到反应标准。在接受利妥昔单抗与苯达莫司汀（BR）或氟达拉滨联合使用的患者中，似乎有更高的完全缓解率和更低的感染率。联合治疗为长期的反应提供了更多的机会，但同时存在更大的毒性风险。BR对于适合的患者是一个较好的二线选择，对于重症患者可作为一线选择。

冷抗体型AIHA患者通常需要几个月的时间才能对利妥昔单抗治疗产生反应，而疾病早期可能发生严重的血管内溶血。但在严重病例中，类固醇作为抢救治疗的作用可能有限。除了输血外，需每日或隔日进行血浆置换作为一种过渡性治疗，该治疗方法仅限于急症治疗，并不推荐用于冷抗体型AIHA的常规治疗。急性严重性血管内溶血患者也可能对C5抑制剂Eculizumab的治疗产生疗效，该药物可阻断补体末端通路。部分病例报道支持了它在冷抗体型AIHA中的作用。

从溶血机制来讲，抑制经典的补体途径是一种合理且有前景的治疗方法。冷抗体型AIHA可能长期存在与感冒相关的症状，这些症状是由补体激活上游的抗体结合的红细胞凝集引起的。在一项1b期研究中，6例CAD患者接受10 mg/kg负荷剂量的抗c1s抗体BIVV009（sutimlimab），然后在1~4 d后接受60 mg/kg负荷剂量，随后每周3次60 mg/kg剂量的治疗。该药物具有良好的安全性，并且6例患者均产生疗效，平均血红蛋白升高43 g/L。

七、预后及预后因素

溶血性贫血是一组异质性疾病，临床表现差异巨大。针对该疾病的预后相关研究证实，发病时贫血的严重程度已被确定为疾病复发的最强预后因素，血红蛋白水平为81~106 g/L、61~80 g/L以及<60 g/L复发的风险比（hazard ratios，HR）分别为1.61、1.74、1.98。此外受累的补体和自身抗体的类型对疾病预后也很重要，温抗体型AIHA较冷抗体型AIHA、混合型、非典型性复发风险更高。部分难治性或复发性AIHA患者的巨噬细胞、抗原提呈细胞、辅助性T细胞和B淋巴细胞等多种免疫效应细胞参与了免疫攻击，这种攻击首先针对外周红细胞，但可能持续存在并侵犯骨髓前体细胞。体细胞突变、凋亡增加、过度的炎症反应、骨髓细胞因子微环境缺陷、端粒缩短等因素也参与并推动疾病进展。伴随疾病进展可逐步发展至特发性细胞减少（idiopathic cytopenias of uncertain significance，ICUS）、不典型增生（idiopathic dysplasias of uncertain significance，IDUS）或骨髓衰竭（bone marrow failure，BMF）综合征，如图8-13所示。

复发或难治性AIHA患者，即便接受包括输血、类固醇激素治疗、静脉注射免疫球蛋白、利妥昔单抗治疗、促红细胞生成素治疗以及血浆置换等治疗方法，其死亡率可高达57%。AIHA合并极重度贫血患者的死亡率达30%。有15%~20%的AIHA患者合并血栓事件，包括肺栓塞、脑梗死、心肌梗死等严重并发症，血栓事件的严重程度与溶血程度成正比。此外高LDH水平或既往行脾切除术也是预后风险因素。

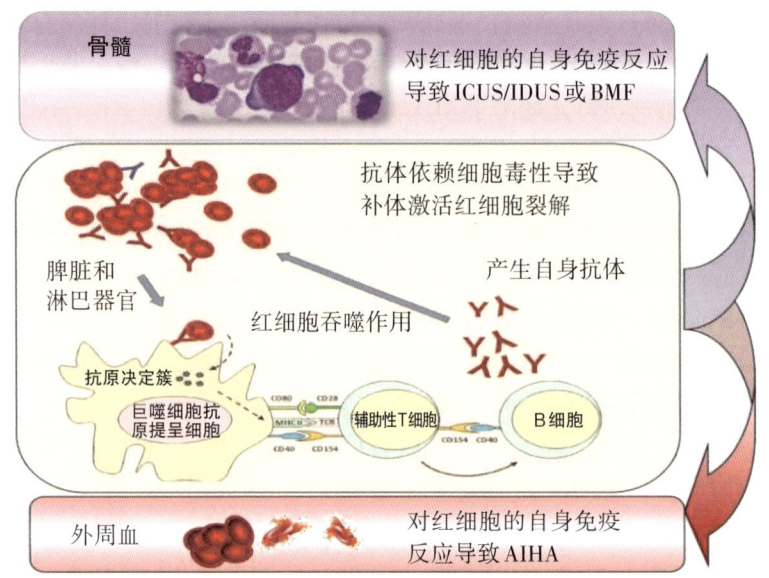

图8-13 难治性或复发性AIHA的预后及进展示意图（原创）

淋巴细胞增生性疾病、自身免疫性疾病、免疫缺陷、感染和实体肿瘤均是AIHA发生的危险因素。其中慢性淋巴细胞白血病不伴IGHV突变以及不良的细胞遗传学改变（17p或11q染色体的缺失）是AIHA的高危因素。各种免疫缺陷也已被确定为AIHA的易感条件。在大约一半的AIHA和Evans综合征患者中检测到与原发性免疫缺陷相关的基因突变，如 *TNFRSF6*、*CTLA4*、*STAT3*、*PIK3CD*、*CBL*、*ADAR1*、*LRBA*、*RAG1* 和 *KRAS* 等突变，存在基因突变的患者病情发展更迅速，死亡率更高。

八、预防及健康管理

（一）一般预防措施

溶血患者的骨髓代偿性增生活跃，导致对叶酸的需求增加，因此可以预防性补充叶酸，以免加重贫血。接受糖皮质激素治疗的患者，若每日泼尼松龙用量大于7.5 mg，骨折风险明显增加。建议这些患者戒烟、限制酒精摄入量、定期进行负重锻炼，并通过饮食或药物摄入保持每天足够的维生素D（600～800 IU）和钙（1000～1200 mg）的摄入量。此外，40岁以上的成年人，应在激素使用前行骨密度检查，评估骨折风险，必要时应口服双膦酸盐。激素治疗过程中由于上消化道并发症的风险增加，如果有额外的风险因素，如既往有消化性溃疡病史，建议接受抗酸治疗。免疫抑制治疗期间应注意预防感染，做好个人卫生，注意皮肤、口腔及肛周的清洁。

20%～25%的溶血性贫血患者可发生静脉血栓栓塞，这种并发症通常发生在溶血活跃期。静脉血栓栓塞事件目前仍然是AIHA发病和死亡的一个重要原因。大规模的研究表明，冷抗体型AIHA动静脉血栓发生率更高。乳酸脱氢酶水平越高，血栓风险越高。但在目前的临床治疗中血栓形成的风险仍然被低估，仍需加强对静脉血栓栓塞事件的预防。

（二）避免诱发因素

溶血性贫血常见的诱发因素为感染性疾病，因此患者需积极预防感染性疾病。感染大多为呼吸道感染，最常见的疾病是支原体肺炎，此外还包括消化系统、泌尿系统以及生殖系统的感染。因此，患者在日常生活中应避免接触感染的患者，同时注意饮食卫生，避免进食不洁食物，多饮水，勤排便，保证大便通畅，做好个人卫生，保持清洁。还应避免使用可引起溶血的特殊药物，避免化学毒物及物理因素引起的溶血。溶血性贫血的患者输血需谨慎。

（三）潜在疾病的管理

在低温情况下，冷抗体型AIHA患者IgM抗体与红细胞表面的多糖抗原发生反应，通过补体固定和血管内溶血在复温时引起溶血。此类患者应尽可能避免暴露在寒冷的环境中，并做好远端肢体的保暖工作。住院期间也应注意保暖，特别是围手术期。即使手术需接受体外循环，也应选择全身正常体温及温心停搏。患者在输注液体的过程中不应接受冷液体静脉注射，建议加热液体输注。G6PD缺乏的患者应避免食用蚕豆。PNH患者应尽可能少食酸性食物，保证居室通风良好。对需要输血的患者进行血型鉴定，确定患者是否为ABO及Rh血型，以及是否存在同种异体抗原，以免发生同种免疫性溶血性贫血。

第四节　再生障碍性贫血

一、流行病学

再生障碍性贫血（acquired aplastic anemia，AA）是一类少见、免疫介导、可危及生命的骨髓衰竭（bone marrow failure，BMF）性疾病，具有较高的死亡率。AA在所有群体均可发病，男女比例大致相当，其中几乎半数病例发生在30岁之前。来自西方人群的年龄分布研究表明，AA患者的双峰年龄分布在15~29岁及60岁以上，而在亚洲人群中，该疾病往往呈现单峰分布，发病率最高的年龄是15~24岁。

AA发病率的地理差异性一直是许多研究的焦点。据估计，在西方国家，AA的年发病率约为2/100万，亚洲人群的发病率较其高出2~3倍，曼谷人群的发病率为9/100万，泰国东北部人群的发病率为5/100万，马来西亚人群的发病率为5/100万，韩国儿童发病率约为5.16/100万。近期一项基于巴基斯坦大数据的流行病学研究分析了2001—2016年报告的1324名AA患者的数据，年龄分布以年轻人为主，37%的患者年龄分布于15~24岁，26.8%的患者小于15岁，只有3.8%的患者年龄高于60岁。其发病率以男性患者占比较高，约75%。AA进一步分为先天性再生障碍性贫血（congenital aplastic anemia，CAA）和获得性再生障碍性贫血（acquired aplastic anemia，AAA），其中AAA约占AA总发病率的80%。

二、病因学

（一）先天性再生障碍性贫血（CAA）的病因

目前AA常见病因详见表8-5。CAA较少见，约占总发病率的20%，主要包括范科尼贫血（Fanconi anemia，FA）、先天性角化不良和Shwachmann-Diamond综合征（Shwachmann Diamond syndrome，SDS）、先天性纯红再障（diamond-blackfan anemia，DBA）及先天性巨核细胞增生不良性血小板减少症（congenital amegakaryocytic thrombocytopenia，CAMT）等。伴随细胞遗传学和分子生物学在血液疾病应用中的快速进展，近年来，基于先天性骨髓衰竭疾病的二代测序技术已证实特定的基因突变与相应疾病的关系，相应基因突变可作为诊断某些特定疾病的依据。

表8-5 再生障碍性贫血的病因

病因	
遗传性	范科尼贫血(FA) 先天性角化不良 Shwachmann-Diamond综合征(SDS) 先天性纯红再障(DBA) 先天性巨核细胞增生不良性血小板减少症(CAMT)
获得性	肝炎相关,尤其为血清阴性肝炎病毒
感染性	EB病毒 巨细胞病毒 微小病毒 分枝杆菌感染 人类免疫缺陷病毒 人类疱疹病毒 水痘带状疱疹病毒 麻疹 腺病毒
自身免疫性	嗜酸性粒细胞性筋膜炎 类风湿性关节炎 系统性红斑狼疮 免疫性甲状腺疾病
营养性	铜缺乏 维生素B12缺乏 叶酸缺乏
药物	高危:烷化剂(白消安、环磷酰胺、美法仑、氮芥) 中危:抗感染(氯霉素、青霉胺、保泰松) 低危:抗心律失常(奎尼丁) 　　　镇痛药(阿司匹林、水杨酸) 　　　非甾体消炎药(布洛芬、双氯芬酸、吲哚美辛、萘普生) 　　　抗甲状腺药(甲硫氧嘧啶、丙硫氧嘧啶) 　　　抗原虫药(米帕林、氯喹、乙胺嘧啶)
化学物质	苯 有机氯 有机磷 农药 杀虫剂 溶剂
辐射	射线
其他因素	妊娠期 胸腺瘤 移植物抗宿主病

范科尼贫血是一种罕见的常染色体隐性遗传性疾病，同时为先天性AA中最常见的一种疾病。其典型的临床特征为全血细胞减少伴先天性畸形。其发病主要与DNA损伤识别或修复缺陷、FA细胞对氧的超敏性、染色体易断裂、造血干细胞损伤相关。目前在范科尼贫血中已发现23种克隆性基因异常，即23种FA亚型，分别为FANCA至FANCW。部分研究表明，范科尼贫血的发病与端粒异常有关，部分细胞因子的异常（肿瘤坏死因子-α增加、白介素-6减少）可能与发病机制相关。

先天性角化不全也是一种常染色体隐性遗传性疾病，其典型特征为皮肤色素过度沉着，口腔黏膜白斑、指甲营养不良等。其病因可能与染色体端粒酶功能不良、端粒生物学基因的种系突变、核糖体缺乏、蛋白质功能障碍有关。该疾病可检测到X连锁基因 *DKC1* 突变。SDS是一种罕见的常染色体隐性遗传病，它是一组胰腺外分泌功能障碍、干骺端软骨发育异常、骨髓造血功能衰竭性疾病，并高风险地向骨髓增生异常综合征（myelodysplastic syndrome，MDS）或急性髓系白血病（acute myeloid leukemia，AML）转化的一种疾病。该疾病是由位于染色体7q11上的Shwachman Bodian Diamonds基因（SBDS）功能突变双等位基因缺失引起的，热休克蛋白家族（Hsp40）和信号识别颗粒也与该疾病的发病相关。

DBA是一种以红系再生障碍性贫血并伴先天性异常的疾病，约半数病例为常染色体显性遗传，少数为常染色体隐性遗传。DBA最常见的突变是核糖体蛋白基因突变，位于11号染色体。研究显示，核糖体蛋白编码基因的突变占多数。

先天性巨核细胞增生不良性血小板减少症是一种极少见的常染色体隐性遗传性骨髓衰竭性疾病，表现为严重的血小板减少、骨髓巨核细胞减少或缺如。该疾病是因血小板生成素受体 *C-MPL* 基因突变以及21q22上的RUNX1结构异常引起。

（二）获得性再生障碍性贫血（AAA）的病因

AAA包括特发性和获得性2种，其中特发性再障也称为病因不明性再障。获得性再障依据其病因可大致分为2类：一类是免疫相关因素，如细胞及体液免疫对骨髓多功能造血干细胞的抑制；另一类是物理、化学、生物、药物以及环境等因素的直接损伤作用。

1. 免疫因素

成人AAA继发于免疫损伤的最有力证据来自临床。在一项标准的马抗胸腺细胞球蛋白（antithymocyte globuli，ATG）联合环孢素的临床试验中，超过半数的患者（约60%）半年内表现出血液学反应。在第一次治疗失败后，用兔ATG或阿仑单抗治疗的患者中，有少数（约30%）原发性无应答患者脱离输血依赖。有大量的实验室数据支持免疫病理生理学，并证实大多数AA患者存在自身免疫或免疫介导的疾病。从AA患者血清的肽筛选中检测到了一些抗原，但它们与T细胞反应的关系尚不清楚，细胞毒性淋巴细胞和1型细胞因子似乎是最接近的效应细胞，但仍缺乏详细的机制。在马ATG和兔ATG治疗AA患者的随机试验中，患者的T细胞数量和功能明显不足，治疗疗效与T细胞的免疫反应成正比。

自身免疫性疾病与AA存在相关性。研究证实，类风湿性关节炎、系统性红斑狼疮患者发生AA的概率明显增高，其中类风湿性关节炎发生重型AA的概率较普通患者增加7倍。嗜酸性粒细胞性筋膜炎是一种少见的、以筋膜弥漫性肿胀及硬化为特征的疾病，被认为是硬皮病的一个亚型，外周血中以嗜酸性粒细胞增高为主，该疾病也被认为与AA发病有关，具体机制可能与抗体介导有关。相关病例研究表明，AA也与自身免疫性甲状腺炎、胸腺瘤、自身免疫性肾病等疾病并发，进一步证实了自身免疫性疾病与AA也存在一定相关性。

2. 理化及药物因素

AAA很可能是由罕见的暴露事件、宿主遗传易感因素的多样性以及免疫反应的个体差异共同造成的。在物理化学因素中，苯和杀虫剂与AA被证实在流行病学上存在一定的关联。其中苯是第一个以工人为研究对象发现的与AA相关的物质。苯在20世纪前被广泛使用于生产化学物品、皮革、燃料、药物、炸药等，工厂工人患血液病，尤其患AA的风险较普通人显著增加。在泰国农村，患者饮用非瓶装水，有与某些动物、动物肥料以及杀虫剂相关的接触史，也表明AA存在化学物质暴露的病因。有机氯、有机磷杀虫剂与AA有显著的相关性，通过吸入或皮肤接触的方式长时间暴露者，患AA的风险显著增高。

20世纪，AA被认为是与药物或化学物质接触的一种特殊反应。然而，药物与AA的相关性是一项较为困难的研究，对特殊药物反应的研究极为少见。目前已被证实与AA相关的药物包括烷化剂、抗代谢药、抗感染药、抗心律失常药、镇痛药、非甾体消炎药、抗甲状腺药以及抗原虫药等。而引起AA研究最明确的药物是氯霉素，使用氯霉素治疗的患者发生AA的风险比普通人群高25倍，但尚未明确氯霉素引起AA的机制，可能与氯霉素在高药物浓度时对DNA的损伤导致造血受抑制有关，也可能与使用该药物的个体对含有亚硝基的物质遗传易感性有关，进而导致免疫性骨髓抑制。

3. 病毒因素

虽然上述因素明确为可以导致AA的因素，但仍不清楚哪些群体为易感人群。目前已知的因素为病毒感染，尤其是肝炎和EB病毒被证实与AA有关。据报道，肝炎相关性再生障碍性贫血（hepatitis associated aplastic anemia，HAAA）是一种少见的再生障碍性贫血，该综合征的病因被认为是由各种肝炎和非肝炎病毒引起，如HAV、HBV、HCV、HDV、HEV和HGV；除肝炎病毒以外的病毒，如细小病毒B19、巨细胞病毒、EB病毒、输血传播的病毒和非甲-戊型肝炎病毒也被认为是HAAA的病因。HAAA在急性肝炎发作后2~3个月出现全血细胞减少，部分AA在诊断时肝炎已治疗转阴，10%的患者在肝炎诊断一年后发生HAAA，5%~10%的AA患者发生在血清阴性肝炎之后。EB病毒感染也是AA常见的诱发因素之一，临床上表现为传染性单核细胞增多症，是一类自限性疾病，病程大多为2~3周，AA通常发生于EB病毒感染后4~6周。此外，人类免疫缺陷病毒（human immunodeficiency virus，HIV）及人类细小病毒B19均与AA发病具有相关性，其中人类细小病毒B19与红细胞再生障碍性贫血有关。

4. 其他因素

妊娠也是AA发病的因素之一。在临床中有很多与妊娠相关的AA病例，部分患者是确诊AA而在妊娠期加重，而部分患者是在妊娠后发病，经治疗或终止妊娠后缓解，再次妊娠可复发或使原有病情加重。

三、发病机制及分型

AA是一类免疫介导的疾病，异常扩增的细胞毒性T细胞以造血干细胞和祖细胞为靶细胞，通过凋亡诱导造血衰竭。在原发性AAA的中期发病机制包括T淋巴细胞异常活化、功能亢进引起骨髓损伤，进而引起造血干细胞凋亡，骨髓衰竭（见图8-14）。对于获得性再障的机制可能包括以下几个方面：细胞及体液免疫对骨髓多功能造血干细胞的抑制；物理、化学、生物、药物以及环境等因素的直接损伤；染色体端粒缩短；造血细胞所需的细胞因子生成或释放受阻；骨髓微环境缺陷等。

（一）T细胞介导的骨髓衰竭

多年来，由于免疫抑制疗法（immunosuppressive therapy，IST）在AA治疗中的疗效确切，并且AA患者的骨髓淋巴细胞能在体外抑制正常骨髓，因此AA的发病机制被认为是免疫介导的。多项研究结果表明，AA患者细胞因子的表达增加，$CD4^+$调节性T细胞降低。骨髓中特异性$CD4^+$

细胞群在较小程度上增加。近期发现6号染色体短臂获得性杂合性缺失（loss of heterozygosity of chromosome 6p，6pLOH），代表了免疫逃逸可能的遗传学特征，这些发现更加证实了获得性AA的骨髓再生障碍是免疫介导引起的。早期的研究也证实SAA患者接受以抗淋巴细胞血清的同种异体移植后自体骨髓恢复的现象，该研究也奠定了免疫抑制剂在AA中应用的基础。这一观察还为免疫反应在疾病发病机制中的潜在作用提供了证据。此外，大剂量环磷酰胺处理的同种异体造血干细胞移植失败后自体骨髓的恢复，也表明免疫抑制剂在AAA治疗中的潜在作用。

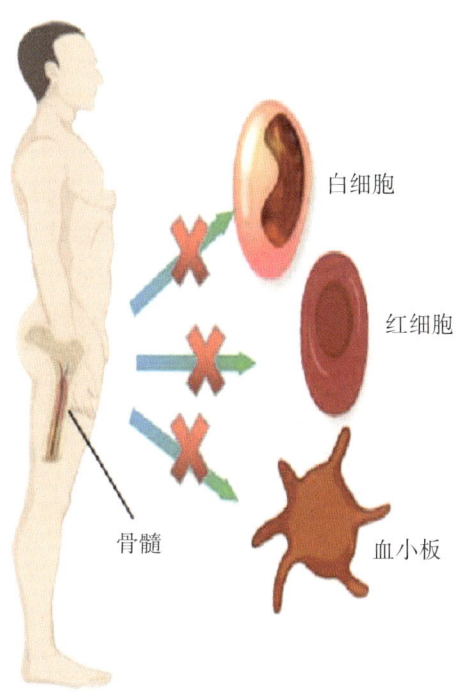

图8-14　AA骨髓衰竭示意图（原创）

在接受免疫抑制治疗的获得性AA患者中，应答者会受到免疫介导的造血抑制；无应答者可能因原发性造血干细胞缺陷导致骨髓衰竭。近期的一项研究也支持获得性AA是一种由原发性免疫介导为主要发病机制的疾病。AA患者的$CD4^+CD25^+FOXP3^+$调节性T细胞缺乏，致使T细胞中T-bet蛋白水平增高，过度地破坏干细胞。从AA骨髓中去除淋巴细胞可提高组织培养中的集落数，将其添加到正常骨髓中可抑制体外造血。其中淋巴细胞亚群中的效应细胞是活化的细胞毒性T细胞，具有Th1基因型，表达和分泌干扰素γ。T-bet是一种与干扰素-γ启动子区结合的转录因子，对Th1活化至关重要，在AA患者的T细胞中该蛋白水平表达出现上调现象。在几乎所有的AA患者中都会出现调节性T细胞减少，从而抑制自身反应性T细胞。在免疫介导的骨髓衰竭小鼠模型中，添加调节性T细胞可减轻淋巴细胞输注诱导的全血细胞减少。然而，AA患者T细胞被激活的途径仍不明确。AA患者的HLA-DR2存在过表达，表明其在抗原识别中起作用，也预示着对环孢素有更好的反应。

（二）免疫调控及细胞因子异常导致骨髓衰竭

再生障碍性贫血患者骨髓中的靶细胞主要是CD34细胞，其数量显著减少，在半固体培养基中祖细胞的集落数量极少。CD34细胞计数减少，造血集落形成不良，造血生长因子水平升高。Chen的一项研究对CD34细胞的微阵列进行分析，结果显示转录组向凋亡、细胞死亡和免疫调控方向转移。免疫调控异常可导致免疫机制紊乱，不能有效识别自身的造血细胞。

目前的证据表明，获得性 AA 是由于抗原呈递细胞（antigen presenting cell，APC）表面的主要组织相容性复合体（major histocompatibility complex，MHC）呈递的抗原发生改变，导致一个或多个自身反应性 T 细胞克隆异常激活，如图 8-15 所示。这种抗原改变由病毒感染、化学暴露或基因突变触发，并导致抗原特异性效应 T 细胞的不当激活以及调节性 T 细胞（regulatory T cell，Treg）的活性降低所致，而调节性 T 细胞通常用于阻止自身免疫。T 细胞活化导致 IL-2 驱动的 T 细胞扩增，进而分化为效应 T 细胞和记忆 T 细胞。这些促炎性 T 细胞产生多种细胞因子，包括 FAS 配体（Fas Ligand，FASL）、干扰素-γ（interfero gamma，IFN-γ）和肿瘤坏死因子 α（tumor necrosis factor-α，TNF-α）。活化的细胞毒性 T 细胞（Cytotoxic T cells，CTL）通过穿孔素、颗粒酶等途径致使造血细胞损伤。辅助性 T 细胞 Th1/Th2 失衡，刺激淋巴细胞增殖。上述细胞因子一方面可诱导 HSC 凋亡，另一方面通过调节基因表达，减少蛋白质合成以阻止 HSC 细胞循环，最终导致骨髓衰竭。免疫抑制疗法通过在该途径的几个点上抑制 T 细胞反应来破坏 T 细胞驱动的 HSC 破坏。AA 患者与免疫反应增强相关的细胞因子基因多态性也较为普遍，例如肿瘤坏死因子-α（TNF2）启动子、干扰素-γ 和白介素-6 基因等。异常抗原刺激下，T 细胞功能及免疫调控细胞功能异常，白介素、肿瘤坏死因子-α、干扰素-γ 等大量的免疫炎症因子释放，导致再生障碍性贫血的加重及进展。

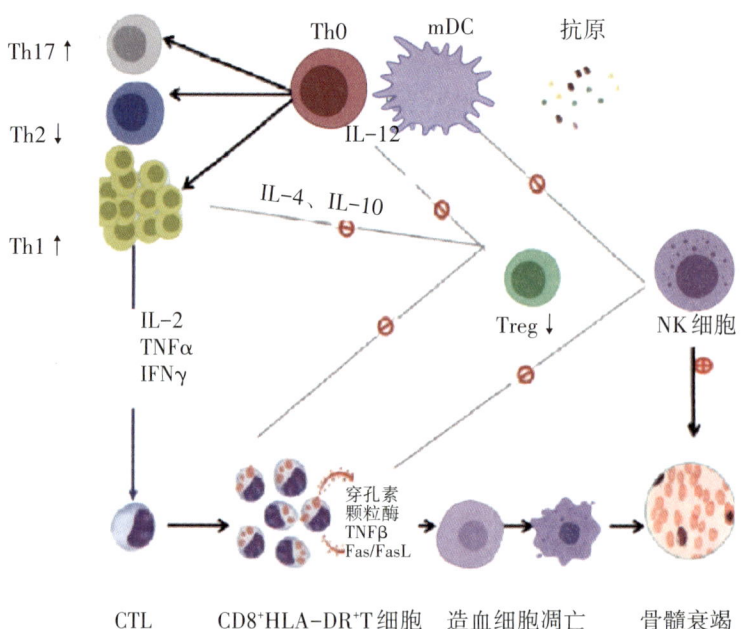

图 8-15　AA 免疫发病机制（原创）

（三）染色体端粒缩短

端粒是由数百个六聚体重复（TTAGG）和相关蛋白组成的线性染色体的末端。端粒结构保护染色体末端不被 DNA 剪切酶或外源性 DNA 识别。然而，在细胞分裂过程中，端粒 DNA 的丢失是不可避免的。端粒会伴随着生物体的老化而缩短，端粒丢失后由一种叫作端粒酶或端粒修复复合体等来主动补偿，其编码成分的基因遗传突变导致端粒加速缩短。端粒酶的转录受多种关键途径的影响，包括 MYC、WNT 及其他信号通路，其在胚胎组织和具有复制需求的细胞中都具有活性，包括造血干细胞和淋巴细胞。端粒由 DNA 组成，并且可能被活性氧损伤，复制应激可以加速端粒丢失。单个细胞中的端粒极度缩短，可导致细胞衰老或凋亡，这是一种保护器官免受衰老细胞侵袭的机制。然而，如果 DNA 损伤反应受阻，端粒极短的细胞继续增殖，染色体易发生不稳定、非整倍体及其他恶性转变。

端粒长度通常通过单个细胞流式细胞仪或细胞群基因扩增（白细胞或淋巴细胞和粒细胞端粒 DNA 定量 PCR 扩增）来测量。个人或家族史的某些特征极易提示端粒发生病变，其中包括再生障碍性贫血。一些研究进行了实验室基因测序、基因表达和酶活性的评估，具有突变基因的个体表现出骨髓低细胞性、CD34$^+$细胞和祖细胞减少。基因突变的患者对免疫抑制剂有反应，因此推断再生障碍性贫血的发展具有免疫因素。性激素可上调端粒酶活性，通过雄激素治疗端粒修复复合基因突变患者可获得血细胞计数的提高。在获得性骨髓衰竭中，干细胞数量减少，血细胞计数减低，这种造血应激导致端粒磨损加速，而端粒的磨损与遗传突变无关。白细胞端粒短可增加复发的风险，尤其是再生障碍性贫血克隆进化的风险。

通过端粒修复中的遗传缺陷，体质性骨髓衰竭与获得性再生障碍性贫血之间存在联系，这可能解释了从炎症病理生理学、T 细胞介导的骨髓破坏到 MDS 和 AML 等恶性血液病的克隆性演变。端粒酶缺乏导致的再生/修复缺陷不仅影响骨髓，还影响其他组织，导致肺和肝脏疾病。端粒内稳态缺陷在某些情况下是再生障碍性贫血的特征，这有助于解释骨髓衰竭、复发和克隆进化的发生。端粒修复复合物和 Shelterin 蛋白的基因突变发生在先天性角化不良的儿童中；*TERT*（端粒酶基因）、*TERC*（RNA 模板基因）和 *TINF2*（保护蛋白基因）的突变也存在于无明显家族史的成年人中。*TERT* 和 *TERC* 突变在体外降低端粒酶活性，在体内加速端粒磨损。*TERT* 突变随后与特发性肺纤维化有关。端粒生物学异常是骨髓、肺和肝脏再生疾病的基础。

AA 患者白细胞的一个特征是端粒较短，在约 1/3 的病例中观察到端粒缩短，这也可能与干细胞过度更新有关。在获得性再生障碍性贫血中，白细胞端粒短可影响临床进程：端粒短的患者对免疫抑制干预有反应，但其复发率几乎是端粒长度正常患者的 2 倍，几乎所有的克隆进化都发生在端粒长度最短的患者。染色体无端粒末端过多引起的基因组的不稳定性，以及 *TERT* 和 *TERC* 突变可导致再生障碍性贫血。这些 AA 患者的数据证实了基于酵母实验和小鼠端粒酶基因"敲除"的预测。多个实验室已将 *TERT* 中的短端粒和单核苷酸多态性与癌症发展联系起来。

（四）微环境缺陷

早期 AA 的发病机制包括以下 3 大类：造血干/祖细胞（"种子"）缺陷、造血微环境（"土壤"）异常及免疫（"虫子"）异常，即"种子、虫子及土壤"学说。正常的造血依赖于多种细胞多种机制复杂的相互协同作用，包括造血干细胞和来自造血微环境的细胞。在过去对于 AA 的研究中已经积累了"种子"异常和"土壤"异常的证据，但不明确哪一个是 AA 发病的启动因素。研究发现，抑制性 T 细胞的异常增殖可能导致造血干细胞衰竭，也可能导致造血干细胞的异常克隆。而微环境的缺陷或异常也可能导致干细胞的异常。

获得性重度再生障碍性贫血（acquired severe aplastic anemia，ASAA）患者的骨髓组织显示细胞严重减少，并伴有一定程度的反应性变化。研究发现，ASAA 骨髓组织中的微血管密度和血管内皮生长因子（vascular endothelial growth factor，VEGF）表达较低，同时血清 VEGF 水平降低，在成功的造血干细胞移植后上述因子水平显著上升。尽管 AA 患者造血程度严重降低，但骨髓中通常没有纤维化表现。其造血功能消失，清空的空间部分被脂肪细胞填充。淋巴细胞占有相对优势，主要是 T 淋巴细胞。此外，肥大细胞、浆细胞和组织细胞也相应增加。AAA 骨髓微环境中淋巴细胞和基质细胞可使细胞毒性 T 细胞寡克隆扩增，同时产生辅助性 I 型 T 淋巴细胞细胞因子（如干扰素-γ 和肿瘤坏死因子-α）等，进而促使 AA 的发生、发展。

四、临床表现

大多数AA患者在重度全血细胞减少的情况下可出现相应的症状和体征，而其他患者则通过偶然的体检或其他相关检验检查诊断。AA多表现为白细胞减低、贫血、血小板减少，当血小板减少时可表现为易出血，轻症时表现为皮肤紫癜、瘀点、瘀斑、牙龈渗血或口腔、鼻腔出血；女性AA患者常表现为月经期经量增多；重症血小板减少者可表现为颅内出血或脏器出血，从而危及生命。贫血可表现为面容苍白、疲劳或无法耐受体力活动。中性粒细胞减少症患者容易发生感染，部分患者的初期症状可表现为发热或感染。AA患者通常无肝、脾、淋巴结肿大。部分肝炎相关的AA患者可有黄疸症状。

五、检查新技术及诊断

当怀疑AA时，应进行综合评估，以排除其他疾病的可能性。基线评估需要完整的病史和检验结果，包括全血细胞计数、外周血涂片、网织红细胞计数和骨髓形态学及骨髓活检，以及荧光原位杂交（fluorescence in situ hybridization，FISH）在内的检查，同时根据病史寻找可能存在的病因。

（一）常规检测

疑似AA患者的常规检测内容包括血常规检查、网织红细胞数、病毒学检测、T细胞亚群、多部位的骨髓穿刺形态分析、骨髓活检、CD34$^+$细胞数量、PNH克隆以及染色体、FISH等检测。

其中，血常规检查包括白细胞计数及分类、红细胞和血小板计数及形态特征、血红蛋白水平、网织红细胞的绝对值和百分比评估骨髓增生程度。此外还包括造血原料检测，如铁蛋白、叶酸和维生素B$_{12}$水平测定，评估有无营养性贫血导致的全血细胞减少可能。多部位骨髓穿刺要求包括：髂骨和胸骨穿刺，通过骨髓涂片分析造血细胞增生程度、小粒造血细胞面积；有无异常细胞；粒系、红系和淋系的细胞形态和比例等。骨髓活检是必需检测项目，要求取2 cm以上骨髓组织标本，用以评估骨髓增生情况，有无增生减低，各系的细胞比例、造血组织分布，明确有无灶性CD34$^+$细胞分布，以及是否存在骨髓纤维化等。AA患者的骨髓形态增生低下，造血细胞减少，浆细胞、肥大细胞、淋巴细胞、组织嗜碱性细胞等骨髓非造血细胞明显增多。骨髓活检可见造血组织明显减少，以脂肪细胞为主，如图8-16及8-17所示。

其他的指标包括病毒学检测，如肝炎病毒、EB病毒、巨细胞病毒等。此外，免疫相检测包括T细胞亚群（如CD4$^+$、CD8$^+$、Th1、Th2、Treg等）以及细胞因子（如IFN-γ、IL-4、IL-10等）和自身抗体相关标志检测。其中，调节性T细胞也是一项重要检测指标，获得性AA患者的调节性T细胞（Treg、CD4、CD25 T细胞）数量减少，Treg数量与疾病严重程度具有相关性。

流式检测骨髓CD34$^+$细胞数量，评估CD34$^+$有无明显减少。检测PNH克隆（CD55、CD59、Flaer是否阳性），通过流式细胞术鉴定PNH克隆将有助于排除骨髓衰竭的遗传形式，并能与发育不良的MDS相鉴别。骨髓检查通常包括细胞遗传学研究，即核型分析和FISH分析，以确定其有无-7、+8或其他的异常核型。某些异常核型预后较差，如7号染色体缺失，而部分核型异常并不影响预后，故不会影响治疗策略。除了常规细胞遗传学检测之外，基因组范围单核苷酸多态性阵列的效用目前仍处于研究阶段，可能有助于克隆性造血的早期检测。儿童患者或有家族史者，推荐做染色体断裂试验。有条件者可行基因突变、端粒长度、端粒酶活性以及端粒酶基因突变等检测。端粒长度的测定非必需检测项目，但该项检测有助于排除端粒病。

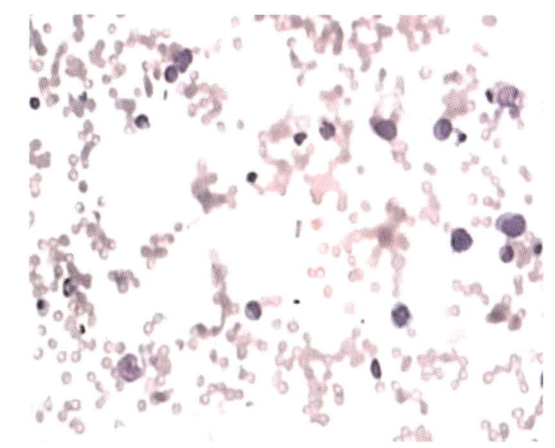

图8-16　AA骨髓形态示骨髓增生低下，非造血细胞明显增多

（资料来源：兰州大学第一医院）

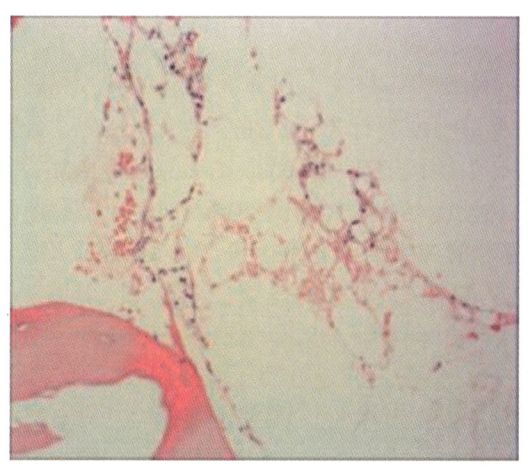

图8-17　AA骨髓活检可见造血组织明显减少，以脂肪细胞为主

（资料来源：兰州大学第一医院）

（二）鉴别诊断相关检测项目

AA诊断时需与MDS、PNH、范科尼贫血、先天性角化不良等疾病鉴别，此外还应明确是否为获得性AA，有无肝炎，有无自身免疫性疾病。FA、MDS和AA之间的鉴别很重要，因为疾病诊断不同，其相应的治疗差异较大。流式细胞术和分子生物学方法可以检测部分患者的免疫异常，克隆异常可以通过FISH等敏感技术和基因组学的应用进行早期评估。全血细胞减少需鉴别MDS的患者，进行骨髓细胞形态学检测和细胞遗传学分析，MDS典型的病态造血可将两者相鉴别。

AA患者也应进行PNH以及染色体或FISH的相关检测，因为PNH克隆可见于高达50%的AA患者，而染色体臂6p杂合性拷贝数中性缺失（6p CN-LOH）见于约12%的AA患者，上述两项检测可有助于对AA的鉴别诊断。AA表现为一类造血细胞克隆性疾病，该克隆缺乏糖基磷脂酰肌醇（glycosyl-phosphatidyl inositol，GPI）锚定蛋白，上述蛋白是PNH的特征。流式细胞术检测GPI锚定蛋白缺失用于检测早期PNH细胞克隆，同时用于AA与PNH的鉴别诊断。其中GPI是许多表面蛋白质与细胞相连的锚定物。正常的造血细胞是GPI，但罕见的GPI细胞也存在于每个个体中，与PNH患者一样，健康个体中也会出现罕见的GPI细胞，其原因是X连锁基因 *PIG-A* 的体细胞突变。然而在获得性AA患者中，小GPI克隆的出现已有报道，但其GPI干细胞可能不会受到自身免疫攻击。然而，由于白细胞减少，诊断时的PNH检测灵敏度很低，需要在中性粒细胞计数恢复时重复检测。因而检测淋巴细胞、单核细胞、粒细胞和红细胞上GPI连接抗原的表达目前是常规诊断和随访评估的一部分。

在费城儿童医院的骨髓衰竭中心，通过检测患者淋巴细胞对交联剂的敏感性来筛查患者是否患有FA。FA细胞也会表现出过度的染色体断裂。通过测量及分析淋巴细胞端粒长度来筛查患者有无先天性角化不良等疾病。AA患者的淋巴细胞端粒长度也可能较低，尤其是肝炎相关AA，此时需与先天性角化不良疾病进行鉴别。由于这些测试可能需要几天才能完成，而且结果对治疗决定有很大影响，因此建议在评估的早期进行这些测试。FA或DC患者的最初临床表现可能与后天性AA患者的临床表现难以区分。当再生障碍性骨髓患者的外周血淋巴细胞端粒长度远低于其第一个百分位时，就需要进行基因检测，以确认DC的诊断。获得性BMF的其他原因包括克隆性T或NK大颗粒淋巴细胞（large granular lymphocyte，LGL）扩增引起的自身免疫性骨髓再生障碍，可以通过T细胞受体重排检测和淋巴细胞流式细胞术进行评估及诊断。

（三）分级诊断

明确诊断后应对疾病的严重程度进行分级。在全血细胞减少、骨髓增生低下、输血依赖的情况下，疾病的严重程度取决于中性粒细胞（polymorphonuclear，PMN）计数：非重度AA（NSAA；PMN>0.5×10^9/L）、重度AA（SAA；PMN 0.2×10^9~0.5×10^9/L）和重度AA（VSAA；PMN<0.2×10^9/L）。严重程度是判断IST患者生存率的有力预测因子，见表8-6。

表8-6 再生障碍性贫血严重程度定义

再生障碍性贫血严重程度	定义
非重型再生障碍性贫血（NSAA）	骨髓及外周血细胞减少程度不符合SAA标准
重型再生障碍性贫血（SAA）	骨髓细胞增生程度<正常的25%，并且至少满足以下2项： a. 中性粒细胞计数<0.5×10^9/L b. 血小板计数<20×10^9/L c. 网织红细胞<1%或绝对值<20×10^9/L
极重型再生障碍性贫血（VSAA）	符合SAA标准，同时中性粒细胞计数<0.2×10^9/L

引自：KRYSTEL-WHITTEMORE M, DILEEPAN K N, WOOD J G, et al. Mast Cell: A Multi-Functional Master Cell [J]. Front Immunol, 2015(6): 620.

六、治疗新技术

AA是一种较少见的可危及生命的骨髓衰竭性疾病，有极高的死亡率。因此AA一旦确诊，应明确疾病严重程度，在疾病初期要系统、及时地进行诊断和治疗。AA的治疗主要包括支持治疗、免疫抑制治疗以及造血干细胞移植治疗。对于初诊时即存在严重的中性粒细胞减少、贫血、血细胞减低等情况，需积极给予对症支持、抗感染、成分血输注治疗。原发病的治疗包括造血干细胞移植和免疫抑制治疗。对较年轻的有匹配同胞供者（matched sibling donor，MSD）的患者而言，异基因造血干细胞移植是可提供治愈的唯一机会，目前仍是标准的一线治疗。不适合行异基因造血干细胞移植的患者，应建议其尽早接受一线免疫抑制治疗，如抗胸腺细胞球蛋白（antithymocyte globuli，ATG）、抗淋巴细胞球蛋白（antilymphocyte globulin，ALG）和环孢素

（cyclosporine A，CsA）的免疫抑制治疗，也可获得相当的长期生存率。

（一）支持治疗

AA在疾病诊断和治疗过程中，必须为患者提供积极的支持治疗及护理。一般而言，应严格限制输血指征，尤其对于考虑行异基因造血干细胞移植的患者，限制性输血极为重要。如仅为改善症状、预防出血风险而大量输注血制品，可能会增加移植后发生同种异型免疫以及铁过载的风险。这类患者应输注辐照血液制品，以预防输血相关移植物抗宿主病（graft versus host disease，GVHD）。当患者血红蛋白水平低于60 g/L时可输注红细胞，而大于60岁的老年患者，或伴有心、肺疾病，或出现感染、发热、疼痛等，或氧气供应缺乏加重者，可适当放宽红细胞输注指征。当血红蛋白水平低于80 g/L时予以输注红细胞，并且尽量输注红细胞悬液。在输注红细胞的过程中，每输注1 U的红细胞可使机体增加200 mg铁，长期反复输血超过20 U和（或）血清铁蛋白水平增高，达铁过载标准的患者应考虑去除铁治疗。当患者存在感染、出血或使用ATG/ALG等可引起血小板消耗增多的情况，或者重型AA的患者，预防性血小板输注的指征为PLT低于$20×10^9$/L，病情稳定者为PLT低于$10×10^9$/L。当AA患者伴有严重出血时，应立即输注单采血小板，不论血小板水平。存在抗血小板抗体的患者输注普通血小板可致使无效输注，此时建议输HLA配型相合的血小板。拟行异基因造血干细胞移植者，应输注辐照或过滤后的红细胞和血小板悬液。

当患者中性粒细胞计数低于$0.5×10^9$/L，即中性粒细胞缺乏时，易发生真菌感染。由于侵袭性霉菌感染（尤其是曲霉菌）的死亡率极高，对此类患者应进行隔离，建议入住层流病房，使用伏立康唑或泊沙康唑进行预防性抗真菌治疗。在ATG治疗后淋巴细胞减少期间应积极预防肺孢子菌肺炎（pneumocystis pneumonia，PCP），建议选用磺胺甲噁唑。VSAA患者推荐使用喹诺酮类抗生素进行抗菌预防，由此可降低革兰阴性菌致败血症的风险。但不建议对中性粒细胞计数较高的患者常规使用预防性抗生素，以免发生抗生素耐药性现象。大量研究证实，在免疫抑制治疗过程中使用粒细胞集落刺激因子（granulocyte colony stimulating factor，G-CSF）并不能提高患者的总生存率。当发生严重粒细胞缺乏伴不能控制的细菌和真菌感染，广谱抗生素及抗真菌药物治疗无效时，可考虑输注粒细胞治疗。粒细胞寿命较短，仅6～8 h。输注粒细胞前应做好输注前预防准备，监测输注相关不良反应，如发热反应、输血相关性急性肺损伤以及同种异体免疫反应。

（二）移植治疗

1.患者的选择

造血干细胞移植治疗更适用于重型再生障碍性贫血患者，对于年龄低于35岁、有HLA相合同胞供者的重型再生障碍性贫血（severe aplastic anemia，SAA）和极重型再生障碍性贫血（very severe aplastic anemia，VSAA）患者，建议采用HLA相合的同胞供者行造血干细胞移植。年龄超过35岁的重型AA患者，在ATG/ALG联合环孢素治疗失败后，也可采用HLA相合同胞供者造血干细胞移植。在符合移植治疗条件的SAA和VSAA患者中，年龄仍然是影响MSD异基因移植后生存率的主要预后因素。国际血液和骨髓移植研究中心（Center for International Blood and Marrow Transplant Research，CIBMTR）对1300多名接受匹配同胞供者异基因造血干细胞移植患者进行的回顾性分析显示，40岁以上AA患者的5年总生存率（overall survival，OS）为53%，20～40岁患者为72%，而20岁以下患者为82%。这种差异主要是由于高龄人群GVHD的增加、感染和血小板恢复延迟所致。此外，这些患者更有可能既往接受过IST，诊断与进行移植之间的间隔时间较长或有其他合并症而导致预后较差。因此，目前40岁以上患者的一线治疗是IST，而异基因造血干细胞移植是伴有匹配同胞供者的SAA儿童和年轻人的首选治疗方案。

2. 供者的选择

既往40岁以下的SAA患者一线移植主要局限于匹配同胞供者移植。然而近期相关研究显示，匹配同胞供者和匹配无关供者（matched unrelated donor，MUD）的移植在OS上并无显著差异，只是匹配无关供者异基因移植的急性和慢性GVHD发生率较匹配同胞供者更高。在20岁以下患者中，选用MSD-BMT和选用MUD-BMT的患者OS和无进展生存期相似，因此也可首先考虑使用MUD-BMT进行一线治疗。40岁以下成人免疫抑制治疗仍然是无匹配同胞供者患者的标准前期AA治疗。目前AA患者单倍体相合供体的移植治疗结果也有所改善，有研究显示患者成功植入率可达94%，3年OS和无事件生存率分别为89%和86%，但单倍体相合移植的Ⅲ～Ⅳ级急性GVHD和慢性GVHD的比率显著增高。

3. 移植物来源

在儿童和成人AA患者中，骨髓干细胞移植比外周血干细胞移植（peripheral blood stem cell，PBSC）的疗效更好，已被证明有更好的OS，尤其20岁以下患者移植效果更好。伴随年龄增长，患者的长期生存率相应下降，且移植后死亡率逐渐增加。近期为改善PBSC的治疗效果而进行的T细胞耗竭研究表明，T细胞耗竭可诱导移植后免疫耐受，使部分患者不发生GVHD或发生GVHD后症状逐渐减轻。目前仍需要更大规模的随机前瞻性研究来证实其有效性和安全性。

4. 预处理方案

年轻患者MSD-BMT的标准预处理方案为环磷酰胺50 mg/(kg·d) 联合兔源性ATG，3年生存率为92%。然而，与IST相比，对年龄超过30岁移植患者的研究并未显示出生存获益。为了降低老年患者的毒性，较新的治疗方案将氟达拉滨与低剂量环磷酰胺、ATG或阿仑单抗合用以改善OS。近期的一项研究对833例AA骨髓移植评估了ATG来源对移植结果的作用，证实兔源性ATG可降低MSD移植的急性和慢性GVHD发生率，提高患者的存活率，并降低MUD移植的急性GVHD发生率。拟行造血干细胞移植治疗的儿童及年轻重型AA患者，避免选择含照射的预处理方案，包括低剂量照射，建议选择氟达拉滨替代。老年患者建议行低剂量照射，可能会降低排斥反应。

（三）免疫抑制治疗

无条件行造血干细胞移植的AA患者可选的治疗方式包括免疫抑制剂治疗。新诊断的、年龄超过40岁且无匹配同胞供者的SAA或VSAA患者，ATG和环孢素仍然是一线治疗。年龄较大本身并不是拒绝特定治疗的原因，而是取决于中性粒细胞减少症的严重程度、合并症的存在以及患者及其家人接受治疗的意愿。中性粒细胞计数较高的老年患者通常接受IST作为初始治疗，并且不应推迟开始治疗的时间，否则可能会显著降低治疗的成功概率。

ATG的来源目前包括两种，一种是马源性ATG（H-ATG），另一种是兔源性ATG（R-ATG）。马ATG和兔ATG均已成功用于获得性AA患者治疗。目前较为推荐的是H-ATG，它是美国食品和药物管理局批准的唯一治疗AA的药物。标准的一线IST是马ATG加CsA。H-ATG制剂含有多种识别人类T细胞表位的抗体，其中有许多是针对活化T细胞或活化抗原。有研究表明，它的总体缓解率为68%，总生存率为96%，均优于R-ATG。而在难治性和复发性AA患者中兔源性ATG（R-ATG）使用较多，二线治疗是兔ATG加CsA。R-ATG与H-ATG相似，只是γ免疫球蛋白是通过人胸腺细胞免疫因子获得的。临床上，R-ATG似乎具有更强的免疫抑制作用，因为与H-ATG相比，使用R-ATG时淋巴细胞减少的时间更长。此外，R-ATG可能促进免疫调节。

与ATG相比，CsA对T淋巴细胞更具选择性的抑制作用，可抑制早期细胞对抗原和调节性刺激的反应。阻断和调节蛋白的表达，进而导致T细胞增殖和活化减少，白介素-2和干扰素-γ等细胞因子的释放减少。H-ATG和CsA的联合治疗是目前重型AA（severe aplastic anemia，SAA）的标准疗法。尽管部分AA患者对IST的治疗反应并不完全，但其血液学反应几乎可替代输血。

多项研究表明，血液学反应与长期生存率之间的相关性极高。一般来说，复发和克隆进化的发生率与所有年龄段患者的发病率相当。对于复发患者，重新引入CsA的治疗可使血细胞计数得到一定改善，并且对复发性AA患者进行ATG/CsA再治疗后仍有效。

其他免疫抑制剂包括大剂量环磷酰胺、霉酚酸酯、普乐可复（FK506）、西罗莫司、抗CD52单抗等。考虑环磷酰胺的严重毒性，且临床应用中不良事件风险较高，不推荐用于初诊患者及ATG/ALG联合CsA治疗失败的患者。霉酚酸酯主要应用于难治性AA患者，但多项研究表明霉酚酸酯对难治性AA患者疗效欠佳。FK506与环孢素抑制T细胞活化的信号通路相同，不同的是普乐可复的作用更强，肾毒性相对环孢素更小，可替代环孢素用于AA的治疗，具体仍需临床应用中进一步验证。西罗莫司在抑制T细胞免疫方面与环孢素具有协同作用，但最新研究显示，在ATG/ALG联合环孢素的基础上再加用西罗莫司，并不能有效地提高患者的疗效。现已有部分研究用CD52单抗治疗复发SAA患者，目前该药物仅作为二线方案，其疗效仍需要大量的研究验证。

（四）其他治疗

近期口服药物血小板生成素（thrombopoietin，TPO）受体激动剂——艾曲波帕在AA治疗中展现了不错的疗效，之前被批准用于治疗慢性特发性血小板减少性紫癜。小鼠模型研究表明，造血干细胞需通过TPO受体c-Mpl信号通路进行扩增和分化。有研究发现，伴有c-Mpl突变的先天性巨核细胞性血小板减少症患者可进展为AA，提示TPO受体缺乏可能在AA的发病机制中发挥着一定作用。因此，TPO受体激动剂药物应运而生，并在临床试验中取得了较好的疗效。近期的研究表明，在一线免疫抑制治疗中加入艾曲波帕可以进一步改善预后。目前建议对新诊断的无核型异常的SAA/VSAA患者，考虑在标准IST治疗时加用6个月的艾曲波帕治疗。

虽然没有明确的数据表明环孢素的最佳持续时间，但早期停用会导致早期复发率明显升高。因此，对进行ATG治疗的患者，长期使用环孢素维持治疗可延缓复发。对接受标准IST治疗的患者进行随访，半年后环孢素开始减量，随访5年，累计复发率为33%，中位复发时间为2年。该项研究也表明，伴随环孢素减量延迟，中位复发时间也逐渐延长。目前环孢素推荐的治疗剂量为200～300 mg/d，缓慢减量［0.3 mg/(kg·月)］可减少疾病的复发；在马源性ATG治疗12个月后开始缓慢减量，每次减量不超过10%，持续约1年。

（五）挽救治疗

尽管目前AA总体治疗效果较前改善，但仍有部分患者对一线IST治疗无效，或治疗有效但环孢素减量期间或减量后复发。在初诊对IST治疗有效后复发的患者，可通过足量环孢素单药治疗，或者进行第二疗程的IST（兔源性ATG和环孢素）或异基因造血干细胞移植来挽救患者生命。由于大多数复发患者经第二疗程IST治疗后可缓解，在成人中，移植治疗通常只适用于第二疗程免疫抑制治疗失败复发患者的治疗，而在IST治疗失败后进行挽救性骨髓移植的儿童中，MUD-BMT有较好的疗效，是儿童挽救治疗合理的二线选择。

与既往对IST有反应的复发性AA患者相比，原发难治性AA患者的预后较差，只有约30%的原发难治性AA患者通过兔ATG和环孢素挽救治疗可获得收益。因此，难治性AA患者应首先对其挽救性异基因造血干细胞移植进行可行性评估，包括筛选有无HLA相同的同胞供者、匹配的非亲缘或单倍体相合的供者，具体移植方法取决于供体的选择。在非移植患者的治疗中，艾曲波帕对难治性患者的响应率约为40%。儿童AA患者MUD-BMT与MSD-BMT治疗前期疗效相当，但随着MUD-BMT和单倍体相合的同种造血干细胞移植结果的改善，以及艾曲波帕作为难治性AA的有效药物的出现，此类难治性AA患者的预后将得到改善。老年人或无移植条件的患者，艾曲波帕也是可选择的治疗方案。难治性AA患者还有二、三线的治疗选择，包括达那唑、阿仑单抗、中高剂量环磷酰胺等。

七、预后及预后因素

早期AA患者由于缺乏早诊、早治，可因全血细胞减少而出现严重的感染及出血事件，致死亡风险增高，大多数重型AA患者的存活时间不超过1年。在近20年间，无论是通过异基因造血干细胞移植还是免疫抑制治疗，预后都得到了显著改善。但仍有部分患者因经济原因或配型原因无法接受异基因造血干细胞移植，或诊断治疗时间滞后、部分医疗机构缺乏三级护理中心等，致使该疾病预后仍不乐观。目前的研究已证实AA患者疾病的严重程度是判断预后极为重要的指标，同时患者的年龄、诊断和治疗间的间隔时间、初始治疗方案的选择均是影响预后的重要因素。近期研究也表明端粒长度也是影响其预后的因素之一。

欧洲血液及骨髓移植小组（European Group for Blood and Marrow Transplantation，EBM）的数据分析显示，中性粒细胞计数是影响疾病预后的极为重要的因素，以中性粒细胞计数[$<0.2\times10^9$/L、$(02\sim0.5)\times10^9$/L和$>0.5\times10^9$/L]确定的疾病严重程度对生存率及预后有显著影响。另一项研究表明，AA患者的年龄（大于16岁）、治疗方案的选择（非ATG联合CsA的IST方案）以及诊断和治疗间的间隔时间（超过23 d）对患者预后均有影响。该研究证实，发病年龄与预后密切相关，生存率可以按年龄进行预测，20岁以下患者的10年生存率的为73%，21～30岁患者的为75%，31～40岁患者的为66%，40岁以上患者的为47%。具有匹配的同胞供者、年龄小于16岁、诊断和移植间的间隔时间小于83 d，以及无辐射的预处理方案，是移植患者有利的预后因素。其中年龄小于16岁的接受匹配的同胞供者移植的AA患者生存率为91%。

此外，近期的研究发现，端粒长度也是影响疾病预后的因素之一，在大约1/3的AA患者中出现端粒长度缩短。端粒长度缩短虽不影响其对IST的初始治疗反应，但可以预测ATG治疗后的复发，端粒长度越短，疾病复发率越高，并且端粒长度还是疾病后期细胞遗传学异常和疾病进展的风险因素。

八、预防及健康管理

AA的发病原因及机制仍不明确，但目前的研究证实免疫相关因素、物理、化学、生物、药物毒物以及环境等因素均可对疾病的发生发展产生影响。因为苯和杀虫剂与AA被证实在流行病学上存在一定的关联，应尽量从源头上减少有毒物质、放射性物质或化学物质的生产及排放。对于工业生产过程，需严格遵守操作规程，避免有害化学物质或放射性物质过度排放，污染空气、水源、土壤等。农业种植接触有机氯、有机磷杀虫剂的农业工作者应做好防护措施，防止通过吸入或皮肤接触的方式暴露。对造血系统产生影响的药物，包括烷化剂、细胞毒性药物、抗代谢药、抗感染、抗心律失常、镇痛药、非甾体抗炎药、抗甲状腺药以及抗原虫药等，需明确药物使用的适应证，治疗过程中观察血常规的变化，氯霉素类药物尽量避免使用。

对患有自身免疫性疾病，如类风湿性关节炎、系统性红斑狼疮的患者，应积极控制疾病的进展。预防病毒感染，尤其是肝炎病毒、EB病毒、细小病毒B19、巨细胞病毒等感染。确诊AA的患者，生活方面应重视个人卫生及环境卫生，尽量应避免感染、适当的增减衣物避免着凉，食用清洁饮食；做好个人卫生工作，包括口腔、肛周、泌尿道、阴部等部位的清洁；合理饮食及运动，保持肠道通畅，避免便秘、以防肛周破溃进而引起感染及出血；尽量减少进入公共场合的机会，避免与感染性疾病的患者接触，避免磕碰；对育龄期青年AA女性患者，妊娠可致使疾病复发或使原有病情加重，建议做好避孕预防措施。此外，所有患者均应坚持治疗，做好自我护理，如出现感染及出血症状应及时就医。

（刘欢、刘蓓）

参考文献

[1] VARDELL E. Global health observatory data repository[J]. Medical Reference Services Quarterly, 2020,39(1): 67-74.

[2] ROA I, TORRALBA A, LEZCANO I, et al. Paediatric gastrointestinal stromal tumour: an infrequent case of iron deficiency anaemia in an adolescent[J]. Digestive and Liver Disease, 2022,54(1): 140-141.

[3] METTANANDA S, PARANAMANA S, FERNANDO R, et al. Microcytic anemia in children: parallel screening for iron deficiency and thalassemia provides a useful opportunity for thalassemia prevention in low- and middle-income countries[J]. Journal of Pediatric Hematology/Oncology, 2020, 37(4): 326-336.

[4] LEWIS G, MALHOTRA R, HERNANDEZ A, et al. Heart failure clinical research network, effect of oral iron repletion on exercise capacity in patients with heart failure with reduced ejection fraction and iron deficiency: the ironout hf randomized clinical trial[J]. JAMA, 2017,317(19):1958-1966.

[5] JAGER U, BARCELLINI W, BROOME C, et al. Diagnosis and treatment of autoimmune hemolytic anemia in adults: recommendations from the first international consensus meeting[J]. Blood Reviews, 2020,41:100648.

[6] FATTIZZO B, MICHEL M, ZANINONI A, et al. Efficacy of recombinant erythropoietin in autoimmune hemolytic anemia: a multicenter international study[J]. Haematologica, 2021,106(2):622-625.

[7] MONTILLO M, BRIEN SO, TEDESCHI A, et al. Ibrutinib in previously treated chronic lymphocytic leukemia patients with autoimmune cytopenias in the resonate study[J]. Blood Cancer Journal, 2017, 7(2):e524.

[8] MICHEL M, TERRIOU L, ROUDOT-THORAVAL F, et al. A randomized and double-blind controlled trial evaluating the safety and efficacy of rituximab for warm auto-immune hemolytic anemia in adults (the Raiha Study)[J]. American Journal of Hematology, 2017,92(1):23-27.

[9] HILL Q, STAMPS R, MASSEY E, et al. The diagnosis and management of primary autoimmune haemolytic anaemia[J]. British Journal of Haematology, 2017,176(3):395-411.

[10] BERENTSEN S. How I manage patients with cold agglutinin disease[J]. British Journal of Haematology, 2018,181(3):320-330.

[11] JAEGER U. Hot therapy for cold agglutinin disease[J]. Blood, 2017,130(4):392-393.

[12] FATTIZZO B, ZANINONI A, GIANELLI U, et al. Prognostic impact of bone marrow fibrosis and dyserythropoiesis in autoimmune hemolytic anemia[J]. American Journal of Hematology, 2018,93(4): e88-e91.

[13] HADJADJ J, ALADJIDI N, FERNANDES H, et al. Pediatric evans syndrome is associated with a high frequency of potentially damaging variants in immune genes[J]. Blood, 2019,134(1): 9-21.

[14] NAKAO S, GALE R. Are mild/moderate acquired idiopathic aplastic anaemia and low-risk myelodysplastic syndrome one or two diseases or both and how should it/they be treated?[J]. Leukemia, 2016,30(11):2127-2130.

[15] AHMED P, CHAUDHRY Q, SATTI T, et al. Epidemiology of aplastic anemia: a study of 1324 Cases[J]. Hematology, 2020,25(1):48-54.

[16] ULIRSCH J, VERBOON J, KAZEROUNIAN S, et al. The genetic landscape of diamond-blackfan anemia[J]. The American Journal of Human Genetics, 2018,103(6):930-947.

第九章
免疫性血小板减少症的诊疗及健康管理

第一节 概述及流行病学

免疫性血小板减少症（immune thrombocytopenia，ITP）根据其潜在病因可分为两种亚型：原发性 ITP（当未发现继发性病因时）和继发性 ITP，其中原发性 ITP 约占发病总数的 75%，被称为特发性 ITP。近年来研究发现，ITP 的发生与免疫功能紊乱存在密切关系，故在 2017 年 8 月 ITP 国际工作组将本病的名称由特发性血小板减少症更名为免疫性血小板减少症，并且将其定义为是由获得性自身免疫异常引起的疾病。ITP 在诊断方面仍然是一种排除性诊断，这意味着不仅要排除血小板减少症的非免疫性病因，还需排除存在 ITP 样综合征的其他疾病，其中包括自身免疫性疾病、淋巴组织增生性疾病、急性和慢性感染以及某些药物引起的疾病等。

ITP 的病因现还未明确，ITP 约占出血性相关疾病的 30%，是临床最常见的血小板数量减少引起的出血性疾病，严重威胁着人类的生命健康。临床表现为血小板计数减少，伴或不伴有皮肤黏膜出血、严重的内脏出血、致命性颅内出血，骨髓巨核细胞数正常或增多，但常伴有成熟障碍。部分患者还可出现乏力、焦虑等表现。

ITP 大多预后良好，可以影响每个年龄段的个体。成人发病率为（5~7）/10 万，儿童发病率为 8.4/10 万，发病率在儿童和老年患者中表现为双峰型。ITP 在 30 岁以下的发病率占患病人群的 60%~70%，40 岁以上不超过 10%，男女发病率相近。发病人群无地域差别，死亡率低。患者主要死亡原因为颅内出血。由于成人 ITP 易发展为慢性 ITP，因此患病率常高于发病率。

第二节 病因学

一、免疫异常

近年来许多学者对 ITP 的病因进行研究，认为它是一种免疫性疾病，体液免疫是其中一个重要的环节。已经证实大多数 ITP 患者血清中存在多种血小板抗体（platelet associated immunity globulin，PAIgG），其中以 PAIgG 与 PAC3 为主要代表。PAC3b 与血小板表面 IgG 分子上的 Fcγ 受体结合，使血小板被吞噬破坏，数量减少。正常人体内在免疫细胞（T细胞和B细胞）接触抗原性物质时所表现出来的一种特异性的无应答状态，被称为免疫耐受。但ITP患者体内免疫功能紊乱，机体针对血小板表面抗原糖蛋白GPIIb/IIIa和GPIb的自身反应性T细胞逃离了胸腺的选择，正常存在于外周并且保持耐受状态，在发病时被激活。其他常见的自身免疫性疾病还包括抗磷脂综合征（antiphospholipid syndrome，APS）、系统性红斑狼疮（systemic lupus erythematosus，SLE）、类风湿性关节炎（rheumatoid arthritis，RA）和Evans综合征等。

二、脾脏因素

在健康个体中脾脏巨噬细胞负责衰老血小板的清除，同时也向免疫细胞呈递血小板自身抗原，从而维持免疫耐受性。无论由于任何原因产生了血小板特异性抗体，都会导致脾巨噬细胞增强吞噬、破坏血小板的功能。对ITP患者脾巨噬细胞的离体分析显示，巨噬细胞参与了自身免疫反应，其衍生的树突状细胞能够吞噬凋亡血小板并刺激特定的T细胞生成。

三、感染、药物及疫苗影响

急性ITP患儿发病1~3周前常发生病毒感染（如呼吸道感染、麻疹病毒感染、风疹病毒感染等）。利巴韦林、顺铂、奎尼丁、卡马西平等药物长时间服用也可引起血小板减少。部分研究也表明，约有1/3的患儿ITP发生于疫苗接种后3~8周，其临床及生物学特征类似于病毒、细菌感染。已有报道引发ITP的疫苗包括乙肝病毒疫苗、卡介苗等。

第三节　发病机制

一、血小板自身抗体的生成

ITP的发生最常由血小板自身反应性IgG抗体引起，导致Fc受体（Fc receptors，FcR）介导脾巨噬细胞的吞噬作用和对血小板的破坏作用明显增强。血小板自身抗体通常在自发或非特异性免疫状态改变后出现，如严重感染期、接种疫苗后或与异基因骨髓移植相关的免疫改变等。同时，血小板的破坏与细胞免疫中的细胞因子及通路也存在密切关系。血小板抗体参与ITP发生的相关机制如下：

（1）依赖Fc途径。ITP发病主要是由于IgG自身抗体与血小板和巨核细胞结合。血小板表面抗原丰富，如图9-1A所示T细胞在识别抗原呈递细胞（antigen-presenting cell，APC）上的血小板特异性抗原时被激活，诱导B细胞进行抗原特异性扩增，并且通过激活浆细胞产生自身抗体，对血小板和巨核细胞上表达的表面抗原糖蛋白GPIIb/IIIa和GPIb特异性结合后形成抗原抗体复合物，抗血小板抗体与巨噬细胞中的Fcγ受体（Fcgamma receptors，FcγRs）相互识别，这导致髓内巨核细胞和血小板破坏，并且也会干扰巨核细胞成熟来减少血小板的产生和从骨髓中释放。因此，如图9-1B表达依赖Fc途径主要通过抑制血小板成熟或导致其破坏，从而引起血小板减少。

（2）非依赖Fc途径。除了经典的靶向表面抗原外，还有其他特异性抗体（如胞质蛋白），这表明血小板可能通过APC将抗原呈递给T细胞，进行蛋白质降解，从而破坏血小板。同时，抗血小板抗体还参与了包括抗原交叉反应性、体细胞突变以及消除自身反应性B细胞克隆的缺陷等ITP的发生机制。据推测，某些特异性抗体更容易诱导血小板清除、细胞凋亡或抑制巨核生成。

例如抗GPIa/IIa抗体可通过增加CD62P和磷脂酰丝氨酸的释放以及GPIa/IIa受体的聚类来诱导血小板破坏。

除此以外，如图9-1C所示，骨髓中巨核细胞在发育过程中表达GPIb、GPIIb、GPIIIa和其他可能的血小板抗原，这使它们成为ITP抗体的潜在靶标，其中某些自身抗体可能优先识别巨核细胞抗原发生抗原抗体反应，从而使巨核细胞发生裂解，血小板生成减少。研究发现，约2/3的ITP患者血浆中存在某些物质可抑制血小板生成素（thrombopoietin，TPO）从而减弱CD34$^+$祖细胞向巨核细胞的发育，最终诱导巨核细胞凋亡。

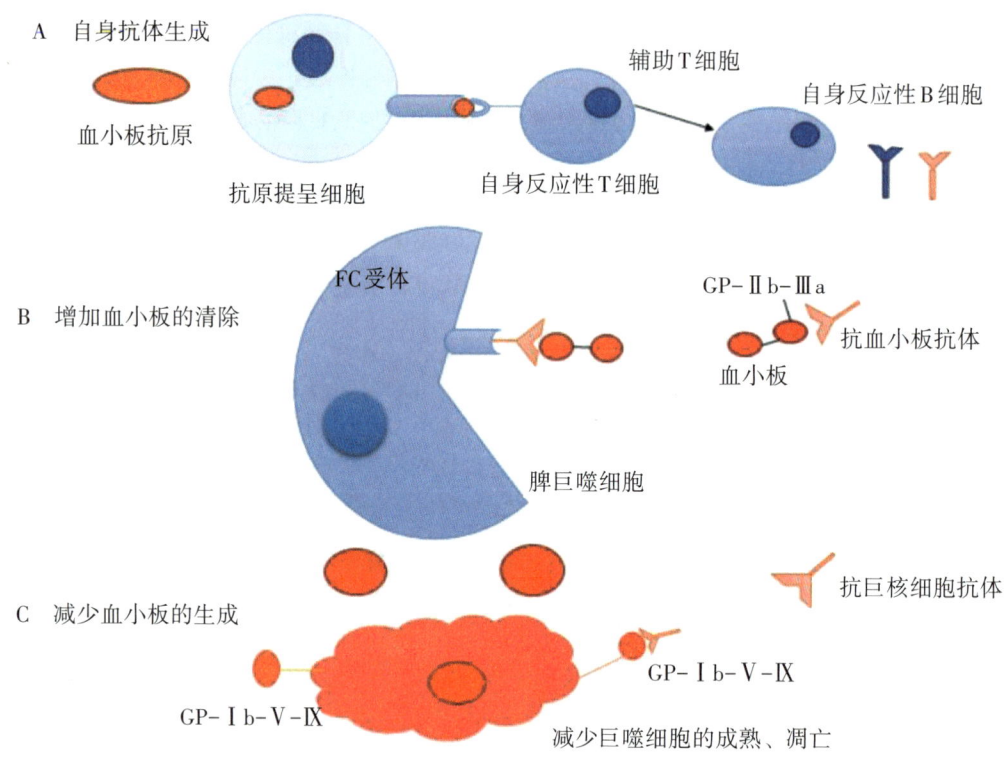

图9-1 血小板抗体在ITP中的作用机理（原创）

二、细胞因子比例失衡

除B淋巴细胞通过自身反应性产生抗血小板和巨核细胞抗体外，细胞因子也参与血小板生成，并同时与机体免疫异常状态的形成相关。大多数研究发现，在ITP病程中调节性T细胞（tregs）减少可引起自身免疫功能紊乱，导致免疫失耐受。CD4$^+$T辅助细胞（T help cell，Th）作为细胞免疫系统中最重要的免疫调节细胞，其产生的细胞因子类型分为4个主要亚群——Th1、Th2、Th3和Th17，这些细胞亚群通过分泌不同的细胞因子来介导免疫反应。Th1细胞主要参与巨噬细胞活化和干扰素-γ（interfero gamma，IFN-γ）、白细胞介素（interleukin，IL）-2的产生，Th2细胞主要参与IL-4和IL-10的分泌、体液免疫反应和巨噬细胞功能的失活，Th3细胞产生转化生长因子-β1（Transforming growth factor-β1，TGF-β1），Th17细胞产生IL-17并调节免疫反应。由于ITP患者免疫功能紊乱，造成体内细胞因子比例失衡，具体如下（见图9-2）：Th1/Th2比率、Tc1/Tc2比率、Th17升高，Tregs、调节性B细胞（regulatory B cells，Breg）、树突状细胞

(dendritic cells，DCs）比例降低。其中Th1/Th2细胞失衡能直接影响机体细胞和体液免疫功能，并在ITP血小板破坏中起核心作用。CD4⁺Th在慢性ITP患者中被证实存在缺陷，其通过血小板GPIIb/IIIa使IL-2分泌增加，而Th2则过多产生IL-4、IL-5、IL-6、IL-9、IL-10和IL-13；同时，CD8⁺T抑制细胞可裂解血小板并积聚在骨髓中，导致血小板生成减少。

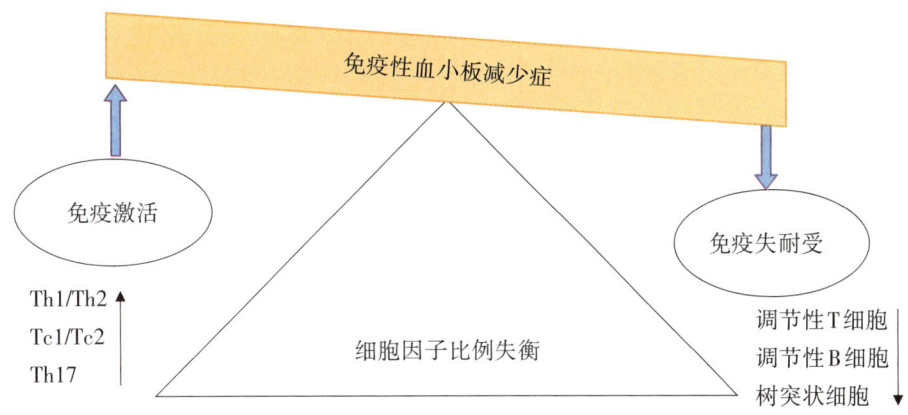

图9-2 ITP发病过程中细胞因子比例失衡示意图（原创）

研究表明，许多自身免疫疾病在发病过程中，Th1/Th2细胞平衡发挥着重要作用，失衡多倾向于Th1细胞的极化反应，一般认为IL-2、IFN-γ、肿瘤坏死因子（tumor necrosis factor，TNF）、TGF-β1等调节细胞免疫，Th2主要分泌IL-4、IL-6、IL-10等，它们也参与体液免疫。

（一）白细胞介素

IL-2水平升高说明Th1细胞功能增强，可分泌各种促炎性细胞因子调节和促进血小板自身抗体的产生，导致血小板被破坏。IL-3可参与巨核细胞发育、成熟并直接影响血小板生成。ITP患者IL-6上调可能与Treg损伤相关，并促进Th1介导的免疫反应。IL-17可分泌刺激促炎细胞因子（如IL-1、IL-6和IFN-γ），导致ITP患者体内产生血小板抗体。

（二）B细胞激活因子

B细胞激活因子（B cell activating factor，BAFF）是TNF超家族的成员，也是B细胞发育的重要调节因子。它可通过促进B淋巴细胞存活，维持生发中心反应和T细胞的活化，在自身免疫性疾病中具有重要的作用。BAFF启动子区域多态性及在血浆中的上调与人类ITP的发病密切相关。

三、免疫调节紊乱

ITP的病理生理学过程中一个关键步骤是患者自身血小板对自身抗原免疫耐受的丧失。T细胞在调节免疫系统疾病方面起着重要作用，T细胞活性失调是许多自身免疫性疾病的促成因素（如ITP）。在ITP发生、发展过程中，Th1/Th2比例失衡，进一步导致细胞毒性T细胞（cytotoxic T lymphocyte，Tc）数量增加和过度活跃，随后Tc活性增强导致血小板破坏增加，改善了B细胞的生存，提高了B细胞的存活率，并产生更多的自身抗体，从而加速血小板清除速度；同时自身抗体调理血小板，导致吞噬作用增强、凋亡、补体激活和血小板生成受损。

除此之外，如图9-3所示，血小板被巨噬细胞吞噬后，释放更多的自身抗原，其中血小板表面抗原GPIIb/IIIa与CD4⁺T淋巴细胞表面的T细胞受体结合，间接介导Th1细胞活化和INF-γ、IL-2、IL-6产生。ITP患者外周血中DCs及Treg数量减少，可直接促进自身反应性T、B细胞活化和增殖,以及血小板自身抗体的产生。CD8⁺ Tc已被证明可以直接裂解血小板,诱导血小板凋亡,并通过巨核细胞抑制血小板形成,通过抑制NK细胞凋亡来进一步抑制血小板产生。

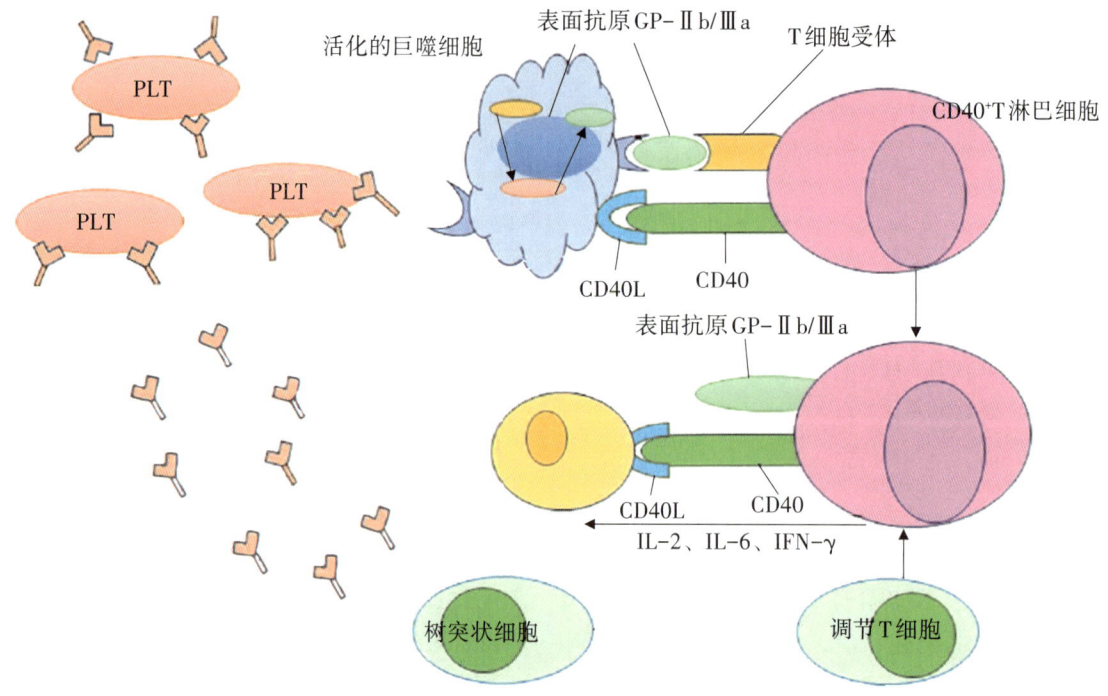

图9-3　免疫功能紊乱导致ITP发病的示意图(原创)

四、病毒、细菌感染诱发免疫失衡

(一)病毒感染

在感染性病例中,病毒抗原可能被认为与血小板抗原相似,这一过程被称为分子模拟,然后产生交叉反应性血小板自身抗体。治疗或自然消除感染最终有助于血小板计数增加,同时伴有自身抗体滴度降低。因此,感染性ITP患者预后良好。但病毒感染也与cITP的病情反复、持续相关。引起ITP常见的病毒包括疱疹病毒(human herpesvirus,HHV)、人类免疫缺陷病毒(human immunodeficiency virus,HIV)、EB病毒(Epstein-Barr virus,EBV)、巨细胞病毒(cytomegalovirus,CMV)和肝炎病毒等。

人类疱疹病毒属双链DNA病毒,该病毒包括单纯疱疹病毒(herpes simplex virus,HSV)、水痘-带状疱疹病毒(varicella zoster virus,VZV),人类疱疹病毒6型、7型和8型,这些病毒感染是产生自身免疫疾病的可能诱因。发生机制包括急性炎症反应导致的免疫耐受性丧失、病毒对巨核细胞的直接损伤、病毒抗原吸附到血小板上或血小板糖蛋白去甲基化。

人类免疫缺陷病毒分为2型,即HIV-1型、HIV-2型,其中HIV-1型引起ITP比较常见。由HIV引起的血小板减少与ITP相似之处主要是在免疫功能紊乱和临床表现两方面。在HIV病程中引起血小板减少的原因可能是:骨髓无效造血、严重感染和骨髓浸润。目前认为HIV-1型感染常见原因有:免疫复合物沉积于血小板,造成血小板破坏;血小板抗体和抗HIV抗体与血小板膜抗原存在交叉免疫反应。除此之外,继发性病因还可以是潜在的机会性感染、恶性肿瘤、药物(如化疗药物、IFN和抗病毒药物)等。

EB病毒引起的ITP机制主要有：巨核细胞感染和TPO生成减少致血小板生成减少；T抑制细胞反应被触发，抑制巨核细胞的成熟，从而降低血小板的产生；参与免疫逃逸和细胞凋亡，EBV蛋白可能导致耐受性丧失和自身免疫发展。最重要的是，EB病毒反复激活，机体免疫系统无法完全清除它，最终导致持续的血小板减少和治疗失败。

CMV引起ITP的相关机制有：CMV可直接感染巨核细胞，引起血小板减少；CMV感染后外周血中的白细胞和骨髓基质细胞产生造血抑制细胞因子，如IFN和TFN抑制血小板的生成。

肝炎病毒感染也可引起ITP。即使在没有明显肝炎感染的情况下，在全球范围内高达30%的免疫性血小板减少症患者中也检测到肝炎病毒。免疫机制为丙型肝炎病毒表面抗原与血小板膜上的糖蛋白紧密结合，导致脾巨噬细胞激活，血小板破坏增加；非免疫机制可能继发于门静脉高压（脾功能亢进）导致的脾肿大，血小板滞留和TPO生存不足。

（二）幽门螺杆菌

作为革兰阴性细菌，幽门螺杆菌（helicobacter pylori，HP）是全球大多数消化性溃疡和胃癌患者的致病因素。该病原体的传播模式尚不完全清楚，它也与黏膜相关淋巴组织淋巴瘤（Mucosa-associated lymphoid tissue-MALT lymphoma）有关。作为一种高度普遍的感染因素，HP可能通过口、粪便-口腔和胃-口途径传播，它在消化道中生长并可在宿主体内停留。HP感染最常见的表现是胃炎，但其临床表现异质性大。HP抗原包括lewis、细胞毒素A（cytotoxinA，CagA）和真空细胞毒素A（vacuum cytotoxinA，VacA），其中lewis可吸附于血小板表面，其抗体可通过与其结合而破坏血小板；CagA通过NF-κB信号传导和IL-8诱导炎症产生，CagA抗体可导致网状内皮系统对抗体包被的血小板的破坏作用增加；VacA干扰IL-2信号传导，抑制辅助性T细胞增殖，并介导对血小板的黏附。除此之外，在HP的体细胞突变过程中可产生抗原非依赖性自身抗体，引起单核细胞吞噬活性增加，从而使血小板破坏过多。

第四节 分型

ITP的分型及诊断标准见表9-1。

表9-1 ITP的分型及诊断标准

分型	诊断标准
新诊断ITP	持续不到3个月的ITP
持续性ITP	自诊断起持续3~12个月的ITP，包括未接受相关治疗和接受治疗后未能维持血小板计数在$30×10^9$/L以上
慢性ITP	血小板减少病程持续时间超过12个月的ITP
重症ITP	血小板计数<$10×10^9$/L伴有活动性出血，或出血评分≥5分
难治性ITP	使用任何药物治疗均无效或脾切除无效术后复发，进行诊断再评估后仍确诊为ITP的患者

引自：梅恒，胡豫.人原发免疫性血小板减少症诊断与治疗中国指南（2020年版）解读[J].临床内科杂志，2021，38（6）：431-432.

第五节 临床表现

一、症状

临床出血表现轻重不一，但80%以上患者可自行缓解。血小板的生理作用是介导血栓形成和止血，无论何种病因引起血小板减少，都以自发性出血为主但不伴有瘙痒。轻者表现为皮肤瘀点、瘀斑，可遍及全身，大小不等，以四肢较多；常伴有鼻出血、牙龈出血，严重者会出现内脏及颅内出血，可危及生命。

二、体征

查体可发现皮肤紫癜或瘀斑，以四肢远端多见。黏膜出血以鼻出血、牙龈出血或口腔黏膜血疱多见。本病一般无肝、脾、淋巴结肿大，不到3%的患者因反复发作，脾脏可轻度肿大。皮肤黏膜苍白可能是由于失血引起的贫血所致。黄疸可能提示潜在的慢性肝病或自身免疫性溶血性贫血。淋巴结肿大、肝脾肿大可能提示淋巴组织增生性疾病或急性白血病的可能。

第六节 实验室检查及诊断

一、实验室相关检查

血常规：至少两次血小板计数均低于正常值，平均血小板体积偏大。除大量出血外，一般无明显贫血。除急性失血外，白细胞计数和分类通常正常。

出凝血及血小板功能检查：凝血功能正常，出血时间延长，血块收缩不良，束臂实验阳性。血小板功能一般正常。

骨髓象：巨核细胞数量正常或增加伴有成熟障碍，表现为巨核细胞体积变小，胞浆内颗粒减少，幼稚巨核细胞增加，产板型巨核细胞显著减少（<30%），红系及粒、单核系均正常。

自身抗体：以排除其他自身免疫性疾病所致的血小板减少。

血清学检查：TPO水平正常或轻度升高。

二、诊断要点及鉴别诊断

（一）诊断要点

目前确诊ITP需要排除其他原因引起的血小板减少。除详细询问病史及细致地查体外，其他诊断要素还包括：患者至少连续2次（2次之间至少间隔1 d）血常规检查示外周血中血小板计数低于$100×10^9$/L，外周血涂片镜检血细胞形态无明显异常，其骨髓形态学显示巨核细胞增多或正常，但产板型巨核细胞显著减少伴有成熟障碍。体格检查时脾脏一般不增大。部分研究表明，

ITP 的发生与 PAIgG 密切相关，故可通过检测某些抗体（PAIgG、血清 TPO 水平）来帮助诊断 ITP。对疑诊 ITP 的患者推荐基本评估和特殊实验室检查，详见表 9-2。

表 9-2　ITP 实验室相关检查项目

检查项目	临床意义
外周血细胞计数、网织红细胞计数	网织红细胞计数有助于合并贫血的鉴别诊断
外周血涂片	依据血细胞形态及数目可鉴别多种原因所致的血小板减少症
血清 IgG、IgA、IgM 水平测定	鉴别普通变异性免疫缺陷病
骨髓检查（细胞学、活检、染色体）	①鉴别 AA、MDS、各种恶性血液病、肿瘤骨髓浸润等所致的血小板减少 ②用于常规治疗无效患者及脾切除前重新评估
抗核抗体谱	鉴别继发免疫性血小板减少症
抗磷脂抗体	鉴别抗磷脂抗体综合征
甲状腺功能及抗甲状腺抗体	鉴别甲状腺功能异常相关的血小板减少
凝血功能检测	除外 DIC 等凝血障碍性疾病，指导临床治疗
血小板糖蛋白特异性自身抗体	①鉴别非免疫性血小板减少 ②常规治疗无效及脾切除前重新评估 ③指导 IVIg 治疗
血清 TPO 水平测定	①鉴别不典型 AA、低增生 MDS ②用于常规治疗无效及脾切除前疾病重新评估
幽门螺杆菌测定	对于 HP 高发区和出现消化不良症状的 ITP 患者
直接抗人球蛋白试验	适用于贫血伴网织红细胞增高患者，除外 Evans 综合征
细小病毒、EB 病毒、巨细胞病毒核酸定量	适用于常规治疗无效患者重新评估

引自：侯明，刘新光.立足中国实际的原发免疫性血小板减少症诊治——2020 版成人原发免疫性血小板减少症诊断与治疗中国指南解读[J].临床血液学杂志，2021，34（1）：1-4.

ITP 患者常因血小板减少而出现不同程度的出血。临床医生需要通过全面量化评估来预测患者的出血风险，以减少严重出血概率的发生。出血评分系统主要分为年龄和出血严重程度评分两个部分，通过两者的评分总和来判断出血风险，分值越高出血风险越大。评分标准见表 9-3。

表9-3 成人ITP出血评分系统

年龄(岁)		皮下出血(瘀点/瘀斑/血肿)		黏膜出血(鼻腔/齿龈/口腔血疱/结膜)			深部器官出血		
							内脏(肺、胃肠道等)		中枢神经系统
≥65	≥75	头面部	其他部位	偶发、可自止	多发、难止	伴贫血	无贫血	伴贫血	危及生命
1	√			√						
2		√	√		√					
3						√		√		
5							√		√	
8									√	√

引自：杨晓阳，万梦婕，陈方平.免疫性血小板减少症指南的解读[J]. 中国实验血液学杂志，2018，26（2）：621-625.

（二）鉴别诊断

自身免疫性疾病：SLE、APS、甲状腺功能异常等自身免疫性疾病患者也可出现血小板减少。其中20%～25%的SLE患者会出现中度至重度血小板减少症，甲状腺功能异常患者也会出现轻度至中度血小板减少症。实验室检查显示，血小板存活率降低，但随着自身免疫功能状态的恢复，血小板存活率可逐渐恢复正常。临床表现及自身抗体有助于鉴别。

药物导致的血小板减少：一般起病急、出血严重常伴有肝功能及凝血功能异常，查体可有巩膜及全身皮肤黄染，停药后血小板逐渐恢复，病情好转。

淋巴系统增殖性疾病：部分慢性淋巴细胞白血病、淋巴瘤等淋巴系统增殖性疾病可出现继发性血小板减少。此类疾病患者有淋巴结肿大、脾大等其他临床表现。

骨髓增生异常：再生障碍性贫血（aplastic anemia，AA）和骨髓增生异常综合征（myelodysplastic syndrome，MDS）均需与ITP进行鉴别。AA和MDS在血常规中常常表现有两系或三系降低，骨髓穿刺涂片和活检显示巨核细胞数量减少但不伴有成熟障碍。恶性血液病（包括白血病、多发性骨髓瘤等）均可有血小板减少，骨髓穿刺可进行鉴别。

脾功能亢进：表现为巨脾，血常规中血细胞一系或多系减少，伴或不伴有骨髓增殖功能障碍。而ITP患者体格检查时一般无脾大。

感染所致血小板减少：常见的HIV、肝炎病毒感染以及HP感染均可引起血小板减少。对存在危险因素的患者需定期行相关病毒检测。

三、血小板减少及出血的判定标准

（一）血小板减少分度标准

轻度：$50×10^9/L < PLT < 100×10^9/L$；
中度：$25×10^9/L < PLT < 50×10^9/L$；
重度：$10×10^9/L < PLT ≤ 25×10^9/L$；
极重度：$PLT ≤ 10×10^9/L$。

（二）出血程度分级标准

正常：无出血表现；

轻度：只出现皮肤出血；

中度：鼻黏膜、牙龈、口腔黏膜等部位出血，伴或不伴有皮肤出血；

重度：出现广泛出血点及大瘀斑，口腔血泡，持续牙龈、口、咽部出血和/或消化道、泌尿生殖道、颅内等部位出血。

第七节　治疗新技术

一、治疗原则

ITP为自身免疫性疾病，目前尚无根治性治疗方法。治疗应遵循个体化原则，包括：治疗不良反应最小化；血小板计数>30×10^9/L；减少出血事件；关注患者健康相关生活质量（health-related quality of life，HRQoL）。治疗策略包括：刺激血小板产生；增加血小板半衰期；减少血小板自身反应性抗体的产生；降低血小板破坏来增加血小板计数。

血小板计数≥30×10^9/L、无出血表现且不从事增加出血风险的工作、无出血风险因素的ITP患者，可予以观察随访。若患者有活动性出血症状（出血症状评分≥2分），不论血小板减少程度如何，都应给予相应治疗。若血小板计数<20×10^9/L者，应严格卧床，避免外伤，减少出血风险因素，如高龄、血小板功能缺陷、凝血障碍（血友病）、抗血小板及抗凝治疗等。此外ITP患者的部分临床常规操作或手术以及接受药物治疗时需要观察血小板计数，参考值见表9-4。

表9-4　各类操作及手术最低血小板计数参考值

手术类型	目标血小板计数 /×10^9/L
龈上洁治术及深度清洁	≥20
拔牙、补牙	≥30
小手术	≥50
大手术	≥80
神经外科大手术	≥100
单一抗血小板或抗凝治疗	≥30
抗血小板联合抗凝治疗	≥50

引自：梅恒，胡豫.人原发免疫性血小板减少症诊断与治疗中国指南（2020年版）解读[J].临床内科杂志，2021，38（6）：431-432.

二、紧急治疗

急性期出血较重或血小板过低时应卧床休息，减少活动，避免外伤，注意控制感染，局部止血；避免应用阿司匹林、潘生丁等具有抑制血小板功能的药物。

(一)肾上腺皮质激素的应用

肾上腺皮质激素应用的目的是减少血小板破坏和降低毛细血管通透性,皮肤出血点不多、出血不明显,血小板<30×10⁹/L的患者,一般采用泼尼松1.5~2 mg/(kg·d),分次服用,根据病情缓解状况逐渐减量,疗程一般不超过4周;另一方案是泼尼松4~8 mg/(kg·d),分次服,连续7 d后停药。严重出血(如消化道出血、鼻出血)或皮肤有散在出血点但血小板<(10~15)×10⁹/L的初始治疗患者,采用地塞米松1~2 mg/(kg·d),连续用3~7 d,或甲基泼尼龙15~30 mg/(kg·d),连续静脉滴注3 d后改为口服泼尼松,待出血症状减轻、血小板上升后减量逐渐停药,疗程一般不超过6周。有研究发现,单纯应用糖皮质激素治疗6周以上,对患者骨代谢可产生十分明显的影响,建议在激素治疗的同时应用维生素D和钙制剂,预防激素性骨病的发生。

(二)丙种球蛋白冲击治疗

使用大剂量静注丙种球蛋白(intravenous immunoglobulin,IVIG)可以通过封闭受体来避免血小板被吞噬细胞破坏,并可抑制免疫反应使血小板抗体减少,剂量为每次1g/kg,每天1次,1~2 d后观察,1 d内血小板数可逐渐回升,维持数天至数周。偶有头痛、呕吐等不良反应。

(三)血小板输注

血小板输注并不能持续提升血小板计数,因输注的血小板同自身血小板一样会被迅速破坏。如患者有严重出血,在应用IVIG和静注糖皮质激素后输注血小板是有裨益的。

(四)促血小板生成药物

rhTPO、艾曲波帕、罗米司亭等。

(五)重组人活化因子Ⅶ

ITP患者发生危及生命的出血(如颅内出血)或需要急症手术时,应迅速提升血小板计数至安全水平。严重出血患者上述治疗可联合应用。

三、一线治疗

(一)糖皮质激素

大剂量地塞米松40 mg/d,口服或静脉给药,无效或复发患者可重复1个周期。治疗过程中注意监测血压、血糖水平,注意预防感染及消化道溃疡;也可应用泼尼松1 mg/(kg·d)(最大剂量80 mg/d,分次服或顿服),起效后应尽快减量,6~8周内停用,减停后不能维持疗效的患者应考虑二线治疗。如需维持治疗,泼尼松的安全剂量不宜超过5 mg/d。2周内泼尼松治疗无效的患者应尽快减停。

长期使用糖皮质激素可能会产生糖皮质激素依赖(指需要口服泼尼松>5 mg/d、反复间断激素治疗)。在应用过程中要注意以下相关禁忌证及不良反应:高龄、糖尿病、高血压、青光眼等患者应慎用。应用大量地塞米松的同时会发生高血压、高血糖、睡眠及情绪障碍、胃溃疡、青光眼和骨质疏松症等不良反应。

(二)丙种球蛋白

IVIG由于其抗炎和免疫调节作用而被用于治疗许多自身免疫性疾病。它由1000多种健康供体的混合血浆制备，大多数商业制剂都含有免疫球蛋白G。最初其仅被用作自身免疫性疾病的替代疗法。1981年Imbach等首次证明高剂量IVIG可以增加ITP患儿的血小板计数。从那时起，它在ITP中的功效已得到证实并被用作一线抗ITP治疗药物，在治疗时联合或不联合类固醇。IVIG的相关机制主要是阻断脾脏和肝脏吞噬细胞上的Fc受体，另一种机制是加速消除血小板自身抗体。

通常认为IVIG治疗比使用皮质类固醇能更快速地增加血小板计数。因此，推荐丙种球蛋白用于有皮质类固醇禁忌证的患者和需要更快速增加血小板计数以减少急性出血的患者（如紧急治疗、妊娠或分娩前）。大多数ITP患者（70%~80%）在IVIG后24~48 h内血小板快速提升，但持续时间短暂（2~6周），可能需要重复使用以维持安全的血小板计数。有条件者可行血小板糖蛋白特异性自身抗体检测，有助于IVIG的疗效预判。IVIG的常见不良反应包括头痛、高血压、过敏反应等。在给药期间，更严重的不良反应包括IgA缺乏者过敏反应、溶血性贫血、急性肾损伤、血栓形成和血流的感染传播。因此，IgA缺乏和肾功能不全患者应慎用。

四、二线治疗

大多数成年ITP患者对IVIG有反应，但无法长期维持安全的血小板计数或再复发。这些患者可选择二线治疗方案，依据作用机制可将治疗方法分为2类：第1类是1次（或1个周期）应用诱导长期反应（如利妥昔单抗、脾切除）治疗；第2类则是需要持续应用方可维持疗效的治疗（如TPO-RA、免疫抑制剂等）。治疗基于出血严重程度、出血风险、活动水平、治疗的可能副作用等。重要的是，在决定患者的二线治疗时，应与患者及其家属进行积极沟通，使其达到充分知情，以共同参与决策。

（一）促血小板生成药物

促血小板生成药物包括rhTPO、TPO受体激动剂（thrombopoietin receptor agonists，TPO-RA），其中TPO-RA包括艾曲波帕、罗米司汀等。TPO-RA是小分子（肽和非肽），通过激活骨髓祖细胞上的TPO受体来刺激巨核细胞的产生。大多数糖皮质激素或IVIG难治的重度和有症状的血小板减少症患者对TPO-RA均有反应。

艾曲波帕是一种非肽口服药物，被批准用于慢性ITP。建议初始剂量为50 mg/次，一日一次。对于中度至严重肝功能不全者，建议初始剂量为25 mg/次，一日一次。长期应用可维持6~8年的长期疗效。停药后多数患者复发，但仍有10%~30%的患者停药后可维持长期反应。常见短期副作用包括血小板增多症、胃肠道不适、头痛和肝功能障碍，长期和罕见的副作用包括血栓形成、肝脏和骨髓纤维化。使用艾曲波帕的患者，应定期监测肝功能。

海曲泊帕是全新原研的TPO-RA，也就是一种全新的小分子、非肽类口服促血小板生成素受体激动剂，目前获批的适应证有既往对糖皮质激素、免疫球蛋白等治疗反应不佳的ITP成人患者，以及对免疫抑制治疗疗效不佳的SAA成人患者。海曲泊帕是唯一获批ITP和SAA双适应证的TPO-RA。

（二）利妥昔单抗

利妥昔单抗是一种抗CD20$^+$单克隆抗体，可导致外周B细胞耗竭，20多年来一直用作淋巴瘤的免疫治疗。近年来，逐渐用于自身免疫性疾病（如SLE、RA等）的治疗，可减少抗血小板抗体的产生，单药治疗可使PLT>50×10^9/L，对ITP患者总体有效率约60%，长期反应率为20%~25%。虽然利妥昔单抗目前仅用于二线治疗，但研究表明，在病程早期使用利妥昔单抗可能具有更好的疗效。

利妥昔单抗的标准剂量（375 mg/m², 每周一次，持续4周）是借鉴其在淋巴瘤中的使用，通常起效时间是首次用药后2个月内；小剂量方案（100 mg, 每周1次，持续4周），开始起效时间稍长。长期副作用包括感染风险增加、延迟性中性粒细胞减少、乙型肝炎再激活、低丙种球蛋白血症以及极少数进行性多灶性白质脑病。建议在开始利妥昔单抗治疗之前常规检测乙型肝炎病毒，并给予革兰阳性球菌疫苗预防感染，禁用于活动性乙型肝炎患者。

（三）福坦替尼

福坦替尼适用于一线或二线治疗失败或无法耐受的ITP患者。它是一种口服酪氨酸激酶抑制剂（tyrosine kinase inhibitor, TKI），通过阻断脾酪氨酸激酶起作用。它的活性成分（R406）通过激活Fc受体和B细胞受体阻断信号转导并防止脾脏吞噬血小板。它的起始剂量是75 mg/次，最大剂量不超过150 mg/次，每日2次。在多种治疗（脾切除、TPO-RA、利妥昔单抗）失败患者中的总体反应率为43%，但4~6周时的稳定反应率仅为18%。副作用轻微且耐受性良好。常见不良反应有高血压、肝功能障碍、恶心和腹泻。使用药物期间需要定期监测血压和肝功能。

（四）其他二线药物

长春碱类：长春新碱1.4 mg/m²（不超过2 mg）或长春地辛4 mg, 每周1次，共4次，静脉滴注。这些药物可以让ITP症状得到短暂改善，常见副作用包括神经病变、便秘和输液过程中由于外渗引起的局部并发症。但长春碱类药物由于其神经毒性被限制长期应用。

环孢素：用于治疗难治性ITP，常用剂量5 mg/(kg·d)，维持剂量50~100 mg/d。常见不良反应包括骨髓抑制和周围神经病变。肾功能衰竭患者，应避免使用该药物。

达那唑：它是一种雄激素药物，适用于对二线药物不耐受的患者。使用剂量为0.4~0.8 g/d, 分次口服，起效慢，需持续使用3~6个月，与肾上腺糖皮质激素联用可减少后者用量。不良反应包括体重增加、关节痛、头痛、皮疹、闭经、乳房不适和无力等。禁用于前列腺癌患者。

（五）脾切除术

脾是血小板被吞噬的主要部位，将脾切除后可改善血小板计数，此外还可去除生成抗血小板抗体的淋巴细胞，适用于糖皮质激素治疗无效、安全剂量的激素不能维持疗效及存在激素治疗禁忌证的ITP患者。脾切除应在ITP确诊12~24个月后进行，因部分患者可达到稳定或缓解，术中注意有无副脾，如发现则应一并切除。术前保持PLT>50×10⁹/L, 可减少术后并发症的发生。术前须对ITP的诊断及类型进行重新评估，建议行单克隆抗体俘获血小板抗原技术（platelet antigen capture by monoclonal antibody, MAIPA）和TPO水平检测。推荐对术后血小板计数上升为（30~50）×10⁹/L的患者进行血栓风险评估，对中高危患者给予血栓预防治疗。不良反应：感染、出血、动脉和静脉血栓形成、肺动脉高压。计划进行脾切除术的患者应接种包括微生物（肺炎链球菌、流感嗜血杆菌和脑膜炎球菌）的疫苗，最好在手术前2周接种。

五、三线治疗

目前有设计良好的前瞻性多中心临床试验支持的三线治疗方案，包括：全反式维甲酸（all-trans retinoic acid, ATRA）联合达那唑：ATRA 20 mg/d（分2次口服），达那唑400 mg/d（分2次口服），两者联合应用16周；小剂量地西他滨：3.5 mg/(m²·d)，静脉滴注，间隔3周后再次给药，共3~6个周期，治疗3个周期无效患者应停用。成人ITP诊断及治疗流程见图9-4。

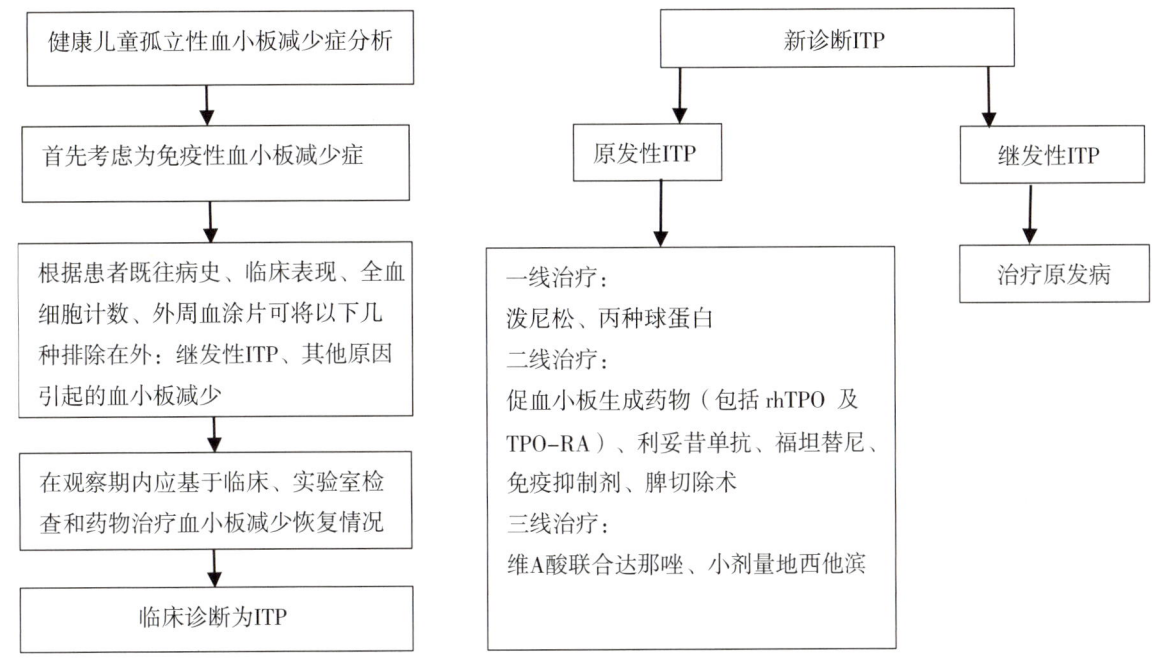

图9-4 ITP诊断及治疗流程图（原创）

六、疗效判断标准

完全缓解（complete remission，CR）：治疗后外周血中血小板计数≥100×10⁹/L且没有出血表现。

有效（remission，R）：治疗后外周血中血小板计数≥30×10⁹/L，比治疗前基础血小板计数增加≥2倍，没有出血表现。

无效（never remission，NR）：治疗后外周血中血小板计数<30×10⁹/L，或血小板计数增加不到基础值的2倍，或伴有出血症状。

复发：治疗有效后血小板计数降至30×10⁹/L以下，或降至不到基础值的2倍，或出现出血症状。

在定义完全反应或有效时，应至少检测2次外周血中血小板计数，第二次与第一次之间间隔至少1周。定义复发时至少检测2次，其间间隔至少1 d。

七、预后判断标准

停药后随访3个月以上，血小板持续维持在50×10⁹/L以上，或较治疗后原有水平以上持续上升30×10⁹/L且无出血症状者则为预后好，否则为预后差。

第八节　预后及预后因素

一、预后

ITP是一种自限性疾病，多数患者预后都良好。但也有部分患者需要多次、反复住院治疗，极少数患者由于严重出血而危及生命安全。目前对于新诊断的ITP患者，治疗目标通常是停止活动性出血，降低未来出血的可能性并改善HRQoL。治疗的另一个目的是预防慢性或复发性ITP的发生。根据美国血液协会（American Society of Hematology，ASH）指南建议，如果儿童无出血或轻度出血，无论血小板计数如何均不进行治疗，因为该患病人群无法可靠地预测出血风险，大多数儿童可以通过观察进行治疗，但中度出血、明显黏膜出血或生活质量受损的儿童应考虑开始治疗。对于新诊断的ITP成人患者，当血小板计数<30×10^9/L伴或不伴有出血表现，应考虑治疗。在对慢性、难治性ITP成年患者的治疗过程中，并发症和严重出血引起的死亡率几乎相同，因此要提前适度地干预。慢性ITP患者（多数血小板计数稳定于20×10^9/L以上）具有较高的自然恢复率。目前对于初次确诊的ITP患者，因无法判断在12个月之内病情是否好转，而无法给予预防性治疗。对于ITP的预后国内外学者目前仍有争议，部分学者发现年龄、性别、前驱诱因、抗核抗体、治疗方案、出血情况等可能是ITP的预后影响因素。

二、预后因素

（一）年龄与性别

研究表明，年龄与ITP的病情发展及预后密切相关。年龄因素对于ITP预后的影响，主要是随着年龄的增长出血的风险加大，以及发生合并症。ITP可出现在儿童的不同年龄阶段，其发生的概率与患儿的性别、年龄相关。在<1岁阶段男女患病比例大约为3∶1，但随着年龄的增长，女性患病率逐渐增加，具体机制尚不清楚。多考虑是婴幼儿阶段的患儿免疫系统不完善，适应能力差，大部分预防接种积聚在此年龄阶段，而ITP的发病常与免疫功能紊乱密切相关。研究发现，慢性ITP的发生受年龄影响，其中女孩在持续性和慢性ITP中占比高，随着年龄的增长，其预后变差。60岁以上老年人ITP发病率显著高于30~50岁的青壮年。老年人多合并其他慢性基础性疾病（如糖尿病、高血压等），发生致命性出血、心脑血管疾病、严重感染等并发症的风险明显高于年轻患者。

（二）发病诱因

以往较多文献报道ITP的诱因多与病毒感染有关，特别是学龄前儿童ITP。其原因可能是病毒抗原决定簇与血小板表面抗原决定簇相似，可诱导B淋巴细胞产生血小板抗体与血小板表面抗原发生免疫交叉反应，导致单核-巨噬细胞吞噬血小板。但随着治疗后病毒感染症状的好转，抗体水平逐渐下降，血小板数目最终可回升到正常范围。目前认为病毒感染或疫苗接种是诱发急性ITP的主要原因，并且慢性ITP的急性加重与病毒感染也有关。大多数ITP患儿在发病2周前有前驱感染病史，部分发生于减毒活疫苗接种后。

(三)确诊前病程

从感染到ITP发病的时间间隔多为数天到数周(一般为2周),发病前病程越长越易进展为慢性ITP。ITP患儿治疗有效确诊前病程均值为7.5 d,确诊前病程超过2周的ITP患儿预后较差,发展为慢性ITP的危险性增高。

(四)出血表现

ITP患者的出血风险难以评估,出血风险因血小板计数和出血症状而异。不同程度的自发性出血是ITP最常见的就诊和死亡原因。随着血小板计数的减少,ITP患者的出血风险也会增加。根据基础理论分析,当血小板计数低于$50×10^9/L$时会出现出血症状,但血小板计数高于$20×10^9/L$的患者中通常出现瘀点、瘀斑,很少见严重的出血表现。出血量可用于直接评估患者出血和瘀伤的严重程度。一些研究在评估出血风险时纳入了比血小板计数更多的危险因素,例如年龄和合并症等。ITP最常见的症状为瘀点、瘀斑,其他表现形式可为鼻出血、血尿、牙龈出血等;严重者可出现颅内出血,甚至在短时间内死亡。研究发现,新诊断的ITP患儿发生严重的出血事件需要住院治疗或输注血小板的发生率约2.9%,鼻出血发生率约25%,颅内出血在成年ITP患者中更常见,发病率约1.4%,且多为慢性ITP患者,而儿童颅内出血发病率(约0.4%)较成人低,血尿的发生率更低。

(五)血小板参数

ITP发病机制目前认为主要是血液中抗血小板自身抗体与血小板膜糖蛋白结合,从而破坏了血小板,导致血小板水平下降。在免疫复合物存在的情况下,血小板会出现聚集,导致外周血中血小板数量进一步下降。因此,在ITP诊治过程中需密切观察血小板参数,了解其对患者病情、治疗效果和疾病进展的影响。

血小板计数(platelet,PLT)主要反映患者的凝血功能,表现为外周血中血小板生成及破坏的平衡情况。由于出血与血小板计数之间缺乏相关性,尽管血小板计数是唯一可用的客观指标,但也是预测有症状风险患者的不良标志物。平均血小板体积(mean platelet volume,MPV)代表单个血小板的平均体积。不同病因引起的血小板减少,MPV反应也存在差异。当骨髓增殖功能正常,外周损伤加重(如感染)引起血小板继发性减少时,MPV表现为升高;如果骨髓增殖低下引起的原发性血小板减少,MPV表现为降低或不变。血小板体积分布宽度(platelet distribution width,PDW)主要反映血小板容积变异系数,动态观察PDW变化有助于评价急慢性ITP的诊断和治疗效果。在骨髓增殖功能正常时,MPV与PDW呈正相关,PDW增加可能影响骨髓巨核细胞数量。通过分析三者之间整体的关系,可以准确评估血小板的代谢状态。

有研究认为,初诊患者若血小板计数超过$50×10^9/L$,易进展为慢性ITP,预后较差。急性、慢性及恢复期ITP患儿平均血小板体积有差异,慢性ITP患者平均血小板体积更大,初始值低是预后良好的一个参考指标,预示急性ITP患者可获得持续CR。

(六)ALC、白细胞计数

淋巴细胞是免疫系统的重要细胞。淋巴细胞绝对值(absolute lymphocyte count,ALC)是外周血细胞总数中淋巴细胞的数量。ALC可以用作反映人体免疫功能的参数,因此也可以用于临床免疫功能监测和治疗效果的判断。低淋巴细胞计数是许多血液系统疾病和实体瘤预后不良的重要因素。初诊ALC是影响学龄期阶段ITP患儿预后的独立危险因素,疾病早期持续的淋巴细胞计数低可能是慢性ITP的一个预测因素。经研究发现,初诊ALC超过$3×10^9/L$是评估1~3岁ITP患儿在治疗12个月内缓解的良好指标，若初始淋巴细胞绝对值<3×10⁹/L，则易进展为慢性或持续性ITP。

白细胞计数<6.25×10⁹/L是进展为慢性持续性ITP的高危因素。淋巴细胞水平的变化可以反映机体免疫功能的状况。机体的免疫功能降低，自身免疫耐受性不平衡引起淋巴细胞的持续活化，导致脾脏吞噬外周血小板，提示ITP预后不良。

（七）淋巴细胞亚群

有学者发现ITP患者的免疫功能存在异常，并且其可能与体内的免疫细胞比例失衡有关，进一步推断淋巴细胞亚群及调节性T细胞水平检测在评价ITP治疗疗效及判断预后方面具有一定的临床价值。ITP患者的血小板数量减少是由于作用于自身抗原的抗体增加（特别是抗GPIIb/IIIa IgG抗体），使血小板破坏过多。B细胞产生这些自身抗体依赖许多细胞学机制，而T细胞在这一病理生理过程中起了关键性作用。有研究发现，血小板减少时间短的患者较持续时间长的患者CD8⁺T细胞百分比更高，这可能与前驱病毒感染有关，也可能与Th1极化有关。Th1可促进CD8⁺T细胞反应和IgG产生，CD4⁺/CD8⁺在ITP患者中降低，随着疾病的缓解，其比值可逐渐提高。NK细胞在自身免疫性疾病过程中起免疫调节作用，可抑制抗体产生，因此在调节B细胞方面起重要作用。

（八）治疗方案

免疫抑制药物是ITP治疗的基石。皮质类固醇等免疫抑制药物会影响先天性和适应性免疫系统的免疫应答过程，具有潜在的有害影响。虽然皮质类固醇历来被用作ITP的一线治疗，但不能改善ITP患儿的预后。通常认为，初始治疗时使用丙种球蛋白比使用皮质类固醇能更快速地增加血小板计数，并且维持血小板计数>50×10⁹/L比使用大剂量甲基泼尼松龙时间更长，对患者的预后有积极作用。建议在难治性ITP患儿出现危及生命的出血情况时，使用激素和丙种球蛋白联合治疗，其缓解率较高。

第九节 预防及健康管理

ITP患者最担忧的就是感染问题。感染不仅会导致疾病复发、病情加重，甚至会危及生命。所以对ITP患者日常的护理非常重要，优质的护理可减轻患者的病痛，还可有效防止疾病的复发。

一、预防

（一）预防复发

ITP容易反复，部分患者可进入慢性期而迁延不愈。常见的诱发因素主要有感染、劳累、药物、饮食应激等。个人调理方面应重视预防，早期发现并及时诊治，需要注意以下事项：

部分患者起病前有感染症状，如咽痛、咳嗽、发热等上呼吸道感染表现，腹痛、腹泻等胃肠道感染症状表现，若出现上述症状需及时就诊，避免疾病拖延。已确诊的ITP患者平时要勤洗手，注意饮食卫生；宜居住在通风、日照较好的环境；适度运动以增强体质；到拥挤的公共场所时，若有必要，需佩戴口罩，避免与因感染而引起感冒或发烧的人接触；平素容易感冒者，可以适度使用免疫增强剂，如丙种球蛋白、胸腺素；幽门螺杆菌阳性患者，予以抗幽门螺杆菌治疗；

肝炎病毒阳性患者，应定期检查病毒载量，并给予抗病毒治疗，按时复查肝功能。

避免熬夜与劳累，避免生气、抑郁、焦虑等情绪，保持平常心，以情绪稳定、平和为宜。

（二）增强个人体质

根据患者出血状况、血小板数值、个人耐受程度进行适度锻炼，以免受伤。

血小板为 $(10\sim 20)\times 10^9/L$ 的患者若伴有口腔血泡、皮肤出血点，甚或尿血、便血、鼻出血，建议绝对卧床休息，保持大便通畅，情绪稳定，避免剧烈活动、用力大便、咳嗽、高歌等引起腹压增高的动作，以防出血加重。

血小板在 $30\times 10^9/L$ 及其以上或血小板为 $(20\sim 30)\times 10^9/L$ 但无自发出血者，可依据个人身体状况选择一些传统健身运动，也可进行散步、登山踏青等运动，但切忌剧烈运动。运动要适度，要循序渐进，量力而行，避免汗出当风或大汗淋漓。

二、健康管理

（一）一般管理

饮食方面，应食用高蛋白质、高维生素和易消化食物，多吃新鲜果蔬补充维生素C，减少食用油炸和刺激性食物，以防止形成口腔血泡、诱发消化道出血。在消化道出血的情况下，应根据患者的整体情况给予禁食或者少许流食。当出血情况较前好转时，可以逐渐调整食物为流食、软饭、普食等。注意要忌辛辣、油腻及不易消化的食物。

春、夏为ITP的高发季节，若长期以服用激素作为维持治疗的患者，可以诱发甚至加重感染。应该适度锻炼以增强机体免疫力，预防感冒，从而避免疾病的恶化，但不提倡使用抗生素降低发生感染的概率。若有发热、咳嗽等感染症状要及时到医院就诊，以便采取抗感染等综合治疗措施。

（二）症状管理

1. 口腔黏膜与齿龈出血

加强口腔护理，预防口腔感染，定期用硼酸溶液漱口。随着ITP病情的进展，牙龈和舌头上常会出现大小不等的血泡。小血泡一般不需要特殊治疗，大血泡若影响进食，可以用无菌空针抽出积聚的血液，局部用纱布卷加压直至出血停止。

2. 鼻衄

嘱患者保持鼻腔清洁湿润，切勿抠鼻，必要时用复方薄荷油滴鼻。当鼻腔、口腔黏膜出血时，可用纱条、棉球蘸取低浓度的麻黄素或肾上腺素溶液按压出血部位，保留时间不宜过长，避免细菌生长繁殖而引发局部感染。如果出血情况未见好转，应立即采取其他止血措施。严重出血者应输注相同血型的血小板、血浆，以快速补充血小板和凝血因子，防止内脏出血或颅内出血，以免其威胁生命安全。

3. 颅内出血

密切观察患者是否存在严重头痛、呕吐、视力模糊、颈项强直和意识障碍等与颅内出血相关的表现。如存在以上情况，应及时告知医生，给予头部冰袋冷敷，建立深静脉通道，并做好抢救准备。

（三）治疗管理

1. 急性发作期和慢性持续期

血小板计数 $>30\times 10^9/L$ 的患者很少出现出血症状，血小板减少的程度与出血的发生或严重程度之间没有明确的相关性。当血小板减少到一定程度时可引起自发性黏膜出血。轻者表现为皮肤的瘀点、瘀斑及鼻衄等；严重出血者表现为内脏器官出血、颅内出血。持续血小板计数高于$30×10^9$/L的成年人没有严重出血的风险，除非有其他原因需要更高的血小板计数，否则患者只需观察。通常建议对血小板计数持续低于$10×10^9$/L的成人进行治疗。成人血小板计数为（10～30）$×10^9$/L，是否治疗取决于其年龄、活动、低血小板的心理影响、疲劳、出血和瘀伤等。

2. 维持治疗期

在新诊断的ITP且血小板计数为≥$30×10^9$/L的成人中，无症状或有轻微皮肤黏膜出血的患者，ASH指南小组建议不要使用皮质类固醇，先进行密切观察，不适再及时处理。皮质类固醇治疗包括口服泼尼松龙、静脉注射甲基泼尼松龙或口服地塞米松，使用目标是尽可能短时间使用高剂量类固醇。如果在激素治疗过程中血小板计数持续减少，在病程早期应考虑添加二线药物。无论选择哪种皮质类固醇，长期使用类固醇的患者都要给予胃和骨骼保护。值得注意的是，使用较短的类固醇疗程仍需定期监测皮质类固醇的不良反应，包括血压、血糖、胃肠道反应、睡眠及情绪障碍、骨质疏松性骨折等不良反应的相关指标。鉴于皮质类固醇对患者心理健康的潜在影响，治疗医生应在患者接受皮质类固醇治疗期间对其HRQoL（抑郁、疲劳、精神状态等）进行评估。

（张婉婉、刘蓓）

参考文献

[1]AKBAYRAM S, KARAMAN K, DOGAN M, et al. Initial lymphocyte count as prognostic indicator for childhood immune thrombocytopenia[J]. Indian Journal of Hematology and Blood Transfusion, 2017, 33(1): 93-96.

[2]ZITEK T, WEBER L, PINZON D, et al. Assessment and management of immune thrombocytopenia (ITP) in the emergency department: current perspectives[J]. Open Access Emergency Medicine, 2022, 14: 25-34.

[3]SWINKELS M, RIJKERS M, VOORBERG J, et al. Emerging concepts in immune thrombocytopenia[J]. Frontiers in Immunology, 2018, 9: 880.

[4]黄炜祺,周咏明.原发免疫性血小板减少症的免疫机制研究进展[J].中国实验血液学杂志, 2019, 27(4): 1321-1324.

[5]PEZESHKI S, SAKI N, GHANDALI M, et al. Effect of helicobacter pylori eradication on patients with ITP: a meta-analysis of studies conducted in the middle east[J]. Blood Research, 2021, 56(1): 38-43.

[6]SINGH A, UZUN G, BAKCHOUL T. Primary immune thrombocytopenia: novel insights into pathophysiology and disease management[J]. Journal of Clinical Medicine, 2021, 10(4):789.

[7]YAN M, ZHANG Y, YANG F, et al. Comparative study between chronic immune thrombocytopenia patients and healthy population on Epstein-Barr virus infection status by polymerase chain reaction[J]. Expert Review of Hematology, 2020, 13(7): 781-786.

[8]ABBASI F, KAYDANI G, Tahannezhad Z, et al. Prevalence of cytomegalovirus (CMV) and Epstein-Barr Virus (EBV) subclinical infection in patients with acute immune thrombocytopenic purpura (ITP)[J]. International Journal of Hematology-Oncology and Stem Cell Research, 2021, 15(3): 139-144.

[9]NIYAS V, KERI V, AHUJA J, et al. Severe immune thrombocytopenia in a patient with HIV-HCV co-infection: challenges in management[J]. Journal of the Association of Physicians of India, 2020, 68(3): 77-79.

[10]SANDAL R, MISHRA K, JANDIAL A, et al. Update on diagnosis and treatment of immune

thrombocytopenia[J]. Expert Review of Clinical Pharmacology, 2021, 14(5): 553-568.

[11]侯明, 刘新光. 立足中国实际的原发免疫性血小板减少症诊治——2020版成人原发免疫性血小板减少症诊断与治疗中国指南解读[J]. 临床血液学杂志, 2021, 34(1): 1-4.

[12] SONG F, AL-SAMKARI H. Management of adult patients with immune thrombocytopenia (ITP): a review on current guidance and experience from clinical practice[J]. Journal of Blood Medicine, 2021, 12: 653-664.

[13] AKIN S, HAZNEDAROGLU I. Clinical variations between three different causes of thrombocytopenia[J]. Nigerian Journal of Clinical Practice, 2021, 24(1): 17-20.

[14] CHEN C, SONG J, WANG Q, et al. Mean platelet volume at baseline and immune thrombocytopenia relapse in Chinese newly-diagnosed patients: a retrospective cohort study[J]. Hematology, 2018, 23(9): 646-652.

[15] KRISTIANSEN P, NIELSEN L. Immunomodulatory and immunosuppressive drug protocols in the treatment of canine primary immune thrombocytopenia, a scoping review[J]. Acta Veterinaria Scandinavica 2021, 63(1): 54.

[16] SUN R, SHAN N. Megakaryocytic dysfunction in immune thrombocytopenia is linked to autophagy[J]. Cancer Cell International, 2019, 19: 59.

[17] RODRÍGUEZ-VIGIL ITURRATE C, SANZ DE MIGUEL MP, MARTÍNEZ FACI C, et al. Primary immune thrombocytopenia: Experience of a specialised clinic[J]. An Pediatr (Engl Ed), 2020, 93(1): 16-23.

[18] HOLLENHORST M, AL-SAMKARI H, KUTER D. Markers of autoimmunity in immune thrombocytopenia: prevalence and prognostic significance[J]. Blood Advances, 2019, 3(22): 3515-3521.

[19] MOULIS G, COMONT T, GERMAIN J, et al. Significance of antinuclear antibodies in primary immune thrombocytopenia: results of the CARMEN registry[J]. Blood Advances, 2020, 4(9): 1974-1977.

[20] SESTØL H, TRANGBÆK S, BUSSEL J, et al. Health-related quality of life in adult primary immune thrombocytopenia[J]. Expert Review of Hematology, 2018, 11(12): 975-985.

[21] NEUNERT C, TERRELL D R, ARNOLD D M, et al. American society of hematology 2019 guidelines for immune thrombocytopenia[J]. Blood Advances, 2019, 3(23): 3829-3866.

[22] COOPER N. State of the art-how I manage immune thrombocytopenia[J]. British Journal of Haematology, 2017, 177(1): 39-54.

[23] LAMBERT M, GERNSHEIMER T. Clinical updates in adult immune thrombocytopenia[J]. Blood, 2017, 129(21): 2829-2835.

[24] PROVAN D, ARNOLD D, BUSSEL J, et al. Updated international consensus report on the investigation and management of primary immune thrombocytopenia[J]. Blood Advances, 2019, 3(22): 3780-3817.

[25] WONG T, MAJEWSKA R, TOMIYAMA Y. Management of primary immune thrombocytopenia in a real-world setting in Japan: eltrombopag versus corticosteroids[J]. International Journal of Hematology, 2021, 114(2): 152-163.

[26] PAVORD S, THACHIL J, HUNT B, et al. Practical guidance for the management of adults with immune thrombocytopenia during the COVID-19 pandemic[J]. British Journal of Haematology, 2020, 189(6): 1038-1043.

第十章
白血病的诊疗及健康管理

第一节 概述及流行病学

一、概述

白血病（leukemia）是一类造血干/祖细胞的恶性克隆性疾病，因白血病细胞自我更新增强、增殖失控、分化障碍、凋亡受阻，而停滞在细胞发育的不同阶段。在骨髓和其他造血组织中，白血病细胞大量增生累积，使正常造血受抑制并浸润其他器官和组织。

根据白血病细胞的分化程度和自然病程，将白血病分为急性和慢性两大类。急性白血病（acute leukemia，AL）细胞的分化停滞于早期阶段，多为原始细胞和早期幼稚细胞，病情发展迅速，自然病程仅数月。慢性白血病（chronic leukemia，CL）细胞的分化停滞于晚期阶段，多为较成熟幼稚细胞或成熟细胞，病情相对缓慢，自然病程可达数年。

根据主要受累的细胞系列可将急性白血病分为急性淋巴细胞白血病（acute lymphoblastic leukemia，ALL）和急性髓系白血病（acute myeloid leukemia，AML）。慢性白血病则分为慢性髓系白血病［常称为慢性粒细胞白血病（chronic myeloid leukemia，CML）］、慢性淋巴细胞白血病（chronic lymphocytic leukemia，CLL）及少见类型的白血病（如毛细胞白血病、幼淋巴细胞白血病、母细胞性浆细胞样树突状细胞肿瘤等）。

世界卫生组织（World Health Organization，WHO）2021年公布了第5版WHO造血淋巴肿瘤分类结构（见表10-1），对疾病类别和一些疾病的名称与归属进行了调整。

表10-1 第5版WHO造血淋巴肿瘤分类

造血淋巴肿瘤
髓系增殖和肿瘤
髓系（肿瘤）前期病变
克隆性造血
• 克隆性造血
• 意义未明克隆性血细胞减少
髓系肿瘤，慢性
骨髓增殖性肿瘤

续表10-1

造血淋巴肿瘤

- 慢性髓细胞性白血病
- 慢性中性粒细胞白血病
- 慢性嗜酸性粒细胞白血病,非特定类型或不另作分类(NOS)
- 真性红细胞增多症
- 特发性血小板增多症
- 原发性骨髓纤维化
- 幼年型粒-单核细胞白血病
- 骨髓增殖性肿瘤,NOS

肥大细胞增多症
- 皮肤肥大细胞增多症
- 系统性肥大细胞增多症
- 肥大细胞肉瘤

骨髓增生异常肿瘤
- 骨髓增生异常肿瘤伴低原始细胞和孤立5q缺失
- 骨髓增生异常肿瘤伴低原始细胞和SF3B1突变
- 骨髓增生异常肿瘤伴低原始细胞,NOS
- 骨髓增生异常肿瘤伴原始细胞增多
- 骨髓增生异常肿瘤伴纤维化
- 骨髓增生异常肿瘤,NOS
- 骨髓增生异常肿瘤伴TP53双等位基因改变(暂定)
- 骨髓增生异常肿瘤伴其他明确的驱动基因改变

骨髓增生异常肿瘤/急性髓系白血病
- 骨髓增生异常肿瘤/急性髓系白血病伴 *NPM1* 突变
- 骨髓增生异常肿瘤/急性髓系白血病伴 *MECOM* 重排
- 骨髓增生异常肿瘤/急性髓系白血病,NOS

儿童骨髓增生异常肿瘤
- 儿童难治性血细胞减少症
- 儿童骨髓增生异常综合征

骨髓增生异常肿瘤伴增殖演变
- 慢性粒-单核细胞白血病
- 骨髓增生异常肿瘤伴增殖演变和中性粒细胞增多
- 骨髓增生异常肿瘤伴增殖演变、SF3B1突变和血小板增多
- 骨髓增生异常肿瘤伴增殖演变,NOS

髓系肿瘤,急性
  伴定义遗传学异常急性髓系白血病
- 急性早幼粒细胞白血病
- 急性髓系白血病伴 *RUNX1-RUNX1T1* 融合基因
- 急性髓系白血病伴 *CBFB-MYH11* 融合基因
- 急性髓系白血病伴 *KMT2A* 重排
- 急性髓系白血病伴 *DEK-NUP214* 融合基因

续表10-1

造血淋巴肿瘤

- 急性髓系白血病伴 *RBM15-MKL1* 融合基因
- 急性髓系白血病伴 *BCR-ABL1* 融合基因
- 急性髓系白血病伴 *NUP98* 重排
- 急性髓系白血病伴其他明确驱动基因改变
- 急性髓系白血病伴骨髓增生异常相关细胞遗传学

急性髓系白血病,由分化定义
- 伴微分化急性髓系白血病
- 不伴成熟急性髓系白血病
- 伴成熟急性髓系白血病
- 急性嗜碱性粒细胞白血病
- 伴粒单核细胞分化急性髓系白血病
- 伴单核细胞分化急性髓系白血病
- 伴浆细胞样树突细胞分化急性髓系白血病(暂定)
- 纯红系细胞白血病
- 急性原始巨核细胞白血病

髓系肉瘤及其他
- 髓系肉瘤

髓系肿瘤,继发性

前因或易感状态相关髓系肿瘤和增殖
- 细胞毒治疗后髓系肿瘤
- 胚系易感性相关骨髓增生异常肿瘤
- 其他造血淋巴恶性肿瘤后急性髓系白血病
- 唐氏综合征相关髓系增殖
- 恶性生殖细胞肿瘤相关髓系肿瘤

髓系/淋系肿瘤以及其他系列不明白血病

伴嗜酸性粒细胞增多和定义基因重排的髓系/淋系肿瘤
- 伴 *PDGFRA* 重排髓系/淋系肿瘤
- 伴 *PDGFRB* 重排髓系/淋系肿瘤
- 伴 *FGFR1* 重排髓系/淋系肿瘤
- 伴 *PCM1-JAK2* 融合基因髓系/淋系肿瘤

系列不明急性白血病
- 混合表型急性白血病伴 *BCR-ABL1* 融合基因
- 混合表型急性白血病伴 *KMT2A* 重排
- 混合表型急性白血病,B/髓系
- 混合表型急性白血病,T/髓系
- 系列不明急性白血病,NOS

组织细胞/树突细胞肿瘤

浆细胞样树突细胞肿瘤
- 成熟浆细胞样树突细胞增殖
- 原始浆细胞样树突细胞肿瘤

续表10-1

造血淋巴肿瘤

朗格汉斯细胞肿瘤
- 朗格汉斯细胞组织细胞增生症
- 朗格汉斯细胞肉瘤

组织细胞/巨噬细胞肿瘤
- 幼年黄色肉芽肿
- Erdheim-chester病
- Rosai-Dorfman病
- ALK相关组织细胞增生症
- 组织细胞肉瘤

指突状树突细胞肿瘤
- 未定类型树突细胞肿瘤
- 指突状树突细胞肉瘤

B细胞淋巴增殖性疾病和肿瘤

 B淋巴细胞为主肿瘤样病变
- Castleman病
- IgG4相关疾病
- 类似淋巴瘤反应性富B细胞淋巴增殖

 前体B细胞肿瘤

  急性B淋巴细胞白血病
- 急性B淋巴细胞白血病伴 *BCR-ABL1* 融合基因
- 急性B淋巴细胞白血病伴 *KMT2A* 重排
- 急性B淋巴细胞白血病伴 *ETV6-RUNX1* 融合基因
- 急性B淋巴细胞白血病伴 *BCR-ABL1* 样特征
- 急性B淋巴细胞白血病/淋巴瘤伴其他明确驱动基因改变
- 急性B淋巴细胞白血病/淋巴瘤伴超二倍体
- 急性B淋巴细胞白血病/淋巴瘤伴低二倍体
- 急性B淋巴细胞白血病/淋巴瘤伴胚系易感性
- 急性B淋巴细胞白血病伴 *DUX4* 重排（暂定）
- 急性B淋巴细胞白血病伴 *MEF2D* 重排（暂定）
- 急性B淋巴细胞白血病伴 *ZNF384* 重排（暂定）
- 急性B淋巴细胞白血病/淋巴瘤，NOS

 成熟B细胞肿瘤

  慢性淋巴细胞白血病/小淋巴细胞淋巴瘤
- 单克隆B淋巴细胞增多症
- 慢性淋巴细胞白血病/小淋巴细胞淋巴瘤

  脾B细胞肿瘤
- 多毛细胞白血病
- 伴多毛细胞特征的脾B细胞肿瘤（以前称为HCL-v）
- 脾弥漫性红髓小B细胞淋巴瘤
- 脾边缘区淋巴瘤

续表10-1

造血淋巴肿瘤

淋巴浆细胞性淋巴瘤
- 淋巴浆细胞性淋巴瘤

边缘区淋巴瘤
- 惰性克隆性边缘区B细胞扩增
- 结外边缘区淋巴瘤
- 结性边缘区淋巴瘤

滤泡淋巴瘤
- 原位滤泡B细胞肿瘤
- 滤泡淋巴瘤
- 小儿型滤泡淋巴瘤
- 十二指肠型滤泡淋巴瘤
- 性腺滤泡淋巴瘤

皮肤滤泡中心肿瘤
- 原发性皮肤滤泡中心淋巴瘤套细胞淋巴瘤
- 原位套细胞肿瘤
- 套细胞淋巴瘤
- 白血病性非淋巴结性套细胞淋巴瘤

惰性B细胞淋巴瘤转化
- 惰性B细胞淋巴瘤转化

大B细胞淋巴瘤
- 弥漫性大B细胞淋巴瘤,NOS
- 富含T细胞/组织细胞大B细胞淋巴瘤
- 伴MYC和BCL2重排高级别B细胞淋巴瘤
- ALK阳性大B细胞淋巴瘤
- 伴IRF4重排大B细胞淋巴瘤
- 伴11q异常高级别B细胞淋巴瘤
- 淋巴瘤样肉芽肿病
- EBV阳性弥漫性大B细胞淋巴瘤
- 慢性炎症相关弥漫性大B细胞淋巴瘤
- 纤维蛋白相关弥漫性大B细胞淋巴瘤
- HHV8无关渗出性大B细胞淋巴瘤
- 浆母细胞淋巴瘤
- 免疫豁免部位原发性弥漫性大B细胞淋巴瘤
- 原发性皮肤弥漫性大B细胞淋巴瘤(以前称为腿型)
- 血管内大B细胞淋巴瘤
- 原发性纵隔大B细胞淋巴瘤
- 纵隔灰区淋巴瘤

伯基特淋巴瘤
- 伯基特淋巴瘤

续表10-1

造血淋巴肿瘤

高级别B细胞淋巴瘤,NOS
 •高级别B细胞淋巴瘤,NOS
HHV8相关B细胞肿瘤和淋巴增殖性疾病
 •原发性渗出性淋巴瘤
 •HHV8阳性弥漫性大B细胞淋巴瘤,NOS
 •HHV8阳性嗜生发中心淋巴增殖性疾病
免疫缺陷相关淋巴增殖性疾病
 •原发性免疫缺陷相关淋巴增殖性疾病
 •继发性免疫缺陷相关淋巴增殖性疾病
霍奇金淋巴瘤
 •经典霍奇金淋巴瘤
 •结节性淋巴细胞为主型霍奇金淋巴瘤
淋巴浆细胞和浆细胞肿瘤
 单克隆丙种球蛋白病
  •意义未明IgM单克隆丙种球蛋白病
  •意义未明非IgM单克隆丙种球蛋白病
  •有肾脏意义的单克隆丙种球蛋白病
 单克隆免疫球蛋白沉积病
  •免疫球蛋白相关(AL)淀粉样变性
  •单克隆免疫球蛋白沉积病
 重链病害
  •μ重链病
  •γ重链病
  •α重链病
 浆细胞肿瘤
  •浆细胞瘤
  •浆细胞骨髓瘤
  •浆细胞肿瘤伴相关副肿瘤综合征
T细胞淋巴增殖性疾病和肿瘤
 T淋巴细胞为主的肿瘤样病变
  •菊池病
  •惰性原始T淋巴细胞增殖
  •自身免疫性淋巴增殖综合征
 前体T细胞肿瘤
  •急性T淋巴细胞白血病/淋巴瘤
  •急性T淋巴细胞白血病/淋巴瘤,NOS
  •急性早T前体淋巴细胞白血病/淋巴瘤
 成熟T细胞肿瘤
  成熟T细胞白血病
   •T幼淋巴细胞白血病

续表10-1

造血淋巴肿瘤

  •T大颗粒淋巴细胞白血病
  •成人T细胞白血病/淋巴瘤
  •塞扎里综合征
 原发性皮肤T细胞肿瘤
  •原发性皮肤$CD4^+$小或中等大小T细胞淋巴增殖性疾病
  •蕈样肉芽肿
  •淋巴瘤样丘疹病
  •原发性皮肤间变性大细胞淋巴瘤
  •皮下脂膜炎样T细胞淋巴瘤
  •原发性皮肤γ/δT细胞淋巴瘤
  •原发性皮肤CD8阳性侵袭性亲表皮细胞毒性T细胞淋巴瘤（暂定）
  •原发性皮肤肢端CD8阳性T细胞淋巴瘤
  •原发性皮肤T细胞淋巴瘤，NOS
 肠道T细胞肿瘤和淋巴增殖性疾病
  •胃肠道惰性T细胞淋巴增殖性疾病
  •肠病相关T细胞淋巴瘤
  •单形性嗜上皮性肠道T细胞淋巴瘤
  •肠道T细胞淋巴瘤，NOS
 肝脾T细胞淋巴瘤
  •肝脾T细胞淋巴瘤
 间变性大细胞淋巴瘤
  •间变性大细胞淋巴瘤，ALK阳性
  •间变性大细胞淋巴瘤 ALK阴性（DUSP22/TP63/NOS）
  •间变性大细胞淋巴瘤，乳房植入物相关
 TFH表型外周T细胞淋巴瘤
  •滤泡T细胞淋巴瘤
  •血管免疫母细胞性T细胞淋巴瘤
  •TFH表型外周T细胞淋巴瘤
 外周T细胞淋巴瘤
  •外周T细胞淋巴瘤，NOS
  •EBV阳性淋巴结T细胞淋巴瘤
 儿童EBV阳性淋巴增殖性疾病
  •严重蚊虫叮咬过敏
  •种痘水疱病样淋巴增殖性疾病
  •T细胞和NK细胞型慢性活动性EBV感染，全身型
  •儿童全身性EBV+T细胞淋巴瘤
NK细胞肿瘤
 NK细胞慢性淋巴增殖性疾病
 胃肠道惰性NK细胞淋巴增殖性疾病（暂定）
 侵袭性NK细胞白血病

续表10-1

造血淋巴肿瘤

　　结外NK/T细胞淋巴瘤，鼻型
　　EBV阳性淋巴结NK细胞淋巴瘤
　　NK急性淋巴细胞白血病（暂定）
淋巴组织间质来源的肿瘤
　　间充质树突细胞肿瘤
　　　　滤泡树突细胞肿瘤
　　　　　　·滤泡树突细胞肉瘤
　　　　　　·炎性EBV+滤泡树突细胞肉瘤
　　　　　　·成纤维细胞网状细胞瘤
　　脾间质瘤
　　　　脾窦岸细胞血管瘤
　　　　　　·脾窦岸细胞血管瘤
遗传性肿瘤综合征
　　范科尼贫血
　　布卢姆综合征
　　共济失调毛细血管扩张综合征
　　RAS病

引自：叶向军，唐海飞，卢兴国，等.《第5版WHO造血淋巴肿瘤分类：髓系和组织细胞/树突细胞肿瘤》解读[J]. 临床检验杂志，2022，40（7）：541-545.

二、流行病学

WHO国际癌症研究机构根据全球癌症观测网站提供的按年龄和性别分列的185个国家和36种癌症（以及所有癌症的总和）数据进行统计，显示2020年全球1930万癌症新增病例和1000万癌症死亡病例中，白血病的新增病例为474519（占2.5%），在36种癌症中排第15位；死亡病例为311594（占3.1%），在36种癌症中排第11位。相对应的年龄标准化发病率为，男性6.3/10万，女性4.5/10万；年龄标准化死亡率为，男性4.0/10万，女性2.7/10万。

2019年中国卫生健康统计年鉴显示，2018年城市居民白血病死亡率为3.56/10万，其中男性白血病死亡率为4.05/10万，女性为3.07/10万。2018年农村居民白血病死亡率为3.65/10万，其中男性白血病死亡率为4.20/10万，女性为3.07/10万。

中国学者根据2017年全球疾病负担研究（global burden of disease study，GBD），对全球195个国家或地区的359种疾病和伤害及84种危险因素的GBD进行的全面估算和综合评价进行分析，结果显示：1990—2017年，中国白血病年龄标准化发病率从8.58/10万升高到10.63/10万，升幅为23.89%；全球年龄标准化发病率从7.42/10万降到6.76/10万，降幅为8.89%。中国白血病标准化患病率呈明显上升趋势，从1990年的41.77/10万上升至2017年的83.51/10万，升幅为99.93%，高于全球升幅（7.33%）。中国白血病标准化死亡率从1990年的6.16/10万下降至2017年的3.76/10万，降幅为38.96%，高于全球降幅（22.55%）。1990—2017年中国白血病标准化伤残调整寿命年（disability-adjusted life year，DALY）率从323.11/10万降低到171.05/10万，降幅达47.06%；全球白血病标准化DALY率从225.37/10万降低到156.83/10万，降幅达30.41%。尽管中国白血病

DALY率降幅高于全球平均水平，但截至2017年，中国白血病DALY率水平仍高于全球。中国白血病标准化死亡损失健康生命年（years of life lost，YLL）率从1990年的319.14/10万降至2017年的164.63/10万，降幅为48.41%，高于全球降幅（30.87%）。但截至2017年，中国白血病标准化YLL率（164.63/10万）仍高于全球白血病标准化YLL率（153.39/10万）。中国白血病标准化伤残损失健康生命年（years lived with disability，YLD）率从1990年的3.98/10万上升至2017年的6.42/10万，升幅为61.31%，而全球变化为降低（-1.43%）。

AML是最常见的白血病类型，占成人急性白血病的80%。在美国和其他一些西方国家，AML的发病率为4.3/10万。20世纪80年代末，我国对22个省进行了白血病年均发病率调查，结果显示，AML的发病率为1.85/10万。AML发病率随年龄增长逐渐上升，20岁以下的年轻患者仅占全部AML的5%，而50%以上的AML患者年龄≥60岁，中位发病年龄为60～65岁。两性发病率相比较，男性比女性略高，至老年期男性发病率明显高于女性。

ALL占成人急性白血病的20%～30%，目前国际上有比较统一的诊断标准和不同研究组报道的系统治疗方案，完全缓解（complete response，CR）率可达70%～90%，3～5年无病生存（disease free survival，DFS）率达30%～60%。ALL发病率在美国白人中为1.5/10万，在黑人中为0.8/10万；男女之比为1.4∶1。我国1986年白血病流行病学调查研究显示，我国的ALL发病率为0.69/10万。

CML占成人白血病的15%，全球年发病率为1.6/10万～2/10万。中国1986—1988年在全国22个省（区、市）46个调查点进行的全国白血病发病情况调查显示，CML的年发病率为0.36/10万。此后国内几个地区的流行病学调查显示，CML的年发病率为0.39/10万～0.55/10万。中国CML患者较西方更为年轻化，国内几个地区的流行病学调查显示，CML中位发病年龄为45～50岁，而西方国家CML的中位发病年龄为67岁。

CLL在西方国家是最为常见的成人白血病，占所有成人白血病的30%，而中国发病率较低，根据2010年东亚流行病学数据和中国人群数据测算估计，发病率为0.27/10万。其中在中国男性发病率高于女性，男女比为2∶1，且中位发病年龄为60岁，低于西方国家70岁的发病年龄。

根据美国学者统计的数据，AML的死亡率明显高于其他3种白血病，且AML的死亡率在2005—2016年间保持相对稳定，这与同期CLL或CML患者的死亡率显著下降形成对比。

第二节　急性髓系白血病

一、病因学

（一）治疗相关性AML

大多数治疗相关的血液肿瘤是髓系肿瘤，治疗相关性的MDS（therapy-related myelodysplastic syndromes，t-MDS）和治疗相关性的AML（therapy-related acute myeloid leukemia，t-AML）由于其独特的临床和病理特征，使得在WHO的造血肿瘤分类中获得一席之地。公认t-MDS/t-AML是一部分实体瘤或恶性血液病患者接受细胞毒性治疗的结果。

t-MDS/t-AML约占MDS/AML患者的5%～20%，某些原发性肿瘤，包括乳腺癌、妇科癌症和淋巴瘤治疗相关性MDS/AML发生率较高，主要是因为在这些肿瘤治疗过程中常规使用易致白血病的细胞毒性药物。众所周知，与t-MDS/t-AML发病相关的两种细胞毒性药物为烷化剂和拓扑异构酶抑制剂，如环磷酰胺、苯丁酸氮芥、依托泊苷等。此外，淋巴系统增殖性肿瘤患者使用抗代谢剂（如嘌呤类似物氟达拉滨）治疗也与t-MDS/t-AML有关，特别是与烷化剂联合使用时。放疗，特别是在自体造血干细胞移植（autologous hematopoietic stem cell transplantation，ASCT）之前给予全身照射或放射免疫疗法情况下，也可能使t-MDS/t-AML的风险增加。与MDS/AML原发性病例相比，t-MDS/t-AML的病程通常为进行性的，并且可能对常规细胞毒性药物耐药性更强。除了t-APL患者和存在代表预后良好的核心结合因子（core binding factor，CBF）易位的患者外，t-AML患者的临床结果［无复发生存率（recurrence-free survival，RFS）和总生存率（overall survival，OS）］均显著差于原发性病例患者。在t-AML患者中，存在不良细胞遗传学改变的患者比例往往更高，即使具有良好核型的患者，t-AML的预后也较差。

（二）物理、化学因素

一些物理因素可以透过机体的防御体系，损伤细胞的染色体，继而造成其突变，最终发生恶性病变，这些物理因素主要是各种电离辐射和电磁场。对早期未采取防护措施的医疗放射工作者的研究发现，其白血病发病率较一般医生高8～9倍；日本原子弹爆炸受照区域居民的白血病发病率是未受辐照区域的30倍；另外，我国医用X射线工作者的流行病学调查及日本原子弹爆炸幸存者队列研究也证实了电离辐射与白血病发病的关联性。电磁辐射暴露也会增加白血病的发病风险。

多种化学物质与白血病的发生有关。苯易导致骨髓毒性和增生障碍，是目前公认的可诱发白血病的化学物质。有研究显示，在一些不可避免的长期接触含苯的相关工业化学品和溶剂的行业中，包括石化、橡胶、制革、制鞋、农药、汽车、清洁、建筑等行业，相关人员罹患白血病的风险均增加。其他会导致白血病的化学物质还包括农民可能会接触到的一些杀虫药，橡胶工人会接触到的苯乙烯-丁二烯，医疗器械供应者会接触到的环氧乙烷，以及家庭装修时接触到的甲醛。有行业队列研究证明，甲醛暴露工人与白血病尤其是AML呈正相关。

（三）生活方式

一些不良生活方式与白血病风险有关。有研究显示，超重或肥胖患者AML发病率较高，并且高体重指数（body mass index，BMI）是急性早幼粒细胞白血病（AML-M3，APL）患者不良临床结果的预测因子。吸烟也被证明是AML进展的一个显著的危险因素。据报道，与不吸烟者相比，目前正在吸烟或之前每天至少吸食一包烟的吸烟者发生AML的风险增加，并且风险还随着吸烟支数和吸烟史的延长而增加。饮酒与患急性白血病风险的相关性研究结果并不一致，一项系统性综述和Meta分析表明两者之间没有关联，但对照研究结果表明，怀孕期间母亲饮酒与幼龄儿童AML风险的相关性显著增加。

（四）遗传因素

家族性白血病约占白血病的0.7%。罹患某些遗传性疾病的患者，其发生白血病的比例明显高于正常人群，这些疾病包括染色体21-三体型的Down综合征（先天愚型）、有DNA修复缺陷的Bloom综合征（先天性血管扩张性红斑病）、共济失调毛细血管扩张症、Faconi综合征（先天性再生障碍性贫血）等。但实际临床中与遗传有关的白血病很少见。

（五）其他血液系统疾病

AML可能从慢性髓系肿瘤进展而来，包括CML、慢性粒-单核细胞白血病、慢性中性粒细胞白血病（chronic neutrophilic leukemia，CNL）、真性红细胞增多症、原发性骨髓纤维化、原发性血小板增多症、克隆性血细胞减少以及 MDS。还有一些血液系统疾病最终可能发展为 AML，如再生障碍性贫血、多发性骨髓瘤、PNH 等。

二、发病机制及分型

（一）发病机制

关于 AL 的发病机制，经典的理论是"二次打击"学说，大量研究显示 AL 的发生有着一连串的基因和表型异常，一般需要至少两次基因的改变而致白血病的发生。一次突变带来了增殖优势（Ⅰ类突变），另一次突变阻滞了造血分化（Ⅱ类突变）。Ⅰ类突变包括 *FLT3-ITD*、*K-RAS* 和 *KIT* 的突变，而 *CEBPA* 突变属于Ⅱ类突变。值得一提的是，"二次打击"假说并不能覆盖涉及 AL 发生的所有体细胞突变，也并不是所有 AL 患者都携带Ⅰ类或Ⅱ类突变。近年来也有一些研究认为，白血病细胞起源于白血病干细胞（leukemia stem cell，LSC），AML 的发生、维持及治疗的相关耐药和复发均与 LSC 相关。LSC 来源于获得一系列突变后恶性转化的造血干、祖细胞（hematopoietic stem and progenitor cell，HSPC）。

除基因组突变以外，表观遗传学变化在 AML 的发生和发展中亦发挥了重要作用。表观遗传学修饰是指在不依赖基因核苷酸序列变化而产生基因活性变化的可遗传改变，包括 DNA 甲基化、组蛋白修饰、染色质重塑以及 RNA 和 RNA 修饰等介导的基因转录以及翻译活性改变。目前研究发现，表观遗传学修饰受到机体、细胞内外环境改变的显著影响，在获得性性状的跨代遗传、干细胞命运决定、癌症发生等过程中具有重要的调控作用。大量研究证实，表观遗传修饰（如 DNA 甲基化和组蛋白修饰）在白血病发生及发展过程中发挥了重要作用，并被认为是治疗不同类型白血病和其他血液恶性肿瘤的重要靶点。DNA 甲基化主要是指在甲基转移酶（DNA methyltransferase，DNMT）的催化下，DNA 序列上特定位点的胞嘧啶（cytosine，C）被选择性地添加甲基，形成 5-甲基胞嘧啶（5mC）。目前已知的甲基化转移酶主要有 DNA 从头甲基化酶 DNMT3A、DNMT3B、DNMT3L 及 DNA 甲基化维持酶 DNMT1 等。大量研究证实，DNA 甲基化能够引起染色质结构、DNA 稳定性等发生改变，从而控制机体基因的表达，在造血干细胞自我更新及分化过程中具有重要作用。组蛋白修饰（histone modification）是指组蛋白在相关酶作用下发生甲基化、乙酰化、磷酸化、腺苷酸化、泛素化及 ADP 核糖基化等修饰过程。研究表明，组蛋白修饰酶以及去修饰酶在血液肿瘤的发生和发展中具有重要的调控作用。

AML 的发病原因和机制极其复杂，近年来分子生物学、遗传学和基因组学的进步极大地促进了人们对白血病分子层面发病机制的认识。细胞遗传学和分子生物学异常导致的细胞增殖、分化以及凋亡途径的改变是白血病发病的基础，对白血病的发生、发展和结局发挥极其重要的作用。近年来，在不同类型的白血病中已发现有众多细胞遗传学和分子生物学标志的改变，深入研究这些异常的意义对于深刻理解白血病的本质和优化白血病的治疗方案具有重要的临床价值，并将会为临床上个体化治疗白血病提供潜在的新的研究靶点。

（二）分型

临床上 AL 的分型主要有两大标准：FAB 分型最早也最为基础，按照细胞形态和细胞化学染色分为 AML 和 ALL，AML 分为 $M_0 \sim M_7$ 型，ALL 分为 $L_1 \sim L_3$ 型；另一诊断分型标准是 WHO 标准，其将 AML 和 ALL 的细胞形态学（morphology，M）、免疫学（immunophenotype，I）、细胞遗传学（cytogenetics，C）和分子生物学特征（molecular biology，M）统一纳入，形成了 MICM 分型。WHO 分类方案对诊断 AML 时原始细胞计数标准进行了明确，原始细胞百分比是指原始细胞占所有骨髓有核细胞的百分比。

1. AML 的 FAB 分型

M_0（急性髓细胞性白血病微分化型，minimally differentiated AML）：骨髓原始细胞>30%，无嗜天青颗粒及 Auer 小体，核仁明显，光镜下髓过氧化物酶（myeloperoxidase，MPO）及苏丹黑 B 阳性细胞<3%；在电镜下，MPO 阳性；CD33 或 CD13 等髓系抗原可呈阳性，淋系抗原通常为阴性。血小板抗原阴性。

M_1（急性粒细胞白血病未分化型，AMI without maturation）：原粒细胞（Ⅰ型+Ⅱ型，原粒细胞质中无颗粒为Ⅰ型，出现少数颗粒为Ⅱ型）占骨髓非红系有核细胞（NEC，指不包括浆细胞、淋巴细胞、组织嗜碱性粒细胞、巨噬细胞及所有红系有核细胞的骨髓有核细胞计数）的 90% 以上，其中至少 3% 的细胞为 MPO 阳性。

M_2（急性粒细胞白血病部分分化型，AML with maturation）：原粒细胞占骨髓 NEC 的 30%~89%，其他粒细胞≥10%，单核细胞<20%。

M_3（急性早幼粒细胞白血病，acute promyeloeytic leukemia，APL）：骨髓中以颗粒增多的早幼粒细胞为主，此类细胞在 NEC 中≥30%。

M_4（急性粒-单核细胞白血病，acute myelomonooytic leukemia，AMMoL）：骨髓中原始细胞占 NEC 的 30% 以上，各阶段粒细胞≥20%，各阶段单核细胞≥20%。

M_4Eo（AML with eosinophilia）：除上述 M_4 型各特点外，嗜酸性粒细胞在 NEC 中≥5%。

M_5（急性单核细胞白血病，acute monoeytic leukemia，AmoL）：骨髓 NEC 中原单核、幼单核≥30% 且原单核、幼单核及单核细胞≥80%。如果原单核细胞≥80% 为 M5a，<80% 为 M5b。

M_6（红白血病，erythroleukemia，EL）：骨髓中幼红细胞≥50%，NEC 中原始细胞（Ⅰ型+Ⅰ型）≥30%。

M_7（急性巨核细胞白血病，acute megakaryoblastie leukemia，AMeL）：骨髓中原始巨核细胞≥30%。血小板抗原阳性，血小板过氧化物酶阳性。

2. AML 的 WHO 分型

见表 10-1。

三、临床表现

（一）正常造血功能受抑制表现

贫血：少数患者因病程短可无贫血，多数患者就诊时已有贫血。

发热：白血病本身可以引起癌性发热，但体温不超过 38.5℃；如果出现高热，往往提示继发感染。

出血：主要为皮肤和黏膜出血，也可见重要脏器及组织出血，如消化道、呼吸道、泌尿道、眼底甚至中枢神经系统出血，严重时可威胁生命。APL 因并发 DIC 而出现全身广泛弥漫性出血。

（二）白血病增殖浸润的表现

肝、脾淋巴结肿大：AML 较 ALL 少见。

骨骼和关节：AL 常有胸骨下段局部压痛和骨关节疼痛。发生骨髓坏死时，可引起骨骼剧痛。

粒细胞肉瘤：2%~14% 的 AML 患者出现粒细胞肉瘤，又称绿色瘤。常累及骨膜，以眼眶部位最常见，可引起眼球突出、复视或失明。

口腔和皮肤：常见于急性单核细胞白血病，由于白血病细胞浸润而出现牙龈增生、肿胀，皮肤出现局限性或弥漫性紫色突起硬结或斑块。

中枢神经系统白血病（central nervous system leukemia，CNSL）：AML 以 t（8；21）、inv（16）、M4和M5多见。临床上轻者表现为头痛、头晕，重者有呕吐、颈项强直，甚至抽搐、昏迷等表现。可能存在视盘水肿、视网膜出血、颅神经麻痹，常侵及软脑膜，脑实质损伤少见。

四、检查新技术及诊断

（一）检查新技术

对于疑似AML患者的评估和初步检查包括全面的病史和体格检查。

1. 血常规

血常规可见贫血、血小板减少，白细胞数目可高可低。血涂片分类检查可见数量不等的原始和幼稚细胞。

2. 血生化

血清尿酸浓度增高，特别在化疗期间，尿酸排泄量增加。血清乳酸脱氢酶（lactate dehydrogenase，LDH）可增高。血清尿酸和乳酸脱氢酶还与预后相关，应予以评估。

3. 骨髓象

骨髓增生多明显活跃或极度活跃，也可以增生减低。少数甚至骨髓"干抽"，主要见于白血病细胞显著增高，或合并骨髓纤维化的患者，需骨髓活检明确诊断。Auer小体是急性髓系白血病的特征。

4. 免疫学检查

采用流式细胞术（flow cytometry，FCM），通过免疫组化染色进行免疫表型分析。免疫分型是一种根据细胞表面或者胞浆内抗原表达情况对细胞进行系别和成熟阶段归类，从而作出疾病诊断的临床实验室检测技术，其在急性白血病的诊断中起到了非常重要的作用。近年来随着仪器、单克隆抗体、荧光标记、临床诊断、靶向治疗、生物信息学等相关理论和技术的进步，FCM临床应用也从最初相对单纯的高负荷肿瘤如急性白血病等的诊断逐渐扩展到淋巴瘤、其他髓系肿瘤和部分非肿瘤疾病、非造血系统肿瘤、免疫缺陷病等多种负荷各异、累及细胞多样化疾病的诊断。此外，FCM检测各种恶性肿瘤治疗后微量残留病（minimal residua diseases，MRD）也成为目前临床覆盖率广、灵敏度好、特异性最高的方法之一。各种治疗过程中的免疫功能监测、治疗靶点筛查、免疫微环境监测和技术改进也都成为FCM的延伸应用领域。

5. 细胞遗传学和分子生物学检查

细胞遗传学检测方法包括染色体显带分析及荧光原位杂交（fluorescence in situ hybridization，FISH），主要用于检测AML遗传学异常检查，以及诊断分型和预后评估。

分子生物学检测用于检测融合基因和基因突变，主要有以下几种：聚合酶链反应（polymerase chain reaction，PCR）技术，包括实时荧光定量PCR（real-time fluorescent quantitative PCR，RQ-PCR）、反转录PCR（reverse transcription-polymerase chain reaction，RT-PCR）、数字PCR（digital PCR，dPCR）；多重连续探针扩增技术（multiplex ligation-dependent probe amplification，MLPA）；基因芯片技术，又称染色体微阵列分析技术（chromosomal microarray analysis，CMA）；核酸测序技术，包括第一代测序技术（Sanger测序）、第二代测序技术（高通量测序）、第三代测序技术（单分子DNA测序技术）以及RNA测序（转录组测序）。

6. 其他检查

AML患者中髓外疾病并不常见，包括CNSL。但如果怀疑髓外疾病，建议行PET/CT检查。对于就诊时有明显CNSL体征或症状的患者，应采用适当的影像学技术进行评估，如X线、CT或MRI，以检测颅内出血、软脑膜疾病或脑/脊髓肿物。如果症状持续，在排除出血和肿物/病灶、纠正凝血功能障碍、获得充分血小板支持并通过全身治疗解决循环疾病的情况下，应对患者进行腰椎穿刺（lumbar puncture，LP），以便进行诊断和治疗。凝血功能障碍在许多白血病患者中很常见，因此在进行任何侵入性操作前需评估患者的凝血功能，一般包括凝血酶原时间、部分凝血活酶时间和纤维蛋白原活性。应根据患者实际情况确定是否需要进行心脏评估（如超声心动图）。有心脏病史或症状、既往心脏毒性药物暴露史或胸部放疗史，或年龄较大的患者应进行超声心动图检查。

（二）诊断

AML的诊断标准参照WHO造血和淋巴组织肿瘤分类标准，外周血或骨髓原始细胞≥20%是诊断AML的必要条件。但当患者被证实有克隆性重现性细胞遗传学异常t（8；21）（q22；q22）、inv（16）（p13q22）或t（16；16）（p13；q22）以及t（15；17）（q22；q12）时，即使原始细胞<20%，也应诊断为AML。

五、治疗新技术及康复

（一）细胞毒性药物化疗

AML的化疗分为诱导化疗和缓解后巩固化疗。尽管获得缓解是控制疾病的第一步，但是患者安全度过诱导期、耐受后续巩固期更密集的治疗以达到持续疾病控制也很重要。新诊断的AML的标准治疗几十年来一直保持不变，分为诱导治疗和巩固治疗。

诱导治疗的目标是实现完全的形态学缓解，从而恢复正常的造血，并允许后续治疗，最大限度地提高长期缓解和治愈的可能性。标准诱导治疗是7 d阿糖胞苷和3 d蒽环类药物（伊达比星、柔红霉素）的联合治疗，称为"7+3"方案。使用标准"7+3"诱导方案的完全缓解（complete remission，CR）率和治愈率因年龄而异，小于60岁的60%～85%成人患者获得完全缓解，60岁以上的40%～60%成人患者获得完全缓解。

除外标准"7+3"诱导方案，目前常规使用的诱导方案主要还有以下两种：氟达拉滨+大剂量阿糖胞苷+去甲氧柔红霉素方案（FLAG-IDA方案），与"7+3"方案相比，该诱导方案有更高的缓解率和较低的复发率，但因毒性增加，导致总体生存率（overall survival，OS）无改善；克拉屈滨+阿糖胞苷+柔红霉素方案（DAC方案），对新发AML诱导缓解有效率高达70%，对复发/难治性AML的有效率为40%～50%。克拉屈滨的诱导方案被纳入美国《国家综合癌症网络指南》中针对年龄小于60岁的AML患者的Ⅰ类推荐方案以及挽救方案。

诱导化疗后CR的患者在没有诱导后巩固治疗的情况下最终都会复发。巩固治疗方案包括巩固化疗和造血干细胞移植。常用巩固方案是大剂量阿糖胞苷（3000 mg/m^2），每个周期6剂，最多4个周期，老年患者可适当减少剂量。然而，有研究表明，中等剂量（2000 mg/m^2）的阿糖胞苷可能是一种替代方案，尤其是对于中等风险的AML患者。此外，最新的研究未能显示大剂量阿糖胞苷方案对年龄较轻（小于65岁）的高危AML患者有益处。大剂量阿糖胞苷是否比中剂量阿糖胞苷更有效，最佳巩固周期数应该是多少，年龄对剂量选择的影响是什么，以及添加其他药物（包括额外的蒽环类药物）是否有益，目前尚未研究清楚。

（二）低强度和小分子靶向药物治疗

1. 去甲基化药物（Hypomethylating Agents，HMA）和低剂量阿糖胞苷（low-dose arabinosyl cytosine，LDAC）

与年轻 AML 患者相比，老年 AML 患者（>65 岁）的预后均较差。在这一人群中，强化化疗与较低的缓解率、较高的毒性、较高的早期死亡率以及在没有移植的情况下较低的 OS 有关。因此，这类老年 AML 患者推荐使用低强度化疗，如单药去甲基化药物（HMA）和低剂量阿糖胞苷（LDAC）。其中 HMAs（包括阿扎胞苷和地西他滨）适用于所有 AML 亚型。与仅做支持治疗的患者相比，地西他滨和阿扎胞苷的 CR 率分别约为 17.8% 和 27.8%，OS 分别为 7.7 个月和 10.4 个月。LDAC 的总体结果并不乐观，尽管它改善了 OS，提高了无法接受常规化疗的老年 AML 患者的支持性护理率，然而细胞遗传学不良的患者在使用 LDAC 后在缓解或生存方面没有获益。HMA 单药的使用不能明显改善 AML 患者的 OS；但幸运的是，新型靶向药物，如抗凋亡蛋白 Bcl-2 抑制剂 venetoclax，可以显著增强 HMA 或 LDAC 的活性，使得以 venetoclax 为基础的组合方案为老年 AML 患者带来了明显的生存获益。

2. Bcl-2 抑制剂

B cell lymphoma-2（BCL-2）蛋白家族作为抗凋亡蛋白参与了机体多种凋亡调节过程，BCL-2 抑制剂被定义为一种新型靶向药物，目的是重新激活恶性细胞的凋亡。venetoclax 作为目前唯一上市的 BCL-2 抑制剂是一种口服制剂，首次在 CLL 中获批使用，该疾病中 BCL-2 通常显著过度表达，导致细胞凋亡受损。尽管 AML 中 BCL-2 的过度表达低于 CLL，但临床前数据表明 venetoclax 对 AML 也有效，单药 venetoclax 治疗复发/难治性 AML 的 Ⅱ 期临床试验显示其总有效率为 19%。大宗临床试验均显示，venetoclax 联合 LDAC 或去甲基化药物可明显改善 AML 患者的生存。2019 年，FDA 批准 venetoclax 联合阿扎胞苷、地西他滨或 LDAC，用于治疗新诊断的 ≥75 岁老年 AML 患者或不能使用强诱导化疗方案的 AML 患者。目前用 venetoclax 单药或联合其他药物治疗 AML 正在进行临床研究。

3. FLT3 抑制剂

FLT3 突变在 AML 中最为常见，约 1/3 的 AML 患者发生 FLT3 突变，包括膜旁结构域内的 *FLT3-ITD* 突变和酪氨酸激酶结构域内的 *FLT3-TKD* 突变。这两种类型的突变都会导致 FLT3 受体酪氨酸激酶的结构性激活，促进细胞增殖和存活，并抑制分化。特别是，*FLT3-ITD* 突变与更多增殖性疾病（如白细胞计数增加、外周血和骨髓原始细胞增多）、复发风险增加和生存率低下有关，同时发生的其他基因突变（尤其是 *NPM1* 和 *DNMT3A* 突变）和 *FLT3-ITD* 与野生型 *FLT3* 等位基因的比率都会影响患者的生存率。

FLT3 抑制剂分为一代和二代，一代 FLT3 抑制剂包括索拉非尼和米哚妥林，二代 FLT3 抑制剂主要包括 crenolanib、奎扎替尼、吉瑞替尼。目前，米哚妥林和吉瑞替尼分别被 FDA 批准用于早期和复发/难治 *FLT3-ITD* 突变 AML 患者。许多与二代 FLT3 抑制剂有关的临床试验正在如火如荼地进行，这些临床试验旨在确定早期和长期使用 FLT3 抑制剂对新诊断和/或复发/难治 AML 患者能否带来获益。FLT3 抑制剂多适用于与标准化疗和其他分子靶向药物联合使用，因为 FLT3 抑制剂对 AML 的疗效在单独使用时并不理想，但在联合使用时可以显著提高 AML 治疗的有效性。

4. Hedgehog（HH）信号通路抑制剂

在 AML 细胞中，HH 信号通路的异常激活增加，并且与 AML 患者的不良预后和耐药性相关。大量研究表明，靶向该途径具有抗肿瘤活性，与现有化疗结合可提高疗效。这促使了 glasdegib 的开发，glasdegib 是一种 HH 途径抑制剂，通过结合并抑制跨膜蛋白 smoothened（SMO）发挥作用。

glasdegib于2018年11月被FDA批准与LDAC联合使用，用于治疗新诊断的≥75岁的老年AML患者或患有合并症的不能使用强化疗的AML患者。

5.异柠檬酸脱氢酶（Isocitrate dehydrogenase，IDH）抑制剂

IDH1和IDH2是异柠檬酸氧化羧化为α-酮戊二酸（α-Ketoglutaric acid，α-KG）的关键酶。IDH1或IDH2突变分别出现在5%～15%和10%～15%的新诊断的AML患者中。这些突变改变了IDH二聚体的功能，导致2-羟基戊二酸（2-hydroxyglutarate，2-HG）浓度增加，进而通过竞争性抑制α-KG依赖的酶活性干扰造血细胞分化的表观遗传调节，从而导致肿瘤的发生。抑制突变的IDH1和IDH2酶能够将2-HG的产生降低到正常生理水平，从而促进白血病细胞的分化。口服的突变型IDH1抑制剂（如Ivosidenib）和IDH2抑制剂（如Enasidenib）均对相应突变的患者显示出疗效。还有一些其他IDH抑制剂目前还在临床试验阶段。FT2102是一种有效的口服生物可利用的IDH1突变抑制剂，已被证明在异种移植小鼠模型中抑制2-HG的产生，并有穿透血脑屏障的潜力。目前正与ASTX727（DNA甲基转移酶抑制剂）以及阿扎胞苷或阿糖胞苷联合用于AML或MDS患者的I期临床试验中。BAY1436032是一种新型口服泛突变型IDH1抑制剂，在体内和体外均对多种IDH1突变的AML细胞有效。用BAY1436032抑制IDH1突变可导致白血病细胞分化和白血病原始细胞清除。IDH305是另一种口服生物可用的IDH1抑制剂，选择性抑制IDH1-R132H突变体，并在临床前研究中显示出一定疗效。除了表观遗传变化外，IDH突变的细胞还经历了谷氨酰胺和TCA循环代谢的重大变化。谷氨酰胺是IDH突变白血病细胞α-KG的主要来源，导致对谷氨酰胺依赖。通过抑制谷氨酰胺代谢来靶向这种代谢依赖，已被证明可以抑制IDH突变的AML细胞生长。CB-839是一种口服生物可利用的谷氨酰胺酶抑制剂，已被证明其可以降低IDH突变的AML细胞中2-HG的水平，最终促进白血病细胞的分化。

（三）异基因造血干细胞移植

异基因造血干细胞移植（hematopoietic stem cell transplantation，HSCT）通常是预后中等或预后不良的AML患者的缓解后治疗手段。在AML诊断后不久，根据危险分层和患者的特征，或持续处于MRD阳性状态的患者可以考虑行HSCT。对诱导化疗的良好反应、患者的健康状况以及是否有干细胞供体是进行移植的基础。与基于化疗的治疗相比，HSCT有更高的治疗相关死亡率，但对于特定的患者群体，它可以明显改善OS。尽管目前的共识表明，预后中等或预后不良的AML患者需要进行HSCT才能被治愈，但有关移植风险和收益的决策是非常复杂且难以抉择的。随着越来越多的"替代"供体选择（HLA匹配较差的供体或来自传统HLA匹配的供体），移植对患者来说变得更加可行。近年来，随着脐带血的现成可用和半相合造血干细胞移植的成功率逐渐增加，在为以前没有确定的干细胞供体的患者确定供体方面取得了重要进展。随着移植物抗宿主病预防的改善和移植后环磷酰胺的使用，未来不匹配移植的结果可能会进一步改善。移植后AML的复发仍然是接受HSCT患者的主要障碍，复发由疾病的持续性和免疫逃避共同介导。最近的研究描述了通过下调HLA Ⅱ类抗原的机制，有效地使白血病"隐藏"在供体免疫系统之外。T细胞耗竭（包括$CD4^+$和$CD8^+$）是另一种复发机制，因此供体淋巴细胞输注已显示出疗效。移植后的维持治疗也是一个日趋流行的研究领域，移植后去甲基化药物和靶向治疗（包括venetoclax和免疫疗法）的维持治疗研究都在进行中，其目的是降低复发风险。

（四）细胞和免疫治疗

1.嵌合抗原受体T细胞（chimeric antigen receptor T cell，CAR-T）治疗

CAR-T疗法是将自体或同种异体T细胞分离出来并对其进行基因改造，以表达靶向特定细胞表面抗原的嵌合抗原受体。重新编程的T细胞具有效应T细胞功能，以独立于主要组织相容性复合体（major histocompatibility complex，MHC）的方式，合并了识别靶向抗原抗体的能力。肿瘤细胞免疫逃避的方法是失去MHC I 类表达，导致肿瘤逃避T细胞的监视和识别。尽管CAR-T在B-ALL、DLBCL、MM中取得了成功，但在治疗AML的进程中却遭遇了很多挑战，部分原因是缺乏合适的目标抗原，因为AML的靶抗原如CD33和CD123通常不仅在白血病细胞上表达，而且也在正常的造血干细胞和祖细胞上表达。

2. 自然杀伤细胞（NK细胞）疗法

自然杀伤细胞是在先天免疫反应中发挥重要作用的效应淋巴细胞，具有直接的细胞毒性和抗肿瘤作用，无需抗原特异性。自然杀伤细胞疗法所需的NK细胞可以来源于自体或异体，包括半相合造血干细胞移植，并且可以在没有移植物抗宿主病的异体环境中使用。目前的研究正在努力优化自然杀伤细胞的来源（例如，单倍体相同的外周血、脐带血、多能干细胞和表达CAR的自然杀伤细胞）以及体内自然杀伤细胞的持久性扩增，包括输注自然杀伤细胞前的淋巴衰竭化疗，以及联合应用白细胞介素2和白细胞介素15等细胞因子的治疗等。

3. 基于抗体的治疗

AML细胞上CD33的高表达被用于基于抗体的治疗。gemtuzumab ozogamicin（GO）是一种结合了抗CD33抗体和毒素calicheamicin的免疫结合物。研究显示，GO对APL和AML患者有很好的疗效。美国FDA和欧洲EMA已批准GO联合柔红霉素和阿糖胞苷治疗新诊断的CD33阳性AML患者。FDA还批准GO作为单一药物用于复发或难治性AML和儿童AML患者。

其他基于抗体的疗法包括：单克隆抗体；多价抗体（包括双特异性和三特异性），可将肿瘤相关抗原与T细胞或自然杀伤效应细胞联系起来；有放射性核素附着的单克隆抗体，以便达到放疗与免疫治疗相结合的效果。目前，各种单克隆抗体正在进行治疗AML的临床试验，包括裸抗体、抗体-药物结合物，以及各种双特异性抗体结构体。

4. 免疫检查点抑制剂

对恶性细胞逃避免疫以及宿主自身免疫系统衰竭如何导致癌症生长和治疗抵抗的新认识，已经彻底改变了许多实体恶性肿瘤的治疗。研究人员开发了可应用于AML和其他血液系统恶性肿瘤的T细胞检查点抑制剂（例如，PD-1抗体、PD-L1抗体和CTLA4抗体）。与健康对照组相比，AML患者的T调节细胞浸润增加，CD8$^+$T细胞上的抑制性共受体（包括PD-1、TIM3和LAG3）表达增加。在小鼠和人类研究中，这些免疫检查点蛋白的表达增加与AML的免疫衰竭和早期复发有关。在小鼠AML模型中，阻断这些抑制性检查点，包括CTLA4、PD-1、PD-L1和TIM3，显示出良好的免疫介导的抗白血病效果。新的临床数据也表明，针对这些检查点可能对AML有效。除了T细胞检查点抑制剂外，靶向巨噬细胞检查点也被证明是AML的有效治疗策略。

目前，针对AML不同靶抗原的小分子靶向药物、多种抗体结构和免疫检查点抑制剂的临床试验正在进行中，如图10-1所示。

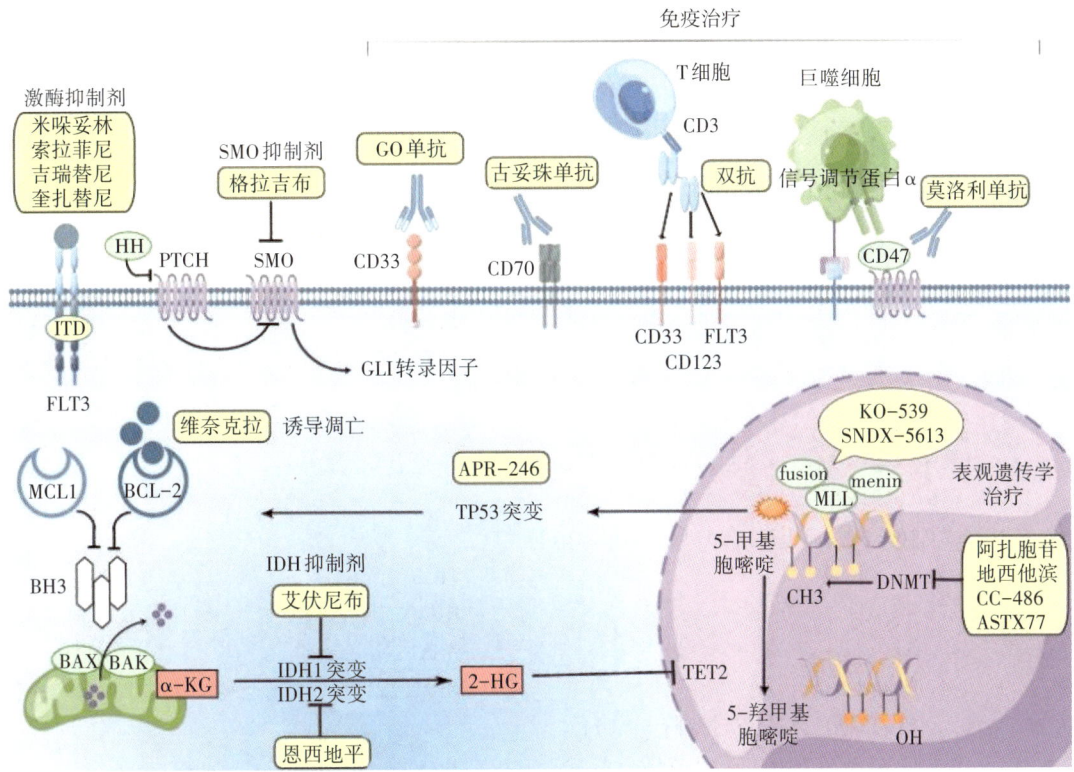

图10-1　AML小分子靶向药物、单克隆/双特异性抗体结构体和免疫检查点抑制剂的表面抗原靶点（原创）

六、预后及预后因素

预后因素可分为与患者相关的因素和与疾病相关的因素。患者相关因素（例如，高龄、合并症和体能状态）通常预测与治疗相关的早期死亡，而疾病相关因素（例如，白细胞计数、既往是否有MDS或针对其他疾病的细胞毒化疗、细胞遗传及分子遗传学异常）预测对当前标准治疗的抵抗或耐药。

AML的预后因素包括染色体核型，其中单体或复杂核型是独立的不良细胞遗传学因素，预后极差。除了细胞遗传学分析外，一些分子标志物也会影响预后分组，这些分子标志物包括：*NPM1*、*FLT3*、*CEBPA*、*IDH1/2*、*DNMT3A*、*KIT*、*TP53*、*RUNX1*和*ASXL1*基因突变。MRD可以预测复发，也是影响预后的指标之一。目前国内主要是根据初诊时AML细胞遗传学和分子遗传学的改变进行AML预后分层，具体分层见表10-2。

表10-2　AML患者的预后危险度分层

预后等级	细胞遗传学	分子遗传学
预后良好	inv(16)(p13q22)或t(16;16)(p13;q22) t(8;21)(q22;q22)	*NPM1*突变但不伴有*FLT3-ITD*突变,或者伴有低等位基因比 *FLT3-ITD*突变[a] *CEBPA*双突变

续表10-2

预后等级	细胞遗传学	分子遗传学
预后中等	正常核型 t(9;11)(p22;q23) 其他异常	inv(16)(p13;q22)或t(16;16)(p13;q22)伴有c-kit突变[b] t(8;21)(q22;q22)伴有c-kit突变[b] NPM1野生型但不伴有FLT3-ITD突变，或者伴有低等位基因比FLT3-ITD突变[a]（不伴有遗传学预后因素） NPM1突变伴高等位基因比FLT3-ITD突变[a]
预后不良	单体核型 复杂核型(≥3种)，不伴有t(8;21)(q22;q22)、inv(16)(p13;q22)或t(16;16)(p13;q22)或t(15;17)(q22;q12) −5 −7 5q− −17或abn(17p) 11q23染色体易位，除外t(9;11) inv(3)(q21q26.2)或t(3;3)(q21q26.2) t(6;9)(p23;q34) t(9;22)(q34.1;q11.2)	TP53突变 RUNX1(AML1)突变[c] ASXL1突变[c] NPM1野生型伴高等位基因比FLT3-ITD突变[ac]

注：[a]低等位基因比为<0.5，高等位基因比为≥0.5。如没有进行FLT3等位基因比检测，FLT3-ITD阳性应按照高等位基因比对待。[b]c-kit D816突变对t(8;21)(q22;q22)、inv(16)(p13;q22)或t(16;16)(p13;q22)患者预后具有影响，其他的突变位点对预后没有影响，仍归入预后良好组。[c]这些异常如果发生于预后良好组时，不应作为不良预后标志。单体核型：两个或两个以上常染色体单体，或一个常染色体单体合并，至少一个染色体结构异常。DNMT3a、RNA剪接染色质修饰基因突变（*SF3B1*、*U2AF1*、*SRSF2*、*ZRSR2*、*EZH2*、*BCOR*、*STAG2*）在不同时伴有t(8;21)(q22;q22)、inv(16)(p13q22)或t(16;16)(p13;q22)或t(15;17)(q22;q12)时，预后不良。但其循证医学证据级别不能等同于TP53、ASXL1、RUNX1等突变，暂不作为危险度分层的依据。

引自：中华医学会血液学分会白血病淋巴瘤学组. 中国成人急性髓系白血病（非急性早幼粒细胞白血病）诊疗指南（2021年版）[J]. 中华血液学杂志，2021，42（8）：617-623.

七、预防及健康管理

（一）AML预防

由于AML的病因尚不明确，因此目前主要的预防措施还是以预防危险因素为主。另外，其预防措施还包括积极开展AML预防的健康教育和咨询，指导健康人群养成良好的健康生活方式，预防AML危险因素的产生（包括环境因素、遗传因素以及生活方式因素等）。

（二）缓解后监测

患者完成巩固治疗后的前两年，需要每1～3个月监测一次血常规，后续每3～6个月监测一次血常规，直至第5年。一般不常规监测骨髓象，只有当血常规异常时才进行骨髓评估。

(三) AML患者的支持治疗

AML患者的支持治疗一般包括：成分输血支持、肿瘤溶解综合征的预防、防治感染、生长因子支持等。当需要输血支持时，应使用去白细胞的血液制品；肿瘤溶解的标准预防措施包括利尿、水化和降尿酸治疗，应鼓励患者多饮水。APL患者诱导期间不推荐使用生长因子（粒细胞/粒巨噬细胞集落刺激因子、G/GM-CSF），因为它们可能使反应评估复杂化并增加分化综合征的风险。然而AML（非APL）患者在诱导期间发生败血症及危及生命感染时可以考虑使用G/GM-CSF，以期缩短中性粒细胞减少的持续时间。

第三节 急性淋巴细胞白血病

一、病因学

ALL的发生与遗传易感性和一些环境因素有关。其遗传易感性包括：罕见的遗传性疾病，例如唐氏综合征、Li-Fraumeni综合征、神经纤维瘤病、Klinefelter综合征、Fanconi贫血、Shwachman-Diamond综合征、Bloom综合征和共济失调毛细血管扩张症；遗传基因突变性疾病，如*ARID5B*、*IKZF1*、*CEBPE*、*CDKN2A*或*CDKN2B*、*PIP4K2A*、*ETV6*；15和21染色体之间的罗伯逊易位，即rob（15；21）(q10；q10)；单核苷酸多态性，如miR-3117中的rs12402181，miR-3689d2中的rs62571442。与ALL发生相关的环境危险因素包括：农药接触、电磁辐射暴露、儿童时期感染等。

20世纪70年代末在日本西南部地区发现的地方性流行的成人T细胞白血病（adult T-cell leukemia，ATL），经研究证实与人类逆转录病毒感染相关，即人类T细胞白血病病毒或人类嗜T细胞病毒（human T-lymphotropic virus-1，HTLV）。EB病毒也被证实与成熟B细胞白血病有关。

胎儿环境被认为在儿童ALL的发展中起着至关重要的作用。一些白血病特异的融合基因，如KMT2A重排和ETV6-RUNX1，被发现于新生儿的血液标本中。在同卵双生子中同时发生白血病，提示有些白血病始发于出生前。有假说认为，随着细胞在胎儿发育过程中的增殖，随机改变会产生一个白血病前克隆，随着儿童早期接触病原体的增加，淋巴细胞的增殖最终导致ALL。

二、发病机制及分型

ALL根据其淋巴母细胞的来源不同，分为急性T淋巴细胞白血病（T-ALL）和急性B淋巴细胞白血病（B-ALL）。

(一) 发病机制

1. B-ALL发病机制

B-ALL有许多基因亚型，其特征为染色质改变，包括非整倍体或染色体重排，通过形成嵌合基因或通过与强增强子并置导致基因上调，从而导致蛋白质去调节。这些基因编码造血转录因子、表观修饰因子、细胞因子受体或酪氨酸激酶。根据这些染色体异常确定急性淋巴细胞白血病的疾病亚型是危险分层的重要步骤。导致白血病发生的次要基因组事件包括拷贝数改变（涉及淋巴转录因子）和序列突变。

（1）重现性染色体改变

25%的儿童ALL和不到3%的青少年和年轻人（adolescents and young adults，AYAs）及成年人ALL存在超二倍体（>50条染色体），这与预后良好有关。超二倍体ALL患者组蛋白修饰基因（*CREBBP*、*WHSC1*、*SUV420H1*、*SETD2*和*EZH2*）或RTK-RAS信号通路（FLT3、NRAS、KRAS和PTPN11）发生突变，亚克隆突变频繁（约50%）。与其他年龄组相比，21号染色体的染色体内扩增在中位年龄为9～10岁的儿童中更常见，这种改变对预后的影响目前仍存在争议。

亚二倍体（<45条染色体）ALL由两个亚型组成，具有不同的转录谱和基因改变。具有RAS激活和IKZF3突变的近单倍体ALL（24～31条染色体）在儿童（约2%）和成人（小于1%）中都很罕见。低亚二倍体ALL（32～39条染色体）有TP53（常为遗传的）、IKZF2和RB1的改变。低亚二倍体ALL预后很差。其发生频率随着年龄的增长而增加，在儿童中极为罕见（<1%），在AYAs中为5%，在成人中为10%以上。

伴有混合系白血病（KMT2A，以前称为MLL）基因（11q23）重排的ALL呈双相分布，通常在0～1岁的婴儿中的诊断率较高（高达80%），在儿童和AYAs中的诊断率较低（5%），在成人中诊断率较高（约15%）。患有MLL重排ALL的婴儿几乎没有额外的突变，这表明仅此基因改变就足以诱发白血病转化。MLL重排与非常差的预后相关。

融合基因 *ETV6-RUNX1* [t（12；21）（q13；q22）] 和 TCF3-PBX1 [t（1；19）（q23；p13）] 均与预后良好相关。*ETV6-RUNX1* 在儿童ALL中常见（约30%），在AYAs和成人中罕见（<5%），而 *TCF3-PBX1* 在患有ALL的儿童和成人中约占5%。相比之下，融合基因 *TCF3-HLF* 是 t（1；19）（q23；p13）易位的一种变体，与不良预后相关，存在于不到1%的ALL患者中。

BCR-ABL（[t（9；22）（q34；q11）]）阳性ALL（Ph$^+$ALL）患者的发生频率随年龄增长而增加，儿童期为2%～5%，AYAs期为6%，成人期超过25%。这种基因融合事件与预后不良有关，但在使用酪氨酸激酶抑制剂治疗后，疗效显著改善。*IKZF1* 突变是 BCR-ABL1 和 Ph-like ALL 的标志，并与非常差的预后相关。

（2）其他亚型

随着基因组分析和二代测序技术的发展，更多B-ALL的新亚型被发现，这些亚型以前由于缺乏非整倍体或单一染色体重排而未被分类，其往往表现出隐性细胞遗传学改变，并具有不同的基因表达谱。

费城染色体样（Ph-like）ALL具有类似于Ph$^+$ALL亚型的基因表达特征，但不存在BCR-ABL1融合基因。Ph-like ALL的基因组改变会影响B淋巴细胞转录因子、细胞因子受体和酪氨酸激酶信号。这种变化导致ALL的异质性，可根据组成性激活激酶或解除调控的信号通路进行识别。这些分类包括CRLF2的重排（IGH-CRLF2和P2RY8-CRLF2，约50%的患者）、ABL类酪氨酸激酶基因的重排（ABL1、ABL2、CSF1R、PDGFRA和PDGFRB，约12%）、JAK2的重排（5%～10%）、EPOR的突变（3%～10%）、JAK-STAT的激活突变（JAK1、JAK2、TLT3、ILR7、SH2B3和TSLP，约10%）和RAS（NRAS、KRAS和PTPN11，2%～8%）信号通路的突变，以及其他不太常见的激酶改变（FLT3、NTRK3和FGFR1）。Ph-like ALL的发病率随着年龄的增长而增加，从儿童的10%到成人的20%，在AYAs达到峰值，为25%～30%。激酶亚型的频率随年龄而变化：ABL类重排在儿童和青少年中比在其他年龄组中更常见，CRLF2重排和RAS信号通路激活突变在青少年中常见，EPOR突变在AYAs中更常见，JAK2重排在成人中更常见。Ph-like ALL与儿童和成人的不良预后相关，靶向ABL1或JAK2的酪氨酸激酶抑制剂可能会提高治疗反应率。

ETV6-RUNX1样ALL的基因表达谱和免疫表型（CD27阳性，CD44低至阴性）与ETV6-RUNX1亚组相似，但没有ETV6-RUNX1融合基因。其基因组图谱富含ETV6和IKZF1损伤和ARPP21缺失。该亚型主要在儿童中诊断，频率较低（约3%），其对预后的影响尚不清楚。

DUX4重排的B-ALL具有独特的免疫表型（CD2阳性）和基因表达谱，包括双同源盒4（double homeobox 4，DUX4）基因和ETS转录因子ERG的去调节。DUX4重排是白血病发生的早期起始事件，异位表达的DUX4与一个ERG基因内区段结合，导致C末端ERG蛋白被截断，从而抑制ERG基因的野生型转录活性。DUX4重排亚型约占急性淋巴细胞白血病的5%~10%，在AYAs中出现的频率略高于儿童和成人。发生这种重排的患者预后良好，即使存在与不良结果相关的基因组改变，如约40%的患者存在IKZF1缺失。

肌细胞增强因子2D（myocyte enhancer factor 2D，MEF2D）重排的B-ALL是一种与老年患者发病（大约4%的儿童，7%的AYAs和成人）和一种异常的免疫表型（CD10阴性和CD38阳性）相关的遗传亚型。最常见的MEF2D融合事件是与BCL9融合，但该基因也可以与HNRNPUL1、SS18、FOXJ2、CSF1R或DAZAP1融合。所有这些重排都与白血病的发生有关，导致MEF2D转录活性的增强。这种亚型与预后不良相关。

锌指384（zinc-finger protein 384，ZNF384）重排的B-ALL亚型也与老年发病相关（大约5%的儿童与10%的AYAs和成人）。该重排包含了整个ZNF384基因和一个5'融合伙伴，通常是一个转录调控因子或染色质修饰因子（EP300、CREBBP、TAF15、SYNRG、EWSR1、TCF3、ARID1B、BMP2K或SMARCA2）。ZNF384重排的ALL常被诊断为CD13、CD33等髓系抗原异常表达的B-ALL，或为B/髓系混合表型AL。淋系和髓系抗原在该疾病亚型上的表达表明ZNF384重排可能发生在具有多系潜能的早期造血祖细胞中。

在AYAs患者中，IGH基因位点与不同伴侣（包括Ph-like样ALL中的CRLF2和EPOR、CEBP基因家族成员和ID4）的重排很常见（约10%），并导致预后不良。

在31%的B-ALL中，PAX5作为单倍体不足肿瘤抑制因子并发生基因改变。在这种类型的白血病中，有2%~3%的患者报告了PAX5与不同融合伙伴的易位。总的来说，这些重排抑制了PAX5的转录活性，从而加速了B细胞前体白血病的发展。

IKZF1^{plus}被归类为IKZF1缺失，当没有ERG缺失时，IKZF1缺失与CDKN2A、CDKN2B、PAX5或PAR1的缺失同时发生。这一亚群在约6%的儿童B-ALL中发现，并与非常差的预后相关，特别是诱导后MRD呈阳性的患者。

2.复发B-ALL发病机制

复发B-ALL的发生和发展遵循复杂的克隆演变学说，许多异常从初始诊断即持续存在，其次为额外的继发性遗传改变或出现新异常克隆。表观遗传调控因子和染色质修饰因子的基因突变在复发B-ALL患者中也很常见，可能会导致治疗反应降低。CREBBP是一种转录反激活因子和乙酰转移酶，CREBBP突变可在20%的复发B-ALL患者中发现，这种突变会影响患者对糖皮质激素治疗的反应。类似地，5'-核苷酸酶、胞浆Ⅱ（NT5C2）基因的功能获得性突变可诱导产生对巯基嘌呤的耐药性，并选择性地存在于复发B-ALL中。其他经常在复发的B-ALL中富集的体细胞突变主要发生在*WHSC1*、*TP53*、*USH2A*、*NRAS*和*IKZF1*基因中。最后，在复发患者中还发现了DNA错配修复基因PMS2和MSH6的体细胞突变。

3.T-ALL发病机制

T-ALL的发生是一个多步骤过程的结果，在这个过程中遗传突变积累并改变了胸腺发育期细胞生长、分化、增殖和存活的正常控制。这种疾病的遗传学具有高度异质性，几乎所有患者都存在染色体异常。通过激活NOTCH1突变或FBXW7功能缺失突变导致的NOTCH信号通路的组成性激活，是约80%的T-ALL患者的主要致癌途径。此外，在70%以上的此类白血病患者中，CDKN2A位点p16（INK4A）和p14（ARF）抑制基因的缺失表明，NOTCH信号的组成性激活与CDKN2A位点的缺失协同促进了肿瘤发生。

在大约50%的T-ALL患者中，染色体易位发生的位置为转录因子基因，使其受强T细胞特异性增强子（T细胞受体α、β和δ）的控制。过表达的致癌转录因子包括TAL1、TAL2、LYL1、OLIG2、LMO1、LMO2、TLX1（HOX11）、TLX3（HOX11L2）、NKX2-1、NKX2-2、NKX2-5、HOXA、MYC、MYB、TAN1。这些易位很少导致对肿瘤抑制重要的转录因子丢失，包括编码WT1、LEF1、ETV6、BCL11B、RUNX1或GATA3的基因。

在近25%的T-ALL患者中报道了AZH2和SUZ12基因的功能缺失突变和缺失。AZH2和SUZ12基因编码是与染色质修饰有关的PRC2复合物的两个关键成分。PHF6是一种含有植物同源结构域的因子，在基因表达的表观遗传调节中发挥作用，在T-ALL患者中约16%的儿童和38%的成人发生PHF6突变或缺失。

在T-ALL患者中还发现了信号转导通路的基因突变，包括PTEN突变缺失（5%～10%的患者）和ABL1基因重排（约8%的患者）。PTEN是PI3K-AKT信号通路的重要调节因子，ABL1基因重排后与NUP214、EML1和ETV6形成融合基因。重要的是，ABL1融合蛋白对酪氨酸激酶抑制剂敏感，将这种治疗方法与化疗方案结合可能会提高该疾病亚型患者的反应率。

DNMT3A突变通常在髓系恶性肿瘤中被发现，但也在T细胞系淋巴系和恶性肿瘤中被发现，包括约10%的T-ALL患者，并且与不良预后密切相关。非白血病患者骨髓中DNMT3A变化的检测表明，一些T细胞白血病可能由发生DNMT3A突变的克隆性造血引起。

（二）ALL分型

1. ALL的免疫学分型

ALL的免疫表型通过流式细胞术分析，见表10-3。

表10-3　ALL的免疫学分型

亚型	免疫学标准
B系ALL[a]	CD19、CD79a、CD22至少两个阳性
早期前B-ALL（B-Ⅰ）	无其他B细胞分化抗原表达
普通型ALL（B-Ⅱ）	CD10$^+$
前B-ALL（B-Ⅲ）	胞质IgM$^+$
成熟B-ALL（B-Ⅳ）	胞质或膜κ或λ$^+$
T系ALL[b]	胞质/膜CD3$^+$
早期前T-ALL（T-Ⅰ）	CD7$^+$
前T-ALL（T-Ⅱ）	CD2$^+$和（或）CD5$^+$和（或）CD8$^+$
皮质T-ALL（T-Ⅲ）	CD1a$^+$
成熟T-ALL（T-Ⅳ）	膜CD3$^+$，CD1a$^-$
α/β$^+$T-ALL（A组）[c]	抗TCRα/β$^+$
γ/δ$^+$T-ALL（B组）[c]	抗TCRγ/δ$^+$
伴髓系抗原表达的ALL（My$^+$ALL）	表达1/2个髓系标志，但不满足混合表型诊断标准

注：[a]绝大多数B-ALL患者TdT和HLA-DR阳性（B-Ⅳ除外，TdT多为阴性）；[b]绝大多数T-ALL患者TdT阳性，HLA-DR、CD34为阴性（但不作为诊断分类必需）；[c]T-ALL中根据膜表面T细胞受体（TCR）的表达情况进行的分组。

引自：中国成人急性淋巴细胞白血病诊断与治疗指南（2021年版）。

2. ALL的WHO分型

见表10-1。

三、临床表现

ALL的临床表现通常是非特异性的。约半数患者表现为发热，通常是由中性粒细胞减少所致的感染或白血病细胞释放的细胞因子诱发。其他症状包括乏力、嗜睡、盗汗、体重减轻、呼吸困难、头晕、感染以及容易擦伤或出血等。在儿童患者中，四肢或关节疼痛可能是唯一的症状。肝、脾和淋巴结是髓外浸润最常见的部位，约有20%的患者可见肝、脾、淋巴结肿大。其他髓外浸润可发生于睾丸、皮肤或纵隔（特别是T-ALL）。成熟B-ALL（Burkitt白血病）易累及胃肠道的腹部肿块。中枢神经系统也是ALL的浸润部位之一，5%~8%的患者最初表现为中枢神经系统受累，如脑神经病变和脑膜浸润。成熟B-ALL患者可能会由于颅神经受累而出现颏部麻木。阴囊无痛性肿大是睾丸白血病细胞浸润或淋巴管阻塞致阴囊水肿的体征。明显的睾丸累及很少见，通常见于患有T-ALL的婴儿或青少年和/或白细胞过多的患者。其他少见的体征包括眼睛受累（白血病浸润眼眶、视神经、视网膜、虹膜、角膜或结膜），皮下结节（白血病皮肤浸润），唾液腺肥大（Mikulicz综合征），颅神经麻痹和阴茎异常勃起（由于白血病细胞浸润海绵体和背静脉，或骶神经受累所致）。硬膜外脊髓压迫虽然罕见，但其表现严重，需要立即治疗以避免永久性下肢轻瘫或截瘫。

四、检查新技术及诊断

ALL的诊断需要综合细胞形态学、免疫表型、遗传学和细胞遗传学的特征。通过显微镜对淋巴母细胞进行形态学鉴定可以评估外周血和骨髓浸润情况。免疫表型是谱系评估、分类和检测特征的金标准，并且对评估MRD非常重要。细胞遗传学异常对ALL患者的疾病评估、预后分层和治疗方案的选择非常重要。每个患者应常规进行细胞遗传学检测，检测方法除传统的染色体核型分析外还包括FISH、能够检测基因异常的探针技术和逆转录-聚合酶链反应（reverse transcription-polymerase chain reaction，RT-PCR）。通过定性或定量RT-PCR可测量B-ALL中BCR-ABL1的转录本大小（即p190与p210）。如果样本为BCR-ABL1/Ph阴性或Ph-like ALL，建议通过二代测序（next-generation sequencing，NGS）对与Ph-like ALL相关的其他融合基因和致病性突变进行全面检测。其他检测包括染色体微阵列（chromosomal microarray，CMA）和比较基因组杂交（array comparative genomic hybridization，aCGH）。t（12;21）（p13;q22）无法通过染色体核型分析检测到，需要FISH或PCR进行鉴定。

五、治疗新技术

（一）常规化疗

ALL的一线化疗包括诱导期、巩固期、维持期。此外，还需要给予鞘内注射以预防中枢神经系统白血病。异基因造血干细胞移植适用于高危或持续性微量残留病的患者。总体经过以上治疗可使儿童ALL的5年OS达到90%，成人的结果比儿童差，5年总生存率低于45%。

1. 诱导治疗

诱导化疗的目的是消除白血病细胞在体内的负荷，恢复正常的造血系统，达到CR。诱导化疗方案一般包括长春新碱（VCR）或长春地辛、蒽环/蒽醌类药物［如柔红霉素（daunorubicin，DNR）、去甲氧柔红霉素（idarubicin，IDA）、阿霉素、米托蒽醌等］、糖皮质激素（如泼尼松、地塞米松等）联合门冬氨酰酶（ASP，或培门冬氨酰酶），可再联合环磷酰胺（cyclophosphamide，CTX）组成VD（C）LP方案，也可以采用Hyper-CVAD方案。

糖皮质激素使用后会出现许多短期和长期的副作用，包括感染、心理和行为障碍、骨质疏松、骨坏死、肌病、内分泌和代谢功能障碍、心血管事件和白内障等。尤其当患者使用大剂量糖皮质激素后，产生副作用的风险增加，与泼尼松相比，使用地塞米松更容易产生副作用，且副作用通常会更严重。

门冬氨酰胺酶的副作用包括肝毒性、胰腺炎和凝血功能障碍。成人Ph⁺ALL患者，门冬氨酰胺酶治疗与死亡率增加和严重不良事件有关，尤其是肝毒性。可能是由于与酪氨酸激酶抑制剂（tyrosine kinase inhibitors，TKI）重叠的肝毒性及相关毒副作用带来的可能的死亡风险，一旦融合基因筛查（PCR方法）或染色体核型/FISH证实为Ph/BCR-ABL1阳性，ALL则进入Ph⁺ALL治疗流程，不再应用ASP。

Ph⁺ALL患者预后不良，但TKI的使用明显改善了其预后。初步结果发现，在标准化疗中添加伊马替尼（一代TKI）与高CR率（超过90%）相关；然而，因伊马替尼的血脑通过率较低，观察到因中枢神经系统白血病（central nervous system leukemia，CNSL）而导致的治疗失败。二代TKI达沙替尼比伊马替尼更能穿透血脑屏障，使用该药物联合化疗可以达到类似的CR率（超过90%）而无CNSL。在Ph⁺ALL儿童和AYAs患者中，达沙替尼治疗后的长期疗效优于伊马替尼治疗，达沙替尼治疗组的5年OS为86%，伊马替尼治疗组的5年OS为70%~72%。成人ALL复发的最常见原因是ABL激酶结构域中的Thr315Ile突变，三代TKI普纳替尼对这种突变的个体有效，47%对达沙替尼或尼洛替尼无反应的患者对普纳替尼表现出主要细胞遗传学反应。

2.巩固治疗

诱导后巩固治疗的目的是消除诱导治疗后可能残留的白血病细胞，进一步根除MRD。缓解后巩固期治疗（在长期维持治疗之前）也可以称为强化治疗。巩固治疗的药物组合和治疗持续时间在不同的研究和患者群体中差异很大，但可以包括与诱导阶段使用的药物类似的药物组合，如氨甲蝶呤、阿糖胞苷、6-巯基嘌呤（6-mercaptopurine，6-MP）、环磷酰胺、长春新碱、糖皮质激素和门冬氨酰胺酶等常被纳入巩固/强化治疗。

3.维持治疗

维持治疗的目标是预防巩固治疗后的疾病复发。大多数维持方案以每日6-MP和每周氨甲蝶呤为基础，通常加上周期性长春新碱和糖皮质激素，持续2~3年。成熟B-ALL患者不需要维持治疗，因为这些患者早期接受短期强化治疗，长期缓解，12个月后很少复发。

4.CNSL的诊断、预防和治疗

CNSL是AL（尤其是ALL）复发的主要根源之一，严重影响ALL的疗效。诊断时有神经系统症状者应先进行头颅影像学检查（CT或MRI检查），排除出血或占位性病变后再考虑腰穿，无神经系统症状者按计划进行CNSL的预防治疗。有条件的医疗机构应尽可能采用流式细胞术进行脑脊液检测。

（1）CNSL的状态分类

CNS-1：白细胞分类无原始淋巴细胞（不考虑脑脊液白细胞计数）。

CNS-2：脑脊液白细胞计数<5个/mL，可见原始淋巴细胞。

CNS-3：脑脊液白细胞计数≥5个/mL，可见原始淋巴细胞。

（2）CNSL的诊断标准

脑脊液白细胞计数≥$0.005×10^9$/L（5个/mL），离心标本证明细胞为原始细胞者，即可诊断CNSL。

（3）CNSL的预防

任何类型的成人ALL均应强调CNSL的早期预防。预防措施包括：鞘内化疗、放射治疗、大剂量全身化疗、多种措施联合应用。

鞘内化疗是预防CNSL的主要措施。诱导治疗过程中没有中枢神经系统症状者可以在血细胞计数达安全水平后行腰穿、鞘内注射。鞘内注射主要用药包括地塞米松、MTX、Ara-C。常用剂量为MTX 10～15 mg/次，Ara-C 30～50 mg/次，地塞米松5～10 mg/次，三联（或两联）用药。巩固强化治疗中也应进行积极的CNSL预防，主要是腰穿、鞘内注射（鞘内注射次数一般应达6次以上，高危组患者可达12次以上），鞘内注射频率一般不超过2次/周。

目前已较少采用预防性头颅放疗。18岁以上的高危组患者或40岁以上（不考虑造血干细胞移植）的患者可考虑预防性头颅放疗，放疗一般在缓解后的巩固化疗期或维持治疗时进行。预防性照射部位一般为单纯头颅，总剂量为1800～2000 cGy，分次完成。

（4）CNSL的治疗

确诊CNSL的ALL患者，尤其是症状和体征明显者，建议先行腰穿、鞘内注射，每周2次，直至脑脊液正常；以后每周1次×（4～6）周。

也可以在鞘内注射化疗药物至脑脊液白细胞计数正常、症状体征好转后再行放疗（头颅+脊髓放疗）。建议头颅放疗剂量2000～2400 cGy，脊髓放疗剂量1800～2000 cGy，分次完成。进行过预防性头颅放疗的患者原则上不进行二次放疗。

5.异基因造血干细胞移植

当患者可以耐受且有合适的供体时，异基因造血干细胞移植仍然是高风险患者的标准巩固治疗方案。支持性护理、感染预防和治疗的进展，以及低毒预处理方案的开发，显著降低了移植后的非复发性死亡率。此外，在一项大型前瞻性儿童试验中，供体选择（干细胞来源）、预处理方案和移植物抗宿主病预防的标准化显著改善了移植后患者的预后，尤其是非复发性死亡率。

异基因造血干细胞移植被推荐为Ph^+ALL患者的一线巩固治疗方案，同时也是Ph^-ALL和诱导或巩固后持续性MRD阳性的成年患者的合适治疗选择。对于复发性或难治性ALL患者，由于其预后极差，通常建议尽早进行异基因造血干细胞移植，尤其是成人。应努力在移植前获得最佳的疾病反应，因为MRD阳性状态与治疗后的复发有关。关于供体选择，匹配的兄弟姐妹是更可取的，但也可以使用匹配的无关供体、单倍体相合供体和脐带血。

（二）治疗新技术

1.抗CD20单克隆抗体

CD20在30%～50%的B-ALL患者中表达，与成人预后不良相关。抗CD20单克隆抗体利妥昔单抗对复发或难治性ALL的成年患者显示出有希望的结果，促使其在一线治疗中与化疗相结合进行评估。利妥昔单抗联合Hyper-CVAD方案（环磷酰胺、长春新碱、多柔比星和地塞米松）与未使用利妥昔单抗的相同治疗相比，复发率更低，EFS和OS得到改善。因此，抗CD20单克隆抗体被纳入$CD20^+$B-ALL成年患者的一线治疗。

2.抗CD22单克隆抗体

CD22在约90%的B-ALL患者中表达，与抗体结合后迅速内化，使其成为免疫结合治疗的理想靶点。奥妥珠单抗（inotuzumab ozogamicin）是一种与阿奇霉素结合的抗CD22单克隆抗体。在一项Ⅲ期试验中，对复发或难治性成人ALL患者每周服用奥妥珠单抗与标准化疗进行了比较，与标准化疗组的29%相比，奥妥珠单抗治疗组的CR率更高，为81%（$P<0.001$）。并且奥妥珠单抗治疗组患者的中位EFS和中位OS也显著提高。长期随访显示，与标准化疗组（$P=0.001$）的10%相比，奥妥珠单抗治疗组的2年OS为22.8%。FDA和EMA已批准在复发或难治性ALL成人患者中进行单剂奥妥珠单抗治疗。需要注意的是，奥妥珠单抗与较高的肝毒性发生率相关，包括肝窦阻塞综合征。

3. 抗CD19单克隆抗体

与CD22一样，CD19在约90%的B细胞ALL患者中表达，并在与抗体结合后迅速内化，使该抗原成为另一个合适的治疗靶点。博纳妥单抗（blinatumomab）是一种双特异性的抗T细胞受体和抗CD19抗体，可使T细胞激活B细胞特异性炎症和细胞溶解反应。FDA和EMA已批准博纳妥单抗用于治疗成人Ph^-、$CD19^+$的复发或难治性ALL患者，以及在首次或第二次CR时伴有持续MRD阳性的ALL患者。与B-ALL的其他治疗方法相比，博纳妥单抗具有可接受的毒性特征，其中发热、寒战、中性粒细胞减少、贫血和低γ-球蛋白血症是最常见的副作用。然而，在博纳妥单抗治疗中也出现过细胞因子释放综合征和神经系统毒性。

4. 嵌合抗原受体T细胞疗法

嵌合抗原受体T细胞（chimeric antigen receptor T-cell，CAR-T）免疫疗法通过对人体T细胞进行工程化改造，使T细胞可以特异性靶向清除肿瘤细胞，从而达到精准治疗癌症的目的。自体CAR-T细胞治疗包括收集患者的T细胞，运送CAR构建物，以及向患者自体输注改良的CAR-T细胞。CAR-T免疫疗法中CAR的设计是关键，CAR是融合了可以特异性识别抗原的单克隆抗体的单链可变片段，包含可变重链区和可变轻链区与T细胞受体（T cell receptor，TCR）的胞内信号传导域，且表达CAR的T细胞不受MHC限制。由于CD19在几乎所有B-ALL中表达，所以CD19被认为是开发CAR-T细胞的理想靶点。CAR-T细胞已被EMA和FDA批准用于治疗复发或难治性ALL儿童和青少年患者。然而，针对CD19的CAR-T细胞与严重的副作用有关，包括细胞因子释放综合征和神经毒性，这些副作用可能危及生命。tocilizumab是一种抗IL-6受体单克隆抗体，耐受性良好，对细胞因子释放综合征的治疗迅速、有效。糖皮质激素对神经毒性是有效的，但必须谨慎使用，因为其可能会降低CAR-T细胞的抗肿瘤作用。在输注针对CD19的CAR-T细胞后，会导致系统性的B细胞再生障碍，替代性多价免疫球蛋白可用于治疗这种并发症。

近年来新开发的ALL靶向治疗方法如图10-2所示。

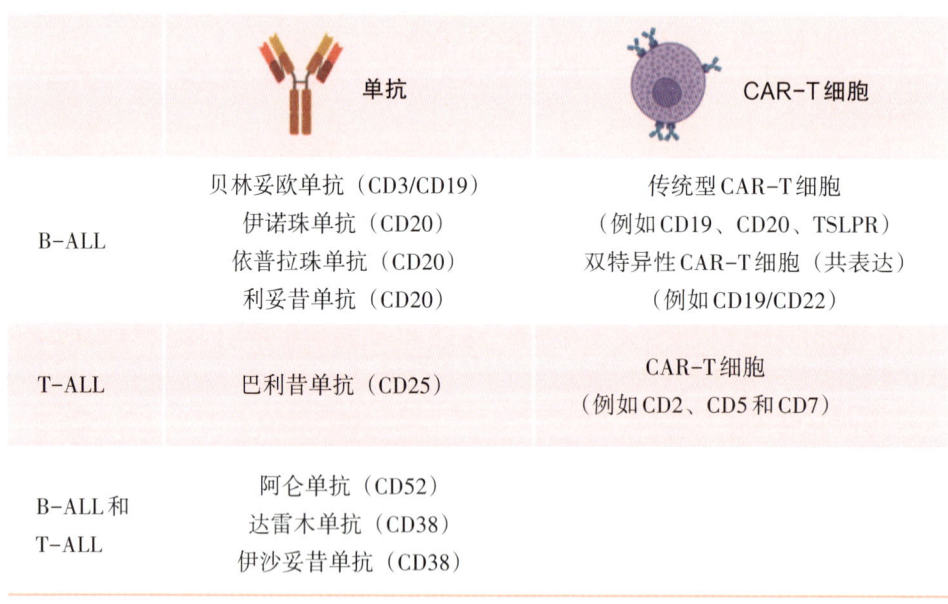

图10-2 急性淋巴细胞白血病靶向治疗示意图（原创）

六、预后及危险因素

为了选择合适的治疗方案和评估异基因造血干细胞移植的需求性，需要准确识别预后因素和风险分层。经典的预后因素包括患者年龄、诊断时的白细胞计数、中枢神经系统受累、种族和民族、性别和细胞谱系，以及患者对化疗的反应。儿童 ALL 的危险因素及预后分层见表 10-4，成人 ALL 危险因素及预后分层（非遗传学因素）见表 10-5，NCCN 2022 版 B-ALL 的细胞遗传学预后分层见表 10-6。

表 10-4　儿童 ALL 危险因素及预后分层

因素	预后良好	预后不良
诊断时的年龄	1 岁到<10 岁	<1 岁或≥10 岁
性别	女性	男性
人种	白种人、亚洲人	黑种人、西班牙人
唐氏综合征	无	有
诊断时 WBC / ×10^9/L	<50	≥50
诊断时是否有 CNSL	无	有
睾丸受累	无	有
免疫分型	B-ALL	T-ALL
MRD	阴性：持续降低并达到阴性	阳性：在监测期间增加或持续阳性

引自：INABA H，MULLIGHAN C G. Pediatric acute lymphoblastic leukemia[J]. Haematologica，2020，105（11）：2524-2539.

表 10-5　成人 ALL 危险因素及预后分层（非遗传学因素）

因素		预后好	预后差	
			B-ALL	T-ALL
诊断时	WBC(×10^9/L)	<30	>30	>100
	免疫表型	胸腺 T	早期前 B(CD10$^-$) 前 B(CD10$^-$)	早期前 T(CD1a$^-$,Scd3$^-$) 成熟 T(CD1a$^-$,Scd3$^-$)
治疗个体反应	达 CR 时间	早期	较晚(>3~4 周)	
	CR 后 MRD	阴性/<10^{-4}	阳性/≥10^{-4}	
	年龄	<35 岁	≥35 岁	
	其他因素	依从性、耐受性等 多药耐药基因过表达、药物代谢相关基因的多态性等		

注：CR 表示完全缓解；MRD 表示微量残留病。

引自：INABA H，MULLIGHAN C G. Pediatric acute lymphoblastic leukemia[J]. Haematologica，2020，105（11）：2524-2539.

表10-6 B-ALL的细胞遗传学预后分层

组别	细胞遗传学
预后良好组	超二倍体(51～65条染色体；4、10、17三体预后最好) T(12;21)(p13;q22):ETV6-RUNX1
预后不良组	低二倍体(<44条染色体) KMT2A重排：t(4;11)或其他 T(v;14q32)/IgH T(9;22)(q34;q11.2)或BCR-ABL1* 复杂染色体异常(≥5种染色体异常) BCR-ABL1样(Ph样)ALL ・JAK-STAT(CRLF2r、EPORr、JAK1/2/3r、TYK2r；SH2B3、IL7R、JAK1/2/3突变) ・ABL同源激酶重排阳性(如ABL1、ABL2、PDGFRA、PDGFRB、FGFR等) ・其他(NTRKr、FLT3r、LYNr、PTK2Br) 21号染色体内部扩增（iAMP21） T(17;19)或TCF3-HLF融合基因阳性 IKZF1改变

注：*随着TKI的应用，Ph⁺ALL的预后逐渐改善。

引自：PATRICK A BROWN, BIJAL SHAH, ANJALI ADVANI, et al. Acute Lymphoblastic Leukemia, Version 2.2021, NCCN Clinical Practice Guidelines in Oncology[J]. J Natl Compr Canc Netw. 2021, 19（9）：1079-1109.

七、预防及健康管理

（一）评估、监测和随访

1. 治疗反应的定义

（1）骨髓和外周血疗效标准

CR：外周血无原始细胞，无髓外白血病；骨髓三系造血恢复，原始细胞<5%；中性粒细胞绝对计数（absolute neutrophil count，ANC）>1.0×10^9/L；PLT>100×10^9/L；4周内无复发。

CRi：PLT≤100×10^9/L和（或）ANC≤1.0×10^9/L。其他应满足CR的标准。

难治性疾病：诱导治疗结束（一般指4周方案或Hyper-CVAD方案）未能取得CR/CRi。

疾病进展（PD）：外周血或骨髓原始细胞绝对数增加25%，或出现髓外疾病。

疾病复发：已取得CR的患者外周血或骨髓又出现原始细胞（比例>5%），或出现髓外疾病。

（2）CNSL的治疗反应

CNS缓解：CNS-2或CNS-3患者恢复CNS-1状态。

CNS复发：发生CNS-3状态或出现CNSL的临床症状（如面神经麻痹、脑/眼受累，或下丘脑综合征的表现）。

（3）淋巴瘤性髓外疾病的反应

为了评估治疗效果，应进行颈部/胸部/腹部/骨盆的CT和PET/CT成像检查。

CR：通过CT扫描淋巴瘤性肿大完全消失，或PET阴性。

部分缓解（partial response，PR）：肿大的纵隔最大垂直直径的乘积（SPD）缩小50%以上。

疾病进展（progressive disease，PD）：SPD增加超过25%。

未缓解（non-remission，NR）：不符合PR标准且不存在PD。

复发：取得CR的患者又出现淋巴瘤性肿大。

2. MRD的监测和完成治疗后的随访

（1）MRD监测的时间

整个治疗期间应强调规范的MRD监测，并根据监测结果进行动态的危险度分层和治疗方案调整。

早期：诱导治疗期间（第14天）和/或结束时（第28天左右）。

缓解后定期监测：应保证治疗第12~16、18~22周的MRD监测。

诱导治疗结束、治疗第3个月、第6个月流式细胞术检测MRD阴性或<10^{-4}可认为治疗结果满意。MRD检测可用于预后评估和危险度、治疗策略的调整；缓解后MRD水平持续较高或治疗过程中MRD由阴性转为阳性的患者具有较高的复发风险（危险度应上调），缓解后治疗策略应进行调整（如allo-HSCT）。

（2）MRD的监测方法

经典的MRD检测技术：IgH、TCR定量PCR检测（DNA水平）；4~6色流式细胞术检测MRD；融合基因转录本的实时定量PCR（如BCR-ABL1）检测。

新的高通量MRD检测技术：基于EuroFlow ≥8色二代流式细胞术检测MRD；IgH、TCR高通量测序。

（3）Ph$^+$ALL疾病反复时应注意进行ABL1激酶区突变的分析。

（4）完成巩固强化治疗后的随访检查

第1年（每1~2个月1次）：体格检查、血常规、肝功能（尤其是服用6-MP的患者）。

第2年（每3~6个月1次）：同第1年。

第3年及以后（每6~12个月1次或根据病情需要。一般至诊断后5年可以停止复查）：体格检查、血常规。

每个复查随访的时间点均应包括骨髓形态学和MRD（流式细胞术MRD和/或特异融合基因定量）的检测。

（二）ALL患者的支持治疗

针对ALL患者的支持治疗通常包括使用止吐药预防恶心和呕吐、血液制品输注或细胞因子支持治疗严重血细胞减少症、营养支持预防体重减轻、胃肠病学支持、疼痛管理、感染并发症的预防和管理，以及肿瘤溶解综合征（tumor lysis syndrome，TLS）的预防。此外，应考虑与所有方案中使用的特定药物相关的潜在毒性的短期和长期后果，例如糖皮质激素（急性情况下出现高血糖或消化性溃疡的风险、长期使用时出现缺血性坏死的风险）和门冬酰胺酶（出现过敏反应、高血糖、凝血病、肝毒性和/或胰腺炎的风险）。支持性护理措施应根据年龄、工作状态、治疗前和治疗期间细胞减少程度、感染并发症风险、疾病状态和所有治疗方案中使用的特定药物等因素进行调整，以满足每位患者的个人需求。

第四节 慢性粒细胞白血病

一、病因学

CML的病因尚不清楚，电离辐射是唯一已确定的危险因素，被证明与原子弹幸存者的慢性粒细胞白血病有关。最近一项以人群为基础的病例对照研究的结果表明，吸烟和CML之间存在微弱的联系，但这尚未得到其他研究的证实。CML没有明显的家族聚集倾向。

二、发病机制及分期

（一）CML的发病机制

CML的标志是9号和22号染色体长臂之间的获得性相互易位 [t（9；22）（q34；q11.2）]，细胞遗传学上可见费城染色体（Ph）。9号染色体和22号染色体易位导致9号染色体上的 *ABL1* 基因与22号染色体上的 *BCR* 基因融合，形成 *BCR/ABL1* 融合基因，转录为8.5 kb的RNA转录本，翻译成为210 kDa并具有酪氨酸激酶活性的融合蛋白p210 BCR/ABL1。因断裂位点不同，BCR-ABL1融合基因片段长度及翻译形成的蛋白大小有所差异（如图10-3所示）。9号染色体上的断裂点在外显子1和2之间相对恒定，而22号染色体上的断裂点可以出现在不同的区域。BCR基因有3个常见断裂点区域：M-bcr、m-bcr、μ-bcr。其中主要断点簇区为M-bcr，可产生2种形式的bcr/abl融合转录本：e13a2（以前的b2a2）和e14a2（以前的b3a2），蛋白产物皆为P210（p210 BCR-ABL1）。发生于次要断裂点m-bcr与abl的第二外显子形成e1a2融合转录本，翻译成P190蛋白（p190 BCR-ABL1）。若BCR断裂位点位于M-bcr下游，命名为μ-bcr，形成e19a2转录本，蛋白产物为P230（p230 BCR-ABL1）。绝大多数CML患者融合蛋白为p210 BCR-ABL1，可同时表达p190 BCR-ABL1，少数患者单纯表达p190 BCR-ABL1或p230 BCR-ABL1。

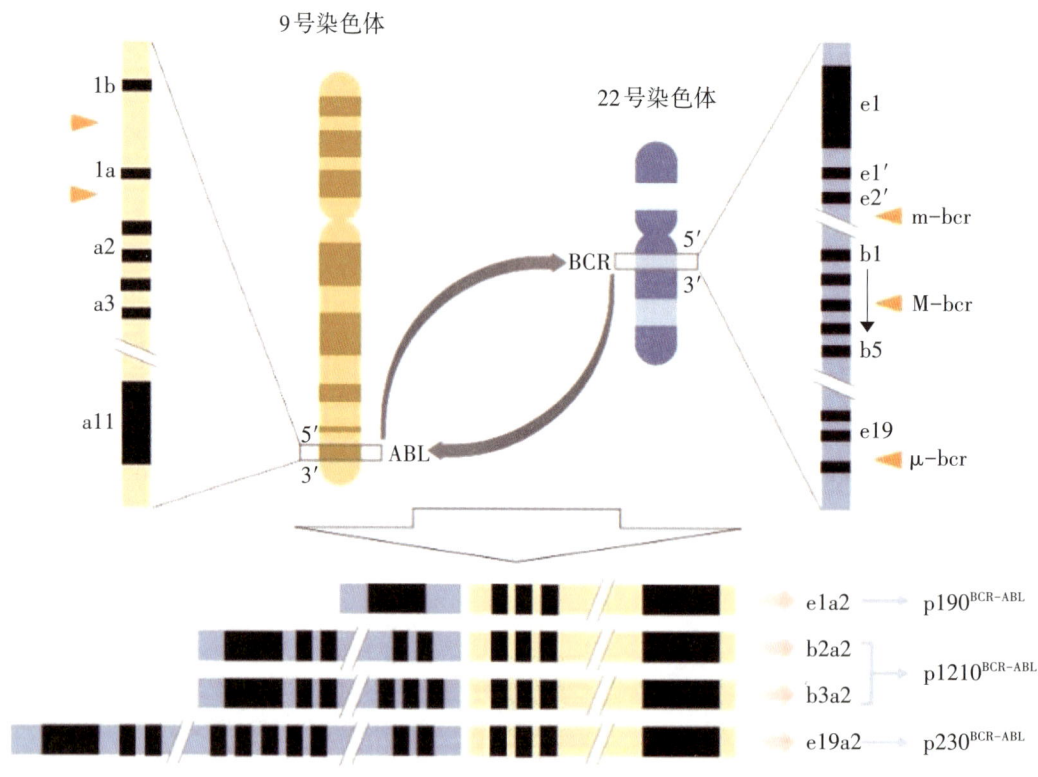

图10-3 **费城染色体**（b2a2即现在的e13a2，b3a2即现在的e14a2）（原创）

BCR是一种广泛表达的具有多种功能的细胞质蛋白。ABL1也普遍表达并具有多种功能，包括抑制细胞周期进展和增殖、整合素信号传导和DNA修复。虽然ABL1激酶的活性在生理条件下受到严格控制，但嵌合的BCR/ABL1蛋白具有组成性活性，并重新定位于细胞质。BCR/ABL1激活众多下游通路，导致细胞增殖增加、凋亡减少、黏附和迁移异常以及遗传不稳定。这些信号通路被广泛研究，为CML的分子机制驱动提供了见解。关键的下游底物和通路包括磷脂酰肌醇3激酶（phosphoinositide 3-kinase，PI3K）通路、RAS/丝裂原活化蛋白激酶（mitogen-activated protein kinase，MAPK）通路、Janus激酶（janus kinase，JAK）/信号转导和转录激活因子（signal transducer and activator of transcription，STAT）通路等。CML在转化为加速期或急变期时，经常出现其他分子异常。在一些患者的诊断中识别到其他癌症相关的突变，最常见的是ASXL1、IKZF1和RUNX1，有研究结果显示这些异常与不良预后相关。

（二）CML分期

1. 慢性期
（1）外周血或骨髓中原始细胞<10%；
（2）没有达到诊断加速期或急变期的标准。

2. 加速期
（1）外周血或骨髓中原始细胞占10%～19%；
（2）外周血中嗜碱性粒细胞≥20%；
（3）对治疗无反应或非治疗引起的持续血小板减少（<100×10^9/L）或增高（>1000×10^9/L）；
（4）治疗过程中出现Ph染色体基础上的克隆演变；
（5）进行性脾脏增大或WBC增高。

3. 急变期
（1）外周血或骨髓中原始细胞≥20%；
（2）骨髓活检原始细胞集聚；
（3）髓外原始细胞浸润。

三、临床表现

（一）症状

CML起病缓慢，其自然病程包括慢性期、加速期和急变期。70%患者是在疾病症状出现后就诊得以诊断的。部分患者在体检或其他原因检测血细胞计数时才发现血液异常。90%～95%的患者初诊时为慢性期。

慢性期患者主要临床表现贫血和脾大相关的症状，包括疲乏无力、消瘦、萎靡不适、食欲缺乏、早饱感、左上腹或腹部疼痛不适等。早期一般无出血症状，后期约有30%患者表现不同程度的出血，如鼻出血、齿龈出血、皮肤瘀斑、消化道出血、视网膜出血等。女性可有月经过多。颅内出血少见。出血原因与血小板减低（少见）或血小板功能异常有关。少数患者出现血小板及白细胞显著增高导致栓塞及其相关症状，例如脾梗死引起的左上腹急性剧烈疼痛、阴茎异常勃起。部分患者存在尿酸增高导致的痛风性关节炎，嗜碱性粒细胞增多导致组胺释放过多引起消化道溃疡。尽管CML慢性期患者白细胞显著升高，部分大于100×10^9/L，但患者出现心肺血管白细胞淤滞相关症状并不常见。白细胞淤滞相关症状包括肺动脉淤滞导致的气短、脑血管淤滞引起的嗜睡、运动协调能力减低或丧失、头晕等。

CML疾病进展包括加速期和急变期，其临床表现是一个循序渐进、逐渐加剧的过程，难以绝对分开，并且有20%～25%的患者不经加速期而直接进入急变期。进展期患者消耗性症状增加，例如不明原因的发热、乏力、食欲缺乏、盗汗、消瘦加重等，部分患者出现头痛、骨关节疼痛，伴有与白细胞不成比例的脾脏迅速肿大伴压痛，淋巴结突然肿大，贫血常进行性加重；急变期患者除伴有上述症状外还可出现髓外浸润表现，如皮肤结节，睾丸浸润，阴茎异常勃起，眼眶浸润出现绿色瘤等。急变患者出现严重感染、出血症状，可危及生命。急变以急髓变多见，大约占60%，急淋变约占30%，10%的患者急变为急性巨核细胞白血病或未分化急性白血病。少数CML患者急变表现为髓外原始细胞浸润，骨髓及外周血仍然显示出典型的慢性期状态。最常见的部位是淋巴结、皮肤和软组织、乳腺、胃肠道、泌尿道等，骨骼及中枢神经系统也可受累。

（二）体征

脾脏肿大和面色苍白是最常见的临床体征，40%~70%的患者在初诊时脾大，脾大程度不一，轻则刚及肋下，重则达脐部，甚至达盆腔。脾肿大程度与患者病情、病程及白细胞数密切相关。腹部触诊通常无触痛，如有脾周围炎可有触痛或摩擦感。胸骨压痛也是常见的体征，通常局限于胸骨体，因触痛而拒绝按压。肝脏肿大患者少见，比例不超过10%。慢性期患者淋巴结肿大、皮肤及其他组织浸润少见，淋巴结肿大以颈部、锁骨上窝及腋窝多见，但通常不大，只有少数患者肿大直径在1 cm以上。进展期患者出现淋巴结等组织器官浸润的相关体征。

四、检查新技术及诊断

（一）检查新技术

1.血常规及血涂片检查

全血细胞计数表现为白细胞增多，常伴有血小板增多和轻度贫血。分类时可见到各阶段原始及幼稚粒细胞，形态基本正常；嗜酸性粒细胞、嗜碱性粒细胞比例/绝对值增加。中性粒细胞功能轻度异常，粒细胞数量显著升高可弥补粒细胞功能缺陷，因此慢性期患者罕有发生常见或机会型感染。由于所有的风险分层评分都是基于治疗前的检测值，因此在任何治疗开始前记录血细胞计数和脾脏大小是很重要的。

2.骨髓细胞形态学检查

骨髓明显增生或极度增生，造血细胞占骨髓细胞的75%~90%，以粒系增生为主，红细胞及淋巴细胞相对减少，粒细胞：红细胞常为（10~30）：1，甚至50：1〔正常情况下粒细胞：红细胞为（2~4）：1〕。慢性期患者分类以近成熟阶段粒细胞为主，嗜酸性粒细胞、嗜碱性粒细胞比例升高，可见幼稚阶段的嗜碱及嗜酸性粒细胞。粒细胞形态可发生异常，表现为核浆发育不平衡，颗粒多少不一。红细胞系统、淋巴细胞、单核系统比例相对减低。巨核细胞数可增高也可正常，在一张涂片上可见数百或上千个巨核细胞，易见小巨核细胞。巨核细胞形成血小板良好，涂片中血小板不少，可成堆分布。进展期患者骨髓出现原始细胞比例显著增多。部分患者骨髓活检显示骨髓纤维化，尤其是病程长并且未进行有效治疗的患者以及进展期患者。

3.细胞遗传学检测

骨髓细胞中期核型分析是诊断CML的重要依据。95%以上的CML患者可发现Ph染色体，部分患者可检测到Ph染色体以外的核型异常。FISH是一项敏感、精确的检测BCR、ABL1基因重排技术，部分核型正常的患者采用FISH方法证实BCR-ABL1重排，从而明确诊断。

变异型Ph染色体：见于5%的患者，往往形成复杂易位（累积3条或3条以上染色体），除Y染色体以外其他染色体均可累及。在变异型Ph染色体中，22q$^-$存在，但缺失的部分易位至9号染色体以外染色体，或形成累及9号、22号、其他染色体的复杂遗传物质互换。高分辨率技术分析显示，无论是经典还是复杂的Ph染色体，9q34与22q11融合是Ph染色体形成的基础。

隐匿性Ph染色体：9q34与22q11互换易位，9q34易位至22q11形成光学显微镜下的22q$^-$、

9q⁺，光学显微镜下的22q⁻是Ph染色体的辨认标志，少数情况下，易位后22q⁻相比经典型在光镜下加长而无法辨认，即所谓隐匿性Ph染色体，此时通过显带技术和分子学方法明确BCR-ABL1的重排。

慢性期大约70%的患者为经典Ph染色体，20%患者合并有其他染色体异常，包括-Y、+8、22q⁻、+Ph等。-Y在60岁以上正常人群中的比例为10%。

4. 分子生物学检测

RT-PCR是检测bcr/abl融合基因的重要方式，定量RT-PCR技术可以检测出$10^{-6}\sim10^{-4}$水平的残留白血病细胞，不仅是确定诊断，也是治疗反应评价的重要手段。NGS可用于筛查髓系恶性肿瘤相关基因突变，且越来越多地应用于CML诊断。髓系恶性肿瘤相关基因突变对CML患者预后的影响目前是一个热门的研究领域。

（二）诊断

在典型的临床表现、体征，血液、骨髓细胞检查异常的基础上，必须有Ph染色体和/或有BCR-ABL1融合基因阳性才能确定诊断为CML。

五、治疗新技术及康复

（一）慢性期CML的治疗

1. 酪氨酸激酶抑制剂（tyrosine kinase inhibitors，TKIs）

20世纪90年代末酪氨酸激酶抑制剂（TKI）甲磺酸伊马替尼（imatinib mesylate，IM）成功用于临床，成为CML治疗的里程碑，CML的治疗进入了分子靶向治疗时代。TKIs是新诊断CML患者在所有疾病阶段的标准治疗方式。

目前世界范围内有6种TKIs被批准用于CML的治疗：一代TKI即伊马替尼（imatinib）；二代TKI有达沙替尼（dasatinib）、尼洛替尼（nilotinib）、博舒替尼（bosutinib）、雷多替尼（radotinib）；三代TKI为普纳替尼（ponatinib）。FDA批准且NCCN指南、ELN指南推荐慢性期患者一线治疗TKI包括伊马替尼、达沙替尼、尼洛替尼、博舒替尼。在我国被批准用于新诊断CML慢性期患者一线治疗的TKI有伊马替尼、尼洛替尼和氟马替尼，氟马替尼是由我国自主研发的。国内专家推荐的一线治疗包括：伊马替尼400 mg，每日1次；尼洛替尼300 mg，每日2次；氟马替尼600 mg，每日1次；达沙替尼100 mg，每日1次。所有TKI对新诊断的CP-CML都非常有效，其长期OS与年龄匹配的对照者相似；与伊马替尼相比，第二代TKI能更快实现细胞遗传学和分子学反应，较少进展为晚期CML；然而，在随机临床试验中，伊马替尼和第二代TKI（达沙替尼、尼洛替尼和博舒替尼）的OS无差异。一线TKI选择应当在明确治疗目标的基础上，依据患者出诊预后分层、个体状况、基础疾病、合并用药等选择恰当的一线治疗药物。在选择TKI时，还有一个重要的考虑因素是其副作用，以及TKI是否可能影响患者的其他疾病。尼洛替尼与动脉闭塞事件、糖耐量受损和血脂异常有关，因此相对禁用于有糖尿病和高脂血症的患者。心血管疾病也是尼洛替尼的禁忌证。使用达沙替尼的患者发生胸腔积液的风险增加，同时可逆性肺动脉高压是达沙替尼的一种罕见但严重的副作用，因此达沙替尼在肺部疾病患者中禁止使用。博舒替尼与肝毒性和肾损害有关。在肾小球滤过减少的患者中，尼洛替尼是首选的TKI药物，具有最小的肾毒性证据。伊马替尼也与许多低级别副作用有关，这些副作用可显著损害患者的生活质量，但经过多年的临床使用，也证明了伊马替尼具有较高的安全性。其他需要考虑的因素包括用药时间和频次、药物的相互作用、药物是否方便获得，以及药物的实际费用。

2. 干扰素 (interferon-α, IFN-α)

干扰素在TKIs之前是首选的药物，目前仍然是对所有TKIs不耐受的罕见患者的一种选择。对于计划怀孕的妇女，干扰素也是最安全的选择。也有数据显示，IFN-α与TKIs结合可以改善分子学反应的深度。

3. 细胞毒性药物

细胞毒性药物目前很少用于治疗CML，羟基脲可以减少白细胞瘀滞症的体征和症状，如视网膜缺血、缺氧或阴茎勃起。为了避免TKI治疗中断，必须注意防止在TKI治疗后立即或同时使用高剂量的羟基脲时发生严重的骨髓抑制。

4. 异基因造血干细胞移植 (allogeneic hematopoietic stem cell transplantation, allo-HSCT)

allo-HSCT是一种潜在的治疗CML的方法。在替代供体来源（如非亲属供体和脐带血）方面的不断进步，严格选择非亲属匹配的供体进行更准确的HLA检测，以及使用降低强度的预处理方案都改善了allo-HSCT后的结果。对于诊断时即表现为BP-CML的罕见患者、患有其他对TKI药物有耐药性疾病的患者、接受TKI治疗时进展为AP-CML或BP-CML的患者以及对所有TKI药物有耐药性和/或不耐受的CML患者，allo-HSCT都是一种合适的治疗选择。多项研究已经证实，先前的TKI治疗不会影响allo-HSCT后的结果或增加移植相关的毒性。疾病阶段、HLA匹配、供体和受体的年龄和性别、从诊断到移植的时间都被确定为移植前的危险因素。移植时的疾病阶段是一个重要的预后因素，经治疗后回到慢性期的CML患者移植后的生存结果明显好于加速期或急变期的CML患者。如果考虑对患者行allo-HSCT治疗，必须同时进行严密的监测，因为导致延迟移植的主要原因是错过了慢性期阶段。

5. 高三尖杉酯碱

高三尖杉酯碱是一种皮下给药的蛋白质合成抑制剂，仅在美国被批准用于治疗对至少两种TKIs耐药的CP-CML和AP-CML患者。因为给药途径不方便和明显的骨髓抑制，高三尖杉酯碱很少使用。但它仍然是所有TKIs不耐受或耐药的患者的姑息性选择。

（二）进展期CML的治疗

建议所有加速期和急变期CML患者考虑行allo-HSCT，有条件时可参加新药临床试验。新发AP-CML的初始治疗通常可以与CP-CML同样，使用单药TKI，随后进行allo-HSCT评估。但是，在接受TKI治疗期间，疾病由CP-CML进展为AP-CML的患者继续进展为BP-CML的概率很高，可预测存活率很低。这些患者应考虑参与临床试验和行allo-HSCT。可以使用其他TKI（之前未用过的）治疗一个疗程作为进展期患者行allo-HSCT的过渡。对于新发BP-CML和疾病进展为BP-CML的患者，建议TKI联合化疗（淋系BP-CML采用ALL的化疗方案，髓系BP-CML采用AML的化疗方案），之后行allo-HSCT。伊马替尼可诱导加速期和急变期CML患者达到良好的血液学和细胞遗传学反应率。达沙替尼、尼洛替尼、博舒替尼和普纳替尼对伊马替尼耐药或不能耐受伊马替尼的进展期或加速期CML也具有活性。普纳替尼是T315I突变患者或无其他TKI适应证患者的一种治疗选择。伊马替尼联合基于地西他滨或阿糖胞苷的化疗治疗加速期和急变期CML的疗效已得到临床研究证实。高剂量的CVAD化疗方案联合伊马替尼或达沙替尼对淋系急变期CML患者也有效，特别是在之后行allo-HSCT的情况下。已证实奥马西他辛（omacetaxine）对多种TKI耐药的加速期患者以及携带T315I突变的患者具有疗效。在急变期CML病例中有报道发生中枢神经系统（CNS）受累。对于淋系BP-CML患者，建议行腰穿及CNS预防。应根据AL的治疗方案对已发生CNS受累的BP-CML患者进行治疗。达沙替尼可透过血脑屏障，可能是CNS受累患者最佳的TKI选择。

（三）无治疗缓解

最近的研究表明，接受TKIs治疗的CML患者的预期寿命接近普通人群的预期寿命。然而，考虑到TKI药物的脱靶效应、不良事件、毒性和终生使用TKI药物相关的高成本，科学家和临床医生现在正在探索对于那些已经达到深度分子缓解（BCR-ABL1<0.01）的患者停止TKI治疗的可能性。无治疗缓解（treatment free remission，TFR）逐步成为CML治疗的长期目标，特别是年轻患者。这种情况下，识别哪些患者可能实现并保持TFR，并了解哪些生物因素与维持TFR有关非常重要。在停用伊马替尼的早期试验中，40%～60%的患者在停用TKI后仍处于完全分子缓解状态（complete molecular response，CMR）。患者自停用TKI后需要每个月通过RT-PCR进行监测。无论对单个样本的敏感性如何，使用定量RT-PCR方法至少连续两年检测不到CML即为持续CMR。分子学复发指连续两次PCR的结果阳性或一次检测中未达到主要分子学反应（molecular response，MMR）。试验中复发的患者在恢复伊马替尼治疗后再次实现了MMR。研究结果还显示，使用TKI药物的时间越长，DMR（deep molecular response）持续时间越长，TFR成功的概率越高。最新的NCCN指南中提到有几个因素可能有助于预测TKI治疗中断后复发的风险：Sokal风险评分较高、女性、自然杀伤细胞计数较低、对伊马替尼的反应不佳或耐药、TKI治疗持续时间以及TKI治疗中断前的DMR。一些试验评估了在使用二代TKI的患者TFR的效果，结果与使用伊马替尼的患者相似。接受二代TKI治疗的患者在更短的时间内有更高的DMR率，这在理论上可转化为更高的TFR率。这可能表明，使用二代TKI作为一线治疗，是提高总TFR率的一种手段。然而，二代TKI并非没有风险和副作用，应针对每个患者进行个体化风险效益评估。许多研究发现TFR与细胞免疫参数有关，与复发患者相比，TFR患者有更高的NK细胞、更低的T调节细胞和更少的CD86$^+$浆细胞样树突状细胞。这些数据表明，TFR是基于免疫控制的，但迄今为止，其机制仍然不清楚。

停用TKI的患者中约有1/4会出现TKI戒断综合征，其症状包括肌肉骨骼疼痛，有时还会出现脸红。先前存在关节炎的患者更容易患TKI综合征。非甾体抗炎药或短期口服甾体类药物通常有效，但一些患者可能需要阿片类药物，甚至需要恢复TKI治疗。细胞因子释放、肥大细胞再生和潜在炎症状态的重新激活被认为是TKI戒断综合征的可能原因。有趣的是，经历TKI戒断综合征的患者似乎有更高的TFR成功的可能性。

（四）新的治疗选择

新型BCR-ABL1抑制剂和针对几种BCR-ABL1独立通路的小分子抑制剂在早期临床试验中已证明有效。在停止TKI治疗前使用低剂量干扰素与TKI联合治疗以及在停止TKI治疗前逐渐降低TKI剂量两种策略都有改善TFR结果的潜在可能性。聚乙二醇化干扰素与TKI联合应用已显示出良好的结果。

六、预后及预后因素

目前使用的预后评分取决于开始任何治疗前获得的临床资料。目前常用的评分系统包括Sokal、Euro以及EUTOS（见表10-7），均以临床特点以及血液学指标作为预后评分因素。目前无明确数据判断3种预后积分系统的优劣，无论采取何种预后评估方式，建议对高危患者采用更为积极的治疗和监测。

表10-7 CML预后评分系统

评分系统	评分计算公式	低危	中危	高危
Sokal	$=\exp[0.0116(年龄-43.4岁)]+0.0345(脾脏大小-7.51)+0.188[(血小板/700)^2-0.563]+0.0887(原始细胞-2.1)$	<0.8	0.8~1.2	>1.2
Euro	$[0.6666(当年龄≥50岁)+(0.042×脾脏大小)+1.0956(当血小板≥1500×10^9/L)+(0.0584×原始细胞数)+0.2039(当嗜碱性粒细胞≥3%)+(0.0413×嗜酸性粒细胞)]×1000$	≤780	781~1480	>1480
EUTOS	脾脏大小×4+嗜碱性粒细胞×7	≤87		>87

注:血小板计数($×10^9$/L),年龄为岁数,脾大小为肋下长度(厘米),原始细胞、嗜酸性粒细胞、嗜碱性粒细胞为外周血分类百分数。所有数据应当在任何CML相关治疗开始前获得。

引自:中华医学会血液学分会.慢性髓性白血病中国诊断与治疗指南(2020年版)[J].中华血液学杂志,2020,41,(5):353-364.

诊断时的合并症是CML患者长期生存的一项最重要的预后因素。世界各地不同危险群体中患者的分布情况各不相同。在高收入国家,很少有患者(通常<10%)在诊断时患有高风险疾病,而在低收入国家,20%~25%的患者患有高风险疾病。

无论是在诊断时还是在治疗过程中观察到的除费城染色体以外的其他染色体异常,都意味着患者的预后变差。高危染色体异常除费城染色体外,还包括i(17)(q10),3q26.2异常,11q23异常,8号三体、17号三体、19号三体、21号三体、7号染色体异常(包括单倍7号染色体和7号染色体长臂缺失),3号染色体异常,以及其他复杂异常。

七、预防及健康管理

(一)治疗反应监测

TKI治疗期间应定期监测血液学(外周血细胞计数正常)、细胞遗传学(骨髓细胞遗传学显示Ph阳性细胞减少)及分子生物学反应(qPCR显示BCR-ABL1嵌合mRNA减少)。血液学、细胞遗传学和分子生物学反应的标准总结如下:

1.**完全血液学反应**

(1)外周血计数完全正常,白细胞计数<10×10^9/L;

(2)血小板计数<450×10^9/L;

(3)外周血无未成熟细胞,如髓细胞、早幼粒细胞或原始细胞;

(4)无疾病症状和体征,可触及的脾大缓解。

2.**细胞遗传学反应**

(1)完全细胞遗传学反应(complete cytogenetic response,CCyR):无Ph$^+$细胞;

(2)部分细胞遗传学反应(partial cytogenetic response,PCyR):Ph$^+$细胞为1%~35%;

(3)次要细胞遗传学反应(minor cytogenetic response,mCyR):Ph$^+$细胞为36%~65%;

(4)微小细胞遗传学反应(mini cytogenetic response,miniCyR):Ph$^+$细胞为66%~95%;

(5)无细胞遗传学反应:Ph$^+$细胞>95%。

3.**分子生物学反应**

(1)主要分子学反应(major molecular response,MMR):BCR-ABL1^{IS}≤0.1%(ABL转录本>10000);

(2) 分子学反应4（MR4）：BCR-ABL1^{IS}≤0.01%（ABL转录本>10000）；

(3) 分子学反应4.5（MR4.5）：BCR-ABL1^{IS}≤0.0032%（ABL转录本>32000）；

(4) 分子学反应5（MR5）：BCR-ABL1^{IS}≤0.01%（ABL转录本>100000）；

(5) 分子学无法检测：在可扩增ABL转录本水平下无法检测到BCR-ABL转录本。

4. 复发

(1) 任何血液学反应丧失的迹象；

(2) CCyR缺失的任何迹象或其分子反应相关定义为BCR-ABL1，转录本增加至>1%；

(3) BCR-ABL1转录水平增加1个对数伴随MMR缺失。

TKI治疗最重要的目标是防止疾病进展为AP-CML或BP-CML，并在一线TKI治疗后12个月内达到MR2.0（≤1% BCR-ABL1^{IS}，对应于CcyR）或MMR（≤0.1% BCR-ABL1^{IS}）。这一治疗目标即治疗反应里程碑。CML治疗的目标也是在特定的时间内达到特定的治疗反应里程碑，并维持这些里程碑。NCCN指南推荐的早期治疗反应里程碑见表10-8，达到不同治疗反应里程碑所代表的情况、相应的临床注意事项以及下一步治疗推荐见表10-9。

表10-8　CML早期治疗反应里程碑

BCR-ABL1^{IS}	3个月	6个月	12个月
>10%	黄色	红色	
1%～10%	绿色		黄色
0.1%～1%	绿色		浅绿色
<0.1%	绿色		

注：红色、黄色、浅绿色、绿色分别代表TKI治疗所达到的不同的治疗反应里程碑。

引自：中华医学会血液学分会．慢性髓性白血病中国诊断与治疗指南（2020年版）[J]．中华血液学杂志，2020，41（5）：353-364．

表10-9　CML治疗达到不同反应里程碑后的下一步治疗推荐

颜色	考虑	临床注意事项	下一步治疗推荐
红色	TKI耐药	评估患者依从性和药物相互作用；考虑突变分析	改用其他TKI并进行异基因造血干细胞移植评估
黄色	可能TKI耐药	评估患者依从性和药物相互作用；考虑突变分析；考虑骨髓细胞遗传学分析来评估3个月时的MCyR或12个月时的CCyR	改用其他TKI或继续相同TKI（伊马替尼除外）或将伊马替尼剂量增加至最大800 mg以及考虑进行异基因造血干细胞移植评估
浅绿色	TKI敏感	如果治疗目标是长期生存，则<1%是理想的；如果治疗目标是无治疗缓解，则≤0.1%是理想的	如果已达到理想的治疗效果，继续原TKI治疗；如果未达到理想的治疗效果，需要与患者共同讨论治疗方案
绿色	TKI敏感	检测治疗反应和副作用	继续原TKI治疗

注：红色、黄色、浅绿色、绿色即表10-8中的早期治疗反应里程碑。

引自：中华医学会血液学分会．慢性髓性白血病中国诊断与治疗指南（2020年版）[J]．中华血液学杂志，2020，41（5）：353-364．

qPCR是监测TKI治疗反应的首选方法，即监测BCR-ABL1的转录水平。qPCR是唯一能够在患者达到CCR后监测治疗反应的方法。在长期骨髓抑制的患者中，由于治疗期间持续的血细胞减少或不明原因的血细胞计数下降，可能没有完全的血液反应（complete hematologic response，CHR）。骨髓细胞遗传学检测除了可以监测TKI治疗的反应，还可以排除其他疾病，如MDS或出现除Ph染色体以外的染色体异常。建议在诊断时和开始治疗后每3个月进行1次qPCR检测。在达到CCR（BCR-ABL1^{IS}≤1%）后，建议每3个月进行1次分子学监测，持续2年，之后每3~6个月进行1次分子学监测。

（二）TKI治疗依从性

TKI治疗有显著的副作用，可能会降低患者对治疗的依从性。如果患者治疗没有达到早期分子学反应，在考虑更换TKI之前，应首先检查患者的依从性。TKI治疗中断和对治疗方案不依从可能导致不良的临床结果。坚持使用伊马替尼治疗已被确定为使用标准剂量伊马替尼达到CMR的唯一独立预测因素。伊马替尼治疗依从性差也是导致细胞遗传复发和伊马替尼治疗失败的最重要因素。

对患者进行治疗依从性教育，并密切关注患者的依从性，对实现最理想的治疗反应至关重要。有临床指征时短暂停药或减少剂量可能不会对疾病控制或其他结果产生负面影响。对副作用进行充分和适当的管理，并安排适当的随访以监测副作用，可能有助于提高患者对治疗的依从性。对于某些发生急性非血液学毒性的患者，或发生低级别、慢性和持续性不良事件且无法通过适当支持治疗措施控制的患者，因不耐受而改用其他TKI可能是有益的。

（三）TKI治疗期间的妊娠管理

约37%的CML患者在诊断时处于生育年龄。对于男性患者，TKI治疗可能会暂时影响雄性激素，但不会对男性患者的生育能力产生有害影响，接受TKI治疗的男性患者的配偶受孕后流产或胎儿畸形的风险没有增加。女性患者在妊娠期间使用TKI治疗会增加流产和胎儿畸形的风险。对于女性CML患者，在TKI治疗期间不建议计划妊娠，育龄期女性患者在开始TKI治疗前可以考虑进行卵子冻存。如果计划妊娠，则应该在备孕及妊娠期间停止TKI治疗，分娩后可恢复TKI治疗。使用TKI治疗期间应避免哺乳。男性CML患者如果和其配偶计划妊娠，一般不需要停止TKI治疗，但相关经验有限。男性患者在开始TKI治疗前也可以考虑进行精子冻存。

对于在妊娠期间确诊CML的患者，如果处于加速期或急变期，应立即终止妊娠并开始TKI治疗或化疗。对于慢性期患者，应尽可能避免使用TKI、羟基脲、白消安等可能导致胎儿畸形的药物。可定期采用血细胞分离术维持血液学相对稳定，对于血小板增多的患者，可以使用低剂量阿司匹林或低分子量肝素抗凝。干扰素α由于分子量较大且不易透过血液-胎盘屏障，已被较多文献确认为妊娠期患者的安全选择。如果在使用TKI治疗期间发现意外妊娠，则必须仔细评估TKI治疗对母亲的潜在益处和对胎儿的潜在风险，以及治疗中断导致理想的治疗反应丧失的风险。如果在充分知情的情况下患者选择保留胎儿，则应立即中断TKI治疗，严密监测疾病状况。必要时使用白细胞分离术、干扰素α治疗，直至分娩。分娩后根据患者的疾病状态决定何时开始TKI再治疗。

（四）CML儿童患者的特殊注意事项

CML占所有儿童白血病的不足3%。通常儿童诊断的中位年龄为11~12岁，约10%为进展期。由于儿童CML患者罕见，目前尚无针对儿童人群CML管理的循证医学建议。伊马替尼、达沙替尼和尼洛替尼目前被批准用于儿童CML治疗。大剂量伊马替尼（340mg/m²）也被证明对儿童有效且耐受性良好。关于博舒替尼和波纳替尼对于儿童的安全性和有效性的相关数据非常少。儿童的预期寿命远远长于成人，TKI治疗可能需要数十年，因此有可能发生成人所没有的长期副作用，例如生长迟缓、骨骼代谢变化、甲状腺异常以及对青春期和生育力的影响。许多研究报道，接受TKI治疗的CML儿童纵向生长受损，在青春期前开始治疗时，这种影响更为显著。应密切监测接受TKI治疗的CML儿童的生长情况。关于儿童CML患者停止TKI治疗的研究也正在进行中，目前不建议在临床试验之外的情况下停止CML儿童的TKI治疗。

（五）疫苗接种

总体来说，对接受TKI治疗的儿童使用灭活疫苗是安全的，但目前尚不清楚接种反应是否与健康儿童相同。DMR患者在停止TKI治疗数周后，可以考虑使用灭活疫苗。对新型冠状病毒的mRNA疫苗在血液系统恶性肿瘤患者中的疗效评估的研究显示，与实体瘤或其他血液系统恶性肿瘤患者相比，CML患者血清转化率更高，记忆T细胞反应更强。针对新型冠状病毒的mRNA疫苗属于灭活疫苗，因此可以用于CML患者接种。

（吴庭恺　刘蓓）

参考文献

[1] SUNG H, FERLAY J, SIEGEL RL, et al. Global cancer statistics 2020: GLOBOCAN estimates of incidence and mortality worldwide for 36 cancers in 185 countries[J]. A Cancer Journal for Clinicians, 2021, 71(3): 209-249.

[2] SHALLIS R, WANG R, DAVIDOFF A, et al. Epidemiology of acute myeloid leukemia: recent progress and enduring challenges[J]. Blood Reviews 2019, 36: 70-87.

[3] VETRIE D, HELGASON G, COPLAND M. The leukaemia stem cell: similarities, differences and clinical prospects in CML and AML[J]. Nature Reviews Cancer, 2020, 20(3): 158-173.

[4] DINARDO C, PRATZ K, PULLARKAT V, et al. Venetoclax combined with decitabine or azacitidine in treatment-naive, elderly patients with acute myeloid leukemia[J]. Blood, 2019, 133(1): 7-17.

[5] WEI A, STRICKLAND S, JR., HOU J, et al. Venetoclax combined with low-dose cytarabine for previously untreated patients with acute myeloid leukemia: results from a phase Ib/II study[J]. Journal of Clinical Oncology, 2019, 37(15): 1277-1284.

[6] DAVER N, SCHLENK R, RUSSELL N, et al. Targeting FLT3 mutations in AML: review of current knowledge and evidence[J]. Leukemia, 2019, 33(2): 299-312.

[7] HOY SM. Glasdegib: first global approval[J]. Drugs, 2019, 79(2): 207-213.

[8] CARAVELLA J, LIN J, DIEBOLD R, et al. Structure-based design and identification of FT-2102 (Olutasidenib), a potent mutant-selective IDH1 inhibitor[J]. Journal of Medicinal Chemistry, 2020, 63(4): 1612-1623.

[9] BATTIPAGLIA G, LABOPIN M, KRÖGER N, et al. Posttransplant cyclophosphamide vs antithymocyte globulin in HLA-mismatched unrelated donor transplantation[J]. Blood, 2019, 134(11): 892-899.

[10] TOFFALORI C, ZITO L, GAMBACORTA V, et al. Immune signature drives leukemia escape and relapse after hematopoietic cell transplantation[J]. Nature Medicine, 2019, 25(4): 603-611.

[11] FEINS S, KONG W, WILLIAMS E, et al. An introduction to chimeric antigen receptor (CAR) T-cell immunotherapy for human cancer[J]. American Journal of Hematology, 2019, 94(S1): 3-9.

[12] CUMMINS K, GILL S. Chimeric antigen receptor T-cell therapy for acute myeloid leukemia: how close to reality?[J]. Haematologica, 2019, 104(7): 1302-1308.

[13] COOLEY S, HE F, BACHANOVA V, et al. First-in-human trial of rhIL-15 and haploidentical natural killer cell therapy for advanced acute myeloid leukemia[J]. Blood Advances, 2019, 3(13): 1970-1980.

[14] HITZLER J, ESTEY E. Gemtuzumab ozogamicin in acute myeloid leukemia: act 2, with perhaps more to come[J]. Haematologica, 2019, 104(1): 7-9.

[15] WILLIAMS P, BASU S, GARCIA-MANERO G, et al. The distribution of T-cell subsets and the expression of immune checkpoint receptors and ligands in patients with newly diagnosed and relapsed acute myeloid leukemia[J]. Cancer, 2019, 125(9): 1470-1481.

[16] SHORT N, KONOPLEVA M, KADIA T, et al. Advances in the treatment of acute myeloid leukemia: new drugs and new challenges[J]. Cancer Discovery, 2020, 10(4): 506-525.

[17] 中华医学会血液学分会白血病淋巴瘤学组. 中国成人急性髓系白血病(非急性早幼粒细胞白血病)诊疗指南(2021年版)[J]. 中华血液学杂志, 2021, 42(8): 617-623.

[18] MALARD F, MOHTY M. Acute lymphoblastic leukaemia[J]. Lancet, 2020, 395(10230): 1146-1162.

[19] INABA H, MULLIGHAN C. Pediatric acute lymphoblastic leukemia[J]. Haematologica, 2020, 105(11): 2524-2539.

[20] BOND J, TOUZART A, LEPRÊTRE S, et al. DNMT3A mutation is associated with increased age and adverse outcome in adult T-cell acute lymphoblastic leukemia[J]. Haematologica, 2019, 104(8): 1617-1625.

[21] KANTARJIAN H, DEANGELO D, STELLJES M, et al. Inotuzumab ozogamicin versus standard of care in relapsed or refractory acute lymphoblastic leukemia: Final report and long-term survival follow-up from the randomized, phase 3 INO-VATE study[J]. Cancer, 2019, 125(14): 2474-2487.

[22] BACCARANI M, CASTAGNETTI F, GUGLIOTTA G, et al. The proportion of different BCR-ABL1 transcript types in chronic myeloid leukemia. An international overview[J]. Leukemia, 2019, 33(5): 1173-1183.

[23] IRANI Y, HUGHES A, CLARSON J, et al. Successful treatment-free remission in chronic myeloid leukaemia and its association with reduced immune suppressors and increased natural killer cells[J]. British Journal of Haematology, 2020, 191(3): 433-441.

[24] CLARK R, POLYDOROS F, APPERLEY J, et al. De-escalation of tyrosine kinase inhibitor therapy before complete treatment discontinuation in patients with chronic myeloid leukaemia (DESTINY): a non-randomised, phase 2 trial[J]. Lancet Haematol, 2019, 6(7): e375-e383

[25] GREENBERGER L, SALTZMAN L, SENEFELD J, et al. Antibody response to SARS-CoV-2 vaccines in patients with hematologic malignancies[J]. Cancer Cell, 2021, 39(8): 1031-1033.

第十一章 慢性骨髓增殖性肿瘤的诊疗及健康管理

第一节 概述及流行病学

一、概述

慢性骨髓增殖性肿瘤（myeloproliferative neoplasm，MPN）是一组由造血干细胞向髓系祖细胞转化导致一种或多种类型的髓系细胞过度产生的获得性克隆性疾病。MPN包括真性红细胞增多症（polycythemia vera，PV）、原发性血小板增多症（essential thrombocythemia，ET）、骨髓纤维化（primary myelofibrosis，PMF）。这些疾病被称为费城染色体（Philadelphia chromosome，Ph）阴性MPN，与Ph阳性疾病慢性髓系白血病（chronic myelocytic leukemia，CML）相区别，而CML在2016年修订的WHO髓系肿瘤分类中也被归类为MPN。自2005年以来，发现了经典MPN克隆异常，即在95%的PV患者、大约50%的ET和PMF患者中发现了Janus激酶2（Janus kinase 2，JAK2）V617F突变，随后，在未检出JAK2突变的患者中发现了骨髓增生性白血病病毒癌基因（myeloproliferative leukemia virus oncogene，MPL）突变和钙网蛋白（calreticulin，CALR）突变，但也有MPN患者无任何突变，称为三阴性MPN。2016年世界卫生组织（World Health Organization，WHO）制定了MPN诊断标准，同时确定了疾病的获得性克隆性质，并将其归类为肿瘤。

MPN的临床症状负担通常很严重，大多数患者的生活质量受到影响。一项针对1179名MPN患者的在线调查显示，患者以体质性症状和脾肿大为主（70%），其使生活质量恶化。调查中报告的体质性症状包括疲劳（80.7%）、瘙痒（52.2%）、盗汗（49.2%）、骨痛（43.9%）、发热（13.7%）和体重减轻（13.1%）。

MPN患者组的深度疲劳程度超过了同年龄的对照组，34.5%的患者在日常生活活动中需要帮助，11.2%的患者报告了MPN相关的医疗残疾。之后，同一团队应用一种广泛适用的18项工具（骨髓增殖性肿瘤症状评估表），与简要疲劳量表相结合，前瞻性地评估了美国、瑞典和意大利的MF、ET和PV队列的症状。在所有3个MPN中，与MF疾病相关的不适症状严重且频繁。与之前的研究结果一致，MF患者的疾病负担最大，其次是PV患者，最后是ET患者。

二、流行病学

(一) 病因学

1. 遗传因素

遗传突变或先天性易感综合征可能为MPN的发生提供了一定的遗传干扰。MPN患者亲属发生PV和ET的风险增加支持了这一观点。据估计，大约8%的散发性MPN病例是由家族易感性引起的。然而，由种族易感性引起的MPN病例的确切比例尚不清楚。由家族易感性或种族易感性引起的MPN的临床表现、疾病并发症负担和自然史演变似乎与散发病例相似。与散发病例相比，较大病例对照研究显示诊断平均年龄在统计学上没有显著差异。此外，MPN患者的父母和子女诊断平均年龄相似。

2. 环境暴露、易感因素和生活方式

大多数MPN患者更可能通过获得驱动突变而非遗传性异常而偶发性地发展为疾病。除了自然衰老和性别因素之外，费城染色体形成的危险因素有限。

炎症在MPN的发生、发展中也发挥了作用。例如，女性（近85%）的自身免疫性疾病史是其中的一个危险因素。一项根据年龄和性别调整的分析报告认为，任何自身免疫性疾病的病史都与MPN弱相关；风湿性多肌痛和皮肌炎/多发性肌炎的病史被明确确定为CML发生的危险因素。自身免疫性疾病和MPN也可能具有相同的风险因素或致病途径。肥胖（体重指数≥30 kg/m^2）越来越被认为是潜在的炎症状态，因此它与MPN的风险增加有关。

吸烟始终与MPN的风险增加相关。一项研究报告称，每天吸一包烟（每天20支）的重度吸烟者患CML的风险更高。复合吸烟者也有较高的CML风险。一项Meta分析表明，与非吸烟者相比，吸烟者与CML之间没有统计学意义的关联。同一项研究指出，吸烟年限的增加与CML风险之间存在正相关。与从不吸烟的人相比，那些每天吸烟15 g或每天吸烟>15 g的人增加了患Ph阴性MPNs的风险。

(二) 发病率

在美国，CML、PV和ET的发病率相似，为（1.0~2.0）/10万，而PMF的发病更为罕见，发病率为0.3/10万。酪氨酸激酶抑制剂的治疗可以显著改善CML患者的预后，使其与普通人群的预期寿命相近。PV或ET患者的生存率则高于PMF患者。

MPN属于老年疾病。美国诊断CML的中位年龄为59岁，并且其随着时间的推移保持稳定。CML发病率随着患者年龄的增长而增加，2001—2016年流行病学和最终结果（Surveillance, Epidemiology, and End Results, SEER）数据库统计显示，65岁以下的患者年发病率为1.1/10万，年龄超过65岁的为7.6/10万，80~84岁的为5.2/10万，85岁以上的为5.8/10万。CML诊断的中位年龄在欧洲为56岁，在非洲、亚洲为47岁。基于SEER的PV诊断中位年龄为65岁，而一项针对美国和欧洲PV患者的研究报告显示，诊断中位年龄为61岁，90%的患者诊断年龄超过40岁。使用2001—2016年的SEER数据观察到ET诊断时的中位年龄为67岁，和其他研究报告结果不同，美国的为54~55岁，澳大利亚的为66岁，英国的为73岁。与JAK2突变相比，CALR突变和三阴性ET患者的诊断年龄更小（分别为49岁和58岁；47岁和58岁）。根据来自美国、欧洲和澳大利亚的研究显示，诊断为PMF的中位年龄为65~67岁。2001—2016年的SEER数据表明，PMF诊断的中位年龄为69岁，如图11-1所示。

与其他髓系恶性肿瘤AML和MDS类似，MPN在男性中也比女性更常见。在所有年龄组中，更多的男性被诊断为CML。ET是唯一一个在女性中显示出较高发病率的MPN，男性：女性的发病率比率（incidence rate ratio，IRR）为0.5～0.7。不包括ET的情况下，MPNs的总体男：女IRR为1.4～2.3。相比之下，JAK2突变和三阴性ET患者与CALR突变ET患者相比，更常见于女性（分别为68%和73%）。PMF在男性中的发生率高于女性，大多数研究表明男性：女性IRR为1.3～2.5，一些欧洲注册机构的报告甚至高达4.0。

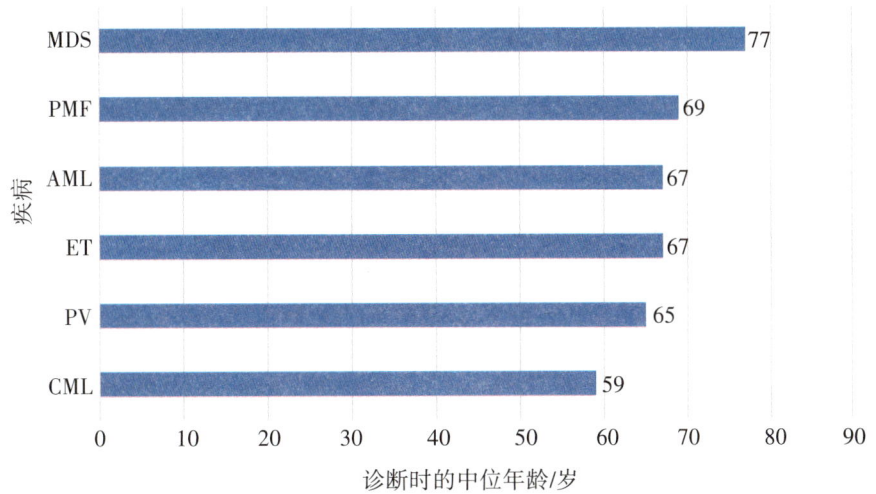

图11-1　2001—2016年美国常见髓系肿瘤患者的中位年龄（原创）

注：AML，急性髓系白血病；CML，慢性粒细胞白血病；ET，原发性血小板增多症；MDS，骨髓增生异常综合征；PMF，原发性骨髓纤维化；PV，真性红细胞增多症。

第二节　真性红细胞增多症

一、病因学

真性红细胞增多症（PV）是一种骨髓增殖性肿瘤，其发病率约为84/千万，主要发生于中老年男性。

PV的病因尚不清楚。暴露于某些诱变剂（如电离辐射和苯）是一个危险因素，然而大多数PV患者缺乏此类危险因素的接触。绝大多数（约95%）PV患者的*JAK2*基因在617位（缬氨酸替代苯丙氨酸）发生体细胞突变，命名为*JAK2 V617F*，从而产生组成性活性酪氨酸激酶。然而，相同的突变也发生在ET和PMF中，它们是具有重叠表型但自然史明显不同的疾病。尽管*JAK2 V617F*可以产生骨髓增殖表型是无可争议的，但*JAK2 V617F*等位基因负荷不能成为这三种不同疾病发病机制的唯一解释，因为它们之间存在大量重叠，还涉及额外的遗传和表观遗传因素。另有3%的PV患者显示*JAK2*基因的外显子12发生突变。*JAK2 V617F*突变与细胞因子受体促红细胞生成素受体（erythropoietin receptor，EPOR）、粒细胞集落刺激因子受体（granulocyte colony-stimulating factor receptor，G-CSFR）等的激活有关。这些受体的激活导致红细胞、血小板和粒细胞生成增加。相反，外显子12突变与孤立性红细胞增多症相关。*JAK2 V617F*表达的程度似乎决定了疾病的表型。*JAK2 V617F*的低表达与ET样表型相关，高表达与PV样表型相关。*JAK2*外显子12突变在转基因小鼠中诱导转变为红细胞增多症。JAK2被认为是PV的驱动突变，2008年12月被纳入WHO的诊断标准。

血浆和尿液中促红细胞生成素（erythropoietin，EPO）水平在大多数PV患者中并没有升高，反而明显降低。通过细胞培养显示，PV患者红系祖细胞EPO受体的数目、亲和力和表达基本与正常人一致，EPO编码基因序列分析也未发现异常，说明EPO受体与该病的病因并无关系。研究表明，PV是由单一细胞来源的异常克隆增殖所致，而不是正常干细胞的过度增殖所致。

二、发病机制

自2005年以来，多项研究在PV患者中发现了同样的JAK2基因突变，认为其与PV的发病有密切关系。JAK2为非受体型即细胞激酶，在细胞因子的信号传导中起重要作用。JAK2可以介导包括EPO、血小板生成素、粒细胞-巨噬细胞集落刺激因子、IL-3、生长因子在内的多种细胞因子的信号转导，促进或调节细胞的增殖。

JAKs家族包括4个成员，其分子的共同结构包括7个同源结构域。JAK2有4个组成部分：（1）C端激酶区，即JH1蛋白PTK区；（2）与之相连的JH2激酶相关区（称假激酶区）；（3）JH3-JH4为假性SH2区；（4）N端JH6-JH7为FERM区，FERM区可与细胞因子受体相互作用（如图11-2所示）。

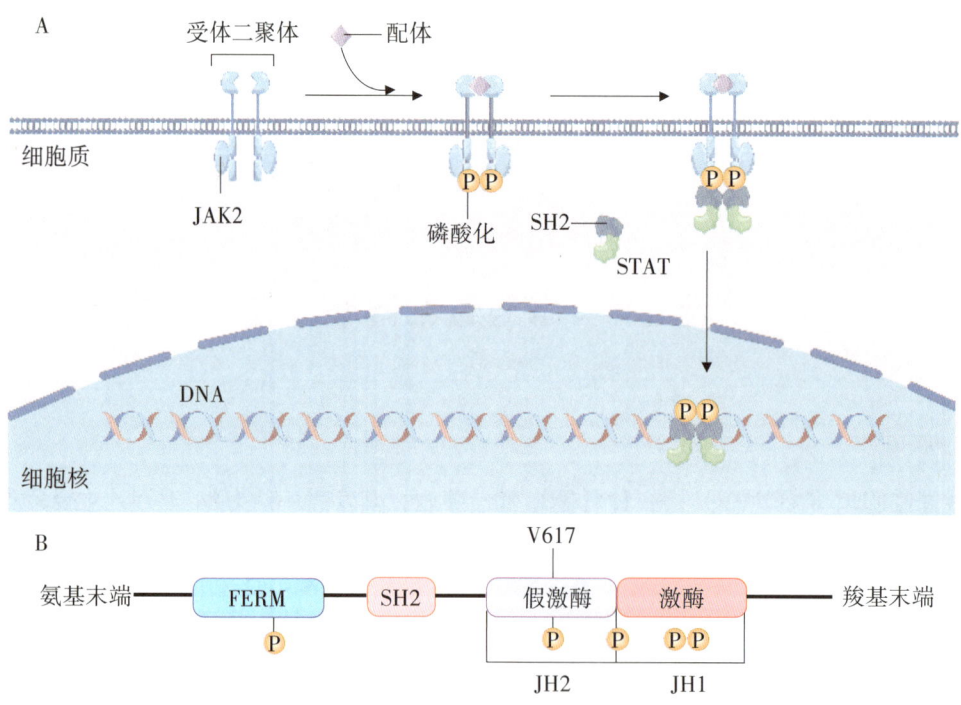

图11-2 JAK2调节细胞增殖（原创）

注：JAK2 V617F突变导致JAK2的JH2假激酶部分对JH1激酶部分抑制作用丧失，使JAK2的正常JH1激酶活性增强，这会增加突变的造血干细胞对造血生长因子如血小板生成素、促红细胞生成素、胰岛素样生长因子-1、干细胞因子和粒细胞集落刺激因子的敏感度，导致细胞增殖。

PV、ET和PMF是HSC疾病，HSC生理学研究部分解释了它们明显的表型互换性，并驳斥了仅基于临床表型的错误论点，即PV和ET不是独立的疾病，而是代表一个连续体。造血系统被定义成一个层次结构，长期造血干细胞（long-term hematopoietic stem cell，LT-HSC）负责骨髓的长期再生，位于其顶端，曾经认为它是造血的主要贡献者。现在认为LT-HSC在骨髓内的微环境中主要处于静止状态，而每天维持造血的是快速增殖的ST-HSC（short-term hematopoietic stem cell，ST-HSC）。此外，LT-HSC不仅能产生多能ST-HSC，还能直接产生仅限于巨核细胞分化、巨核细胞和红系分化或粒细胞、红细胞和巨核细胞分化的HSC。LT-HSC直接产生巨核细胞干细胞的能力似乎与巨核细胞负责维持LT-HSC在骨髓内膜微环境中处于静止状态的事实有关。所有MPN突变都在LT-HSC中表达，MPN的表型将部分反映疾病所涉及的HSC，PV是JAK2 V617F表达的最终结果，其表型可表现为红细胞增多、血小板增多和粒细胞增多。

对PV的大系列研究表明，约40%的患者存在染色体异常，以非整倍体、假二倍体和多倍体为主，但是至今未发现像Ph染色体之于CML那样的特异性染色体异常。

（一）EPO及EEC水平异常

骨髓体外干细胞培养时，PV患者的内生性红细胞集落（endogenous erythroid colony，EEC）的数量和EEC比率（EEC/EPO依赖性红细胞集落）与血红蛋白水平呈正相关。在体外骨髓干细胞培养中，正常骨髓细胞在添加了EPO的培养基中形成晚期红系祖细胞集落（colony forming unit-erythroid，CFU-E），在同等浓度EPO条件下，PV组早期红系祖细胞集落（Burst-forming unit-erythroid，BFU-E）和CFU-E数均显著高于正常组，而且PV的骨髓细胞在不添加EPO的情况下也能生长，表现出不依赖EPO的"肿瘤"特性。而且在含有EPO的PV患者骨髓培养时，CFU-E中同时可见PV细胞和正常红细胞形成，说明患者除PV细胞克隆外，还保留了部分正常干细胞，但PV克隆抑制了正常干细胞的增殖。在培养基中加入EPO抗体可以减少PV患者CFU-E的生成。这提示PV患者的红系细胞对EPO敏感性增加。

（二）多能干细胞增殖异常

正常红细胞含A型和B型两种葡萄糖6-磷酸脱氢酶（glucose 6-phosphatede hydrogenase，G-6-PD）的同工酶，而PV患者的红细胞、粒细胞和血小板只含A型一种，成纤维细胞和淋巴细胞仍含两种G-6-PD同工酶，提示本病是起源于同一多能干细胞水平的单一克隆性疾病。

（三）细胞凋亡异常

PV患者有核红细胞存活时间比正常人的长，PV集落对白细胞介素-3和干细胞因子（stem cell factor，SCF）具有较高的敏感性，两者对红系细胞的凋亡有一定的抑制作用。结果显示，PV患者组和正常对照组在缺乏细胞因子的培养条件下均出现细胞凋亡，但PV组的细胞凋亡低于对照组，其差异可能与PV组Bcl-2高表达有关。*Bcl-2*是一种具有抗凋亡作用的基因，主要在造血干/祖细胞中表达，在成熟细胞中则不表达。研究证实，*Bcl-2*在PV中的红细胞系高表达，这一抗凋亡基因与PV发病机制有关。

（四）*MLF1IP*表达缺陷

*MLF1IP*似乎是小鼠红系谱系特异性基因，然而，它在正常红细胞生成和红细胞生成障碍中的作用尚未阐明。研究发现骨髓增生异常/髓性白血病因子1相互作用蛋白（Myelodysplasia/myeloid leukemia factor 1-interacting protein，MLF1IP）在人类红系祖细胞中大量表达，并且MLF1IP缺陷会降低细胞周期停滞导致的细胞增殖。此外，MLF1IP表达仅在红细胞增多症的CFU-E细胞中升高，*MLF1IP*转基因小鼠发展为PV样疾病。进一步的分析表明，来自这些转基因小鼠的红系祖细胞和早期成红细胞通过上调cyclin D2和下调p27和p21进行扩增。因此，数据表明*MLF1IP*促进红细胞增殖并参与PV的发病机制，这表明它可能是红细胞生成障碍的新分子靶点。

三、临床表现

本病起病隐匿，疾病进展慢，数月至数年常无症状，仅在血常规检查中偶然发现血红蛋白或红细胞压积水平升高。疾病相关的症状是非特异性的，如头痛、头晕、视觉障碍、瘙痒和早饱。

患者也可能出现PV并发症，如血栓形成或出血。一项大型国际研究报告显示，在诊断时，动脉血栓形成、静脉血栓形成和大出血分别占PV患者的16%、7%和4%。大多数血栓性并发症发生在诊断之前或病程早期，尤其是年轻女性经常出现肝静脉血栓，而门静脉血栓形成在男性中更常见。

并非所有PV患者都会出现偏头痛、严重瘙痒或红肿。水源性瘙痒是PV经历的另一个标志性症状，68%的患者有水性瘙痒，15%的患者无法忍受瘙痒。

血管症状也很常见，包括头痛、视觉障碍、头晕、麻木、注意力下降、情绪障碍和性问题。与ET和MF队列相比，PV患者会经历更严重的头痛和注意力问题。28%的患者主诉有手足部的灼痛，偶尔伴有红斑或发绀。红斑性肢痛是PV的一种血管舒缩并发症，表现为四肢发热、红斑和灼痛。除了疼痛，患者还经常出现手和/或足部感觉异常。

随着时间的推移，PV患者会出现进行性脾肿大。MPN中的脾肿大通常是由于骨髓功能障碍导致的髓外造血，并且在患有纤维化的个体中更为常见。

全身症状如盗汗、发热、体重减轻等亦常见。66%的PV患者认为生活质量降低，尽管这些患者中有很大一部分预后风险评分低（62%）和症状严重程度低（33%）。此外，10%的PV患者认为他们的日常生活活动受到疼痛的极大限制，63%的患者表示疾病影响了他们的家庭或社会生活，37%的患者减少了工作时间。

在确诊行相关检查前要特别留意患者的长期居住地，如在高海拔地区长期居住的居民，因长期生活在低氧环境，会造成红细胞代偿性增多，出现类似于PV的症状。

四、检查新技术及诊断

（一）检查新技术

PV的典型表现为三系增多，通常伴有脾肿大，偶尔伴有骨髓纤维化，但也可表现为孤立性红细胞增多伴或不伴脾肿大、孤立性血小板增多或孤立性白细胞增多。

可疑PV患者必须进行以下实验室检查：

（1）外周血细胞计数检查。

（2）骨髓穿刺涂片和外周血涂片检查。

（3）骨髓活检分析和网状纤维（嗜银）染色检查。

（4）血清EPO含量测定。

（5）JAK2 V617F和JAK2第12外显子基因突变检测。对有家族病史者进行 *EPOR*、*VHL*、*EGLN1/PHD2*、*EPAS1/HIF2α*、*HGBB*、*HGBA*和*BPGM*等基因的突变筛查。

（6）肝脏、脾脏超声或CT检查。有条件者可行骨髓细胞体外BFU-E（±EPO）和CFU-E（±EPO）培养，确认是否有内源性红系集落形成。

PV通常表现为全血细胞增多，包括白细胞计数、血红蛋白和血小板均增加。在IWG-MRT组中，49%的白细胞计数高于$10.5×10^9/L$，而73%的血红蛋白大于185 g/L，53%的血小板大于$450×10^9/L$。红细胞压积升高可能是由于血浆体积收缩或红细胞数量增加所致。缺氧或EPO分泌不当导致继发性红细胞增多时，随着红细胞的增加，血浆体积减小，出现HCT升高。在PV中，既不存在组织缺氧，也不存在过量的EPO，红细胞增多同时血浆体积膨胀或保持不变，可能出现"正常"的HCT掩盖红细胞数量的增加，如图11-3所示，故不可以通过外周静脉血细胞比容来确定诊断。PV患者的凝血指标（凝血酶原时间、活化部分凝血活酶时间）通常正常，但红细胞增多会对凝血评估产生影响，数值出现明显异常。

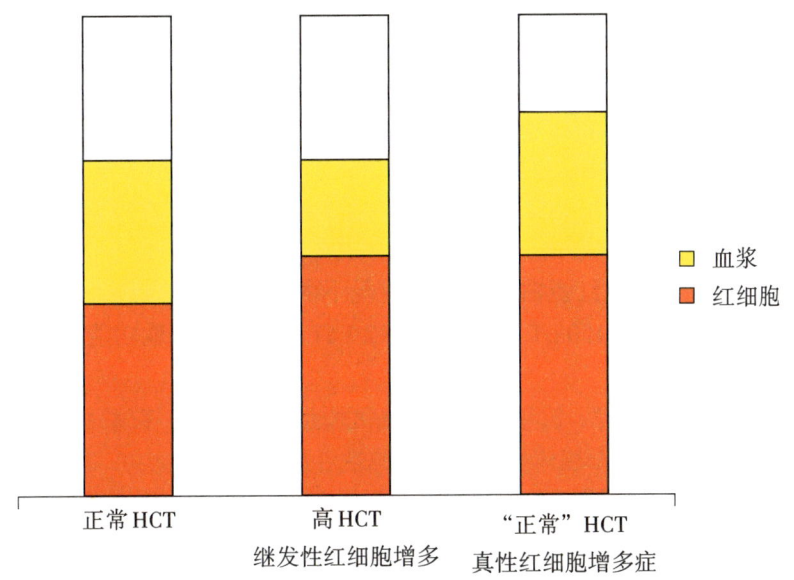

图11-3　继发性红细胞增多症的高HCT与真性红细胞增多症的"正常"HCT（原创）

注：红色：红细胞质量；黄色：血浆体积。

骨髓增生引起大量细胞增殖，但与PMF不同，巨核细胞增殖和成簇分布不是PV的突出特征。骨髓铁染色可提示细胞内外铁含量降低。疾病发展至后期，可因合并骨髓纤维细胞增生而出现"干抽"现象。

血浆维生素B_{12}及维生素B_{12}结合力均增高，这与白细胞及幼稚粒细胞释放更多的Ⅰ及Ⅲ型运钴胺素有关，两者均能与维生素B_{12}结合。这可帮助区分继发性红细胞增多症，也可作为疗效和疾病活动的指标。

（二）诊断

PV是*JAK2 V617F*突变的最终表型表达，因为所有HSC及其后代在其造血生长因子受体中都利用这种酪氨酸激酶。与可引起ET或PMF的JAK2 V617F相比，JAK2外显子12突变只会引起PV。*CALR*突变很少能引起PV，但*MPL*突变显然不能。这是自相矛盾的，因为血小板生成素受体*MPL*是MPLV逆转录病毒的癌基因，该逆转录病毒在小鼠中引起暴发性PV样综合征，并且是LT-HSC中唯一的造血生长因子受体。无论如何，*JAK2 V617F*和*CALR*突变都不是PV、ET或PMF的特异性突变，只有存在红细胞增多症才能将PV与其伴发的MPN区分开来。此外，也有罕见的PV患者没有确定的驱动突变。值得注意的是，PV也可表现为孤立性血小板增多症、孤立性白细胞增多症或骨髓纤维化。由于PV是最常见的MPN，也是因血栓性事件导致的发病率和死亡率最高的MPN，因此当MPN具有诊断可能性时，它应该是第一个考虑的疾病。需要强调的是，由于PV没有特异性的分子标记物，所以PV的诊断是以临床为基础的。换言之，长达130年的临床经验为PV的诊断提供了较为准确的临床指南，但也不保证PV的诊断准确性，甚至不保证PV与ET或PMF的区别。这显然是一个至关重要的问题，因为将PV误认为ET会导致血栓性事件发生，而将PV误认为PMF不仅会导致同样的问题，还会因为PV后骨髓纤维化的预后优于新发PMF，而后者具有重要的治疗意义。由于PV可表现为孤立性红细胞增多症，因此在鉴别诊断红细胞压积升高疾病时，它已成为一个重要的考虑因素。

当患者红细胞压积、血红蛋白水平或红细胞计数升高，伴有中性粒细胞增多和血小板增多，伴或不伴脾肿大时，就可以诊断真性红细胞增多症。如果有红细胞增多症和脾肿大，也是如此。骨髓纤维化的存在不会改变诊断。许多PV患者仅出现红细胞和血小板增多，而出现红细胞增多和白细胞增多的患者较少。

PV的WHO诊断标准：与之前的诊断标准相比，使用更低的血红蛋白和红细胞压积水平限值。此外，也将骨髓组织学纳入主要标准。按照WHO（2008）诊断标准：

（1）主要标准：①男性HGB>185 g/L，女性HGB>165 g/L，或红细胞容积或红细胞比容（hematocrit，HCT）升高的其他证据［HGB或HCT大于按年龄、性别和居住地海拔高度测定特异参考范围百分度的99位，或血红蛋白比无缺铁情况下的基础值持续增高至少20 g/L的前提下，男性HGB>170 g/L，女性HGB>150 g/L］；②有JAK2 V617F突变或其他功能相似的突变（如JAK2第12外显子突变）。

（2）次要标准：①骨髓活检，按年龄标准为高度增生，以红系、粒系和巨核细胞为主；②血清EPO低于正常水平；③骨髓细胞体外培养有内源性红系集落形成。

符合2条主要标准和1条次要标准或第①条主要标准和2条次要标准则可诊断PV。

在WHO（2008）标准基础上提出的2014年修订建议标准如下：

（1）主要标准：①男性HGB>165 g/L，女性HGB>160 g/L，或男性HCT>49%，女性HGB>48%；②骨髓活检示三系高度增生伴多形性巨核细胞；③存在JAK2突变。

（2）次要标准：血清EPO低于正常参考值水平。

诊断需符合3条主要标准或第①②条主要标准和次要标准。

五、治疗新技术及康复

治疗的首要原则是不造成伤害。如果诊断不正确，治疗将无效，甚至可能有害，目前由于WHO的PV诊断指南不精准，将PV与ET混为一谈，PV诊断不足。尽管PV是造血系统恶性肿瘤，但在大多数患者中，它通常是一个惰性的临床过程，其临床表现为正常血细胞的过度产生所导致。因此，目前对PV的治疗建议为极高血小板增多（>1000×10^9/L）、既往血栓形成和大于65岁。无症状的血小板增多症不需要治疗。

PV患者根据临床表现及实验室检查可分为3期：

（1）增殖前驱期：红细胞计数轻度升高，临床多无明显症状，易被忽视。

（2）显著增殖期：患者红细胞数目明显升高，出现头晕、视物模糊等症状。

（3）过度增殖期：转化为骨髓纤维化，可有全血细胞减少，有少部分患者进展为急性白血病。

治疗PV的目标是抑制骨髓红系细胞异常增生，减少血容量，降低血黏度，控制症状和体征，减少血栓栓塞及出血并发症，从而提高生活质量，延长生存期。

1. 对症治疗

皮肤瘙痒，静脉放血和骨髓抑制药物往往不起作用。由于热水浴可使瘙痒加重，患者应减少洗澡次数，避免使用热水。阿司匹林和赛庚啶有一定的疗效，但抗组胺药物无效。

2. 阿司匹林

阿司匹林是治疗皮肤红肿痛和偏头痛的首选药物，除非出现血小板计数高到足以引起获得性血管性血友病。这通常出现在血小板计数大于1000×10^9/L时，这与血小板诱导的高分子量VWF多聚体水解以及瑞斯托霉素辅因子活性降低至50%以下有关。该综合征通常与自发性出血无关，出血可通过抗纤维蛋白溶解剂如ε-氨基己酸或氨甲环酸预防或治疗。例如牙科手术，可给予

ε-氨基己酸漱口液。暂无证据支持无心血管危险因素的无症状患者预防性地给予阿司匹林对PV有益。有时阿司匹林也无法治愈偏头痛。

栓塞是PV患者死亡的主要原因，故所有确诊患者均需进行血栓预防。口服低剂量阿司匹林100 mg/d为最佳选择，如不能耐受阿司匹林，可选用潘生丁。

3. 静脉放血

静脉放血是治疗的主要手段，如果将红细胞压积降低到适当水平（男性为<45%，女性为<42%）即能预防血栓形成。妊娠、脾大伴门静脉高压和肝静脉血栓形成会导致血浆容量增加，在这种情况下，正常的红细胞压积实际上会过高，为了避免血栓并发症，有必要将红细胞压积降低到35%以下。不适当的高红细胞压积会导致PT值偏高、华法林抗凝不足以及失去对血栓形成的保护。放血疗法会促进凝血或导致血细胞生成进一步增加的说法没有根据，因为PV的血液生成是自主的。

4. 羟基脲

羟基脲被推荐为治疗PV的首选药物，但没有前瞻性研究证实这一点。一项随机前瞻性对照临床试验表明，羟基脲与化疗或放疗均可致急性白血病转化，并未延长患者的生存期。羟基脲是皮肤肿瘤促进剂，与紫外线照射相结合后可导致DNA拷贝数改变，并损害P53功能，因此不推荐羟基脲用作年轻患者的一线治疗，但也很难推荐羟基脲用作老年患者的一线治疗，因为年龄增大具有更大的白血病转化风险。但PV患者羟基脲诱导白血病通常发生在JAK2 V617F阴性的HSC中，而自发白血病转化通常发生在PV转化为PMF表型后。因此，基于大量数据，羟基脲不能被视为治疗任何MPN的一线药物，其使用应仅限于认为有需要快速降低血细胞计数的情况。

5. 聚乙二醇干扰素

聚乙二醇干扰素可降低JAK2 V617F中性粒细胞和HSC等位基因负荷，约20%的患者可获得完全分子缓解。聚乙二醇干扰素毒性低于其重组同源物，并且具有可以每周给药的优点；它能有效缓解绝大多数PV患者的症状并减轻脾肿大。但它似乎对参与致病的HSC具有选择性，并不总是能有效地控制红细胞增多，甚至会激活红系基因的表达。其一般在JAK2 V617F等位基因负荷较低时对PV最有效。同时，在免疫抑制、甲状腺毒性、心房颤动、神经病、肝毒性、抑郁症和自杀意念方面，它有类似于重组干扰素的副作用。

约25%患者对羟基脲耐药或不耐受（见表11-1），20%~30%患者对干扰素不耐受，可采用二线治疗。

表11-1 真性红细胞增多症患者羟基脲治疗耐药的判断标准

羟基脲治疗耐药标准
①至少2 g/d羟基脲治疗3个月后，仍需放血以维持红细胞比容<45%
②至少2 g/d羟基脲治疗3个月后，仍不能控制骨髓增殖（PLT>400×10⁹/L，WBC>10⁹/L）
③至少2 g/d羟基脲治疗3个月后，触诊的巨大脾脏未能缩小50%以上或脾大相关的临床症状未能完全缓解
④在使疾病达到完全或部分临床血液学反应所需的羟基脲最小剂量下，ANC<1×10⁹/L或PLT<100×10⁹/L或HGB<100 g/L
⑤在任何剂量羟基脲治疗下，出现小腿溃疡或其他不能接受羟基脲相关非血液学不良反应（皮肤黏膜表现、胃肠道症状、肺炎、发热等）

引自：中华医学会血液学分会白血病淋巴瘤学组. 真性红细胞增多症诊断与治疗中国指南（2022年版）[J]. 中华血液学杂志，2022，43（7）：537-541.

6.芦可替尼

随着对MPN驱动基因JAK2突变的深入认识,JAK抑制剂应运而生。JAK抑制剂是一种非选择性JAK1/2激酶抑制剂,能有效缓解PV患者因炎症细胞因子导致的瘙痒等症状,并能改善脾肿大。它还可以控制血细胞计数,但就红细胞压积控制而言,静脉放血更有效,成本更低。两项临床试验表明,在红细胞压积和症状控制方面作用持久——包括瘙痒缓解、脾肿大缩小,芦可替尼均优于羟基脲,但它会致免疫抑制、带状疱疹、深部组织感染或肺炎,尤其是晚期患者。该药可降低患者JAK2 V617F中性粒细胞等位基因负荷,但其对HSC JAK2 V617F等位基因负荷的影响不大。综上,芦可替尼几乎对所有PV患者都有效。

一项国际、随机、开放标签、多中心Ⅲ期临床试验表明,静脉放血治疗合并脾大的患者随机接受芦可替尼(起始剂量为20 mg/d)或标准治疗(医师视情况给予羟基脲、干扰素、阿拉格雷、来那度胺、沙利度胺或不进行治疗),32周时芦可替尼组与标准组的HCT控制率(HCT<45%)、脾脏体积减小、完全血液学缓解率、症状缓解比例存在明显差异。2014年FDA批准芦可替尼用于治疗羟基脲疗效不佳或不耐受的PV患者。芦可替尼最常见的血液学不良反应为3/4级的贫血、血小板减少以及中性粒细胞减少,但很少造成治疗中断。治疗期间如出现明显的骨髓抑制,可逐渐减量或停药。

在对芦可替尼或聚乙二醇干扰素不耐受或难治的PV患者中,小剂量沙利度胺和泼尼松可能有效,来那度胺在PV治疗中作用不明确。鉴于PV的慢性进展特质,骨髓移植在PV中的作用尚未确定,但如已转化为PMF表型或急性白血病的患者可予以考虑。

在评估PV患者的治疗疗效时,最好的方式是测量JAK2 V617F中性粒细胞等位基因负荷,仅需外周血检测即可。在大多数PV患者中,JAK2 V617F中性粒细胞等位基因负荷低于50%,疾病就不会具有攻击性,通常只需支持治疗。

欧洲白血病网和骨髓增殖性肿瘤研究和治疗国际工作组2013年修订的PV疗效评价标准(见表11-2),主要包括临床血液学及骨髓组织学评价。对于评价完全缓解(complete response,CR)或部分缓解(partial response,PR)分子生物学疗效不是必需的。

表11-2 真性红细胞增多症的疗效标准

疗效标准	定义
完全缓解	以下4条必须全部符合: ①包括可触及的肝脾肿大等疾病相关体征持续(≥12周)消失,症状显著改善(MPN-SAF TSS积分下降≥10分) ②外周血细胞计数持续(≥12周)缓解,未行静脉放血情况下HCT<45%、PLT≤400×10^9/L、WBC<10×10^9/L ③无疾病进展,无任何出血或血栓事件 ④骨髓组织学缓解,按年龄校正后的骨髓增生程度正常,三系高度增生消失,无>1级的网状纤维(欧洲分级标准)
部分缓解	以下4条必须全部符合: ①包括可触及的肝脾肿大等疾病相关体征持续(≥12周)消失,症状显著改善(MPN-SAFTSS积分下降≥10分) ②外周血细胞计数持续(≥12周)缓解,未行静脉放血情况下HCT<45%、PLT≤400×10^9/L、WBC<10×10^9/L ③无疾病进展和任何出血或血栓事件 ④未达到骨髓组织学缓解,存在三系高度增生

续表11-2

疗效标准	定义
无效	疗效未达到部分缓解
疾病进展	演进为PV后骨纤维化（post-polycythemia vera myelofibrosis，post-PV MF）、骨髓增生异常综合征或急性白血病

注：MPN-SAF TSS为骨髓增殖性肿瘤总症状评估量表；HCT为红细胞比容。

引自：BAROSI G，MESA R，FINAZZI G，et al. Revised response criteria for polycythemia vera and essential thrombocythemia: an ELN and IWG-MRT consensus project[J]. Blood，2013，121（23）：4778-4781.

六、预后及预后因素

PV是一类慢性疾病，大多数患者的临床病程可达数十年。约15%的患者出现PMF的临床表现，但临床病程通常较长。小部分患者（1.5%）进展为急性白血病，此类患者年龄大多大于60岁。JAK2 V617F突变的获得与年龄无关，但在60岁后呈指数增长。因此，PV可以在任何年龄获得，与性别无关，但在儿科年龄组中罕见，60岁以下的女性较常见。目前的预后风险分层主要侧重于血栓栓塞并发症的评估，而不是向急性白血病或骨髓纤维化转化。血栓事件的主要危险因素是大于60岁和既往血栓病史。

除了老龄和血栓病史外，白细胞增多和异常核型也与生存率降低有关。白血病转化的危险因素为年龄较大、白细胞增多≥15×10^9/L和异常核型。年龄、白细胞增多和静脉血栓形成的预后模型将3个不同的风险组（低风险、中风险、高风险）区分开来，中位生存期分别为27.8年、18.9年和10.9年。意大利的一项研究显示，JAK2等位基因负载>50%被认为是向骨髓纤维化转化的风险因素。

PV在病程中可发生转化，甚至可有多种转化，如先转化为血小板增多症后再转化为骨髓纤维化，最终发展为急性白血病，个别病例可转化为慢性淋巴细胞白血病。已有研究表明，PV患者转化为骨髓纤维化后20%~50%将进展为急性白血病，以急性髓系白血病为主。PV可直接转化为急性白血病，也可经MDS阶段再转化为急性白血病，两者各占50%。一旦发展为急性白血病，现有的治疗方法均很难起效，患者通常在几个月内死亡。

七、预防及健康管理

PV是最常见的MPN，是唯一红细胞过度产生的疾病，也是唯一因静脉或动脉血栓形成而致高死亡率的一类MPN。PV患者的生存主要取决于血栓栓塞并发症的发生率。因此，预防血栓栓塞事件的发生是PV患者管理的主要目标；同时降低向骨髓纤维化或急性白血病转化的风险也同样重要；其他健康管理还包括控制症状、治疗并发症、管理孕期或需手术患者的特定风险，严格控制如糖尿病、高血压、高脂血症、吸烟、肥胖等心血管风险因素。

第三节 原发性血小板增多症

一、病因学

根据世界卫生组织的定义，ET 是一种血小板计数超过 $450×10^9/L$，且存在 *JAK2*、*CALR* 或 *MPL* 突变，缺乏反应性增生原因的获得性克隆性骨髓增殖性肿瘤。ET 的基本特征是血小板增多，骨髓中存在巨核细胞增生，血管事件发生率增高，同时具有转变为骨髓纤维化及急性白血病风险。

血小板产生是由多种细胞因子调节的巨核细胞发育高度有序成熟的结果。血小板增多是由三种主要的病理生理机制引起的：反应性或继发性血小板增多症；克隆性血小板增多症，包括原发性血小板增多症和相关的骨髓增生性疾病；家族性血小板增多症。

ET 的发生是由于 *JAK2*、*CALR* 或 *MPL* 基因突变导致的造血细胞过度生成。这些基因被称为驱动突变，它们在骨髓增殖性肿瘤的发生和发展中发挥作用。驱动基因 *JAK2*、*CALR* 和 *MPL* 具有特定的功能，当它们发生突变时会引起骨髓细胞增殖。大约一半的 ET 患者有 *JAK2* 突变。*CALR* 通常参与细胞增殖、分化和凋亡。据报道，*MPL* 基因通常发生点突变，ET 患者发生率为 3%～15%。

目前还没有关于 ET 真实发病率和患病率的最新公布数据。在一项 801 名成年血小板增多症患者的回顾性研究中，在 5.2% 的病例中观察到原发性血小板增多症。现有数据显示，美国 ET 年发病率为 2.5/10 万，而患病率估计为 24/10 万。此外，其他研究显示，西方国家每年 ET 发病率为 （0.2～2.5）/10 万，患病率为 （38～57）/10 万。女性患者的发病率高于男性患者，比例约为 2∶1。根据过去几年流行病学调查，确诊 ET 的年龄有所下降，已从 60 岁降至 56 岁。

二、发病机制

（一）巨核细胞异常增殖

ET 患者骨髓组织学检查和体外培养显示，骨髓巨核系祖细胞的异常增殖。与正常或继发性血小板增多症相比，患者骨髓和血液体外培养可见巨核细胞克隆形成单位（colony-forming unit-megakaryocyte，CFU-MEG）明显增多，在无外源生长因子加入时也可生长，同时伴有克隆大小异常和核内复制，少数还伴有粒-单核细胞集落形成单位和红细胞集落形成单位增多。

巨核细胞数增高，血小板生成速率可达正常的 15 倍。血小板存活时间通常正常，但也有少数患者由于脾脏破坏而使血小板寿命缩短。血小板增多导致出血和血栓形成的机制尚不清楚。一般认为，血小板功能异常是出血的主要原因，另外部分患者凝血因子水平下降也是一重要因素。血小板数量的显著增多会导致高聚集性血栓形成。血小板内在缺陷表现为血小板内 5-羟色胺降低、血小板黏附功能降低、二磷酸腺苷（adenosine diphosphate，ADP）和肾上腺素诱导的血小板聚集功能下降等。ET 患者巨核细胞增生不仅局限于骨髓，肝、脾等髓外器官也可出现以巨核细胞系为主的增生灶。本病因恶性程度较低、增长速度较慢，肝、脾常呈中度肿大。目前为止未发现与此病有关的外部致病因素。

(二) 驱动基因突变

JAK2 V617F 的发现是我们了解ET分子发病机制的重要进展，但由于多个MPN中存在*JAK2 V617F* 等位基因，且许多ET患者缺乏*JAK2 V617F* 等位基因，因此无法单独使用*JAK2 V617F* 检测来确诊ET。ET中*JAK2 V617F* 突变克隆性研究最初是通过分析女性G6PD亚型进行，后来通过使用基于PCR的检测分析X-失活，证明PV、ET和PMF是起源于多能造血祖细胞的克隆性疾病。

在确定*JAK2 V617F* 等位基因后，开始使用敏感的等位基因特异性分析以评估ET患者*JAK2 V617F* 等位基因的频率。研究发现，粒细胞和血小板*JAK2 V617F* 突变状态之间存在一致性，只有少数*JAK2 V617F* 在JAK2 V617F阴性粒细胞患者的血小板RNA中被识别。40%~50%的ET患者JAK2 V617F阴性，这验证了在ET亚群中存在其他疾病等位基因的可行性。

对编码EPOR、MPL和G-CSFR跨膜旁结构域的外显子进行序列分析，发现JAK2 V617F阴性ET和MF中MPL的515密码子存在体细胞突变。与V617F不同，在ET和PMF患者中发现了515位密码子的3种不同突变，导致亮氨酸、赖氨酸或丙氨酸替换色氨酸。比尔和同事分析了PT-1研究队列中的MPL外显子10突变，并在4.1%的ET患者中确定了体细胞MPL突变，包括*MPL W515L*、*MPL W515K* 和 *MPL S505N* 突变患者，这些突变之前被确定为家族性血小板增多症的遗传性疾病等位基因。*MPL W515* 位于跨膜并列RWQFP基序内，在没有TPO刺激的情况下受体处于非活性构象，该构象可能被这些突变破坏，从而在没有配体刺激的情况下激活信号通路。

三、临床表现

大多数未诊断为ET的患者无明显不适症状，偶然的实验室检查结果促使其进行进一步确诊。有症状患者最常见头痛、视觉障碍和头晕。血管并发症也是相对常见的症状，包括易出血、瘀伤、红斑痛、偏头痛和短暂性脑缺血发作等，而血栓形成（20%）比出血（10%）更常见，其中动脉血栓形成比静脉血栓更常见。与PV类似，异常部位的血栓形成，如肝静脉血栓形成，是ET的标志。

ET中最常见的体征是脾肿大，大约50%的患者在诊断时即出现脾肿大。

四、检查新技术及诊断

（一）检查新技术

疑似ET的患者应完善以下实验室检查：(1) 外周血细胞计数；(2) 骨髓穿刺涂片和外周血涂片；(3) 骨髓活检和网状纤维染色；(4) 驱动基因JAK2、CALR和MPL基因突变检测；(5) BCR-ABL融合基因检测；(6) C反应蛋白（C-reactive protein，CRP）、红细胞沉降率、血清铁、转铁蛋白饱和度、总铁结合力和血清铁蛋白等；(7) 必要时行肝脏、脾脏超声或CT检查。

ET患者血小板计数升高，血小板计数升高的具体临界值的定义不同。患者诊断时血小板计数至少大于$450×10^9/L$，而大多数情况下其大于$1000×10^9/L$。与PV相比，ET患者的血红蛋白、白细胞计数通常正常。凝血功能正常，出血时间可能会增加，但出血时间增加不能预测出血或血栓并发症的风险。ET是排除性诊断，因此，ET没有特定的实验室、细胞遗传学或影像学表现。除了其他MPN，ET还需与血小板增多症的其他原因鉴别，包括炎症、失血、运动、药物、缺铁、溶血性贫血及恶性肿瘤。因此，实验室检查，如血沉率、C反应蛋白、铁指标和外周血红细胞涂片，通常可用于区分ET与其他原因导致的血小板增多症。

在反应性血小板增多症中，巨核细胞具有正常的形态特征。而在ET中，巨核细胞体积较大，并形成松散的簇。相反，在纤维化前期的PMF中，巨核细胞具有深染和不规则折叠的细胞核，并形成紧密的簇。在骨髓增生异常-骨髓增生重叠的情况下，特征性的形态学特征是红细胞生成增加伴红细胞生成异常。环状铁粒幼细胞占红系前体的15%或更多，含铁线粒体形成核周环。巨核细胞数量增加，并具有与骨髓增殖性肿瘤相似的多形性形态学特征。

必须根据具体临床情况来判别血小板增多症。例如，术后患者的血小板增多症，特别是术前记录血小板计数正常的患者，可能是应激反应性的，需要在4~6周内重复多次全血细胞计数以鉴别。老年人不明原因的血小板增多需要仔细临床评估潜在恶性肿瘤的可能性。老年人血小板增多症伴有反流、呕吐、上腹痛或体重减轻，应及时行内镜检查以排除上消化道恶性肿瘤的可能。40岁以上的吸烟者或有吸烟史的血小板增多症患者应接受胸部X线检查。女性患者，应仔细询问其盆腔疼痛或阴道异常出血的临床病史。

在排除继发性原因之后，对进行性血小板增多症患者应行骨髓增殖性肿瘤分子标志物检测，如驱动基因JAK2 V617F、CALR、MPL突变的检测。在大多数情况下，2~10 mL EDTA外周血样本就足够了。在大多数实验室中，最初先检测JAK2 V617F突变，只有临床高度怀疑MPN及JAK2野生型的患者才进行后续MPL和CALR突变检测。

(二) 诊断

如出现无原因的血小板显著增多应考虑本病，诊断前应排除其他MPN和继发性血小板增多症。

1. ET诊断标准

根据WHO（2016）诊断标准，诊断ET需符合4条主要标准或前3条主要标准和次要标准。

（1）主要标准：①血小板计数PLT≥450×10^9/L；②骨髓活检示巨核细胞高度增生，胞体大、核过分叶的成熟巨核细胞数量增多，而粒系、红系细胞无显著增生或左移；③不符合慢性髓性白血病、真性红细胞增多症、原发性骨髓纤维化、骨髓增生异常综合征和其他髓系肿瘤的WHO诊断标准；④存在JAK2、CALR或MPL基因突变。

（2）次要标准：克隆性标志或无证据显示反应性血小板增多。

2. ET后骨髓纤维化（post-essential thrombocythemia myelofibrosis，post-ET MF）诊断标准

根据骨髓纤维化研究和治疗国际工作组标准。

（1）主要标准（2条均需符合）：①此前按WHO诊断标准确诊为ET；②骨髓活检示纤维组织分级为2/3级（按0~3级标准）或3/4级（按0~4级标准）。

（2）次要标准（至少需符合2条）：①贫血或血红蛋白含量下降20 g/L；②外周血出现幼粒幼红细胞；③进行性脾肿大（超过左肋缘下5 cm或新出现可触及的脾肿大）；④以下3项体质性症状中至少出现1项——过去6个月内体重下降>10%，盗汗，不能解释的发热（>37.5℃）。

3. 鉴别诊断

（1）反应性血小板增多症：继发性血小板增多症的原因包括感染、炎症、组织损伤（包括手术）、溶血、实体器官恶性肿瘤和缺铁。经常观察到反应性血小板增多与红细胞沉降率和/或活性蛋白水平升高有关。

（2）其他伴血小板增多的疾病：在一系列实体瘤中，继发性血小板增多症被视为一种副肿瘤现象，其中血小板计数升高可能先于恶性肿瘤的诊断。实体瘤通常不直接产生血小板生成素，但可以过表达与血小板生成相关的其他细胞因子。白细胞介素6在胃肠癌、肾细胞癌、前列腺癌、卵巢癌和肺癌中过量产生。恶性肿瘤可能利用血小板通过正反馈回路促进生长和转移。肿瘤细胞通过产生凝血酶直接激活血小板或通过组织因子途径间接激活血小板。活化的血小板可以促进肿瘤存活，保护循环肿瘤细胞免受循环免疫监视。

(3）可出现血小板增多的血液系统疾病还有PV、PMF、慢性髓性白血病、慢性粒-单核细胞白血病、骨髓增生异常综合征中的5q⁻综合征、骨髓增生异常综合征/骨髓增殖性肿瘤伴环状铁粒幼红细胞和血小板增多（myelodysplastic/myeloproliferative neoplasm with ring sideroblasts and thrombocytosis，MDS/MPN-RS-T）等，ET应与这些疾病相鉴别，而骨髓病理是其区分的关键。

五、治疗新技术及康复

ET的治疗目标在于预防和治疗血栓并发症，治疗的选择主要依据患者的血栓风险分层。血小板计数应控制在<600×10⁹/L，理想目标值为400×10⁹/L。

低风险ET患者，随访观察可能就足够了。所有ET患者入院时均应接受血栓形成风险评估，除非有禁忌证，均应接受药物性血栓预防。

60岁以上和有血栓病史的患者应接受降细胞治疗，以减少血小板计数和预防血栓并发症。羟基脲是推荐的一线细胞毒降细胞药物，并且是随机对照试验中唯一显示可减少血栓事件的药物。服用羟基脲的患者需要定期进行全血细胞计数以监测是否发生贫血和中性粒细胞减少症，并应就中性粒细胞减少伴发热的潜在风险进行健康教育。长期使用羟基脲者皮肤鳞状细胞癌风险增加，应注意防晒，其在可能转化为骨髓纤维化或急性髓细胞性白血病中的作用仍不清楚。

由于功能性血管性血友病因子缺乏，ET伴极高血小板计数（>2000×10⁹/L）的患者可能出现皮肤黏膜出血和/或其他出血。这主要因循环中的大血管性血友病因子多聚体因蛋白质水解而丢失，导致获得性血管性血友病表型，一旦血小板计数恢复到正常范围，获得性血管性血友病表型可逆转，这通常需要在专业血液病医生的监督下开始细胞毒性药物降细胞治疗。

育龄期妇女诊断ET后的处理需慎重，因妊娠会增加血栓形成的风险，治疗策略应个性化，基于患者的疾病状况和产科病史由多学科团队管理。一般而言，阿司匹林在没有禁忌证的情况下应继续服用，且孕妇应接受产前使用低分子量肝素预防血栓形成的风险评估。所有患有ET的女性应在产后6周内接受低分子量肝素治疗。羟基脲有致畸作用，最好在怀孕前停用。如果妊娠期间必须治疗，可使用α-干扰素。

2018年，欧洲白血病网在回顾性研究的基础上，根据IPSET-t分类，推荐低剂量氨基水杨酸（low-dose aminosalicylic acid，LDA）用于高危患者。LDA也被推荐用于中低风险患者，即年龄为60岁或心血管危险因素未控制或JAK2突变的患者。对于具有CALR突变的低风险ET患者，使用LDA可增加出血风险，但不会降低血栓风险，因此尚存在争议，必须由血液学专家进行评估。意大利专家小组建议，在ET患者中使用LDA进行初级血栓预防需要进行随机试验，以求最佳给药剂量和频率，在血栓预防和出血风险方面取得最好效果。ELN专家小组建议对高危ET患者进行降细胞治疗，并指出羟基脲和重组α-干扰素均可作为一线疗法；心血管危险因素控制良好的中低风险患者不需要降细胞治疗；大于60岁、血栓史或重大出血事件后和/或血小板计数超过1500×10⁹/L时，应尽早开始降细胞治疗；在羟基脲耐药或不耐受的二线治疗中，建议使用阿那格雷或INF-α；进行性骨髓增生相关体征（如脾肿大增加）或ET相关的体质性症状不受控制时，也需要降细胞治疗。

Verstovsek证实，芦可替尼治疗羟基脲不耐受/耐药ET患者能够实现PLT和WBC计数的持续性降低，以及ET相关症状的明显改善。Harrison于2017年发表的MAJIC-ET血液试验结果显示，在羟基脲耐药/不耐受ET患者中，使用芦可替尼治疗和最佳可用治疗（best available therapy，BAT）之间，完全应答（定义为PLT<400×10⁹/L，脾脏大小正常，白细胞绝对值<10×10⁹/L）没有差异。同样也有研究显示，与BAT相比，芦可替尼的完全缓解持续时间更短。然而，考虑到ET总体预后较好，MF和AML的进展率较低，这些患者使用芦可替尼治疗似乎存在争议。

疗效判断标准：根据欧洲白血病网和IWG-MRT 2013年修订的ET疗效评价标准（见表11-3）。

表11-3 原发性血小板增多症的疗效标准

疗效标准	定义
完全缓解	以下4条必须全部符合： ①包括可触及的肝脾肿大等疾病相关体征持续（≥12周）消失，症状显著改善（MPN-SAF TSS积分下降≥10分） ②外周血细胞计数持续（≥12周）缓解：PLT≤400×10⁹/L，WBC<10×10⁹/L，无幼粒幼红血象 ③无疾病进展，无任何出血和血栓事件 ④骨髓组织学缓解，巨核细胞高度增生消失，无>1级的网状纤维（欧洲分级标准）
部分缓解	以下4条必须全部符合： ①包括可触及的肝脾肿大等疾病相关体征持续（≥12周）消失，症状显著改善（MPN-SAF TSS积分下降≥10分） ②外周血细胞计数持续（≥12周）缓解：PLT≤400×109/L，WBC<10×109/L，无幼粒幼红细胞 ③无疾病进展，无任何出血或血栓事件 ④无骨髓组织学缓解，有巨核细胞高度增生
无效	疗效未达到部分缓解
疾病进展	演进为post-ET MF、骨髓增生异常综合征或急性白血病

注：MPN-SAF TSS为骨髓增殖性肿瘤总症状评估量表；post-ET MF为原发性血小板增多症后骨髓纤维化。

引自：中华医学会血液学分会白血病淋巴瘤学组. 原发性血小板增多症诊断与治疗中国专家共识（2016年版）[J]. 中华血液学杂志, 2016, 37（10）: 833-836.

六、预后及预后因素

与其他MPN相比，ET患者总体预后良好，低危患者中位生存期可达17.5~24.5年，所有患者生存期为18~19.8年（PV为13.5年，PMF为5.9年）。ET发病率较高，其原因可能是静脉和动脉血栓形成的发生率增加使其易被发现而诊断。然而，血栓形成风险较低的患者的生存期显著提高（26.7年）。与真性红细胞增多症相比，ET疾病进展为骨髓纤维化的频率较低，而且与其他MPN相比，急性白血病的演变更为罕见。ET组（3.8%）的急性转化累积发生率低于PV组（6.8%）和PMF组（9.2%），据报道，急性白血病的转化风险在10年时为2%~3%，在15年时为5%，ET组的纤维化转化累积发生率（13%）低于PV组（21%）。

1. ET血栓国际预后积分系统

血栓是影响ET患者生活质量和降低患者寿命的主要原因。患者确诊ET后首先应按此系统对患者发生血栓的风险作出评估：年龄>60岁（1分），有心血管危险因素（1分），此前有血栓病史（2分），JAK2 V617F突变阳性（2分）。

依累计积分分为：低危组（0~1分）、中危组（2分）和高危组（≥3分）。各组患者血栓的年发生率分别为1.03%、2.35%和3.56%。

2. ET国际预后积分系统

国际ET预后评分系统标准为预测生存和血栓并发症提供了一种工具：年龄（<60岁，0分；≥60岁，2分）；白细胞计数（<11×10⁹/L，0分；≥11×10⁹/L，1分）；既往血栓形成（无0分，有1分）。

依累计积分分为：低危组（0分）、中危组（1~2分）、高危组（≥3分）。各组患者中位生存期依次为未达到、24.5年和13.8年。

七、预防及健康管理

ET无法治愈，为了预防疾病的并发症，患者必须遵守推荐的药物治疗原则。ET管理的目标是降低血栓形成的风险、治疗伴随症状和预防疾病进展。密切监测血小板数值很重要，所有ET患者都应筛查心血管危险因素，包括高血压、吸烟、高胆固醇症和肥胖等，并根据指南进行治疗。回顾性研究支持ET患者使用抗血小板药物，如服用小剂量肠溶阿司匹林，可降低血小板聚集。

第四节 原发性骨髓纤维化

一、病因学

原发性骨髓纤维化（PMF）属于克隆性造血干细胞疾病，骨髓成纤维细胞异常增生是一种继发性反应，巨核细胞及血小板产生的各种生长因子在PMF发病中具有重要意义。PMF的骨髓病理，早期显示三系细胞增生，以巨核细胞为主，进而纤维组织同时增生，后期则造血细胞明显减少，纤维组织占主要成分。脾、肝显示各系造血细胞及纤维组织增生。有病例显示，疾病的发生与有毒物质暴露有关，主要为电离辐射和钍、苯。

尚无此病的自发性动物模型，仅实验模型；动物实验中MF可由某些化学物质、药物及病毒等诱发；注射抗骨髓血清也可成功地建立MF动物模型；反复注射乙酸铅可诱发鼠骨髓硬化症；家兔静脉注射白色纯皂苷可致骨髓纤维化伴髓样化生；Runscher病毒可诱发鼠骨髓纤维化。人类PMF的病因未明，苯与PMF的发病有关，部分患者曾暴露于甲苯、苯或电离辐射，在日本广岛原子弹爆炸幸存者中也有PMF病例的报道。

二、发病机制

（一）纤维化机制

血小板生成素（thrombopoietin，TPO）及其受体由 *c-MPL* 基因编码，在细胞信号传导中发挥重要作用；它们对巨核细胞的扩增和调节以及造血干细胞的自我更新至关重要。正常信号途径包括TPO与MPL结合，可激活各种酪氨酸激酶途径，最显著的是JAK-STAT途径。*MPL*和*CALR*基因突变都会导致JAK-STAT激活，后者是通过增加MPL启动子部位的蛋白质招募来诱导JAK-STAT激活。JAK-STAT激活会改变基因表达，从而导致细胞因子和生长因子环境的变化，从而加剧纤维化。PMF通常以MPL-JAK-STAT轴突变为特征。这一概念已在注射TPO的小鼠模型中得到验证，TPO可诱导巨核细胞增生、骨髓纤维化、脾肿大和贫血。骨髓纤维化的发病机制尚未完全阐明，但其始发因素可能涉及异常巨核细胞与多分裂核的聚集。与正常巨核细胞不同，这些异常细胞在其胞质内空泡和分界膜系统上表达细胞黏附分子P-选择素，而不是在正常位置的颗粒膜上，这种改变的表达允许P选择素介导中性粒细胞和嗜酸性粒细胞吞噬到巨核细胞的细胞质中，并刺激细胞因子的释放，如转化生长因子β（transforming growth factor-β，TGF-β）、血小板衍生生长因子（platelet derived growth factor，PDGF）和成纤维细胞生长因子（fibroblast growth factor，FGF），从吞噬细胞的颗粒中释放，激活的细胞因子导致骨髓纤维化、新生血管生成和骨硬化。

纤维化是由网银蛋白纤维，Ⅰ型、Ⅲ型、Ⅳ型和Ⅴ型胶原，层粘连蛋白和糖蛋白（卵黄连蛋白、纤维连接蛋白和生腱蛋白）的沉积增加介导的，其中许多纤维化是由TGF-β刺激的。此外，TGF-β通过下调基质金属蛋白酶3（matrix metalloproteinase 3，MMP3）和上调基质金属蛋白酶组织抑制剂1（tissue inhibitor of matrix metalloproteinase-1，TIMP-1），减少细胞外基质降解，使胶原蛋白和其他细胞外基质（extracellular matrix，ECM）成分的蛋白质水解减少。此外，血栓海绵蛋白-1（thromobospondin-1，TSP-1）是已知的TGF-β1激活剂，在PMF的所有阶段都过表达，与纤维化程度无关。TSP-1还抑制MMPs的活性，进一步支持上述过程。骨髓纤维化的可能发病机制如图11-4所示。骨髓造血不足会导致低氧状态，并会改变CXCL12/CXCR4轴和造血干细胞从骨髓向脾脏迁移，促进髓外造血。脾窦中的CXCL12阳性内皮细胞可能捕获循环中的造血干细胞，并开始形成类似于骨髓的生态位。TGF-β信号还可能促进髓外造血的发育。在PMF患者的骨髓中，TGF-β信号增加会诱导成骨细胞分化，并减少泛素介导的蛋白质水解，这是红系成熟的重要过程。然而，在脾脏中TGF-β并不减少泛素介导的蛋白质水解，这与脾脏mTOR信号增加可以解释临床晚期疾病的脾脏髓外造血有关。mTOR信号通路对健康和致病性红细胞生成都很重要，慢性激活也可引起MPNs和急性白血病。此外，在正常骨髓中，TGF-β信号可减少骨髓细胞系的增殖并诱导其分化。然而，PMF患者的造血细胞表达较少的TGF-β受体，因此对这种抑制信号具有相对抗性，这为相当一部分PMF患者的循环髓样细胞增多提供了一个潜在的解释。

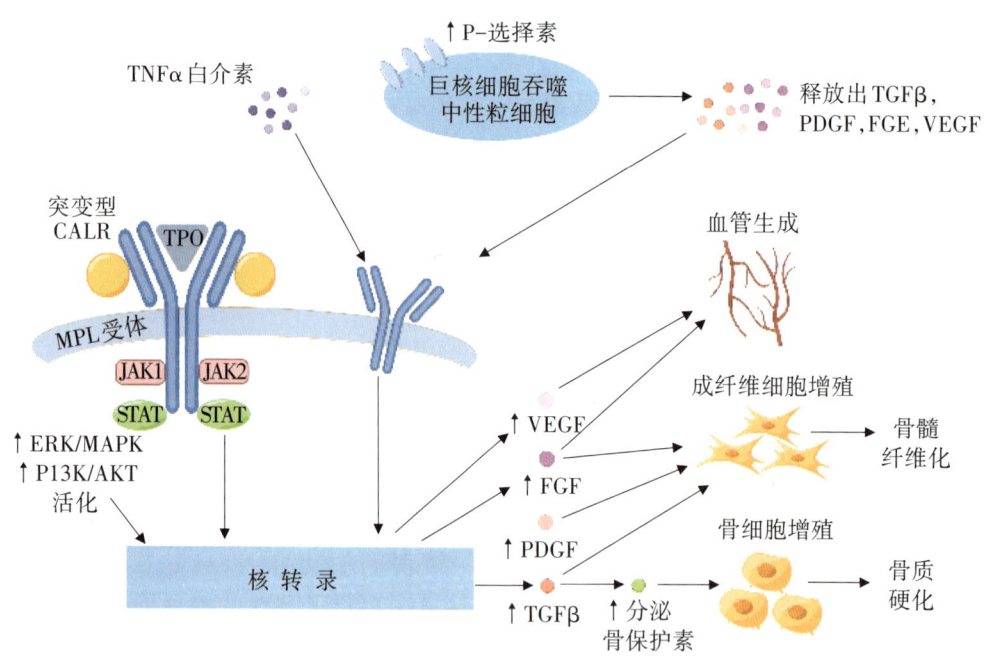

图11-4　骨髓纤维化可能的发病机制（原创）

注：MPL受体通过JAK-STAT途径发出的细胞内信号使核转录和TGF及其他致纤维化生长因子产生；P-选择素在巨核细胞上的异常定位导致中性粒细胞吞噬，细胞因子定向信号传导增加，ERK/MAPK和PI3K/Akt通路激活增加也有助于纤维化形成。

有研究发现，慢性炎症与PMF的发病机制有关。2012年，Hasselbach报告称，MPN表现为一种慢性内阿米巴状态，它既启动了克隆进化，又催化了从早期疾病阶段到骨髓纤维化衰竭阶段的转化。通过诱导造血细胞DNA的氧化损伤，持续的缺血可能导致干细胞的关键突变。活性氧

（reactive oxygen species，ROS）激活促炎症途径，随后产生更多ROS和遗传损伤。这些途径增加了对PMF起重要作用的细胞因子，包括白细胞介素（interleukin，IL）1、IL-2、IL-6、IL-8、肿瘤坏死因子（tumor necrosis factor-β，TNF-β）、血管内皮生长因子（vascular endothelial growth factor，VEGF）、血小板衍生生长因子、碱性成纤维细胞生长因子（basic fibroblast growth factor，bFGF）和γ干扰素。此外，与对照组相比，骨硬化的晚期PMF患者的骨保护素mRNA水平高出对照组71倍，这意味着它是骨髓纤维化的另一个重要趋化因子。IL-8、IL-2受体、IL-12、IL-15和CXCL10的水平升高，这些独立预后因素预测PMF的生存率较低。具体而言，IL-8和IL-2受体水平升高与转化为急性髓系白血病（acute myeloid leukemia，AML）有关。最近一项对526例PMF患者的研究发现，38%的患者高敏C反应蛋白（high sensitive C-reactive protein，hs-CRP）升高，而hs-CRP升高与更差的生存率、贫血、白细胞增多、血小板减少、脾肿大增加和母细胞转化风险增加有关。值得注意的是，他们发现 JAK2 V617F 突变等位基因负荷为50%的患者hs-CRP升高的发生率更高，而此前已有研究发现，PMF中 JAK2 V617F 突变与IL-1受体拮抗剂、IP-10和IL-2受体增加有关。

最新数据表明，表达hedgehog转录激活因子GLi1⁺和表达瘦素受体（leptin receptor，LepR）的间充质干细胞在骨髓中产生纤维化，导致肌成纤维细胞增多。GLi1⁺肌成纤维细胞位于骨内膜生态位并驱动纤维化形成。事实上，切除胶质细胞可以消除骨髓纤维化；在骨髓纤维化过程中，LepR⁺基质细胞扩张并成为产生胶原的肌成纤维细胞；在这些细胞中，通过PDGFRα信号传导增加网银蛋白纤维化，PDGFRα/β的缺失抑制细胞扩张并改善骨髓纤维化。虽然这两种基质细胞群似乎都很重要，但数据表明，其他肌成纤维细胞也有助于纤维化，需要进一步的研究来更好地理解基质细胞的作用。

（二）基因突变

特异性基因突变与PMF相关，其中最常见的突变为JAK2，它是JAK-STAT通路中的一种酪氨酸激酶，可调节细胞周期、凋亡和蛋白酶体降解，其突变可激活PI3K/Akt和MAPK信号通路。在60%的PMF患者中发现了JAK2 V617F突变，及JAK信号的结构性激活。虽然外显子14中的JAK2 V617F是PMF中最常见的突变，但在PV后MF的患者中，亦报道了JAK2外显子12的突变。在PMF患者中发现了高达13.6%的MPL突变，血小板生成素受体MPL是JAK2上游的重要信号蛋白，是造血细胞JAK2 V617F信号激活和转化所必需的。MPL跨膜区（例如MPL W515L）的突变导致JAK-STAT信号的级联性激活，以及通过ERK/MAPK和PI3K/AKT途径增加JAK-STAT的激活。

CALR是PMF患者中另一种常见的突变基因。CALR第9外显子突变发生在22%~35%的患者中，是继JAK2 V167F之后在PMF患者中发现的第二常见突变。与MPL的信号作用相反，CALR是内质网的伴侣，参与蛋白质折叠和钙储存。突变型CALR蛋白与血栓素受体MPL结合，导致JAK-STAT信号激活。因此，CALR突变可能通过MPL依赖的途径诱导PMF。先前的研究发现，突变型CALR的凝集素活性对细胞因子非依赖性生长比其伴侣功能更重要。然而，最近的数据表明，CALR外显子9中常见的移码突变导致了一个新的C端序列，该序列富含带正电的氨基酸，稳定MPL并将其运输到细胞表面，从而激活MPL。

总之，90%以上的PMF患者JAK2、MPL或CALR基因可发生突变。但无上述三种突变的患者，其JAK-STAT信号通路依然可被激活。MF患者中发现的其他突变包括ASXL1（13%~40%）、TET2（10%~20%）、SRSF2（9%~19%）、EZH2（5%）、IDH1、IDH2（3%~9%）、NRAS、KRAS、TP53、SF3B1、DNMT3A、KMT2A、U2AF1、CBL。其中，ASXL1、SRSF2、EZH2、IDH1和IDH2突变与较差的预后相关，目前已被纳入一些预后模型。其中许多基因编码的蛋白质

通过剪接（如SRSF2和U2AF1）和甲基化（如TET2）等机制参与基因表达的表观遗传控制。IDH1和IDH2蛋白调节DNA甲基化，参与细胞代谢、防止氧化应激；IDH1和IDH2突变可能通过激活缺氧诱导因子-1导致恶性转化。其他研究表明，ASXL1、JAK2和TET2突变的患者更有可能转化为AML，其中ASXL1突变是最具预测性的。事实上，ASXL1突变与MPNs谱中的不良预后相关。最近的数据表明，突变体ASXL1作为一种功能增益突变体，与BRD4相互作用以激活转录；小鼠模型显示基因敲除可诱导骨髓增生异常表型。突变的数量也会影响预后。例如，患有PMF且ASXL1和EZH2基因（一种参与组蛋白甲基化和转录抑制的基因）均发生突变的患者的总生存期较短。此外，与一个突变（中位总生存期为7.0年）或无突变（中位总生存期为12.3年）相比，ASXL1、SRSF2、EZH2、IDH1和IDH2有两个或两个以上突变与显著更短的生存期（中位2.6年）相关。此外，特定基因的突变已被证实会影响预后和病程，例如，U2AF1突变与贫血和更差的总体生存率独立相关。一项研究报告了U2AF1突变患者与无突变患者的中位总生存期分别为3.75年和5.74年，另一项研究发现，异基因造血干细胞移植（allogeneic hematopoietic stem cell transplantation，allo-HSCT）后的总生存期显著降低。

无JAK2、CALR或MPL突变的患者被归类为三阴患者，此类患者的生存较差，并且经常携带上述基因的突变，包括表观遗传修饰（ASXL1、TET2、DNMT3A）、剪接体（SF3B1、SRSF2、U2AF1）、DNA损伤修复（TP53、ATM）和细胞因子信号调节器（CBL、SH2B3）。此外，除JAK2 V617F、JAK2外显子12、MPL W515K/L和CALR外显子9外，三阴患者可能在三个驱动基因中存在非典型突变。

（三）细胞遗传学异常

40%的PMF患者有细胞遗传学异常，最常见的是20q$^-$、13q-、+8、+9、12p$^-$，以及1号和7号染色体异常。一项针对65名PMF患者的研究发现del（20）占21.5%。PV后PMF似乎比PMF或ET-MF后更常与细胞遗传学异常相关。然而，与诊断相比，细胞遗传学发现与预后和治疗决策更相关。13q$^-$或20q$^-$及+9加/减一个其他细胞遗传学异常被认为是预后良好的，而+8、-7/7q$^-$、i（17q）、-5/5q$^-$、12p-、inv（3）、11q23或≥3种异常与更差的预后相关。

三、临床表现

PMF以骨髓纤维化和髓外造血为特征，其临床表现与这种病理生理学有关。与其他MPN一样，新诊断的PMF患者出现无症状表现并不罕见，体质症状如盗汗、疲劳和体重减轻，比其他MPNs患者更常见。与脾肿大相关的症状也相对常见，包括食欲下降和腹胀。高达10%的PMF患者可能出现血栓并发症，最常见的是静脉血栓栓塞（4.5%）。

PMF的临床表现包括严重贫血、明显肝脾肿大、全身症状（如疲劳、盗汗、发热等）、恶病质、骨痛、脾梗死、瘙痒、血栓形成和出血等。无效的红细胞生成和髓外造血分别是贫血和器官肿大的主要原因。虽然所有MPN患者都有一定程度的脾肿大，但PMF患者脾肿大最为突出，其中25%的患者脾脏轻度肿大，50%的患者脾脏中度肿大，其余25%的患者脾脏重度肿大。2/3的患者出现肝脏肿大，通常伴有脾肿大。

其他并发症包括可能导致静脉曲张出血或腹水的症状性门静脉高压，以及非肝脾髓外造血，表现为脊髓受压、腹水、胸腔积液、肺动脉高压或弥漫性四肢疼痛。目前认为，克隆细胞产生的异常细胞因子和宿主免疫反应会导致PMF相关的骨髓基质变化、无效的红细胞生成、髓外造血、恶病质和全身症状。

四、检查新技术及诊断

(一)检查

以下实验室检查应作为疑似PMF患者必检项目:
(1) 外周血细胞计数;
(2) 骨髓穿刺涂片和外周血涂片;
(3) 骨髓活检;
(4) 染色体核型分析(±FISH)(如果骨髓"干抽",可用外周血标本);
(5) JAK2、MPL、CALR基因突变和BCR-ABLl融合基因检测(如果骨髓"干抽",可用外周血标本),ASXLl、TET2、DNMT3a、SRSF2、U2AFl、EZH2、IDH1/2、SF3B1、TP53和CBL等基因突变作为非驱动基因检测;
(6) 血清EPO水平,血清铁、铁蛋白等铁指标检查;
(7) 肝脏、脾脏超声或CT检查,有条件者推荐行MRI检测,以测定患者脾脏容积;
(8) 有可能接受HSCT的患者进行HLA配型。

PMF不会导致特定细胞系的增殖,相反,存在多种异常指标可提示诊断,这些异常可能因疾病阶段而异。正细胞、正色素性贫血是最常见的实验室异常;平均血红蛋白测量值通常为90~120 g/L,有研究提示50%以上的患者的血红蛋白水平低于100 g/L;白细胞计数可正常,但也可能明显异常,一项研究提示16%的患者白细胞计数大于25×10^9/L,另16%患者小于4×10^9/L;血小板计数可增加抑或减少;10%的患者可出现全血细胞减少,随着疾病的进展,这种情况会更为常见。其他非特异性实验室检查结果包括尿酸、乳酸脱氢酶、胆红素和碱性磷酸酶升高,以及白蛋白和胆固醇降低。

PMF的诊断有赖于骨髓活检,综合分析细胞增生程度、粒/红比值、细胞形态、纤维分级等多项参数后再作出可能诊断。采用WHO(2016)标准(见表11-4)进行骨髓纤维化分级。

表11-4 WHO(2016)骨髓纤维化分级标准

分级	标准
MF-0	散在线性网状纤维,无交叉,相当于正常骨髓
MF-1	疏松的网状纤维,伴有很多交叉,特别是血管周围区
MF-2	弥漫且浓密的网状纤维增多,伴有广泛交叉,偶尔仅有局灶性胶原纤维和(或)局灶性骨硬化
MF-3	弥漫且浓密的网状纤维增多,伴有广泛交叉,有粗胶原纤维束,常伴有显著的骨硬化

引自:中华医学会血液学分会白血病淋巴瘤学组.原发性骨髓纤维化诊断与治疗中国指南(2019年版)[J].中华血液学杂志,2019,40(1):1-6.

(二)诊断

诊断基于骨髓形态,JAK2、CALR或MPL突变的存在是支持性证据,但对诊断不是必需的;大约90%的患者携带其中一种突变,10%为"三阴性",这些突变都不是PMF所特有。目前对PMF的诊断基于2016年的WHO标准,涉及临床和实验室特征的综合评估,包括纤维化前/早期(见表11-5)和明显纤维化期PMF(见表11-6)。

表 11-5 纤维化前/早期原发性骨髓纤维化诊断标准

主要标准	①有巨核细胞增生和异形巨核细胞,无明显网状纤维增多(≤MF-1),骨髓增生程度年龄调整后呈增高,粒系细胞增殖,而红系细胞常减少 ②不能满足真性红细胞增多症、慢性髓性白血病(BCR-ABL融合基因阴性)、骨髓增生异常综合征(无粒系和红系病态造血)或其他髓系肿瘤的WHO诊断标准 ③有JAK2、CALR或MPL基因突变,或无这些突变但有其他克隆性标志,或无继发性骨髓纤维化证据
次要标准	①非合并疾病导致的贫血 ②WBC≥11×10^9/L ③可触及的脾肿大 ④血清乳酸脱氢酶水平增高

注:诊断需符合3条主要标准和至少1条次要标准。

引自:中华医学会血液学分会白血病淋巴瘤学组.原发性骨髓纤维化诊断与治疗中国指南(2019版)[J].中华血液学杂志,2019,40(1).DOI:10.3760/cma.j.issn.0253-2727.2019.01.001.

表 11-6 明显纤维化期原发性骨髓纤维化诊断标准

主要标准	①巨核细胞增生和异形巨核细胞,常伴有网状纤维或胶原纤维(MF-2或MF-3) ②不能满足真性红细胞增多症、慢性髓性白血病(BCR-ABL融合基因阴性)、骨髓增生异常综合征(无粒系和红系病态造血)或其他髓系肿瘤的WHO诊断标准 ③有JAK2、CALR或MPL基因突变,或无这些突变,但有其他克隆性标志,或无继发性骨髓纤维化证据
次要标准	①非合并疾病导致的贫血 ②WBC≥11×10^9/L ③可触及的脾肿大 ④幼粒幼红血象 ⑤血清乳酸脱氢酶水平增高

注:诊断需符合3条主要标准和至少1条次要标准。

引自:中华医学会血液学分会白血病淋巴瘤学组.原发性骨髓纤维化诊断与治疗中国指南(2019版)[J].中华血液学杂志,2019,40(1):1-6.

PMF应区别于其他密切相关的髓系肿瘤,如CML、慢性粒-单核细胞白血病(chronic myelomonocytic leukemia,CMML)、PV、ET、MDS和急性白血病合并骨髓纤维化。小巨核细胞的存在提示CML的可能性,应通过BCR-ABL1细胞遗传学或分子检测进行研究。符合PV诊断标准的患者,即使他们表现出严重的骨髓纤维化亦应被诊断为PV。纤维化前PMF在巨核细胞形态和突变特点均与ET相似(两者都可发生JAK2、CALR或MPL突变),因此骨髓活检病理组织学形态分析至关重要。ET中的巨核细胞体积大且成熟,而纤维化前PMF中的巨核细胞显示异常成熟,细胞核深染且不规则折叠;ET和纤维化前PMF之间的区别与预后相关。当存在红细胞生成障碍或粒细胞生成障碍时应怀疑MDS存在:近50%的MDS患者骨髓中有轻至中度网状纤维增多,其中10%~15%的患者有明显纤维化。当外周血单核细胞计数大于1.0×10^9/L时,多考虑CMML。急性白血病合并骨髓纤维化,包括急性全骨髓增生症伴骨髓纤维化或急性巨核细胞白血病,患者通常有严重的体质症状、全血细胞减少、轻度或无脾肿大、全血细胞增多。

五、治疗新技术及康复

现今PMF的治疗策略制定主要是根据患者临床表现，结合预后分层给予个体化处理。目前唯一能够延长PMF患者生存期或潜在治愈的治疗方式是异基因干细胞移植。不幸的是，无论使用何种强度的预处理方案，PMF的ASCT目前与至少50%的移植相关死亡或严重发病率相关。因此，对于患者来说，必须将ASCT的风险置于疾病预后的背景下。PMF的药物治疗主要是姑息性的，并未改善疾病的自然史或延长患者的生存期。具体而言，就是还没有证据支持在PMF患者中使用JAK抑制剂治疗可以逆转骨髓纤维化或诱导完全或部分缓解，目前它的作用仅限于缓解临床症状和缩小脾脏。

（一）DIPSS-Plus低危或中危-1治疗

没有证据显示这类患者需要进行特殊治疗，一些患者可能需要对贫血、脾肿大、非肝脾髓外造血、骨痛、髓外造血相关肺动脉高压或体质症状进行姑息治疗。此外，在出现极度白细胞增多或血小板增多的情况下，可能需要进行降细胞治疗。MF相关贫血的治疗包括使用雄激素达那唑、沙利度胺±泼尼松或来那度胺±泼尼松。上述每种药物的应答率都为15%~25%，平均应答时间为1~2年。药物副作用包括雄激素的肝毒性和男性化作用、沙利度胺的周围神经病变和来那度胺的骨髓抑制。泊马度胺是一种沙利度胺类似物，可能会缓解JAK2突变患者亚群的贫血症状。

MF相关脾肿大的一线疗法是羟基脲，羟基脲能有效地将约40%患者的脾脏缩小一半。脾脏对羟基脲的反应平均持续一年，治疗副作用包括骨髓抑制和皮肤黏膜溃疡。沙利度胺和来那度胺均可改善某些患者的脾肿大和血小板减少。泊马度胺也可缓解MF患者的血小板减少，但对脾肿大的治疗无效。IFN-α在MF相关脾肿大的治疗中价值有限。低风险或中风险患者的脾肿大程度通常不足以要求脾切除术或放疗。

（二）DIPSS-Plus高危或中危-2治疗

DIPSS-Plus高危或中危-2风险疾病或具有ASXL1和SRSF2等高风险突变的患者，应考虑尽早进行allo-HSCT或临床试验药物治疗。在考虑ASCT作为一种治疗方式时，应提前获知其中的风险。

在治疗MPN中进行过临床试验的JAK抑制剂ATP模拟物包括芦可替尼、费德拉替尼（SAR302503）、莫米洛替尼（CYT387）和帕克替尼（SB1518）。迄今为止，这些研究的结果表明，这些药物在毒性和疗效方面存在很大差异，并强调JAK抑制剂治疗在MF或相关MPN中的价值做出任何结论之前，需要评估更多的此类药物。越来越明确的是，此类药物的起效可能与有效的抗细胞因子活性相关。

还有许多其他药物正在研发中，如依美尔司他，一种以人类端粒酶逆转录酶RNA模板为靶点的13-聚体脂质结合寡核苷酸。每1~3周以2 h静脉输注（每千克体重9.4 mg）的形式给药，21%患者出现完全或部分缓解，完全缓解的中位持续时间为18个月。所有完全缓解的患者的骨髓纤维化均得到逆转，其中75%出现分子应答。

考虑到PMF缺乏有效的药物治疗，对于中位生存期预计<5年且白血病转化风险>20%的年轻患者，应尽早考虑allo-HSCT，其中包括DIPSS-Plus中危-2风险患者以及高风险突变患者；无条件移植患者最好采用临床试验药物治疗。

(三)难治及特殊并发症的处理

羟基脲治疗后难治性脾肿大通常通过脾切除术来处理。脾切除术的其他适应证包括症状性门静脉高压、血小板减少和频繁输注红细胞。多数患者可从术中受益,部分患者可并发围术期并发症,如感染、出血、血栓形成等。大约10%的患者在脾切除术后出现进行性肝肿大,29%的患者出现血小板增多症。脾切除术后中位生存期为19个月。

脾脏照射(100 cGy,分5~10次照射)可使脾脏短暂缩小,但可能导致严重的全血细胞减少。非肝脾型髓外造血可能累及脊柱、淋巴结、胸膜和腹膜(腹水),可通过低剂量放射治疗(100~1000 cGy,分5~10次照射)得到有效缓解。经99m锝硫胶体闪烁扫描确诊为MF相关肺动脉高压,单次(100 cGy)全肺照射治疗有效。单次100~400 cGy的受累野放疗也被证明对MF相关的肢体疼痛患者有益。

可考虑经颈静脉肝内门体分流术(transjugular intrahepatic portosystemic shunt,TIPS)来缓解门静脉高压症的症状,该程序的最新技术进步和特殊涂层支架的引入大大提高了TIPS的分流通畅率和临床疗效。目前的TIPS适应证包括复发性静脉曲张出血和顽固性腹水,这两者都可能伴随晚期MF。TIPS的治疗价值尚未在MF中进行系统研究。

(四)急变期的治疗

到达急变期,所有治疗的疗效均很差,可适当给予试验性或姑息性治疗。HSCT是目前唯一可治愈的骨髓增殖性肿瘤急变期治疗方案,患者可先进行强烈诱导化疗,然后行HSCT治疗进行巩固。

(五)疗效判断标准

2005年欧洲骨髓纤维化网(European Myelofibrosis Network,EUMNET)从三个层面进行疗效判断:临床血液学疗效、骨髓组织学疗效和细胞遗传学疗效。2006年骨髓增殖性肿瘤研究和治疗国际工作组(International Working Group on Research and Treatment of Bone Marrow Proliferative Tumors,IWG-MRT)针对其中的不足更新了疗效判断标准。目前疗效标准采用2013年的EUMNET和IWG-MRT共识标准(见表11-7)。

表11-7 原发性骨髓纤维化疗效评价标准

疗效标准	定义
完全缓解(complete response,CR)	以下条件需全部符合: ①骨髓:符合年龄校准的正常增生等级,原始细胞<5%,骨纤维化分级≤1级(欧洲分级标准);②外周血:HGB≥100 g/L,PLT≥100×10^9/L,ANC≥1.0×10^9/L,且上述指标均不高于正常值上限,幼稚髓系细胞<2%;③临床症状、体征(包括肝、脾肿大)完全消失,无髓外造血的证据
部分缓解(partial response,PR)	符合以下条件之一: 外周血:HGB≥100 g/L,PLT≥100×10^9/L,ANC≥1×10^9/L,上述指标均不高于正常值上限;幼稚髓系细胞<2%;临床症状、体征(包括肝脾肿大)完全消失,无髓外造血的证据。或骨髓:符合年龄校准的正常增生等级,原始细胞<5%,骨髓纤维化分级≤1级;外周血:HGB(85~100) g/L,PLT(50~100)×10^9/L,ANC≥1.0×10^9/L,但低于正常值上限,幼稚髓系细胞<2%;临床症状、体征(包括肝、脾肿大)完全消失,无髓外造血的证据

续表11-7

疗效标准	定义
临床改善（no responce，CI）	贫血、脾大或症状改善，无疾病进展或贫血、血小板减少、中性粒细胞减少加重 贫血疗效：非输血依赖患者HGB升高≥20 g/L；输血依赖患者脱离输血（在治疗期间连续12周以上未输注红细胞且HGB≥85 g/L） 脾脏疗效：①基线时脾脏肋缘下5～10 cm者变为肋缘下不可触及；②基线脾脏肋缘下>10 cm者减少≥50%；③基线脾脏肋缘下<5 cm者不进行脾脏疗效评估；④脾脏疗效需要通过MRI或CT证实脾脏容积减少≥35% 症状疗效：MPN症状评估表症状总积分减少≥50%
疾病进展（progressive disease，PD）	符合以下条件之一： ①基线脾脏肋缘下<5 cm者出现新的进行性脾肿大；②基线脾脏肋缘下5～10 cm者，可触及的脾脏长度增加≥100%；③基线脾肋缘下>10 cm者，可触及的脾脏长度增加>50%；④骨髓原始细胞≥20%，证实为向白血病转化；⑤外周血原始细胞≥20%，且原始细胞绝对值≥1×10⁹/L并持续至少2周
疾病稳定（SD）	不符合上述任何一项
复发	符合以下条件之一： ①取得完全缓解、部分缓解或临床改善后，不再能达到至少临床改善的标准；②失去贫血疗效持续至少1个月；③失去脾脏疗效持续至少1个月
细胞遗传学缓解	在评价细胞遗传学疗效时至少要分析10个分裂中期细胞，并且要求在6个月内重复检测证实。①完全缓解（CR）：治疗前存在细胞遗传学异常，治疗后消失；②部分缓解（PR）：治疗前异常的中期分裂细胞减少≥50%（PR限用于基线至少有10个异常中期分裂细胞的患者）
分子生物学缓解	分子生物学疗效评价必须分析外周血粒细胞，并且要求在6个月内重复检测证实。①完全缓解（CR）：治疗前存在的分子生物学异常在治疗后消失；②部分缓解（PR）：等位基因负荷减少≥50%（部分缓解仅用于基线等位基因负荷至少有20%突变的患者）
细胞遗传学/分子生物学复发	重复检测证实既往存在的细胞遗传学/分子生物学异常再次出现

引自：TEFFERI A，CERVANTES F，MESA R，et al. Revised response criteria for myelofibrosis: International Working Group-Myeloproliferative Neoplasms Research and Treatment (IWG-MRT) and European Leukemia Net (ELN) consensus report[J]. Blood，2013，122（8）：1395-1398.

六、预后及预后因素

与ET相比，纤维化前期PMF具有不同的预测生存率、白血病转化率和进展为显性PMF的速率。此外，继发性骨髓纤维化或自身免疫性骨髓纤维化可能比PMF预后更好，这取决于骨髓纤维化的潜在驱动因素。

PMF患者确诊后应根据国际预后积分系统（International Prognostic Scoring System，IPSS）、动态国际预后积分系统（Dynamic International Prognostic Scoring System，DIPSS）或DIPSS-Plus预后

积分系统（见表11-8）对患者进行预后分组。IPSS适合初诊患者，而DIPSS和DIPSS-Plus则适合患者病程中任一时点的预后判定。

表11-8 国际预后积分系统（IPSS）和动态国际预后积分系统（DIPSS）

预后因素	IPSS评分	DIPSS评分	DIPSS-Plus评分
年龄>65岁	1	1	—
有体质性症状	1	1	—
HGB<100 g/L	1	2	—
WBC>25×10^9/L	1	1	—
外周血原始细胞≥1%	1	1	—
PLT<100×10^9/L	—	—	1
需要红细胞输注	—	—	1
预后不良染色体核型*	—	—	1
DIPSS 中危-1	—	—	1
DIPSS 中危-2	—	—	2
DIPSS 高危	—	—	3

注：*不良预后染色体核型包括复杂核型或涉及+8、-7/7q-、i（17q）、-5/5q-、12p-、inv（3）或11q23重排的单个或2个异常。IPS分组：低危（0分）、中危-1（1分）、中危-2（2分）、高危（≥3分）。DIPSS分组：低危（0分）、中危-1（1或2分）、中危-2（3或4分）、高危（5或6分）。DIPSS-Plus分组：低危（0分）、中危-1（1分）、中危-2（2或3分）、高危（4～6分）。

引自：中华医学会血液学分会白血病淋巴瘤学组.原发性骨髓纤维化诊断与治疗中国指南（2019版）[J].中华血液学杂志，2019，40（1）：1-6.

针对中国PMF特征修订的IPSS（IPSS-Chinese）或DIPSS（DIPSS-Chinese）积分如下：（1）IPSS或DIPSS低危组（0分）；（2）中危-1、触诊无脾肿大或PLT<100×10^9/L（1分）；IPSS或DIPSS中危-2（2分）；（3）IPSS或DIPSS高危（3分）。依据积分分为：低危（0～1分）、中危（2～3分）和高危（4～5分）3组。

随着对PMF基因突变谱系的进一步认识，有关基因突变对于疾病预后的意义也有了新的阐释。一个意大利研究团队在IPSS预后积分系统的基础上，将JAK2、CALR和MPL基因突变与之相结合，总结开发了一个新的临床分子预后模型，为每个因素分配一个整数权重：权重1表示存在全身症状、外周原始细胞比例超过1%、血红蛋白小于100 g/L和JAK2突变；存在MPL突变，或未检出JAK2、CALR和MPL突变，白细胞大于25×10^9/L，年龄超过65岁的权重为2。由此产生的风险类别包括极低危（0分）、低危（1分）、中危（2分或3分）、高危（4分或5分）和极高危（6分或以上）5组。后来又提出了MIPSS70和MIPSS70-Plus预后积分系统，但临床实际应用效果尚待进一步验证。

PMF大多数患者的临床病程进展缓慢，预后不良。根据国际预后评分系统（International Prognostic Scoring System，IPSS），PMF和高危疾病患者的中位生存期不到2年，HSCT是唯一的治疗选择。根据美国、欧洲和澳大利亚对PMF患者的研究，PMF患者的估计中位生存期为5.9～6.5年，估计5年相对生存率为35%～39%。对2016年SEER数据的分析发现，2001—2011年确诊的PMF患者的中位生存期为3.6年，5年相对生存率为46%。

PMF的死因包括感染、出血、血栓形成及转化为急性白血病。转化为急性白血病后治疗反应差，患者多在3~6个月内死亡。另有少数病例因严重贫血死于贫血性心脏病、心力衰竭，还有少数病例死于肝、肾功能衰竭。

七、预防及健康管理

目前无确切的预防方法，减少或避免有害物质如电离辐射、苯、甲醛等的接触有一定的意义。健康管理主要以相关并发症及药物不良反应的管理为主。

（张雅丽、刘蓓）

参考文献

[1] SHALLIS R, WANG R, DAVIDOFF A, et al. Epidemiology of the classical myeloproliferative neoplasms: the four corners of an expansive and complex map[J]. Blood Reviews, 2020, 42: 100706.

[2] SPIVAK J. Polycythemia Vera[J]. Current Treatment Options in Oncology, 2018, 19(2): 12.

[3] TEFFERI A, BARBUI T. Polycythemia vera and essential thrombocythemia: 2019 update on diagnosis, risk-stratification and management[J]. American Journal of Hematology, 2019, 94(1): 133-143.

[4] BARBUI T, TEFFERI A, VANNUCCHI A M, et al. Philadelphia chromosome-negative classical myeloproliferative neoplasms: revised management recommendations from European LeukemiaNet[J]. Leukemia, 2018, 32(5): 1057-1069.

[5] ALVAREZ-LARRAN A, PEREIRA A, GUGLIELMELLI P, et al. Antiplatelet therapy versus observation in low-risk essential thrombocythemia with a CALR mutation[J]. Haematologica, 2016, 101(8): 926-931.

[6] BARBUI T, DE STEFANO V, FALANGA A, et al. Addressing and proposing solutions for unmet clinical needs in the management of myeloproliferative neoplasm-associated thrombosis: a consensus-based position paper[J]. Blood Cancer Journal, 2019, 9(8): 61.

[7] VERSTOVSEK S, PASSAMONTI F, RAMBALDI A, et al. Ruxolitinib for essential thrombocythemia refractory to or intolerant of hydroxyurea: long-term phase 2 study results[J]. Blood, 2017, 130(15): 1768-1771.

[8] HARRISON C, MEAD A, PANCHAL A, et al. Ruxolitinib vs best available therapy for ET intolerant or resistant to hydroxycarbamide[J]. Blood, 2017, 130(17): 1889-1897.

[9] LUQUE PAZ D, JOUANNEAU-COURVILLE R, RIOU J, et al. Leukemic evolution of polycythemia vera and essential thrombocythemia: genomic profiles predict time to transformation[J]. Blood Advances, 2020, 4(19): 4887-4897.

[10] GARMEZY B, SCHAEFER J, MERCER J, et al. A provider's guide to primary myelofibrosis: pathophysiology, diagnosis, and management[J]. Blood Reviews, 2021, 45: 100691.

[11] WANG Y, ZUO X. Cytokines frequently implicated in myeloproliferative neoplasms[J]. Cytokine X, 2019, 1(1): 100005.

[12] BAROSI G, MASSA M, CAMPANELLI R, et al. Primary myelofibrosis: older age and high JAK2V617F allele burden are associated with elevated plasma high-sensitivity C-reactive protein levels and a phenotype of progressive disease[J]. Leukemia Research, 2017, 60: 18-23.

[13] SCHNEIDER R, MULLALLY A, DUGOURD A, et al. Gli1(+) mesenchymal stromal cells are a key driver of bone marrow fibrosis and an important cellular therapeutic target[J]. Cell Stem Cell, 2018,

23(2): 308-309.

[14] DECKER M, MARTINEZ-MORENTIN L, WANG G, et al. Leptin-receptor-expressing bone marrow stromal cells are myofibroblasts in primary myelofibrosis[J]. Nature Cell Biology, 2017, 19(6): 677-688.

[15] LI B, ZHANG P, FENG G, et al. Bone marrow fibrosis grade is an independent risk factor for overall survival in patients with primary myelofibrosis[J]. Blood Cancer Journal, 2016, 6(12): e505.

[16] SONG J, HUSSAINI M, ZHANG H, et al. Comparison of the mutational profiles of primary myelofibrosis, polycythemia vera, and essential thrombocytosis[J]. Journal of Clinical Pathology, 2017, 147(5): 444-452.

[17] CAZZOLA M. Mutant calreticulin: when a chaperone becomes intrusive[J]. Blood, 2016, 127(10): 1219-1221.

[18] ELF S, ABDELFATTAH N, BARAL A, et al. Defining the requirements for the pathogenic interaction between mutant calreticulin and MPL in MPN[J]. Blood, 2018, 131(7): 782-786.

[19] PECQUET C, CHACHOUA I, ROY A, et al. Calreticulin mutants as oncogenic rogue chaperones for TpoR and traffic-defective pathogenic TpoR mutants[J]. Blood, 2019, 133(25): 2669-2681.

[20] KITAMURA T. ASXL1 mutations gain a function[J]. Blood, 2018, 131(3): 274-275.

[21] TAMARI R, RAPAPORT F, ZHANG N, et al. Impact of high-molecular-risk mutations on transplantation outcomes in patients with myelofibrosis[J]. Biology of Blood and Marrow Transplantation, 2019, 25(6): 1142-1151.

[22] LUO X, XU Z, LI B, et al. Thalidomide plus prednisone with or without danazol therapy in myelofibrosis: a retrospective analysis of incidence and durability of anemia response[J]. Blood Cancer Journal, 2018, 8(1): 9.

[23] GUGLIELMELLI P, LASHO T, ROTUNNO G, et al. MIPSS70: mutation-enhanced international prognostic score system for transplantation-age patients with primary myelofibrosis[J]. Journal of Clinical Oncology, 2018, 36(4): 310-318.

第十二章
恶性淋巴瘤的诊疗及健康管理

第一节 概述及流行病学

恶性淋巴瘤（malignant lymphoma，ML）是一组复杂的淋巴造血系统恶性肿瘤的总称，可原发于淋巴结和淋巴结以外的全身任何器官，分为霍奇金淋巴瘤（Hodgkin lymphoma，HL）和非霍奇金淋巴瘤（Non-Hodgkin lymphoma，NHL）两大类，占全球恶性肿瘤的3.2%，发达国家较发展中国家多见，ML约占美国恶性肿瘤的5%。HL的高发区为北美、西欧，NHL的高发区为西欧、美国及中东，而低发区主要在中国和日本。在我国，淋巴瘤占男性恶性肿瘤的2.42%，位居第9位，发病率达7.43/10万，东部较发达地区发病率为8.02/10万，明显高于中西部地区，且自2007年以来，农村地区的死亡率呈现出快速上升的趋势。20世纪70年代到90年代中期，淋巴瘤的发病率急剧上升，这主要是由于在此期间NHL的发病率上升，从而使得淋巴瘤成为最常见的癌症死亡原因之一。尽管如此，目前仍缺乏对淋巴瘤的有效预防及完善的管理策略。

在我国，恶性淋巴瘤的发病率达15.6%，且病死率超过15%，约占我国全部恶性肿瘤的3%~4%，尤其在儿童和青少年中，恶性淋巴瘤是最常见的肿瘤之一。与欧美国家相比，我国霍奇金淋巴瘤的年龄-发病率曲线呈现特征性的单峰形态，而欧美国家以双峰形态多见。此外，我国恶性程度较高的T细胞淋巴瘤和结外淋巴瘤占ML的比例均较欧美国家高。因此从总体上看，我国ML的恶性程度高于欧美国家。

第二节 霍奇金淋巴瘤

霍奇金病是塞缪尔·威尔克斯爵士在1865年命名的，如今被称为霍奇金淋巴瘤（HL），它是一个困扰临床医生和病理学家超过175年的实体肿瘤。尽管托马斯·霍奇金博士在他的7份尸检报告中首次进行了描述，但并没有命名。直到1856年，威尔克斯研究了一些与霍奇金病相似的病理标本，并对关键的临床及病理学异常进行了更为详细的描述。在他完成第一篇文章后才发现托马斯·霍奇金博士的早期报道，并在后来的文章中承认了霍奇金的优先权，并将其命名为霍奇金病（Hodgkinv's Disease，HD，又译为何杰金病）。如果当时威尔克斯没有表现得如此慷慨，把功劳归于霍奇金,那么今天这种疾病可能被称为威尔克斯病或威尔克斯淋巴瘤。但这些观察都是基于大体病理标本,随后20世纪科学家们用显微镜才证实了此类疾病的本质。

19世纪后期,格林菲尔德等描述了淋巴瘤特异性的巨细胞。由于这种细胞形态学的观察需要苏木素染色,直到1902年,多罗西·里德才明确地将本病从结核病中区分出来,对这种细胞有了全面的认识,这种特征性巨细胞被称为里德-斯腾伯格(Reed-Sternberg,R-S)细胞。

一、病因学

在美国,HL每年新诊断约8500名患者,但对于该疾病发生和发展的危险因素及发病机制仍然未知。目前已知与HL发病相关的可能因素包括家族因素、病毒暴露和免疫抑制。霍奇金病的发病率随年龄而变化,对于成人疾病,发病率具有惊人的双峰性,高峰多出现在青年时期和老年时期,同时格鲁弗曼等证明成人霍奇金淋巴瘤与EB病毒(epstein-barr virus,EBV)、脊髓灰质炎病毒和结核分枝杆菌感染之间存在关联。HL的病因至今尚未完全阐述,普遍认为它是在机体内外因素的共同作用下,导致免疫活性细胞分化和增殖出现异常引起的疾病,其发生和发展涉及遗传、病毒、理化因素、免疫状态等诸多方面。

(一)EB病毒感染

EB病毒是一种普遍存在的伽马疱疹病毒,主要通过唾液传播,是传染性单核细胞增多症的病原体。EB病毒潜伏感染的细胞中大量表达的非编码miRNA,可以通过原位杂交技术进行检测,来自北美和西欧的工业化国家的HL标本的霍奇金-里德斯腾伯格(Hodgkin Redstenberg,H-RS)细胞中EBV的检测率要比发展中国家低得多。

(二)免疫功能抑制

人类免疫缺陷病毒(human immunodeficiency virus,HIV)感染人群的HL发病率显著高于普通未感染人群,随着高效抗反转录病毒疗法(highly active antiretroviral therapy,HAART)的出现,间接导致HIV感染患者中HL发生率高。大多数病例能发生于CD4计数正常但组织学表型更具侵袭性的HIV阳性的患者中;然而,在HAART治疗的后期,HIV相关HL的存活率显著提高。此外,器官移植术后和有自身免疫病史的患者,如类风湿性关节炎、系统性红斑狼疮和结节病等,HL的发生率也会增加。

(三)ER应激信号异常表达

有趣的是,HL细胞表达存活信号,但不表达内质网(endoplasmic reticulum,ER)应激的死亡信号。BAX和BAK作为促凋亡BCL-2家族成员,是触发和介导ER应激,并进一步诱导细胞凋亡的关键分子,而HL细胞同时表达抗凋亡和促凋亡信号,后者抵消前者,从而导致HL细胞存活。进一步研究表明,HL细胞中ER应激的存活信号而非凋亡信号占主导地位,ER应激存活信号的表达很可能由此产生,这意味着HL前体细胞已经克服了肿瘤发生施加的ER应激。EBV编码的LMP1(EB病毒潜伏膜蛋白1)可能在HL发展中起重要作用,因为它可以通过激活多种信号分子(如NF-κB)来阻止B细胞经历TNF介导的细胞凋亡。LMP1转染能够增强ER应激存活信号的表达,在此基础上,EBV阳性的HL前体细胞可以在病毒诱导的ER应激中存活下来,并适度表达LMP1,进而激活下一步致癌途径。因此,在大量EBV潜伏感染的人群中,避免ER应激可能是减缓HL发展的必要和决策步骤。

值得注意的是,在EBV阳性和EBV阴性的HL患者中,ER应激信号的表达以及NF-κB通路的组成性激活均很常见。在EBV阳性病例中,LMP1过表达似乎起到了关键作用,而在EBV阴性病例中，其他未鉴定的病毒蛋白或涉及NF-κB通路激活或ER应激的类似机制也可能起作用。另外，在EBV阴性的HL病例中，ER应激存活信号的表达可能引起缺氧，目前认为缺氧会诱导HL细胞中血管内皮生长因子（vascular endothelial growth factor，VEGF）的表达以及肿瘤细胞密度的增加。有结果表明，大多数HL病例能够适应并存活于ER应激状态下，并且ER应激存活信号的表达可能与其他途径（如NF-κB通路）联合，并阻止HL细胞免受应激后诱导细胞凋亡的替代机制。综上所述，在EBV阳性病例中，LMP1过度表达可能在ER应激存活信号的诱导中起作用，而在EBV阴性病例中，这可能与缺氧或其他事件有关。

二、发病机制及分型

（一）发病机制

1.EB病毒

EB病毒进入人体后迅速由裂解感染模式转变成潜伏感染模式。潜伏状态下的EBV基因主要以两种方式存在：（1）以环状游离体形式存在于宿主细胞内；（2）以线形DNA的形式整合到宿主细胞染色体中。EBV阳性HL中的H-RS细胞为第2型潜伏表型，潜伏感染模式下的EBV只产生少部分基因产物，如潜伏核蛋白EBNA1，潜伏膜蛋白LMP1、LMP2A，以及非编码RNA。HL中的H-RS细胞来自生发中心的B细胞，病毒在感染幼稚B细胞后，激活并促进B细胞成熟，然后持续存在于B细胞中（如图12-1所示）。EBV生成的转化蛋白主要包括EBNA1和LMP1，因此当EBNA1、LMP1和LMP2A表达异常时，B细胞分化被阻断，进而导致细胞突变。克里斯托夫·曼考等已经证明，LMP1，一种六次跨膜蛋白［肽链反复跨膜，在膜外侧和膜内侧形成了五个环状结构，分别负责接受外源信号（化学、物理信号）的刺激和细胞内的信号传递］，可以通过EBV-LMP1的致癌作用促进生发中心缺陷的B细胞凋亡，在肿瘤发生过程中起重要作用。LMP1在EBV感染的B细胞中的生物学效应是多方面的，例如通过C-MYC和JUN/AP1家族成员诱导B细胞活化，触发B细胞中的G1/S转换，激活NF-κB通路，并诱导ER应激相关的未折叠蛋白反应等。其中，NF-κB通路的组成性激活是HL的一个共同特征，是否感染EBV会呈现不同的机制，前者与LMP1过表达有关，而后者与IκBα基因突变有关。除了发病机制的不同外，EBV阳性和EBV阴性的HL之间也存在一些其他方面的差异，如前者多见于儿童，尤其是男孩，后者的预后往往更差。因此，区分EBV阳性或阴性对HL患者具有一定价值，尤其在治疗策略的选择上，有证据表明EBV阳性HL患者是靶向细胞免疫治疗的绝佳候选者。

2.HL细胞中形态发生的影响因素

（1）LMP1和cyclin A的异常表达

HL中H-RS细胞的形态发生是个谜。在成人T细胞白血病/淋巴瘤中，多核化和多叶核的形成与细胞周期紊乱和中心体放大密切相关，病毒蛋白在急性或潜伏感染细胞中的异常积累可能导致细胞形态变化和多核化。有证据表明，B类淋巴母细胞系中异常表达LMP1，或转染到HL细胞系中的EBV-LMP1可促进典型的多核R-S样细胞形成。研究中提到，扁桃体生发中心B细胞经LMP1转染后促使这些细胞分化为R-S样细胞表型。在与细胞周期进程相关的基因中，细胞周期蛋白A（cyclin A）的异常表达与病毒相关基因组的不稳定性和病毒感染后机体肿瘤的发生有关，其通过启动细胞周期中S期DNA复制而发挥作用。虽然cyclin A主要位于细胞核中，但有时它可在细胞核和细胞质之间穿梭，越来越多的证据表明细胞质中cyclin A的表达与肿瘤发生和异常核形态发生有关。Chang及其同事发现，霍奇金细胞（H细胞）、R-S细胞和木乃伊细胞（又称"干尸"细胞，即变性或凋亡的R-S细胞）中cyclin A的表达存在差异，cyclin A倾向于在R-S细胞的细胞质中表达，而在LMP1阳性和阴性HL患者的H细胞的细胞核中表达。进一步的体外研究表明，LMP1转染增加了cyclin A的细胞质表达和多核R-S细胞的形成。因此，在EBV阳性和阴性患者中，cyclin A的异常表达似乎代表了HL中R-S细胞形态发生的常见机制。HL的异常形态细胞发生的模型如图12-2所示。

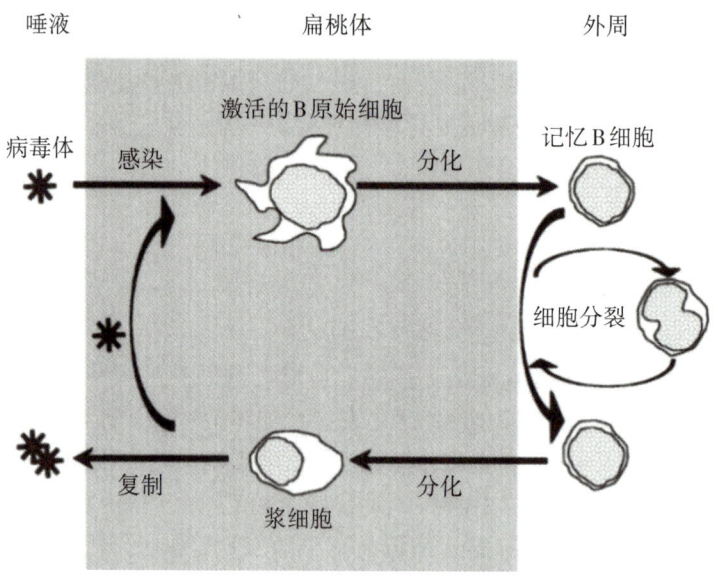

图12-1 EBV的致癌作用（原创）

注：EBV通过唾液进入鼻咽黏膜表面后，侵犯咽淋巴环的淋巴组织，激活处于静止期的幼稚B细胞，通过表达相关潜伏蛋白促进淋巴细胞增殖并分化为记忆细胞。记忆细胞一旦进入静止期，所有病毒蛋白的表达都会停止。潜伏感染的记忆细胞在外周循环并返回淋巴组织，分化成浆细胞并释放感染性病毒以启动新一轮感染。

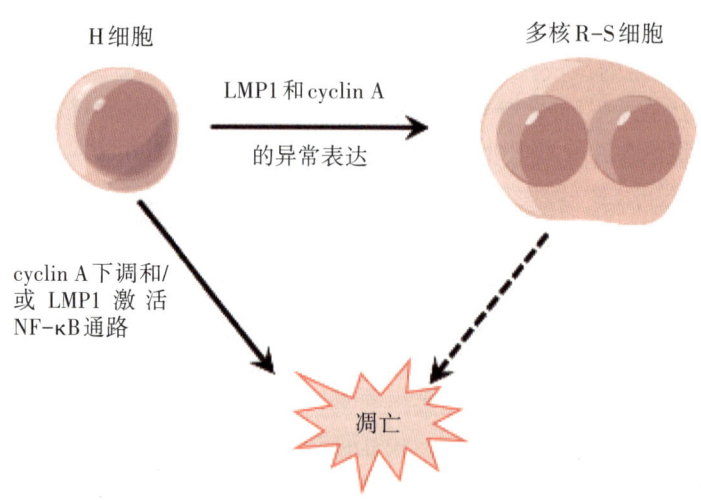

图12-2 HL中H细胞、R-S细胞和木乃伊细胞形态发生的模型（原创）

注：单核H细胞可能代表HL中常见的分裂肿瘤细胞类型，它可以转化为多核R-S细胞，或者由于cyclin A的下调和/或LMP1激活NF-κB通路的抑制而发生细胞凋亡。LMP1的膜表达和cyclin A的异常定位可能会改变HL细胞的增殖和细胞分裂，导致中心体重复和多核，以及多核R-S细胞形态发生。

（2）cyclin A的下调和/或LMP1激活NF-κB通路

cyclin A在H-RS细胞中的胞内重新分布的详细机制仍有待阐明。一些潜在的机制可以解释

cyclin A 在细胞质中的表达，一种新型蛋白质 SCAPER（位于 ER）可以与 cyclin A/CDK2 复合物特异性结合，促进 cyclin A 在细胞质中的表达。一方面，SCAPER 过表达后将 cyclin A 隔离在细胞质中，并诱导细胞在细胞周期的 M 期积累，这导致病毒蛋白在受感染细胞中积累，并促进 ER 应激诱导钙稳态的改变，从而引起钙蛋白酶介导的 cyclin A 裂解；另一方面，LMP1 是肿瘤坏死因子受体超家族的成员，可以激活并参与 HL 细胞存活的相关信号通路。但 EBV 阴性 HL 中 cyclin A 异常表达的潜在机制目前仍不清楚，所以不能完全排除 EBV 阴性 HL 中是否存在其他迄今未鉴定的病原体。EBV 阳性和阴性 HL 的肿瘤发生以 NF-κB 传导信号的激活常见，这是一种类似于 LMP1 信号传导的机制，可能与 EBV 阴性 HL 病例中 cyclin A 的异常表达有关。其他机制也可能在 R-S 细胞的形态发生中起作用，如 LMP1 通过下调 B 细胞中的 CD99 导致多核 R-S 细胞的产生。有趣的是，木乃伊细胞通过频繁地表达 CD99 驱动 T 细胞凋亡。因此，CD99 的激活和/或 LMP1/cyclin A 通路的下调可能导致 HL 细胞凋亡，从而导致木乃伊细胞的形成。

（3）其他蛋白在 HL 细胞形态发生中的作用

其他蛋白在 HL 细胞的形态发生中也可能起了一定作用。克内希特等已经发现，与单核 H 细胞相比，多核 R-S 细胞在端粒聚集体中高度增加。这一观察结果表明，H 细胞向 R-S 细胞的转变与端粒功能障碍、端粒蛋白复合物（shelterin）破坏和复杂染色体重排的进展有关，而 LMP1 能够下调保护蛋白表达，导致保护蛋白破坏、端粒功能障碍、复杂染色体重排，最终导致多核细胞的产生。

3. HL 中 ER 应激信号的异常表达

ER 在蛋白质的合成和修饰中起着关键作用，当错误折叠或未折叠蛋白在 ER 中积累时，会使细胞核中的相应基因激活以帮助 ER 缓解压力，这一过程称为 ER 应激反应或未折叠蛋白反应。ER 应激可由多种病理生理过程引起，如病毒感染和突变蛋白的过度表达。在 EBV 感染的 B 细胞中 LMP1 可诱导 ER 应激反应或未折叠蛋白反应。ER 应激对细胞存活或凋亡起着双向作用，调节细胞存活的分子主要包括磷酸化蛋白激酶样内质网激酶（phosphorylated protein kinase like endoplasmic reticulum kinase, phospho-PERK）、磷酸化真核启动因子 2α（phosphorylation eukaryotic promoter 2α, phospho-eIF2α）、葡萄糖调节蛋白（glucose regulatory protein 78, GRP78; glucose regulatory protein 94, GRP94）、激活转录因子（activation transcription factor 4, ATF4; activation transcription factor 6, ATF6）、丝氨酸/苏氨酸-蛋白激酶/内切核糖核酸酶肌醇需要酶 1（serine/threonine-protein kinase/endonuclease inositol requires enzyme 1, IRE1）和 X-box 结合蛋白（X-box binding protein, XBP1）；调节细胞凋亡的分子主要包括 CCAAT/增强结合蛋白同源蛋白（CCAAT enhancer binding protein homologous protein, CHOP）/生长停滞 DNA 损伤诱导基因 153（growth arrest DNA damage inducing genes 153, GADD153）、含半胱氨酸的天冬氨酸蛋白水解酶（caspase-12、caspase-7）和凋亡信号调节激酶（apoptosis signal-regulating kinase 1, ASK1）。

ER 应激诱导的未折叠蛋白反应参与致癌作用和血管生成，促进肿瘤生长，对抗缺氧和化疗耐药。GRP78，也称为免疫球蛋白重链结合蛋白，是肿瘤存活和抗癌治疗的关键内质网伴侣。之前的一项研究记录了 ER 应激生存信号的表达普遍存在于 HL 的所有组织学亚型中，并在 EBV 阳性和阴性病例中发现了相似水平。体外研究结果也表明 GRP78 和 XBP1 在 EBV-LMP1 转染的 HL 中表达增加，提供了一个 ER 应激信号在 EBV 阳性 HL 中的表达机制。这一发现与早先的报告相似，即 B 细胞中 LMP1 的中等表达水平可诱导 ER 应激反应，并促进宿主细胞增殖。因此，ER 应激触发的存活信号也可能在 HL 细胞存活中起作用，尽管 ER 应激信号对 HL 患者没有预后意义，但它们可能为难治性 HL 患者治疗指明新的方向。与 GRP78 和 XBP1 作用相反，CHOP 是 ER 应激途径中凋亡程序的决定性效应物。ER 应激存活信号在 HL 中的优势表达模型如图 12-3 所示。

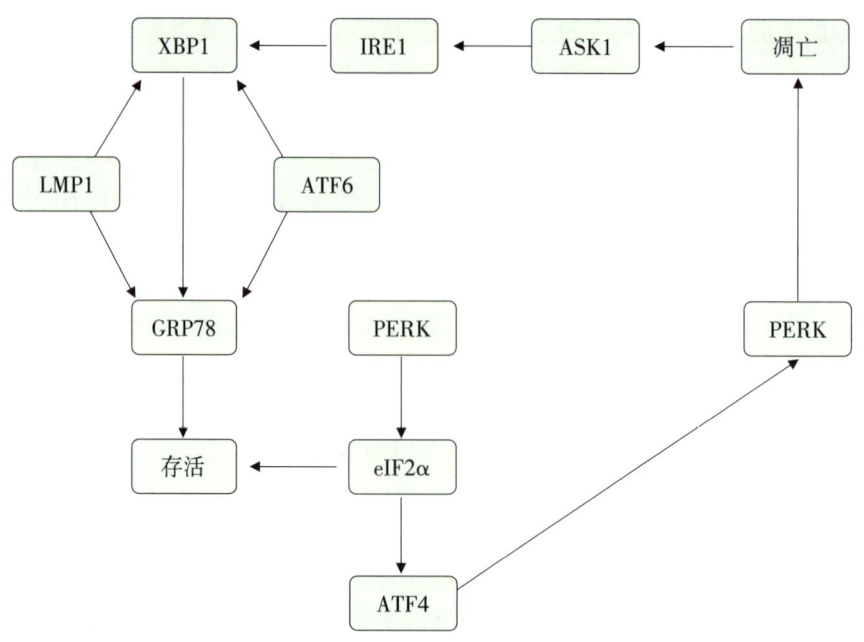

图12-3 ER应激存活信号在HL中的优势表达模型（原创）

注：在ER应激上，PERK-eIF2α通路介导翻译衰减以促进生存调节，或者磷酸化的eIF2α可以促进ATF4翻译，上调CHOP，进而导致细胞凋亡。IRE1和ATF6都介导生存的转录激活。ATF6上调XBP1的转录并为IRE1介导的剪接提供XBP1 mRNA。XBP1和ATF6共同作用于GRP78。相反，长时间和严重的ER应激可通过诱导CHOP、caspase-12和IRE1-ASK1途径激活凋亡信号。

（二）分型

HL不仅涉及外周淋巴结，还可累及肝脏、肺和骨髓等器官，大约40%的患者具有全身症状。根据组织学和肿瘤细胞表型的不同，HL被细分为结节硬化型、富于淋巴细胞型、混合细胞型、淋巴细胞消减型和结节性淋巴细胞为主型的HL（nodular lymphocytic predominant hodgkin lymphoma，NLPHL），前四种亚型统称为经典HL。在经典HL中，恶性细胞被称为H-RS细胞，在NLPHL中，它们以淋巴细胞为主（lymphocytes primarily，LP）细胞。这些恶性细胞体积较大，可以区分单核霍奇金细胞（mononuclear Hodgkin cells，H细胞）和双核或多核细胞（reed-sternberg cells，R-S细胞）（如图12-4所示）。在经典HL中，大约40%的肿瘤细胞被EBV感染，这与致病相关。

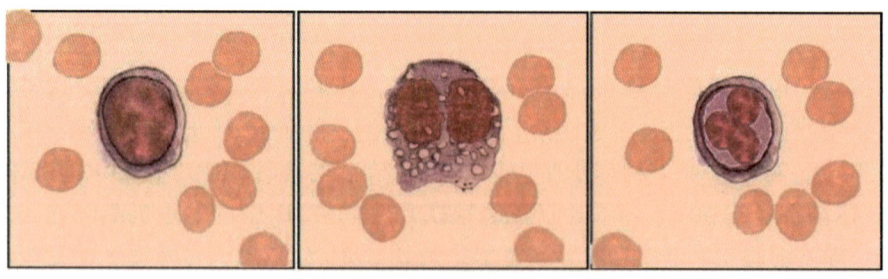

图12-4 R-S细胞的各种形态（原创）

1. 结节性淋巴细胞为主型

在大多数情况下，淋巴结的结构消失殆尽，没有残留的生发中心。通常表现为结节性生长模式，可伴或不伴弥漫性增生；更罕见的是，可能会出现纯粹的扩散模式。在低倍镜下，结节病变基本上在B细胞区，附近有生发中心逐步转化。肿瘤细胞体积大，被称为淋巴细胞和组织细胞（lymphocytes and histiocytes，L&H细胞）或"爆米花"细胞，特征是具有水泡状、多叶状的细胞核，核仁小而细胞质丰富；细胞数量不一，通常是孤立的，没有形成致密聚集体的趋势。

该型HL主要以小淋巴细胞和数量不等的组织细胞为代表，可形成局灶性非坏死性肉芽肿，浆细胞、嗜酸性粒细胞和中性粒细胞很少见。当上皮样组织细胞异常增多时，难以与富含T细胞的大B细胞淋巴瘤鉴别。该型HL可发生于任何年龄，尤以成年男性更为常见。通常诊断时病变多较局限，经常累积外周淋巴结，主要是颈部或腹股沟淋巴结，也可能发生于深部淋巴结，很少累积纵隔，且骨髓受累的Ⅳ期病变很少见。

2. 经典HL（classic Hodgkin's lymphoma，CHL）

（1）结节硬化型

结节硬化型HL是CHL最常见的亚型，占CHL病例的75%～80%，其显著特征是出现由致密胶原纤维带分隔的大小不一的结节。这些条带在偏振光显微镜下显示出典型的绿色双折射束，这是区分结节硬化型和淋巴细胞消减型的主要特征，同时凝固性坏死的可变区域也很常见。CHL的特征性细胞是R-S细胞，该细胞体积大，多核，具有突出的嗜碱性核仁，还包括腔隙细胞和H细胞。只有在包括小淋巴细胞、浆细胞、嗜酸性粒细胞、中性粒细胞和组织细胞的适当背景下，R-S细胞出现时才能诊断CHL。该亚型以青少年和年轻人多见，女性患病率略高于男性，纵隔受累很常见，通常局限于淋巴结和邻近组织。

（2）富于淋巴细胞型

富于淋巴细胞型HL大约占HL病例的6%。病变呈弥漫性或局灶性，有时表现为滤泡间受累的反应性细胞环境，主要以小淋巴细胞多见，中性粒细胞、嗜酸性粒细胞和浆细胞很少见。重要的是，存在少许的R-S细胞和腔隙细胞，它们都具有CHL的典型免疫表型和分子特性。结节主要出现在生发中心和纤维化病灶区域。该亚型具有显著的临床特征，晚发（即患者年龄大于50岁），低侵袭性，早期就诊时以膈下部位受累多见，而纵隔或结外受累、全身症状及大包块很少见。

（3）混合细胞型

在混合细胞型HL中，浸润区域呈弥漫性或模糊的结节状，没有带状硬化灶，但可能存在细小的间质纤维化。R-S细胞在这一亚型中比结节硬化型更具代表性。通常患者都是成年人，男性多于女性，临床阶段通常比结节硬化型或结节性淋巴细胞为主型更晚，常涉及淋巴结、脾脏、肝脏或骨髓的浸润。

（4）淋巴细胞消减型

淋巴细胞消减型HL中淋巴结的结构完全消失，主要表现为弥漫性和致密的纤维化（非绿色双折射纤维束），有时可能发生坏死，其中大多数残余细胞以R-S细胞为主。总体而言，这些特征赋予淋巴结结构"肉瘤样"外观，多为融合的R-S细胞群构成的"网状"变异（或霍奇金肉瘤），这导致很难将其与间变性大细胞淋巴瘤鉴别。

淋巴细胞消减型HL是CHL最不常见的类型，主要发生在老年人群及非工业化国家。最常见的表现为腹腔淋巴结肿大，或伴有脾、肝和骨髓受累的结外病变。因此诊断时通常已到晚期，对治疗的反应通常要比其他亚型更差。

三、临床表现及分期

（一）淋巴结肿大

大多数 HL 患者都会出现膈上淋巴结肿大，通常以颈部、前纵隔、锁骨上和腋窝淋巴结受累多见，而腹股沟区受累较少，很少累及的部位包括 Waldeyer 氏环（韦氏环）、肠系膜上淋巴结和腘窝淋巴结。除了出现颈部的无痛性淋巴结肿大外，患者也可能无症状。

（二）淋巴结外器官受累

虽然该病最常累及邻近淋巴结群，但也可通过直接侵袭或血行扩散侵及结外器官，其中最常累及的结外器官是脾、肺、肝和骨髓。与 NHL 不同，HL 可通过淋巴循环以非随机和高度可预测的方式从一个淋巴结群传播到其他相邻淋巴结群。脾可通过主动脉旁淋巴结和脾门淋巴结累及，但由于没有发现具体的传入途径，目前疾病如何传播到脾脏尚不清楚。但如果脾受累，就可以发生血行转移扩散到肝脏和骨髓，换言之，除非脾脏受累，肝脏一般不受累。HIV 阳性患者一般不会发生连续传播，该病的初始表现可能发生在纵隔，偶尔也可在常规胸片上发现无症状患者，部分患者也可主诉与纵隔大肿块有关的慢性咳嗽或胸部不适，如疼痛等症状。上腔静脉综合征在 HL 中很少见，患者偶尔可能会感到全身瘙痒，或在摄入酒精饮料后出现淋巴结疼痛，也可能出现周期性的 pele-ebstein 热。

（三）全身症状

淋巴瘤患者在发现淋巴结肿大前或同时可出现发热、皮肤瘙痒、盗汗及消瘦等全身症状，部分患者可出现不明原因的长期不规则发热，常以发现浅表淋巴结肿大而确诊。也有少数伴有隐匿性病灶的患者出现长期发热，起初为周期性，逐渐变为持续性，多方面的检查均不能确定病因，最后剖腹探查证实为腹膜后淋巴瘤。皮肤瘙痒以 HL 多见，多出现在确诊前的数月和数年，首先为局部皮肤瘙痒，后逐渐发展为表皮脱落、色素沉着和皮肤的其他继发性改变。持续发热、多汗、体重下降等可能标志着疾病进展、机体免疫功能衰竭，这类患者往往预后不佳。

一些患者在就诊时即有贫血，甚至发生于淋巴结肿大的前数月，尤以晚期患者多见，贫血可能由多因素所致，可继发于骨髓受侵、溶血和脾功能亢进等。进行性贫血和血沉加快是临床判断淋巴瘤进展与否的一个重要指标，均提示预后不良。

5%~16% 的 HL 患者可出现带状疱疹。饮酒后出现淋巴结疼痛为 HL 患者所特有，但并非每一个 HL 患者都会出现。5%~8% 的病例可发生骨髓浸润。

（四）分期

目前广泛应用的分期方法是在 Rye 会议（1965 年）的基础上，经 Ann Arbor 会议（1971 年）修订后确定的，Ann Arbor 分期系统经过 Costwold 修订（1989 年）后将 HL 分为 Ⅰ~Ⅳ期。Ⅰ~Ⅳ期按淋巴结病变范围区分，脾和韦氏环淋巴结组织分别记为一个淋巴结区域。结外病变定为Ⅳ期，包括骨髓、肺、骨或肝脏受侵犯。此分期方案 NHL 也参照使用。

Ⅰ期：单个淋巴结区域（Ⅰ）或局灶性单个结外器官（ⅠE）受侵犯。

Ⅱ期：在膈肌同侧的两组或多组淋巴结受侵犯（Ⅱ）或局灶性单个结外器官及其区域淋巴结受侵犯，伴或不伴横膈同侧其他淋巴结区域受侵犯（ⅡE）。

注：受侵淋巴结区域数目应以脚注的形式标明（如 Ⅱ$_3$）。

Ⅲ期：横膈上下淋巴结区域同时受侵犯（Ⅲ），可伴有局灶性相关结外器官（ⅢE）、脾受侵犯（ⅢS）或两者均有（ⅢE+S）。

Ⅳ期：弥漫性（多灶性）单个或多个结外器官受侵犯，伴或不伴相关淋巴结肿大，或孤立性结外器官受侵犯伴远处（非区域性）淋巴结肿大。如肝或骨髓受累，即使局限也属Ⅳ期。

全身症状分组：分为A、B两组。凡无以下症状者为A组，有以下症状之一者为B组：

（1）不明原因发热大于38 ℃；

（2）盗汗；

（3）半年内体重下降10%以上。

累及的部位可采用下列记录符号：E，结外；X，直径10 cm以上的巨块；M，骨髓；S，脾；H，肝；O，骨骼；D，皮肤；P，胸膜；L，肺。（如图12-5所示）

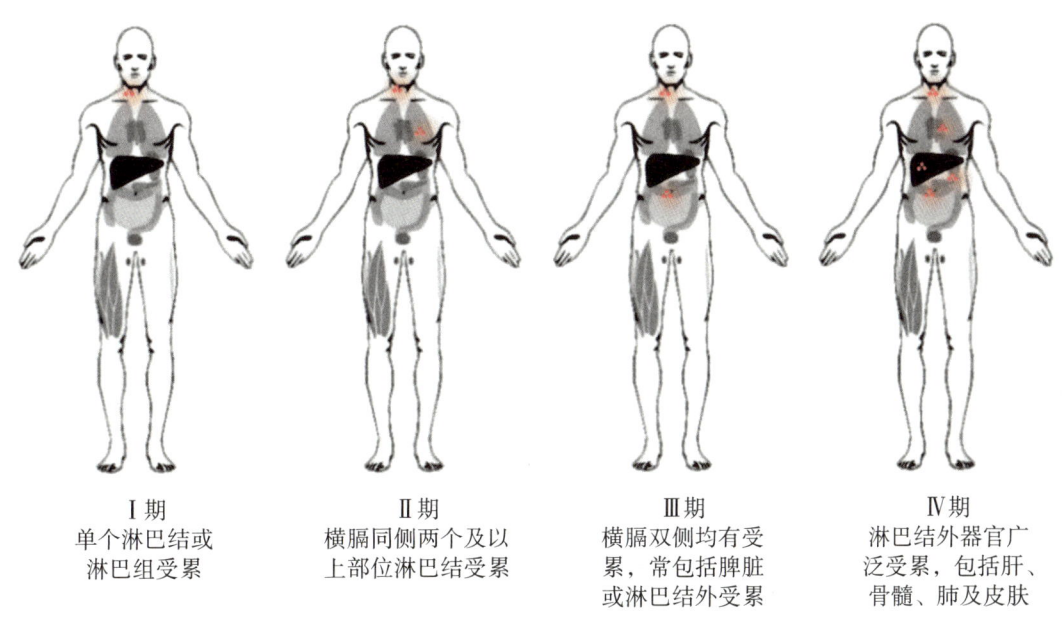

图12-5　Ann Arbor分期（原创）

四、检查新技术及诊断

（一）常规检查技术及诊断

对于HL的评估和检查，专家组通常建议进行淋巴结组织活检。CHL的细胞中CD3、CD15、CD20、CD30、CD45、CD79a和PAX5的免疫染色均为阳性，R-S细胞在所有患者中均表达CD30，在大多数患者中表达CD15，在不到40%的患者中可检测到CD20，而通常不表达CD3和CD45。

患者的诊断包括临床症状、体格检查及实验室检查。临床症状包括B症状（不明原因的发烧>38 ℃、盗汗或在6个月内体重减轻>10%，其他相关症状是酒精不耐受、瘙痒、疲劳和较差的体能状态）。体格检查应涉及所有淋巴区域、脾脏和肝脏，标准实验室检查（全血细胞计数及分类、血小板计数、红细胞沉降率、血清乳酸脱氢酶、白蛋白以及肝肾功能检查），PET/CT扫描（范围包括颅底到大腿中部或顶点到脚）和诊断性增强CT（范围包括颈部、胸部、腹部和骨盆）。

（二）新检查技术及诊断

NCCN PET工作组和NCCN指南认为，PET扫描对于初始分期和治疗结束时对残留肿块的评估至关重要。综合性PET扫描和诊断性CT推荐用于疾病分期，并且应在治疗开始前1个月内进行检查，如果PET扫描结果提示阳性，则不需要单独进行增强CT。专家组支持美国放射学会（American College of Radiology，ACR）和核医学与分子影像学会对PET/CT的建议：除了HL患者，感染或炎症部位的PET扫描结果也可能呈阳性，而对于除外已确定病变部位的其他PET阳性部位，或PET阳性部位与HL通常的临床表现不一致的患者，建议进一步行临床或病理评估。接受PET/CT进行分期的新诊断HL患者，如果PET扫描呈阴性或显示骨髓摄取呈现均匀模式，则不需要常规的骨髓活检；如果PET扫描结果显示多灶性骨骼病变（≥3处），则可假定骨髓受累，且如果患者合并血细胞减少症，则可以进行骨髓活检。特定情况下，除非有明显检查禁忌，也可以考虑使用MRI和PET/MRI对比（颅底至大腿中部）进行解剖成像。

五、治疗新技术及康复

霍奇金淋巴瘤以年轻患者多见，目前的治疗策略主要包括化疗和放疗，在所有阶段的治愈率都超过80%，预后较好。

霍奇金淋巴瘤的风险分层见表12-1。

表12-1 霍奇金淋巴瘤的风险分层

风险组	阶段
早期阶段	无风险因素的Ⅰ/Ⅱ期
中期阶段	具有≥1个风险因素的Ⅰ/ⅡA期 具有危险因素C、D而非A、B的ⅡB期 具有风险因素A、B的ⅡB期
晚期阶段	Ⅲ/Ⅳ期

注：风险因素，A为大纵隔肿块*，B为结外病，C为ESR升高†，D为≥3个节点区域。*大纵隔肿块：超过最大水平胸径的1/3。†红细胞沉降率升高：>50 mm/h 无B症状，>30 mm/h 有B症状。

引自：TOWNSEND W，LINCH D. Hodgkin's lymphoma in adults[J]. Lancet(London，England)，2012，380(9844)：836-847.

（一）原有治疗方案的改进

1. 早期阶段

预后良好的早期HL（无风险因素的Ⅰ/Ⅱ期患者，如表12-1）的综合治疗（化疗和放疗）已逐渐取代了HL传统的单纯放疗，这使得患者发生放射场外相关隐匿性疾病的发生率大大降低，并允许进行较小放射野的治疗。单纯放疗或单纯化疗可以治愈早期HL，但与联合化疗相比，需要更大的照射野和更高剂量的放疗或更长的化疗时间；而与单纯化疗或放疗相比，短期化疗和IFRT联合治疗可显著降低复发率。因此，将联合疗法认为是治疗良性的早期疾病的首选。

这类患者治疗的"金标准"是4个周期的ABVD（阿霉素、博来霉素、长春新碱和达卡巴嗪），然后是受累野照射（involved-fieldRT，IFRT），但现在这种方法被认为是过度治疗。欧洲癌症研究和治疗组织（European Organization for Research on Treatment of Cancer-H9，EORTC-H9）建议，对于化疗后完全缓解的患者，放射剂量可以减少到20 Gy。德国霍奇金淋巴瘤研究小组（German Hodgkin's Lymphoma Research Group-HD10，GHSG-HD10）将进展良好的早期HL患者随机分配为两个或四个周期的ABVD化疗，然后进行20 Gy或30 Gy的IFRT，在5年的随访中，两组患者在治疗失败或总存活率方面没有显著差异，而且接受四个周期化疗和/或30 Gy的IFRT组出现了更多的毒副作用。因此，两个周期的ABVD和20 Gy的IFRT联合治疗应被视为GHSG定义下早期疾病的标准治疗方案。

是否可以省略放疗的临床试验仍在进行中，Cochrane和他的同事认为，综合治疗方式与改善无进展生存率（progression-free survival，PFS）有关。尽管最近的一项研究表明，从长期来看，单用ABVD优于加或不加ABVD的次全淋巴结照射。由于担心放射治疗的后期效应（特别是继发第二肿瘤的风险增加），一些研究小组建议对于高风险向继发第二肿瘤进展的早期患者，包括年龄在35岁以下的妇女或有乳腺癌家族史的妇女，只进行化疗。正在评估临时^{8}F-FDG PET是否可以用于识别不需要放射治疗的早期患者。

GHSGHD13试验比较了ABVD的四种不同的化疗周期的强度，并结合30 Gy的IFRT，以确定是否可以减去博来霉素和达卡巴嗪。与接受标准治疗的患者相比，当减去达卡巴嗪或同时减去达卡巴嗪和博来霉素时，复发率更高。最终分析结果将博来霉素省略是因为考虑到该药物与肺纤维化的相关性，且对于整体治疗而言是有利的。

尽管联合疗法是治疗预后良好的早期HL的标准首选疗法，但2个周期的ABVD联合20 Gy IFRT仍然与放疗相关的第二肿瘤发病率升高相关。因此，如果进一步减少常规化疗和/或放疗并维持高治愈率，则有必要在这组患者中使用新药。

2. 中期阶段

在大多数欧洲国家，联合疗法是治疗中期HL（具有≥1个风险因素的Ⅰ/ⅡA期，具有危险因素C、D而非A、B的ⅡB期，如表12-1）的标准疗法。EORTCH8试验表明，中期HL患者给予32次IFRT和延长野放射治疗（Extended Field Radiotherapy，EFRT）疗效一样；与使用4～6个化疗周期的MOPP-ABV（甲氧氯乙胺、长春新碱、丙卡巴嗪、泼尼松、阿霉素、博来霉素和长春碱）或交替使用四个周期的COPP（环磷酰胺）的结果没有显著差异。交替使用4个周期的MOPP-ABV（环磷酰胺、长春新碱、丙卡巴嗪、泼尼松、阿霉素、博来霉素和长春新碱），与进行32次IFRT和EFRT对HL患者一样有效。复发率或存活率在IFRT（30 Gy，肿块部位再加10Gy）和EFRT（30Gy，肿块部位再加10Gy）组之间没有差异，但后者的急性毒性反应明显更高。虽然这些方案具有很高的完全缓解率，但复发率高达15%～20%，这促使我们寻找更有效的治疗方案。

EORTCH9试验将50名中期HL患者随机分配为3组，分别是4个周期的ABVD、6个周期的ABVD和4个周期BEACOPP基线治疗（博来霉素、依托泊苷、阿霉素、环磷酰胺、长春新碱、丙卡巴嗪和泼尼松），并对所有组进行30 Gy的IFRT。结果发现，虽然BEACOPP组比ABVD组的患者出现更多的毒副作用，但结果没有差异。GHSGHD11试验随机选择49名患者接受4个周期的ABVD或BEACOPP基线治疗，并接受20 Gy或30 Gy的IFRT。结果表明，ABVD+20 Gy放疗组预后较差，而其他组结果相似，这一结果表明BEACOPP基线+20 Gy IFRT与ABVD+30 Gy IFRT疗效相当。然而，由于BEACOPP比ABVD有更多的毒副作用，所以大多数临床医生仍然认为ABVD 4个周期后30 Gy的IFRT是标准治疗。为了进一步研究强化化疗是否能改善患者的预后，GHSGHD14试验将51名患者随机分配为2组，分别接受4个周期的ABVD或2个周期的BEACOPP，然后进行2个周期的ABVD加30 Gy的IFRT。结果表明，与接受6个周期ABVD的患者相比，接受2个周期的BEACOPP和2个周期ABVD的患者在避免治疗失败方面略有改善，但毒副反应有所增加。

迄今为止，4个周期ABVD联合30 Gy IFRT方案仍被认为是标准治疗，现有的试验结果表明上述治疗是安全的，但仍需要进一步探究证实这些组合与标准治疗一样有效且潜在毒性更低。

3. 晚期 HL

晚期 HL 患者（具有风险因素 A、B 的 ⅡB 期，Ⅲ/Ⅳ 期，如表 12-1）的标准治疗方法是联合化疗。ABVD 的疗效优于 MOPP（甲氧苄胺、长春新碱、丙卡巴嗪和泼尼松）方案，在疗效上相当于 MOPP 和 ABVD 的交替使用或 MOPP-ABV、CHLVPP（氯氨丁腈、长春新碱、丙卡巴嗪和泼尼松）、PABLOE（泼尼松、多柔比星、博来霉素）以及 CHLVPP（氯氨丁腈、长春新碱、丙卡巴嗪和泼尼松）和 PABLOE 交替使用。因此，ABVD 被认为是标准疗法，为改善疗效，科学家们提出了斯坦福方案（氮芥、多柔比星、长春新碱、博来霉素、长春碱、依托泊苷和泼尼松），持续治疗 3 个月后给予改良累及野放疗。然而，一项前瞻性研究将该方案与英国的 6~8 个周期的 ABVD 方案进行了比较，结果并无显著差异。一项意大利试验的结果显示斯坦福方案比 ABVD 方案疗效差。

在 GHSGHD9 试验中，患者被随机分配到 COPP 和 ABVD 方案交替治疗、BEACOPP 基线方案或 BEACOPP 升级方案，所有组在 8 个治疗周期后对原发肿块和残留肿块部位进行 IFRT。结果表明，在 BEACOPP 升级组，10 年无失败生存率（failure free survival，FFS）和总存活率均明显优于 BEACOPP 基线或 COPP 和 ABVD 交替方案。虽然 BEACOPP 升级组会导致血液学毒性、感染、第二恶性肿瘤发生率和发病率升高，但总体 10 年的生存率显著改善。

意大利一项小型试验的结果证实，BEACOPP 升级组的无病生存率（event-free survival，EFS）比 ABVD 组更高，但 BEACOPP 组和 ABVD 组的 7 年总生存率无显著差异。Cochrane 等对 BEACOPP 升级方案的 4 个试验（包括意大利的研究）的分析表明，尽管 BEACOPP 升级方案 EFS 显著改善，但这种改善对总体生存率（overall survival，OS）没有显著的益处。一些研究中心建议国际预后评分高的患者使用 BEACOPP 升级方案，但 GHSGHD9 试验的长期随访结果表明，该方案对任何评分的患者都有同等的益处。

放射治疗在晚期疾病中的作用尚不清楚。英国的一项回顾性研究表明，所有患者在化疗后接受原发病变部位的 IFRT，可改善患者的 EFS 和 OS。EORTC 试验将 67 名 MOPP-ABV 治疗后完全缓解的患者随机分配到 IFRT 或不接受放疗组，两组的 EFS 或 OS 没有显著差异。然而，GHSGHD15 试验的结果表明，如果 PET 结果阴性，那么对于患者的残留肿块可以省去放射治疗，并建议对那些受益于巩固放疗的化疗后部分缓解的患者进行巩固 IFRT。但随机试验已经证实，对于那些大剂量放疗和自体干细胞移植后首次获得完全缓解的患者，进一步巩固 IFRT 对 EFS 或 OS 没有益处，即使是在高危患者中也是如此。因此，不推荐采用这种方法。

目前 ABVD 化疗仍然是晚期 HL 患者的首选治疗方法，为改善晚期患者的预后，探索了多种方案以期提高疗效，但仍需要进一步的证据。

4. 基于 PET 结果的化疗调整

^{8}F-FDG PET 对晚期疾病有较高的敏感性和特异性，尤其在预测预后方面优于国际标准。因此，可根据晚期疾病的中期 PET 扫描结果制定个体化治疗方案，一项研究纳入 45 名 HL 患者进行了 2 个周期的 BEACOPP 升级方案，随后接受 PET-CT 扫描，其中 72% 的患者阴性，在随后的 4 个治疗周期中调整方案为 ABVD，4 年 EFS 为 87%。GHSGHD18 试验正在研究治疗中期 PET 扫描阴性的患者是否可以将 BEACOPP 升级方案的治疗周期由 8 个减少到 4 个。另一研究是以 ABVD 方案为起始治疗，若中期 PET-CT 扫描呈阳性，则调整为 BEACOPP 升级方案。

PET-CT 已成为 HL 现代管理不可分割的一部分。它不仅用于临床分期，还可用于治疗结束时的反应评估。当 PET 扫描结果明显阳性时，最有可能的代表治疗失败但最终结果均应行组织学确认；相比之下，PET 扫描阴性患者的预后较好。总而言之，PET-CT 有助于指导 HL 患者的治疗。

5.复发/难治性HL

大约10%的早期患者和20%~30%的晚期患者在最初治疗后进展为复发/难治性疾病。治疗这类疾病的策略是进行挽救化疗，并对有反应的患者进行大剂量化疗和自体干细胞移植。复发患者的预后主要取决于复发时间、复发时疾病的分期和临床状况。难治性患者主要包括治疗结束后不到3个月复发的患者，这类患者的预后显著比病情缓解后复发者差。德国的一项大型回顾性研究显示，初发患者的5年总存活率显著低于治疗后复发者，其中难治性患者的总存活率为26%，而化疗后3~12个月复发患者的总存活率为46%，对于那些治疗后1年以上复发的患者总存活率可达到71%。目前没有直接对挽救方案的最佳治疗周期数进行研究，但普遍认为理想的挽救化疗应该引入最初治疗中没有使用的药物，并且这类药物对人体没有毒害作用，对随后的造血干细胞移植也没有影响。常见的挽救化疗包括以铂类为基础的方案，如ESHAP（依托泊苷、甲泼尼龙、大剂量阿扎胞苷、顺铂）、ASHAP（阿霉素、甲泼强的松、高剂量阿糖胞苷、顺铂）、DHAP（顺铂、阿糖胞苷、地塞米松）和含义环磷酰胺的ICE（异环磷酰胺、卡铂、依托泊苷）。一线挽救化疗失败的患者，可考虑另一种挽救方案作为移植的桥梁，如BEAM（卡莫司汀、依托泊苷、阿糖胞苷和美法仑）。英国一项前瞻性试验正在研究异基因造血干细胞移植在原发难治性中的作用，并表明新药本妥昔单抗（Brentuximab vedotin）可能有一定的作用。

复发/难治性HL患者的挽救治疗应及早进行，以降低治疗失败的风险，避免不必要的毒性，并延长生存期，但提高反应率并降低毒性仍是研究的目标。挽救性化疗桥接干细胞移植仍然是目前这类患者的标准治疗方法。

6.干细胞移植

(1) 自体造血干细胞移植

随机试验数据显示，与单纯挽救化疗相比，经过挽救化疗后再进行自体干细胞移植可有效改善患者PFS。由于治疗上的改善，包括外周血干细胞采集和生长因子使用，以及现代支持性护理的优化，显著改善了移植相关死亡率。患者在自体干细胞移植之前对挽救化疗的反应程度（即完全缓解或部分缓解），有助于预测患者的PFS和OS。有证据表明，对挽救化疗后的患者进行^{18}F-FDG PET扫描呈阴性，可大致预测自体干细胞移植后的疗效。

自体干细胞移植前接受标准BEAM（卡莫司汀、依托泊苷、阿糖胞苷和美法仑）预处理和接受使用大剂量序贯疗法来增加预处理的强度的方案相比，后者并没有获得显著的益处，反而增加了药物的毒性作用。类似地，对串联式自体干细胞移植后强化治疗的研究表明，这一治疗方案也存在不良危险因素。

(2) 同种异基因造血干细胞移植

HL患者中移植物抗宿主反应的相关证据表明，标准治疗失败的患者，降低治疗强度可使同种异体移植的使用增加。在对自体干细胞移植后复发患者的供者组和非供者组分析表明，通过输注供者淋巴细胞来改善移植物抗宿主疾病有显著疗效并能降低移植复发率，供者组的PFS和OS均显著高于非供者组。综上所述，同种异基因造血干细胞移植在未接受过自体干细胞移植的高危患者中也可能是有益的，但明确的适应证仍存在争议。

干细胞移植对常规化疗耐药或短期复发患者有一定疗效，但最终能否改善对治疗反应良好患者的预后，目前尚存在一定争议。常规化疗后复发、难治HL患者，该治疗表现出更好的缓解率、无病生存时间，同时能减轻肿瘤负荷，控制疾病发生情况。

（二）新药的使用

对于异基因造血干细胞移植后复发或不适合移植的患者，新药的治疗要么是姑息性的，要么是实验性的。吉西他滨或长春碱的单药治疗已被用于这类患者，其中吉西他滨总有效率为39%。

虽然 H 细胞和 R-S 细胞通常不呈现 CD20 阳性，但已有研究报道复发疾病中单独使用利妥昔单抗或与化疗联合使用有一定疗效。对于罕见的结节性淋巴细胞型 HL，利妥昔单抗单药治疗初发和复发患者均取得了显著疗效，但易复发。认为将利妥昔单抗纳入化疗方案可能是合理的，该药维持治疗也可能是有益的，尽管均尚未得到证实。

近年来，肿瘤微环境在多种肿瘤中的生物学作用被逐渐认识，程序性死亡蛋白-1（programmed death-1，PD-1）/程序性死亡蛋白配体-1（programmed death ligand，PD-L1）信号通路是参与肿瘤免疫逃逸的重要途径之一，针对 PD-1/PD-L1 免疫检查点的抑制剂在多种肿瘤的临床试验中疗效显著且耐受性良好，美国食品药品监督管理局（Food and Drug Administration，FDA）已批准 3 种 PD-1 单克隆抗体（纳武单抗-nivolumab、派姆单抗-pembrolizumab、西米单抗-cemiplimab）以及 3 种 PD-L1 单克隆抗体（阿特珠单抗-atezolizumab、阿维鲁单抗-avelumab 和德瓦鲁单抗-durvalumab）用于治疗恶性黑色素瘤、非小细胞肺癌、霍奇金淋巴瘤等。这些药物是单克隆抗体，可阻断通过 PD-1 通路的信号传导，释放对 T 细胞的抑制并增强抗肿瘤免疫反应。已有报告显示，先前接受过利妥昔单抗治疗的晚期经典霍奇金淋巴瘤患者中只有不到 10% 的患者出现轻度不良事件；60%~70% 的患者症状改善，并且有一些长期持续改善的病例。新的治疗方案正在将抗 PD-1 抗体与化疗结合以提高疗效。

最有效的方案是初次复发后使用利妥昔单抗和纳武单抗的组合，与传统的挽救性化疗相比，它能使 60% 的患者获得完全性代谢反应，并且毒性更小。由于该方案具有早期和晚期毒性，需要临床医生考虑大剂量治疗和自体移植的必要性。

其他药物还包括免疫调节剂来那度胺、西罗莫司抑制剂维罗莫司和泛乙酰化酶抑制剂潘诺贝酯。硼替佐米（一种蛋白酶抑制剂）单独使用时活性较差，但可以与其他药物联合使用。

（三）特殊人群治疗

1. 老年患者

与年轻患者相比，老年患者存活率较低，主要原因是合并症、药物的毒副作用以及治疗强度降低。在排除使用蒽环类药物后无并发症的情况下，推荐对 70 岁以下的患者进行标准治疗（ABVD 方案）。而对于有明显合并症的老年患者，ABVD 被认为毒性太大，一般使用 VEPEMB（长春碱、环磷酰胺、丙卡巴嗪、泼尼松龙、依托泊苷、米托蒽醌和博来霉素）等替代方案。新药可能会在治疗霍奇金淋巴瘤老年患者中发挥作用。

2. 妊娠期患者

HL 是妊娠期最常见的癌症之一。由于放射治疗有致畸风险，一般应避免放射治疗，病程中可通过超声检查或全身磁共振检查进行疾病分期。根据小病例系列的数据，ABVD 治疗似乎是安全的，特别是对于中期和晚期的患者。其他治疗包括单独使用类固醇或长春碱可以控制症状直到分娩。然而，这种方法可能会增加疾病复发或进展为难治性疾病的风险。

3. 艾滋病毒/艾滋病患者

在高效抗反转录病毒治疗的时代，同时 HIV/AIDS 和 HL 患者的治疗和预后与没有 HIV/AIDS 的 HL 患者是相同的。

（四）治疗的远期效果与存活率

治疗的远期效果是决定霍奇金淋巴瘤患者死亡和生活质量的关键因素。长期随访显示，在治疗后的第一个 10 年，大多数死因是疾病复发，但在这段时间之后，主要的死因是晚期效应。继发第二肿瘤可以出现在实体器官（最常见的是肺、皮肤、乳房和胃肠道），也可以出现在血液系统（白血病、骨髓增生异常综合征和继发性淋巴瘤），儿童时期治疗后继发恶性肿瘤的风险最高。

放疗与大多数照射部位的癌症风险增加有关，而化疗后继发恶性肿瘤仅限于急性白血病。

女性患者最常见的继发性恶性肿瘤是乳腺癌。治疗时年龄小于20岁和合并纵隔的扩大野放疗（EFRT）是最重要的风险因素。在一项研究中，在25岁之前接受40 Gy纵隔放疗的患者，发生乳腺癌的风险约为29%。英国指南建议接受纵隔以上放射治疗的女性患者在初次治疗后8年或25岁（以较晚者为准）应每年进行乳房X线检查或MRI检查。而美国指南建议从初次治疗后10年或40岁（以较早者为准）开始筛查。

化疗药物，特别是烷化剂，会增加继发性恶性肿瘤的风险，然而，与ABVD治疗相关继发恶性肿瘤风险的增加似乎可以忽略不计。在GHSGHD9试验的BEACOPP组中，骨髓增生异常综合征和急性髓系白血病的发病率略有增加，但继发性恶性肿瘤的总体发病率较其他化疗方案相比并没有显著增加。

霍奇金淋巴瘤患者治疗后，心肌梗死、充血性心力衰竭、无症状冠心病、心脏瓣膜功能障碍和中风的发病率（从治疗后1～25年）均有增加，心脏死亡的风险在治疗后持续多年。这种风险与放疗、含蒽环类药物的化疗有关，也可能与长春碱的使用有关。

其他后遗症包括生育不良、内分泌功能障碍、周围神经病变和放射治疗的局部影响。由于许多HL患者年龄都很小，生育力是一个重要的考虑因素。与ABVD组相比，接受BEACOPP治疗的妇女闭经率更高，其中50%的患者月经没有恢复正常，同时血清抗米勒管激素浓度的恢复率更低。研究发现，治疗时年龄超过30岁是不孕症的一个重要风险因素。在BEACOPP治疗期间，通过激素调节来保护女性生育能力的尝试一直没有成功。相比之下，男性患者中，BEACOPP治疗后无精症的发生率为87%～93%，而ABVD导致永久性无精子症的概率不到5%。

六、预后及预后因素

（一）预后

早期HL患者的预后非常好，总生存率超过90%。晚期患者总生存率为75%～90%。不论早晚期，通常根据危险因素进行分层。根据风险因素的存在与否，将早期疾病分为预后良好和预后不良（有时称为中期，如表12-1），但最常用的决定因素是肿块体积和B症状的存在。有证据表明，可以对早期预后良好疾病减少治疗疗程，因此，对患者风险分层是必要的。

晚期疾病用国际预后评分（International Prognostic Score，IPS）评估预后（见表12-2）。根据中期18F-FDG PET在早期和晚期疾病中的反应评估进行的风险分层可能会补充或取代目前的风险分配方法。

表12-2 晚期霍奇金淋巴瘤的预后因素

晚期霍奇金淋巴瘤的国际预后指数(International Prognostic Score, IPS)
年龄≥45岁
男性
人血清白蛋白浓度<40 g/L
血红蛋白浓度<105 g/L
Ⅳ期疾病
白细胞增多(≥15×10^9/L)
淋巴细胞减少(<0.6×10^9/L，或<8%白细胞计数)

引自：HASENCLEVER D，DIEHL V. A prognostic score for advanced Hodgkin's disease. International Prognostic Factors Project on Advanced Hodgkin's Disease[J]. The New England journal of medicine，1998，339（21）：1506-1514.

（二）预后因素

目前为止，许多研究报告了与早期或晚期 HL 患者相关的几个预后因素，包括年龄 ≥ 45 岁、男性、人血清白蛋白浓度<40 g/L、血红蛋白浓度<105 g/L、Ⅳ期疾病、白细胞增多（≥15×10^9/L）、淋巴细胞减少（<0.6×10^9/L，或<8% 白细胞计数）。尽管淋巴细胞减少与预后不良之间关系的机制仍未确定，但之前的几项研究表明，淋巴细胞减少是预先存在的免疫抑制状况的指标，它可能是由肿瘤诱导的淋巴细胞破坏引起的。其他原因包括淋巴细胞也可以被淋巴瘤细胞自身产生的溶细胞因子破坏，癌症患者淋巴细胞池的稳态可能会被破坏。

七、预防及健康管理

（一）高危人群

（1）有放射线照射史或放射性粉尘接触史者、25 岁以下受辐射的青少年患淋巴瘤的概率比其他人群高。医用辐射对人类肿瘤的发病影响越来越受到重视，尤其是大剂量辐射对人类淋巴瘤的发生有促进作用。

（2）经常受化学药物污染者、经常接触农药和化肥的农业劳动者，恶性淋巴瘤的发病率和死亡率不断增加；经常染发者，如果使用了劣质染发剂，或不慎使用了含苯或有机溶剂的化学药品等，都有可能诱发淋巴瘤。

（3）压力大的白领工作者，经常加班，长时间接触电子辐射或射线环境，容易诱发淋巴瘤。

（4）如果长期免疫力下降，患上淋巴瘤的风险会比正常人高；曾患过肿瘤且接受过放射治疗的患者，因疾病需求而长期服用免疫抑制剂的一些患者，比如溶血性贫血、类风湿性关节炎以及系统性红斑狼疮的患者，风险也比较高。

（5）有家庭史者，家族当中曾有人罹患淋巴瘤，家族中其他人罹患淋巴瘤的风险更高一些。

（6）淋巴瘤在一定程度上与现代的生活方式有关，有数据显示，在发达地区的人群，淋巴瘤的发生率更高。

（二）预防及健康管理

（1）自检。淋巴结肿大是淋巴瘤的主要表现之一，一般可以经常自我检查，摸摸颈部、腋窝、腹股沟，看有没有淋巴结肿大，如果淋巴结肿大超过 1 厘米，或者迅速变大，就要及时去医院就诊。

（2）定期体检。体检项目有：①外科体检，浅表淋巴结和肝脏脾脏触诊；②B 超检查，浅表淋巴结、肝脏脾脏和腹腔淋巴结；③血常规。

（3）避免放射线照射和放射性尘埃接触。

（4）健康生活，加强运动，适度体育锻炼。

（5）积极治疗自身免疫性疾病或慢性炎症。

（6）疏解不良情绪。

第三节 非霍奇金淋巴瘤

一、病因学

B和T淋巴细胞是免疫系统的重要成员，B细胞产生具有抗原结合能力的抗体，而T细胞识别其他细胞呈递的抗原。由活化的T细胞（尤其是T辅助细胞或CD4$^+$类型）释放各种不同的分泌蛋白或细胞因子用于促进和协调局部免疫反应。鉴于T细胞在控制B细胞以及整体免疫功能方面的重要性，恶性淋巴瘤最强和最完善的危险因素以T细胞功能的失调或抑制为特征。

（一）免疫功能异常

先天性和获得性免疫抑制状态是已知增加NHL风险的最强因素，这些疾病包括共济失调-毛细血管扩张症、Wiskott-Aldrich综合征、低丙种球蛋白血症、X连锁淋巴组织增生综合征和严重联合免疫缺陷。EB病毒是一个重要的辅助因子，宿主免疫调节缺陷导致B淋巴细胞不受控制的感染和增殖可能有助于NHL的发展。尽管高效抗反转录病毒疗法（highly active antiretroviral therapy，HAART）时代的最新数据表明，与一般人群相比，获得性免疫缺陷状态（如HIV感染）人群发生NHL的风险仍会增加75~100倍。这些NHL通常是高级别的，并且常伴有结外病变。NHL各亚型不同，其风险增加也各不相同，DLBCL、伯基特淋巴瘤和中枢神经系统淋巴瘤的风险分别增加30倍、50倍和10~20倍。HIV感染者中NHL的发生主要归因于对致癌疱疹病毒（例如EBV和HHV-8）的免疫监视缺陷，以及其他感染引起的免疫调节缺陷和慢性抗原刺激。

在实体器官移植或造血干细胞移植后接受免疫抑制药物治疗的患者发生NHL的风险会增加30~50倍，尤其是移植后的第一年。不同亚型的风险差异很大，尤以DLBCL、边缘区淋巴瘤、淋巴浆细胞淋巴瘤和NK/CTCL为著，可能与移植物诱导的慢性抗原刺激和EBV感染相关的免疫抑制相关。在接受移植的患者中观察到多克隆或单克隆B细胞增殖，但当免疫抑制治疗终止时增殖通常会消退，也可能会进展为NHL，因此，免疫抑制治疗引起持续性的EBV感染在NHL发生和发展中起了重要作用。

接受化疗和/或放疗的患者发生继发性NHL的风险也会增加。SEER数据库中的数据也显示，所有实体癌、非小细胞肺癌和前列腺癌在初始放疗后发生NHL的风险增加，而且放疗后疾病潜伏期越长，风险越高，但没有具体阐述NHL亚型或年龄与之的相关性。

一项包括14项研究的Meta分析表明，有输血史的患者发生NHL的总体风险增加20%，而且男女性患者以及1992年前后进行输血的NHL患者具有相似的相关性。而一项病例对照研究表明，NHL与输血无关，这与之前的研究结果相悖。InterLymph最近的一项大型汇总发现，输血史与DLBCL、FL和慢性淋巴细胞白血病/小细胞性淋巴瘤（chronic lymphocytic leukemia/small lymphocytic lymphoma，CLL/SLL）风险呈负相关，由于这些结果与同种异体输血的免疫抑制作用和血源性生物体引起的感染可能会增加NHL风险的假设不一致，故不能排除偏差。

非热带地区以炎症性腹泻和炎症性肠病多见，尤其是克罗恩病，患者胃肠道淋巴瘤的发病率增加。自身免疫性疾病中干燥综合征与NHL相关，尤其是FL、DLBCL、边缘区淋巴瘤和淋巴浆细胞性淋巴瘤/华氏巨球蛋白血症（lymphoplasmacytic lymphoma/waldenström macroglobulinemia，LPL/WM），但系统性红斑狼疮和类风湿性关节炎也与B细胞淋巴瘤有关。但目前尚不清楚过高的风险是由于使用免疫抑制药物还是疾病本身造成的。

（二）病毒感染

目前发现几种病毒与NHL的发病机制有关，包括EB病毒、人类T淋巴细胞病毒（human T-cell lymphovirus-1，HTLV-1）、卡波西肉瘤相关疱疹病毒（kaposi's sarcoma-associated herpesvirus，KSHV，也称为人类疱疹病毒8，human herpesvirus-8，HHV-8）和丙型肝炎病毒（hepatitis C virus，HCV）。

1.EB病毒

EB病毒感染在成年人群中非常普遍。在发达国家，40岁以上的成人中大约90%有感染史。在健康个体中，潜伏的EB病毒感染与宿主的免疫系统之间存在动态平衡。然而，在免疫功能低下的患者（即器官移植和HIV感染）中，免疫机制受损导致这种平衡被打破，从而促进EB病毒驱动的B细胞增殖并进展为B细胞淋巴瘤，包括伯基特淋巴瘤（特别是在该病毒流行的非洲地区）、霍奇金淋巴瘤、免疫功能低下患者的淋巴瘤、鼻窦淋巴瘤（以亚洲和南美洲多见）以及其他NK/T细胞淋巴瘤（主要发生在亚洲）。

2.人类T淋巴细胞病毒（HTLV-1）

HTLV-1是一种人类逆转录病毒，可通过激活T辅助细胞中的RNA逆转录引起潜伏感染。HTLV-1感染与加勒比海和日本地区流行的成人T细胞白血病/淋巴瘤密切相关，该病毒引起循环T淋巴细胞的持续潜在感染，受感染个体的终生风险估计为5%。HTLV-1感染个体在长期潜伏后发展为成人T细胞白血病/淋巴瘤，这表明T细胞转化的多阶段过程可能有其他致病因素的参与。虽然HTLV-1感染在欧洲和美国很少见，但美国的一些研究表明HTLV-1与蕈样肉芽肿或Sézary综合征之间可能存在关联。

3.HHV-8

HHV-8也称为卡波西肉瘤疱疹病毒（KSHV），以大多数原发性积液或体腔淋巴瘤多见。这种罕见的淋巴瘤类型几乎只发生于HIV感染者，但在HHV-8血清阳性率高的地区（如地中海）偶尔会在没有免疫缺陷的情况下发生。由于原发性渗出性淋巴瘤患者经常合并EB病毒感染，因此很难描述每种病毒的病因学作用。然而，肿瘤是单个感染细胞的单克隆扩增的观察结果支持了HHV-8在NHL中的病因学作用。

4.HCV

多项研究表明，HCV与NHL存在一定相关性，但结果并不完全一致。意大利南部的一项研究显示，高级别NHL的HCV感染率显著高于低级别NHL的感染率，而其他研究报告认为低级别NHL的HCV感染率更高。一项包含18项研究的Meta分析发现，HCV与B细胞NHL和T细胞NHL呈正相关。相似地，来自InterLymph的20项病例对照研究的数据表明HCV感染患者发生DLBCL、区淋巴瘤、CLL/SLL和LPL/WM的风险增高，但不包括FL，EPILYMPH也报告了HCV与DLBCL呈正相关。这种关联主要来自HCV血清阳性率高的地理区域，例如南欧和东欧、日本和美国南部地区，而在中欧和北欧、美国北部或加拿大地区的研究通常没有发现相关性。

（三）细菌感染

1.幽门螺杆菌（helicobacter pylori，HP）

HP的慢性胃部感染与低级别胃黏膜相关淋巴组织（mucosa associated lymphoid tissue，MALT）淋巴瘤的发展有关。对来自InterLymph的12项病例对照研究中的1052名边缘区淋巴瘤病例和13766名对照者进行汇总，结果显示消化性溃疡与结外边缘区淋巴瘤风险之间呈正相关，但与淋巴结或脾边缘区淋巴瘤风险无关。这证明根除HP可导致MALT淋巴瘤缓解。

2. 其他病原体

在欧洲国家的研究中，伯氏疏螺旋体感染与原发性皮肤 B 细胞淋巴瘤的发生有关。然而，在北美地区没有观察到类似相关性。这可能是欧洲和美国地区的伯氏疏螺旋体菌株之间的遗传和表型差异所致。由小肠 MALT 引起的罕见免疫增殖性小肠疾病（也称为 α 链病）也与细菌感染有关。鹦鹉热衣原体与眼附件淋巴瘤有关。此外，流行病学研究还发现包括结核病、疟疾、肾盂肾炎和带状疱疹在内的一些慢性传染病也与 NHL 的总体风险增加有关。因此，研究认为，淋巴增殖性恶性肿瘤与特定感染病原体的数量增加相关，这与慢性炎性刺激作为淋巴瘤发生的潜在危险因素的观点一致。

（四）生活方式因素

1. 吸烟

人们认为吸烟似乎跟 NHL 没有太大的联系。但近期一项包含 50 项研究的 Meta 分析表明，吸烟是 NHL 的较高风险，尤其是 T-cell NHL。也有一些研究认为，吸烟与 FL 和包括弥漫性大 B 细胞 NHL 在内的高级别 NHL 存在一定联系。InterLymph 对 20 个病例对照研究的汇总发现，吸烟与中枢神经系统、睾丸和皮肤的 DLBCL、FL、LPL/WM 及蕈样真菌病的风险呈正相关，但与 CLL/SLL 和毛细胞白血病的风险呈负相关。同时，研究发现多数吸烟暴露与更高频率的 t（14；18）异常有关。t（14；18）是一种常见于 FL 的染色体异常，两项研究专门评估了吸烟和 t（14；18）的风险，结果表明在 NHL 患者中并未发现明确关联。最近的一项研究表明，成人和儿童长期暴露于烟草烟雾中可能会增加 NHL 的风险，并且这种关联因组织学亚型而异。

2. 饮酒

几项流行病学研究评估了酒精和罹患 NHL 的风险，但结果并不完全一致。饮酒与 NHL 风险的增加和降低没有明显的相关性。对酒精饮料类型或 NHL 亚型之间的关联研究也得出了相互矛盾的结果。InterLymph 针对 NHL 亚型的一项大型研究发现，曾经饮酒者与许多 NHL 亚型的风险呈负相关，包括 DLBCL、FL、边缘区淋巴瘤、外周 T 细胞淋巴瘤（peripheral T-cell lymphoma, PTCL）和散发性伯基特淋巴瘤，但大多数研究结果缺乏明确的剂量相关性。EPILYMPH 研究没有观察到酒精与 NHL 整体或组织学亚型的关联，然而，研究中惊奇地发现酒精对男性和非地中海国家的 NHL 患者具有保护作用。

3. 饮食

一些研究发现肉类摄入量与 NHL 风险呈正相关，尤其是红肉，而食用鱼类与较低的 NHL 风险相关，但其他研究没有类似报告。肉类摄入可能通过多种途径影响 NHL 的发生和发展，包括种类及其成分（例如脂肪和蛋白质）、致癌物和诱变剂。研究表明，NHL 风险过高与膳食脂肪摄入量增加有关，包括总脂肪、动物脂肪、饱和脂肪酸和反式脂肪酸，但这与总蛋白质和动物蛋白质摄入量的结果不太一致。此外，关于肉类诱变剂和 NHL 风险的研究结果也不完全一致。最近的一项研究报告称，植烷酸是一种主要通过食用反刍动物肉和乳制品获得的饱和脂肪酸，与 NHL 的风险呈正相关，尤其是 FL 和 CLL/SLL。

饮食摄入水果和蔬菜在预防 NHL 方面受到了极大关注，因为这些食物中的抗氧化剂和其他成分会影响机体的免疫功能并抑制细胞增殖的氧化过程。流行病学研究报告了 NHL 的发生与所有蔬菜，尤其是绿叶蔬菜或十字花科蔬菜的更高摄入量之间存在负相关性，但其他研究没有发现两者的关联，甚至有研究发现两者之间存在正相关性。最近的一项研究发现，诊断前较高的类胡萝卜素水平与 NHL 风险降低有关。

一项队列研究和一项病例对照研究评估了饮食模式和 NHL 风险之间的相关性，其中多民族队列报告表明，蔬菜模式与白人女性 NHL 风险呈负相关，而脂肪和肉类模式与男性 FL 风险增高

5倍存在一定相关性。相似地，一项基于人群的病例对照研究发现，肉类、脂肪和甜食的饮食模式与FL、DLBCL和边缘区淋巴瘤的风险增加有关。

4. 人体测量指标

肥胖与慢性、轻度炎症和特定免疫调节有关，包括可能易患NHL的细胞因子谱的变化。研究发现肥胖与NHL风险之间存在显著的正相关，而其他研究则指出NHL的发生与体重指数或向心性肥胖无明显关联。有研究表明，DLBCL的过高风险与肥胖和严重肥胖有关。InterLymph对NHL亚型的研究报告了年轻成人较高的体重指数与DLBCL和FL的风险之间存在正相关性，同时发现成人身高与CLL/SLL和散发性伯基特淋巴瘤的风险也相关。

5. 染发剂

染发产品含有对动物具有致突变性和致癌性的化合物。几项研究报告了与使用染发剂相关的NHL风险，尤其是长期使用深色永久性染料。InterLymph的一项汇总分析发现，在1980年之前开始使用染发剂的女性中，FL和CLL/SLL的发生率显著高于其他亚型。

6. 紫外线（ultraviolet rays，UV）辐射

暴露于阳光或其他紫外线辐射源，可能造成免疫抑制，被认为是NHL的危险因素之一。最近的研究通过问卷而不是使用纬度调查来评估个人阳光照射与NHL发生风险的相关性，研究结果表明两者之间呈负相关，特别是长时间在夏季正午阳光下照射。同时，来自InterLymph的汇总分析发现，尤以FL和DLBCL与长时间阳光下照射具有显著的负相关性，这种相关性可能是由于阳光照射或维生素D对免疫功能产生的影响。虽然维生素D代谢物25-羟基维生素D的低血清浓度已被认为是NHL患者的一个独立的不良预后因素，尤其是CLL、DLBCL和T细胞淋巴瘤，但在欧洲癌症和营养前瞻性调查（European Prospective Investigation Into Cancer and Nutrition，EPIC）研究和队列研究中并没有发现25-羟基维生素D与NHL风险之间显著的相关性。

7. 职业暴露

近年来很多研究发现，许多职业暴露与发生NHL的风险增加有关，这些职业包括农民、农药施药者、苯工人、橡胶工人、炼油厂工人、干洗工、消防员和化学家等。InterLymph NHL亚型研究报告称，从事田间作物/种蔬菜的农民、裁缝/绣花工和司机/材料处理设备操作员与FL相关，喷漆工与边缘区淋巴瘤相关，金属工人职业、美发师职业与CLL/SLL、LPL/WM相关，医生职业与散发性伯基特淋巴瘤相关，清洁工、皮革和缝纫行业与成人急性淋巴细胞白血病相关，刺绣工人、从事田间作物/种蔬菜的农民、油漆工、木工和普通木匠与蕈样真菌病和Sezary综合征相关，纺织工人和电气装配工与PTCL相关，这些职业中的常见暴露物质包括苯、杀虫剂、除草剂和其他有机溶剂。然而，这些暴露与特定NHL亚型发生的相关机制尚未明确阐述。

流行病学研究表明，农民患NHL的高风险与使用苯氧乙酸除草剂、有机磷杀虫剂和化肥有关，杀虫剂也与FL和小淋巴细胞性NHL相关。据NHL异常染色体易位t（14；18）来评估农药与NHL关联的两项研究发现，t（14；18）阳性的NHL与农业和农药之间存在显著相关性。其他有机溶剂接触史与NHL风险增加也有关，尤其是橡胶工人、飞机维修工人和干洗店职员。EPILYMPH的一项大型研究发现，这类职业人群患FL和CLL的风险较其他职业高。

（五）宿主因素

1. 家族性遗传因素

家族聚集的NHL或其他淋巴瘤病史被反复证明会使罹患NHL的风险增加2~3倍，且与大多数其他疑似风险因素的关联性更强。InterLymph的一项汇总分析发现，一级亲属患NHL的风险往往较其他人群高，尤其是那些兄弟患有NHL的人。最近InterLymph的病例对照研究证实了这些早期发现，并进一步将NHL家族史与DLBCL、FL和边缘区淋巴瘤（marginal zone lymphoma，MZL）

联系起来。有些科学家推测，家族聚集与遗传性免疫功能缺陷有关，但部分研究在大多数家族中并没有发现这种异常；也有推测淋巴瘤聚集在家族内，可能不是因为遗传易感性，而是因为共同的环境决定因素。

2. 遗传变异

遗传学的大量研究表明，遗传变异在促进B细胞存活和生长的同时会增加罹患NHL的风险。例如NHL与各种途径的遗传变异均有关，包括一碳单位代谢、细胞因子异常激活、先天性免疫缺陷、氧化应激、细胞凋亡和DNA修复途径以及人类白细胞抗原（human leukocyte antigen，HLA）区域性变异等。最近的两项全基因组关联分析（genome wide association study，GWAS）确定了FL与HLA区域内的3种变异相关，一种位于6p21.33，另两种位于6p21.32。研究发现6p21.32也与DLBCL相关，这一发现表明这两种常见NHL亚型之间存在一些共同的易感性生物学机制。进一步的研究表明，在6p21.4处编码TAP2的基因异常与FL密切相关，并在较小程度上与DLBCL的发生相关。有研究发现TNF和IL-10的常见多态性与NHL风险相关，这两者都是炎症反应和T辅助细胞平衡的关键细胞因子，尤其对于DLBCL，但与FL无关。

尽管近年来进行了大量的研究工作，但对NHL的发病原因仍然知之甚少。已确定的NHL整体或一种/几种NHL亚型的危险因素，包括遗传性免疫缺陷疾病、获得性强免疫抑制状态（HIV/AIDS、器官移植）、传染源（EB病毒、HTLV-1、HHV-8、HP）、自身免疫性疾病（RA、干燥综合征、SLE、肌炎、桥本氏甲状腺炎、乳糜泻/疱疹样皮炎）和血淋巴增生性恶性肿瘤的阳性家族史。尽管可能的风险因素在不断增加，但对于几种潜在淋巴瘤的暴露因素仍然没有定论。近年来最重要的研究突破是发现幽门螺杆菌感染与胃黏膜相关淋巴组织淋巴瘤（MALT）的发展有关，该模型有助于说明在当前和未来的研究中应考虑不同淋巴瘤实体的生物学上似是而非的危险因素的重要性。

二、发病机制及分型

（一）发病机制

NHL代表了一组源自淋巴系统的异质性恶性肿瘤。分子遗传学的最新进展显著加深了我们对这些疾病生物学的理解，基因表达谱的引入发现了恶性转化过程的新致癌途径。与其他类型的癌症类似，NHL由遗传畸变的多步积累产生，这些遗传畸变诱导恶性克隆呈选择性生长优势。在B细胞分化的不同阶段中发生的反复易位通常是恶性转化的初始步骤，这些易位通常导致控制细胞增殖、存活和分化的癌基因表达失调。有趣的是，仅这些易位通常不足以引发淋巴瘤。因此，完全恶性转化需要二次遗传改变。

B细胞淋巴瘤在B淋巴细胞发育的不同阶段出现（如图12-6所示）。B细胞发育包括不同的阶段，在初级淋巴器官中开始，随后在次级淋巴组织如淋巴结、脾脏或扁桃体中分化。在这些发育阶段，存在一些对正常免疫反应至关重要的DNA修饰，当这些修饰异常时就会导致淋巴瘤进化的遗传学异常。

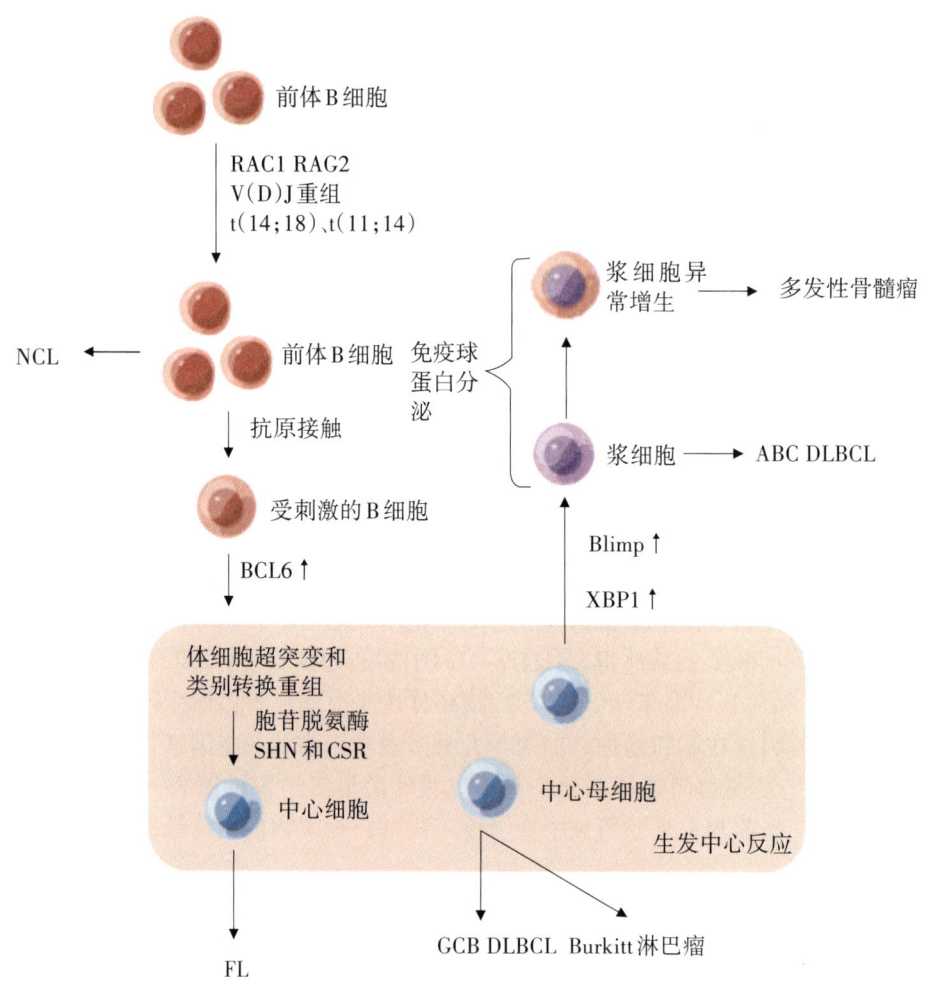

图 12-6 淋巴瘤出现在 B 细胞分化的不同阶段，特定的重组事件容易发生染色体畸变（原创）

注：在骨髓，重组激活基因 1 (recombinant activation gene 1, RAG1) 和 RAG2 依赖的 V（D）J 发生重组，可能产生 t（14；18）和 t（11；14），这是不同淋巴瘤亚型发生的关键第一步。抗原接触后，受刺激的 B 细胞在 BCL6 上调后迁移到淋巴结并参与形成生发中心。生发中心反应期间的事件包括诱导的胞苷脱氨酶（activation induced cytidine deaminase, AID）活化后介导的体细胞超突变和类别转换重组，这也是淋巴瘤进化的关键事件，该反应因 B 细胞分化为浆细胞而终止。XBP1 和 Blimp-1 是浆细胞分化的关键调节因子。FL, 滤泡细胞淋巴瘤；GCB DLBCL, 生发中心 B 细胞样弥漫性大 B 细胞淋巴瘤；SMH, 体细胞超突变；CSR, 类转换重组；ABC DLBCL, 活化的 B 细胞样弥漫性大 B 细胞淋巴瘤；MCL, 套细胞淋巴瘤；Ig, 免疫球蛋白。

骨髓中 B 细胞的发育是由编码抗体重链和轻链可变区的基因随机重组以形成 B 细胞受体（B cell receptor, BCR）开始的。该过程称为 V（D）J 重组，通过重组激活基因 1（recombinant activation gene 1, RAG1）和重组激活基因 2（recombinant activation gene 2, RAG2）造成的双链 DNA 断裂，这可通过非同源末端连接修复过程解决。免疫球蛋白重链基因（immunoglobulin H, IgH）由各种 V（可变）、D（多样性）和 J（连接）元件组装而成，而轻链由 V 和 J 元件重组而成。在此过程中，只有获得可翻译成蛋白质的重链和轻链可变区基因的细胞才能存活，而其他细胞都会发生凋亡。一旦 BCR 表达，幼稚 B 淋巴细胞就会离开骨髓变成成熟 B 细胞。

然而，B 细胞严格的发育步骤可能会出错，并且可能导致淋巴瘤，其中 V（D）J 重组、SHM 和 CSR 是导致这些恶性肿瘤发生的关键过程。在 V（D）J 重组过程中常见的染色体异常是 t（14；18）和 t（11；14）。t（14；18）几乎见于所有 FL 病例和一小部分弥漫大 B 细胞淋巴瘤（diffuse large B cell lymphoma，DLBCL）病例，涉及的 BCL2 基因和 IgH 基因座异常均会导致 BCL2 表达失调。t（14；18）由 RAG 重组酶蛋白介导，RAG 重组酶蛋白作用于 IgH 基因座的 J 区段和 BCL2 中特定的非 B 型 DNA 结构处。与 t（14；18）类似，t（11；14）导致细胞周期素 D1（recombinant cyclin D1，CCND1）基因与 IgH 基因座并列，促使细胞周期蛋白 D1（cyclin D1）过表达。

在抗原诱导 B 细胞活化时，启动次级淋巴组织中的生发中心反应，生发中心反应后，B 细胞发育成记忆 B 细胞或浆细胞。在生发中心反应期间，至少会发生 2 种不同的 DNA 修饰——体细胞超突变（somatic hypermutation，SHM）和类别转换重组（class switch recombination，CSR），这 2 种反应均由 B 细胞特异性酶诱导胞苷脱氨酶（AID）激活后介导。SHM 通过引入突变、缺失或插入来修饰 Ig 可变区，以产生对免疫抗原具有更高亲和力的抗体。BCL6 经常参与 DLBCL 中的 SHM 异常突变，BCL6 突变常发生在第一个非编码外显子的负性自动调节位点，通过减轻 BCL6 的自我抑制来增加 BCL6 的表达。除 Ig 基因座外，AID 还可导致基因突变。DLBCL 在许多其他基因中积累了 AID 依赖性体细胞突变，包括 MYC 和 PIM1 等位癌基因，这些突变通常在转录开始的 1～2 kb 范围内，并且可以改变蛋白质功能。然而，这些突变的意义目前尚不清楚，因为它们也发生于正常的 B 细胞生发中心。

相反，CSR 是重链类别从 IgM 变为 IgG、IgA 或 IgE 的过程，通过位于每个 5′恒定区的高度重复区域内的 DNA 重组而发生。CSR 还涉及 DNA 断裂，其调节错误可导致染色体易位，多见于伯基特淋巴瘤、多发性骨髓瘤和其他淋巴恶性肿瘤。AID 可能是介导这些易位的候选者，因为小鼠中自发的 MYC/IgH 易位需要 AID。此外，活化的 B 细胞样 DLBCL（ABC DLBCL）亚型的特征是高 AID 表达和高频率的染色体易位。

（二）分型

NHL 是一组由 B 淋巴细胞、T 淋巴细胞或自然杀伤（natural killing，NK）细胞引起的异质性恶性肿瘤，主要表现为淋巴结病或实体瘤。非霍奇金淋巴瘤的分类复杂且不断发展，在最新的世界卫生组织分类中列出了 50 多种不同的亚型，发病率以弥漫性大 B 细胞淋巴瘤最高（如图 12-7 所示）。

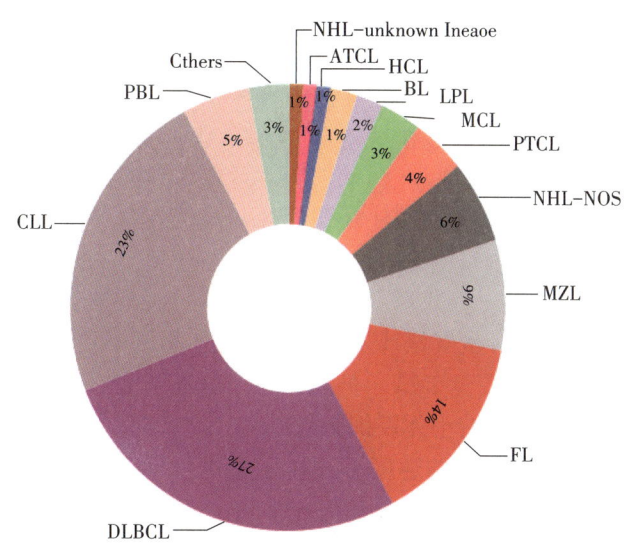

图 12-7　所有年龄组非霍奇金淋巴瘤常见亚型的发病率（原创）

注：DLBCL，弥漫性大 B 细胞淋巴瘤；CLL，慢性/小淋巴细胞白血病/淋巴瘤；FL，滤泡细胞淋巴瘤；MZL，边缘区淋巴瘤；MCL，套细胞淋巴瘤；LPL，淋巴浆细胞淋巴瘤；BL，Burkitt 淋巴瘤；NHL-NOS，非霍奇金

淋巴瘤-非特指性；ATCL，成人T细胞淋巴瘤；PTCL，外周T细胞淋巴瘤；HCL，毛细胞白血病；PBL，前体B细胞淋巴瘤。

在西方国家，B细胞淋巴瘤占NHL的大部分（约85%），而T细胞淋巴瘤发生率较低（约15%）。在B细胞淋巴瘤中，DLBCL是全球最普遍的NHL亚型。英国数据库分析发现，DLBCL、FL和MZL加起来约占所有新诊断淋巴瘤的3/4（如图12-8所示）。

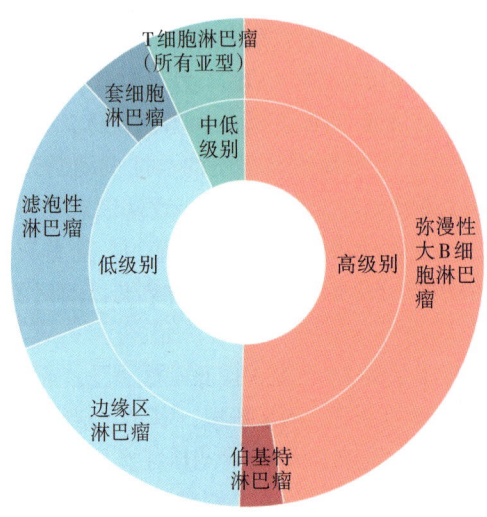

图12-8　主要类别的非霍奇金淋巴瘤的相对发生率（原创）

多年来，随着对细胞遗传学和抗原表达的新见解，NHL的分类发生了重大变化。Rappaport系统最早对淋巴瘤进行分类，它使用生长模式（弥漫性与结节性）和细胞学（未分化与分化）来定义疾病。20世纪90年代，国际淋巴瘤研究小组决定根据生物学原理创建统一的NHL分类，该系统后来被称为修订的欧美淋巴肿瘤分类（Revised European and American classification of lymphatic tumors，REAL）。WHO分类是目前世界上使用最广泛的分类系统。2016年修订版WHO分类包括50多种定义的NHL类型，其中包括少数临床实体，该分类根据淋巴瘤的来源谱系（B、T或NK细胞）划分，然后根据形态学、免疫表型、遗传特征和临床特征的组合对每个谱系内的亚型进行分层。利用这一原理，可以认为每个NHL主要由来源于不同成熟阶段的B淋巴细胞、T淋巴细胞或NK细胞的克隆细胞组成。然而，这种分组在亚型之间存在显著的重叠，许多源自不同细胞或处于不同成熟阶段的NHL被归入同一类别，这种重叠的一个实例是某些NK和T细胞淋巴瘤具有相同的免疫表型和功能特征。同样重要的是，一些NHL亚型没有明确的起源细胞（如毛细胞白血病）。

NHL细胞浸润骨髓并积累到一定数量就表现为白血病样骨髓象，其细胞体积大，且大小不一，核圆形、椭圆形或不规则形，呈双核或多核。核染色质粗细不定，呈条索状，可见切迹和凹陷。核仁大而明显，1~3个。胞质量丰富，呈深蓝色，可见空泡。其亚型Burkitt淋巴瘤/白血病是严重的侵袭性NHL，由形态一致的小无裂细胞组成。

肿瘤学家也更喜欢根据疾病进展的速度对NHL亚型进行分组，如最常见的NHL亚型DLBCL是一种侵袭性淋巴瘤，而惰性淋巴瘤约占所有新诊断NHL病例的40%，FL是最常见的惰性NHL。虽然组织样本的组织学评估仍然是淋巴瘤诊断的基础，但世界各地的病理学家越来越依赖新技术，如细胞遗传学检测、荧光原位杂交（fluorescence in situ hybridization，FISH）、DNA扩增和二代测序（next-generation sequencing，NGS）以补充决策过程。细胞遗传学和分子遗传学异常几乎在血液系统恶性肿瘤中普遍存在，但与急性白血病相比，淋巴瘤中的突变更常用于预测疾病预后而非诊断。在NHL中发现的某些重现性突变具有重要的预后意义，有助于选择合适的治疗方法。更重要的是，随着新型分子靶向疗法的出现，这些基因突变也可能成为潜在的治疗靶点。

在过去的30~40年中，已经对非霍奇金淋巴瘤进行了许多分类。通过对淋巴瘤起源的深入了解，可以更全面地进行疾病管理。不同淋巴瘤有不同的起源，它们具有不同的临床表现和预后。当临床（预后、治疗）和病理（组织学、免疫学、遗传学）提供的新信息越来越有用时，这就使得不断更新分类系统变得很重要。

三、临床表现及分期

临床表现同HL，主要取决于受累部位、淋巴瘤亚型的自然病程以及是否存在B症状（体温>38℃、盗汗、半年内体重减轻>10%）。2/3的患者表现为无痛性进行性淋巴结肿大，比HL更常见。低级别淋巴瘤通常伴有大小不一的外周淋巴结肿大，而高级别淋巴瘤会导致需要及时评估和治疗的严重症状和体征。

NHL也采用Ann Arbor分类系统分期。在大多数实体瘤中，疾病晚期通常与不良预后相关，但这种相关性在淋巴瘤中并不总是相符。

此外，CT是膈肌上下疾病评估的标准手段，取代了胸片、淋巴管造影和剖腹手术分期。在检测中枢神经系统和骨骼疾病方面，MRI优于CT。使用^{18}F-氟脱氧葡萄糖（^{18}F-fluorodeoxyglucose，^{18}F-FDG）（一种用正电子发射体标记的葡萄糖类似物）的PET扫描越来越多地用于淋巴瘤的诊断及分期。NHL的不同亚型对FDG表现出不同的亲和力，最常见的亚型（DLBCL、FL和MCL）均对FDG有一定的亲和力，而结外边缘区、SLL和T细胞NHL对FDG呈现出不同的敏感性。在具有一般敏感性的亚组中，PET扫描检测疾病的灵敏度为80%，特异度为90%。同时，PET扫描也广泛应用于对治疗反应的评估。

任何器官都可能是NHL的原发部位。然而，NHL最常见的结外器官是胃肠道，其中胃是最常受累的部位。胃淋巴瘤通常是MALT，或以MALT为背景的DLBCL。胃淋巴瘤常与Waldeyer环淋巴瘤共存，因此也应在胃肠道受累患者中评估这种关联，反之亦然。超声内窥镜可用于部分淋巴瘤的初始分期，此外，在进行隐蔽活检时，MCL在大多数情况下与结肠相关，偶尔会出现淋巴瘤性息肉病。60岁以上的男性NHL患者以睾丸肿瘤最常见，这类肿瘤通常是侵袭性B细胞淋巴瘤，其受累部位通常包括对侧睾丸和中枢神经系统。

四、检查新技术及诊断

（一）常规检查技术及诊断

大多数NHL患者都有膈上淋巴结病变，腹膜后和腹股沟淋巴结病变较少发生。大约1/3的患者有全身症状，包括高热（>38℃）、盗汗和体重大幅下降，部分患者也可出现慢性瘙痒。虽然NHL最常累及区域淋巴结，但也可能通过直接侵袭或血源性侵犯结外器官，常见的受累器官包括脾、肝、肺和骨髓。对NHL患者明确诊断是至关重要的，因此需要向病理学家提供足够的病理标本。NHL独特的病理特征是恶性细胞仅构成少数肿瘤内细胞群，通常细针穿刺或芯针活检标本是不够的，因为一个小的活检标本仅占瘤内细胞总数的一小部分，可能不包括足够的恶性细胞，不能代表淋巴结的结构，会影响诊断的准确性。

（二）检查新技术及诊断

NHL通常表现为侵袭性播散性疾病或快速生长的肿块，可能存在上腔静脉或下腔静脉的血管压迫，其他表现可能包括急性气道压迫、脊髓压迫或心脏压塞。NHL比HL更可能有胃肠道表现，包括肠套叠或肠梗阻。如果存在这些，影像学表现更能明确NHL的诊断。NHL的初步评估包括胸部增强CT、腹部和骨盆MRI，相比之下，PET/CT或PET/MRI是分期和反应评估的首选。快速增大的颈部和纵隔淋巴结肿大是大B细胞淋巴瘤的典型表现，而T细胞淋巴母细胞淋巴瘤则以大纵隔肿块更为常见。两者相比，大B细胞淋巴瘤更易累及骨和皮肤。

五、治疗新技术及康复

NHL包括50多种类型和亚型的成熟B细胞、T细胞和NK细胞肿瘤。NHL的临床病程范围从具有良好预后的惰性表现到侵袭性，如果没有强化学免疫治疗，结局通常是很差的。在过去的20年里，对B细胞信号通路和其他淋巴瘤发生机制的深入了解为新型抗肿瘤疗法提供了新的治疗靶点（如图12-9所示）。

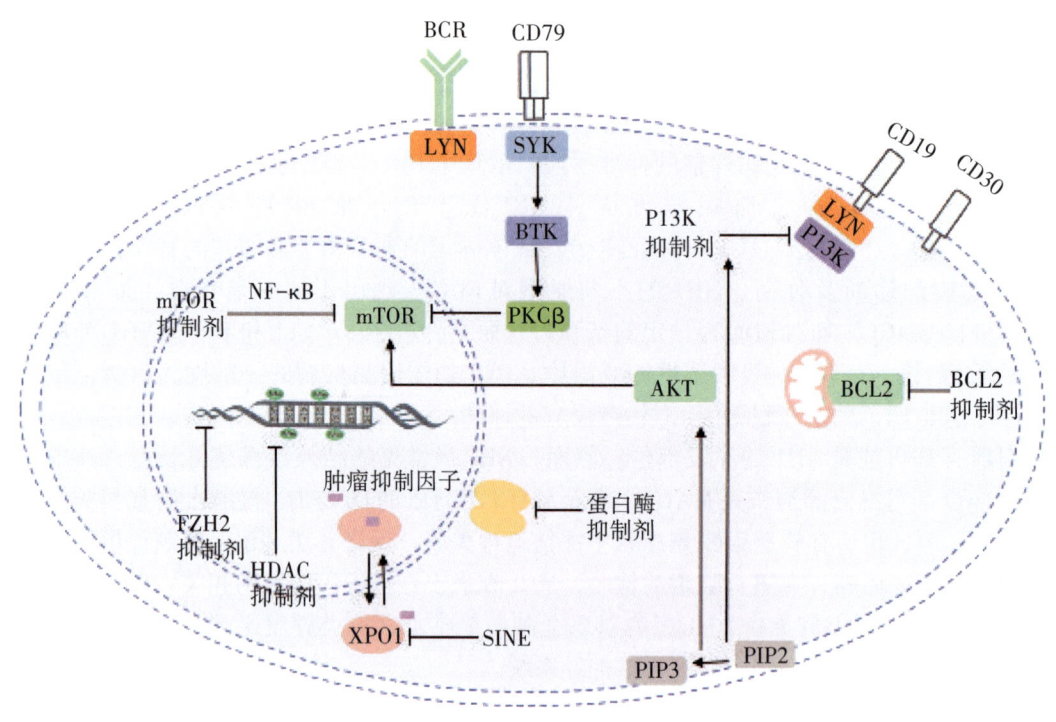

图12-9 NHL的治疗新靶点（原创）

注：BCR/NF-κB通路的激活可以被SYK和BTK抑制剂抑制。PI3K/mTOR/AKT通路可以被PI3K抑制剂和mTOR抑制剂靶向。除了BCR信号外，可视化的其他治疗目标包括抑制蛋白体和XPO-1以及表观遗传修饰。

（一）免疫调节药物

免疫调节剂（immunomodulatory drugs，IMiDs）可特异性地结合cereblon E3泛素连接酶复合物，导致转录因子Aiolos和Ikraos降解，在导致恶性B细胞直接凋亡的同时上调IL-2导致T和NK激活细胞。IMiD类的副作用包括致畸性、血细胞减少、感染、血栓形成、继发性恶性肿瘤和皮疹等。

来那度胺（lenalidomide）是第二代IMiDs，以28d为一个治疗周期，在接受治疗的第1天至第21天每天服用20~25 mg，但肾功能不全的患者需要调整剂量。尽管来那度胺对复发性惰性淋巴瘤的单药总缓解率（overall response rate，ORR）相对较低，但来那度胺已获美国FDA批准与抗CD20单克隆抗体利妥昔单抗（rituximab，R）联合用于治疗复发/难治性FL和MZL。基于复发/

难治性FL和MZL的Ⅲ期数据表明，R-来那度胺能有效改善该类患者的预后。一项对未接受治疗FL患者的Ⅲ期研究显示，单独R化疗与R-来那度胺的3年PFS相似，但具有更少的中性粒细胞减少伴发热和更多皮肤毒性（如皮疹）。目前来那度胺未被批准用于一线FL的治疗。

对于复发/难治性侵袭性NHL，来那度胺单药治疗的ORR为35%，mPFS为3.7个月，DLBCL的mPFS仅为2.7个月。R-来那度胺方案对复发/难治性DLBCL的结局略有改善，ORR为33%，mPFS为3.7个月。一项对未经治疗的ABC DLBCL的Ⅲ期随机试验将R-CHOP（利妥昔单抗、环磷酰胺、多柔比星、长春新碱、泼尼松）方案中加来那度胺与加安慰剂相比，结果未显示显著的PFS改善。尽管来那度胺单药治疗DLBCL的疗效有限，但与安慰剂相比，R-CHOP联合来那度胺维持治疗可改善DLBCL老年患者的PFS。然而，可能是由于随访方面的不足、复发后挽救治疗的措施、耐受性或结果的不平衡性，各研究组之间的总生存率没有显著差异。

在复发/难治性MCL患者中，来那度胺较硼替佐米对依鲁替尼耐药的患者显示出更好的疗效。与随机Ⅱ期试验中的各种其他单药相比，接受来那度胺单药治疗的复发性MCL患者显示出更好的结果，而且R-来那度胺联合依鲁替尼可显著改善复发/难治性MCL的预后。来那度胺已被美国FDA批准用于治疗既往治疗（包括硼替佐米）≥2次后的复发/难治性MCL。但目前使用来那度胺作为MCL一线治疗的数据有限，最大的试验是一项对38名接受R-来那度胺治疗的患者进行的Ⅱ期多中心研究，该研究表明R-来那度胺方案对复发/难治性MCL患者有显著疗效。

（二）BTK抑制剂

1. 依鲁替尼

BCR的异常激活导致恶性B淋巴细胞异常增殖，而BTK在BCR信号通路中起着重要作用，是B细胞NHL的重要治疗靶点。小分子BTK抑制剂依鲁替尼能不可逆地与BTK的半胱氨酸481（C481）残基结合，从而阻断抗原依赖性活性BCR信号通路。C481结合位点的获得性突变已被证明会导致患者表现出对依鲁替尼的耐药性，下游PLCγ2激酶的功能获得性突变也会导致BCR信号增加。目前正在研究的新型高选择性BTK抑制剂，可以通过非共价作用抑制野生型和C481突变型BTK来克服依鲁替尼耐药机制。

依鲁替尼被美国FDA批准用于治疗WM，剂量为420 mg/d，口服给药，直至疾病进展或出现不可耐受的毒性。因为药物经过肝脏代谢，所以对使用CYP3A抑制剂和诱导剂或轻中度肝功能不全的患者需要调整剂量，而对于严重肝功能不全的患者则不推荐使用。在一项对63名既往接受过治疗的有症状WM患者进行的Ⅱ期研究中，依鲁替尼表现出显著疗效。同样在Ⅲ期试验中，使用R-依鲁替尼方案较R-安慰剂能显著改善患者预后，但具有较高的房颤和高血压发生率、较低的输液反应和燃瘤反应（短暂的血IgM水平升高，加重高黏滞血症、冷球蛋白血症及其他IgM相关并发症）发生率。依鲁替尼的有效性与MYD88 L265P突变相关，该突变可以引发白介素-1受体相关激酶（interleukin-1 receptor associated kinase-1，IRAK）介导的NF-κB信号激活，促进细胞增殖，并通过增强BTK信号传导促进肿瘤存活。依鲁替尼获得了美国FDA的加速审批用于一线治疗后的MCL，推荐剂量为560 mg/d。

心血管事件是依鲁替尼的主要毒性作用，尤其是房颤（发生率为16%）、高血压（发生率为78%）以及罕见的室性心律失常和心源性猝死。依鲁替尼还具有抗血小板特性，会增加出血风险，尤其是与华法林联合使用时。其他的不良反应包括腹泻、血细胞减少、感染、肾功能不全和继发恶性肿瘤等。

2. 阿卡替尼

阿卡替尼是第二代BTK抑制剂，与依鲁替尼相比，BTK以外的靶标的脱靶效应最小，因此不良反应更少，安全性更高。推荐剂量为每12 h口服100 mg，持续至疾病进展或出现不可耐受的毒性，严重肝功能不全或服用强效CYP3A抑制剂和诱导剂或质子泵抑制剂的患者应避免使用。阿卡替尼于2017年获得美国FDA的加速审批，用于治疗既往治疗≥1次后的MCL并显示出良好的疗效，患者对阿卡替尼耐受性良好，大出血及房颤发生的风险明显较依鲁替尼低，其他不良反应包括头痛、腹泻、感染、血细胞减少和继发恶性肿瘤等。尽管阿卡替尼在依鲁替尼耐药的情况下似乎也没有活性，但它仍在接受对依鲁替尼不耐受患者的评估。阿卡替尼也正用于单独或与化学免疫疗法、来那度胺、维奈克拉和CAR-T细胞疗法联合治疗FL、MCL等相关疾病的研究中。

3. 泽布替尼

泽布替尼是选择性第二代BTK抑制剂，于2019年获得美国FDA加速审批，用于治疗既往治疗≥1次后的MCL。泽布替尼推荐剂量为160 mg，每天两次或320mg每天一次口服，持续至疾病进展或出现不可耐受的毒性，建议对严重肝功能不全或同时使用CYP3A抑制剂和诱导剂的患者调整剂量。泽布替尼最常见的不良反应是中性粒细胞减少、上呼吸道感染和腹泻。在一项86名复发/难治性MCL患者的Ⅱ期研究中，泽布替尼表现出良好的疗效。在比较泽布替尼和依鲁替尼治疗有症状的WM的随机Ⅲ期试验中，两种药物显示出相似的PFS，但前者出现心房颤动、挫伤、腹泻、外周水肿、出血、肌肉痉挛和肺炎，以及导致治疗中断的不良事件较后者少见。

（三）PI3K抑制剂

磷脂酰肌醇3-激酶（phosphatidylinositol 3-kinase，PI3K）通过增强B细胞受体信号通路以促进AKT和mTOR激活，从而促进细胞增殖。PI3K有四种不同的亚型：α、β、γ和δ。因此，通过PI3K抑制剂抑制该途径是治疗NHL的一个重要靶点。PI3K抑制剂的主要毒性反应包括腹泻、结肠炎、中性粒细胞减少症、肝炎、皮肤反应和肺炎，发生机会性感染的风险也较前增加，建议使用时预防耶氏肺孢子菌（prevention of yersinia pneumoniae，PJP）以及监测巨细胞病毒。美国FDA对口服PI3K抑制剂可能出现致命或严重毒性发出了黑框警告，相反，静脉注射PI3K抑制剂库潘尼西的严重毒性发生率低，没有黑框警告，但长期治疗效果未知。

1. 艾代拉里斯

艾代拉里斯是第一代对PI3Kδ具有特异性作用的PI3K抑制剂，已获得美国FDA批准用于单药治疗后复发/难治性FL患者。推荐剂量为150 mg，每天口服两次，肾功能异常患者无需调整剂量。美国FDA列出了艾代拉里斯关于肝毒性、严重腹泻、肠穿孔和肺炎的黑框警告。艾代拉里斯与来那度胺联合使用会导致严重的毒性和细胞因子释放综合征（cytokine release-syndrome，CR-S）样不良事件，与SYK抑制剂联合使用会导致肺炎发生率增加。研究表明，与艾代拉里斯单药治疗复发性MCL相比，单药治疗复发性FL显示出更好的疗效。

2. 库潘尼西

库潘尼西是一种针对α和δ亚型的PI3K抑制剂。美国FDA批准用于二线治疗后复发的FL，推荐用法为以28 d为一周期，分别在第1、8、15天静脉注射60 mg。基于复发/难治性惰性NHL的Ⅱ期研究数据表明，该药具有良好的疗效，目前仍在评估库潘尼西联合R和标准化学免疫疗法在惰性NHL中的疗效。由于其可以与胰岛素和葡萄糖代谢α同工型特异性结合，因此除了肺炎、肝毒性、腹泻、中性粒细胞减少和感染的副作用外，库潘尼西还具有独特的高血糖毒性。与艾代拉里斯相比，其转氨酶异常和肠炎的发生率要低。

3. 杜韦利西布

杜韦利西布是PI3Kδ和γ的双重抑制剂，已获得美国FDA批准用于治疗既往全身治疗≥2次后复发/难治性的FL，剂量为25 mg，每天口服两次。除了δ同种型之外，γ同种型的抑制可以同时影响靶向B细胞增殖、存活和靶向肿瘤微环境而具有协同作用。杜韦利西布单药治疗惰性NHL的Ⅱ期临床试验结果显示，该药具有良好的疗效。同其他PI3K抑制剂相比，杜韦利西布最常见的不良反应包括腹泻、结肠炎、中性粒细胞减少、皮疹、肺炎和感染,以及PJP风险。其较艾代拉里斯更易发生转氨酶异常。

(四)蛋白酶抑制剂

硼替佐米可阻断泛素标记蛋白的细胞内降解,从而破坏细胞稳态并诱导细胞凋亡。硼替佐米是一种蛋白酶抑制剂,可以静脉内或皮下给药,但由于其耐受性好且疗效相似,通常首选皮下途径。建议肝功能异常或同时使用CYP3A抑制剂和诱导剂的患者调整剂量。基于一项Ⅱ期研究,硼替佐米获得美国FDA批准用于一线治疗后的MCL。研究表明,硼替佐米联合全身化疗可以实现更高和更持久的反应率,但有增加毒性的风险,硼替佐米也被美国FDA批准与R-环磷酰胺、多柔比星、泼尼松(R-cyclophosphamide、adriamycin、prednison,R-CAP)联合用于未经治疗的MCL,并且还研究了与R-苯达莫司汀联合诱导和自体移植后巩固治疗。不良事件包括周围神经病变、胃肠道毒性、血细胞减少、低血压和疲劳。硼替佐米还可能增加带状疱疹、心肺毒性、血栓性微血管病和后部可逆性脑病综合征的风险。虽然随机试验未能显示将硼替佐米加到DLBCL和FL的一线化学免疫疗法中的益处,但已证明硼替佐米在浆母细胞淋巴瘤、WM和PTCL中具有良好的疗效。

(五)组蛋白去乙酰化酶抑制剂

1. 罗米地辛

组蛋白去乙酰化酶(histone deacetylase,HDAC)抑制剂通过调节组蛋白和转录因子蛋白的乙酰化发挥抗肿瘤作用,最终导致细胞周期停滞和细胞凋亡。HDAC抑制剂罗米地辛于2011年获得美国FDA的加速审批,用于一线治疗后的复发/难治性PTCL。对该类患者进行的Ⅱ期研究结果表明,该药具有一定疗效。罗米地辛的剂量为每周14 mg/m^2,在28 d的治疗周期中分3次给药,持续到疾病进展或出现不可耐受的毒性。与华法林合用可使PT及INR延长,而与CYP3A诱导剂和抑制剂的药物合用可能降低药物浓度。常见的不良反应包括血细胞减少、QT间期延长及其他心电图变化、感染、胃肠道不适和疲劳。目前正在研究罗米地辛作为PTCL自体移植后的维持治疗,并与来那度胺、叶酸拮抗剂普拉曲沙和免疫检查点抑制剂派姆单抗联合使用的疗效。

2. 贝利司他

贝利司他是另一种HDAC抑制剂,于2014年获得美国FDA的加速审批,用于治疗复发/难治性PTCL。在一项包含129名患者的Ⅱ期试验中,既往接受过全身治疗的PTCL患者,剂量为1000 mg/m^2,在21 d的治疗周期中静脉注射5 d,结果提示具有一定疗效。常见的毒性包括血细胞减少、恶心、呕吐、感染和肝损伤。

3. 伏立诺他

伏立诺他于2006年获得美国FDA批准,用于治疗在既往2种全身治疗后病情进展的皮肤CTCL。推荐剂量为每天400 mg口服给药,直至疾病进展或出现不可耐受的毒性。74名患有复发/难治性蕈样真菌病或Sézary综合征的Ⅱ期试验结果表明,该药具有一定疗效。常见的不良反应包括腹泻、疲劳和恶心,另外还有关于血栓栓塞、骨髓抑制、QT间期延长和高血糖风险增加的警告。

(六)选择性核输出蛋白抑制剂

塞利尼索是一种新型选择性核输出蛋白抑制剂(selective nuclear output protein inhibitor,SINE),它通过抑制穿梭蛋白输出蛋白1(export protein 1,XPO1)来阻止肿瘤抑制基因从细胞核输出,从而恢复肿瘤抑制基因的作用。塞利尼索于2020年6月获得美国FDA的加速审批,用于治疗复发/难治性 DLBCL。在一项对 167 名复发/难治性 DLBCL 患者进行的 Ⅱ 期研究中，以 60 mg 每周两次口服治疗，直到疾病进展或出现不可耐受的毒性。最常见的严重不良反应是血细胞减少、厌食、恶心、呕吐、腹泻、疲劳、低钠血症、感染和神经毒性。目前正在评估塞利尼索联合 R-CHOP 用于 DLBCL 初始治疗以及联合维奈托克或挽救性化学免疫疗法用于复发 NHL 的疗效。

（七）EZH2 抑制剂

EZH2 基因编码表观遗传调节酶 "zeste 同源物 2′ 增强子"，该基因在细胞的增殖、分化及肿瘤形成方面均有重要作用。EZH2 抑制剂他泽司他以 800 mg 每天 2 次口服给药，建议避免与中度至强效 CYP3A 诱导剂和抑制剂一起使用。对 99 名复发/难治性 FL 患者的 Ⅱ 期研究表明，他泽司他在 EZH2 突变型较 EZH2 野生型的 FL 患者具有显著疗效。其不良反应包括疲劳、血细胞减少、感染、疼痛和继发恶性肿瘤风险增加。基于这些结果，他泽司他获得美国 FDA 的加速审批，用于既往接受≥2 次全身治疗后的 EZH2 突变型 FL 患者，以及没有满意的替代治疗方案的复发/难治性 FL 患者。目前仍在探索他泽司他在复发/难治性 B 细胞淋巴瘤中的疗效。

在治疗复发/难治性惰性 NHL 方面，无论是单一疗法还是与利妥昔单抗一起使用，许多类药物已显示出持久的反应和可耐受性。对于 FL，R-来那度胺已被视为一线治疗或复发性疾病的一种选择。然而，在大多数国家，R 化疗仍然是一线治疗，因为它以更低的成本和毒性持续时间实现了类似的结果。其他新型靶向药物，如 PI3K 或 EZH2 抑制剂，被认为是多次复发和 R 化疗耐药 FL 患者的合理选择。

目前来看，使用新型靶向药物进行 NHL 治疗的最重要进展是使用 BTK 抑制剂治疗 MCL 和 MYD88 突变的 WM，其在复发性疾病中有较高反应率和持久的缓解率，并且在一线治疗中也有令人鼓舞的结果。多项临床试验正在评估 BTK 抑制剂与 R 或 R 联合的治疗相结合，或作为首次缓解后的巩固治疗。虽然硼替佐米是 MCL 和 WM 一线治疗的一种选择，但其他选择似乎更有效。

多项随机对照试验（randomized controlled trial，RCT）将新型药物与一线 R-CHOP 相结合后未能显著改善 DLBCL 患者预后。这可能是由于试验设计的问题，例如仅包括能够接受延迟开始治疗的体能状况良好的患者，以便进行病理学审查和分子检测。这些试验设计系统地排除了试验最初打算研究的许多高危 DLBCL 患者。然而，这些 RCT 的阴性结果也说明了 DLBCL 的生物学复杂性和侵袭性，这或许可以解释单一靶向药物作为复发 DLBCL 的疗效相对较差。唯一被认为是 DLBCL 一线治疗选择的新型药物是来那度胺，用于 R-CHOP 后首次缓解的老年患者的巩固治疗。然而，由于增加的成本、毒性和缺乏 OS 益处，来那度胺并未广泛用于该适应证。虽然可考虑使用塞利尼索或来那度胺治疗复发性 DLBCL，但其低反应率和反应持续时间在临床上并没有得到广泛认可。

与靶向药物不同，过去十年在抗体药物偶联物、双特异性抗体和 CAR-T 细胞疗法的临床应用方面取得了重大突破，这为免疫疗法治疗 DLBCL 带来了很大希望。DLBCL 临床试验的重点已经从小分子靶向药物转移到旨在阐明各种免疫疗法作用的研究。然而，新型靶向药物，包括新出现的 HDAC 抑制剂和 SINE 类药物，可对因年龄、合并症或器官功能异常而无法接受常规化疗或更密集的细胞毒性或免疫治疗的复发性侵袭性 NHL 患者发挥作用，也可能用作 CAR-T 细胞疗法的桥接疗法，用于治疗难治性疾病患者，也可能用于评估靶向药物与新型单克隆和双特异性抗体组合的潜在作用。

由于大多数靶向药物对常见淋巴瘤的活性相对温和且毒性有限，因此研究这些药物与其他药物的组合是合理的。目前正在评估几种策略以开发联合方案。首先，部分靶向药物已与有效的淋巴瘤治疗（如利妥昔单抗、R-化疗或 R-来那度胺）相结合，以利用不同的作用机制和非重叠毒性。例如，正在研究 BTK 抑制剂与 R-化疗、IMiDs（R-来那度胺）与蛋白酶抑制剂（伊沙佐米）

联合治疗 MCL。迄今为止，该方案尚未在Ⅲ期试验中取得重大成功。例如，从理论上讲，ABC DLBCL 患者将受益于 R-CHOP 联合靶向核转录因子 NF-κB 信号通路的新型药物，该信号通路在该疾病中具有活性。然而，这类研究评估 IMiD、BTK 抑制剂、蛋白酶抑制剂、mTOR 抑制剂或蛋白激酶 C-β（protein kinase c-β，PKCβ）抑制剂相比单独的 R-CHOP 治疗结果未有显著改善。据报道，将依鲁替尼与含有皮质类固醇的细胞毒性化疗方案联合使用会导致高机会性感染发生率。类似于将靶向药物与 R 化疗结合的基本原理，靶向药物（如 BTK 抑制剂）在与维奈克拉联合治疗也正在研究。评估联合治疗的第二个基本原理是抑制同一 B 细胞受体通路内的不同靶点，以增强阻断程度。研究联合治疗的最后一个基本原理是利用对淋巴瘤分子生物学的进一步理解，尝试从战略上阻断特定目标。例如，PKCβ 抑制剂改变 BTK 的磷酸化水平以增强 BTK 信号。一项研究正在评估 PKCβ 抑制剂（恩扎妥林）联合 BTK 抑制剂依鲁替尼对 DLBCL 患者的疗效，同样有研究正在评估 BTK 抑制剂与 CDK4/6 抑制剂（帕博昔布）联合治疗 MCL 的疗效。

六、预后及预后因素

国际预后指数（international prognostic index，IPI）是 NHL 患者使用最广泛的预后模型（见表 12-3）。首次用于侵袭性非霍奇金淋巴瘤，与生存独立相关的临床特征是年龄（≤60 岁和>60 岁）、乳酸脱氢酶浓度（正常和异常）、东部肿瘤协作组体能状态（<2 和≥2），Ann Arbor 分期（Ⅰ/Ⅱ 和 Ⅲ/Ⅳ），以及涉及的结外部位数量（≤1 和>1）。由此划分出 4 个风险组：低风险（0~1 个临床特征）、低中风险（2 个特征）、高中风险（3 个特征）和高风险（4~5 个特征）。当应用于 2031 名患者时，这些风险组的 5 年生存率分别为 73%、51%、43% 和 26%。年龄是一个特别重要的预后标志物，并且与较差的结果相关。然而，能够接受全剂量化疗的老年患者的存活率与年轻患者相似。自 CD20 单克隆抗体——利妥昔单抗问世以来，IPI 已针对弥漫性大 B 细胞淋巴瘤进行了修订。

表 12-3 NHL 国际预后指数（IPI）

指标	0 分	1 分
年龄	≤60 岁	>60 岁
体能状态	0 或 1	2，3，4
Ann Arbor 分期	Ⅰ 或 Ⅱ	Ⅲ 或 Ⅳ
LDH	正常	高于正常
结外病变受侵部位数	<2 个部位	≥2 个部位

注：每一预后不良因素计数为 1 分，上述 5 项指标评分的总和即为国际预后指数（IPI），根据 IPI 进行危险度分型，0~1 分为低危，2 分为中低危，3 分为中高危，4~5 分为高危。

引自：ZHU J，MA J. Chinese Society of Clinical Oncology (CSCO) diagnosis and treatment guidelines for malignant lymphoma 2021 (English version) [J]. Chinese journal of cancer research，2021，33（3）：289-301.

IPI 和年龄调整的国际预后指数（Age adjusted international prognostic index，aaIPI）已被用于基于 4000 多名患者的临床因素预测结果的模型（见表 12-4）。事实证明，这些模型在预测生存率方面比 Ann Arbor 分类更准确。aaIPI 包括分期、LDH 和体能状态，在临床实践中最常用，有助于对 60 岁以下或 60 岁以上患者的预后分层。

DLBCL 的生物学异质性很大，基因表达谱确定了 2 个广泛的亚组：生发中心起源的，称为 GCB DLBCL（通常为 CD10$^+$ 和 BCL6$^+$）；以及那些源自 ABC DLBCL（通常是 IRF4/MUM1$^{+/-}$ 和

CD138⁺）的。这种分组具有临床相关性，因为生发中心亚组的5年生存率较活化B细胞组高，且在利妥昔单抗加环磷酰胺、长春新碱、多柔比星和泼尼松龙（R-CHOP）的治疗下仍然适用。评估153名接受R-CHOP的患者结果表明，与单独使用CHOP方案的患者相比，2个亚组的生存率均有所提高，且生发中心亚组的3年总生存率较活化B细胞组高。

表12-4 年龄调整的国际预后指数（aaIPI）

IPI风险组	IPI因素	aa-IPI风险组	IPI因素
低危	0或1	低危	0
中低危	2	中低危	1
中高危	3	中高危	2
高危	4或5	高危	3

注：IPI风险因素，60岁以上（不用于aa-IPI）、疾病Ⅲ/Ⅳ期、乳酸脱氢酶水平升高、ECOG表现评分≥2、结外疾病>1个部位（不用于aa-IPI）。aa-IPI，经年龄调整的国际预后指数。

引自：TRETLI S, SCHWARTZ G G, TORJESEN P A, et al. Serum levels of 25-hydroxyvitamin D and survival in Norwegian patients with cancer of breast, colon, lung, and lymphoma: a population-based study[J]. Cancer causes & control：CCC, 2012, 23（2）：363-370.

IPI在FL中不太有用，因为出现高危疾病的患者较少，因此促进了FL国际预后指数（FL international prognostic index, FLIPI）的发展（见表12-5）。5个预后变量中的3个与IPI中的变量相同，即年龄、Ann Arbor分期和血清乳酸脱氢酶水平。另外2个预后标志物是血红蛋白浓度（<120 g/L和≥120 g/L）和涉及的淋巴结部位数量（>4和≤4）。因此，患者被分为3个预后组之一：低（0到1变量）、中（2变量）或高（3或更多），这些组的10年生存率分别为71%、51%和36%。FLIPI尚未在利妥昔单抗时代进行前瞻性评估。

表12-5 FL国际预后指数（FLIPI）

预后因素	定义	分值
年龄	≥60岁	1
Ann Arbor分期	Ⅲ或Ⅳ期	1
血红蛋白水平	<120 g/L	1
血清LDH水平	高于正常	1
受累淋巴结区域数	≥4个	1

注：低危，0~1分；中危，2分；高危，≥3分。

引自：ZHU J, MA J. Chinese Society of Clinical Oncology（CSCO）diagnosis and treatment guidelines for malignant lymphoma 2021（English version）[J]. Chinese journal of cancer research, 2021, 33（3）：289-301.

七、预防及健康管理

多项研究表明，生活方式会影响NHL患者的预后。盖尔等评估了1286名1998—2000年被诊断为NHL的患者的生存率，提示患者的预后与吸烟、饮酒和肥胖等生活方式因素有关。统计发现与从不吸烟者相比，以前吸烟者和现在吸烟者的生存率较低。然而，吸烟与生存之间的关系没有达到统计学意义。但可以预见的是，随着吸烟时间的增加、每天吸烟数量的增加、吸烟的频率增加和戒烟时间的缩短，患者生存率越差。同时，饮酒>43.1克/周和BMI≥30 kg/m^{2}也与较差的生存率相关。瑞典的一项基于人群的研究也证实了吸烟与生存之间的关系，该研究包括1999—2002年诊断的1523名NHL患者。结果表明，与从不吸烟者相比，当前吸烟者的生存率较低，但是当死因仅限于淋巴瘤时，这种显著差异消失了。奥尔伯丁等在一项包括3464名患者的研究中，使用随机效应模型进行了一项Meta分析，以评估吸烟对NHL预后的影响。研究发现，与不吸烟者相比，每天吸烟≥20支、吸烟时间≥30年或吸烟频率≥30包/年与较差的生存率显著相关。以上均表明某些生活方式因素，尤其是吸烟史，可能会影响NHL的预后。然而，这些研究缺乏重要的数据，例如所进行的淋巴瘤治疗和国际预后指数评分，因此应谨慎解释。当然，吸烟也会增加竞争性死因的风险，包括其他癌症和心血管疾病。

InterLymph NHL亚型项目研究表明，增加阳光照射与DLBCL、FL、CLL/SLL和ALCL风险降低相关。缺乏维生素D或阳光介导的免疫调节可能在非霍奇金淋巴瘤发展中发挥一定作用。尽管最近的一项荟萃分析并未证实维生素D在NHL中的作用，但有证据表明维生素D缺乏可能会对NHL治疗和/或生存产生不利影响。在一项基于挪威人群关于25-羟基维生素D水平与癌症患者死亡风险之间关系的研究中，145名淋巴瘤患者的较高的维生素D水平与较高的生存率相关。诸多研究均表明，维生素缺乏与患者较差的生存有关。在接受R-CHOP-14（利妥昔单抗、环磷酰胺、多柔比星、长春新碱和泼尼松每2周一次）治疗的NHL患者中，多变量回归分析显示，维生素D缺乏（≤8 ng/mL）与较差的总生存率显著相关。比较接受R-CHOP治疗中有和没有维生素D缺乏的DLBCL患者，3年PFS分别为64%和81%。同时，体外研究表明这些存活率的差异是由维生素D缺乏与个体使用利妥昔单抗的相关细胞毒性的差异引起的。然而，需要更多的研究来清晰解释引起这一差异的原因。这些具有启发性的数据为开启Ⅲ期试验提供了依据，以测试维生素D替代品是否影响DLBCL、CTCL和CLL的肿瘤反应和预后，试验组的模式如图12-10所示。

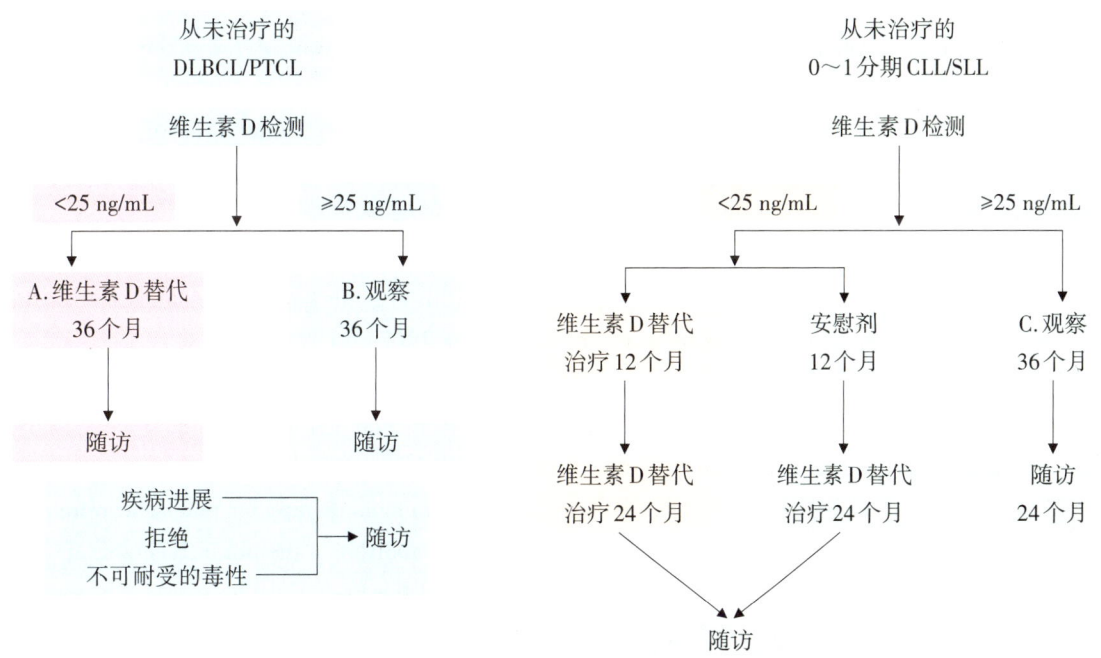

图12-10　评估维生素D联合治疗NHL益处的临床试验示意图（原创）

发生特定NHL亚型的风险与许多病史、家族史、生活方式和职业因素有关。这些关联表明宿主遗传（如血液系统恶性肿瘤的家族史）、免疫状况（如自身免疫和特异性疾病）、感染（如

HCV和EBV)、可改变的危险因素(如BMI、饮酒和吸烟)、职业(如农场或医务人员)和其他因素在非霍奇金淋巴瘤发展中起作用。增加阳光照射与DLBCL、FL、CLL/SLL和ALCL风险降低有关,这表明维生素D缺乏或阳光介导的免疫调节可能在某些NHL亚型发展中发挥作用,这似乎也会影响某些NHL亚型患者的生存。

(梁海萍、刘蓓)

参考文献

[1] PIRIS M, MEDEIROS L, CHANG K. Hodgkin lymphoma: a review of pathological features and recent advances in pathogenesis[J]. Pathology, 2020, 52(1): 154-165.

[2] CIRILLO M, REINKE S, KLAPPER W, et al. The translational science of hodgkin lymphoma[J]. British Journal of Haematology, 2019, 184(1): 30-44.

[3] 葛均波,徐永健,王辰,等. 内科学[M]. 9版. 北京: 人民卫生出版社, 2018.

[4] HOPPE R, ADVANI R, AI W, et al. Hodgkin Lymphoma, Version 2.2020, NCCN Clinical Practice Guidelines in Oncology[J]. Journal of the National Comprehensive Cancer Network, 2020, 18(6): 755-781.

[5] 任怡璇,柳江燕,甄东户. (18)F-FDG PET/CT在淋巴瘤诊治中的研究进展[J]. 国际医学放射学杂志, 2019, 42(6): 707-711.

[6] MCCARTEN K, NADEL H, SHULKIN B, et al. Imaging for diagnosis, staging and response assessment of Hodgkin lymphoma and non-Hodgkin lymphoma[J]. Pediatric Radiology, 2019, 49(11): 1545-1564.

[7] MANJI F, PUCKRIN R, STEWART D. Novel synthetic drugs for the treatment of non-Hodgkin lymphoma[J]. Expert Opinion on Pharmacotherapy, 2021, 22(11): 1417-1427.

[8] LUDWIG H, DELFORGE M, FACON T, et al. Prevention and management of adverse events of novel agents in multiple myeloma: a consensus of the European Myeloma Network[J]. Leukemia, 2018, 32(7): 1542-1560.

[9] LEONARD J, TRNENY M, IZUTSU K, et al. AUGMENT: a phase III study of lenalidomide plus rituximab versus placebo plus rituximab in relapsed or refractory indolent lymphoma[J]. Journal of Clinical Oncology, 2019, 37(14): 1188-1199.

[10] KABADI S, NEAR A, WADA K, et al. Real-World treatment patterns, adverse events, resource use, and costs among commercially Insured, younger patients with chronic lymphocytic leukemia in the USA: a retrospective cohort study[J]. Advances in Therapy, 2020, 37(7): 3129-3148.

[11] YOUNES A, SEHN L, JOHNSON P, et al. Randomized phase III trial of ibrutinib and rituximab plus cyclophosphamide, doxorubicin, vincristine, and prednisone in non-germinal center B-cell diffuse large B-cell lymphoma[J]. Journal of Clinical Oncology, 2019, 37(15): 1285-1295.

[12] SOUSSAIN C, CHOQUET S, BLONSKI M, et al. Ibrutinib monotherapy for relapse or refractory primary CNS lymphoma and primary vitreoretinal lymphoma: Final analysis of the phase II 'proof-of-concept' iLOC study by the Lymphoma study association (LYSA) and the French oculo-cerebral lymphoma (LOC) network[J]. European Journal of Cancer, 2019, 117: 121-130.

[13] DICKERSON T, WICZER T, WALLER A, et al. Hypertension and incident cardiovascular events following ibrutinib initiation[J]. Blood, 2019, 134(22): 1919-1928.

[14] KIM H-O. Development of BTK inhibitors for the treatment of B-cell malignancies[J]. Archives of Pharmacal Research, 2019, 42(2): 171-181.

[15] BOND D, WOYACH J. Targeting BTK in CLL: beyond ibrutinib[J]. Current Hematologic Malignancy Reports, 2019, 14(3): 197-205.

[16] SONG Y, ZHOU K, ZOU D, et al. Treatment of patients with relapsed or refractory mantle-cell lymphoma with zanubrutinib, a selective inhibitor of bruton's tyrosine kinase[J]. Clinical Cancer Research, 2020, 26(16): 4216-4224.

[17] TAM C, OPAT S, D'SA S, et al. A randomized phase 3 trial of zanubrutinib vs ibrutinib in symptomatic waldenström macroglobulinemia: the ASPEN study[J]. Blood, 2020, 136(18): 2038-2050.

[18] FLINN I, MILLER C, ARDESHNA K, et al. DYNAMO: a phase II study of duvelisib (IPI-145) in patients with refractory indolent non-hodgkin lymphoma[J]. Journal of Clinical Oncology, 2019, 37(11): 912-922.

[19] DAVIES A, CUMMIN T, BARRANS S, et al. Gene-expression profiling of bortezomib added to standard chemoimmunotherapy for diffuse large B-cell lymphoma (REMoDL-B): an open-label, randomised, phase 3 trial[J]. The Lancet. Oncology, 2019, 20(5): 649-662.

[20] KALAKONDA N, MAEREVOET M, CAVALLO F, et al. Selinexor in patients with relapsed or refractory diffuse large B-cell lymphoma (SADAL): a single-arm, multinational, multicentre, open-label, phase 2 trial[J]. The Lancet. Haematology, 2020, 7(7): e511-e522.

[21] GAVRIATOPOULOU M, CHARI A, CHEN C, et al. Integrated safety profile of selinexor in multiple myeloma: experience from 437 patients enrolled in clinical trials[J]. Leukemia, 2020, 34(9): 2430-2440.

[22] MORSCHHAUSER F, TILLY H, CHAIDOS A, et al. Tazemetostat for patients with relapsed or refractory follicular lymphoma: an open-label, single-arm, multicentre, phase 2 trial[J]. The Lancet. Oncology, 2020, 21(11): 1433-1442.

第十三章 多发性骨髓瘤的诊疗及健康管理

第一节 概述及流行病学

一、多发性骨髓瘤的概述

多发性骨髓瘤（multiple myeloma，MM）是一种浆细胞恶性肿瘤，是第二常见的血液系统恶性肿瘤。目前，该病仍无有效治愈手段，但近年来随着免疫学研究的深入，人们发现免疫系统参与了MM发病过程并发挥着重要作用。MM的特征是恶性浆细胞浸润骨髓，可在血清和尿液中检测到浆细胞产生的单克隆免疫球蛋白，病程晚期还可侵犯外周血和其他髓外部位，包括全身组织和器官。只有15%~20%的MM患者分泌单克隆游离M蛋白，<3%的患者不分泌单克隆游离蛋白，本病的临床表现由单克隆球蛋白、恶性浆细胞或其分泌的细胞因子引起，包括终末器官损害，如血钙增高（calcium elevation，C），肾功能损害（renal insufficiency，R），贫血（anemia，A），骨病（bone disease，B）］以及继发淀粉样变性等相关表现，这些特征统称为CRAB特征。

单克隆丙种球蛋白病是一类疾病，MM是疾病发展的终末阶段，在此类疾病中，最常见的是意义未定的单克隆丙种球蛋白病（monoclonal gammopathy of undetermined significance，MGUS），该病是因浆细胞及其分泌的单克隆免疫球蛋白浸润骨髓导致的，通常无症状，先于MM发生，有或无明确的中间阶段［隐匿性多发性骨髓瘤（smoldering multiple myeloma，SMM）］，其患病率随年龄增长，50岁以上占3.2%，70岁以上占5.3%。约15%的MGUS患者将在25年内进展为MM，约20%的患者将进展为MM或相关疾病（如AL淀粉样变性、华氏巨球蛋白血症或淋巴增生性疾病）（如图13-1）。MGUS进展为MM的风险约为每年1%，风险因素包括单克隆蛋白水平高、骨髓浆细胞百分比高、存在IgA单克隆蛋白和异常的游离轻链比率。

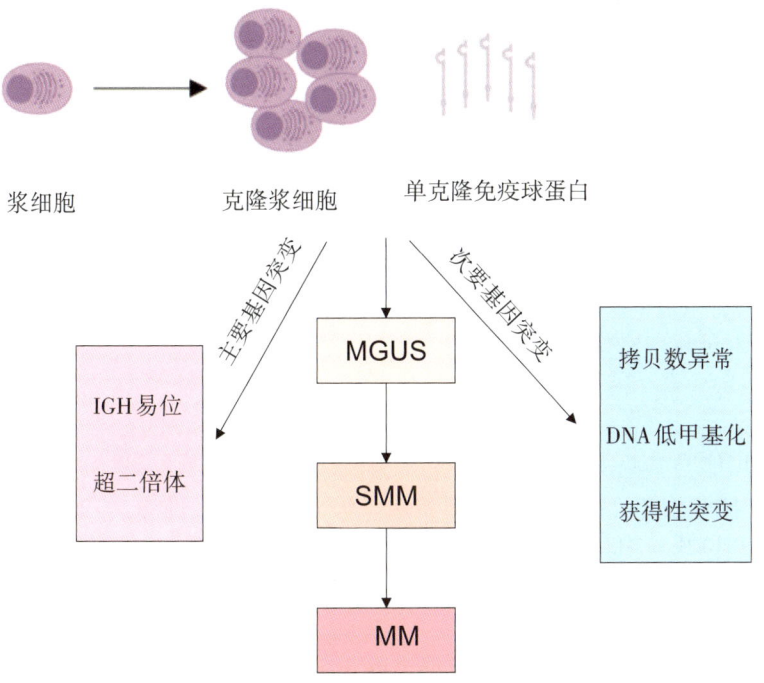

图 13-1 单克隆丙种球蛋白病的发展（原创）

注：MM 的发展是一个多步骤的过程，从疾病的前体状态开始，如意义未定的单克隆丙种球蛋白病（MGUS）和隐匿性多发性骨髓瘤（SMM）。虽然 MGUS、SMM 和 MM 在临床上定义明确，但已经发现这些疾病之间存在许多生物学相似性。MM 可发展为非骨髓依赖性疾病，如髓外骨髓瘤和浆细胞白血病。MGUS、SMM 和 MM 发生过程中的主要遗传事件包括涉及免疫球蛋白重链基因（immunoglobulin H，IGH）的染色体易位和非整倍体（超二倍体是最常见的基因改变）。从 MGUS 到 SMM 再到 MM，二次基因突变的频率增加。

二、多发性骨髓瘤的流行病学

众所周知，多发性骨髓瘤是起源于浆细胞的恶性肿瘤，是除外非霍奇金淋巴瘤外第二常见的血液系统恶性肿瘤。其病因和发病机制复杂，至今尚不清楚。但与免疫、遗传因素密切相关。近年来研究发现，MM 主要由 T 淋巴细胞介导的多克隆抗体产生异常所致。中国缺乏明确的 MM 流行病学资料，随着人口老龄化，MM 发病率逐年上升。随着发病年龄逐渐年轻化，发病率也在逐渐增加。该病起病隐匿，早期无明显症状和体征，常因误诊为其他疾病而延误治疗。本病多见于中老年人，多数患者年龄在 40 岁以上，男性多于女性，男性与女性的比例大约为 1.6:1。

MM 是一种具有高度异质性、强侵袭性的恶性血液病，主要发生于女性及老年人群。流行病学调查结果显示，全世界 MM 发病率较高，但我国 MM 的发病率远低于欧美等发达国家，可能与我国对 MM 缺乏系统的诊断标准有关。MM 的发病率存在遗传相关性，直系亲属患病风险较高。MM 的发病率逐年上升，研究表明，MM 占所有恶性肿瘤的 14%，占血液系统恶性肿瘤的 12%～15%，占全部癌症死亡的 1.9%。最近的研究表明，MM 的生存率逐渐提高，黑人 MM 预后最好，这可能与种族差异有关。

第二节 病因学

目前关于MM的病因仍不明确,许多导致肿瘤的因素也会影响MM的发生,除外种族、性别、年龄,目前研究较多的主要有职业环境、辐射、生活方式、药物、病毒感染、遗传因素等,但这些病因与MM的关系目前仍存在许多争议。

一、职业环境

MM的发生可能与某些人群的职业相关,例如,有研究显示农民、理发师等群体患病率较普通人高,可能是接触农药(如克菌丹、甲萘威、强力杀虫剂氯丹等)、染发剂、苯和石油产品等增加了MM的患病风险,但目前仍没有证据支持。

二、辐射

早先的一项研究评估了日本广岛长崎原子弹幸存者中原子弹电离辐射与MM发生率之间的关系,结果表明电离辐射增加了患MM的风险,但后续的研究表明两者之间没有显著相关性。然而,紫外线照射是否会引起辐射剂量升高以及其影响大小还不清楚,有研究比较了不同地理区域辐射水平变化情况,结果表明辐射水平随距离呈指数衰减,且受气候条件制约。一项关于MM发生率与紫外线照射纬度之间关系的研究发现,紫外线照射低的赤道以外的国家的MM发病率高于赤道附近的国家。

三、生活方式

肿瘤的发生与不健康的生活方式密切相关,如长期饮酒、吸烟,以及进食油炸、腌制、熏烤食品等,肥胖可能是MM的风险因素。有研究显示,喝绿茶和咖啡对MM没有影响。

四、药物

近年来,人们对药物与癌症风险的关系进行了越来越多的研究,研究表明,有的药物可以降低肿瘤的发病率。目前已证实许多抗肿瘤新药可以通过抑制细胞增殖和促进凋亡来影响疾病的进程并提高患者的生存质量,一些新的治疗方案如靶向小分子药物等也取得了较好的疗效。但非甾体类抗炎药和他汀类药物是否会增加或减少MM发病风险尚不清楚。

五、病毒感染

病毒感染可导致肿瘤的发生,主要是因病毒DNA或逆转录病毒的基因组整合到宿主细胞的基因组中而发生转化,宿主原癌基因被激活,抑癌基因失活,最终导致肿瘤的发生。既往对EB病毒、HBV、HCV感染与MM发生风险的研究较多,但仍没有明确证据证明它们之间有相关性。

六、遗传因素

研究显示,MM患者一级亲属发生MGUS的风险会增加两倍。全基因组关联研究(genome wide-association study,GW-AS)已经确定了与MM患病风险增加相关的多个基因位点以及与确诊患者死亡率增加相关的位点。在迄今为止最大的一个GW中,发现了8个与MM风险相关的新位点。另外，单核苷酸多态性（single nucleotide polymorphism，SNPs）可能导致MYC激活，并与MM的发生和发展相关，且其他GW-AS已确定与MM患者生存率较低相关的位点（如6p25和16p13）。

第三节 发病机制及分型

一、发病机制

了解B细胞发育和浆细胞生物学对于理解MM至关重要。浆细胞是由造血干细胞发育而来的，造血干细胞在骨髓和次级淋巴器官中经历了几次分化，最终分化为B细胞和浆细胞。在骨髓中，未成熟的B细胞经历V(D)J重排，这一过程产生了多种主要免疫球蛋白；细胞表面带有IgH-IgL复合物（即B细胞受体）的B细胞迁移到次级淋巴器官，如脾脏或淋巴结；在这些次级淋巴器官中，B细胞经历了几个过程（如亲和力成熟、体细胞超突变和类开关重组），从而产生对特定抗原具有高度亲和力且具有不同功能特性的抗体（即不同的免疫球蛋白）。类开关重组和体细胞超突变需要免疫球蛋白基因座中的双链DNA断裂，然而，这些DNA断裂可以与基因组中其他部位发生的断裂融合，导致DNA的异常融合和染色体易位（如图13-2A所示）。

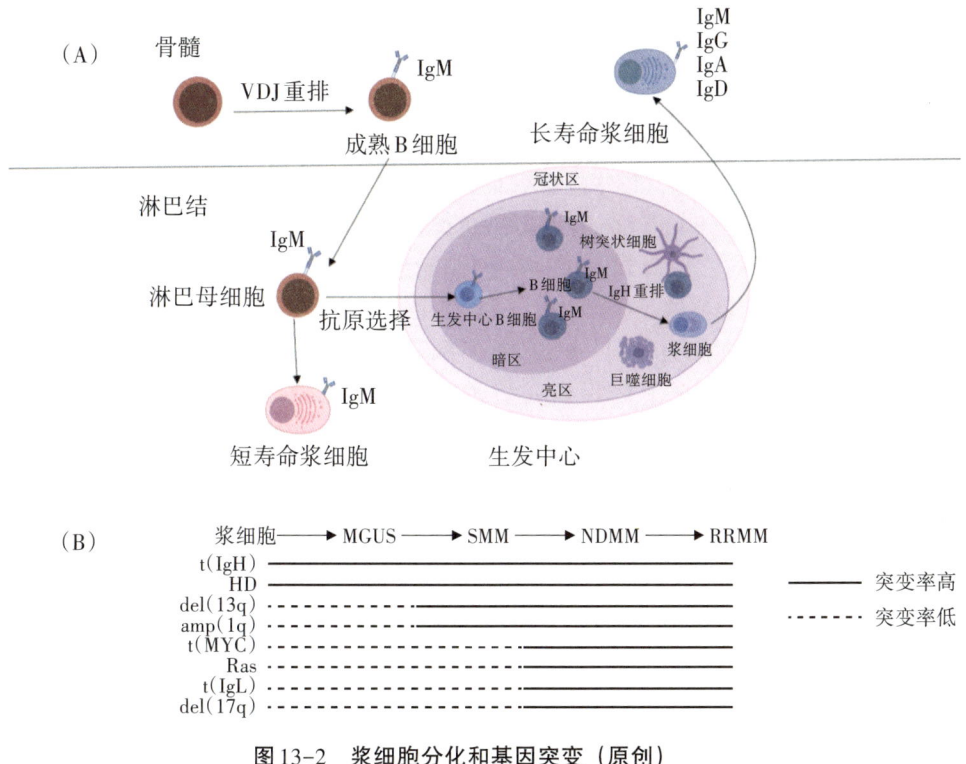

图13-2 浆细胞分化和基因突变（原创）

注：（A）B细胞分化、浆细胞发育示意图；（B）骨髓瘤从正常浆细胞发展为MGUS、SMM、新诊断MM（New diagnosis MM，NDMM）和复发/难治性MM（Recurrent/refractory MM，RRMM）的分期图及常见突变、发生阶段。

大多数染色体易位都是无关紧要的,因为不会代代相传,这很可能是缺乏易位所赋予的生长优势。然而,涉及特定癌基因的易位可使细胞获得生长优势,从而导致病理状态的发生,如MGUS、SMM,最终导致MM(如图13-2B所示)。因此,染色体易位可能是MM的始发因素,而协同始发因素的是非整倍体(最常见的为超二倍体)。

(一)细胞遗传学异常

MM在临床和生物学上具有异质性,但遗传学改变被认为是骨髓瘤形成的驱动因素。虽然没有从MGUS和SMM向MM转变的特定遗传事件,但具有某些遗传和表观遗传学异常(包括DNA甲基化和microRNA表达)的患者有更多的机会进展为MM。染色体缺陷中非超二倍体往往伴有IgH基因与其他染色体之间的易位,称作重现性染色体易位,分别影响不同的癌基因,如NSD2(也称为Histone 3 Lysine 36 Methyltransferase,MMSET,即组蛋白3赖氨酸36甲基转移酶)、FGFR3(Encoding fibroblast growth factor receptor 3,编码成纤维细胞生长因子受体3)和CCND1(Recombinant Cyclin D1,编码细胞周期蛋白D1),是MGUS、SMM和MM疾病过程中已确定的一类重要的始发因素。

染色体易位的潜在机制主要是浆细胞发育过程中的异常类开关重组,如t(11;14)在14%的MM患者中发生,导致CCND1的表达增加,其在MM的发生和发展中非常重要;t(4;14)在11%的MM患者中发生,并导致NSD2和FGFR3过度表达(导致表观遗传失调)。涉及IGH的其他常见易位还包括t(14;16)(涉及MAF,在3%的患者中发现);t(14;20)(涉及MAFB,于1.5%的患者中发现);t(6;14)(涉及CCND3,在<1%的患者中发现)。两项研究提示,t(4;14)发生在1%~3%的MGUS患者和11%~12%的MM患者,而t(11;14)发生在13%的MGUS患者和16%的MM患者;t(4;14)患者从SMM进展为MM的中位时间(28个月)短于t(11;14)患者(55个月),这表明t(4;14)患者的疾病可能更容易进展。

超二倍体是MM中最常见的非整倍体。超二倍体患者发生原发性IGH易位的可能性较低,但已发现有少数患者同时出现IGH易位和超二倍体。一项研究显示,965例MM患者中,35%的患者染色体<46条(即亚二倍体),13%的患者染色体为46条(即假二倍体),14%的患者染色体为47~50条(即轻度超二倍体),38%的患者染色体>50条(即超大二倍体)。超二倍体的特征是MM患者中第3、5、7、9、11、15和19号染色体出现三体。其他染色体缺陷包括1号染色体短臂缺失[del(1p)]、1号染色体长臂增加[gain(1q)]、13号染色体长臂缺失[del(13q)]和17号染色体短臂缺失[del(17p)]。del(17p)和t(8;14)同时出现,将14号染色体上的IGH增强子与MYC癌基因融合形成了IgH-myc[t(8;14)]易位,IgH-myc[t(8;14)]易位与其他IgH易位不同,它们在初治MM中是在亚克隆水平上被发现的,并具有基因外IgH断点(与基因突变的发生有关),这与从NDMM到RRMM和浆细胞白血病的进展有关。MYC是一种重要的调节因子,可以调节15%的基因,包括参与细胞周期调节的CCND2上调和参与糖酵解的ENO1上调。

在基因表达谱研究的基础上,已经确定了MM的几个亚群,这进一步反映了这些细胞的遗传异质性。基于聚类分析,已描述了多达10个MM亚群,其特征是具有不同的基因表达模式。一些亚群,如MF、MS和HY组,与MM患者中常见的细胞遗传学异常有关,如t(14;16)或t(14;20)(MAF和MAFB过度表达)、t(4;14)(NSD2或FGFR3过度表达)和超二倍体(TNFSF10过度表达)。其他亚群表现出基因的差异表达,如增殖相关基因、癌-睾丸抗原或NF-κB途径基因的过度表达。目前研究基因表达谱构建的分类已被证明是评估高危MM更有效的指标。

（二）二次突变与克隆演变

二次突变是指正常细胞必须经过两次突变才能变为癌细胞，肿瘤是由癌细胞增殖而形成的。如果第一次突变发生于一个配子中，则该突变将发生于该个体的每个细胞或生殖细胞中，因此会遗传给后代个体，即造成家庭性遗传；如果第一次突变发生于体细胞中，则该突变只能存在于该细胞及其克隆中，所以不会遗传给后代。二次突变一般发生于体细胞中，由于第一次突变已经存在于所有的体细胞中，所以只要再发生二次突变，就可使该细胞变为肿瘤细胞，随后肿瘤细胞如能获得增殖优势就会形成肿瘤。二代测序结果显示，MM中普遍缺乏驱动突变。MM患者中最常见的突变基因是 *KRA*（23%的患者）、*NRA*（20%）、*FAM46C*（11%）、*DIS3*（11%）和 *TP53*（8%）。其他频率较低但反复突变的基因包括 *BRAF*、*TRAF3*、*PRDM1*、*CYLD*、*RB1*、*IRF4*、*EGR1*、*MAX*、*HIST1H1E* 和 *ACTG1*，这些突变可影响多种细胞信号通路。

虽然MM的特点是在小部分患者中发生许多突变，但可以区分几种细胞途径的改变，例如，NF-κB途径。事实上，20%的患者的基因异常主要导致非经典NF-κB途径的激活，同时增加几种抗凋亡蛋白的表达。NF-κB信号通路是B细胞的中心通路，在大多数B细胞恶性肿瘤中该通路失去调控。与其他类型的B细胞恶性肿瘤不同，MM的主要特征是非经典NF-κB通路的激活，影响该通路激活的改变包括CD40的过度表达、*TRAF2* 或 *TRAF3* 的突变和缺失，以及 *NFKB2*（也称P100）的突变。影响经典通路的基因突变有CYLD突变，经典途径中的信号通过多种受体发生，包括B细胞受体、Toll样受体和肿瘤坏死因子受体（TNFR）。对于非经典途径，涉及多个受体，包括CD40（也称tumor necrosis factor receptor superfamily 5，TNFRSF5）、淋巴毒素-β受体（也称tumor necrosis factor receptor superfamily 3，TNFRSF3）和TNFR。一些基因改变在MM细胞周期调控中起重要作用，包括 *CKS1B* 的过度表达、*TP53* 的缺失和/或突变，以及 *RB1* 的频繁缺失。其他途径是通过 *MAF* 癌基因的过度表达［在t（14；16）或t（14；20）患者中］及MM细胞和微环境的相互作用，导致整合素失去调节作用。*ACTG1* 突变可能与细胞骨架缺陷有关（如图13-3所示）。

MM在诊断和治疗后会出现克隆演变，这是在肿瘤发展过程中，随机突变不断积累进而产生不同的亚克隆，使得肿瘤不断进展、复发甚至耐药，即肿瘤内部的克隆异质性。克隆演变模式之一是分支进展型，即在治疗或疾病进展后，出现一个或多个亚克隆，而早期亚克隆则消失了；其他演变模式还包括无变化、亚克隆转移和线性演变。在无变化模式的患者中，诊断时发现的亚克隆在复发时是相同的，这表明不同的亚克隆对治疗的反应相似；在亚克隆转移模式的患者中，诊断时的亚克隆在复发时也存在，但亚克隆的频率发生了变化，一个克隆比另一个克隆更具优势；在线性模式的患者中，在诊断和复发之间出现了一个新的亚克隆。MM亚克隆突变的存在使得治疗难度增加，很难设想一种策略能够摧毁所有的恶性亚克隆。同一患者的不同活检部位除了不同的突变外，还发现了部分重叠突变，这表明基因突变水平进一步提高了疾病的复杂性，这一发现是否对诊断程序有影响，目前尚不清楚。

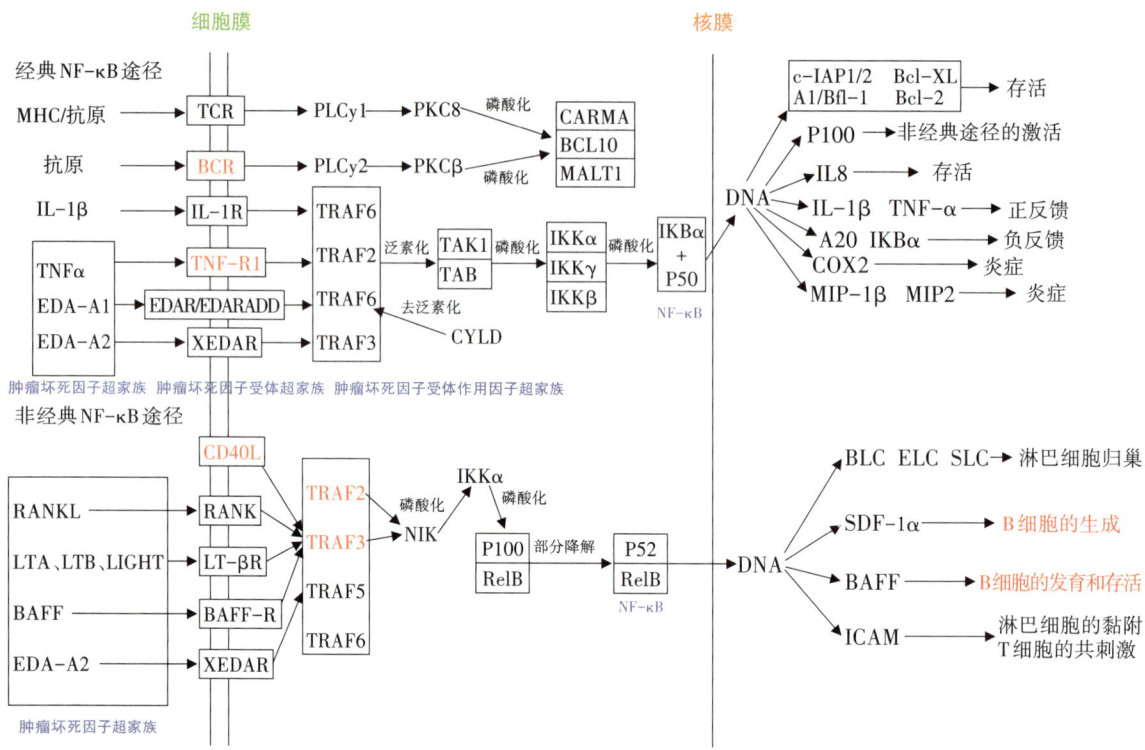

图 13-3　MM 受影响的信号通路（原创）

注：MHC：主要组织相容性复合体；IL-1β：白介素-1β；TNFα：肿瘤坏死因子α；EDA-A1/A2：外胚层发育不良蛋白抗体 1/2；PLCγ1/2：磷脂酶 C1/2；TRAF：肿瘤坏死因子受体相关因子；PKC：蛋白激酶；CARMA：CAR-巨噬细胞；BCL10：B 淋巴细胞瘤 10 基因；MALT1：黏膜相关淋巴瘤转运蛋白 1；TKA1：胸腺肽激酶 1；IKK：转录因子激活蛋白；c-IAP1/2：凋亡抑制因子 1/2；IKBα：人核因子 κB 抑制蛋白 α；MIP-1β/2：巨噬细胞炎性蛋白 1β/2；RANKL：核因子 κB 受体活化因子配体；LTA：脂类抗原；LTB：人淋巴毒素 β；LIGHT：肿瘤坏死因子超家族的第 14 个成员（TNFSF14）；BAFF：B 细胞活化因子；RANK：NF-κB 活化受体因子；NIK：核因子 κB 诱导激酶；RelB：转录因子 RELB 蛋白抗体；SDF-1α：基质细胞衍生因子 1α；ICAM：细胞间黏附分子。

（三）表观遗传学改变

MM 的表观遗传改变包括 DNA 甲基化、染色质结构重塑和 miRNA 的异常表达。与正常浆细胞相比，MM 患者的整体甲基化水平改变表现为部分患者低甲基化，而部分患者高甲基化。MGUS 和 MM 患者中的高甲基化水平相似，而 MM 患者中的低甲基化水平较高，表明这可能在疾病发展中发挥作用。增强子区域的 DNA 超甲基化，而不是启动子区的 DNA 超甲基化，这与这些增强子相关的基因表达降低有关，如染色质调节因子含溴多胺的蛋白 4（Bromodomain 4，BRD4）已被证明与增强子位点紧密结合，增强子位点与 MM 相关，包括 MYC、IRF4（编码干扰素调节因子 4）和 CCND1。与正常浆细胞或 MGUS 细胞相比，MM 细胞中存在不同水平的 miR-RNA，包括 MM 中上调的 miR-19a 和 miR-19b，可以通过靶向细胞因子信号转导抑制因子 1（suppressors of cytokine signaling 1，SOCS1）激活 JAK-STAT 通路，JAK-STAT 信号在 MM 中可以调节细胞因子的敏感性。此外，miR-30-5p 水平的降低可能与 B 细胞 CLL/淋巴瘤 9 蛋白（B-cell cll/lymphoma 9，BCL9；WNT-β-连环蛋白信号转导的转录反激活因子）水平的升高有关。WNT-β-连环蛋白信号转导的众多靶点之一是 MYC，它可致细胞存活增加。

（四）骨髓微环境异常

骨髓微环境与MM间充质干细胞的相互作用对MM的发生和发展有至关重要的影响。微环境中的细胞类型有造血细胞（包括破骨细胞、髓源性抑制细胞、自然杀伤细胞、B细胞和T细胞）和非造血细胞（包括内皮细胞、成骨细胞和骨髓基质细胞）。这些细胞通过分泌多种细胞因子促进MM细胞的增殖与迁移，并导致骨质破坏。与成熟浆细胞的归巢相似，MM细胞向骨髓的迁移涉及细胞中CXC趋化因子受体类型4（cxc chemokine receptor type 4，CXCR4）的表达增加，导致向骨髓龛中含有基质细胞衍生因子1（stromal cell-derived factor-1，SDF1；又称CXCL12）的区域迁移。内皮细胞可能通过分泌细胞外亲环素A与MM表面的CD147（又称碱性蛋白）结合促进MM细胞迁移。骨髓中初始克隆的形成称为微转移，骨髓中MM细胞定位形成称为定植。此外，MHC信号通路被认为在上述过程中起重要作用。MM患者广泛的骨病是由于破骨细胞活性和数量增加、成骨细胞活性及数量减少造成的。MM细胞与骨髓基质细胞相互作用，导致异常骨形成所涉及的因素水平异常，其中包括NF-κB配体受体激活剂（receptor activator of nuclear factor-κB Ligand，RANKL；也称为tumor necrosis factor ligand superfamily member 11，TNFSF11）和骨保护素（也称为tumor necrosis factor receptor superfamily member 11B，TNFRSF11B）。但是，M蛋白信号通路是否参与其中并影响这一过程尚未被阐明。目前认为MMPs/mTOR信号转导途径可能通过调节骨吸收而起作用。事实上，骨髓基质MM细胞和成骨细胞之间的相互作用增加了RANKL的产生，降低了骨保护素的水平。骨骼保护素是一种亲RANK受体的受体，较低水平的骨骼保护素导致较高水平的RANKL。RANKL结合RANK（NF-κB受体激活剂，也称为TNFRSF11A，通过成骨细胞前体表达）导致破骨细胞分化增强。破骨细胞和成骨细胞的数量和活性不平衡，导致骨破坏和骨疾病的发展。MM细胞与骨髓基质细胞的结合导致对某些药物的耐药性，这一过程被称为细胞黏附介导的耐药性（cell adhesion mediated drug resistance，CAMDR）。高通量筛选确定了在间质存在时降低疗效的药物，这些药物证实了CAMDR在微环境和骨髓基质细胞相互作用中的潜在作用。骨髓微环境中基质细胞产生的血管内皮生长因子A（vascular endothelial growth factor A，VEGFA）通过增加局部微血管来增加氧气，而微血管密度高则与预后不良有关。

除了最近发现的亲环蛋白A和外泌体，MM骨髓微环境还有许多重要的作用。MM骨髓微环境的中心是骨髓基质细胞（BMSC），它有助于为MM的生长创造有利的环境。事实上，骨髓间充质干细胞表面的血管细胞黏附蛋白1（VCAM1）和骨髓瘤细胞上的整合素的相互作用导致多种细胞因子的分泌，这些细胞因子有利于骨髓瘤细胞增殖并抑制其凋亡。CXC趋化因子配体12（cxc chemokine ligand 12，CXCL12，也称为SDF1）由BMSCs、成骨细胞、内皮细胞和MM细胞产生。BMSC产生的CXCL12与MM细胞上的CXC趋化因子受体4（CXCR4）结合，对骨髓瘤细胞向骨髓的迁移非常重要。骨髓间充质干细胞产生的其他因子包括激活MM细胞的Notch和血管内皮生长因子（vascular endothelial growth factor，VEGF；促进血管生成）。NF-κB受体激活剂配体（RANKL，也称为TNFSF11）和CC趋化因子配体3（CC chemokine ligand 3，CCL3）等因子参与前体破骨细胞向成熟破骨细胞的分化，并参与MM的骨破坏。骨髓微环境中的巨噬细胞产生多种因子，包括IL-1β，作用于基质细胞并诱导IL-6。多种细胞类型，包括骨髓基质细胞、T细胞、B细胞、单核细胞和MM细胞，可产生IL-6并促进MM细胞增殖和抗凋亡。肿瘤微环境中的细胞外基质（extracellular matrix，ECM）由多种蛋白质组成，包括纤维连接蛋白（fibronectin，FN）、层粘连蛋白和胶原蛋白。CD138（也称为syndecan 1）直接与ECM蛋白结合，如纤维连接蛋白，已证明其可产生耐药性（即细胞黏附介导的耐药性）。最后，由单核细胞和破骨细胞产生的增殖诱导配体（A proliferation inducing ligand，APRIL；也称为tumor necrosis factor ligand superfamily member 13，TNFSF13）可导致NF-κB和其他因子活化。通过表达程序性细胞死亡配体1

(programmed death-Ligand 1,PD-L1),使MM细胞对T细胞产生负调控,这是MM细胞逃避免疫的机制之一,由于T细胞活化能力差,树突状细胞(dendritic cell,DC)的抗骨髓瘤反应部分受损(如图13-4所示)。

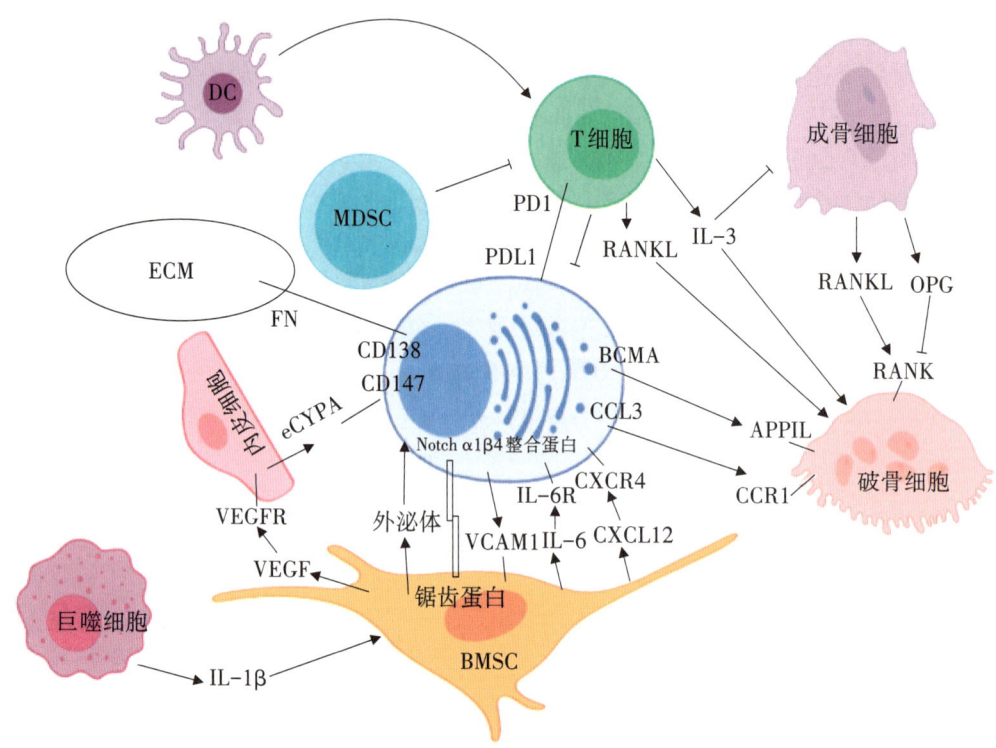

图13-4 骨髓微环境与MM的发生和发展(原创)

注：BCMA表示B细胞成熟抗原；CCR1表示CC趋化因子受体1；Ecypa表示胞外亲环素A；IL-6R表示IL-6受体；MDSC表示骨髓源性抑制细胞；OPG表示骨保护素；PD1表示程序性细胞死亡蛋白1；RANKL表示NF-κB配体受体激活剂；VEGFR表示VEGF受体。

二、分型

MM根据免疫球蛋白分为IgG型、IgA型、IgD型、IgM型、IgE型、轻链型、双克隆型和非分泌型等分型,每一种分型又根据轻链类型分为κ型和λ型。

(一)IgG型

最常见,占50%~60%,为典型MM症状,易感染,高钙血症,淀粉样变少见。

(二)IgA型

占20%~25%,病理可见火焰状瘤细胞,另可出现高钙血症、高脂血症、出凝血异常、淀粉样变等症状,晚期可发生髓外骨髓瘤,预后较差。

(三)IgD型

罕见,仅占1.5%~5%,起病早,50岁以下患者多见,本-周蛋白阳性,常伴有肾功能不全,易发生骨髓外浸润、浆细胞性白血病,肿瘤细胞分化差,恶性程度高,故生存期短。

（四）IgM 型

较少见，易出现高黏滞血症或雷诺现象。

（五）IgE 型

这种类型比较少见。

（六）轻链型

占12%～20%，由于正常的单克隆免疫球蛋白分泌受到抑制，瘤细胞仅合成单克隆轻链，故血清蛋白电泳检测不到 M 蛋白成分，但免疫固定电泳检测到大量单克隆轻链，其中80%～100%的患者可出现本-周氏蛋白尿，常伴有高钙血症、肾功能不全，预后差。

（七）双克隆型

罕见，可以是 IgG 型与 IgA 型共存，IgM 型很少能与 IgG 型或 IgA 型共存。

（八）非分泌型

小于1%，可有典型的 MM 临床表现，虽然骨髓中有大量浆细胞，但血、尿中免疫球蛋白无异常，可表现为溶骨性病变或弥漫型骨质疏松。在诊断上具有一定的困难和特异性，临床上易误诊为骨髓炎、骨肿瘤等病。其发病机理目前还未完全清楚，可能与自身免疫疾病有关。根据荧光抗体法，可分为两个亚型：（1）瘤细胞内无免疫球蛋白或轻链合成；（2）瘤细胞内虽有免疫球蛋白或轻链合成，但不分泌出来。

第四节 临床表现

MM 患者的临床表现多种多样，大多数患者起病隐匿，早期症状轻微，很难被发现，随着病情的进展，病变可累及各个器官和系统，进而可出现各种各样的症状，具体如下：

一、骨痛和骨骼破坏

骨痛是 MM 的主要症状之一，其性质和程度各不相同。骨痛主要累及腰骶部，其次是管状骨、四肢或胸肋部。由于病程缓慢，给患者带来长期的痛苦，严重影响患者的生活质量，故应及时治疗。骨痛的原因包括：骨髓腔内压力增高，因骨髓腔内 MM 细胞大量增殖、充填髓腔所致；刺激骨膜，MM 细胞侵入骨皮质，使之变薄或穿透骨膜；病理性骨折，压迫脊神经；分泌破骨细胞激活因子（osteoclast activating factor，OAF）引起炎症反应，导致骨和关节疼痛，OAF 包括 IL-6、肿瘤坏死因子（tumor necrosis factor，TNF）、巨噬细胞集落刺激因子（macrophage-colony stimulating factor，M-CSF）、血管内皮生长因子（vascular endothelial growth factor，VEGF）等；破骨细胞激活和溶骨样改变，发生于骨盆和股骨头，也会引起骶髂关节痛。通过影像学检查，如 X 线、CT、MRI 等，可以发现多发性骨质疏松、溶骨和病理性骨折等骨骼破坏现象。少数患者只有在影像学检查时发现颅内多处穿凿样骨质破坏或胸腰椎压缩性病理性骨折，但没有骨痛症状。

二、贫血和出血倾向

贫血在 MM 中较常见，多为正细胞正色素性贫血，早期为轻度贫血，晚期可发展为重度贫血。贫血的原因包括：影响造血功能，MM 细胞在骨髓腔内异常增殖，抑制正常造血组织；刺激造血能力降低，骨髓瘤性肾病导致肾功能衰竭，肾毒性物质在体内积累，抑制造血功能或导致 EPO 分泌减少；吞噬红细胞活性增强，还可导致铁的释放和利用障碍等，MM 患者免疫功能低下，容易反复感染，导致单核-巨噬细胞系统激活。

MM 有出血倾向，早期表现为牙龈、鼻和皮肤黏膜出血，后期可有消化道出血和颅内出血。出血原因：影响血小板的功能，因血小板表面附着大量 M 蛋白；影响凝血功能，与凝血因子被 M 蛋白包裹相关；血小板生成减少，MM 细胞的异常增殖导致骨髓巨核细胞生成受抑；血管壁受损，加重出血，MM 的淀粉样变性及高黏滞综合征累及和损害血管壁。

三、肾脏损害

肾脏损害的发生率为 40%～50%。早期的表现为不明原因的眼睑和下肢水肿、腰痛，尿常规检查发现有镜下血尿、管型尿、蛋白尿或本-周（Bence-Jones）蛋白阳性。晚期血尿素氮增高，血肌酐升高，易误诊为慢性肾炎或慢性肾衰竭，经骨髓穿刺确诊为 MM。随着病情进展，肾功能进行性下降至不可逆状态，因此及时、准确的诊断与治疗对患者至关重要。MM 导致肾损害的主要原因是：近曲肾小管长期重吸收由骨髓瘤细胞产生的过多轻链，如 λ 和 κ 轻链，沉积于肾小管上皮细胞胞浆内，导致细胞变性及功能损伤，形成以肾小管损害为主的骨髓瘤性肾病。除此之外，高黏滞综合征、淀粉样变性、高尿酸血症等与 MM 导致肾脏损害有关。

四、反复感染

17% 的 MM 患者以发热为首发症状，表现为感冒或反复发热。因患者免疫功能较差，故较易发生感染。呼吸道感染最常见的病原菌包括绿脓杆菌、变形杆菌、金黄色葡萄球菌、大肠杆菌等革兰阴性菌。此外易发生消化道、泌尿道和血流感染。院外感染的常见病原体包括支原体、流感嗜血杆菌、肺炎链球菌等。院内感染多为耐药杆菌，如大肠埃希菌、肺炎克雷白杆菌等。此外还有产气荚膜梭菌类也常引起严重并发症。细菌耐药性问题越来越普遍，如耐甲氧西林金黄色葡萄球菌和耐甲氧西林表皮葡萄球菌。近年来，耐氟康唑的非白念珠菌和曲霉菌等真菌感染也较为常见。此外，长期输液和静脉插管也增加了患者感染的风险。MM 患者容易感染的原因有：机体自身抗感染能力减低，与中性粒细胞减少或缺乏相关；机体免疫功能低下，因正常多克隆免疫球蛋白分泌减少导致；联合化疗，使呼吸道、胃肠道黏膜屏障受损而感染；使用糖皮质激素，增加了机体感染的机会。

五、神经系统损害

MM 有多种神经系统损害表现，根据受影响的部位，可分为脊神经、脑神经、周围神经三种损害。脊神经损害最为常见，主要表现为腰肌无力、下肢肌肉萎缩，甚至瘫痪，严重者还可累及四肢及躯干。脊神经受损的原因包括：MM 细胞引起胸椎和腰椎的骨质破坏导致病理性骨折；MM 细胞浸润形成肿物，自硬膜外向内压迫椎管使脊神经根受压。轻症患者表现为相应部位的运动障碍和感觉缺失，重症患者会出现严重的腰背痛、坐骨神经痛、截瘫等。脑神经损害比较少见，表现为复视、口角歪斜、鼻唇变浅、三叉神经痛、面瘫、失聪或耳聋。脑神经受损因脑实质压迫和孤立性神经麻痹引起，最初表现为眩晕逐渐加重，伴有恶心、步态不稳和头痛，头部 CT 和 MRI 可显示头部肿瘤导致颅穹窿扩张和周围大脑结构受压，还可显示颅骨的溶骨性病变。颅神经麻痹可出现复视、面部感觉减退和头痛。周围神经受损较为罕见，可能与其他脏器损伤有关，如POEMS综合征。POEMS综合征是一种多系统疾病，病因和发病机制不清，主要表现为多发性神经病变、脏器肿大、内分泌病变、单克隆γ球蛋白病和皮肤改变。

六、高黏滞综合征

高黏滞综合征的常见临床表现是头痛、头晕、视物模糊，严重时可出现癫痫样发作，甚至昏迷。镜检显示视网膜静脉节段性扩张，香肠样改变，出血渗出。眼底检查，视盘水肿明显。血液流变学指标如红细胞压积降低及纤维蛋白原升高等均提示血浆黏度增高。血小板计数减少，并伴有凝血时间延长。此外，老年患者因血液黏滞度增高，血容量增加，进而出现充血性心力衰竭。少数患者表现为"雷诺现象"，主要是因为M蛋白作为一种冷球蛋白可引起肢端动脉痉挛或功能性闭塞。除产生大量M蛋白，高黏滞综合征还与MM蛋白的类型有关，其中以IgM型MM患者较易发生。

七、淀粉样变性

淀粉样变性是在器官和组织中沉积过多的免疫球蛋白的轻链和多糖复合物而引起的病理性改变。累及不同的器官和组织，有不同的临床表现。心脏受累，可导致心肌肥厚、心脏肿大、心律失常、传导阻滞、心力衰竭（晚期）；胃肠受累，可发生便秘、腹泻、吸收不良；舌、腮腺、肝脾、淋巴结受累，可出现相应的肿大，其中最为典型的是舌与腮腺肥大；肾脏受累，可出现蛋白尿或肾病综合征；皮肤受累，可出现增厚、瘙痒、色素沉着、苔藓样变等症状，周围神经受到影响时可表现为周围神经炎。淀粉样变性的诊断主要依赖组织学检查，可采集皮肤、肌肉、齿龈、直肠、肾脏等处组织活检，病理学诊断包括形态学、刚果红染色及免疫荧光等。肝脏病变时，表现为黄疸、肝功能异常或门静脉高压症等症状，CT扫描检查对诊断有一定价值。病理组织学检查和临床综合分析是主要的确诊依据。活检组织必须足够深，以达到肌层，否则将出现假阴性。

八、其他

其他临床表现主要是由骨髓瘤细胞的局部浸润和淀粉样变性所致，以肝、脾、淋巴结和肾脏受累多见。肝、脾大一般为轻度，淋巴结肿大较为少见。其他受累组织包括甲状腺、肾上腺、卵巢、肺、皮肤、睾丸、胸膜、心包、消化道和中枢神经系统等。瘤细胞还可侵犯口腔及呼吸道等软组织。这些表现可以在MM诊断时合并髓外浆细胞瘤出现，也可以在治疗过程中随着MM的进展而出现。

第五节　检查新技术及诊断

一、检查新技术

诊断通常需要进行体格检查，并进行血液、尿液和放射学检查，然后进行骨髓活检。除进行基础的实验室检查外，为了促进MM的早期诊断，国际骨髓瘤工作组（International Myeloma Working Group，IMWG）建议使用骨髓中克隆浆细胞百分比、游离血清轻链比率和MRI病灶作为该疾病的额外生物标记物。其他指标的异常可提示MM的相关改变,如外周血涂片可能显示红细胞异常分布,缗钱状红细胞形成(红细胞呈现一堆硬币的形状);血尿素氮和肌酐增加表明肾功能下降;而LDH和$β_2$-微球蛋白水平反映肿瘤负荷特征。

(一)免疫球蛋白及M蛋白检测

血清分析包括定量免疫球蛋白(IgG、IgA和IgM)水平,血清蛋白电泳定量单克隆蛋白,血清免疫固定电泳获得更多关于M蛋白类型的具体信息。评估各种蛋白质水平的变化,特别是M蛋白,有助于跟踪疾病进展和对治疗的反应。尿液分析作为初步诊断检查的一部分,包括评估24 h尿蛋白总量、尿蛋白电泳、尿免疫固定电泳。

(二)游离轻链分析

血清游离轻链(free light chain,FLC)分析在筛查MM和相关浆细胞疾病时具有较高的敏感性,它也有助于预测MGUS、SMM、活动型MM、免疫球蛋白轻链淀粉样变性和孤立性浆细胞瘤。血清FLC检测也可用于轻链淀粉样变性和轻链骨髓瘤患者的定量监测。血清FLC检测不能取代24h尿蛋白电泳监测尿M蛋白可测患者,而且还可能受到肾功能的影响。

(三)骨髓的评估

克隆骨髓浆细胞百分比(≥10%)是诊断MM的主要标准。骨髓浆细胞百分比是通过单侧骨髓抽吸和活检来估算的。免疫组织化学和/或流式细胞术可用于确认单克隆浆细胞的存在,并更准确地量化浆细胞受累情况。

(四)细胞遗传学检测

虽然MM可能在形态上相似,但在遗传和分子水平上已经确定了该疾病的几个亚型。最初的骨髓检查诊断应包括通过荧光原位杂交(fluorescence in situ hybridization,FISH)获得染色体分析。

MM的高危特征是17p13(肿瘤抑制基因p53的位点)的缺失导致TP53杂合性的缺失。异常骨髓瘤细胞以及其余等位基因突变的比例较高,增加了患病风险,MM的其他高危染色体畸变的特征是结构变化,包括位于14q32的IGH基因的特异性重排,在14q32易位的基础上确定了几个亚组的患者,主要的易位是t(11;14)(q13;q32),t(4;14)(16;q32),t(14;16)(q32;q23)和t(14;20)(q32;q12)。

(五)影像学检查

骨骼X线检查一直是评估MM患者骨骼破坏的标准。然而,与先进成像技术相比,该技术具有显著的局限性,即其灵敏度较低。在单克隆浆细胞疾病患者中,单独CT或联合FDG PET在检测溶骨性病变的敏感性上明显优于FDG PET。IMWG的一项多中心分析显示,骨骼测量与全身低剂量CT在长骨的敏感性无显著差异,差异主要体现在对脊柱和骨盆异常的检测上。一项研究表明,在头骨和肋骨等骨骼检查难以显示的部位,全身低剂量CT检查优于骨骼X线检查。

FDG PET/CT也被证明比普通X线检查在鉴别病变方面更具优势,并能在骨骼检查呈阴性的患者中检测出病变。值得注意的是,如果选择PET/CT而不是全身低剂量CT,PET/CT的CT部分成像质量应与全身低剂量CT相当。用全身PET/CT检测脊柱外的髓外疾病是有价值的。对于疑似MM患者的初步诊断检查,NCCN专家组建议采用全身低剂量CT或FDG PET/CT,该小组还指出,在没有先进成像技术的情况下(如在资源匮乏的情况下),骨骼检查包括长骨是可以的。CT造影剂检查对骨髓瘤骨病的检测并不是必需的，在骨髓瘤患者中应避免使用。

（六）其他的检查手段

MRI对于区分SMM和MM是有用的，因为SMM患者与MM患者相比，需要使用高灵敏度的成像技术，MRI检测骨髓瘤患者骨髓浸润更为敏感。根据NCCN MM工作小组建议，如果全身低剂量CT或FDG PET/CT呈阴性，则考虑全身MRI对比检查以区分SMM和MM。

为了确认浆细胞瘤的存在，组织活检也是必要的。此外，如果怀疑有淀粉样变性，则应遵循NCCN全身轻链淀粉样变性指南中提出的建议来确定诊断。

当怀疑有高黏滞综合征时，特别是M蛋白水平高的患者应评估血清黏度。如果考虑对患者进行同种异体移植，必须获得HLA型。

骨髓单核苷酸多态性阵列和/或二代测序有助于提供更详细的MM基因评估，通过识别其他可能具有预后和/或治疗价值的异常，可以进一步进行风险评估。因此，在某些情况下，NCCN MM工作小组将这些检测作为有用的辅助检查手段。

专家组还建议基线克隆鉴定或储存骨髓抽提物样本用于克隆鉴定，以便将来由NGS进行微量残留病（minimal residual disease，MRD）检测（如有需要），并根据临床指示评估外周血中的循环浆细胞。

二、诊断

根据中国多发性骨髓瘤诊治指南（2020年修订），诊断无症状（隐匿性）骨髓瘤和有症状（活动性）骨髓瘤的标准如下：

（一）无症状（隐匿性）骨髓瘤诊断标准 [需满足第（3）条+第（1）条/第（2）条]

(1) 血清单克隆M蛋白≥30 g/L，24 h尿轻链≥0.5 g；
(2) 骨髓单克隆浆细胞比例为10%～59%；
(3) 无相关器官及组织损害（无SLiM-CRAB等终末器官损害表现）。

（二）有症状（活动性）多发性骨髓瘤诊断标准 [需满足第（1）条及第（2）条，加上第（3条中任何1项)

(1) 骨髓单克隆浆细胞比例≥10%和/或组织活检证明有浆细胞瘤。
(2) 血清和/或尿液中出现单克隆M蛋白[a]。
(3) 骨髓瘤引起的相关表现：
靶器官损害表现（CRAB）[b]：
- [C] 校正血清钙[c]>2.75 mmol/L；
- [R] 肾功能损害（肌酐清除率<40 mL/min或血清肌酐>177 μmol/L）；
- [A] 贫血（血红蛋白低于正常下限20 g/L或<100 g/L）；
- [B] 溶骨性破坏，通过影像学检查（X线片、CT或PET-CT）显示1处或多处溶骨性病变。

无靶器官损害表现，但出现以下1项或多项指标异常（SLiM）：
- [S] 骨髓单克隆浆细胞比例≥60%[d]；
- [Li] 受累/非受累血清游离轻链比≥100[e]；
- [M] MRI检查出现>1处5 mm以上局灶性骨质破坏。

注：a表示无血、尿M蛋白量的限制，如未检测出M蛋白（诊断不分泌型MM），则需骨髓单克隆浆细胞≥30%或活检为浆细胞瘤；b表示其他类型的终末器官损害也偶有发生，若证实这些脏器的损害与骨髓瘤相关，可进一步支持诊断和分类；c表示校正血清钙（mmol/L）= 血清总

钙（mmol/L）− 0.025×人血清白蛋白浓度（g/L）+ 1.0（mmol/L），或校正血清钙（mg/dl）= 血清总钙（mg/dL）− 人血清白蛋白浓度（g/L）+ 4.0（mg/dL）；d 表示浆细胞单克隆性可通过流式细胞术、免疫组化、免疫荧光的方法鉴定其轻链 κ/λ 限制性表达，判断骨髓浆细胞比例应采用骨髓涂片和骨髓活检方法而不是流式细胞术进行计数，在穿刺和活检比例不一致时，选用浆细胞比例高的数值；e 表示需要受累轻链数值至少≥100 m g/L。

第六节　治疗新技术

全世界每年有超过10万名患者确诊为MM，在许多地区MM的发病率不断上升，并出现反复的复发，这使得MM的治疗成为重大挑战。近年来MM治疗药物及手段进展迅猛，其中治疗药物包括蛋白酶抑制剂、免疫调节剂、单克隆抗体、烷化剂、糖皮质激素、去乙酰化酶抑制剂等。自体造血干细胞移植也是治疗MM的有效方法。此外还有许多新药陆续出现，包括小分子和大分子药物（见表13-1），以及CAR-T细胞疗法等都在研发中，进一步增强了治疗MM的能力与信心，希望未来能治愈这种恶性浆细胞疾病。

表13-1　目前临床试验在研究的新药

	药物	机制	阶段	临床试验标识符
小分子药物	非那西布（filanesib）	驱动纺锤体蛋白抑制剂	Ⅰ/Ⅱ	NCT02384083
	马里佐米（marizomib）	蛋白酶抑制剂	Ⅰ/Ⅱ	NCT02103335
	塞利尼索（selinexor）	核输出蛋白抑制剂	Ⅱ	NCT02628704
	ricolinostat	组蛋白脱乙酰酶6抑制剂	Ⅱ	NCT01323751
	美氟芬（melflufen）	烷基化剂	Ⅱ	NCT02963493
	维奈托克（venetoclax）	BCL2抑制剂	Ⅲ	NCT02755597
免疫疗法	MOR202	抗CD38单克隆抗体	Ⅰ	NCT01421186
	杜瓦鲁单抗（durvalumab）	PDL1输出抑制剂	Ⅰ/Ⅱ	NCT02616640
	纳武利尤单抗（nivolumab）	抗PD1输出抑制剂	Ⅰ/Ⅱ	NCT03023527
	CD19 CAR T细胞	CD19	Ⅰ/Ⅱ	NCT02135406
	BCMA CAR T细胞	BCMA	Ⅰ/Ⅱ	NCT02658929
	彭布罗利珠单抗（pembrolizumab）	抗PD1输出抑制剂	Ⅲ	NCT02576977
	伊沙妥昔单抗（isatuximab）	抗CD38单克隆抗体	Ⅲ	NCT02990338

一、靶向泛素-蛋白酶体途径的药物

（1）蛋白酶抑制剂（proteasome inhibitor，PI）：硼替佐米、卡非佐米、伊沙佐米；

（2）靶向E3泛素连接酶：MDM2抑制剂、蛋白质靶向嵌合分子（proteolysis-targeting chimeras，PROTACs）。

二、免疫调节药物（immunomodulatory drugs，IMID）

（1）包括一代沙利度胺、二代来那度胺及三代泊马度胺；

（2）新型免疫调节药物：CC-885、CC-220。

三、单克隆抗体

（1）靶向SLAMF7：伊洛妥珠单抗（elotuzumab）；

（2）靶向CD38：达鲁单抗（daratumumab）、isatuximab。

四、抗体-药物结合物

GSK28579167、双特异性T细胞接合物（bispecific T cell conjugates，BiTEs）。

五、组蛋白去乙酰酶抑制剂

（1）泛-HDACis：比诺司他（panobinostat）；

（2）新型HDACis：ricolinostat、ACT-241。

六、免疫疗法

（1）过继性细胞免疫疗法：CAR-T细胞、BCMA靶向的CAR-T细胞；

（2）T细胞受体修饰的T细胞。

七、新靶点的治疗

（1）MAPK通路抑制剂：vemurafenib、plitidepsin；

（2）蛋白酶抑制：奈非那韦；

（3）靶向抗凋亡途径：BCL2抑制剂——维奈托克（venetoclax）；MCL1抑制剂——dinaciclib；

（4）核输出蛋白抑制剂：selinexor、eltanexor。

八、自体造血干细胞移植

MM的移植至今经历了自体造血干细胞移植（autologous stem cell transplantation，auto-HSCT）、异基因造血干细胞移植（allogeneic hematopoietic stem cell transplantation，allo-HSCT）与auto-HSCT序贯allo-HSCT等阶段。事实证明，allo-HSCT不能作为大部分NDMM患者的首选治疗方式，因为MM患者中位诊断年龄较大，不能耐受。Auto-HSCT序贯allo-HSCT是通过先进行auto-HSCT减少肿瘤负荷，然后序贯allo-HSCT（低剂量），该疗法在学术界仍存在争议，因此未能在临床上广泛应用。所以，目前MM患者移植的主要治疗方式仍然是auto-HSCT。

自20世纪初针对MM患者引入auto-HSCT以来，患者的总体生存期显著延长，因此，65岁以下的NDMM患者的首选治疗方法是auto-HSCT。然而，auto-HSCT在MM治疗中的作用在近年来不断受到质疑，因为新药物的出现大大提高了MM的疗效，新药在4~6个疗程治疗后完全缓解率为20%~40%。但新药诱导后行auto-HSCT，随后用新药维持治疗的患者病程无进展，生存率更高，这表明auto-HSCT仍然在MM患者的治疗中发挥重要作用，即使以单克隆抗体为诱导治疗，auto-HSCT仍然是MM患者的一个重要治疗选择。

（一）Auto-HSCT在传统治疗年代中的地位

20世纪80年代之前，MM治疗仅限于完全缓解率和中位总生存期较低的MP（美法仑+泼尼松）或VAD（长春新碱+阿霉素+地塞米松）疗法。直至1983年，Mc Elwain等才首次使用大剂量美法仑（high dose mefalam，HDM）治疗RRMM患者，并取得了良好的效果。此后，Mc Elwain和他的团队对该方案又做了大量改进，提高了其完全缓解率、改善了患者生存质量并明显延长了患者的生存期。但后来发现，在不进行auto-HSCT的情况下，HDM治疗后治疗相关的死亡率（Treatment related mortality rate，TRM）为37.5%。为了克服高TRM的问题，auto-HSCT在保证疗效的前提下，使TRM下降至14.2%。自20世纪90年代以来，auto-HSCT广泛应用于NDMM患者。法国骨髓瘤工作组进行的IFM-Ⅲ临床对照研究中，auto-HSCT组的近期和远期疗效均优于传统化疗组，这项著名的临床试验证实了auto-HSCT在传统MM治疗时代中的重要性，并被NCCN指南推荐为≤65岁的NDMM患者首选治疗方法。

（二）新药时代auto-HSCT在MM治疗中的地位变迁

自1999年以来，免疫调节剂（沙利度胺、来那度胺和泊马度胺）、蛋白酶抑制剂（硼替佐米、伊沙佐米和卡非佐米）和单克隆抗体（CD38单抗、CS1单抗）在MM患者中得到了很好的应用，因此auto-HSCT的作用再一次受到质疑。为了解一代新药时代auto-HSCT的治疗效果，2项关于来那度胺/硼替佐米方案作为诱导治疗后持续新药治疗或auto-HSCT的疗效比较的临床研究结果表明，auto-HSCT组的无进展生存率和总生存优于连续新药治疗组。因此，在一代新药时代，NCCN、梅奥、ESMO和中国最新版本的指南都强调，符合条件的NDMM移植患者的首选治疗方法仍然是auto-HSCT。

在二代新药时代，以卡非佐米为基础的治疗方案大大提高了MM的疗效，移植的重要性再次受到质疑。FORTE试验比较了12个疗程的KRd（卡非佐米+来那度胺+地塞米松）方案→auto-HSCT→KRd与持续KRd方案的疗效，发现对于R-ISS Ⅱ～Ⅲ期患者，auto HSCT组的微量残留病（MRD）阴性率、复发率都优于KRd持续组。FORTE试验结果表明，尽管二代新药的疗效有了显著提高，但auto-HSCT仍然是R-ISS Ⅱ～Ⅲ期患者的首选治疗方法，而R-ISS Ⅱ～Ⅲ期患者占NDMM患者的60%～70%。

（三）目前auto-HSCT在中国MM患者中的应用

auto-HSCT在患者生活质量、治疗时间、治疗有效时间、经济性等方面均优于非移植方案，移植患者MM的复发率低于非移植患者。一项关于对接受移植、常规化疗和新型药物治疗的MM患者的成本效益进行的Meta分析表明，一线治疗方案如auto-HSCT仍然是对于符合移植条件的MM患者最具成本效益的选择。基于我国目前的情况，auto-HSCT等一线方案的效益较高。由于我国引进新药的速度较慢，患者一旦复发，几乎没有选择新药的余地，即使选择了新药，价格也很高，相比之下auto-HSCT的成本较低。随着人们对auto-HSCT的深入了解，加上我国auto-HSCT技术更加成熟，将会有更多的患者从auto-HSCT中受益。

第七节 预后及预后因素

MM患者预后差异大，因为MM自然病程具有高度异质性，生存期差别较大，中位生存期3～4年，有些患者可存活10年以上。

多种因素可作为MM患者的预后评估因素，包括某些细胞遗传学异常和生物标记物。几项研究证实，伴有t（4；14）、t（14；16）和t（14；20）的MM患者预后较差，而伴有t（11；14）风险较小。del（13q）是FISH研究中观察到的一种常见异常，但只有在中期细胞遗传学中观察到时才会成为不良预后因素。1号染色体的异常也是MM的常见染色体改变之一，最常见为短臂缺失，1q21的增加/扩增以及1p缺失增加了MM进展的风险，且在复发患者中扩增的发生率高于新诊断患者。del（17p）被认为是预后差的细胞遗传学标记。然而，其他遗传缺陷的共存可能会改变风险状况，例如3号染色体或5号染色体三体（通常与超二倍体相关）与del（17p）和t（4；14）同时存在时可能降低相关风险；相反，其他缺陷可能导致风险增加，例如，t（4；14）患者中存在del（1p32），del（17p）患者中存在del（6q）。NCCN MM小组建议，用于浆细胞预后评估的FISH应检测del（13）、del（17p13）、t（4；14）、t（11；14）、t（14；16）、t（14；20）、gain（1q21）和del（1p）。

另外，与预后相关的因素还有亚二倍体患者，其预后最差，其次是假二倍体和超二倍体患者。超二倍体中三体3和5与良好预后相关，而三体21与较差的预后相关。MS和MF亚群与不良预后相关［因为这些亚群中的患者通常有t（4；14）和t（14；16）/t（14；20）］。PR亚群也与不良预后相关，因为这些患者可能存在TOP2A等增殖基因的过度表达，这可能导致对特定疗法的耐药性。骨髓瘤细胞的特异性免疫表型可能具有预后意义，可以根据MFC在诊断时检测到的骨髓浆细胞（bone marrow plasma cells，BMPC）百分比来检测不同的表型特征，BMPC低于15%时，表型模式（CD28$^-$，CD117$^+$）的病例预后较好。

IMWG的风险分层系统表明，不管治疗方法如何，t（4；14）、t（14；16）、t（14；20）和del（17/17p）以及任何非超二倍体核型都被认为是MM患者的高危细胞遗传学因素。任何细胞遗传学异常的三种或三种以上的组合都会导致超高风险，并且生存率<2年。预后因素的常规检测应包括t（4；14）和del（17p）的检测。在IMWG共识中，虽然有更复杂的技术，如基因表达谱、突变检测和拷贝数异常，但CD138阳性细胞的荧光原位杂交被确定为标准的检测技术。除细胞遗传学异常外，其他实验室检测也与预后评估相关，包括白蛋白和β2-微球蛋白水平，这两项是ISS评分系统的基础，ISS目前未被用于确定治疗策略。R-ISS中，加入了乳酸脱氢酶水平和细胞遗传学异常，还纳入了许多相关的预后因素，并区分了预后不同的三个亚组患者。此外，还有几个其他预后因素，包括循环浆细胞数量、髓外疾病、浆细胞增殖率高、高风险基因表达特征（GEP70和HOVON等）、TP53突变、肾功能衰竭、浆细胞形态特征等。

第八节 预防及健康管理

一、预防

众所周知，目前MM仍然是难以治愈的血液系统肿瘤，其中预防在整体治疗中占据较重要的地位。

一级预防又名病因学预防，是指针对MM的致病因素进行预防，目标是防止MM的发生。致病因素主要有职业环境、辐射、生活方式、药物、病毒感染、遗传因素等。

针对环境因素的相关预防措施：首先应避免接触化学因素、放射因素以及致病性微生物，包括染发剂、苯和石油、核辐射和医源性辐射等；另外农药暴露也与本病密切相关，如强力杀虫剂氯丹、甲萘威、克菌丹和DDT暴露与MM风险增加显著相关，提高农业劳动者对农药危害的认识和对农药的防护意识是预防MM发生的措施之一；长期在放射性环境中工作的人群应采取积极的防护措施，对有放射性的仪器或物品应妥善放置，特别是孕期妇女应避免接触不必要的电离辐射。其次，已经感染HCV、HBV、EB病毒的人群应积极治疗基础病。再次，生活上我们应该避免吸烟、少饮酒、调整饮食结构；相关研究显示肥胖也有可能增加MM的发生风险，因此合理饮食、适量运动也可能预防MM的发生。最后，遗传因素的预防主要为加强健康教育、遗传咨询、婚前筛查以及产前诊断，以最大限度降低MM新生儿的出生率。

二级预防又名临床前期预防或"三早预防"，即在临床前期做好早发现、早诊断、早治疗，主要包括健康教育、人群筛查、医学咨询等。健康教育主要内容为教育人们重视MM的发病危险信号，如皮肤黏膜瘀点、不明原因发热、头晕、牙龈出血、不明原因骨和关节疼痛等，如果出现以上症状，不要粗心大意，及早到医院进行检查和治疗，以免延误病情，错过治疗的最佳时机；人群筛查及医学咨询范围主要是MM高危人群，包括长期在放射性环境中工作的人群和原子弹爆炸等核辐射的幸存者，长期接触化学试剂、药物或者化工原料的人群，有MM相关家族遗传倾向的人；对于已经发生MM的患者，应加强并发症筛查，防患于未然。

三级预防，是指针对MM患者的治疗及康复手段，控制病情，提高生活质量，延长生存期，主要包括并发症管理、生活方式指导、心理健康干预、家庭及社区护理。MM常见并发症包括骨病、感染、血栓栓塞与心血管疾病、周围神经病、肾损害等，针对不同可能出现的并发症应给予个体化预防措施，以防止病情进一步恶化。指导患者进行健康的生活方式，保持良好情绪，必要时进行心理疏导，对生活不能自理的患者还应提供良好的家庭及社区护理。

二、健康管理

MM作为一种血液系统恶性肿瘤，其治疗过程较复杂，因此对MM患者进行全面、系统的健康管理非常重要。健康管理涉及多方面的内容，主要包括治疗及后期并发症的管理。

（一）初始治疗

治疗的最初目标包括快速有效地控制MM，逆转MM的并发症或相关症状，并使符合ASCT条件的患者能够收集干细胞。不符合ASCT条件的患者，治疗方法以美法仑和强的松方案为基础，免疫调节药物，如沙利度胺、来那度胺或硼替佐米，与美法仑和泼尼松的三联药物使用使无进展生存率有所提高。尽管这些三联药物已成为MM的标准初始治疗方案，特别是在不适合移植的患者中，但二联药物在一些患者中仍有作用，来那度胺和地塞米松联合用药仍然是老年人和更虚弱患者的最佳治疗选择。

（二）移植资格

目前，是否适合移植仍然是决定初始治疗策略的一个重要因素，在适合移植条件患者方面存在重大差异（如图13-5所示）。

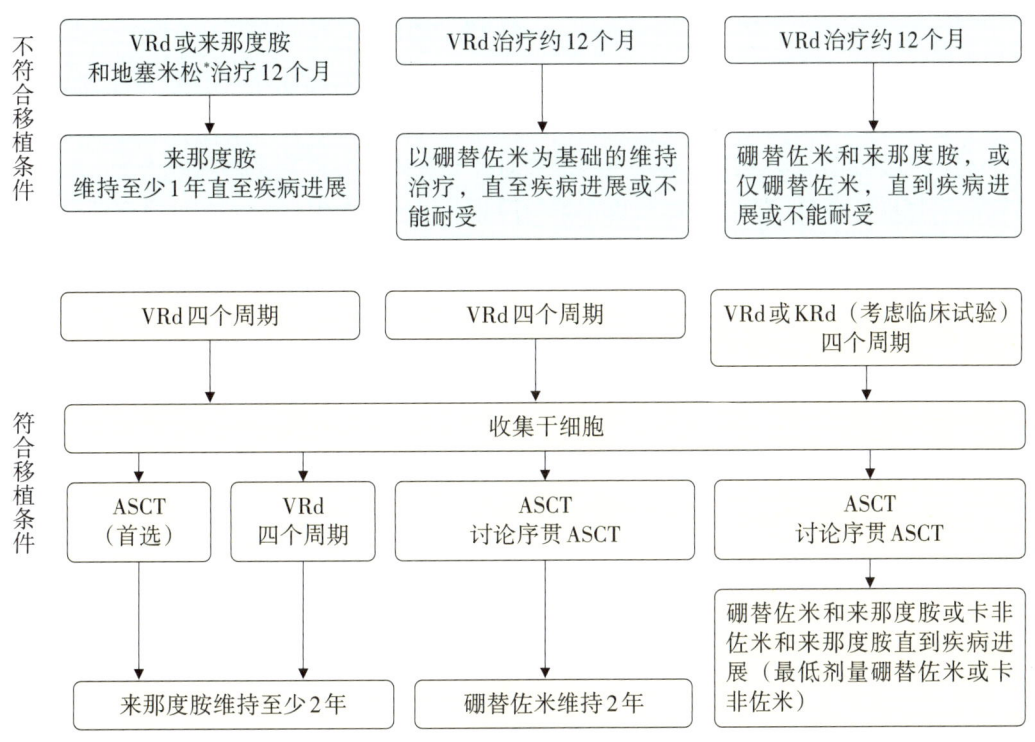

图13-5 MM管理的治疗建议（原创）

注：KRd，卡非佐米、来那度胺和地塞米松；VRd，硼替佐米联合来那度胺和地塞米松。*用于对以下患者的治疗：≥75岁或虚弱患者。

（三）治疗持续时间和目标

MM的整体治疗方法，特别是在治疗目标和治疗时间方面，随着时间的推移发生了变化。两个关键点改变了治疗策略：首先，新药如蛋白酶抑制剂和免疫调节药物，具有较少的累积毒性（可以长期服用）以及深度反应对生存结果的影响，以及引入了微量残留病（MRD）检测；其次，治疗后深度缓解的获得，如严格的完全缓解（血清和尿液中检测不到单克隆蛋白，浸润骨髓的克隆浆细胞<5%，正常的sFLC比率）、MRD阴性，使得MM的无进展生存率和总生存率得到改善。

（四）疾病复发后管理

大多数MM患者最终会复发，需要重启治疗。随着患者经历多次复发，疗效逐渐降低，这是由肿瘤基因组复杂性、克隆演变、表观遗传学改变所驱动，因此强调复发后换用不同作用机制的药物治疗。

当面临疾病复发时，应考虑几个因素，包括是否存在CRAB症状、风险分层和是否有特定基因异常等。如果患者的单克隆蛋白水平增加速度非常缓慢，尤其是在ASCT之后，无须立即重新开始治疗；如果患者有新的 CRAB 特征，治疗需重新开始。以上说明开始治疗的因素包括：高危因素、单克隆蛋白水平升高速率、sFLC 水平再升高和出现最初诊断时的神经系统疾病并发症的患者。孤立性浆细胞瘤是复发后唯一对单个病灶可进行放疗的肿瘤，应密切观察。此外，初始治疗的持续时间是一个重要的预后因素，初始治疗开始后 18 个月内出现疾病进展的患者通常预后不佳。挽救方案的选择必须考虑患者的风险状况、先前使用的治疗方案和对这些药物的敏感性、先前治疗的不良反应以及药物残留毒性、是否 ASCT、疾病状态和患者意愿。

（五）并发症管理

MM 患者同时需要治疗该疾病的相关并发症，如骨病、贫血和疼痛（如图 13-6 所示）。双膦酸盐可以延缓溶骨性病变的进展并防止骨折，而椎体成形术（即向骨折椎体注射骨水泥）和球囊后凸成形术（一种微创手术，用于将断裂的椎骨对齐到正确的位置）是控制椎体骨折患者疼痛的标准治疗。放疗也可有效治疗与椎体骨折相关的疼痛。疼痛应在疾病的各个阶段定期评估，止痛治疗应从非阿片类镇痛药开始，避免因疼痛而使用非甾体抗炎药导致肾功能衰竭，需要时应添加阿片类镇痛药，以实现最佳疼痛控制。疲劳在 75% 的患者中也很常见，主要与贫血有关，有时会因治疗而恶化。除输血外，建议使用低剂量促红细胞生成素，并提供足够的铁和维生素。由于疾病本身、治疗后免疫力下降和并发症的存在，MM 患者感染的风险很高，抗生素预防目前不做推荐，而抗病毒预防对于接受蛋白酶抑制剂及 CD38 单抗的患者是必需的，因为使用这些药物有感染疱疹病毒的风险。静脉丙种球蛋白的使用对严重感染和严重免疫缺陷患者有帮助。

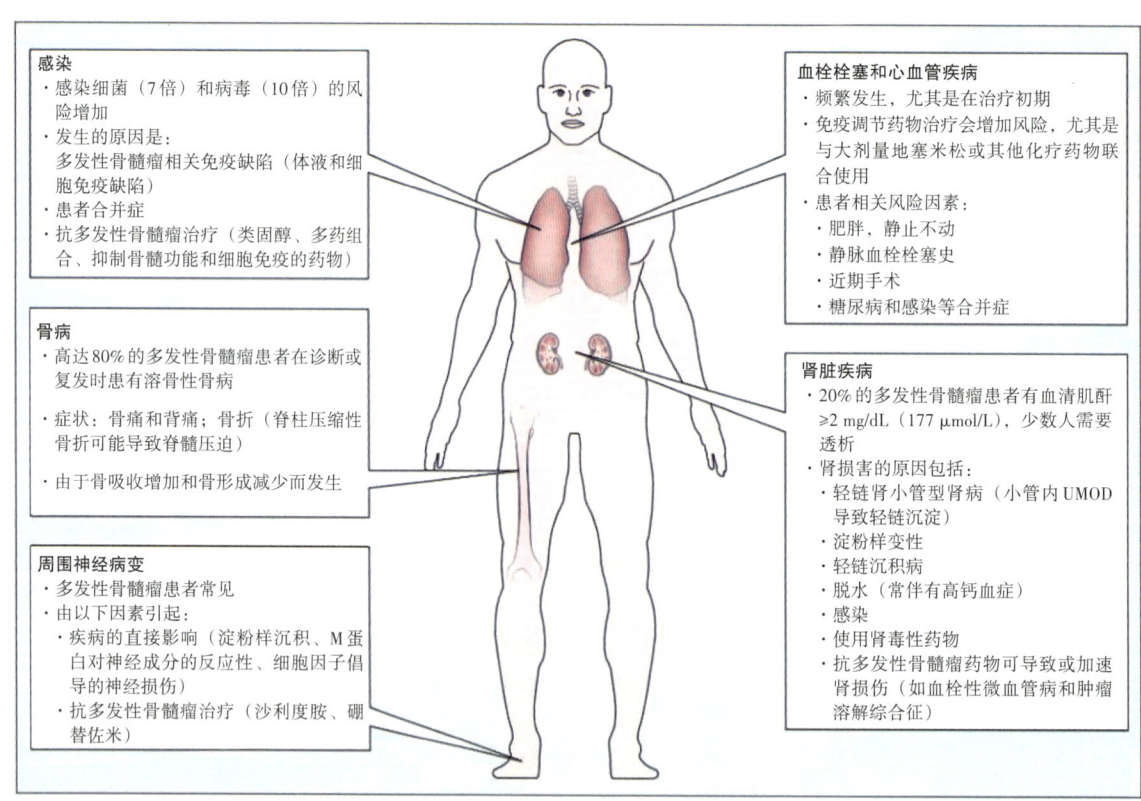

图 13-6　骨髓瘤及其治疗的全身效应（原创）

注：该疾病的并发症和治疗的复杂性会给许多 MM 幸存者的多个器官系统造成影响，因此应仔细筛选风险因素和药物毒性，这需要多学科团队的协作。

（六）提高生活质量

MM患者常报告健康相关生活质量（health-related quality of life，HRQOL）严重受损。事实上，从诊断开始，MM的一些最常见特征均会影响患者的生活质量，包括骨病和贫血，其中90%的患者存在骨病。使用免疫调节药物、蛋白酶抑制剂和具有良好风险-效益特征的单克隆抗体等新型治疗药物及患者生存率的提高使得HRQOL成为临床试验中越来越被关注和影响治疗决策的因素。最新的数据显示，新的有效治疗方案可以改善疗效，但对HRQOL没有任何影响，许多患者承受着疾病负担和治疗相关的不良事件，如感染和神经病变，尤其是在疾病的晚期。支持性护理（也称为姑息性护理）在从诊断到生命结束的过程中起着至关重要的作用。姑息治疗通过早期识别、评估和治疗疼痛及其他身体和心理问题来预防和减轻痛苦，从而提高面临威胁生命的疾病问题的患者及其家属的生活质量。如果姑息治疗可以缓解患者在疾病早期接受化疗时的症状，那么在疾病无法再治疗的晚期，姑息治疗虽不会改变疾病的进展，但它可以帮助患者尽可能积极地生活，帮助他们的家人应对疾病和丧亲之痛，目标是控制疼痛和其他可能引起痛苦的因素。

及时、协作的护理以及血液科医生、姑息治疗医生、家庭医生、患者及其家人之间流畅的沟通至关重要。

（王朴英、刘蓓）

参考文献

[1] 陈灏珠，钟南山，陆再英，等. 内科学[M]. 9版. 北京: 人民卫生出版社，2018: 592-596.

[2] AILAWADHI S, FRANK R, SHARMA M, et al. Trends in multiple myeloma presentation, management, cost of care, and outcomes in the medicare population: a comprehensive look at racial disparities [J]. Cancer, 2018, 124 (8): 1710-1721.

[3] FUJIHARA M, SAKATA R, YOSHIDA N, et al. Incidence of lymphoid neoplasms among atomic bomb survivors by histological subtype, 1950 to 1994 [J]. Blood, 2022, 139 (2): 217-227.

[4] HU A, FRENCH B, SAKATA R, et al. The possible impact of passive smoke exposure on radiation-related risk estimates for lung cancer among women: the life span study of atomic bomb survivors [J]. International Journal of Radiation Biology, 2021, 97 (11): 1548-1554.

[5] 李婷，李莉娟，马蓉艳，等. 多发性骨髓瘤的遗传背景及靶向治疗 [J]. 兰州大学学报: 医学版，2020，46 (5): 71-78.

[6] 王轶，安刚，邱录贵. 多发性骨髓瘤克隆演变研究进展 [J]. 中华血液学杂志，2021，42 (7): 611-615.

[7] MARINO S, ROODMAN G. Multiple myeloma and bone: the fatal interaction [J]. Cold Spring Harbor Perspectives in Medicine, 2018, 8 (8): e031286

[8] MUNAWAR U, RASCHE L, MÜLLER N, et al. Hierarchy of mono- and biallelic TP53 alterations in multiple myeloma cell fitness [J]. Blood, 2019, 134 (10): 836-840.

[9] KUMAR S, RAJKUMAR S. The multiple myelomas - current concepts in cytogenetic classification and therapy [J]. Nature Reviews Clinical Oncology, 2018, 15 (7): 409-421.

[10] 刘敏杰，李莉娟，李婷，等. 以B细胞成熟抗原为靶点的免疫疗法在多发性骨髓瘤中的研究进展 [J]. 兰州大学学报: 医学版，2019，45 (4): 67-73.

[11] MOREAU P, ATTAL M, HULIN C, et al. Bortezomib, thalidomide, and dexamethasone with or

without daratumumab before and after autologous stem-cell transplantation for newly diagnosed multiple myeloma (CASSIOPEIA): a randomised, open-label, phase 3 study [J]. Lancet, 2019, 394 (10192): 29-38.

[12] GARFALL A, STADTMAUER E, HWANG W, et al. Anti-CD19 CAR T cells with high-dose melphalan and autologous stem cell transplantation for refractory multiple myeloma [J]. JCI Insight, 2018, 3 (8): e120505.

[13] GAY F, CERRATO C, SCALABRINI R, et al. Carfilzomib lenalidomide dexamethasone (KRd) with or without transplantation in newly diagnosed myeloma (FORTE TRIAL): efficacy according to risk status: S872 [J]. HemaSphere, 2019, 3 (S1): 390-391.

[14] FU S, WU C F, WANG M, et al. Cost effectiveness of transplant, conventional chemotherapy, and novel agents in multiple myeloma: a systematic review [J]. Pharmacoeconomics, 2019, 37 (12): 1421-1449.

[15] DUEK A, TRAKHTENBROT L, AMARIGLIO N, et al. Newly diagnosed multiple myeloma patients carrying monoallelic deletion of the whole locus of immunoglobulin heavy chain gene have a better prognosis compared to those with t (4;14) and t (14;16) [J]. Genes Chromosomes Cancer, 2019, 58 (8): 516-520.

[16] LI X, CHEN W, WU Y, et al. 1q21 gain combined with high-risk factors is a heterogeneous prognostic factor in newly diagnosed multiple myeloma: a multicenter study in china [J]. Oncologist, 2019, 24 (11): e1132-e1140.

[17] VAN D, PAWLYN C, YONG K, et al. Multiple myeloma [J]. Lancet, 2021, 397 (10272): 410-427.

第十四章 血液系统疾病的评估及管理

第一节 健康风险评估

一、健康风险评估的概念及意义

健康风险评估（health risk appraisals，HRAs）是指通过一定的方法，获取行为因素、客观生理指标、心理状况等，用以描述个体罹患某种特定疾病可能性的工具，其目的不在于对某种疾病进行诊断，而是作为一种预测模型，指导我们进行自我健康管理。生活中最常见的健康风险评估形式是调查问卷，这类问卷可能包含我们的日常生活习惯、体检数据、活动耐受量等信息，有些可能还包括机体性能测试，比如握力测试、心电图平板运动试验等。

二、健康风险评估的历史发展

健康风险评估诞生于20世纪40年代，最先用于宫颈癌及心脏病的预防。最早的健康风险评估仅仅是简单的图表，医生们通过图表所展示的风险信息与患者讨论疾病预防或治疗策略。而如今，健康风险评估已在社会中广泛使用，所包含的健康信息可能涉及方方面面。一般来说，针对一般健康状况的健康风险评估可能包含较为广泛的健康风险因素，而如果调查者为了评估某一种特定疾病，可能会对与该疾病相关的领域进行更细致的挖掘。

三、健康风险评估的具体内容

健康风险评估并不是简单地收集健康信息，而是依据健康信息建立健康档案，从而评估不良健康事件未来风险的技术过程。对健康风险评估的定义包括3个部分：参与者需提供自我信息以确定疾病的个体风险因素；基于所提供的信息，参与者可收集到个体化的健康反馈报告；所收集到的健康信息被用于向参与者提供至少一项建议或干预措施，以促进健康、维持功能或预防疾病。无论从信息收集到信息反馈采取何种实施形式（如问卷管理、电话咨询、书面调查与反馈材料），实施者通常都会提出建议或策略，以减少观察到的任何健康风险，这是健康风险评估的最终目的。有证据表明，科学的健康风险评估与积极的反馈会对健康问题产生积极影响，如减少吸烟、酒精摄入量，减少脂肪摄入，促进均衡饮食，降低血压、血糖、胆固醇，降低员工缺勤率及医疗支出等。

健康信息及反馈结果的定期随访对健康风险评估能否发挥效能是至关重要的。首先，实施者需要考虑采取何种行之有效的随访方式。例如，在工作场所实施的健康风险评估可采用会议的形式，因为健康风险评估的实施与反馈通常在工作场所完成，会议的形式便于实施者与参与者进行沟通，对参与者的健康管理有积极的影响。随着计算机技术的发展，基于互联网的评估、反馈与随访方式日渐增多，然而，完全在线管理的健康风险评估可能无法普及慢性病最高危人群，如老年人、低收入人群，这类人群受限于信息知识普及率较低、经济困难等因素，无法完成在线健康风险评估管理，这必然会干扰实施者对健康风险评估结果判断的准确性。另外，有效的健康风险评估管理需设定科学的首次随访日期及随访频率。

健康风险评估常设计用以降低慢性病发病率及相关并发症的发生，慢性病的发生、进展常具有较长的病理过程，过早、时间过短的随访可能无法收集到病情变化的信息；对于有急性疾病风险的参与者，过长的随访周期可能无法及时提供有益于参与者健康管理的反馈信息，从而未能阻止疾病的发生和发展。此外，维持健康风险评估的积极影响需要参与者遵守实施者所提出的健康建议，而随访的减少甚至失访往往与参与者依从性下降直接相关，对于疾病高危人群来说，随访尤为重要，他们比低风险人群更可能有不利于健康的行为，在高危人群中维持健康风险评估所建议的健康目标，如运动方案或饮食计划，需要随着时间的推移进行定期监测及管理。

另外，在同一项健康风险评估计划中，针对不同人群的建议与反馈可能有所区别，对不同人群参与者所产生的影响也可能不尽相同。健康风险评估反馈不应是教条的，提供反馈意见及随访的实施者须有相关领域的专业能力水平以保证正确的健康指导方向。例如，针对心血管疾病的健康风险评估，实施者常会向具有高风险因素的参与者提供健康运动计划，但对具有未控制的血小板严重减少的免疫性血小板减少性紫癜（immune thrombocytopenic purpura，ITP）患者或中性粒细胞明显减少的患者，户外运动计划显然是不合理的，因为增加的出血、感染风险可能让这部分参与者无法获益；对于有慢性病危险因素的亚健康人群或健康老年人群，健康风险评估更可能通过一级预防使参与者获益，对于已受慢性病损害的人群来说，健康风险评估是否能得到获益更加具有不确定性，因为所提供的健康建议可能无法逆转疾病所造成的损害或延缓疾病的进展，但是，有时参与者仍然可在健康风险评估所提供的二级或三级预防建议中获得积极影响。

第二节　体能状态评估

以科学、实用、可重复的方式监测和评估接受长期治疗患者的生存质量一直是慢性病管理的热点问题，对于血液系统疾病，特别是血液系统恶性肿瘤，量化、标准化的体能状况评估对患者化疗可耐受性、获益程度的判断具有重要意义。本节将主要介绍临床常用的2个评分系统：KPS评分及ECOG评分。

一、KPS评分

Karnofsky评分起源于氮芥试验。1948年，Karnofsky和他的研究团队所尝试的一系列使用氮芥治疗肺癌的首次结果被发表在 *Cancer* 期刊的第一卷中，他们对已经失去手术机会的35名患者进行了高度实验性质的最终干预——静脉注射化学药物。在注射治疗后，临床医生在评价客观指标改善情况的同时，还尝试评估了患者的感觉、体力、食欲、原有主观症状的改善情况，分为良好、一般或无。最后，他们据此记录了患者的体能状态，即能够维持日常活动的能力、对帮助的依赖程度，这就是后来被称为的Karnofsky（KPS）评分。

KPS量表见表14-1,其范围从正常功能(100%)到死亡(0),每个等级之间的变幅为10%,等级越高说明患者更能够自理日常生活。一般认为,分值80%~100%为生活自理级(非依赖级);50%~70%为生活半自理级(半依赖级);低于50%为依赖级。

表14-1 KPS评分量表

临床症状	分(百分法)
正常,无症状及体征,无疾病证据	100
能正常活动,但有轻微症状及体征	90
勉强可进行正常活动,有某些症状或体征	80
生活可自理,但不能维持正常的生活或工作	70
有时需扶助,但大多数时间可自理,不能从事正常工作	60
需要一定的帮助和护理,以及给予药物治疗	50
生活不能自理,需特别照顾和治疗	40
生活严重不能自理,有住院指征,尚不严重	30
病重,完全失去自理能力,需住院给予积极支持治疗	20
病危,临近死亡	10
死亡	0

引自:KARNOFSKY D A, ABELMANN W H, KRAVER K F. The use of the nitrogen mustards in the palliative treatment of carcinoma. With particular reference to bronchogenic carcinoma[J]. Cancer, 1948, 1(4): 634-656.

二、ECOG体能状态评分

Zubrod等研究者为东部癌症化疗合作组(即后来的东部肿瘤合作组,Eastern Cancer Cooperation Group,ECOG)设计了一个简化的类似量表,作为评价患者治疗反应的参数之一,即ECOG体能状态评分,见表14-2。

表14-2 ECOG评分量表

级别	体力状况
0	活动能力完全正常,与起病前活动能力无任何差异
1	能自由走动及从事轻体力活动,包括一般家务或办公室工作,但不能从事较重的体力活动
2	能自由走动及生活自理,但已丧失工作能力,日间不少于一半时间可以起床活动
3	生活仅能部分自理,日间一半以上时间卧床或坐轮椅
4	卧床不起,生活不能自理
5	死亡

三、体能状态评分的临床意义

KPS评分与ECOG评分是相对独立于患者疾病客观指标及主观症状的评估方式,具有独特的临床意义。临床上,尤其是慢性病及恶性肿瘤患者,可能会存在客观指标与主观症状表现均已明显好转，而患者仍卧床不起的现象。这说明，我们还需要一种标准来描述患者进行正常活动和工作的能力，或对护理的依赖程度，即体能状态（performance status，PS）。虽然，在 KPS 量表设计之初，这些肿瘤化疗及临床试验先驱们可能没有把它的意义描述为体能状态，也没有在出版物中明确讨论患者的生活质量，但是，时至今日，KPS 与 ECOG 等体能状态评分已经成为评估患者是否可耐受化疗的重要独立参数，并广泛应用于临床。

虽然 KPS 与 ECOG 是主观量表，容易发生观察者偏倚，但许多重要的临床决策仍然是基于 PS 的，包括临床试验的入组资格、常规临床实践中的"最佳"治疗方案以及医疗资源的分配。KPS 评分高于 50 分、ECOG 评分小于 2 分是许多临床试验的纳入标准之一；一般来讲，临床决策者在对低于这一标准的患者制定含有明显毒性药物治疗方案时，会格外谨慎。

四、展望

如上文所述，KPS 设计之初只是用来衡量肿瘤患者临床表现的工具，后来被描述为体能状态评分，ECOG 作为类似的量表效能相似。然而，随着医疗水平的进步，肿瘤的治疗早已发生了革命性的变化。20 世纪 70 年代至 80 年代，白血病被宣布可以治愈。随着越来越多的晚期癌症患者长期生活在慢性疾病管理和临终关怀之间的灰色地带，包括分子治疗、免疫治疗等新型治疗药物的出现，KPS 与 ECOG 是否仍能对临床决策者产生正确的影响，是值得关注的问题。人们希望能够开发对 PS 的客观衡量工具，更加准确、可靠地反映患者的体能状态，并指导临床决策，使患者获益。

电子依从性监控（electronic adherence monitors，EAM）是一种新技术，主要用于对健康、健身和体重控制感兴趣的人群。其作为一种旨在促进行为和生活方式改变的健身跟踪系统，在消费者中越来越流行。EAM 是可穿戴设备，可客观地测量功能性活动，并可通过监视器显示屏或合作应用程序把测量结果反馈给消费者，从而进行对活动行为的自我监控。这些设备可提供准确和客观的功能活动测量。EAM 设备在医疗环境中具有巨大的应用潜力，可作为癌症患者功能性 PS 的客观评估。目前仍缺少临床试验，确定 EAM 测量的体力活动是否能准确和客观地评估 PS，从而能够提供比 KPS 和 ECOG 系统更多的预测信息。

第三节　合并症的评估

人体作为一个有机整体，有时在某种疾病发生时，还存在着另一种或多种疾病或临床状态，其与原发疾病同时存在但相互独立，具有不同的病因及病理机制，称为合并症，合并症的存在与否、病种数量以及严重程度对原发病治疗的复杂程度及预后有着深远的影响。因此，人们对合并症评估的探索应运而生。

一、查尔森合并症指数

查尔森合并症指数（Charlson comorbidity index，CCI）是临床常用的合并症评估系统，见表 14-3。研究者根据合并症数量及严重程度建立了加权指数，对 559 例患者组成的队列进行分析，评估不同评分患者 1 年死亡率的差别，随后又对 685 名患者进行了 10 年的随访。他们发现，随着合并症指数水平的升高，可归因于合并症的累积死亡率逐步增加，在长期随访中，年龄也是死亡率的预测因素。CCI 提供了一种可用于纵向研究中估计合并症死亡风险的简单、易于应用和有效的方法。经过多年的临床实践，CCI不仅有助于预测短期和长期死亡率，而且还可用于测量多种临床环境下的疾病负担。

表14-3 CCI指数量表

合并症	权值
心肌梗死	1
充血性心力衰竭	1
外周血管疾病	1
脑血管病	1
阿尔茨海默病	1
慢性肺病	1
结缔组织病	1
胃十二指肠溃疡	1
轻度肝脏疾病	1
糖尿病	1
偏瘫	2
中度或严重肾脏疾病	2
糖尿病伴多脏器功能障碍	2
任何肿瘤	2
白血病	2
淋巴瘤	2
中度或重度肝脏疾病	2
伴有转移的实质性肿瘤	6
艾滋病	6

引自：CHARLSON M E, POMPEI P, ALES K L, et al. A new method of classifying prognostic comorbidity in longitudinal studies: development and validation[J].J. Chronic Dis., 1987, 40 (5): 373-383.

二、基于国际疾病分类代码的CCI

在国际疾病分类（international classification of diseases, ICD）代码广泛推行后，基于ICD的CCI逐渐得到广泛应用。与基于临床诊断人工计算所涉及的大工作量相比，CCI可以使用ICD代码快速计算得出。然而，利用这种快速、简便的应用方式可能会对评估的准确性造成一定影响，因为有时确切的临床诊断可能与基于ICD代码的诊断有所不同；同时，这种应用方式需要建立在ICD编码员及临床医师的专业技术水平上，以避免发生疾病ICD代码分类错误。

三、造血干细胞移植合并症指数

在CCI的基础上，还产生了根据不同临床特征及疾病调整的评估系统，如年龄调整的CCI评分、造血干细胞移植合并症指数（hematopoietic cell transplantation comorbidity index，HCT-CI）

等。在预测血液系统恶性肿瘤的治疗结果时，CCI评分似乎偏差较大。HCT-CI是用以了解多种并发症对造血干细胞移植（hematopoietic stem cell transplantation，HCT）患者治疗结果的影响。急性髓系白血病（acute myeloid leukemia，AML）移植患者被选为该设计的研究对象，因为其是最常进行HCT的疾病人群，合并症也严重影响AML患者的治疗选择。HCT-CI被证明在AML移植患者中具有很高敏感性，是较CCI更准确的合并症评估工具，生存率的预测能力更高证明了这一点。HCT-CI评估见表14-4。

表14-4 HCT-CI

合并症	定义	权值
心律失常	心房颤动或扑动、病态窦房结综合征或室性心律失常	1
心脏病	*冠状动脉疾病、充血性心力衰竭、心肌梗死	1
炎症性肠病	克罗恩病或溃疡性结肠炎	1
糖尿病	需要胰岛素或口服降糖药治疗，但不能单独通过饮食控制	1
脑血管病	短暂性脑缺血发作或脑血管意外	1
精神障碍	HCT时需要精神科咨询和/或治疗的抑郁症/焦虑症	1
轻度肝脏疾病	慢性肝炎，胆红素高于正常值上限至正常上限1.5倍、AST/ALT高于正常值上限至正常值上限2.5倍	1
肥胖	成人BMI>35	1
感染	需要在预处理方案开始之前、期间和之后进行抗菌治疗的感染或不明原因的发热	1
风湿病	系统性红斑狼疮、类风湿性关节炎、多发性肌炎、混合性结缔组织病和风湿性多发性肌痛	2
消化性溃疡	需要治疗	2
中度或严重肾脏疾病	†血清肌酐>2 mg/dL、需要透析或有肾移植病史	2
中度肺部疾病	DLco和/或FEV_1在66%～80%或轻体力活动时呼吸困难	2
实体瘤病史	在患者病史的任何时间点接受治疗，不包括非黑色素皮肤癌	3
心脏瓣膜病	除无症状的二尖瓣脱垂以外	3
严重肺部疾病	DLco和/或FEV_1≤65%或休息时呼吸困难或需要氧气吸入	3
中度或重度肝脏疾病	肝纤维化、胆红素高于正常值上限1.5倍以上，或AST/ALT高于正常值上限2.5倍以上	3

注：*一条或多条冠状动脉狭窄，需要治疗、支架植入或旁路手术。

引自：MOHAMED L, SORROR, MICHAEL B, et al. Hematopoietic cell transplantation (HCT)-specific comorbidity index: a new tool for risk assessment before allogeneic HCT[J]. Blood, 2005, 106(8): 2912-2919.

第四节 生活质量评估

一、生活质量的定义

生活质量（quality of life，QoL）是以不同文化和价值体系为基础，人们对自己的身体状态、心理功能、社会能力及个人整体情形的一种感觉体验。健康相关生活质量（Health-related quality of life，HRQoL）是指患者对自身疾病与治疗产生的躯体、心理和社会反应的一种实际的、日常的功能性描述。

二、HRQoL测量问卷的临床意义

HRQOL测量问卷具有重要的临床意义：

HRQoL测量问卷可用于比较不同疾病人群在生理、心理和社会健康方面的平均水平。判别量表（discriminative scale）即主要用于判别和区分不同被测人群的生活质量，如健康人群及某些特定疾病人群、同一种疾病状态下不同性别、同一种疾病状态下不同治疗方案，判别量表倾向于对个体之间的判别效能。

HRQoL问卷对于研究者判断人群健康状况或疾病总体变化趋势有一定帮助，疾病恶化进展过程往往同时伴随HRQoL问卷指标的下降；研究者们可能需要了解患者在治疗及药物选择方面的需求，抑或他们是否在治疗过程中对生活环境有良好的适应，以期帮助他们提高生活质量。评定量表（evaluation scale）即主要关注生活质量的变化，特别是时间维度的变化趋势，其更倾向于对被测对象生活质量变化的敏感性。

患者在HRQoL问卷中所获得的分数可以用于预测患者总体治疗难度及预算。预测量表（predictive scale）即主要用于预测某些事件的发生，如疾病进展、复发、医疗相关不良反应、治疗费用增加等，其预测的效能取决于所预测事件的发生率。

良好的HRQoL测量问卷是综合性的，具有判别、评定的功能，只是根据面向人群的不同及不同研究目的，在不同方面有所侧重。

三、HRQoL问卷的设计

HRQoL问卷设计的基本原则：

（1）要明确评估的内容，一个总体的HRQoL维度或反映不同方面的几个维度。如果问卷设计测量一个维度，可以使用所有项目的总分来反映对HRQoL总体水平的印象；而如果要测量多个维度（如生理、心理、社会适应等方面），建议按项目类别分类并确定每组的总分，然后评估个人或比较组间差异。上述两种情况可描述为一维及多维测量。

（2）项目的计量必须已知，符合逻辑且充分，例如，与购物、旅行等体力要求较高的活动相比，患者进行身体机能要求较低的日常活动通常更加容易，如洗澡、更衣等。因此，在项目量表的分配上，洗澡、更衣的位置应比购物和旅游的位置更靠左（在较低的级别）。一个优秀的HRQoL诊断工具所设立的项目应有尽可能广泛而全面的量表设计（从较低级别到较高级别），以尽可能准确地描述某项身体机能水平，从而更准确地评估组间差异及个体的变化趋势。

（3）所设立的项目应具有良好的鉴别力，也就是能够将健康水平不同的人群区分开来的能

力。项目的鉴别力越高，对问卷评估的贡献度就越大，如果某个项目其量表的不同位置不能反映人群间健康相关生活质量的差异，亦即不具有良好的鉴别力，那这个项目的意义就十分有限。优秀的HRQoL问卷中的每个项目均应具有良好的鉴别力。

四、生存质量分析的评价

生存质量量表分析一般包括4个指标：

（一）重测信度（test-retest reliability）

利用同一个量表对同一被测人群经2次测量所得分数的相关系数（r），一般要求达到0.7以上。

（二）分半信度（split-half reliability）

将量表的调查过程分成2个部分，如按项目题号的奇偶数分开，分为上、下2个部分等，计算2个部分得分的相关系数（r），一般同样要求达到0.7以上。

（三）克朗巴赫系数（Cronbach's α）

克朗巴赫系数是指量表所有可能的项目划分方法得到的折半信度系数的平均值，是最为广泛使用的内部一致性信度指数之一。克朗巴赫系数表示0~1的数字，不同研究者关于克朗巴赫系数的可接受值有不同的看法，范围为0.70~0.95；有学者认为，在探索性研究中克朗巴赫系数至少应达到0.7才可被接受，在基础研究中其至少应达到0.8，而在实务研究中，只需达到0.6即可被接受。克朗巴赫系数一般受到测试项目相关性及测试长度的影响，测试项目相关性不强或测试太过简短都会对这一指数产生负面影响。如果指数偏低是由于项目之间的相关性差，那么其中一些项目应该被修改或丢弃；找到它们的最简单方法是计算每个测试项目与测试总分的相关性，相关性较低（接近零）的项目应被删除。如果指数偏高，需要考虑是否有某些项目是多余的，因为它们在不同的阐述下可能测试的是同一个问题。建议克朗巴赫系数最高不超过0.90。

（四）反响度分析

反响度分析是指量表能反映出不同时间、不同对象生存质量变化的敏感性分析。以同一对象在接受治疗前后不同时间的测量为例，如治疗方法确实提高了生存质量，量表的效应尺度（effect size，ES）应有较大变化。一般认为，ES小于0.5为效应较小，0.5~0.8认为效应中等，大于0.8为较大效应。

五、WHO生存质量的测定

WHO生存质量测定量表是为跨文化比较生活质量而开发的最著名的HRQoL问卷之一，包含WHO QOL-100、WHO QOL-BREF、针对老年群体的WHO QOL-OLD等多个版本。WHO QOL有多个译本，被证明针对不同国家、民族的HRQoL测量具有良好的可信度及效能。量表包含了个体的生理健康、心理状态、独立能力、社会关系、个人信仰和与周围环境的关系等6个维度。作为广泛公开的生存质量测定量表，我们能很容易地从互联网得到它们（https://www.who.int/toolkits/whoqol）。

第五节 症状负荷评估

疾病过程中机体内的一系列机能、代谢和形态结构异常变化所引起的患者主观上的异常感觉或某些客观病态改变称为症状。针对症状程度的评估有助于我们进行疾病诊断、了解疾病的发展程度，对症状负荷的动态评估有助于我们判断疾病的变化趋势及转归。本节主要介绍血液科常用症状负荷评估。

一、发热

发热是急性白血病和侵袭性淋巴瘤常见的早期症状，是由于致热原性细胞因子如白细胞介素-1（interleukin-1，IL-1）、IL-6、IL-8等的释放引起的，特别是霍奇金淋巴瘤，常引起不明原因的发热。化疗后正常造血受抑所引起的粒细胞缺乏、使用针对免疫细胞的单克隆抗体药物（如针对B细胞来源肿瘤的CD20单抗）所引起的免疫力缺陷状态，患者发生感染的风险明显升高，其中发热是这类患者最常见的感染性症状，甚至是唯一症状。

正常人的体温受体温调节中枢控制，并通过神经、体液因素使产热和散热过程呈动态平衡，保持体温在相对恒定的范围内。当机体在致热原作用下或各种病因引起体温调节中枢功能障碍时，产热相对强于散热，使体温升高超出正常范围，称为发热。发热根据体温的高低分为：低热（37.3~38.0℃）、中等热度（38.1~39℃）、高热（39.1~41℃）、超高热（41℃以上）。发热的程度对发热的病因有一定鉴别诊断的意义：<38.8℃可能是感染/非感染因素引起的；38.9~41℃多为感染性疾病引起的；>41℃多为非感染性因素引起的，如药物热、输液反应、肾上腺皮质功能不全、甲亢危象、中枢热等。

二、疼痛

疼痛是一种复杂的心理、生理、病理过程，其可以是一种生理、心理学现象，也可能是某种病理生理过程所表现的临床症状之一，甚至是某种疾病本身。它包括伤害性刺激作用于机体所引起的痛感觉，以及机体对伤害性刺激的痛反应（躯体运动性反应和/或内脏植物性反应，常伴随有强烈的情绪色彩）。痛觉可作为机体受到伤害的一种警告，是引起机体一系列防御性保护的反应。

但另一方面，疼痛作为报警也有其局限性（如恶性肿瘤常在终末期才表现出疼痛）。某些长期的剧烈疼痛，已成为一种难以忍受的折磨，如三叉神经痛。当疼痛持续3~6个月时，称为慢性疼痛。有研究者认为，全世界约有20%的人群有慢性疼痛症状，接受适宜的止痛治疗是人们的权益，故这一临床最常见的症状之一应得到更多关注。

某些血液系统疾病常伴随较有特异性的疼痛。如多发性骨髓瘤常可引起严重的全身性骨痛。血液系统恶性肿瘤骨髓浸润可引起骨骼的压痛，有时轻微的触碰即可引起明显的疼痛，常见于急性白血病；侵犯中枢引起颅内高压可引起头痛。贫血或红细胞增多症、颅内机会性感染也可导致程度不一的头痛，血小板减少导致蛛网膜下腔出血引起的头痛突然且剧烈。浅表淋巴结无痛性肿大是淋巴瘤的最常见症状，但当继发感染或淋巴结迅速增大时可产生自发性疼痛或触痛。急性溶血时可发生腰背部疼痛，长期溶血性贫血还可因尿酸产生过多而继发痛风。急性间歇性血管闭塞性疼痛是镰状细胞贫血的特征，与患者生活质量严重下降有关。

因此，把握疼痛负荷程度，以便在临床工作中采取有效的镇痛措施。疼痛分级量表广泛应用于判断是否采取必要的镇痛措施、选择镇痛药物、评估镇痛效果，以下将介绍国际常用的疼痛分级量表：

（一）世界卫生组织疼痛程度划分

0度：不痛；
Ⅰ度：轻度痛，为间歇痛，可不用药；
Ⅱ度：中度痛，为持续痛，影响休息，需用止痛药；
Ⅲ度：重度痛，为持续痛，不用止痛药不能缓解疼痛；
Ⅳ度：严重痛，为持续剧痛伴血压、脉搏等变化。

（二）数字分级法

数字分级法用0～10代表不同程度的疼痛，0为无痛，10为剧痛。疼痛程度分级标准为：
0：无痛；
1～3：轻度疼痛（疼痛不影响睡眠）；
4～6：中度疼痛；
7～9：重度疼痛（不能入睡或睡眠中痛醒）；
10：剧痛。

（三）根据主诉疼痛的程度分级法

0级：无疼痛；
Ⅰ级（轻度）：有疼痛但可忍受，生活正常，睡眠无干扰；
Ⅱ级（中度）：疼痛明显，不能忍受，要求服用镇痛药物，睡眠受干扰；
Ⅲ（重度）：疼痛剧烈，不能忍受，需用镇痛药物，睡眠受严重干扰可伴自主神经紊乱或被动体位。

（四）视觉模拟法

无痛/剧痛之间划一条长线（一般长为100 mm），线上不作标记、数字或词语，以免影响评估结果。一端代表无痛，另一端代表剧痛，让患者在线上最能反映自己疼痛程度之处划一交叉线。

（五）疼痛强度评分Wong-Baker脸（适用于婴幼儿以及失去语言功能的患者）

具体如图14-1所示。

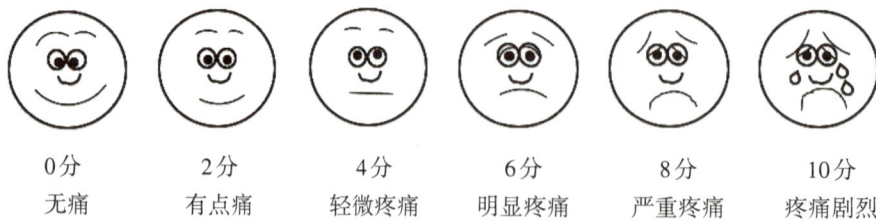

图14-1　Wong-Baker面部表情疼痛强度评分

三、慢性骨髓增殖性肿瘤症状负荷评分

慢性骨髓增殖性肿瘤（myeloproliferative neoplasm，MPN）是一种髓系造血系统克隆性疾病，其特征是分化成熟的髓系血细胞大量增殖。依据2008年WHO分类分为真性红细胞增多症（polycythemia vera，PV）、原发性血小板增多症（essential thrombocythemia，ET）和骨髓纤维化（myelofibrosis，MF）三个亚型。MPN的临床表现取决于其亚型，最初的症状可能包括红细胞增多、白细胞增多、血小板增多和不同程度的血细胞减少。随着时间的推移，患者可能会发展为脾肿大、髓外造血、恶病质、血管并发症，并有向急性髓系白血病转化的风险。死亡率主要取决于MPN的亚型，从ET的正常预期寿命到MF的5～7年不等。

以往，MPN的治疗选择是有限的，主要集中在缓解症状和预防终末器官功能障碍。2005年在MPN多能祖细胞中突破性地发现JAK2 V617F突变，为MPN的治疗提供了新的靶点。JAK抑制剂迅速成为临床开发的焦点。JAK抑制剂在缩小脾脏大小和减轻症状、改善贫血、增加活动耐量和体重方面具有有效性。2011年11月FDA批准了第一个用于MPN治疗的JAK抑制剂——芦可替尼。随着JAK靶向治疗的迅速发展，设计一个能够准确评估MPN疾病负担的症状负荷评分显然是必要的，它允许我们在治疗前后以及不同药物之间进行比较。

MPN-SAF TSS是在各种临床环境中对MPN患者症状负荷进行的有效且简明的评估。MPN-SAF TSS具有良好的心理测量学特性，包括聚合效度（convergent validity，即指运用不同测量方法测定同一特征时结果的相似程度）、结构效度（construct validity，即指测验的结果对理论上的概念特征所能正确反映的程度）、已知群体之间的差异和内部一致性。MPN-SAF TSS还展示了在广泛的私人或公共医疗环境中评估症状负荷的全球适用性，包括在临床试验中被广泛应用，如著名的COMFORT I研究。MPN-SAF TSS也是迄今为止全世界范围最广泛使用的症状负荷评估工具，具有众多语言版本。MPN-SAF TSS量表如图14-2所示。

推荐在治疗过程中动态监测症状

症状	1~10（如无相关症状为0） 1表示症状最轻微，10表示症状最重
请为您的乏力打分，圈出最能描述您过去24小时之内症状最重的分数	（无乏力）0 1 2 3 4 5 6 7 8 9 10（极端乏力）

圈出最能描述您过去1周之内以下症状最重时的分数

进食时很容易吃饱（早饱感）	（无）0 1 2 3 4 5 6 7 8 9 10（最重）
腹部不适	（无）0 1 2 3 4 5 6 7 8 9 10（最重）
活动强度下降	（无）0 1 2 3 4 5 6 7 8 9 10（最重）
与患病之前相比出现注意力问题	（无）0 1 2 3 4 5 6 7 8 9 10（最重）
盗汗（夜间出汗）	（无）0 1 2 3 4 5 6 7 8 9 10（最重）
瘙痒	（无）0 1 2 3 4 5 6 7 8 9 10（最重）
骨痛（全身性疼痛，而非关节痛或关节炎）	（无）0 1 2 3 4 5 6 7 8 9 10（最重）
发热（>100F）	（无）0 1 2 3 4 5 6 7 8 9 10（最重）
无刻意的6个月内体重下降	（无）0 1 2 3 4 5 6 7 8 9 10（最重）

图14-2 MPN-SAF TSS量表（原创）

MPN-SAF TSS是临床实践中MPN缓解症状治疗和监测疾病演变的指导性工具。虽然其纵向评估（指对同一个体在不同时期的同一方面进行比较）能力尚未得到验证，但症状负荷的系列评估可能提供疾病进展的敏感临床指标。目前认为，常规药物治疗（包括羟基脲）的应用与症状负荷的改变无关。JAK抑制剂具有很好的疾病调节作用，让我们有机会使用MPN-SAF TSS观察到量化症状负荷的减轻。

总之，MPN-SAF TSS是评估MPN各亚型症状负荷有效、敏感、可靠的工具，具有评估治疗反应和追踪疾病进展的潜力。随着其应用扩展到更多临床试验和实践，有理由相信MPN-SAF TSS将成为基因靶向治疗新时代不可或缺的资源。未来在进行骨髓移植患者、接受其他新型药物治疗的患者中使用MPN-SAF TSS量表评价症状负荷程度的研究值得期待。

（范晟煊）

参考文献

[1] ALLEN D, HINES E, PAZDERNIK V, et al. Four-year review of presenteeism data among employees of a large United States health care system: a retrospective prevalence study[J]. Human Resources for Health, 2018, 16(1): 59.

[2] HA J, SON J, KIM Y, et al. Comparison of risk-assessment tools for cardio-cerebrovascular diseases (CVD) in male shipyard workers: a cross-sectional study[J]. Annals of Occupational and Environmental Medicine, 2019, 31: e4.

[3] EVENSON K, SPADE C. Review of validity and reliability of garmin activity trackers[J]. Journal for the Measurement of Physical Behavior, 2020, 3(2): 170-185

[4] KOWALEWSKI K, MÜLLER D, MÜHLBAUER J, et al. The comprehensive complication index (CCI): proposal of a new reporting standard for complications in major urological surgery[J]. World Journal of Urology, 2021, 39(5): 1631-1639.

[5] MO L, XIE Z, LIU G, et al. Feasibility of coding-based charlson comorbidity index for hospitalized patients in China, a representative developing country[J]. BMC Health Services Research, 2020, 20(1):432.

[6] THAKAR M, BROGLIE L, LOGAN B, et al. The hematopoietic cell transplant comorbidity index predicts survival after allogeneic transplant for non-malignant diseases[J]. Blood, 2019, 133(7): 754-762.

[7] ALADA E, DEMIROLU H, Y BÜYÜKAK, et al. Comparison of risk scoring systems in HLA-matched related allogeneic hematopoietic stem cell transplantation: a retrospective cohort study[J]. Turkish Journal of Hematology, 2021, 38(2): 138-144.

[8] YUN W, HUI H, HUA Z, et al. The influence of physical activity, sedentary behavior on health-related quality of life among the general population of children and adolescents: a systematic review[J]. Plos One, 2017, 12(11): e0187668.

[9] MAZUREK K, CIESLA J, AKAKPO R. Disparities in health related quality of life among illinoisans diagnosed with depressive disorder: findings from the 2017 BRFSS[J]. BMC Public Health, 2020, 20(1): 936.

[10] ALSHAYBAN D, JOSEPH R. Health-related quality of life among patients with type 2 diabetes mellitus in Eastern Province, Saudi Arabia: a cross-sectional study[J]. PLoS One, 2020, 15(1): e0227573.

[11] SICA A, CASALE B, DATO M, et al. Cancer- and non-cancer related chronic pain: from the physiopathological basics to management[J]. Open Medicine, 2019, 14: 761-766.

[12] COLUZZI F, ROLKE R, MERCADANTE S. Pain management in patients with multiple myeloma: an update[J]. Cancers, 2019, 11(12): 2037.

[13] MATTHIE N, ROSS D, SINHA C, et al. A Qualitative study of chronic pain and self-management in adults with sickle cell disease[J]. Journal of the National Medical Association, 2019, 111(2): 158-168.

[14] GERDS A, TAUCHI T, RITCHIE E, et al. Phase 1/2 trial of glasdegib in patients with primary or secondary myelofibrosis previously treated with ruxolitinib[J]. Leukemia Research, 2019, 79: 38-44.

[15] LI Y, ZHU S, LIU W, et al. Ruxolitinib-based combinations in the treatment of myelofibrosis: worth looking forward to[J]. Annals of Hematology, 2020, 99(6): 1161-1176.

[16] GUPTA V, WOLLESCHAK D, HASSELBALCH H, et al. Safety and efficacy of the combination of sonidegib and ruxolitinib in myelofibrosis: a phase 1b/2 dose-finding study[J]. Blood Advances, 2020, 4(13): 3063-3071.

第十五章 血液系统疾病的随访及监测

第一节 疾病随访

一、随访的定义

随访是指医院对既往就诊或住院的患者以上门面对面沟通或某种通信方式，进行定期了解患者病情变化和指导患者后续治疗的一种医疗行为。传统的随访方式包括门诊随访、信访、家访、委托代随诊、电话及电子邮件随访等。

二、随访的临床意义

随访是院外患者健康管理十分重要的一环，特别是针对病情长期存在且无法治愈的慢性疾病，遵照医嘱定期积极随访对疾病控制以及降低再入院风险有很大意义。通过随访可以提高医疗服务整体质量水平，同时也有利于医学科研工作的开展和医务工作者业务水平的提高，随访使医务人员便于对患者进行跟踪观察，掌握第一手疾病资料以进行统计分析、积累经验，从而更好地为患者服务。虽然过度筛查会造成医疗资源的浪费和经济成本的升高，但有效的随访可以降低患者疾病相关不良事件和健康风险的发生率，可节省医疗资源、减轻社会负担，从而更具成本效益。

出院后30 d内再次入院通常被视为意外或可能避免的事件。在美国，1/5的医疗保险付费患者在出院后30 d内重新入院。据估计，30 d内重新入院的患者中有高达90%的患者是非计划的，这足以证明随访的重要性，尤其是早期访视。

失访是严重的卫生管理和经济问题。据早年统计，英国由于患者未能按预期预约随访所致的年损失金额为1.5亿英镑。艾滋病患者的死亡率增加与失访未坚持联合抗反转录病毒治疗以及未对HIV病毒拷贝数进行跟踪而延误重新干预治疗相关。慢性病患者普遍具有复杂的医疗保健需求以及治疗计划，随访有助于医患双方掌握原发病病情变化趋势并予以及时干预，减少再入院率、疾病不良风险及医疗卫生资源消耗。

三、血液系统疾病的随访

不同疾病患者的随访需求有所不同，这与疾病本身特点、疾病严重程度、合并症的存在及特点、治疗药物的特点有关。例如，维生素缺乏引起的巨幼细胞贫血，网织红细胞一般在开始补充维生素后的3~5 d开始增多，4~10 d达到高峰，故应在期间安排首次随访，随访期间应不断强调日常生活及饮食管理；血红蛋白通常在1~2个月内达到正常，随访期间发现治疗效果不佳时，应考虑存在维生素吸收障碍或合并其他原因引起的贫血可能，安排消化系统内镜检查是必要的，特别是开始治疗2个月后随访时贫血仍未纠正者。其他营养性贫血可以采用类似的随访时间表，伴有慢性失血的缺铁性贫血者还应针对相应原发病进行随访；存在反复并难以纠正的出血如食管裂孔疝、月经过多或遗传性出血性毛细血管扩张症需长期口服铁剂治疗的患者，需长期随访以确定目前治疗是否适当。

长期口服抗凝剂可降低缺血性脑卒中、全身静脉血栓形成或静脉栓塞、房颤、心脏介入手术等血栓性事件或有血栓性事件风险患者的全因死亡率，并提高患者的生存质量。但是，使用抗凝剂具有出血风险，有时其所导致的重要脏器出血甚至是致命的，故须定期对患者随访以动态调整抗凝方案及给药剂量，并评估血栓再通情况及再栓风险，涉及颅内动静脉及心脏冠状动脉的血栓还应随访神经内科及心内科。终身性凝血功能异常疾病，如血友病，患者常在社区接受治疗。如患者在当地即可方便地获得替代治疗药物（如人凝血因子Ⅷ），失访是极其常见的。但长期接受社区治疗的血友病患者，难以监测凝血因子水平，导致可能的治疗不充分引起出血性事件风险增加；长期反复的关节腔出血会引起运动受限，失访不利于可能需要的外科干预以及康复性训练；未定期监测凝血因子抑制物水平也会严重影响替代治疗的效果。建议针对需要长期随访的慢病患者建立档案，提醒患者按计划定期访视。

随着医疗技术的发展，肿瘤性疾病逐渐趋于慢病化。然而，血液系统肿瘤患者长期所要面临的问题比其他慢性病严重，使用皮质类固醇、针对淋巴系统肿瘤的单克隆抗体类药物、免疫调节剂患者通常面临更高的感染风险；疾病复发和再次进展与高死亡率明显相关；疾病复发、化疗后骨髓抑制等导致的未经察觉的血细胞减少可引起严重感染、出血性事件，对患者生命安全造成严重威胁。需长期服用抗肿瘤药物的患者，如慢性粒细胞白血病患者长期口服酪氨酸激酶抑制剂（Tyrosine Kinase Inhibitor，TKI），容易产生未遵医嘱规律服药或自行停药现象。因此，血液系统肿瘤患者应制订更为严格的随诊流程，以便对原发病进行必要的监控管理。

对于霍奇金淋巴瘤（Hodgkin lymphoma，HL）、弥漫大B细胞淋巴瘤（diffuse large B cell lymphoma，DLBCL）等可治愈的淋巴瘤组织学类型，复发的可能性随着时间的推移而降低。因此，随访的频率应该逐渐降低，前两年每3个月一次，接下来的3年每6个月一次，之后每年一次，以监测晚期复发和治疗相关的不良反应。相比之下，滤泡性淋巴瘤、套细胞淋巴瘤和其他不可治愈的组织学类型的复发风险持续存在或随时间增加，应每3~6个月随访一次，具体取决于疾病治疗前的危险因素、化疗强度及治疗效果。

四、我国随访体系所面临的问题

随访对保证医疗服务质量、减少医疗资源浪费与经济投入、保障患者生命安全具有不可替代的重要意义。但是，由于患者往往对疾病认识程度不足、不够重视，长期随访依从性较差；我国社区卫生服务还相对落后，社区医务人员工作经验不足，对慢性病患者的社区管理与宣教明显不足，随访时常面临许多挑战，也导致消耗更多的医疗人力资源。在加强社区建设，提高社区医疗工作者的业务技能，加强健康宣教、行为干预、慢病管理、用药指导的同时，医疗中心也应提高对患者的随访意识，并采取适当的随访方式，减少失访，提高患者的依从性。

生物-心理-社会医学模式要求医务人员不仅关注患者疾病的病理生理因素，还应重视患者心理学因素、社会环境因素对患者健康的影响，在这一新型医疗模式下，合理有效的随访机制有助于医务人员充分掌握患者的心理及社会生活状况，为提高治疗效果及患者生存质量提供可靠保证。

采取适宜的随访方式有助于减少失访的发生。理论上讲，上门随访是最不易引起失访的随访方式，但显而易见其可能造成更大的医疗资源浪费，更为合适的策略是加强基层卫生医疗机构的建设，并形成分层诊疗系统的网络化，通过基层医生完成定期随访。目前，最为主流的随访方式是电话随访，至今仍广泛应用于临床。

有研究者评估了减少失访的干预措施，包括住院期间的医生提醒、电话提醒及邮件提醒，这些措施均可减少失访的发生，但也存在局限性。有较早的研究表明，邮件提醒的效果随着时间的推移而降低；电话提醒费用高昂，可能需要多次通话才能与对方取得联系；在院期间医生的提醒可以减少短期内失访，但对需长期随访的患者作用较小。短信是较电话提醒更具成本效益的随访方式，在就诊结束时安排下一次预约随诊时间并以短信方式通知患者是良好的随访模式，有研究者认为其效率与电话提醒没有显著差异。但是，老年患者的随访，电话可能是更有效的方式，因为可能需要更密切的接触方式才能有效与老年患者取得有效联系并避免因遗忘而失访。随着互联网的发展与普及，出现了许多线上健康管理及随访程序，目前还缺少对这种新型随访模式有效性的研究数据，但笔者认为其具有十分广阔的应用前景。

第二节　疾病监测

疾病过程是动态变化的，通过监测疾病相关临床表现及实验室特征，医务人员才能掌握疾病的转归趋势，从而制订治疗计划。疾病的动态监测和治疗的及时调整也是随访的主要内容。本节将对血液系统疾病的监测特点进行阐述。

一、血液系统疾病的监测

缺铁性贫血口服铁剂的患者可在几天后观察到逐渐增加的网织红细胞数量，通常在7~10 d时达到高峰，随后逐渐回落。在这一阶段一般并不会观察到血红蛋白浓度和血细胞比容的明显变化，但随后贫血会迅速纠正，一般在2个月内达到正常水平。如在这一阶段的随访中并未监测到血红蛋白和红细胞比容的明显恢复，则应该考虑是否仍存在未控制的失血、铁剂不足量、有影响铁吸收的药物或食物干扰、合并其他贫血性疾病以及诊断不正确。当贫血被纠正，不应立即停止治疗，因为机体铁储备仍未被补足。临床目前缺少监测铁储备的实验室方法。最直接监测铁储备的方法是骨髓中巨噬细胞的含铁量，但作为侵袭性的检查方法，易受骨髓内可染铁的干扰，某些病理状态下骨髓储存铁的能力可能受损，临床很少用以监测铁储备。血清铁蛋白浓度与全身铁储备相关，然而易受炎症、肿瘤、肾功能不全等疾病的干扰，近年有研究者发现，其在老年人群的缺铁性贫血诊断中价值较低。当铁剂治疗超过3周时，血清铁蛋白结果已不可靠；早年既有研究表明，血清铁蛋白也不适用于监测通过肠外应用铁剂的治疗效果，肠外应用铁剂可使血清铁蛋白浓度在24 h内升至正常甚至升高，且可持续至少1个月。

维生素B_{12}缺乏的患者使用肠外钴胺素治疗后，可监测到升高的血胆红素、铁、乳酸脱氢酶水平迅速下降。2~3 d内，骨髓细胞即可完成从巨幼红细胞向正常红细胞的转变。这也提示依靠形态学诊断巨幼细胞贫血需要在补充维生素前完成。治疗过程中应注意监测血常规，网织红细胞水平一般在3~5 d开始增多，4~10 d达到高峰。血红蛋白浓度在1~2个月内达到正常，超过这一治疗周期仍未达正常，或伴未纠正的白细胞及（或）血小板减少，则应考虑其他原因引起的贫血。

应用糖皮质激素治疗的自身免疫性血液系统损害需要监测循环负荷及血清离子，常可引起水钠潴留、低钾血症，并诱发心血管事件；有慢性感染病史的患者需要对病原指标进行监测，以注意有无感染复发的风险；内分泌科及消化科随诊有时是必要的，消化道溃疡、激素相关糖耐量受损、骨质疏松及骨坏死均是类固醇皮质激素常见的不良反应。

微量残留病（minimal residual disease，MRD）是指达到完全缓解标准后，以常规形态学方法无法检测到的有活性的肿瘤细胞残余。当急性白血病细胞低于$1×10^9$个时，通过骨髓涂片镜检无法发现残存的肿瘤细胞，即达到形态学完全缓解，而通过免疫学方法检测肿瘤细胞特异性抗原、分子生物学方法检测特征性基因染色体改变，仍可发现MRD。MRD的持续存在，提示较高的疾病复发风险或巩固治疗失败风险。采用流式细胞术，可通过检测初诊时发现的白血病细胞的异常特异性表型，来识别白血病细胞残留是否在治疗后依旧存在，具有较高的阳性预测价值；利用荧光原位杂交（fluorescence in situ hybridization，FISH）、RT-PCR技术等检测与白血病明确相关的重现性分子生物学异常是另一临床常用的MRD监测方法。恶性肿瘤常高表达WT-1基因，实时定量PCR可对WT-1表达进行定量监测，该基因过表达被认为是监测70%急性髓系白血病患者微小残留病灶的良好工具，但应注意包括造血干细胞在内的许多正常细胞也表达WT-1，故其动态水平的波动趋势比绝对值更具有临床意义。

PET/CT的出现为大部分淋巴瘤患者提供了更敏感的评估原发病受累范围、淋巴瘤分期及疗效的评价方法。PET/CT对评价霍奇金淋巴瘤（Hodgkin's lymphoma，HL）或氟脱氧葡萄糖高摄取的非霍奇金淋巴瘤的淋巴结内病灶以及结外受侵均较CT更为精准。但是，对于慢性淋巴细胞白血病/小B细胞淋巴瘤、淋巴浆细胞淋巴瘤/华氏巨球蛋白血症、蕈样霉菌病、边缘区淋巴瘤患者，PET/CT可不作为首选影像学评估及监测手段，除非考虑疾病向更高级别淋巴瘤转化。霍奇金淋巴瘤患者的PET/CT结果可代替骨髓穿刺涂片及骨髓活检作为骨髓受侵的监测手段；有学者认为，其监测DLBCL骨髓是否受累也有较强的临床价值。

PET/CT的治疗终点评估更准确，尤其是对于HL、DLBCL和滤泡性淋巴瘤患者。在早期和晚期HL患者中，已报道的阴性预测值为95%～100%，阳性预测值超过90%；在侵袭性非霍奇金淋巴瘤患者中，报道的阴性预测值为80%～100%，但阳性预测值较低，为50%～100%。如果考虑对基于PET/CT所示的残留病灶进行进一步化疗，建议活检确定或影像学复查。化疗疗程结束后达到完全代谢学缓解的患者，治疗期间常可观察到残留病灶的FDG摄取量高于正常肝脏摄取量。大多数摄取量高于纵隔但小于肝脏摄取的HL、DLBCL、滤泡性淋巴瘤患者在标准治疗结束时预后良好。然而，在降低化疗剂量的尝试中，建议更谨慎地对待这种残留病灶，以避免治疗不充分。

目前的研究认为，不推荐常规影像学监测，PET/CT的假阳性率大于20%，可导致不必要的检查费用、辐射暴露和患者焦虑。在具有时间依赖性终点（如无进展生存期、无事件生存期）的临床试验中，CT扫描由研究指定的时间间隔决定。经系统治疗后仍有腹腔内或腹膜后残余病灶的惰性淋巴瘤患者，停药随访期间可能会担忧无症状的腹腔内或腹膜后疾病进展，可以定期安排影像学检查，但也应尽量限制患者接触扫描的次数。

二、血液系统常用药物浓度的监测

临床中常见这样一种现象，即同一药物应用在患有同一疾病的个体中其治疗效果可能完全不同。诚然，这一问题的答案是多因素的，包括：同一诊断下的疾病可能具有不同的发病机制，即疾病本身具有异质性；该药物与患者所使用的其他药物可能存在相互作用；患者对治疗的依从性可能不同；此外，还应考虑个体之间的差异，其可能会受到年龄、性别、种族、药物代谢相关基因型等的影响。保持药物在靶器官的浓度水平处于治疗阈范围内是药物有效性的前提，低于治疗阈范围会导致治疗不充分；对于毒性阈与治疗阈较为接近的药物，更应注意超过治疗阈可能引起的严重毒性反应。

（一）环孢素A血药浓度监测

环孢素A（cyclosporine A，CsA）是一种临床常用的免疫抑制剂，可抑制B淋巴细胞、辅助性T淋巴细胞活性，在治疗再生障碍性贫血、自身免疫性疾病继发的血液系统损害、异基因造血干细胞移植后预防/治疗移植物抗宿主病（graft versus host disease，GVHD）中具有重要地位。由于环孢素口服吸收不规律、不完全（口服生物利用度约为30%，且可随治疗时间延长而增加），药物动力学个体差异很大，且易发生药物之间的相互作用，以及与血药浓度相关的肝、肾毒性，监测其血药浓度具有重要的临床意义。再生障碍性贫血患者一般应维持环孢素血药浓度为$200\sim400$ μg/L。异基因造血干细胞移植使用环孢素预防急性GVHD，一般应维持血药浓度为$150\sim250$ μg/L。

临床上一般在服药前或服药后2 h采集外周血测定环孢素血药浓度，即谷浓度与峰浓度，其中以监测谷浓度最为常用。临床上可能存在谷浓度在正常范围而峰浓度已超过治疗阈上限，或峰浓度在正常范围，谷浓度低于正常值下限的现象，为有效调整环孢素浓度造成困难。有研究认为根据峰浓度调整环孢素给药剂量更有利于控制急性GVHD、减轻排斥反应并减少器官毒性的发生率。

（二）氨甲蝶呤血药浓度监测

氨甲蝶呤（methotrexate，MTX）作为叶酸拮抗剂，通过阻断DNA合成，使细胞增殖停滞，发挥抗肿瘤作用。氨甲蝶呤是急性淋巴细胞白血病诱导与维持化疗、侵袭性淋巴瘤的联合化疗、中枢神经系统白血病及淋巴瘤的预防与治疗不可或缺的药物。

MTX大多数以原型经肾脏排出，基础肾功能不全或给药期间水化、碱化、利尿措施不充分会延长其暴露时间，可能危及生命。一般临床使用大剂量MTX后均需给予甲酰四氢叶酸解救，而利用MTX血药浓度监测以确定药物清除率并指导甲酰四氢叶酸解救剂量可使MTX治疗安全性与疗效更加可控。

MTX解救一般在给药$6\sim24$ h后开始，每6 h一次，每次$10\sim15$ mg/m^2，根据$44\sim48$、$68\sim72$ h所监测的血药浓度调整后续解救剂量（见表15-1）。若MTX血药浓度大于10 μmol/L，即使使用甲酰四氢叶酸也难以有效解除药物毒性，且此时常伴随严重肾功能不全，阻碍MTX的有效排出，故应在继续解救的同时通过血液透析使血药浓度快速下降。羧基肽酶G是一种细菌酶，能降解叶酸拮抗剂，近年也逐渐用于MTX的解救。

表15-1 MTX血药浓度监测与解救剂量

$44\sim48$ h [MTX]血药浓度/μmol/L	$68\sim72$ h [MTX]血药浓度/μmol/L	亚叶酸钙（单次剂量）
≤1.0	≥*DL,≤0.4	15 mg/m^2
1.0<MTX≤2.0	0.4<MTX≤0.5	30 mg/m^2
2.0<MTX≤3.0	0.5<MTX≤0.6	45 mg/m^2
3.0<MTX≤4.0	0.6<MTX≤0.7	60 mg/m^2
4.0<MTX≤5.0		75 mg/m^2

续表15-1

44～48 h [MTX]血药浓度/μmol/L	68～72 h [MTX]血药浓度/μmol/L	亚叶酸钙（单次剂量）
>5.0	>0.7	=[MTX]×体重（kg）
>10		血液透析

每24 h复查至小于*DL停止解救

注：*DL，检测低限。

引自：吴东媛，刘铎，董梅.我国氨甲蝶呤血药浓度监测文献分析[J].中国药房.2016，27（33）：4665-4667.

（三）Venetoclax血药浓度的监测

Bcl-2是一种抗凋亡蛋白，在肿瘤的发生与化疗耐药中发挥重要作用，并常在造血系统恶性肿瘤中过度表达。Venetoclax是一种特异性Bcl-2抑制剂，临床已批准用于治疗慢性淋巴细胞白血病/小B细胞淋巴瘤、AML等肿瘤性疾病。

体外研究表明，Venetoclax主要经CYP3A代谢，其安全性和有效性会因CYP3A抑制剂及诱导剂的作用而发生严重改变。药物代谢酶和药物转运体活性的增加或降低可导致暴露的减少或增加，从而导致疗效降低或毒副作用。临床常用的CYP3A抑制剂包括唑类抗真菌药物、大环内酯类抗生素、利托那韦等，CYP3A诱导剂包括苯妥英、卡马西平、利福平等。

P-gp即P-糖蛋白，是一种细胞自我保护性机制，表达于细胞膜并具有分子泵的作用，将有害分子泵出胞外。通过将细胞内药物泵出胞外，P-gp的高表达是肿瘤耐药的一种重要机制。Venetoclax会显著降低P-gp的mRNA转录和蛋白表达，抑制P-gp活性。由于许多细胞毒性药物都是P-gp底物，当P-gp过表达时会降低甚至失去治疗效果，抑制P-gp表达和活性可能会增强P-gp底物的疗效，这也许是Venetoclax联合化疗方案在临床上取得成功的重要机制之一。但是，这同时也表示与其他P-gp抑制剂同时使用时，有增加毒性反应的风险；与P-gp底物同时给药时，会增加底物的毒性，错开给药的时间也许能减少毒性反应的发生。

故而，我们可以通过监测Venetoclax的血药浓度，指导给药剂量调整。对于如何监测Venetoclax的血药浓度，目前仍无指南性建议。一般认为在稳定服用药物3～5 d后测定峰浓度及谷浓度，在服药前检测谷浓度，服药后5～8 h检测峰浓度，峰浓度应维持在2000～3000 ng/mL。

综上，药物代谢动力学是研究药物在机体内吸收、分布、生物转换（代谢）、排泄的动态过程的一门学科，通过数学原理阐述血药浓度随时间的变化规律。药物代谢动力学完整过程的研究是指导给药途径、方法、剂量及剂量调整、合并用药的重要基础。通过药物代谢动力学充分的证据，我们才有可能制订使药物稳态浓度保持在有效而不产生毒性或毒性可承受范围内的合理给药方案。据此，对于吸收不规律、毒性较强、治疗窗较窄、通过重要代谢途径代谢、易产生药物之间相互作用的药物进行血药浓度的合理监测，对药物的有效性及控制不良事件有极为重要的价值。

第三节 治疗调整

一、治疗调整的原则

安全性、有效性、经济性与方便性是药物选择的基本原则。其中，安全性是基本条件，有效性是一线药物选择的首要标准，经济性和方便性是临床实践中影响药物选择的重要因素。经济性不应只考虑药物本身的成本，而应考虑整个治疗方案的总成本，包括辅助用药、监测、护理、预防及治疗药物不良反应的花费；方便性即考虑治疗是否有很好的依从性，药物不易购买、没有固定疗程、需要长期用药以及需要患者自行管理常可引起依从性下降。

当临床决策者面临以上四个基本原则至少之一不能满足的情况，则需要对当前的治疗方案进行调整。包括改变单位时间内给药的总剂量、给药间隔及给药方式，以及选择其他治疗药物。

二、基于药物不良反应的治疗调整

一般而言，口服铁剂是缺铁性贫血患者的首选治疗方法，其不良反应并不常见。但少数患者可能仍会出现无法耐受的消化道症状，包括呕吐、胃灼热、便秘等，这些患者将剂量降低至每日一片一般均可得到缓解；此后患者仍有可能耐受全剂量治疗。改换另一种制剂，特别是外观不同的制剂也可能有效。

过敏反应是静脉铁制剂最危险的并发症，发生静脉铁剂过敏的患者，可调整为口服铁剂继续治疗。蔗糖铁曾被用于对右旋糖酐铁及葡萄糖酸钠铁有过敏反应的患者，且无不良事件发生。

随着技术的不断革新，静脉铁剂的毒性反应发生率有所降低。肠外铁剂的毒性反应可能是由于药物中铁结合碳水化合物载体与铁的结合不够紧密，从而在体内释放出不稳定的游离铁。然而，新的铁剂配方具有复杂的碳水化合物外壳，能够减缓铁的释放，减少其毒性反应。

另外，一些给予肠外铁剂治疗的患者给药后可能发生轻微、自限性的输液反应，通常情况下，这种不良反应在不采取任何治疗干预的情况下几分钟内即可自行消失。诚然，有多种药物过敏史或哮喘史且输液反应发生率较高的患者，提前使用皮质类固醇预防可能是有益的。然而，这些患者可能会面临使用抗组胺药物进行过度的治疗。例如苯海拉明，其可引起嗜睡、心动过速、出汗和低血压等副作用，这些副作用曾被错误地归因于静脉铁剂。

故而，由于肠外铁剂更高的有效性，在较为危重的缺铁性贫血患者的治疗中更具优势，口服铁剂的治疗地位正在受到挑战。尤其是有铁吸收障碍的消化系统疾病患者，推荐采用肠外给药。同时，研究者们也在探索更优的口服药物，Feralgine™是一种新型口服铁剂，有研究认为，其在乳糜泻（可严重影响肠内铁剂的吸收）患者中依旧具有很好的生物利用率。

口服钴胺素治疗巨幼细胞贫血一般认为是安全有效的，但需定期随访以确保疗效。盲袢综合征、胃切除术后，或考虑存在其他可引起钴胺素吸收障碍的患者，建议更换为肠外给药。术中大量输血、血液透析、全肠外营养支持、接受叶酸拮抗剂如甲氧苄啶治疗、氧化亚氮麻醉者可能出现急性巨幼细胞贫血，表现为快速进展的巨幼细胞性状态伴急性血小板减少。血涂片常缺乏典型的形态学表现，但骨髓表现为巨幼细胞改变。此类患者均对肠外治疗剂量的叶酸及钴胺素迅速起效。

皮质类固醇是许多免疫性血液系统损害的首选用药，如自身免疫性溶血性贫血（autoimmune

hemolytic anemia，AIHA）。长期使用激素治疗的患者可能诱发严重不良反应，如股骨头坏死、严重机会性感染等，对激素耐受或复发的 AIHA 患者可考虑行脾切除术或其他免疫抑制剂替代治疗。利妥昔单抗是针对 B 淋巴细胞表面 CD20 抗原的单克隆抗体，能够清除 B 淋巴细胞克隆，其中包括肿瘤性及产生自身抗体的 CD20⁺ B 淋巴细胞。故针对以 B 淋巴细胞增殖或其生物学特性为主要病理机制的疾病，利妥昔单抗是一种良好的治疗备选方案。

三、基于药物相互作用治疗的调整

Venetoclax 治疗 AML 的稳定给药剂量是每日 400 mg，相比其他剂量，此剂量下的缓解率、缓解持续时间和总生存期最佳，且安全可耐受。年龄、体重、种族及肾功能均对维奈克拉的表观清除率无影响，因此这些患者无需调整剂量，但重度肝功能损害患者建议减量 50%。Venetoclax 经 CYP3A 代谢，其血药浓度受到 CYP3A 诱导剂及抑制剂的影响；与 P-gp 抑制剂联用具有协同作用，会增加药物毒性反应。在使用此类药物时需对 Venetoclax 做相应的调整，具体如表 15-2 所示。

表 15-2 Venetoclax 联用 CYP3A 抑制剂/P-gp 抑制剂的剂量管理

伴随用药		起始剂量和爬坡剂量	稳定剂量（爬坡之后）
强效 CYP3A 抑制剂	泊沙康唑	第一天 10 mg 第二天 20 mg 第三天 50 mg 第四天 70 mg	70 mg
	其他：酮康唑、伊曲康唑、伏立康唑、克拉霉素、利托那韦等	第一天 10 mg 第二天 20 mg 第三天 50 mg 第四天 100 mg	100 mg
中效 CYP3A 抑制剂	氟康唑、阿瑞匹坦、红霉素、环丙沙星、维拉帕米		剂量减低至少 50%
P-gp 抑制剂	胺碘酮、奎尼丁等		剂量减低至少 50%

在 Venetoclax 治疗阶段如发生真菌感染，建议使用非唑类抗真菌药物；如拟停用联合使用的唑类抗真菌药，建议在停药经过 2～3 d 的洗脱期后再调整 Venetoclax 的剂量。另外，Venetoclax 与华法林同时给药会导致华法林的 Cmax（峰浓度）和 AUC0-INF（从开始给药到无穷大时间的血药浓度-时间曲线下面积）增加，可能会增加出血的风险。应严密监测接受 Venetoclax 与华法林同时给药患者的国际标准化比值（international normalized ratio，INR）。

类似的情况还发生在其他 CYP3A 抑制剂之间。例如针对携带 Ph 染色体（BCR/ABL1 融合基因）的血液系统克隆性疾病，如慢性粒细胞白血病、部分急性淋巴细胞白血病等，TKI 扮演着最为重要的治疗作用，与唑类抗真菌药物联用时应减量或尽量延长给药间隔。有研究者认为，与 CYP3A 抑制剂联合应用时，伊马替尼在未出现药物不良反应时无须减量；尼洛替尼需减量至每日 400 mg；达沙替尼减少至每日 20～40 mg。TKI 药物的口服吸收还受到抗酸药物的影响；尼洛替尼、达沙替尼应与胃黏膜保护剂（铝剂）的给药间隔应为 2 h 以上，不建议在达沙替尼使用期间联用质子泵抑制剂，如奥美拉唑、泮托拉唑等。

四、基于靶向及免疫治疗的调整

肿瘤免疫学与分子生物学的快速发展,为肿瘤性疾病的治疗带来了革命性的变化。肿瘤的发生机制是多因素的,尚未被完全阐明,但可以肯定的是,其与影响肿瘤细胞代谢与增殖的关键分子生物学突变、肿瘤细胞的免疫逃逸密切相关。针对肿瘤关键发病机制的靶向治疗,激活、诱导细胞免疫对肿瘤细胞的杀伤已成为研究热点与临床治疗选择,传统放化疗在肿瘤治疗学中的地位逐渐受到挑战。

Venetoclax在AML中最早用于不适合强化疗的老年患者,联合去甲基化药物(地西他滨/阿扎胞苷)或小剂量阿糖胞苷均取得了十分可观的治疗效果。随后,在适合强化疗的初治、巩固治疗或复发难治AML患者中联用Venetoclax的探索也开始受到广泛关注。Ⅰb/Ⅱ期临床数据显示,Venetoclax联合FLAG+IDA的强化疗方案,与先前FIA队列的数据相比,12个月的OS为94%和76%($P=0.007$);24个月的OS为77%和55%($P=0.04$),在新诊断和继发/治疗相关AML患者中的ORR分别达到100%和92%,尽管这一方案仅纳入了45例患者,但疗效差异十分显著。Venetoclax联合标准DA方案用于初治年轻AML患者也显示了较好的疗效。

其他分子靶向药物也具有十分瞩目的临床价值与前景。如IDH1抑制剂依维替尼(ivosidenib,IVO)联合阿扎胞苷治疗不适合强化疗的白血病老年患者,其CR和ORR分别为47.2%和62.5%,中位OS达到24个月;另一项IVO或IDH2抑制剂Enasidenib联合标准"3+7"方案治疗伴IDH1/2突变的AML成人患者的Ⅰ期临床试验也取得了显著疗效,且耐受性良好。

作为AML患者的不良预后因素之一,涉及FLT3的高频突变严重影响AML患者的生存。吉瑞替尼是FLT3抑制剂,最新数据表明伴FLT3突变的复发/难治AML患者,单药应用吉瑞替尼疗效优于挽救化疗。其为联合诱导巩固化疗治疗新诊断的伴FLT3突变AML、联合阿扎胞苷治疗不适合强化疗的伴FLT3突变AML患者均带来了显著的生存获益。

靶向药物之间的联合方案也是肿瘤治疗学探索的热点方向。2021年ASH大会报道了维奈克拉联合吉瑞替尼用于治疗伴FLT3突变的复发/难治AML患者的临床疗效,结果显示,联合方案的细胞遗传学完全缓解率提升到了70%以上,明显优于单药应用吉瑞替尼,FLT3-ITD组的中位生存时间为10个月左右。有研究在此方案基础上加入了阿扎胞苷,探索在携带FLT3突变的复发/难治AML、高危骨髓增生异常综合征(myelodysplastic syndrone,MDS)/慢性粒-单核细胞白血病(chronic myelomonocytic leukemia,CMML)、不适合强化疗的AML患者中的疗效,近期更新的结果显示,新诊断的携带FLT3突变患者的CR+CRi可达93%,复发/难治组ORR可达69%。

针对不同分子生物学异常的个体化治疗已取得了长足的进步,但临床仍有很多困难亟待解决。例如,维奈克拉被证明对携带NPM1突变、IDH1/IDH2突变的AML患者具有良好的疗效,但对TP53突变患者疗效不佳,针对TP53突变AML患者的治疗仍十分困难,寻求其他联合方案、细胞免疫治疗可能会带来更好的疗效;多种小分子靶向药物联合使用也可能会产生目前难以预料的不良事件。

CHOP方案是治疗包括DLBCL在内许多B细胞来源淋巴瘤的一线方案。根据18种基因突变、BCL-2易位和BCL-6融合,研究者将DLBCL患者分为了6种遗传亚型:MCD、BN2、N1、EZB、TP53和NOS。有研究者报道了基于这一遗传亚型分层的个体化治疗方案的疗效,在R-CHOP方案的基础上增加其他药物(R-CHOP+X),其中MCD和BN2亚型患者接受BTK抑制剂伊布替尼,N1和NOS患者联合来那度胺,EZB亚型患者给予西达本胺,TP53患者予以地西他滨。该研究共纳入128例患者,1∶1分配至R-CHOP+X组与R-CHOP组,R-CHOP+X组与R-CHOP组的CR率为85%和65%;总缓解率ORR为91%和72%。中位随访14.1个月,两组的1年无进展生存(PFS)率为96%和79%;OS率为98%和94%。结果提示,依据基因亚型指导的R-CHOP+X方案有望提高DLBCL患者的治疗效果。

免疫学是21世纪的热点学科，为肿瘤治疗学做出了深远的贡献。异基因造血干细胞移植，在很大程度上属于细胞免疫治疗的范畴。免疫靶向治疗手段为临床决策者提供了新的思路，不断挑战着传统化疗的地位。包括激活针对肿瘤细胞的细胞免疫的治疗方法，如双特异性单抗-贝林妥欧；单克隆抗体耦联药物，如Polatuzumab Vedotin；免疫检查点抑制剂，如程序性死亡受体1抑制剂（programmed death ligand 1，PD-1抑制剂）、程序性死亡受体-配体1抑制剂（PD-L1抑制剂）；嵌合抗原受体的T细胞治疗（chimeric antigen receptor T cell，CAR-T）等。

（范晟煊）

参考文献

[1] BALDÉ A, LIÈVRE L, MAIGA AI, et al. Re-engagement in care of people living with HIV lost to follow-up after initiation of antiretroviral therapy in Mali: Who returns to care? [J].PLoS One, 2020, 15(9): e0238687.

[2] NASRIN N, SHANMUGASUNDARAM S, KARTIKAYAN R. The value of duodenal biopsies in the evaluation of megaloblastic anemia[J]. Journal of Laboratory Physicians, 2021, 13(4): 291-295.

[3] PATEL K, MEMON Z, MAZURKIEWICZ R. Management of iron-deficiency anemia on inpatients and appropriate discharge and follow-up[J]. Journal of Hematology, 2020, 9(1-2): 5-8.

[4] LYMAN G, CARRIER M, AY C, et al. American society of hematology 2021 guidelines for management of venous thromboembolism: prevention and treatment in patients with cancer[J]. Blood Advances, 2021, 5(4): 927-974.

[5] STROMER W, PABINGER I, AY C, et al. Pain management in hemophilia: expert recommendations[J]. Wien Klin Wochenschr, 2021,133(19-20): 1042-1056.

[6] KLOOSTERMAN F, ZWAGEMAKER A, ABDI A, et al. Hemophilia management: huge impact of a tiny difference[J]. Research and Practice in Thrombosis and Haemostasis, 2020, 4(3): 377-385.

[7] LOGUE J, ZUCCHETTI E, BACHMEIER C, et al. Immune reconstitution and associated infections following axicabtagene ciloleucel in relapsed or refractory large B cell lymphoma[J]. Haematologica, 2021, 106(4): 978-986.

[8] GAALEN L, LINDEN M, GUSSEKLOO J, et al. Telephone follow-up to reduce unplanned hospital returns for older emergency department patients: A randomized trial[J]. Journal of the American Geriatrics Society, 2021, 69(11): 3157-3166.

[9] NATALIE O, RONNEBAUM S, OMER Z, et al. A systematic literature review of disease burden and clinical efficacy for patients with relapsed or refractory acute myeloid leukemia[J]. American Journal of Blood Research, 2021, 11(4): 325-360.

[10] REED J, MASENGE A, BUCHNER A, et al. The utility of metabolic parameters on baseline F-18 FDG PET/CT in predicting treatment response and survival in paediatric and adolescent hodgkin lymphoma[J].Journal of Clinical Medicine, 2021, 10(24): 5979.

[11] KOSTAKOGLU L, MARTELLI M, SEHN L, et al. End-of-treatment PET/CT predicts PFS and OS in DLBCL after first-line treatment: results from GOYA[J]. Blood Advances, 2021, 5(5): 1283-1290.

[12] MAITI A, DINARDO C, KADIA T, et al. Ten-Day decitabine with venetoclax versus intensive chemotherapy in relapsed or refractory acute myeloid leukemia: a propensity score matched analysis[J]. Blood, 2020, 136(S1): 30-33.

［13］STEIN E, DINARDO C, FATHI A, et al. Ivosidenib or enasidenib combined with intensive chemotherapy in patients with newly diagnosed AML: a phase 1 study[J]. Blood, 2021, 137(13): 1792-1803.

［14］PERL A, LARSON R, PODOLTSEV N, et al. Follow-up of patients with FLT3- mutated R/R AML in the phase 3 ADMIRAL trial[J]. Journal of Clinical Oncology, 2021, 39(18): 7013-7013.

［15］DAVER N, ALTMAN J, MALY J, et al. Efficacy and safety of venetoclax in combination with gilteritinib for relapsed/refractory FLT3-mutated acute myeloid leukemia in the expansion cohort of a phase 1b study[J]. Blood, 2020, 136(S1): 20-22.

［16］SHORT N, DINARDO C, DAVER N, et al. A triplet combination of azacitidine, venetoclax and gilteritinib for patients with FLT3 -mutated acute myeloid leukemia: results from a phase I/II study[J]. Blood, 2021, 138(S1): 696-696.

第十六章 血液系统疾病相关并发症及处理

第一节 血栓性事件

一、病因及危险因素

静脉血栓栓塞症（venous thromboembolism，VTE）是多种因素导致的疾病或病理状态，涉及一种或多种遗传性缺陷和多种获得性危险因素，如损伤、制动、恶性肿瘤、炎症、妊娠、口服避孕药和自身免疫性疾病等。易栓症是指遗传性或获得性因素导致机体易发生血栓形成的一种状态，导致VTE常见的遗传性缺陷和获得性致病因素见表16-1。

表16-1 易栓症和VTE危险因素

遗传性易栓症	获得性静脉血栓形成危险因素
抗凝蛋白缺陷	获得性易栓疾病
抗凝血酶缺陷症	抗磷脂综合征
蛋白C缺陷症	恶性肿瘤
蛋白S缺陷症	骨髓增殖性肿瘤
凝血因子缺陷	阵发性睡眠性血红蛋白尿
活化蛋白C抵抗症（因子V Leiden突变等）	肾病综合征
凝血酶原G20210A突变	急性内科疾病（心力衰竭、呼吸衰竭等）
异常纤维蛋白原血症	炎性肠病
纤溶蛋白缺陷	获得性易栓因素
异常纤溶酶原血症	手术或创伤
组织型纤溶酶原激活物（t-PA）缺陷症	长期制动
纤溶酶原活化抑制物-1增多	高龄
代谢缺陷	妊娠及产褥期

续表16-1

遗传性易栓症	获得性静脉血栓形成危险因素
高同型半胱氨酸血症（MTHFR突变）	口服避孕药及激素替代治疗
凝血因子水平升高	肿瘤治疗
	获得性抗凝蛋白缺陷

引自：中华医学会血液学分会血栓与止血学组.易栓症诊断与防治中国指南（2021年版）[J]. 中华血液学杂志，2021，42（11）：881-888.

二、易栓症的筛查

以下情况建议重点筛查遗传性易栓症（FURY）：

F：有明确的VTE家族史或家族中至少2例类似患者（family history）；

U：少见部位的VTE，如下腔静脉、肠系膜静脉、中枢神经系统、肝、肾静脉等（unusual location of thrombosis）；

R：反复发生的VTE（recurrent episodes of thrombosis）；

Y：年龄<50岁（years）。

此外，无诱因的VTE、女性口服避孕药或绝经后接受雌激素替代治疗期间发生的VTE、口服华法林抗凝治疗中发生双香豆素性皮肤坏死、新生儿暴发性紫癜、已知存在遗传性易栓症患者的一级亲属在发生获得性易栓疾病时也建议行遗传性缺陷检测。不同人种遗传性易栓症的流行病学可能不同。在白种人中，因子Ⅴ基因Arg506Gln突变引起的活化蛋白C抵抗（因子Ⅴ Leiden）及凝血酶原单核苷酸多态性（G20210A）可能是最常见的遗传性缺陷，而抗凝蛋白缺陷是我国人群最常见的遗传性易栓症。故而筛查的项目建议包括抗凝血酶、蛋白C和蛋白S活性，存在抗凝蛋白活性下降应进行相关抗原水平的测定，明确抗凝蛋白缺陷的类型；哈萨克族、维吾尔族等携带高加索血统的少数民族人群还应检测活化蛋白C抵抗和凝血酶原G20210突变。如上述检测阴性，建议进一步检测血浆同型半胱氨酸，因子Ⅷ、Ⅸ、Ⅺ，纤溶蛋白缺陷等。

遗传性易栓症的筛查不建议在血栓急性期进行，因为在血栓事件的急性期可因炎症或消耗引起凝血因子暂时增高或减低（PC/PS/ATⅢ/Ⅷ等）；肝素抗凝治疗、维生素K拮抗剂或凝血酶直接抑制剂可干扰抗凝血酶活性的检测结果，建议该检查在停用肝素至少24 h后进行；华法林抗凝治疗或维生素K缺乏常伴有蛋白C及蛋白S活性水平下降，蛋白C及蛋白S活性检测前应停用华法林2~3周；遗传性易栓症的筛查一般也并不会影响初始治疗，除非有APTT延长，考虑存在狼疮抗凝物（lupus anticoagulant，LA）。加之出凝血系统动态变化的复杂性，仅凭一次结果诊断PC/PS/ATⅢ缺乏或抗磷脂综合征（antiphospholipid syndrome，APS）需格外谨慎。

对于获得性易栓症的检测，不推荐VTE患者在没有其他肿瘤相关临床表现时进行系统性肿瘤筛查，推荐腹腔内脏静脉血栓形成（如布加综合征、门静脉血栓等）的患者筛查JAK2 V617F基因突变，除外早期的真性红细胞增多症（polycythemia vera，PV）或原发性血小板增多症（essential thrombocythemia，ET）；动脉硬化血栓形成和/或反复静脉血栓形成推荐进行血同型半胱氨酸测定。建议具有以下情况患者筛查抗磷脂抗体：无明显诱因的VTE；多次发生病理性妊娠（流产、胎儿发育停滞、死胎等）；年龄<50岁的缺血性脑卒中；血栓形成伴无法解释的血小板减少和/或APTT、PT延长。狼疮抗凝物的检测应在抗凝治疗前或停用口服抗凝药物至少1周后进行，应至少一项抗体2次检测阳性，且检测间隔至少1周才具有较可靠的临床意义。

三、静脉血栓栓塞症的治疗

已明确原因的VTE患者应给予标准抗凝治疗方案,即肝素联合口服华法林治疗2 d后,持续使用华法林直到国际标准化指数(international normalization ratio,INR)达到2.0～3.0。华法林的治疗使血栓复发风险减少90%～95%,但有致命性出血的风险。因此,抗凝治疗时间应根据血栓复发的可能性而确定,抗凝治疗期间需要对患者进行定期随访监测。

外伤或手术后发生远端静脉血栓的患者血栓复发率较低,可接受3个月的抗凝治疗;易栓症患者需要延长抗凝治疗至6个月以上;危及生命的血栓事件、脑静脉血栓形成、反复血栓发作、抗凝血酶/蛋白C/蛋白S缺乏、抗磷脂综合征患者需要长期抗凝,并定期随访评估。

孕妇发生VTE优先选择低分子量肝素抗凝,治疗应持续整个孕期至分娩后6周,持续时间不应少于6个月;应避免使用华法林,因其可在孕6～12周使用期间导致胎儿发育异常,在整个孕期都可能导致胎儿中枢神经系统异常。

VTE患者的健康宣教十分重要,应注意日常采取预防措施。肥胖者建议减重,避免长期不活动,有服用雌激素者应寻求停药的可能性,以及戒烟。推荐下肢静脉血栓患者使用弹力袜至少2年,可减少50%血栓后综合征的发生。应充分认知未来发生血栓的风险(如飞行、手术、妊娠及外伤)、抗凝治疗期间的出血风险。长期随访对患者健康管理是必要的,有助于强调并监督VTE预防措施,并指导未来的抗凝治疗。

第二节 出血性疾病

一、出血性疾病的常见病因

出血性疾病是临床常见且较为复杂的一类疾病或病理状态。按是否具有遗传倾向可大致分为遗传性和获得性出血性疾病两大类;按病因可大致分为血管性疾病、血小板数量或质量异常、凝血因子缺乏或功能障碍等类型。

获得性出血性疾病最常见的因素为血小板减少症,可能的病因包括自身免疫性疾病,DIC,脾功能亢进或脾扣留,恶性肿瘤骨髓浸润等引起血小板生成减少、破坏过多或分布异常。此外,还包括肝病、肾衰竭、维生素K缺乏、获得性抗凝血因子抗体、药物、血管性疾病等。

某些血液病引起的出血性事件可能是多因素的,如急性早幼粒细胞白血病(acute promyelocytic leukemia,APL),APL细胞高表达组织型纤溶酶原激活物(tissue plasminogen activator,t-PA)、尿激酶型纤溶酶原激活物(urokinase plasminogen activator,u-PA),膜联蛋白Ⅱ作为组织型纤溶酶原激活物(t-PA)和纤溶酶的表面受体,被发现也在APL细胞上高表达,可诱发原发性纤溶亢进;ALP细胞表达组织因子、癌性促凝物质,诱发凝血系统激活;白血病细胞的侵袭性引起正常造血受抑,血小板生成减少,加之DIC的形成消耗,血小板数量进一步减低。事实上,APL所诱发的DIC机制尚未完全阐明。

遗传性出血性疾病常见为先天性凝血因子缺乏、血小板疾病(如血小板无力症)、纤溶疾病(如α2-抗纤溶酶缺乏)、纤溶酶原激活剂抑制物-1缺乏、血管性疾病(如出血性毛细血管扩张症)等。本节主要就出血性疾病的管理,围绕诊断思路及治疗原则进行阐述。

二、出血性疾病的诊断

出血性疾病的诊断主要基于出血史、体格检查和基本实验室结果的评估。出血史对进一步确定诊断和预测将来出血的可能性具有重要意义。出血的部位有助于识别不同的出血性疾病，见表16-2。例如不明原因的关节积血和肌肉出血提示血友病，皮肤黏膜出血更常见于血小板减少。

表16-2 与临床表现相关的特异性出血性疾病

临床表现	出血性疾病
黏膜出血	血小板减少症、血小板功能障碍、血管性血友病
新生儿头部血肿，关节积血，血尿，肌肉、颅内和腹膜后出血	重型血友病A、B，重症因子Ⅶ、X或ⅩⅢ缺乏，重症3型血管性血友病，无纤维蛋白原血症
损伤相关的出血和轻度自发性出血	轻度和中度血友病A、B；重症因子Ⅺ缺乏；纤维蛋白原，因子Ⅱ、V、Ⅶ或X中度缺乏；因子V、Ⅷ联合缺乏；α2-抗纤溶酶缺乏
脐带残段出血和习惯性流产出血	无纤维蛋白原血症、低纤维蛋白原血症、异常纤维蛋白原血症、因子ⅩⅢ缺乏
新生儿面部紫癜	血小板无力症、重度血小板减少症
反复发作的严重鼻出血及慢性缺铁性贫血	遗传性出血性毛细血管扩张症

病史采集时，应询问近期药物使用史如中草药、阿司匹林、华法林及类固醇药物，不洁饮食、毒物接触史可能与维生素K缺乏相关。纤维蛋白交联（ⅩⅢ因子）缺陷或纤维蛋白溶解缺陷引起的出血往往表现为创伤后延迟出血。如出血症状仅累及一个器官或系统时（如反复出现的鼻腔出血、泌尿系出血、黑便等），应考虑局部器官或系统疾病，如溃疡出血、血管解剖异常等。详细的家族史询问是十分必要的，当考虑遗传性疾病时，应绘制至少包括两代人的遗传图谱。

出血性疾病实验室检查诊断思路如图16-1所示。当考虑全身性出凝血功能异常时，进行包括凝血酶原时间（prothrombin time，PT）、活化的部分凝血活酶时间（activated partial thromboplastin time，APTT）、血小板计数等基本实验室检查是十分必要的。如仅有APTT延长见于凝血因子Ⅷ、Ⅸ、Ⅺ、Ⅻ缺乏、肝素存在或存在上述某凝血因子抑制物，包括特异性抑制物，如Ⅷ抑制物（常见于Ⅷ因子替代治疗的血友病A型患者），以及非特异性抗体，如狼疮抗凝物。仅有PT延长提示凝血因子Ⅶ缺乏、轻度维生素K缺乏或存在抑制物。当PT和APTT均延长时应考虑凝血因子联合缺陷，纤维蛋白原、凝血酶原、凝血因子V或X缺陷，或存在上述因子抑制物。PT及APTT纠正试验可用于区分凝血因子缺陷及存在因子抑制物。免疫学检查可帮助确定凝血因子活性减低由含量减少或是质量异常引起。交叉免疫电泳可以检测出电泳迁移率异常的蛋白质，可发现与抗原蛋白本身电泳迁移率不同的抗原抗体复合物，如抗磷脂综合征患者可能存在抗凝血酶原-凝血酶原复合物。

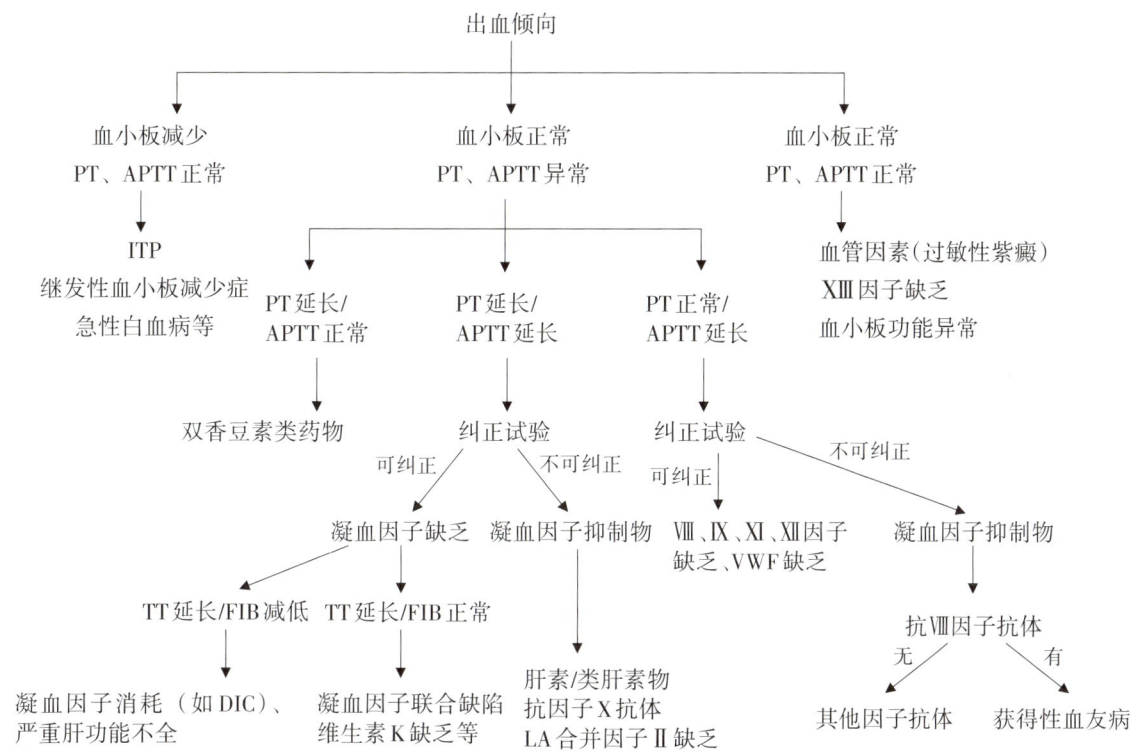

图16-1 出血性疾病实验室检查诊断思路（原创）

当血常规提示血小板计数减少时，首先应进行血涂片检查以排除抗凝剂诱导血小板聚集而引起的假性血小板减少。此外，血涂片对遗传性血小板减少及功能异常疾病也有一定诊断价值，如巨大血小板综合征、MYH9血小板综合征；破碎红细胞及毛刺细胞见于血栓性微血管病，如溶血尿毒症综合征和血栓性血小板减少性紫癜（thrombotic thrombocytopenic purpura，TTP），偶见于弥漫性血管内凝血；巨幼红细胞增多和/或核分叶过多，见于维生素B_{12}或叶酸缺乏；异常白细胞见于白血病等克隆性疾病。

肝脏在止血系统中具有重要作用，超过75%的慢性肝病患者存在血小板减少并可能合并血小板功能缺陷，肝病引起的脾肿大、促血小板生成素合成减少以及凝血功能障碍血小板消耗是促使血小板减少的原因。同时，肝脏是合成促凝血蛋白的器官，肝功能衰竭时常发生凝血因子Ⅱ、Ⅴ、Ⅶ、Ⅸ、Ⅹ、Ⅺ水平下降，Ⅷ活性水平正常甚至升高是单纯肝病与合并DIC之间的鉴别要点，因为Ⅷ因子主要由肝窦内皮细胞合成，肝病时其功能未受影响。

三、出血性疾病的治疗原则

在输注血小板前，应排除TTP，除非是危及生命的出血，否则TTP患者输注血小板可增加血栓形成，导致病情加重，血浆置换是其主要治疗方法。肝素诱导的血小板减少症（heparin induced thrombocytopenia，HIT）可能面临同样的风险，HIT是一种免疫介导的疾病，当血小板因子4（platelet factor 4，PF4）与肝素结合后，位于PF4上的一个新表位暴露出来并被抗体识别，进而激活血小板和凝血系统，最终导致血栓形成。如考虑HIT，应立即停用抗凝并给予非肝素抗凝剂。

脾大者血小板被储存在扩大的脾脏储存池中，引起的血小板减少多无重要临床意义，出血主要是由于肝脏疾病导致的凝血异常，即使输注血小板也不能明显提升血小板数目；脾功能亢进除脾扣留外，还伴随细胞在脾脏内破坏增加，脾脏切除后血小板数多可恢复。

出血性疾病患者出血的症状和体征对于决定是否开始治疗是非常重要的，所缺乏的凝血因子、维生素或血小板的替代补充治疗是具有严重出血倾向或发生出血性事件的常规治疗手段。血小板大于$30×10^9$/L且没有出血的免疫性血小板减少症（immune thrombocytopenia，ITP）、继发性免疫性血小板减少症、妊娠合并免疫性血小板减少症患者，可定期随访观察；血小板计数低于$10×10^9$/L、$(10～50)×10^9$/L且伴有明显黏膜出血或存在导致出血的危险因素的患者，应及早治疗；广泛性紫癜或者黏膜组织血疱（湿紫癜）被视为危及生命出血的先兆，应足够重视。因为ITP患者常有大血小板而不能被自动细胞计数仪识别，所以血小板数目极低又无出血症状的ITP患者，在治疗前，应做血涂片检查。

遗传性凝血因子缺乏，如血友病A（因子Ⅷ缺乏症）及血友病B（因子Ⅸ缺乏症），患者的出血症状可通过缺乏因子的替代治疗得到控制。血友病患者在日常管理时，应避免使用阿司匹林、非甾体类抗炎药物以及其他干扰血小板聚集的药物。血友病患者可在综合性血友病诊断治疗中心定期随访下在家接受治疗，建议重度血友病患者在发生反复关节内出血之前即采取预防性治疗，对于已有关节损害的患者来说，用预防性替代治疗防止再出血也十分重要，以避免关节畸形。

长期的人源化因子替代治疗除可引起乙肝、丙肝、HIV病毒感染以外，特异性抑制物的产生也值得关注。抑制物是免疫系统针对外源性凝血因子产生的特异性抗体，绝大多数为IgG，相对于携带小缺失/插入突变或错义突变的患者，携带大片段缺失突变或无义突变的患者更易产生抑制物。在产生抑制物的血友病A患者人群中，治疗前应区分患者为高反应者还是低反应者。高反应者是指体内抑制物滴度最低值大于5 BU或者初始滴度小于5 BU，但在注射因子Ⅷ后滴度上升超过5 BU的患者。初始滴度低于5 BU的高反应者，出现严重出血时可用大剂量充足的因子Ⅷ来中和抑制物，同时达到止血所需的因子Ⅷ水平，出血程度较轻微时可选用旁路制剂，如重组Ⅶa因子及因子Ⅷ抑制物旁路活性剂（factor eight inhibitor bypassing activity，FEIBA），在上述制剂不可及时获得时可考虑使用凝血酶原复合物制剂或血浆置换治疗；初始滴度高于5 BU的高反应患者即使对高剂量的因子Ⅷ也通常没有反应性，因此，应使用抑制物旁路制剂。对于即使受到Ⅷ因子刺激，抑制物滴度仍低于5 BU的患者，严重出血时可选用大剂量因子Ⅷ治疗，轻微出血时为避免受到Ⅷ因子反复刺激而转变成高反应患者，可选择旁路制剂。免疫耐受疗法、使用免疫抑制药物如环孢菌素、利妥昔单抗治疗也用于治疗因子Ⅷ抑制物。其他凝血因子抑制物的治疗原则与血友病A基本一致。

第三节 感染及发热

一、感染的诱因

很多血液系统疾病患者面临很高的感染风险，这与许多疾病本身或高强度/清髓性化疗所导致的中性粒细胞减少/缺乏、固有免疫屏障破坏、细胞免疫及体液免疫功能改变直接相关。严重感染是导致这些患者死亡的主要原因之一，因此，感染预防与控制的管理是极其重要的临床问题和世界性研究热点。

中性粒细胞减少常见于急性白血病、高强度化疗后骨髓抑制、再生障碍性贫血、骨髓增生异常综合征等患者。伴随中性粒细胞减少的患者可发生包括细菌、真菌、病毒和寄生虫等感染，感染的风险和严重程度与粒细胞减少的程度以及持续时间相关，粒细胞缺乏（中性粒细胞计数

$<0.5×10^9/L$)超过14 d的患者感染风险明显增加,严重粒细胞缺乏(粒细胞计数$<0.1×10^9/L$)时患者感染风险进一步加大。

二、粒细胞缺乏者感染的流行病学特征

粒细胞缺乏者最常见的病因是细菌感染。病原谱与免疫力正常者感染有所不同,更常见革兰阴性杆菌感染,包括克雷白杆菌、大肠杆菌、假单胞菌属和变形杆菌属等。但是,随着半永久性静脉导管的应用和预防性使用抗革兰阴性菌抗菌药物,革兰阳性菌感染的发生率有所增加。值得注意的是,在免疫功能正常群体血液中分离出的草绿色链球菌可能被视作污染菌,但在粒细胞缺乏患者中却不可忽视,其感染逐渐增加,已成为这类患者的一个主要致病菌,特别是接受骨髓移植的患者,可能与其黏膜炎发生率较高有关。不伴有口腔问题及胃肠道疾病的人群,厌氧菌感染较为少见。随着抗菌药物的广泛应用,耐药菌感染的发生也呈逐年上升的趋势。近5年血流感染患者主要的耐药菌及发生率见表16-3。

表16-3 血流感染主要耐药菌及发生率(近5年)

耐药菌种	发生率/%
产超广谱β-内酰胺酶大肠埃希菌	39.1~68.3
产超广谱β-内酰胺酶肺炎克雷伯菌	7.3~41.2
耐碳青霉烯肺炎克雷伯菌	0.5~11.4
耐碳青霉烯铜绿假单胞菌	0~3.2
耐碳青霉烯鲍曼不动杆菌	5.7~7.8

引自:陈云波,杨青,等.全国血流感染细菌耐药监测(blood bacterial resistant investigation collaborative system,BRICS)2021年度报告[J].中华临床感染病杂志,2023,16(1):33-47.

由于细胞免疫对预防真菌感染的重要性,除了持续性中性粒细胞减少者以外,真菌感染还常发生在淋巴瘤、长期激素使用及异基因造血干细胞移植后患者。念珠菌是最主要的病原菌,但是,近年来非白念珠菌感染有所增加,可能与普遍预防性应用抗白念珠菌药物有关。细胞免疫缺陷者发生感染性症状时还应考虑病毒以及原虫(以卡氏肺囊虫为主)感染。皮肤病变及黏膜炎需考虑单纯疱疹病毒的可能,肺部感染特别是表现为间质性肺炎者需考虑人巨细胞病毒、呼吸道合胞病毒、流感病毒感染等。此外,既往有结核病病史的患者,应注意结核复燃的可能。

三、粒细胞缺乏伴发热

(一)粒细胞缺乏伴发热的临床特点

超过80%的血液肿瘤患者以及10%~50%的实体肿瘤患者在大于1周期化疗后会发生与粒细胞缺乏有关的发热(单次口腔温度超过38.3 ℃/腋温超过38.0 ℃,或口腔温度超过38.0 ℃/腋温超过37.7 ℃持续超过1 h),称为粒细胞缺乏伴发热,简称粒缺伴发热。任何形式的发热都提示感染的存在,然而还应注意有时低体温、精神不振、肌肉酸痛或者嗜睡也表明可能存在感染。

有时,粒细胞缺乏患者难以明确病原菌及感染灶,除发热以外缺少炎症相关的症状体征。有报道能明确感染部位的患者仅占50%左右,最常见感染部位为肺,其次为上呼吸道、肛周及血液。

血液肿瘤患者粒缺伴发热常具有较高死亡率,其中血流感染的相关死亡率达7.1%~42%。我

国制定了《中国中性粒细胞缺乏伴发热患者抗菌药物临床应用指南》，用以指导这种发生率高、死亡风险大的并发症的诊疗。

（二）粒细胞缺乏伴发热的传统实验室检查

当考虑粒细胞缺乏患者存在感染或已出现发热时，必须进行体格检查。应特别注意口腔和齿龈，有无鹅口疮、黏膜白斑、牙周疾病；看似无害的皮肤损伤可能是败血性细菌栓子的表现；为避免定植于肠道的微生物侵入，不建议测量直肠温度，但缺乏其他临床表现的发热患者，直肠检查可能会提供感染线索。

起病时胸部影像学检查可能是必要的，并需要在治疗期间定期复查。胸部CT可显示胸片未发现的病变。

微生物学检查的重要性不言而喻，对感染病灶、病原菌的识别有不可替代的作用，药物敏感试验可帮助制订敏感有效的抗菌治疗方案。传统的病原微生物检测方法主要包括形态学检测、培养分离、生化检测、免疫学检测和核酸检测等。血培养标本需要在抗菌药物治疗前采集，至少同时采集2个不同部位（如双侧手臂），如存在中心静脉导管，其中一份标本应从导管采集。如抗菌治疗过程中仍持续发热，血培养需定期复查，可每隔2～3 d重复培养。对待痰培养和尿液培养的结果需谨慎，需要排除定植菌群的可能。可疑皮肤病变应行活检及培养。腹泻患者应行粪便艰难梭状芽孢杆菌毒素检测。可能受感染的静脉导管，应在拔管的同时培养。鼻腔分泌物培养有利于预测肺部曲霉菌病。

（三）病原微生物宏基因组二代测序

传统的病原微生物检测方法在敏感性、特异性、时效性、信息量等方面存在局限，而且对于未知或者罕见的病原微生物，无法快速识别。近年来，利用宏基因组二代测序（metagenomic next-generation sequencing，mNGS）的分子生物学技术检测病原微生物已成为临床热点，mNGS不依赖传统的微生物培养，直接对临床样本中的核酸进行高通量测序，然后与已知病原微生物基因数据库进行比对分析，根据比对到的序列信息来判断样本包含的病原微生物种类，能够快速、客观地检测临床样本中的较多病原微生物（包括病毒、细菌、真菌、寄生虫），且无需特异性扩增，尤其适用于急危重症和疑难感染的诊断。相对于传统检测手段，mNGS敏感度较高，受抗生素影响小，检测速度快。

采取合适的标本对mNGS检测至关重要，要尽可能争取采集感染部位组织或体液标本，但血液系统疾病患者常面临前文所提到的感染部位不确定或取材风险较高（血小板减少及凝血功能障碍等），此时可选择血液标本，但结果与实际感染病原菌的一致性常常受到挑战。

mNGS检测结果的解读常用到几个概念：检出序列数、检测深度、检测离散度、基因组覆盖度和微生物丰度。检出序列数指的是匹配到该病原体的序列数目，其多少与标本中病原体本身载量负荷、核酸提取量、人源序列比例有关。检出序列数越高，表示从标本中检测到该病原体的可信度越高。基因组覆盖度表示检测到的该微生物核酸序列覆盖到该微生物整个基因序列的比值，覆盖度高表示该微生物全基因组测到的比率高。检测离散度指检测到某病原微生物的序列在该病原微生物基因组上分布的随机性，随机性越高，检测的可信度越高。检测深度是指该微生物基因组上某段序列被检测到的次数，深度参数越大，表示该微生物被检测到的可靠性越高。微生物丰度指的是该微生物在整个标本中检测到的相同类型微生物中所占的比重，丰度越高，表示其在相同类型微生物中所占的比例越高。通常情况下，某微生物的检出序列数、检测深度、检测离散度和基因组覆盖度越高，表示检测到该微生物的可靠性越高。在解读检测报告时，要充分掌握以上概念，结合临床特征综合判断。同样地，mNGS的结果也需谨慎判读，2019年发表在中华急诊医学杂志的《宏基因组分析和诊断技术在急危重症感染应用的专家共识》对mNGS临床应用和结果判读提供了以下指导：

（1）mNGS具有比传统病原微生物检测技术更强大的效能，但目前在应用方面还存在一些需要改进的地方，不能完全取代常规的检测技术，与传统方法联合使用可以提高病原体诊断的敏感性和特异性。

（2）mNGS检测报告中提示某种/某些微生物检出序列数较高、基因组覆盖度高，表示检测到该病原微生物；在排除背景菌、污染菌和定植菌的情况下，可以考虑该微生物是致病病原体。

（3）mNGS对胞内菌和厚壁微生物检出率低，因此即使在检测报告中某种/某些胞内菌/厚壁菌检出序列数不高，也要考虑其为致病病原体的可能。

（4）mNGS信息量大，不可能在报告中列举出所有检测到的病原体，对于罕见病原体、胞内菌等，可能因检出序列数少、微生物丰度低，在报告中未能列举，如果临床有疑似特殊病原体的感染，可以追溯原始数据库进行查询。

（5）RNA极易降解，检测要求条件较高，解读RNA病原体报告时，要结合标本运输和实验室条件等考虑。

（6）严重感染、生命体征不稳定的患者，在早期病原体不明确的情况下，进行经验性的广谱抗菌药物治疗，一旦mNGS或者传统病原学获得致病病原体后，针对病原体进行精准治疗，但要密切随访患者的临床表现和治疗效果。

（7）mNGS可以早期发现病原体，指导抗菌药物的精准选择，减少抗菌药物的使用，降低患者的病死率，但尚需要大样本的研究证实。

（8）当前的mNGS尚不能完全指导耐药菌抗感染药物的选择。但如果得到微生物的信息，可以结合患者的临床特征、当地细菌耐药的流行病资料学协助指导抗菌药物的选择。

（四）粒细胞缺乏伴发热的治疗前评估

危险分层和耐药评估见表16-4及表16-5，其是粒细胞缺乏伴发热患者治疗前的必要工作，对于后续经验性选择抗生素至关重要。

表16-4 中性粒细胞缺乏伴发热患者的危险分层

危险度	定义
高危	符合以下任意一项：
	（1）预计严重中性粒细胞缺乏（<0.1×10^9/L）持续时间>7 d
	有以下任一种临床合并症（包括但不限于）：①血流动力学不稳定；②口腔或胃肠道黏膜炎，吞咽困难；③胃肠道症状（腹痛、恶心、呕吐和腹泻）；④新发的神经系统改变或精神症状；⑤血管内导管感染，尤其是导管腔道感染；⑥新发的肺部浸润或低氧血症，或有潜在的慢性肺部疾病
	（2）肝功能不全（转氨酶水平>5倍正常上限）或肾功能不全（肌酐清除率<30 mL/min）
	（3）合并免疫功能缺陷疾病
	（4）接受分子靶向药物或免疫调节药物治疗
低危	预计中性粒细胞缺乏时间≤7 d，无活动性合并症，肝肾功能正常或损害较轻并且稳定

引自：中华医学会血液学分会，中国医师协会血液科医师分会. 中国中性粒细胞缺乏伴发热患者抗菌药物临床应用指南（2016年版）[J]. 中华血液学杂志，2016，37（5）：353-359.

表16-5 中性粒细胞缺乏伴发热患者耐药细菌感染的危险因素

(1)患者有耐药病原菌定植或感染病史,尤其是:①产超广谱β-内酰胺酶(extended-xpectrum β-lactamases,ESBL)或碳青霉烯酶的肠杆菌;②耐药非发酵菌:铜绿假单胞菌、鲍曼不动杆菌、嗜麦芽窄食单胞菌;③耐甲氧西林金黄色葡萄球菌(methicillin-resistant staphylococcus aureus,MRSA),尤其是万古霉素最低抑菌浓度(minimum inhibitory concentration,MIC)≥2 mg/L;④耐万古霉素肠球菌(vancomycin-resistant enterococcus,VRE)

(2)接触过广谱抗菌药物(尤其是第三代头孢菌素类、喹诺酮类)

(3)重症疾病,如晚期肿瘤、脓毒血症、肺炎

(4)院内感染

(5)长期和/或反复住院

(6)留置导管

(7)老年患者

(8)重症监护病房患者

引自:中华医学会血液学分会,中国医师协会血液科医师分会.中国中性粒细胞缺乏伴发热患者抗菌药物临床应用指南(2016年版)[J].中华血液学杂志,2016,37(5):353-359.

四、粒细胞缺乏者感染的治疗原则

在完成必要的病原微生物检查及治疗前评估后,应尽快根据危险分层、感染部位、脏器功能、耐药危险因素等多方面因素,使用初始经验性抗菌治疗,而不必等待病原微生物结果,其原则是覆盖可迅速引起严重并发症或威胁生命的最常见和毒力较强的病原菌,同时必须考虑本区域、本院及本科室感染的流行病学覆盖耐药菌,直至获得准确的病原学结果。高危患者应尽快住院治疗,并选择能覆盖铜绿假单胞菌和其他严重革兰阴性杆菌且安全性良好的广谱抗菌药物,并需注意与治疗原发疾病的药物(化疗药物、免疫抑制剂等)之间是否存在毒副作用的叠加。在以下特定情形中,初始经验性用药需要同时覆盖严重的革兰阴性杆菌和革兰阳性球菌:血流动力学不稳定或有其他严重血流感染证据;X线影像学确诊的肺炎;在最终鉴定结果及药敏试验结果报告前,血培养为革兰阳性球菌;临床疑有严重导管相关感染;任一部位的皮肤或软组织感染;耐甲氧西林的金黄色葡萄球菌(methicillin-resistant staphylococcus aureus,MRSA)、耐万古霉素的肠球菌(vancomycin-resistant enterococcus,VRE)或耐青霉素肺炎链球菌定植;严重黏膜炎且已接受氟喹诺酮类药物预防和头孢他啶经验性治疗。

临床上,在初始经验性抗菌药物应用时,如果出现病情加重,如血流动力学不稳定,宜及时调整抗菌药物。明确病原菌的患者,可根据所识别细菌和药敏结果采用敏感抗菌药物治疗,有条件时可行耐药表型、耐药基因检测。未能明确病原菌的患者,需考虑真菌、病毒和其他病原菌感染的可能。不明原因发热的粒细胞缺乏患者,抗菌药物经验性治疗后若外周血中性粒细胞绝对计数(absolute neutrophil count,ANC)≥$0.5×10^9$/L并稳定退热48 h,可考虑停用抗菌药物;若ANC持续<$0.5×10^9$/L,抗菌药物可用至退热7 d后停药。此外,有研究报道,经验性治疗后退热72 h,血流动力学稳定,感染的症状和体征消失,但ANC仍<$0.5×10^9$/L,可考虑停止抗菌药物经验性治疗,但宜严密观察24~48 h,如果再出现发热,应尽早加用抗菌药物治疗。氟喹诺酮类药物可作为粒细胞缺乏患者的预防性用药。但有研究报道,其仅可降低血流感染发生率,对总体死亡率无影响。长期使用喹诺酮类药物预防,可能导致革兰阳性球菌感染,并可能导致多药耐药菌株的定植或感染增加,以及氟喹诺酮耐药菌血症菌株增加。

第四节 高白细胞综合征

一、高白细胞综合征的病因

淋巴造血组织发生的恶性肿瘤，或严重感染、中毒、大出血、急性溶血、过敏性休克、某些药物反应（类白血病反应）有时可引起白细胞数量明显高于正常，即高白细胞综合征。

实际上，任何原因的炎症都可伴随白细胞计数的升高；细菌和真菌引发的急性炎症常引起外周循环中性粒细胞数量的明显增加；一些病毒感染常可引起反应性淋巴细胞增多症，如EB病毒、人巨细胞病毒等引起的传染性单核细胞增多症、柯萨奇病毒B2的急性感染等。

糖皮质激素、造血生长因子等药物也可引起中性粒细胞增多；某些肿瘤可以分泌造血生长因子，如粒细胞集落刺激因子，导致中性粒细胞计数明显升高。一些生理性因素，如剧烈运动、情绪压力可在短时间内增加循环中中性粒细胞数量，是儿茶酚胺的分泌引起细胞自边缘池转移至循环池所致，又称去边缘池化。

血液系统肿瘤性疾病常见肿瘤细胞大量出现在外周血中，如急性白血病、慢性髓系白血病、慢性淋巴细胞白血病、骨髓增殖性肿瘤等。

二、高白细胞综合征的病理特征

当大量肿瘤细胞出现在血液循环中时，特别是急性白血病白细胞计数 $>100\times10^9/L$，慢性髓系白血病白细胞计数 $>300\times10^9/L$，可引起白细胞性阻塞和肺、大脑等部位小血管浸润，在微循环中会引起血黏度短暂升高，或白细胞微血栓的形成，引起微循环障碍，阻碍组织对氧气的摄取。

同时，潴留在微循环中的肿瘤细胞本身增加了氧气的消耗速度，具有恶化微循环的作用；肿瘤细胞释放的细胞因子可引起内皮细胞损伤，继发弥漫性血管内凝血（dissminated intravascular coagulation，DIC），加重微循环衰竭。B淋巴细胞来源的恶性肿瘤可能会异常分泌单克隆蛋白，如IgM、IgA、IgG，这些球蛋白本身或高浓度球蛋白引起的红细胞聚集反应（镜下可见红细胞呈缗钱状分布）也可导致高黏滞性综合征，引起微循环障碍。

此外，在急性早幼粒细胞白血病采用全反式维A酸治疗的过程中，会发生分化综合征，表现为外周血中性粒细胞增多，大量白细胞在肺部浸润淤积，诱导呼吸窘迫综合征。高白细胞综合征可引起重要脏器如肺、中枢神经系统、特殊感受器（如眼部、耳）的功能障碍，严重时可因呼吸衰竭、颅内出血等并发症引起死亡，并且往往提示肿瘤具有分子生物学及细胞遗传学高危因素，是血液系统恶性肿瘤常见且严重的并发症。

三、高白细胞综合征的治疗原则

一般来讲，类白血病反应是机体针对病理过程的正常免疫应答反应，经过对原发病的积极治疗，白细胞计数多可逐渐恢复正常，一般无需采取特殊的降白细胞治疗；而淋巴造血组织恶性肿瘤引起的高白细胞综合征，则需要格外谨慎处理。

对高白细胞综合征患者的救治需要在严密的生命监测下进行，应严密监测患者的基础生命体征，肺部并发症通过床旁体格检查、肺部影像学、动脉血气分析等监测，监测血常规以掌握白细胞的变化趋势以及原发病对其他正常血细胞的影响程度，以及肝、肾等重要脏器功能，血清电解质，凝血系统的监测，要时刻关注有无靶器官功能损害、高尿酸血症，并谨防DIC的发生。

高白细胞综合征可通过白细胞分离术、细胞毒性药物治疗。在治疗过程中，需要注意预防肿瘤细胞溶解综合征。

治疗性白细胞清除术是利用持续流动的离心血液分离设施，将过高的白细胞选择性清除的治疗方法，可在尽可能减少肿瘤细胞溶解的前提下快速减少外周血白细胞数量，有学者认为其可增加S期及G_2/M期白血病细胞，提高后续肿瘤化疗的敏感性。然而，白细胞分离术对急性白血病患者生存率的影响仍存在极大争议，采取血细胞分离术降低过高的肿瘤细胞负荷可能对降低患者早期死亡风险有所帮助，其对维持内环境相对稳定较细胞毒性药物治疗有较明显优势，但仍无法避免凝血功能异常和肿瘤溶解综合征的发生，并且并未改善患者的总体生存质量。

因此，化疗期间发生严重肿瘤溶解、细胞因子风暴、脏器功能衰竭等风险的患者，白细胞分离术可作为一种预治疗手段在化疗前应用。虽然血细胞分离术直接相关的死亡病例相当罕见，仍需要注意分离液中枸橼酸相关的低钙血症、症状性低血压等并发症。推荐至少分离2个血循环量，可将白细胞数量下降15%~86%，但因为血细胞分离后组织中细胞可能会快速再次动员至外周循环中，使预测单采清除术治疗效果存在极大困难，目前仍无分离前后白细胞下降幅度的明确指标以评价白细胞分离的有效性。

细胞毒性药物是治疗肿瘤引起的高白细胞综合征的常规方式。应注意所有的治疗应建立在充分的水化基础上，注意纠正电解质紊乱及高尿酸血症，以尽量避免肿瘤溶解综合征的发生。细胞毒性药物预处理治疗高白细胞综合征的目的是以适当的速度降低肿瘤负荷，为后续诱导缓解治疗创造条件。髓系恶性肿瘤常用的药物为羟基脲及小剂量阿糖胞苷，淋巴系统恶性肿瘤常用药物为糖皮质激素及环磷酰胺，用药种类及每日剂量应根据患者耐受性、白细胞下降速度及其他实验室指标综合判断。

第五节 肿瘤溶解综合征

一、肿瘤溶解综合征的定义与诱因

肿瘤溶解综合征（tumor lysis syndrome，TLS）是一种代谢异常综合征及肿瘤急症，在血液系统恶性疾病、增殖能力旺盛的实体瘤接受敏感放化疗患者中较为常见。肿瘤溶解综合征通常在化疗开始后的短期内发生，但也有在治疗前即发生自发性TLS的报道。TLS大多数症状与细胞在短时间内大量破坏、细胞内容物的释放有关，这些物质会导致靶器官功能受损，导致急性肾损伤、致命性心律失常、急性呼吸窘迫等严重并发症，甚至引起死亡，故快速、早期识别TLS相关症状、预防性治疗及抢先干预是十分必要的。

不同类型肿瘤发生TLS的风险不同。计划接受强化疗且属于以下之一者具有较高TLS风险：白细胞计数>$100×10^9$/L的急性白血病；分期较晚的伯基特淋巴瘤或母细胞淋巴瘤；乳酸脱氢酶升高>基线值2倍的白血病、侵袭性淋巴瘤或伴大包块（受累病灶最大直径>10 cm）；血液系统恶性肿瘤伴肾功能损害或对别嘌醇过敏需接受拉布立酶治疗者。以上患者发生肿瘤溶解综合征的风险远高于实体瘤、多发性骨髓瘤、慢性白血病、惰性淋巴瘤患者。TLS的发生主要与细胞毒性药物的使用相关，较少见于类固醇、生物免疫调节剂、单克隆抗体药物治疗，在极少数情况下，在接受手术的全身麻醉患者中可观察到TLS，其他罕见情况见于妊娠及高热。国际专家委员会将TLS

发生的风险按肿瘤来源进行了分类，见表16-6。

表16-6 TLS肿瘤风险列表

低危	中危	高危
实体瘤	神经母细胞瘤/生殖细胞肿瘤/小细胞肺癌/大包块/进展期	N/A
多发性骨髓瘤	N/A	N/A
慢性髓系白血病	N/A	N/A
惰性非霍奇金淋巴瘤	N/A	N/A
霍奇金淋巴瘤	N/A	N/A
慢性淋巴细胞白血病	氟达拉滨+CD20单抗治疗或WBC≥50×10⁹/L	N/A
急性髓系白血病，WBC<25×10⁹/L，LDH<2 正常值上限（ULN）	AML，WBC为（25～100）×10⁹/L；WBC<25×10⁹/L且LDH≥2 ULN	AML，WBC≥100×10⁹/L；
成人中级别非霍奇金淋巴瘤，LDH<2 ULN	成人中级别NHL且LDH≥2 ULN	N/A
成人间变大细胞淋巴瘤	儿童ALCL Ⅲ/Ⅳ期	N/A
N/A	儿童中级别NHL，Ⅲ/Ⅳ期，LDH<2 ULN	N/A
N/A	急性淋巴细胞白血病，WBC<100×10⁹/L，LDH<2 ULN	ALL，WBC≥100×10⁹/L或LDH≥2 ULN
N/A	伯基特淋巴瘤，Ⅰ/Ⅱ期，LDH<2 ULN	BL，Ⅲ/Ⅳ期或LDH≥2 ULN
N/A	母细胞淋巴瘤，Ⅰ/Ⅱ期，LDH<2 ULN	母细胞淋巴瘤，Ⅲ/Ⅳ期或LDH≥2 ULN
N/A	N/A	中危疾病伴肾功能损害或肾脏侵犯或中危伴尿酸、血钾、血磷>ULN

引自：CAIRO M S, COIFFIER B, REITER A, et al. Recommendations for the evaluation of risk and prophylaxis of tumour lysis syndrome（TLS）in adults and children with malignant diseases：an expert TLS panel consensus[J]. Br. J. Haematol, 2010, 149（4）：578-586.

二、肿瘤溶解综合征的病理机制

TLS的病理学过程十分复杂。肿瘤细胞在短期内大量溶解时，细胞内离子（如钾、磷等）、细胞因子及代谢产物大量释放，其中DNA代谢转化为腺苷和鸟苷，然后进一步转化为黄嘌呤，经黄嘌呤氧化酶转化为尿酸。肾脏是血清离子水平调节的重要器官及尿酸排泄的主要通路，如果钾、磷、尿酸积累的速度超过排出速度，当肾脏不足以代偿体内大量增高的代谢产物时，就会发生TLS。

另外，大量释放的细胞因子也可引起全身炎症反应综合征（systemic inflammatory response syndrome，SIRS），损伤血管内皮细胞引起弥漫性血管内凝血（disseminated intravascular coagulation，DIC），引起急性肾损伤，干扰机体对代谢产物的排出；尿酸、磷酸钙、黄嘌呤等可在肾脏沉积，进一步加重肾损害，并增加TLS发生的风险。

TLS诱发的离子紊乱（如高钾血症）可诱发致死性心律失常，高磷血症除可螯合钙离子引起磷酸钙在肾脏沉积外，还可引起低钙血症，诱发心律失常、手足搐搦、癫痫，即使在血磷水平矫正后，仍可能存在难以纠正的低钙血症。

三、肿瘤溶解综合征的诊断

TLS的诊断需建立在临床表现、体格检查及实验室检查综合判断的基础之上，并应关注肿瘤溶解的诱发因素。应注意以下症状：呼吸系统症状，如呼吸窘迫、呼吸困难，并排除肿瘤压迫气管；排尿困难、腰痛、血尿等泌尿系症状；心悸、恶心、呕吐、癫痫、强制性痉挛和精神神志变化，可能与低钙血症等离子紊乱相关；其他临床表现，包括晕厥、全身性水肿、腹胀等。体格检查应注意与水电解质紊乱相关的心肺查体、神经系统查体异常、精神神志异常表现，以及代谢紊乱、肾损害相关的呼气金属气味、关节压痛、肾区叩击痛、皮肤表面晶体沉积等。

根据实验室诊断，TLS需要在化疗开始前3 d到化疗后7 d的同一24 h内达到以下2项或2项以上标准：尿酸比基线增加25%；钾比基线增加25%；磷比基线增加25%；钙比基线值降低25%。

根据临床诊断，TLS需要满足实验室TLS诊断并具有至少以下之一情况：肌酐大于年龄调整参考范围正常上限的1.5倍（需要排除其他可引起急性肾功能不全的因素）；惊厥或癫痫；心律失常或猝死。

Cairo-Bishop标准有其局限性，值得注意的是，这一标准是基于开始化疗所制定的。如前所述，在临床实践中，有时在化疗前即可发生自发性TLS；血肌酐大于年龄调整参考范围正常上限1.5倍的标准对既往有慢性肾功能不全的患者并不是最佳标准。

此外，影像学评估也是必要的，用以判断有无巨大包块及积液，纵隔巨大肿块可能压迫气道而引起呼吸窘迫、刺激性咳嗽等症状；动态监测心电图是十分必要的，以及时发现严重的心律失常，高白细胞白血病者需密集监测血常规；在开始治疗之前和之后，每天必须监测2~3次与肿瘤溶解综合征相关的指标，包括血钾、血钙、血磷、尿酸、血尿素氮、肌酐和乳酸脱氢酶。尿酸盐沉淀可导致泌尿系梗阻，必须经常进行尿液分析，评估尿液pH值、比重和排出量。

四、肿瘤溶解综合征的治疗原则

TLS的治疗最重要的是快速扩容，扩容应以晶体为主，有助于快速提高肾小球滤过率（glomerular filtration rate，GFR）。GFR的改善有助于TLS相关溶质的排泄。静脉输液应在化疗开始前48 h开始，化疗后应持续48 h。可能需要每天3~3.5 L/m^{2}或4~5 L/d的液体，以提供足够的水化，保证每日尿量在3 L以上。水化的同时应严密监测生命体征，并记录24 h出入水量，高龄或有基础心脏病的患者，应根据情况酌情调整总液体负荷。

别嘌醇片能减少TLS患者的尿酸生成，但对肿瘤溶解已经引起的高尿酸血症无效，故主要用于TLS的预防。别嘌醇使用过程中可能出现超敏反应，表现为皮疹、嗜酸性粒细胞增多及急性肝炎。非布司他是较新型的黄嘌呤氧化酶抑制剂，不会引起别嘌醇相关的过敏反应。

重组尿酸氧化酶（布拉立酶）是通过重组技术从曲霉菌中提取，用于治疗正在接受化疗的白血病、淋巴瘤、实体瘤高尿酸血症的患者，其作用机制是使尿酸迅速氧化变成尿囊酸，并不再被肾小管吸收而排泄。

碳酸氢钠常用于碱化尿液。正常尿液呈酸性，尿液碱化可提高尿酸在尿液中的溶解度。临床中一般使用碳酸酐酶抑制剂乙酰唑胺或碳酸氢钠使尿液pH值至少达到6.5。然而，碱化尿液会导致钙与白蛋白结合减少，引起游离钙水平降低，有加重TLS低钙血症并诱发心律失常及手足搐搦的风险，需动态监测钙离子并适时予以补充。此外，尿液碱化有利于肾小管中钙和磷酸盐的沉积，从而加重肾功能损害。

在TLS中，大部分低钙血症继发于高磷血症，钙的摄入可能会加剧磷酸钙晶体在软组织和肾脏中的沉积，使肾功能恶化，在必要时，血液透析可用于纠正过高的血钾及血磷。在TLS中，细胞内离子持续释放，如果采用间歇性血液透析进行体外清除，可能会出现反弹性高钾血症或高磷血症。因此，持续性肾脏替代治疗是去除溶质的最佳方式。危及生命的高钾血症，建议早期血液透析；严重的高磷血症，持续的肾脏替代治疗可能也是最好的治疗方式。

第六节 输血相关并发症

一、输血相关并发症

输血是医学中最古老且最常用的疗法之一。早在100多年前，人们已经认识到红细胞输注在灾难性产后大出血、外伤或外科手术后大出血时挽救生命的潜能。红细胞相容性、肝炎病毒、HIV和其他病原体的检测等输血前检查使输血医学获得了巨大进步。

红细胞输注可用于纠正贫血、改善组织氧合、缓解贫血导致的缺氧症状和体征。没有特定的临床指征或实验室参数能持续可靠地指明患者需要输血，医生常基于临床经验和患者血红蛋白浓度来作出红细胞输注的决定。对多数患者而言，通常血红蛋白应维持在70 g/L以上，症状性冠脉疾病的患者则应维持在80 g/L以上。

有活动性出血的血小板减少患者需要血小板输注。一般认为，当血小板计数低于$20×10^9$/L时大出血风险增加（每天>1%机会）；当血小板浓度降至低于$5×10^9$/L时，大出血比率迅速攀升，当血小板浓度接近零值，每患者每日大出血频率达到33%。虽然有更多数据表明采用$10×10^9$/L作为血小板输注指征是合适的，在不存在其他出血风险因素下，高于这一阈值的血小板输注并未使患者受益，且面临更高输血不良反应的风险，血小板浓度低于$20×10^9$/L被长期经验性地用作评断血小板输注的标准。

二、常用血制品种类

常用的红细胞制品有4种：带有或不带有添加剂溶液的红细胞浓缩物、洗涤红细胞、去除白细胞的红细胞和冰冻红细胞。

使用去除白细胞的红细胞或血小板制品有以下4条被广泛接受的原因：防止或避免非溶血性发热反应；防止或减少患者被人类白细胞抗原（human leukocyte antigen，HLA）同种致敏以及因此带来的血小板输注无效、急性肺损伤和心脏手术后多器官衰竭的风险；最大限度减少与白细胞相关的输血传播病毒性疾病，如巨细胞病毒；降低术后感染、血栓形成和一些手术特别是心脏手术情况下多器官衰竭风险。

洗涤红细胞同样适用于反复发生非溶血性发热的患者，或用于对去白细胞的红细胞制品有过敏反应的患者，但其制备过程有细菌污染风险，必须在制备后24 h内使用。冰冻红细胞有很长的保存期，对维持稀有血型库尤为重要。

三、输血常见并发症

输血治疗带有显著的风险，并且其不良反应有时难以判断，许多输血后反应被错误地归因于患者的自身疾病。即发性输血反应在输血开始的数分钟至数小时内即有可能发生，包括寒战、发热、荨麻疹、心动过速、呼吸困难、恶心、呕吐、胸闷、胸背痛、低血压、支气管痉挛、血管神经性水肿、过敏、休克、肺水肿和充血性心力衰竭等。麻醉患者可能表现为手术部位广泛性渗血、低血压和休克。即发性输血反应总体比迟发性反应危险，建议在输血开始的15 min内密切监测生命体征及一般情况。

（一）急性溶血反应

急性溶血反应通常是对输注的ABO不相容血液发生免疫性破坏而引起的。发热伴寒战是其最普遍的症状，血红蛋白尿是急性溶血反应的首要体征，尤其是麻醉或无意识患者。轻度病例可伴随胸、腹、背部疼痛，重症患者会有呼吸困难、低血压、血红蛋白尿，并可最终导致休克。

当怀疑急性溶血反应时，应立即终止输血、维持静脉通路、监测生命体征并关注尿量，应充分补液，必要时联合利尿剂、血管活性药物以维持尿量在100 mL/h左右。同时立即检查整个输血流程，对输血后样品进行溶血检测，需重复鉴定患者和输注血制品的ABO、Rh血型，重复抗体筛选试验和交叉配血试验，直接抗人球蛋白阳性可提示存在不相容。输血后血红蛋白水平降低、血红蛋白血症、血红蛋白尿、高胆红素血症、低触珠蛋白、乳酸脱氢酶升高也提示存在与急性溶血反应相符的血管内溶血。

（二）过敏性输血反应

过敏性输血反应是输血治疗中最常见的不良反应。轻度过敏反应推测是由受者体内存在抗体和供者血浆中可溶性蛋白反应造成的；部分严重过敏反应与受者IgA缺乏并产生了高效价IgA抗体有关。通常在输血期间或输血开始后1 h内发生。常见症状包括荨麻疹、皮疹、瘙痒、潮红，严重时可能出现胸闷、气短、发绀、喘鸣或哮鸣，不典型症状包括腹痛、恶心、呕吐、腹泻等胃肠道症状。和其他急性输血反应不同，通常没有发热症状。大多数过敏反应是轻微、自限性的，经过中断输血并给予抗组胺药物处理后多可缓解，并可重新恢复输注血制品；严重患者不可恢复输注，可能需要液体复苏、升压药物以维持血压，危急情况下，糖皮质激素通常没有帮助。既往发生反复过敏反应的患者，应输注洗涤红细胞，IgA缺乏的过敏患者可提供IgA缺乏供者提供的血制品，以避免IgA抗体引起的严重过敏反应。

（三）非溶血性发热

非溶血性发热定义为与输血相关的体温升高1 ℃以上，伴或不伴寒战，而无其他可确认的发热原因，一般出现在输血期间至输血后1～2 h。其症状可能还包括呼吸频率加快、血压改变、焦虑，少数患者出现恶心或呕吐。发病机制与供受者白细胞激活以及细胞因子释放触发的发热反应有关。应注意与细菌污染、急性肺损伤、其他药物反应等引起的发热相鉴别。一般在停止输血后1～2 h体温可逐渐恢复正常，可予以退热药物进行干预。

（四）输血相关急性肺损伤

输血相关急性肺损伤是输血后非心源性肺水肿导致的急性缺氧综合征。其最常发生于输注含血浆的血制品。输血相关急性肺损伤的具体机制尚不明确，可能与输入抗HLA Ⅰ类、Ⅱ类抗原抗体或人中性粒细胞抗原抗体、细胞因子介导损伤肺血管内皮细胞有关。典型表现是输血后6h内突然出现呼吸困难、严重低氧血症、低血压和发热，在充分呼吸支持、扩容、维持血压等支持治疗下48～96 h内症状多可消除。

（五）输血相关循环超负荷

当输入血制品的液体容量超过心血管系统负荷能力时，会发生输血相关循环超负荷，多见于老年人、婴儿、心肌功能损害、肾衰竭高血容量患者输注大量血液成分后，由于血管内容量增加，超过心血管系统代偿能力，引起中心静脉压升高并导致肺水肿。典型症状和体征包括肺部湿啰音、高血压、颈静脉怒张、呼吸困难、胸闷、咳嗽（典型者可有粉红色泡沫样痰）等。处理原则是控制输血速度（放慢至每小时1～4 mL/kg），限制液体输入，吸氧支持及护心利尿。

（六）输血相关败血症

输血相关败血症是一种极少见的并发症，4 ℃贮存的红细胞会被在冷环境下生长的特殊微生物污染，如假单胞菌、耶尔森菌、沙雷菌。肉眼检查血液发现凝块或颜色改变时提示有细菌感染。输血相关败血症无特征性临床表现，一般表现为发热、寒战，严重时可有低体温、休克表现。血培养、残留血样送检病原学检测及降钙素原、C反应蛋白等感染指标对诊断有帮助。处理原则是维持循环灌注及使用有效抗菌药物，并尽量限制不必要的红细胞输注。

（七）迟发性溶血性输血反应

迟发性溶血性输血反应（delayed hemolytic transfusion reactions，DHTRs）发生于输血后24 h以后，目前机制尚不十分明确。输血前红细胞抗体筛选可为阴性，但仍可发生溶血，机制可能是对供者红细胞抗原的二次免疫应答，补体系统的激活可能起到了关键作用。

DHTRs一般溶血较轻微，很少发生类似急性溶血反应的严重表现，表现为输血后红细胞及血红蛋白含量未明显升高，血涂片中出现球形红细胞，间接胆红素、乳酸脱氢酶升高。一般无须特殊处理，但应注意监测肾功能。有许多研究发现镰状细胞贫血患者输血后可能发生严重的迟发性溶血反应，在输血后的数天至数周出现尿色加深，血红蛋白可能显著低于输血前（下降50%以上），并可能是致命的。处理与其他免疫性溶血性贫血原则基本相同，应避免在溶血时再次接受血制品输注，但是否推荐继续长期输血支持治疗仍不明确。

（八）铁过载

铁过载是长期输注红细胞最常见的并发症之一。每毫升红细胞中含有1 mg铁，输入200 mL红细胞可使体内铁增加200 mg，而铁难以被机体排泄，如果疾病本身伴随无效造血，如骨髓增生异常综合征、地中海贫血，铁的蓄积甚至更多。铁过载可引起肝硬化、皮肤色素加深、心脏病、关节痛等，严重者多因心力衰竭死亡。静脉放血以及使用铁螯合剂是其主要治疗方法。

（九）输血相关移植物抗宿主病

输血相关移植物抗宿主病是一种罕见而严重的输血并发症，是由于植入的供血者淋巴细胞对受血者组织的攻击，发生于输血后的3～30 d，常见于严重免疫功能低下的受血者，原因是免疫系统未能清除异体来源的淋巴细胞。症状表现有斑丘疹、发热、水样腹泻、肝功能障碍和骨髓衰竭，死亡率约90%，病情进展迅速。输血前对血制品进行辐照或去除白细胞处理可降低移植物抗宿主病的风险。

(十）血小板输注无效

血小板输注无效是指患者在连续2次接受足够剂量的血小板输注后，仍处于无反应状态，临床出血表现未见改善，血小板计数未明显升高，甚至下降。

血小板输注无效是由HLA同种免疫所引起的，几乎所有的细胞都具有HLA Ⅰ类抗原，包括血小板，如果受血者的HLA Ⅰ类抗原初次暴露在受血者体内并使受者免疫系统致敏，再次输注HLA Ⅰ类抗原部分或完全一致血小板时即发生HLA同种免疫，将外源血小板免疫性清除。

简单实用的处理原则是将患者的血清与库存的多份血小板制品进行交叉配型，寻找相合的血小板输注。然而，对群体反应性抗体（panel reative antibody，PRA）滴度较高即高度致敏的患者来说，可能难以发现可匹配的血小板。另一种方法是基于HLA Ⅰ类抗原匹配的供者筛选，即输注与受血者HLA抗原相合的血小板，这一方法筛选出的供者往往比随机交叉配型治疗反应更好，尤其是对于PRA相对较高时；输注缺乏患者已产生抗体所对应抗原的血小板也可能避免血小板输注无效，但因为以上两种方法均需检测受血者及供血者或血制品的HLA抗原，临床难以广泛普及。

第七节　造血干细胞移植并发症

造血干细胞移植（hematopoietic stem cell transplantation，HSCT）是原发于造血系统及免疫系统疾病极其重要的治疗手段，尤其对于部分恶性血液系统疾病，异基因造血干细胞移植（allo-HSCT）仍是目前唯一有确切效果的根治手段。HSCT的简要机制是利用造血干细胞具有自我更新、增殖、分化的能力，将自身或同种异体造血干细胞移植入患者体内，起到重建造血及免疫系统、维持正常血液细胞数量及功能的作用。免疫学问题是allo-HSCT的核心科学问题，包括其治疗原理、造血干细胞植入、主要并发症［如移植排斥、病原微生物感染、移植物抗宿主病（graft versus host disease，GVHD）、移植物抗白血病效应（graft versus leukemia，GVL）］等。本节主要针对造血干细胞移植的主要并发症管理进行阐述。

一、植入失败

植入失败（graft failure，GF）是指自体或异基因造血干细胞移植后未能成功获得造血恢复。根据植活时间，GF可分为原发性GF和继发性GF。原发性GF是指移植后28 d时中性粒细胞、血小板和血红蛋白均未达到植活标准，即中性粒细胞≤$0.5×10^9$/L，血小板≤$20×10^9$/L，血红蛋白≤70 g/L；继发性GF是指在已经获得植入的基础上再次出现三系造血细胞计数下降。

GF最主要的机制包括移植排斥和植入功能不良。残存的宿主T细胞、NK细胞及抗体均可导致移植排斥，包括骨髓微环境损伤、巨细胞病毒感染、微小病毒感染、使用骨髓抑制药物及败血症等；同时，供者干细胞顺利归巢至骨髓，并在骨髓微环境的调节下重建造血系统及免疫系统是植入成功的前提条件，骨髓微环境损伤可引起植入功能不良，活性氧损伤、骨髓微环境细胞（骨内膜细胞、血管内皮细胞、血管周围细胞、间充质干细胞等）数量与功能异常、骨髓中免疫细胞与细胞因子失调均参与了植入功能不良的发生。

GF的治疗需要综合考虑患者原发病、移植类型、是否存在排斥反应等。造血生长因子可加速造血功能恢复，但往往只能取得短暂血液学缓解。在接受移植前采集冻存患者外周血干细胞，发生GF时予以回输可促进造血恢复，但对于肿瘤患者有增加原发病复发的风险。

严重持久的GF，特别是原发性GF，可能需要进行二次移植挽救治疗。二次移植的众多方面仍存在较大争议，包括是否应再次预处理以及预处理强度。有研究者报道了11名原发GF患者接受包括氟达拉滨、环磷酰胺、阿伦单抗及全身照射的二次预处理方案，再次输注供者外周血干细胞，其中10名患者迅速获得植入。对于非血缘供者移植，原供者很可能无法再次提供干细胞，可选择更换供者或采取无关脐带血作为二次移植物来源。有小宗报道提示单倍体供者也可作为二次移植的良好选择。但是，二次移植患者一般耐受性较差，可能伴随活动性感染，相关死亡率及预后不良风险较高。

此外，供者干细胞输注、供者纯化$CD34^+$细胞输注、免疫抑制剂的调整、间充质干细胞输注在GF治疗中的作用也有报道。骨髓微环境损伤是GF的重要发病机制，针对修复骨髓微环境的措施也在探索中。

预测GF风险较高的患者可通过增加预处理强度、增加免疫抑制剂来减少GF发生。由于G-CSF动员的外周血比骨髓有更多T细胞、NK细胞及$CD34^+$细胞，采用外周血干细胞作为移植物可减少GF的发生率。当患者体内存在高滴度供者特异性抗体（donor specific antibody，DSA）时，予以免疫球蛋白、抗B细胞抗体（利妥昔单抗等）、血浆置换或免疫吸附可降低GF的发生。有学者建议在造血干细胞移植的同时输注间充质干细胞以减少植入不良的发生。

二、移植物抗宿主病

移植物抗宿主病（GVHD）是allo-HSCT患者重建供者免疫的过程中来源于供者的淋巴细胞攻击受者组织器官产生的多系统临床病理综合征，一般分为急性移植物抗宿主病（acute graft versus host disease，aGVHD）和慢性移植物抗宿主病（chronic graft versus host disease，cGVHD）。

aGVHD是allo-HSCT后的最主要并发症及引起移植相关死亡的主要原因之一，一定程度上限制了allo-HSCT的临床应用。aGHVD的发病机制尚不十分明确，目前认为受者组织受损后引发的细胞因子网络分泌失调是aGVHD的主要发病机制，即"细胞因子风暴"学说，导致固有免疫细胞（如抗原提呈细胞，APC）激活、招募并激活供者效应T细胞及NK细胞，诱发致炎细胞因子分泌，炎症反应级联放大并最终导致靶器官损害。

aGVHD的高危因素包括HLA位点不合程度、女性供者供给男性受者，还受移植预处理方案、GVHD预防方案的影响，可能亦与受者年龄、原发病、胃肠道基础疾病、肠道菌群失调、干细胞来源、供受者巨细胞病毒（Cytomegalovirus，CMV）感染状态有关。aGVHD的主要靶器官包括皮肤、胃肠道以及肝脏，通常表现为皮肤呈类似扁平苔藓或硬皮病样病变、口腔黏膜溃疡、胃肠道硬化、血清胆红素浓度升高等。临床表现是aGVHD的主要诊断依据，在早期尤其是单一器官受累阶段作出诊断并尽早开始治疗，有利于改善预后。

高剂量类固醇是急性GVHD的标准初始治疗。多数移植中心主张一旦诊断aGVHD即开始治疗，单药应用的标准一线治疗方案是甲泼尼龙1~2 mg/(kg·d)。有研究者尝试采用低剂量泼尼松治疗急性GVHD。该研究表明，出现Ⅱ级aGVHD症状（上消化道症状、腹泻量<1.0 L/d、皮疹累及<50%体表面积、无肝功能不全）的患者，较低剂量强的松的初始治疗似乎是有效的，并且不会增加感染的风险，与不良预后无关。约1/3的儿童患者对激素反应较差。在最近的一项分析中，18岁以下接受皮质类固醇治疗的急性GVHD患者2年生存率为55%。小儿急性GVHD的不良预后与类固醇治疗后遗症（如危及生命的感染、高血糖、高血压、生长受限、白内障、代谢综合征）相关。认知功能下降也越来越被认为是异基因HSCT的一个重要副作用，GVHD患者认知功能下降更为严重，尤其是年轻的HSCT受者。认知功能下降可能会严重影响移植后患者总体生活质量和重新融入社会和学校的能力。但是，几乎所有已发表的GVHD新治疗研究都集中在成人身上，

缺乏儿科用药循证数据及药代动力学研究，医务人员面临着是否能将疗效假设外推到儿科患者身上的问题。

低剂量白细胞介素-2（Interleukin-2，IL-2）可增加血循环Treg细胞并降低成人类固醇难治性慢性GVHD的严重程度。有一项前瞻性研究评估超低剂量IL-2对接受allo-HSCT的儿童患者（$n=16$，年龄6～17岁）Treg细胞恢复的影响。受者从HSCT后第30天开始接受共计6～12周的IL-2［$(1.0～2.0)×10^5 IU/m^2$，3次/周］，接受IL-2的受者外周血Treg细胞迅速增加，且没有观察到Ⅱ～Ⅳ级急性GVHD，而未接受IL-2治疗的对照组有12%（33例中有4例）出现aGVHD。与对照组相比，接受IL-2治疗的患者病毒感染率较低。

霉酚酸酯（mycophenolate mofetil，MMF）是霉酚酸（mycophenolic acid，MPA）的酯前体药物，可通过抑制鸟嘌呤核苷酸的经典合成途径，使淋巴细胞增殖受抑。在成人中，钙调神经磷酸酶抑制剂（calcineurin inhibitor，CI）和MMF的联合预防方案与HSCT后更短的植入时间和更低的黏膜炎风险相关，与CI和氨甲蝶呤为主的预防方案相比，Ⅱ～Ⅳ级急性GVHD的发生率相似，但重度GVHD（Ⅲ～Ⅳ级）的发生率更高。

西罗莫司是雷帕霉素（mechanistic target of rapamycin，mTOR）的抑制剂，与他克莫司、环孢素、氨甲蝶呤具有协同作用，在血液系统恶性肿瘤接受allo-HSCT的患者中显示出预防aGVHD的活性。在一项队列研究中，西罗莫司治疗21例激素难治性Ⅲ/Ⅳ级aGVHD患者，有效率为57%。一项Ⅲ期临床试验比较了接受基于全身照射的allo-HSCT治疗ALL的儿科患者（年龄1～21岁）中使用他克莫司和氨甲蝶呤的标准GVHD预防方案和标准预防加西罗莫司方案。结果表明，西罗莫司降低了Ⅱ～Ⅳ级和整体急性GVHD的发生率，但在标准他克莫司/氨甲蝶呤预防治疗中添加西罗莫司并不能提高生存率。此外，西罗莫司增加了肝窦静脉闭塞症（sinusoidal obstruction syndrome，SOS）和移植相关微血管病（thrombotic microangiopathy，TMA）的发生率，总之，32%的患者无法耐受西罗莫司治疗。另一项前瞻性、随机、Ⅲ期试验比较了0.5～75岁研究人群（$n=215$）中西罗莫司加他克莫司与环孢素加氨甲蝶呤的预防作用。两组间Ⅱ～Ⅳ级或Ⅲ～Ⅳ级急性GVHD、黏膜炎、CMV感染、中性粒细胞植入时间、移植相关死亡率或恶性肿瘤患者的5年总生存率均无显著差异。

马拉维若是一种趋化因子受体-5（chemokine receptor 5，CCR5）拮抗剂，FDA批准其作为CCR5-向性人类免疫缺陷病毒（human immunodeficiency virus，HIV）感染的二线疗法。马拉维若作为一种阻断淋巴细胞趋化的方法，针对减低剂量预处理的allo-HSCT后的脏器（肝脏和胃肠道）急性GVHD具有潜在的预防作用，并且不损害T细胞的功能。

多系分化潜能、免疫调节和抗炎分子的分泌潜能使间充质干细胞成为治疗GVHD极有吸引力的候选细胞。在一项激素耐药的难治aGVHDⅡ期临床研究中，包括55例严重aGVHD患者，30例CR，9例改进，有效率为74%，CR患者2年OS为53%。在另一项多中心、随机、双盲、安慰剂对照的临床试验中，共招募了260名各年龄段（0.5～70岁）患者。参与研究前，60%的患者接受了3～14 d的皮质类固醇治疗，37%的患者接受了>14 d的类固醇治疗。抗胸腺细胞球蛋白（22%）、MMF（17%）和英夫利昔单抗（18%）是最常用的二线疗法。受试者以2∶1随机分组，在4周内接受8次静脉输注间充质干细胞产品（remestemcel-L）或安慰剂。结果证明，间充质干细胞安全性良好，但第28天（主要终点）时，与安慰剂之间的总体反应没有差异。事后分析显示，remestemcel-L似乎对儿科患者、肝脏受累的急性GVHD患者和高危GVHD患者有益。研究设计的局限性，包括参与者年龄的异质性和二线疗法选择的不同，可能是导致本研究观察到的效果不足的原因。另一项研究调查了骨髓间充质干细胞的临床安全性以及类固醇难治性急性GVHD患者的预后，这项前瞻性Ⅱ期试验共有48名年龄为0～68岁的患者参与。研究表明，25%的患者在第28天时急性GVHD完全消失，50%的患者获得了持续时间超过1个月的完全缓解。完全缓解的患者一年总生存率显著提高。

移植后环磷酰胺（posttransplant cyclophosphamide，PTCy）作为一种预防GVHD的高效方法已被广泛接受。早期研究表明，在HSCT后3 d和4 d给予高剂量PTCy可选择性地消耗同种异体反应性T细胞，并保留造血干细胞和静态记忆性T细胞。也有研究认为，PTCy并非通过消耗同种异体反应性T细胞起效，在这一研究中建立的模型上，研究者发现包括$CD4^+CD25^+Foxp3^+$调节性T细胞的快速、优先恢复在内的抑制性调节机制的高度活化，这足以防止供者细胞引起GVHD。

体外研究表明，引起GVHD的大多数T细胞是幼稚T细胞，而记忆性T细胞介导对病原体的免疫和GVL效应，去除幼稚T细胞移植并不影响针对特异性机会感染的带有记忆细胞表型的$CD4^+$及$CD8^+$T细胞。一项单臂Ⅱ期临床试验中，35名采用TBI、噻替哌和氟达拉宾清髓性预处理方案的高危白血病allo-HSCT患者接受了去除幼稚T细胞的移植物，并用他克莫司预防GVHD。所有患者均获得植入成功，cGVHD的发生率较低（9%），急性GVHD的发病率没有降低。然而，所有病例均对皮质类固醇治疗有反应，且未观察到额外的复发及感染风险，2年OS为78%。

cGVHD定义为发生在移植100 d之后的GVHD，仅具有cGVHD表现的是经典cGVHD，既有aGVHD又有cGVHD表现的称为重叠综合征。cGVHD的诊断主要依靠临床表现。典型皮肤表现包括皮肤异色病、扁平苔藓样皮疹、硬斑病样浅层皮肤硬化、深部硬化病、硬化性苔藓样皮损；肝脏主要表现为瘀胆性肝功能异常；胃肠道特征表现包括食管网格形成、中上段狭窄或硬化；肺部表现为闭塞性细支气管炎；此外，还包括筋膜炎、继发于筋膜炎或硬化的关节僵硬和挛缩等。cGVHD的临床表现复杂，大部分局限性cGVHD不需要治疗，广泛型cGVHD需要积极治疗以避免不良预后，由aGVHD进展而来的cGVHD相对预后较差。cGVHD最常用的一线治疗方案为环孢素或他克莫司联合泼尼松。大约一半患者对初始治疗无效，目前尚无统一的二线治疗标准方案。霉酚酸酯、氨甲蝶呤、硫唑嘌呤、沙利度胺、西罗莫司、利妥昔单抗、喷司他丁、光疗、伊马替尼、芦可替尼等均有作为cGVHD二线治疗的报道。尽管许多药物用于二线治疗，但大多数疗效并不理想。如何在预防并控制cGVHD同时不损害移植物抗白血病（GVL）效应的长期存在，仍是未来研究的热点问题。

三、感染性疾病

感染性疾病是HSCT的主要死亡原因之一。HSCT患者具有危及生命的细菌、真菌、病毒感染的高风险。由于HSCT后较长时间段内存在免疫功能缺陷或受抑，较常见在免疫功能正常人群中所不常见的条件致病菌诱发的机会性感染。感染性疾病与延长住院日、GVHD、移植相关死亡率升高明显相关。识别易感危险因素、早期识别感染症状和体征、及时诊断和经验性/敏感性抗菌治疗是降低感染相关发病率和死亡率的主要手段。感染控制和预防计划在预防这些免疫抑制宿主的院内获得性感染方面也发挥着关键作用。清髓性预处理强度、黏膜屏障（口腔、胃肠道等）的破坏、微生物肠道移位、细胞免疫缺陷、吞噬细胞减少及功能下降是HSCT患者感染性疾病主要的危险因素。

HSCT患者感染的流行病学表现与粒细胞缺乏并发热患者的有所不同，易感菌谱在移植后的不同时间段内不同，这可能与宿主移植后免疫功能的变化有关。在移植后早期粒细胞缺乏阶段，细菌感染占主导地位，与粒细胞缺乏伴发热患者类似，仅50%的感染患者有明确的感染病灶，其中以血流感染为主。易感菌谱在不同国家之间有所区别，我国数据显示移植后细菌感染以革兰阴性菌为主，而一些国外中心数据显示最常见的细菌感染为革兰阳性菌。随着骨髓造血的恢复以及免疫重建，没有合并严重GVHD的患者，感染的风险会逐渐下降。但由于细胞免疫功能、抗体水平、单核-巨噬细胞系统功能的恢复通常需要很长时间，以及早期强效抗菌药物的使用，感染病原逐渐变为以病毒及真菌为主，荚膜菌感染的比例也有所增加，包括流感嗜血杆菌、肺炎链球菌等。常见的病毒感染包括疱疹病毒、肝炎病毒、呼吸道病毒（呼吸道合胞病毒、流感病毒、副流感病毒等）感染等。

移植后早期考虑细菌感染患者的治疗策略与粒细胞缺乏伴发热患者的基本相似；由于更彻底的清髓性预处理化疗引起的重度免疫抑制、口腔及消化道黏膜的损伤，HSCT患者临床普遍采用出现感染症状前预先使用抗真菌药物以及针对卡氏肺孢子虫等不典型病原菌的初级预防策略。在粒细胞缺乏期抗生素治疗4～7 d后仍存在持续性或反复发热，以及其中性粒细胞减少总持续时间预计>7 d的患者，应考虑进行经验性抗真菌治疗。在治疗前也应根据患者既往存在的感染病原菌，对抗菌方案做出倾向性调整。

手卫生和医院感染标准预防措施是降低感染的关键组成部分。HSCT患者的日常皮肤护理及检查有助于避免黏膜表面的损伤，减少细菌在皮肤大量定植，降低微生物通过表皮入侵的可能性；应格外注意静脉导管及会阴部的护理；避免使用直肠温度计、直肠指检和栓剂，以防止黏膜损伤。每日用洗必泰（氯己定）药浴已被证明可减少医疗相关感染和多重耐药菌的传播。口腔黏膜炎是预处理化疗的常见不良反应，尤其是合并全身放射治疗（total body irradiation，TBI），会引起口腔疼痛，进食、吞咽和言语困难，并诱发感染。建议在预处理前进行完整的牙周检查，咨询口腔科意见。移植期间每天用生理盐水或洗必泰漱口4～6次，以预防口腔黏膜炎。然而，疼痛性黏膜炎的患者可能不遵守口腔护理方案，会增加口腔菌群感染的风险。应避免使用含酒精的漱口液，其会加重黏膜炎症。仔细刷牙可以防止牙龈损伤，可使用普通的软毛牙刷或电动牙刷。

移植后出院的患者由水源传播的细菌感染频率较高，占比18%，建议仍保留中心静脉导管的患者使用防水敷料保护管腔，并按时定期护理，以防止因洗澡、擦浴等污染导管引起水源细菌的感染。某些动物，如爬行动物、鸟类、啮齿动物或其他无法免疫且可能携带异常人类病原体的外来动物，不应作为宠物饲养在HSCT患者的家中；由于存在肠道病原体（如沙门氏菌或弯曲杆菌）继发性疾病的风险，免疫抑制患者应避免前往动物园；通常认为接触完成免疫接种的猫和狗是安全的。

四、移植后淋巴增殖性疾病

移植后淋巴增殖性疾病（posttransplant lymphoproliferative disorders，PTLD）是异基因造血干细胞移植后或实体器官移植后由于免疫功能抑制、肿瘤免疫监视缺失、EBV感染等发生的一种从良性淋巴组织增生到恶性肿瘤（淋巴瘤）不等的异质性疾病，是移植医学中最严重的并发症之一。

PTLD具有很大的异质性，根据WHO（2016）标准，以细胞形态学、免疫学以及分子生物学为依据，PTLD可分为传染性单核细胞增多症PTLD、浆细胞增生PTLD、经典霍奇金淋巴瘤PTLD、红色滤泡增生PTLD、单形性PTLD和多形性PTLD等类型。

PTLD的主要临床症状包括发热、淋巴结肿大、淋巴结外器官受累（如胃肠道、皮肤、肺、骨髓、中枢神经系统等）的相关表现，以及乏力、体重减轻、食欲减退等全身症状。组织病理学检查是PTLD诊断的金标准，绝大多数PTLD为B细胞来源。多数PTLD患者EBV阳性，可依靠血清学检查EBV抗体及EBV-DNA证实，EBV-DNA载量随着疾病进展有逐渐升高趋势，故对PTLD病程进展有一定指导意义，建议每周检测。

PTLD的治疗取决于疾病的分类和部位，从减少免疫抑制剂用量到单独使用利妥昔单抗或联合化疗、放疗，或包括所有上述措施的组合方案。利妥昔单抗对CD20$^+$PTLD的治疗有效。利妥昔单抗、免疫抑制剂减量和EBV特异性细胞毒性T细胞过继免疫治疗是目前推荐的一线治疗，供者淋巴细胞输注（DLI）或化疗是二线治疗选择。免疫抑制剂减量的应答率通常较低，并与GVHD的高风险有关。利妥昔单抗在治疗PTLD的同时，可能有降低急性或慢性GVHD风险的可能。对于利妥昔单抗无反应的病例,建议采用联合化疗,主要方案包括R-CHOP、CHOP和COP方案等。联合化疗对控制移植后GVHD和排斥反应也有作用,但有器官脏器毒性及增加感染风险的可能,尤其是移植后早期PTLD的患者不建议使用,早期病变者可能自发消退或在使用一线治疗方案后消退。PTLD的DLI缓解率超过70%,但也会增加GVHD的风险,对利妥昔单抗治疗失败者反应率较差。近期,有利用供者来源的嵌合抗原受体T细胞(Chimeric Antigen Receptor T-Cell,CAR-T)治疗PTLD的个案报道,研究者采用CD19和CD22 CAR-T细胞的序贯治疗,2例经利妥昔单抗一线治疗失败的患者经CAR-T治疗后均取得完全缓解,随访期间,血清学EBV检测持续阴性,提示CAR-T细胞有望在未来成为PTLD治疗安全有效的新选择。

五、其他脏器并发症

(一)肺部

间质性肺炎综合征(interstitial pneumonia syndrome,IPS)是移植后早期常见的非感染性肺部并发症。实际上这一概念包括预处理毒性引起的药物相关性肺炎、非心源性毛细血管渗漏综合征,以及输血相关性肺损伤、弥漫性肺泡出血等在内的除外感染及心衰以外的各种广泛性肺泡损伤。治疗主要以对症支持治疗和糖皮质激素为主。其中弥漫性肺泡出血是极其危重的肺部并发症,具体病因尚不明确,可能与感染、aGVHD等引起的重症肺损伤有关,死亡率为60%~83%。

移植后晚期肺部并发症包括闭塞性细支气管炎综合征(bronchiolitis obliterans syndrome,BOS)、隐源性机化性肺炎(cryptogenic organizing pneumonia,COP)、间质性肺病(interstitial lung disease,ILD)、肺血栓性微血管病等。其中BOS最为常见,是与cGVHD相关的非特异性炎症,早期以阻塞性病变为主,后期可发生限制性通气功能障碍,与病情迁延所致的细支气管周围纤维化有关。BOS起病较为隐匿,临床表现以干咳、呼吸困难、活动耐量下降为主。高分辨肺部CT、肺功能、cGVHD评估等有助于明确诊断。治疗主要以对症支持治疗、大剂量糖皮质激素联合长效β受体阻滞剂为主,也有研究者报道,使用芦可替尼治疗BOS,2年无复发死亡率、2年总生存率分别为25.1%和62.6%。

(二)肝窦阻塞综合征

肝窦阻塞综合征(sinusoidal obstruction syndrome,SOS)是由肝静脉窦血管内皮细胞损伤引起的严重肝脏并发症,常见于移植后早期。以环磷酰胺及白消安为主的移植预处理方案、全身放疗(TBI)是SOS的主要危险因素,此外可能与预处理前转氨酶升高、肝毒性药物的使用、供受者HLA配型不合、二次移植、高龄等相关。

SOS多以血胆红素升高为首发表现,常伴肝大、右上腹压痛、腹水、体重增加等症状和体征,后期出现转氨酶升高提示出现肝细胞坏死。体重及血清总胆红素快速升高,血清谷丙转氨酶(alantine transaminase,ALT)>750 U/L,门脉压力>20 mmHg,出现门静脉血栓,出现多器官功能不全者,提示预后不良。

HSCT患者推荐进行SOS的一级预防,包括采用白消安联合环磷酰胺(BU/CY)作为预处理方案的患者,将环磷酰胺给药推迟到白消安给药后1~2 d;含TBI的预处理方案将总剂量控制在12 Gy以内。

去纤苷是唯一被证明预防及治疗HSCT后SOS有效的药物。控制水电解质平衡、维持肾灌注以及腹腔抽液减压是主要的支持治疗手段,腹水增长较快并肾功能不全者可考虑肾脏替代治疗。临床上也有低分子量肝素、前列地尔、抗凝血酶原Ⅲ、重组人血栓调节蛋白、重组人组织型纤溶酶原激活物(t-PA)治疗SOS的应用,但均缺乏足够循证医学证据的支持。

（三）出血性膀胱炎

出血性膀胱炎（hemorrhagic cystitis，HC）是HSCT后常见的泌尿系统并发症。由于常引起明显的膀胱刺激症状（尿频、尿急、尿痛等），可严重影响患者的生活质量，通常不影响患者的总生存率。严重的HC可引起梗阻性肾功能衰竭。

HC根据发生时间分为早发性HC以及迟发型HC。早发性HC多发生在预处理期间及预处理后72 h以内，通常由环磷酰胺预处理毒性引起，环磷酰胺的代谢产物丙烯醛可以直接损伤膀胱移行上皮。通过充分水化、碱化、给予美司钠的一级预防措施，早发性HC发生率已明显下降，亦有研究者认为，使用美司钠并未使患者明显获益。迟发型HC的发病机制尚不十分清楚，可能与BK病毒感染、GVHD有关。

出血性膀胱炎患者的治疗包括水化、碱化、利尿、解痉止痛等对症治疗；严重者可予以留置尿管或耻骨上膀胱切开行持续膀胱冲洗、膀胱内注射或全身给予西多福韦或喹诺酮类药物降低BKV复制、糖皮质激素治疗；难以控制的重症HC患者，必要时可行外科手术干预，如选择性膀胱动脉栓塞、膀胱上尿道改流术，极少数有致死性风险的患者可能需行膀胱切除术。

（范晟煊）

参考文献

[1] SUCHON P, RESSEGUIER N, IBRAHIM M, et al. Common risk factors add to inherited thrombophilia to predict venous thromboembolism risk in families [J]. Th Open, 2019, 3 (1): e28-e35.

[2] CIFTCILER R, HAZNEDAROGLU I, AKSU S, et al. The factors affecting early death in newly diagnosed APL patients [J]. Open Medicine, 2019, 14: 647-652.

[3] HAMBLEY B, TOMULEASA C, GHIAUR G. Coagulopathy in acute promyelocytic leukemia: can we go beyond supportive care? [J]. Frontiers in Medicine, 2021, 8 (8): 722614.

[4] SUKUMAR S, LMMLE B, CATALAND S. Thrombotic thrombocytopenic purpura: pathophysiology, diagnosis, and management [J]. Journal of Mlinical Medicine, 2021, 10 (3): 536.

[5] PISKLAKOVA A, J BARBIR, SAMBATARO J, et al. Silent thrombotic thrombocytopenic purpura: PLASMIC, lessons learned, and current management overview [J]. Cureus, 2021, 13 (3): e13803.

[6] KNÖBL P. Prevention and management of bleeding episodes in patients with acquired hemophilia A [J]. Drugs, 2018, 78 (18): 1861-1872.

[7] 闫晨华, 徐婷, 郑晓云, 等. 中国血液病患者中性粒细胞缺乏伴发热的多中心、前瞻性流行病学研究 [J]. 中华血液学杂志, 2016, 37 (3): 6.

[8] 朱骏, 胡炯, 毛原飞, 等. 上海地区粒细胞缺乏伴发热血液病患者致病细菌的分布及耐药性分析的多中心、回顾性研究 [J]. 中华血液学杂志, 2017, 38 (11): 945-950.

[9] JUN Z, KUN Z, YING J, et al. Bacterial pathogens differed between neutropenic and non-neutropenic patients in the same hematological ward: an 8-year survey [J]. Clinical Infectious Diseases, 2018, 67 (S2): 174-178.

[10] OWATTANAPANICH W, CHAYAKULKEEREE M. Efficacy of levofloxacin as an antibacterial prophylaxis for acute leukemia patients receiving intensive chemotherapy: a systematic review and meta-analysis [J]. Hematology/oncology & Stem Cell Therapy, 2019, 24 (1): 362-368.

[11] EGAN G, ROBINSON P, MARTINEZ J, et al. Efficacy of antibiotic prophylaxis in patients with cancer and hematopoietic stem cell transplantation recipients: a systematic review of randomized trials [J]. Cancer Medicine, 2019, 8 (10): 4536-4546.

[12] SHALLIS R, STAHL M, BEWERSDORF J, et al. Leukocytapheresis for patients with acute myeloid leukemia presenting with hyperleukocytosis and leukostasis: a contemporary appraisal of outcomes and benefits [J]. Expert Review of Hematology, 2020, 13 (5): 489-499.

[13] THEIN S, PIRENNE F, FASANO R, et al. Hemolytic transfusion reactions in sickle cell disease: underappreciated and potentially fatal [J]. Haematologica, 2020, 105 (3): 539-544.

[14] ALBERT M, SIRIN M, HOENIG M, et al. Salvage HLA-haploidentical hematopoietic stem cell transplantation with post-transplant cyclophosphamide for graft failure in non-malignant disorders [J]. Bone Marrow Transplantation, 2021, 56: 2248-2258.

[15] PARK J, LEE J, LEE J, et al. Incidence, management, and prognosis of graft failure and autologous reconstitution after allogeneic hematopoietic stem cell transplantation [J]. Journal of Korean Medical Science, 2021, 36 (23): e151.

[16] LIN D, HU B, LI P, et al. Roles of the intestinal microbiota and microbial metabolites in acute GVHD [J]. Experimental Hematology & Oncology, 2021, 10 (1): 49.

[17] MACMILLAN M, HOLTAN S, RASHIDI A, et al. Pediatric acute GVHD: clinical phenotype and response to upfront steroids [J]. Bone Marrow Transplantation, 2020, 55 (1): 165-171.

[18] HOOGLAND A, NELSON A, GONZALEZ B, et al. Worsening cognitive performance is associated with increases in systemic inflammation following hematopoietic cell transplantation [J]. Brain, Behavior, and Immunity, 2019, 80: 308-314.

[19] AL-KADHIMI Z, GUL Z, CHEN W, et al. High incidence of severe acute graft-versus-host disease with tacrolimus and mycophenolate mofetil in a large cohort of related and unrelated allogeneic transplantation patients [J]. Biology of Blood and Marrow Transplantation, 2014, 20 (7): 979-985.

[20] WACHSMUTH L, PATTERSON M, ECKHAUS M, et al. Posttransplantation cyclophosphamide prevents graft-versus-host disease by inducing alloreactive T cell dysfunction and suppression [J]. The Journal of Clinical Investigation, 2019, 129 (6): 2357-2373.

[21] FÜREDER A, KROPSHOFER G, BENESCH M, et al. Characteristics, management, and outcome of pediatric patients with post-transplant lymphoproliferative disease—A 20years' experience from Austria [J]. Cancer Reports, 2021, 4 (5): e1375.

第十七章 血液系统疾病的药物不良反应及处理

第一节 铁剂不良反应

铁剂主要用于铁缺乏患者的治疗，尤其是缺铁性贫血患者。临床常用铁剂有口服剂型、静脉剂型等。口服铁替代疗法最具成本效益且易于被大众接受。口服补铁药物有硫酸亚铁（20%元素铁）、乳酸亚铁（19%元素铁）、葡萄糖酸亚铁（12%元素铁）、富马酸亚铁（32.9%元素铁）、右旋糖酐铁（27%～30%元素铁）、琥珀酸亚铁（35%元素铁）、多糖铁复合物（46%元素铁）。为了获得最佳吸收，建议在饭前至少30 min或服用其他药物前2 h服用铁剂。如果患者不能耐受胃肠道副作用，可与少量食物一起服用。避免与牛奶、钙和抗酸剂、高纤维食物或咖啡因等一起服用。有研究建议将铁与橙汁或维生素C一起服用，可帮助铁剂吸收。以下患者静脉补铁可能更可取：由于副作用不能耐受口服铁剂；已经有明显恶心和呕吐的孕妇；做过胃旁路手术的人，胃分泌减少会损害铁的吸收；有吸收不良状况的人会阻止身体充分吸收［如惠普尔病、小肠细菌过度生长（small intestinal bacterial overgrowth，SIBO）、乳糜泻、恶性贫血］；患有慢性炎症状态的人，例如系统性红斑狼疮（systemic lupus erythematosus，SLE）或类风湿性关节炎（rheumatoid arthritis，RA），其铁调素水平升高，从而降低了口服铁的吸收。肌肉注射可引起严重的注射部位疼痛和吸收的不一致，通常不作为首选。

口服铁剂最常见的不良反应是胃肠道反应，如恶心、呕吐、便秘或腹泻、胀气、味觉障碍、口腔金属味、牙齿染色或上腹不适。患者可能会对粪便颜色变为绿色或"柏油黑"感到不舒服。许多口服铁补充剂（富马酸亚铁、葡萄糖酸亚铁、硫酸亚铁）配方与静脉铁剂或安慰剂相比具有更高的消化性溃疡副作用。患者可以通过调整铁剂补充方案（将每日服用1次改为每周服用3次）或与食物同服来减少不良反应。

静脉铁剂常见的不良反应有输液反应、过敏反应和过量使用毒性反应。严重过敏反应可危及患者生命，故在使用前应详细询问患者有无过敏史，同时床旁备好急救用品，输注结束后仍需密切观察30 min。铁剂毒性通常是剂量依赖性的，可表现为心血管、代谢、中枢神经和肝脏的不稳定和损伤，过量服用的症状包括最初的胃肠道不适，慢慢发展为急性代谢性脑病、癫痫发作、代谢性酸中毒、心动过速、心律失常、缺氧。高达20 mg/kg的元素铁通常耐受性良好，但可能有轻微的胃肠道症状。20～60 mg/kg的量为轻度至中度毒性，超过60 mg/kg可因循环衰竭而导致严重症状。并有6岁以下儿童因意外摄入过量铁导致致命中毒的案例。铁过量可以通过洗胃和铁螯合剂（如去铁胺）或胃肠道净化程序（如灌洗胃和全肠冲洗）进行治疗。

第二节 激素及免疫抑制剂不良反应

一、激素不良反应

(一) 胃肠道不良反应

胃肠道不良反应包括消化性溃疡 (peptic ulcer disease，PUD)、消化道出血及胰腺炎。关于接受糖皮质激素治疗而出现PUD的说法目前尚不一致。一项Meta分析提示，PUD是一种罕见的糖皮质激素治疗并发症，发生率为0.4%~1.8%。服用糖皮质激素的患者可能会出现更多的胃刺激症状，但在2项独立的研究中，这些症状并未增加转化为PUD的风险。但是糖皮质激素与非甾体抗炎药 (non-steroidal anti-inflammatory drugs，NSAIDs) 联用时可加重溃疡或引起溃疡出血。与消化性溃疡一样，同时使用糖皮质激素和NSAIDs会增加胃肠道出血的风险。García Rodríguez研究发现，与单独服用低剂量阿司匹林的患者相比，服用低剂量阿司匹林联合高剂量糖皮质激素治疗的患者发生全消化道出血的相对风险较高，服用低剂量阿司匹林联合低或中剂量糖皮质激素并没有增加消化道出血的风险。目前关于单独使用糖皮质激素是否会增加胃肠道出血的说法不一。一项纳入了71项随机对照试验的Meta分析显示，类固醇引起的出血风险较低。单独服用大剂量糖皮质激素的患者发生消化道出血的相对风险略有增加。一项比较糖皮质激素与安慰剂的Meta分析显示，类固醇皮质激素的使用与胃肠道出血和穿孔的风险增加有关，仅住院患者的风险增加具有统计学意义，门诊患者出血或穿孔的总发生率非常低，增加的风险没有统计学意义。一项包括6161例急性胰腺炎患者和61637例对照的研究发现，与未应用糖皮质激素者相比，口服糖皮质激素者发生急性胰腺炎风险增加，这种风险在服药后4~14 d最高，此后逐渐降低。因此，必须同时服用糖皮质激素和NSAIDs的患者应使用质子泵抑制剂 (proton pump inhibitor，PPI) 进行预防。有其他具有PUD发生危险因素的患者，如既往患有PUD的患者、重度吸烟者、重度饮酒者、65岁以上患者，以及服用可能增加消化性溃疡风险的其他药物 (如双膦酸盐) 的患者，临床医生可选择开具PPI。单独服用糖皮质激素且无其他危险因素的患者，不推荐常规使用PPI，如图17-1所示。但应告知患者消化性溃疡、消化道出血及治疗前2~4周胰腺炎发生的症状和体征，如黑便或柏油样便、疲劳、苍白和严重的腹痛，尤其餐后腹痛并放射到背部或伴有严重恶心和呕吐的症状。若有以上症状或体征时应及时就诊。

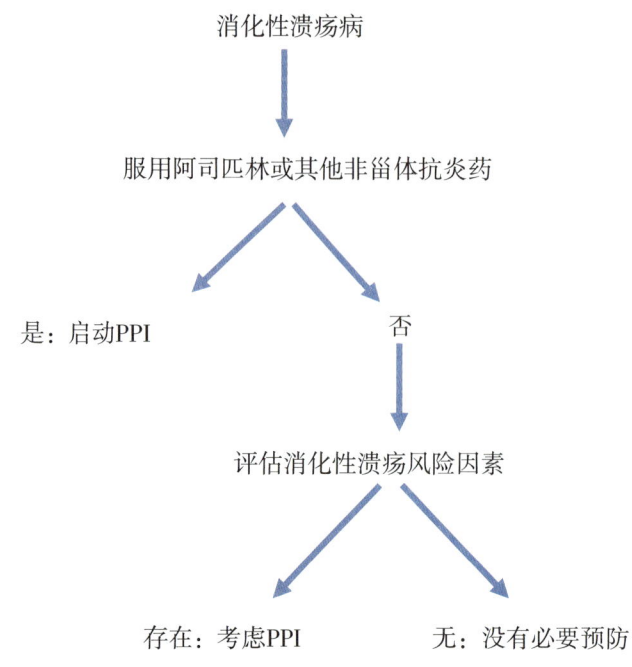

图17-1 糖皮质激素致消化性溃疡管理（原创）

（二）内分泌相关不良反应

内分泌相关不良反应常见的有糖尿病、肾上腺抑制和库欣综合征。糖皮质激素会使现有的糖尿病加重或导致类固醇诱导的糖尿病，典型特征包括过度增高的餐后血糖和对外源性胰岛素不敏感。一项大宗病例对照研究发现，应用口服糖皮质激素的患者和不使用糖皮质激素的患者相比，出现需要治疗的高血糖的相对风险较高，并且风险随着平均每日类固醇剂量的增加而上升。超过40%的原发性肾病患者在使用皮质类固醇治疗期间发展为糖尿病。高龄和高体重指数是糖皮质激素诱导发生糖尿病的独立危险因素。24 h尿糖分析和餐后血浆葡萄糖可用于检测糖皮质激素诱导的糖尿病。一项接受泼尼松龙治疗慢性阻塞性肺疾病的患者的研究对血糖进行连续监测，发现高血糖症主要发生在下午和晚上。因此，应告知所有接受糖皮质激素治疗的患者，若出现多饮、多尿、口渴等相关症状，应主动告知医生，做好血糖监测，尤其是餐后及下午血糖监测尤为重要。在治疗糖皮质激素诱导的糖尿病时应采用与既往糖尿病患者相同的血糖目标。应提醒正在使用胰岛素或磺胺类药物（可增加内源性胰岛素的产生）控制血糖的患者，在糖皮质激素逐渐减量时应密切监测其血糖水平，因为可能会发生危及生命的低血糖风险。患者的其他治疗医生也应随时了解糖皮质激素治疗方案的预期变化，以便他们可以协助监测和调整药物。

糖皮质激素的使用会抑制下丘脑垂体肾上腺（hypothalamo-pituitary-adrenal，HPA）轴。糖皮质激素停药太突然，可能会导致肾上腺抑制症状、类固醇戒断综合征或糖皮质激素治疗的潜在疾病复发。肾上腺抑制的症状包括虚弱、疲劳、恶心、呕吐、腹泻、腹痛、发烧、体重减轻、肌痛、关节痛等不适。肾上腺危象表现为低血压、意识下降、嗜睡、癫痫发作、昏迷和低血糖。研究估计每日生理皮质醇产量为$5\sim7$ mg/(m²·d)，更高的剂量被认为是超生理性剂量。每天服用20 mg泼尼松持续3周以上的患者和合并有库欣综合征临床表现的患者被视为肾上腺抑制。服用糖皮质激素3周以下的患者以及剂量小于或等于生理水平的隔日治疗的患者发生肾上腺抑制的可能性较小。然而，个体对糖皮质激素的反应可能有很大差异，治疗的剂量和持续时间可能无法充分反映HPA轴抑制。例如，服用泼尼松剂量低至5 mg/d持续数周可能显示肾上腺抑制。评估肾上腺抑制风险的指导，如图17-2所示。

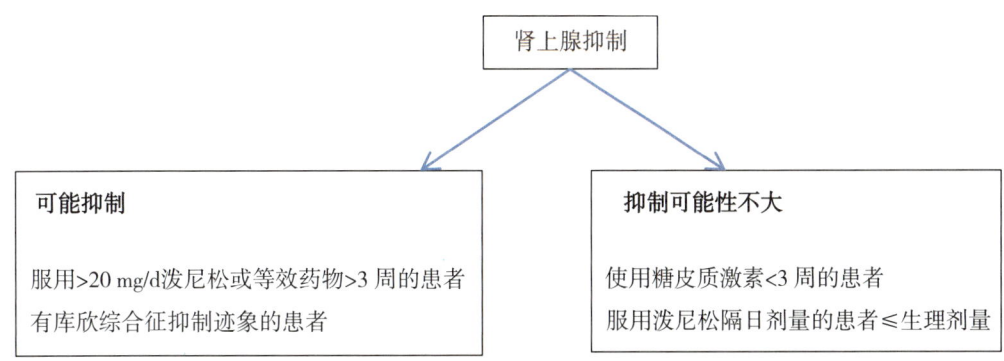

图17-2　糖皮质激素致肾上腺抑制风险评估（原创）

目前尚没有明确的糖皮质激素减量策略，减量方案因潜在疾病状态而异，应根据疾病活动和合并症进行调整。在实现疾病控制的同时经历严重糖皮质激素相关副作用的患者可能会受益于更快速的减量。有持续疾病活动的患者可能需要较慢的减量。一般来说，若每天服用强的松的剂量低于10 mg，应每1～3周减量1～2.5 mg，以解决HPA轴抑制。在没有明确指南的情况下，应根据临床判断及病情变化来调整减量。可以在监测早晨血浆皮质醇水平的情况下管理减量，一旦达到生理剂量，可选择将糖皮质激素转换为氢化可的松，然后再继续减量。在逐渐减量的任何时候，患者都可能出现肾上腺功能不全或类固醇戒断综合征的症状。HPA轴测试正常的患者类固醇戒断综合征的特点是出现肾上腺功能不足的症状（如虚弱、疲劳、恶心、呕吐等）。应告知患者在出现这些症状时立即联系医生，并暂时停止逐渐减量，给予氢化可的松或增加糖皮质激素剂量直至病情稳定。患者应该在几周内以较慢的速度逐渐减量，没有关于在恢复减量或停止使用类固醇后重新检查HPA轴的具体指南，但建议密切监测和缓慢减量。肾上腺功能不全的患者，建议咨询内分泌专家。

库欣综合征的典型特征包括向心性肥胖、脂肪在躯干区域的重新分布、锁骨上脂肪垫、紫纹、近端肌肉无力、疲劳、高血压、痤疮、葡萄糖耐受不良、肌肉萎缩和心理障碍。外源性糖皮质激素使用的各种模式都可能与库欣综合征有关，并且与使用的剂量和持续时间直接相关。库欣综合征的发生因糖皮质激素的各种效力和半衰期而变得复杂，即使剂量低至5 mg/d的泼尼松也会导致库欣综合征。在一项研究中，库欣综合征的患病率随着糖皮质激素剂量的增加呈线性增加。干扰细胞色素P450系统的药物可能会延长糖皮质激素的半衰期，增加库欣综合征的风险。临床管理包括尽可能减少糖皮质激素治疗的剂量和持续时间，以避免这种并发症。建议临床医生在开具任何与糖皮质激素同时使用的药物之前要检查药物之间的相互作用。

（三）诱发或加重感染

增加对感染的易感性是全身性糖皮质激素的已知副作用。已注意到在手术前30 d内接受糖皮质激素治疗的患者术后感染风险增加。一项由635235名手术患者组成的回顾性队列表明，在手术前30 d内接受糖皮质激素治疗的患者伤口感染率增加了2倍，与未接受糖皮质激素治疗的患者相比，深部感染的发生率略高。此外，糖皮质激素组的总体发病率和死亡率高于未使用糖皮质激素的患者。因此，应管理好糖皮质激素的临床使用，尤其是感染性疾病患者应用糖皮质激素时必须严密监测感染相关指标，其激素使用时间不宜过长，避免造成无法控制的感染。

(四)骨骼肌肉系统不良反应

骨骼肌肉系统不良反应常见的有骨质疏松、股骨头缺血性坏死、肌萎缩及肌无力。骨质疏松是一种慢性进行性疾病,其特征是骨量低、骨组织微结构退化、骨脆性增加,以及随之而来的骨折风险增加。原发性骨质疏松症与衰老和性腺功能丧失有关,继发性骨质疏松与内科疾病和全身性药物使用相关。继发性骨质疏松症是长期使用皮质类固醇最严重的并发症之一。糖皮质激素暴露的持续时间是骨折风险的决定因素。研究表明,长时间暴露于低至 2.5~5 mg/d 剂量的泼尼松可能会增加髋部和脊椎骨折的风险。抑制成骨细胞功能是糖皮质激素对骨骼的主要作用,开始糖皮质激素治疗的前 6 个月骨质流失较快,导致骨形成减少。骨量丢失主要见于骨小梁含量高的骨骼,如椎骨。除了导致骨质流失外,糖皮质激素治疗还可能导致骨骼结构完整性的变化,这也是导致骨折的重要原因。安全的最小剂量的糖皮质激素和最短的暴露持续时间,可有效地预防骨质疏松,并且可以降低与糖皮质激素引起的骨质疏松症相关的显著发病率和死亡率。如果糖皮质激素治疗超过 3 个月,预防继发性骨质疏松症的措施包括使用最小有效剂量的糖皮质激素、钙和维生素 D 以及适当的体育锻炼。活动性骨质疏松症的治疗通常使用抑制骨吸收药物,其中双膦酸盐是目前的一线治疗方法。一旦发现骨质疏松,应立即停药或配合补钙、维生素 D 等治疗。

糖皮质激素是导致非创伤性骨坏死的主要原因,有高达 40% 长期使用糖皮质激素治疗的患者会出现骨坏死,其风险在大剂量和延长治疗时间时发生,但也可能在短期内发生骨坏死。

Harvey Cushing 于 1932 年首次描述了糖皮质激素诱导的肌病,是最常见的药物诱导的肌病类型,其特点是无痛性肌肉无力、萎缩和疲劳,主要通过减少蛋白质合成和增加蛋白质分解代谢导致肌肉萎缩。糖皮质激素诱导的肌病的临床表现包括急性和慢性形式。急性肌病经常发生在重症监护室中,其特征是近端和远端肌力迅速进行性减弱,可能涉及呼吸肌;慢性肌病的特点是无痛或轻度疼痛的肌肉无力,影响近端肌肉,特别是骨盆带肌肉,并且进展非常缓慢。以前的研究表明,糖皮质激素诱发的肌病更常见于使用氟化糖皮质激素,如地塞米松、倍他米松和曲安西龙,其比使用非氟化制剂(如泼尼松和泼尼松龙)的患者发生率高。与疾病相关的糖皮质激素剂量因患者而异。一些患者使用低剂量的糖皮质激素会出现肌肉无力,而部分患者即使使用高剂量的糖皮质激素数月或数年也可能不会出现肌肉无力。糖皮质激素诱导的肌病的治疗包括停药,并在 3~4 周内观察肌肉力量的增加。在此类患者的治疗方案中,氟糖皮质激素如地塞米松应更换为非氟糖皮质激素如泼尼松,并应使用最低推荐剂量。

(五)心血管不良反应

心血管不良反应常见的有高血压和心脏病。无论治疗时间长短,接受皮质类固醇治疗的患者患高血压的风险增加约 2 倍,该风险与皮质类固醇的累积剂量有关。据报道,接受大剂量糖皮质激素治疗 3 个月以上的患者诱发高血压的发生率为 9%,65 岁以上的患者增加至 37%。可能会出现两种形式的高血压:第一种形式是早发型,在没有已知高血压危险因素的情况下发生,可能是由一些导致血管收缩和血管舒张的血管活性物质失衡导致;第二种是由于皮质类固醇对脂肪代谢的影响导致的体重增加。与其他形式的高血压相比,钠摄入对皮质类固醇介导的高血压没有影响,因为似乎不涉及盐皮质激素。据报道,使用 7.5 mg 或更多的泼尼松龙可使冠心病、缺血性心脏病、心力衰竭甚至猝死的风险增加 2~4 倍。此外,心肌中甘油三酯的积累会导致左心室充盈动力学受损,全身性糖皮质激素也可能诱发心房颤动和扑动。心脏病风险与剂量有关,停药后风险可降低。

（六）皮肤不良反应

皮质类固醇影响角质形成细胞并阻止真皮中的成纤维细胞分泌胶原蛋白和透明质酸，从而干扰细胞增殖，导致皮肤变薄。慢性皮肤功能不全和脆弱称为皮肤疏松症，与老年人的骨质疏松症性质相当。皮质类固醇给药可促进皮肤疏松症的发生，其特征是皮肤变薄、毛细血管扩张和血肿，晚期可能会出现撕裂，愈合不良。末期皮肤屏障功能丧失可危及生命，需要住院植皮。全身使用糖皮质激素1年以上，有大约5%的患者即使是低剂量（相当于泼尼松5 mg/d以下）也会引起皮肤萎缩、瘀斑和糜烂。皮质类固醇的分解代谢作用导致萎缩、皮纹和伤口愈合延迟，而血管结构完整性降低导致紫癜和容易出现瘀斑。随着剂量的增加，可以看到类固醇性痤疮、过敏和脱发。

（七）神经精神系统不良反应

神经精神症状，如轻微的情绪变化、抑郁。据报道，皮质类固醇治疗后出现欣快、情绪不稳、易激惹、静坐不能和焦虑，以及注意力和记忆力减退等认知障碍。在极少数情况下，可能会出现精神病、痴呆和谵妄。Fardet等的一项队列研究发现，神经精神疾病是每天服用20 mg泼尼松超过3个月的住院患者中最常见和最令人不安的副作用，记忆力减退和认知障碍可能会被医生甚至患者所忽视，作为具有大量皮质类固醇受体的大脑区域，海马体在皮质类固醇诱导的认知障碍中发挥着特别重要的作用。一项针对需要长期皮质类固醇治疗的慢性皮肤病患者超过12个月的前瞻性纵向研究报道，抑郁和焦虑的发生率分别为16%和11%，使用短期高剂量类固醇，躁狂比抑郁症更常见。发生神经精神副作用的相关风险因素包括女性、精神病学背景和年龄超过40岁。

（八）眼科不良反应

白内障和青光眼是最常见的两种糖皮质激素的眼科副作用。目前的文献表明，糖皮质激素的使用与白内障的发展之间可能存在关联，但是现有证据无法准确量化这种风险。继发于皮质类固醇治疗的其他眼部副作用包括上睑下垂、瞳孔散大，以及高剂量的机会性感染，如疱疹性角膜炎和巨细胞病毒性视网膜炎。此外，皮质类固醇可引发中心性浆液性视网膜病变，以神经感觉性视网膜脱离、视网膜色素上皮脱离和脉络膜高渗透性为特征的疾病，有些可能临床表现不典型。

（九）免疫系统不良反应

长期全身性类固醇治疗会抑制细胞介导的免疫，并使患者易发生感染。皮质类固醇对免疫系统的影响与剂量相关，通过短期或隔日治疗使感染风险保持不变。大剂量皮质类固醇治疗使患者易受各种病原微生物感染，并增加潜伏感染（如肺结核）再激活的风险。患者应采取必要的预防措施，以防止接触水痘带状疱疹和麻疹，还应避免接种活疫苗。

（十）对胎儿和儿童的影响

生长抑制是儿童糖皮质激素治疗的一个重要且公认的不良反应，通常认为与糖皮质激素对合成代谢和生长的基本成分（包括骨代谢）的影响有关。也有研究表明，即使是中等剂量的糖皮质激素也会抑制生长激素释放和胰岛素样生长因子-1的生物利用度。生长激素替代疗法可以抑制糖皮质激素对生长抑制的作用，但如果皮质类固醇治疗持续超过18个月，由其引起的生长缺陷在停药后可能并不能完全恢复。

（十一）肺动脉栓塞不良反应

肺动脉栓塞（pulmonary embolism，PE）风险在糖皮质激素暴露的前30 d最高，并随着使用时间的增加逐渐降低。使用低剂量糖皮质激素（泼尼松每日剂量<5 mg）可使PE风险增加2倍，而使用高剂量糖皮质激素（泼尼松龙>30 mg）可使PE风险增加10倍。无论剂量如何，近期开始使用糖皮质激素者的PE风险最高。

二、免疫抑制剂不良反应

（一）抗胸腺细胞球蛋白不良反应

抗胸腺细胞球蛋白（anti thymocyte globulin，ATG）是一种含有IgG和IgM的多克隆球蛋白，主要用于治疗再生障碍性贫血和激素耐受的移植物抗宿主病（graft versus host disease，GVHD）、预防和治疗器官排斥反应等。其主要不良反应包括：过敏反应、炎症因子释放综合征、血清病、急性肾功能损害、感染、高血压、外周性水肿、心动过速、白细胞及血小板减少、高钾血症、腹痛、便秘、腹泻等。

1. 过敏反应

过敏反应是ATG最严重的并发症，寒战、荨麻疹、恶心和呕吐等反应通常是轻微过敏反应的表现，对预防措施有反应；严重过敏反应可引起休克、支气管痉挛及喉头水肿，需要紧急行气管切开等抢救措施。因此，从治疗的第一天开始应频繁监测患者生命体征，通常在输注的第一个小时之后，副作用是由于延迟免疫反应所致，可以在继续输注ATG的同时进行观察及管理。在第一剂ATG的最初1 h内，应将有关气道管理的问题作为潜在过敏反应的一部分进行评估。ATG治疗期间的血氧饱和度降低可能会作为不太严重的副作用（如发烧和寒战）的继发效应而发生。据报道，成人呼吸窘迫综合征（acute respiratory distress syndrome，ARDS）是ATG治疗的一种罕见并发症，ARDS的体征和症状早在治疗开始后几小时就开始出现。因此，在ATG治疗前应行皮试，并避免使用β受体拮抗剂治疗，在开始输注之前进行预防用药，在床边准备急救设备（氧气、气管切开包等）。

2. 血液学毒性

开始ATG治疗时，应每天监测血常规，当预测有症状性贫血或血小板减少症时，应在输注ATG之前输注红细胞和血小板。当没有出血的迹象或症状，或不存在症状性贫血的风险时，可以在每日输注ATG后给予血液制品输注。应避免在输注ATG时同时使用血液制品，以避免输液反应与ATG反应混淆。大多数接受ATG的患者会合并发热，且大多数发热不是感染性发热。但是中性粒细胞绝对计数（absolute neutrophil count，ANC）<$0.5×10^9$/L的患者合并发热可能出现严重后果，故严重中性粒细胞减少症患者出现发热时应经验性接受抗生素治疗。如果ATG输注疗程结束，没有确定感染源，患者发热消退并且临床症状稳定，则可以缩短抗生素治疗时间。

3. 心血管反应

在ATG给药期间可能会发生心血管变化，包括由免疫反应和全身血管舒张引起的低血压和心动过速，患者通常对液体复苏处理有反应，但是为了治疗潜在的免疫反应，还应考虑使用全身性抗组胺药。此外，若患者出现胸痛以及全身肌肉疼痛或痉挛，需要立即评估以排除心脏缺血，心肌梗死尚未作为ATG的并发症报告。

4. 其他

接受ATG的患者经常出现皮疹、瘙痒和荨麻疹等皮肤病反应。这些输注反应可以用抗组胺药如苯海拉明来缓解。患者也可能从使用局部乳膏或口服药物中受益。血清病是大约86%的患者在ATG给药后发生的副反应。这是一种Ⅱ型超敏反应，临床症状包括发烧、皮疹和关节痛，通常在ATG开始后7~14d出现，虽然发生率较高，但耐受性通常良好，可以用皮质类固醇治疗。

（二）环孢素A和他克莫司不良反应

1. 环孢素A

环孢素A（cyclosporine A，CsA）和他克莫司主要用于异基因造血干细胞移植后预防GVHD、治疗再生障碍性贫血及免疫性疾病。但是这两种药物均因治疗窗窄及易受其他联合用药影响，使用不当极易出现毒性反应。

CsA具有多种毒性作用，主要是浓度依赖和联合用药相关的毒性特征。未能或延迟达到目标水平可能导致严重的免疫危害，例如GVHD或植入不良，其他浓度过高可引起肝毒性（胆汁淤积、胆红素升高，严重可引起肝功能衰竭）、肾损伤、高血压、高血糖、恶心呕吐、中枢神经系统毒性（可逆性后部脑病综合征、惊厥、视物模糊、定向障碍、小脑共济失调、视盘水肿、周围神经病变、偏头痛）、电解质紊乱（高钾血症、低镁血症）。CsA长期使用抑制免疫可引起感染、发生肿瘤、齿龈增生及多毛并发症，但也有一些可能发生在治疗剂量水平。Nagabushana报道了一例因地中海贫血接受异基因造血干细胞移植的患儿在服用环孢素治疗期间因合并肾脓肿接受环丙沙星治疗，出现中毒性白质脑病的病例，考虑是环丙沙星增强了环孢素浓度，当患者长期服用环孢素治疗时应避免使用环丙沙星。因此，CsA使用期间应定期监测药物浓度，监测血压、血糖，肝肾功能及电解质水平，避免因其浓度过低而不能发挥作用，防止其浓度过高引发相关脏器功能毒性。当出现相关异常时应及时就医。环孢素浓度受其他联合用药及食物的影响，常见抗惊厥类药物（卡马西平、苯巴比妥、苯妥英钠）可引起环孢素浓度降低，钙离子通道阻滞剂（地尔硫卓、维拉帕米）、唑类抗真菌药（氟康唑、伊曲康唑、伏立康唑、泊沙康唑）、抗生素（阿奇霉素、克拉霉素、红霉素）、糖皮质激素（甲泼尼龙）等与葡萄柚汁可提高环孢素浓度。因此，CsA治疗期间若有上述药物同时使用，应频繁监测相关指标及药物浓度，同时禁止食用葡萄柚及含钾量偏高的食物。

2. 他克莫司

他克莫司主要不良反应为代谢异常（高钾血症、血糖增高等）、肾损害（肾功能异常、肾功能衰竭）、神经精神系统症状（认知障碍、精神异常、头痛、癫痫、共济失调等），以上不良反应多出现于浓度偏高时，故用药期间应监测血药浓度，肝肾功及离子检测，根据监测浓度结果及时调整使用剂量，避免上述症状发生。同时他克莫司经肝脏CYP3A4酶代谢，因此若与可改变CYP3A4酶代谢的药物合用，应监测血药浓度。也有报道葡萄柚升高他克莫司血药浓度的病例，在服药期间应注意葡萄柚的摄取量。

第三节　细胞毒性药物不良反应

血液科常用细胞毒类化疗药物包括：白血病常用细胞毒化疗药物，如蒽环类药物（柔红霉素、去甲氧柔红霉素、表柔比星、吡柔比星、阿霉素）、阿糖胞苷、高三尖杉酯碱、亚砷酸、维A酸、氨甲蝶呤、环磷酰胺；淋巴瘤常用细胞毒化疗药物，如蒽环类药物、铂类（顺铂、卡铂、奥沙利铂）、长春碱类、环磷酰胺、达卡巴嗪、博来霉素等。常见细胞毒类化疗药物不良反应见

表17-1。

表17-1 细胞毒性药物引起不同系统毒性及不良反应的临床表现及代表药物

损伤系统	主要表现	代表药物
心脏毒性	心肌损害、胸痛、心悸	蒽环类、环磷酰胺
血液毒性	白细胞减少、贫血、血小板减少	蒽环类、阿糖胞苷
肺毒性	间质性肺炎、肺水肿、肺纤维化、急性呼吸衰竭	Ara-C、维A酸、博来霉素
消化道毒性	食欲下降、恶心、呕吐、腹泻、便秘	环磷酰胺、阿霉素、阿糖胞苷
肝毒性	肝细胞功能障碍、静脉闭塞性肝病	环磷酰胺、阿霉素
内分泌系统毒性	高钙血症、高血糖、甲状腺功能减退	门冬酰胺酶
肾毒性	血尿、少尿、无尿、出血性膀胱炎	环磷酰胺、氨甲蝶呤
神经系统毒性	中枢神经毒性、外周神经毒性	长春碱类
黏膜损害	口腔黏膜溃疡、食管炎	氨甲蝶呤
皮肤毒性	色素沉着、皮疹、荨麻疹、脱发	阿霉素、阿糖胞苷

引自：FU Z W, LI S J, HAN S F, et al. Antibody drug conjugate: the "biological missile" for targeted cancer therapy [J]. Signal Transduct Target Ther, 2022, 7(1): 93.

一、血液学毒性

使用大多数化疗药物后都会导致骨髓抑制，出现血液学毒性，主要表现为贫血、粒细胞缺乏、血小板减少，可伴感染、发热、出血等。病情允许情况下可考虑使用G-CSF、GM-CSF升高白细胞，TPO、IL-11促进血小板生成等治疗。当患者粒细胞缺乏伴发热时，需及时使用抗生素治疗。

二、过敏反应

过敏反应常表现为发热、皮疹，博来霉素使用前予以对乙酰氨基酚可减轻发热寒战症状。严重可引起过敏性休克，表现为低血压、喉痉挛、心脏停搏等。20%的患者使用门冬酰胺酶可出现过敏反应，应在使用该药前进行药物过敏反应测试，必要时给予预防过敏的药物。

三、呼吸系统毒性

呼吸系统毒性最常见的为间质性肺炎，由巯嘌呤和博来霉素引起的多见。博来霉素相关肺损伤发生率大约为10%，常引起一氧化碳扩散能力降低和限制性通气障碍，因此在使用博来霉素之前必须进行肺功能基线评估。肺毒性表现为亚急性或慢性间质性肺炎，随后并发进行性间质纤维化和死亡。博来霉素相关肺损伤临床表现为干咳、呼吸困难，偶尔伴发热和胸膜炎性疼痛。在胸部X线片上，可以看到不规则的网状结节浸润，特别是在下叶和胸膜下区域。同时应与卡氏肺孢子菌引起的肺炎（pneumocystis carinii pneumonia, PCP）进行鉴别诊断，建议治疗期间对PCP进行经验性治疗。避免肺毒性最有效的方法是避免博来霉素的累积毒性。使用克拉屈滨和吉西他滨可出现因细胞因子释放而引起毛细血管渗漏导致的肺水肿。

四、皮肤黏膜毒性

Saumita 观察了384名患者接受化疗期间出现的皮肤不良反应，常见的不良反应是生长期脱发（78.6%），其次是干燥症（4.4%）、血栓性静脉炎（3.1%）、全身瘙痒（2.9%）、黑甲（2.9%）、手足综合征（2.6%）、外渗反应（1.8%）、鞭毛性皮肤病（1.3%）、结节性痒疹（0.8%）、剥脱（0.5%）、鱼鳞病（0.5%）、丘疹脓疱疹（0.3%）、大疱性光性皮炎（0.3%）和Sweet综合征（0.3%）。常见的引起生长期脱发的药物是烷化剂的组合、紫杉烷类（多西他赛）引起的手足综合征，抗肿瘤抗生素（博来霉素）引起的鞭毛类皮肤病和抗代谢物（氨甲蝶呤）引起的剥脱皮疹。Sheikh 观察到霍奇金淋巴瘤患者接受CHOP方案的横向黑甲，使用6-巯基嘌呤/阿霉素/环磷酰胺/氨甲蝶呤/L-天冬酰胺酶的B-ALL患者的白甲病。羟基脲可引起皮肤斑丘疹和疼痛性小腿斑丘疹等副反应。蒽环类药物外渗可引起局部皮肤坏死和疼痛。依托泊苷可引起严重的口腔黏膜炎、红斑，色素沉着，过度角化甚至发生溃疡、雷诺现象。

五、消化系统毒性

胃肠道毒副反应常见的有恶心、呕吐、口腔黏膜炎等不适，严重者可见腹泻、胃肠道出血。急性胰腺炎是门冬酰胺酶常见的严重不良反应。

六、心脏毒性

蒽环类药物及大剂量环磷酰胺（cyclophosphamide，CTX）对心脏毒性反应较大。蒽环类药物的心脏毒性，轻者可无症状，仅心电图表现为窦性心动过速，非特异性ST改变等；重者可出现心肌梗死、心力衰竭等，表现为心悸、气短、心前区疼痛等。蒽环类药物的心脏毒性与其累积剂量有关，但也存在个体差异。越来越多的研究证实，蒽环类药物对心脏的器质性损害在第一次使用时就可能出现，呈进行性加重且不可逆。因此，要严格掌握蒽环类药物的累积剂量，合并心脏基础疾病的老年患者可适当减量或不用。临床推荐用于心脏毒性保护的药物是右丙亚胺。治疗前心功能正常的患者，当多柔比星累积剂量达400 mg/m²时，发生充血性心力衰竭的风险<1%；当累积剂量达550 mg/m²时，发生风险达7%~20%。不同的蒽环类药物出现心脏毒性的耐受剂量不同，如柔红霉素的耐受剂量为600~700 mg/m²。

CTX相关心脏毒性常表现为QRS波群波幅降低，非特异性T波或ST段异常、快速性心律失常和完全性房室传导阻滞。有研究报道，在接受大剂量CTX治疗时暴发型充血性心力衰竭（CHF）发生率高达28%。

亚砷酸可引起QTc间期延长，因此使用该药物时应定期监测心电图，同时维持体内离子平衡，尤其是钾离子，当检测到QTc间隔延长（>500 ms或>比基线延长60 ms）时，应仔细评估患者，并立即停用该药物。

七、肝脏毒性

肝脏毒性表现为转氨酶、胆红素升高及化学性肝炎等。通常发生肝脏毒性时可停药，给予保肝药物治疗。严重者可引起肝纤维化及肝硬化。门冬酰胺酶可引起低蛋白血症、凝血因子减少、血清脂蛋白减少和甘油三酯增加。

八、泌尿系统毒性

泌尿系统毒性轻度损害可无症状，严重者可表现为少尿、无尿、血尿、肾小管上皮细胞急性坏死、出血性膀胱炎、尿毒症等，甚至危及生命。CTX和MTX输注时需注意碱化、水化尿液，使用美司钠解救CTX毒性，四氢叶酸解救MTX毒性，肾功能损害患者尽量避免使用MTX。非甾体抗炎药因可减少肾血流，减低氨甲蝶呤的肾脏清除率，故氨甲蝶呤使用期间应避免同时使用非甾体抗炎药等肾损药物。

九、神经系统毒性

鞘内注射氨甲蝶呤和阿糖胞苷可引起急性蛛网膜炎，伴有颈项强直、头痛以及慢性中枢神经系统（central nervous system，CNS）毒性，如痴呆、运动障碍、癫痫发作甚至昏迷。

使用大剂量阿糖胞苷（3 g/m^2，每12 h 1次，共6次）会出现小脑毒性，表现为共济失调和言语不清。严重者可伴昏迷、痴呆，可导致致死性后果。

长春新碱可引起神经毒性，早期可表现为手指及下肢的感觉异常及深腱反射消失，连续使用可引起肌力下降、肠麻痹等。老年患者可出现脑神经麻痹，可导致声带麻痹或复视。

大剂量门冬酰胺酶可引起CNS功能异常，表现为精神错乱、木僵、癫痫或昏迷。

十、内分泌系统毒性

环磷酰胺可引起稀释性低钠血症、抗利尿激素失衡综合征等表现。

十一、血栓性事件

门冬酰胺酶偶可引起动脉或静脉血栓，一级皮质窦血栓形成，随着治疗时间的延长，可引起促凝蛋白的形成，导致出血后遗症，因此治疗期间因监测凝血因子。

第四节 Venetoclax不良反应

目前BCL-2抑制剂主要为Venetoclax，迄今为止，在所有已发表的研究中发现其毒性特征均可接受。

一、血液学毒性

一项Venetoclax联合阿扎胞苷的Ⅲ期临床试验发现，其最常见不良反应为血液学毒性，贫血（28%）、血小板减少症（46%）、白细胞降低（21%）、中性粒细胞减少症（42%）。根据NCCN指南及国内外专家推荐，Venetoclax治疗期间4级中性粒细胞减少或血小板减少的临床处理原则为：达到缓解前，大多数情况下Venetoclax方案不应中断，第一疗程结束时行骨髓检查评价是否缓解，治疗期间按需检测；达到缓解后，延迟后续疗程并监测血细胞计数，考虑支持措施，包括抗生素和G-CSF。若为首次发生：暂停治疗，一旦血细胞计数恢复至1级或2级，以相同剂量重启Venetoclax方案；若为再次发生：暂停+缩短疗程，一旦血细胞计数恢复至1级或2级，以相同剂量重启治疗，并缩短Venetoclax方案疗程21～28 d，甚至可缩短至14 d。

二、非血液学毒性

非血液学毒性最常见的不良反应为肿瘤溶解综合征（tumor lysis syndrome，TLS），Venetoclax联合阿扎胞苷治疗AML的Ⅲ期临床试验中TLS发生率为1.1%，Venetoclax联合LDAC的Ⅲ期临床试验中TLS发生率为5.6%。在首次给药前，应充分评估肿瘤负荷、尿酸水平及肌酐清除率等，以明确TLS发生风险，可为患者预防性提供水化和抗高尿酸败血症的药物，以降低TLS发生风险。降低TLS发生风险的措施有：充足水化，每日补水1.5～2.0 L，必要时亦可进行静脉补液；白细胞计数建议低于25×10⁹/L，或治疗前通过给予羟基脲或白细胞单采术将白细胞数降至25×10⁹/L以下（NPM1或IDH突变患者可考虑进一步降至10×10⁹/L以下）；开始使用Venetoclax治疗前，应评估血生化（钾、尿酸、磷、钙和肌酐），并纠正已存在的异常情况；通过剂量递增给药可降低TLS发生风险，联合HMA（Venetoclax 100 mg第1天，200 mg第2天，400 mg第3天），联合LDAC（Venetoclax 600 mg第4天）；给药前、爬坡期内每次新剂量给药后6～8 h以及达到最终剂量后24 h监测血生化，以评估TLS；肾功能不全可能会导致TLS发生风险增加，因而需对患者加强预防和更密切监测。由于Venetoclax在体内主要通过细胞色素P4503A（CYP3A）代谢，在与中等或高强度CYP3A抑制剂联用时，需要调整Venetoclax的剂量。根据药品说明书，轻度、中度和重度肾功能异常（肌酐清除率≥15 mL/min）患者无需调整给药剂量；轻中度肝功能异常（Child-Pugh A和B级）患者无需调整给药剂量，重度肝功能异常（Child-Pugh C级）患者剂量降低50%，治疗期间监测肝功能。

第五节 酪氨酸激酶抑制剂相关不良反应

一、血液学毒性

酪氨酸激酶抑制剂（tyrosine kinase inhibitors，TKI）最常见的不良反应为血液学毒性。在一项随访60个月的研究中，伊马替尼组的3/4级贫血、中性粒细胞减少和血小板减少发生率分别为4%、17%和9%。在DASISION研究中观察达沙替尼至少12个月的随访结果显示，3/4级贫血、中性粒细胞减少和血小板减少分别为10%、21%和19%，而伊马替尼组分别为7%、20%和10%。ENESTnd试验比较了尼罗替尼300 mg/d组3/4级中性粒细胞减少症、血小板减少症和贫血的发生率分别为10%、12%和3%，尼罗替尼400 mg/d组分别为20%、9%和5%。大多数3/4级血液学副作用发生在3个研究组治疗的前2个月内，至少随访24个月后，血细胞减少发生率与12个月后报告的相似，但总体而言，伊马替尼组3/4级中性粒细胞减少症比其他剂量的尼罗替尼组更常见。TKI治疗期间的血液学不良事件发生有两个可能的原因：费城阴性细胞的造血储备减少，在伊马替尼治疗的最初几个月内出现血液学毒性可能预示着更差的生存；TKI可能具有直接损害正常造血干细胞功能的潜力，尤其是达沙替尼可能对几种Src激酶发挥作用，例如Lyn或Fyn，从而对血小板聚集和巨核细胞生成产生抑制作用。此外，Src激酶在红细胞生成以及B细胞和骨髓细胞的存活中发挥重要作用。在一线治疗期间报告的大多数血液学副作用发生在最初几个月，通过调整剂量或中断治疗进行管理，治疗的前4周应每周监测血细胞计数，第2和第3个月应每月监测1次，然后每3个月监测一次。

对于伊马替尼，若发生3/4级不良事件应停药，直至中性粒细胞计数>1×10⁹/L和/或血小板计数>75×10⁹/L后重新原剂量给药；如果副作用再次出现则应再次停止治疗，然后减少剂量以300 mg/d恢复治疗。

对于达沙替尼，若第1次发生3/4级不良事件亦应停药，直至中性粒细胞计数>1×10⁹/L和/或血小板计数>50×10⁹/L，然后以相同剂量重新开始用药；若第2次发生应以80 mg/d恢复药物剂量；第3次发生后则以50 mg/d恢复药物剂量，否则应考虑彻底停止治疗。对于尼罗替尼，若发生3/4

级事件同样停止给药,如果2周内恢复,中性粒细胞计数>1×10^9/L和/或血小板计数>50×10^9/L,应以相同剂量重新开始用药;若血细胞计数仍然很低,则应考虑减少至400 mg/d。

二、非血液学不良反应

在IRIS研究中,中位随访5年后观察到的不良事件与之前报道的相似。最常见的副作用是水肿,62%的患者发生外周和眶周水肿等体液潴留,其中7%的患者有胸膜/心包/腹水等。老年人和心脏病患者的液体潴留发生率增加,建议定期监测体重和肺部相关症状。体液潴留通常是可逆的,如果体重增加,建议开始利尿剂治疗并限制钠盐摄入量。该研究长期随访中描述的其他不良事件包括肌肉痉挛(49%)、腹泻(45%)、恶心(50%)、肌肉骨骼疼痛(47%)、皮疹和其他皮肤问题(40%)、腹痛(37%)、疲劳(39%)、关节痛(31%)和头痛(37%)。仅一名患者(<1%)报告了充血性心力衰竭。若出现肌肉痉挛或肌痛,建议补充钙和镁治疗。胃肠道副作用,如恶心和腹泻是接受伊马替尼治疗的患者最常见的副作用之一,可能与Cajal间质细胞中的c-KIT抑制有关,支持性治疗(止泻药或止吐药)有助于改善此类副作用。尽管服用伊马替尼的患者经常报告有皮疹发生,但3/4级的发生率很低,通常小于3%,局部使用类固醇或抗组胺药可改善,仅在严重病例中需要口服类固醇治疗。日本学者Hirohisa发现,使用尼洛替尼比使用伊马替尼心血管不良事件的发生率高,使用尼洛替尼的患者更易发生高血糖事件。在ENESTnd研究中,也发现尼洛替尼治疗期间心血管事件的累积发生率高于伊马替尼。同时有研究还报道了与尼罗替尼相关的进行性动脉闭塞性疾病和与达沙替尼相关的肺动脉高压等不良事件。

第六节 BTK抑制剂不良反应

目前已上市的BTK抑制剂(BTK inhibitor,BTKi)包括伊布替尼、泽布替尼和奥布替尼,常见不良反应包括以下几方面:

一、房颤

治疗前应对心血管危险因素进行评估。新发房颤:若CHA2DS2-VASc积分为0~1分,大多数临床医生倾向于继续BTKi治疗;≥2分,考虑暂时停药直至房颤控制,使用β受体阻滞剂,通常首选CYP3A4抑制剂(例如,维拉帕米和地尔硫䓬)或P-糖蛋白底物(胺碘酮)。抗凝策略包括低剂量阿哌沙班(2.5 mg,每天2次)或依诺肝素(血小板计数>50×10^9/L时使用常规剂量)。尽可能避免与维生素K拮抗剂合用。

二、室性心律失常

治疗前获取患者的详细心脏病史和基线心电图,有显著心脏病史或危险因素的患者行超声心动图检查。指导患者对室性心律失常的潜在早期预警信号保持警惕,若出现突发的头晕、心悸或晕厥,应立即就诊。

三、出血风险

常见的瘀斑不会增加大出血的风险,也不必停止治疗。在开始治疗前完善凝血功能检测及血小板检测。由于围手术期出血风险会增加,在侵入性手术前、后停止BTKi治疗3 d(小手术)或

7 d（大手术）。轻微出血者，停止BTKi治疗，可在2～3 d内消除出血倾向；严重出血者，无论血小板计数如何，输血小板可克服临床出血；当有双重抗血小板治疗指征时，考虑BTKi以外的其他治疗方案。BTKi治疗期间抗栓药物需调整：中低危心血管风险的患者必要时可考虑停用阿司匹林，高危患者需权衡利弊。需预防深静脉血栓的患者，可考虑应用非维生素K拮抗剂类口服抗凝药（new oral anticoagulant，NOAC）代替华法林以减少出血风险，同时需注意药物相互作用：如阿哌沙班、利伐沙班通过CYP3A4途径代谢，达比加群的代谢不依赖CYP途径，需结合临床实际情况酌情选择用药方案。如果发生与治疗相关的3级或以上的出血或任何级别的颅内出血时，应永久终止本品治疗。

四、感染

接受BTKi的患者免疫功能低下，感染的风险较高。超过50%的BTKis患者发生感染（任何级别），特别是在开始治疗后的早期阶段，R/R患者的风险更大。11%的R/R患者因感染并发症需要停止治疗，中位治疗停止时间为6个月。BTKi治疗出现的感染并发症可能很大程度上归因于疾病本身的生物学特性。在临床实践中，被认为具有高感染风险的患者（如R/R或经过大量预处理的患者）或有已知感染史的患者，应考虑预防PCP。据报道，烟曲霉感染率略高于未使用BTKi的患者，曲霉菌病的风险在治疗过程的早期发生率最高。反复性感染和已知低丙种球蛋白血症的患者应行静脉注射免疫球蛋白治疗，建议在治疗前接种疫苗（例如针对流感和肺炎球菌的疫苗）。

五、高血压

在治疗开始前优化药物治疗以控制高血压，结合患者的情况，定期监测并对突发高血压患者进行适当的药物治疗。

六、腹泻

大多数与BTKi相关的腹泻可以通过支持性治疗、抗动力药物和改为晚上服用来控制症状。在≥3级腹泻的情况下考虑暂时停药。

七、疲劳、关节痛和肌痛

避免在治疗过程早期因疲劳而减少剂量，寻找其他潜在的疲劳原因，仅在治疗过程中发生确实与药物有关的毒性反应时才考虑停药或减少剂量。排除其他引起关节痛的原因，1～2级AE倾向于观察和支持性护理，≥3级AE（影响日常生活自理能力）应减量，症状缓解后则以较低剂量维持治疗。关节痛可以通过药物缓解，严重的关节痛可考虑使用短效类固醇激素和抗炎药，但会增加感染及出血的风险。

八、血细胞减少症

如果突发自身免疫性血细胞减少症，可使用短程皮质类固醇或CD20单抗，大部分患者可以继续BTKi治疗。

九、皮肤改变

与BTKi相关的皮肤表现通常表现为瘙痒性皮疹及结节性红斑，类固醇皮质激素可改善。头发或指甲的质地变化可以通过补充维生素或对症处理来改善。

第七节 免疫调节剂不良反应

血液系统常见免疫调节药物（immuno modulatory drugs，IMiDs）包括沙利度胺、来那度胺及泊马度胺。

一、血液学毒性

血液学毒性常见的有血小板减少、中性粒细胞减少及贫血。治疗期间应每周监测血常规，出现3～4级中性粒细胞或血小板减少，应根据说明书调整剂量。

二、皮疹

用IMiDs治疗多发性骨髓瘤（multiple myeloma，MM）的患者，来那度胺所有级别的皮疹发生率可能高达43%，皮疹的发生率或严重程度不取决于来那度胺的剂量或是否与地塞米松合用。前期IMiDs的暴露史和对不同IMiDs的耐受性不会降低皮疹发生的可能性。IMiDs相关皮疹通常在治疗的第1个月表现为麻疹样或口疮样皮炎，伴有局部荨麻疹和相关的瘙痒。当发生1级皮疹[<10%的体表面积（bodysurfacearea，BSA）]时，来那度胺可继续治疗；2级或3级皮疹（分别为10%～30%的BSA或>30%的BSA）需要中断治疗；4级皮疹（危及生命的）建议永久停药。最近，有人提出了一种更积极的管理策略，包括使用低效的局部皮质类固醇和口服抗组胺药（西替利嗪或苯海拉明），直到1级皮疹消退；2级皮疹进行上述治疗干预的同时停用IMiDs，当皮疹改善至1级时恢复治疗；3级皮疹使用口服皮质类固醇代替局部类固醇。对52例IMiDs皮疹患者的回顾性病例研究发现，使用剂量调整、皮质类固醇调节和支持治疗后，93%的患者能够耐受使用相同IMiDs的持续治疗。罕见的持续皮疹或血管性水肿患者，可以考虑脱敏治疗。

因使用蛋白酶抑制剂伊沙佐米也会出现皮疹，当患者使用IRD方案治疗后出现皮疹时应首先停用来那度胺，直到皮疹恢复到1级，如皮疹改善或消退，则暗示来那度胺（其半衰期比伊沙佐米短得多）是罪魁祸首。皮疹恢复后，来那度胺应在后续使用中降低剂量。如尽管进行了这种干预，皮疹仍然存在或复发，则也应停用伊沙佐米，直到恢复到1级或更低。

三、周围神经病变

接受沙利度胺治疗超过12个月的住院患者，发现其诱发的周围神经病变（peripheral neuropathy，PN）的发生率高达75%，主要表现为感觉/运动神经病变，通常伴有刺痛或疼痛的肢体远端感觉异常，可伴有震颤。

沙利度胺引起的PN可能是永久性损伤，但震颤通常是可逆的，减少剂量或停止治疗后可恢复。PN的一线治疗是调整剂量，目前的大多数临床试验和专家共识建议将剂量限制在<200 mg/d，以最大限度地减轻PN的发生。一旦发生2级PN应停止治疗，并在PN恢复到1级或更低时以50%的剂量重新开始治疗。据报道，在泊马度胺联合地塞米松试验中，周围神经病变的发生率为11%～15%。来那度胺联合地塞米松试验的长期随访数据表明，来那度胺诱发的PN发生率较低，为2.8%，无4级事件。参照说明书，来那度胺或泊马度胺引起的PN患者，药物剂量调整没有具体的建议，尽管任何3级或4级毒性的发生率都应导致暂停治疗，直至症状消退至2级或更低，PN发生时应首先减少剂量。MM中PN的治疗仍缺乏研究，神经保护干预仍处于研究阶段，目前

不推荐在临床试验之外使用。阿片类镇痛剂可用于难治性PN患者，包括巴氯芬、阿米替林和氯胺酮在内的局部治疗也显示出前景，同时非药物替代疗法，包括针灸或冥想，也取得了不同程度的疗效。

四、静脉血栓栓塞

在MM中，静脉血栓栓塞（venous thromboembolism，VTE）的发生率为5%~10%。国际骨髓瘤工作组（International Myeloma Working Group，IMWG）定义了在MM患者中选择抗凝治疗时要考虑：患者因素、疾病因素和治疗特异性风险因素。患者个体风险因素包括肥胖（体重指数 ≥30 kg/m²)、VTE病史、起搏器植入、相关疾病（心脏病、慢性肾病、糖尿病、急性感染）、手术、使用促红细胞生成素或凝血障碍。疾病风险因素是骨髓瘤本身的诊断和高黏滞血症的存在。相关的风险因素包括使用IMiDs与大剂量地塞米松（≥480 mg/月）、阿霉素或多药化疗方案如硼替佐米、沙利度胺、地塞米松、顺铂、阿霉素、环磷酰胺和依托泊苷（VDT-PACE）。在选择血栓预防药物时，具有多个治疗相关危险因素或2种或多个个体和骨髓瘤危险因素组合的患者应接受预防性低分子量肝素（low molecular weight heparin，LMWH），例如皮下注射依诺肝素40 mg/d或全剂量华法林，目标是INR升高至2~3倍。现有证据表明，口服抗凝剂（利伐沙班和阿哌沙班）可作为华法林或LMWH更方便的替代品。所有患者，包括没有危险因素和只有1个个体危险因素的患者，可以每天服用一次阿司匹林81~325 mg。LMWH、华法林或口服抗凝剂预防的最佳持续时间不明确。只要患者使用IMiDs，就可以持续服用阿司匹林。在预防性抗凝治疗期间发生VTE，需要停用IMiDs并开始全剂量抗凝治疗。如果重新开始治疗的获益大于风险，则在达到并维持治疗性抗凝后恢复IMiDs。

五、胃肠道不良事件

腹泻是胃肠道最常见的不良事件，来那度胺和泊马度胺治疗期间可能发生腹泻。如果患者近期住院、接触过感染或使用过抗生素，应排除感染原因（细菌或病毒等）。应鼓励患者保持水分摄入、少食、限制咖啡因、酒精和乳制品。如果感染原因被排除，可以考虑使用洛哌丁胺治疗。来那度胺相关性腹泻与胆汁酸吸收不良有关，可将膳食脂肪摄入量减少到总热量的20%以下，同时每天服用考来维仑以降低排便频率和改善大便稠度。

第八节　JAK抑制剂不良反应

一、血液学不良事件

鉴于JAK2-STAT信号在正常造血中的重要作用，芦可替尼导致可逆性的骨髓抑制并不意外。与芦可替尼相关的血液学不良事件包括贫血、血小板减少症和中性粒细胞减少症，都与骨髓受抑相关。贫血和血小板减少症是最常见的血液学不良事件。COMFORT-I研究的2年随访数据表明，新发3级或4级贫血和血小板减少的发生率随着时间的推移而减少，通常调整剂量后可缓解。

二、非血液学不良事件

非血液学不良事件常见的有1级或2级瘀斑、头晕、头痛,最常见的3级或4级非血液学不良事件是腹痛、疲劳和呼吸困难。临床试验报告了芦可替尼组的非血液学不良事件发生率高于安慰剂组,包括腹泻、便秘、呕吐、四肢疼痛、失眠、关节痛、发热、尿路感染、胃肠胀气、带状疱疹和转氨酶升高、体重增加,在整个2年期间,大多数非血液不良事件的严重程度为1级或2级。接受芦可替尼治疗的骨髓纤维化患者患严重的细菌、真菌、病毒和分枝杆菌感染,带状疱疹和进行性多灶性白质脑病也有报道。近期病例报告,芦可替尼治疗的患者还包括乙型肝炎病毒及单纯疱疹病毒再激活,新型隐球菌肺炎和弓形虫病视网膜炎。芦可替尼突然停药而发生的戒断综合征包括疾病症状的急性复发、脾进行性快速增大、血细胞减少和偶尔的血流动力学失代偿(类似于脓毒症休克表现,这似乎与被抑制的细胞因子的再次释放有关)。因此,除非有突然停药需要,否则建议逐渐减量。

第九节 蛋白酶抑制剂不良反应

目前临床常用的蛋白酶抑制剂(proteasome inhibitors,PI)有硼替佐米、伊沙佐米及卡非佐米。

一、皮疹

伊沙佐米被批准与来那度胺和地塞米松的联合治疗,使相关皮疹的解释变得复杂,IRd方案皮疹的发生率为36%,而安慰剂Rd的为23%。皮疹的表现与来那度胺相关,最常发生在治疗的前3个月,并且通常是自限性的。

二、周围神经病变

硼替佐米诱发PN的风险较高,主要表现为感觉过敏、感觉减退、感觉异常、神经性疼痛和/或虚弱,可能从远端开始,向近端发展,发病率随着累积剂量而增加。此外,有证据支持MM和宿主相关的遗传因素可能会增加周围神经病变的风险。在不影响疗效的情况下,皮下给药可降低PN的风险。硼替佐米诱发的PN在某种程度上是可逆的,64%的2级或更高毒性事件的患者在剂量调整或停药后得以改善,中位时间为3.6个月。使用强效CYP3A4抑制剂可能会增加PN的发生率,但目前尚缺乏明确的证据。硼替佐米诱发的PN的一线治疗是调整剂量,具体剂量调整见表17-2。早期硼替佐米剂量调整已显示神经毒性降低,累积剂量和疗效相似。在卡非佐米单药试验中,72%的患者出现1级或2级PN,1.3%的患者出现3级PN,这表明单独使用卡非佐米的PN风险较低。当卡非佐米与其他药物(包括IMiDs)联合使用时,更可能导致PN的药物应首先减少剂量。根据卡非佐米说明书,虽然没有具体建议在PN情况下卡非佐米如何调整剂量,但如果调整了伴随药物,则可以考虑减量使用卡非佐米。

表 17-2 硼替佐米所致神经毒性的剂量调整

周围神经病变症状和体征的严重程度*	用法用量调整
1级（无症状；感觉异常或者深肌腱反射丧失），不伴有疼痛或者功能丧失	不改变
1级伴有疼痛或者2级（中度症状；工具性日常活动受限**）	剂量降至 1.0 mg/m² 或将本品的治疗方案改为 1.3 mg/m²，每周1次
2级伴有疼痛或者3级（重度症状；自理性日常活动受限***）	暂停本品的治疗，直至毒性症状缓解后恢复本品的治疗，剂量降至 0.7 mg/m²，每周注射1次
4级（导致危及生命，出现需紧急干预的指针）	停止本品的治疗

注：*根据NCI常见毒性标准 CTCAE v4.0 分级；**工具性ADL：系指做饭、购买杂物或衣服、打电话、理财等；***自理性ADL：系指洗澡、穿衣和脱衣、自己吃饭、如厕、服药且无需卧床。

引自：DIMOPOULOS M A, MOREAU P, PALUMBO A, et al. Carfilzomib and dexamethasone versus bortezomib and dexamethasone for patients with relapsed or refractory multiple myeloma (ENDEAVOR): a randomised, phase 3, open-label, multicentre study[J]. Lancet Oncol, 2016, 17(1): 27-38.

三、心脏不良事件

MM患者在基线评估时心血管疾病的发病率高达66%，任何心脏事件的评估必须考虑这种基线风险以及与传统化疗相关的心脏毒性，包括烷化剂、蒽环类和干细胞移植。蛋白酶抑制剂介导的心脏毒性被认为与通过蛋白酶体途径清除的心肌细胞中细胞内蛋白质的累积有关。总体而言，奥替佐米心脏毒性的风险似乎很低，相比之下，卡非佐米的心脏毒性包括高血压、心律失常、心力衰竭、缺血性心脏病和心肌病。心脏毒性似乎与累积暴露无关，尽管一些研究表明药物峰值水平、暴露持续时间和分布的可变性可能是促成因素。然而，关于大剂量卡非佐米（≥45 mg/m²）是否具有更高的心血管毒性发生率仍存在争议，建议在临床实践中谨慎使用每周1次的常规方案。ENDEAVOR试验对卡非佐米和硼替佐米进行了头对头比较，发现高血压发生率分别为15%和3%，严重呼吸困难发生率分别为16.3%和5.4%，严重心力衰竭发生率分别为2.2%和0.6%，深静脉血栓和肺栓塞发生率分别为10.2%和6.2%。虽然心力衰竭似乎可逆，但心电图检查对预测此类事件的发生作用甚微。专家意见认为，仅存在心血管疾病并不禁止使用卡非佐米治疗，但必须密切观察患者。

四、输液反应

卡非佐米的输液反应可在治疗后长达24 h内发生，包括多种流感样症状，如发热、寒战、潮红、呕吐、虚弱、呼吸困难、低血压、胸闷、关节痛、肌痛和心绞痛。在早期研究中，这些症状同时伴发电解质异常，并有肿瘤溶解综合征样反应。发病率通常低于5%，并通过以下方式减轻：在第1周期的每次给药前和给药后根据需要使用 250~500 mL 静脉输液进行水化；以低剂量地塞米松 4 mg 口服/静注或联合使用进行预处理。现有容量超负荷的患者应谨慎使用，因为水化前后会增加心力衰竭的风险，水化应根据患者的个体需求进行调整。

五、肝肾毒性

硼替佐米治疗期间监测肝肾功能，将中度或重度肝损伤的剂量减少至 0.7 mg/m²。根据患者的耐受性，可考虑随后将剂量增加至 1.0 mg/m² 或减少至 0.5 mg/m²。肾功能不全或透析患者无需调整剂量。因透析可降低硼替佐米浓度，硼替佐米应在透析后给药。

卡非佐米：轻度或中度肝损伤患者的剂量减少25%。基线轻度、中度或重度肾损伤患者或慢性血液透析患者无需调整剂量。伊沙佐米的起始剂量应根据肝肾功能决定。

第十节　促造血药物不良反应

血液系统疾病常用的促造血药物包括：粒细胞集落刺激因子（granulocyte stimulating factor，G-CSF）、粒巨噬细胞集落刺激因子（granulocyte macrophage colony stimulating factor，GM-CSF）、白介素-11（interleukin 11，IL-11）、促血小板生成素（thrombopoietin，TPO）、促红细胞生成素（erythropoietin，EPO）、TPO受体激动剂（TPO receptor agonists，TPO-RA）等。

一、G-CSF不良反应

常见不良反应有发热、头痛、骨痛、皮疹及肝功能异常，严重不良反应有过敏性休克、间质性肺炎、成人呼吸窘迫综合征、幼稚粒细胞增加等。治疗期间应严密监测患者的生命体征，当有休克表现、呼吸困难、低氧血症、胸部X线提示弥漫性肺浸润性表现时，应停止使用本品，注意观察，必要时予以相应对症处理。

二、GM-CSF不良反应

常见不良反应有寒战、发热、呼吸困难、腹泻、皮疹、骨痛、低氧血症。大多为轻度到中度，且经过对症处理后均可好转。严重不良反应较罕见，一旦出现，应立即停药，积极对症处理。

三、IL-11不良反应

常见过敏反应包括皮疹、荨麻疹、皮肤潮红、发热，严重表现为颜面部水肿、喉头水肿、呼吸急促、低血压等，一旦发生严重过敏反应，应永久停用。部分患者可出现头痛、乏力、寒战、发热、腹痛、便秘、骨痛、消化不良、神经紧张及脱发等，心血管系统常表现为心动过速、房颤、房扑、心悸、血管扩张等；消化系统可表现为黏膜炎、腹泻、腹痛、恶心、呕吐等；神经系统可表现为眩晕及失眠；呼吸系统常表现为呼吸困难、鼻炎、咳嗽次数增加、咽炎、胸膜渗出等；其他可表现为皮疹、结膜充血、偶见一过性视物模糊。本品使用期间应监测毛细血管渗漏综合征，如体重、浮肿及胸膜腔积液等。监测患者心功能，合并器质性心脏病患者应慎用，肾功能不全患者应慎用。

四、TPO不良反应

临床中不良反应较少见，常见不良反应包括发热、肌肉酸痛、全身不适、关节疼痛、头晕、头痛等，一般无需处理，可自行恢复。血小板过度升高可能会增加血栓发生风险。使用本品期间应监测患者血常规，血小板升高至$50×10^9$/L或使用14 d停药。

五、EPO不良反应

常见不良反应包括过敏反应和其他系统不良反应，严重不良反应可表现为过敏性休克、高血压性脑病、脑出血、心肌梗死、脑梗死、肺梗死及肝损害，其他表现还包括皮疹、痤疮、腹痛、腹泻、恶心、呕吐、头晕、头痛、眼底出血、肌酐增高、高钾血症等。因此，合并血栓事件的患者或血栓形成风险较高的患者使用本品可能会加重或诱发血栓栓塞，应密切监测。同时应监测血压，过敏体质或者有药物过敏史的患者也应密切监测，并慎用此药物。

六、TPO-RA不良反应

艾曲波帕治疗ITP的研究显示，艾曲波帕组和安慰剂组的不良事件分布均等，先前接受类固醇治疗的患者出现白内障。此外，转氨酶和胆红素水平升高的频率更高。最初对骨髓纤维化的担忧尚未得到证实，因为只有少数患者出现中度网银蛋白和/或胶原纤维化，通常在停药后可逆转。3名（2%）患者观察到血栓形成，在EXTEND试验的最终分析中，这一比例增加到6.3%，主要发生在治疗的第1年。总之，临床试验结果提示ITP病例可长期使用艾曲波帕，尽管血栓栓塞的风险仍然存在。新诊断的患者使用艾曲波帕（即在开始艾曲波帕治疗前被诊断为ITP < 3个月的患者）值得关注。艾曲波帕治疗再生障碍性贫血的唯一剂量限制性毒性是肝转氨酶水平的可逆升高，2名患者出现严重皮疹，导致艾曲波帕提前停用；其中最常见的治疗相关不良事件是恶心、疲劳、咳嗽、腹泻和头痛；没有发生血栓栓塞事件，也无任何证据表明纤维化增加。最近一项研究显示，28%（51/180）的患者报告了不良事件，仅17例为Ⅲ~Ⅳ级，最常见的不良事件是肝毒性、出血和感染，尽管后者可能与疾病本身有关。

在临床试验中观察到海曲泊帕的常见不良反应为肝毒性，如转氨酶及胆红素增高、血栓形成或血栓栓塞并发症、白内障、QT间期延长、网银蛋白形成和骨髓纤维化风险。因此，使用期间应监测血栓、肝功、心电图、白内障及复查骨髓及染色体等。

第十一节 单抗类药物不良反应

一、利妥昔单抗不良反应

（一）输液反应

严重的输液反应常发生在输液开始后30 min~2 h，可能与细胞因子和/或其他化学介质的释放有关，其典型特征为肺部临床表现，如气短、呼吸困难、喘息等，某些病例除了表现为发热、寒战、低血压、风疹、血管神经性水肿等，可能还发生肿瘤溶解综合征，尤其是具有高肿瘤负荷或者外周血恶性细胞数目较高的患者，例如慢性淋巴细胞白血病和套细胞淋巴瘤患者，发生严重的输液反应的风险可能更大，在停止输液后，这些症状一般都可以逆转，建议采用苯海拉明或对乙酰氨基酚对症处理。首次输液时应严密观察，减慢输液速度。当发生利妥昔单抗相关的超敏反应时，应立即使用肾上腺素、抗组胺药和糖皮质激素。

（二）肺部事件

有研究显示，外周血恶性淋巴细胞数目高的患者可观察到与TLS相一致的症状和体征（如高尿酸血症、高钾血症、低钙血症、高磷酸酯酶血症、急性肾衰竭、LDH水平升高）。因此，对高危患者应该进行TLS预防，应在设备齐全且即时可用的环境中，在经验丰富的肿瘤学/血液学医生的密切监视下，对患者进行利妥昔单抗输液治疗。

（三）心血管事件

输液过程中可能会发生低血压、组织缺氧、肺浸润和急性呼吸衰竭、支气管痉挛和呼吸困难。严重的肺部并发症如隐源性机化性肺炎和药物性间质性肺炎（drug induced interstitial pneumonia，DIIP）罕见。某些患者的症状可能随着时间的推移而加重，有些患者治疗初期症状有所改善，随后可能发生恶化。因此，对肺部事件或其他严重输液症状的患者应该密切监测，直到症状缓解。肺功能不全或者肺部肿瘤浸润的患者发生不良事件的风险较大，治疗过程中应严密监测。

（四）快速肿瘤溶解

利妥昔单抗可以介导良性和恶性$CD20^+$细胞发生快速溶解，应考虑停用抗高血压药物。采用利妥昔单抗治疗的患者发生过心绞痛或者心律失常等事件，例如心房扑动和纤颤、心力衰竭或心肌梗死。因此，对具有心脏病史的患者应该进行密切监测。

（五）血液学毒性

利妥昔单抗单药或者联合化疗可引起血细胞计数减低，应定期检查血常规。

（六）感染

利妥昔单抗治疗后可引起严重感染，因此不得用于严重活动性感染的患者。有报道，利妥昔单抗治疗后可引起低丙种球蛋白血症，可能与感染发生有关。一项利妥昔单抗的研究显示，一些患者出现了暴发性肝炎在内的乙型肝炎病毒（hepatitis B virus，HBV）再激活（有些情况是致命的）。应在开始利妥昔单抗治疗前对患者进行HBV筛查，至少应包括乙肝表面抗原（hepatitis B surface antigen，HBsAg）和乙肝核心抗体（hepatitis B core antibody，HBcAb）指标，也可通过其他适当的标记物加以补充检测。乙肝病毒血清学检测阳性的患者，在开始接受治疗前应咨询肝病专科医生，同时应监测病毒学指标，以预防乙肝病毒再激活的发生。同样，利妥昔单抗可引起丙型病毒性肝炎再激活，使用前应进行常规检测，若为HCV阳性患者，应咨询专科医师启动抗病毒治疗。

（七）进行性多发性脑白质病

利妥昔单抗用于非霍奇金淋巴瘤患者和慢性淋巴细胞性白血病患者治疗时发生进行性多发性脑白质病（progressive multiple leukoencephalopathy，PML），大多数患者是在使用化疗药物的同时联用利妥昔单抗，故对发生神经系统症状的患者应该注意其是否发生PML。

（八）皮肤反应

若出现局部皮肤水肿、中毒性表皮坏死松解症等类似反应，应该停用此药物。

二、奥妥珠单抗不良反应

（一）输液反应

奥妥珠单抗输液反应的主要表现为寒战、发热、恶心、呕吐、腹泻、呼吸困难、喉头水肿、支气管痉挛等，在输液前使用糖皮质激素、解热镇痛药或抗组胺药可减轻上述反应。发生输液反应后的管理策略，见表17-3。

表17-3 奥妥珠单抗输液不良反应管理策略

反应分级	描述	管理策略
1	轻度	降低输液速率或暂时中断输液，并给予对症治疗。症状消退之后，继续进行输液
2	中度	如果患者未再出现任何输液反应症状，可按照治疗剂量增幅和时间间隔重新开始递增输液速率。第1天的输液速率可在1 h后恢复至25 mg/h，但不能进一步增加
3	重度	暂时中断输液，并给予对症治疗。症状消退后，以不超过之前（输液反应发生时的输液速率）一半的输液速率重新开始输液。如果患者没有再出现任何输液反应症状，可按照治疗剂量增幅和时间间隔重新开始递增输液速率；如果患者再次发生3级输液反应，则停止输液并永久性终止治疗
4	危及生命	停止输液并永久性终止治疗

引自：SNOWDEN A，HAYDEN I，DIXON J，et al. Prevention and management of obinutuzumab-associated toxicities：Australian experience[J]. Internation Journal of Nursing Practice，2015，21（3）：15-27.

（二）血液学毒性

血小板减少及中性粒细胞减少是最常见的血液学毒性反应。在一些使用奥妥珠单抗的患者中观察到严重且危及生命的血小板减少症。在治疗开始前，主治临床医生应考虑暂时停用抗凝剂和降低血小板功能的药物。若出现血小板减少，可予以促血小板生成药物治疗，具体参照《淋巴瘤化疗所致血小板减少症防治中国专家共识》。中性粒细胞减少的患者，可以使用G-CSF升高白细胞，预防感染。

（三）肿瘤溶解综合征

被认为具有TLS高风险的患者（如前所述）建议预防用药，包括在开始输注奥比妥珠单抗之前进行充分的水化作用（静脉输液）和使用尿酸抑制剂（如别嘌醇）或尿酸氧化酶（如拉布立酶）药物。

（四）心血管事件

临床症状可表现为房颤、心动过速。对于既往合并心脏基础疾病的患者来说，输注奥妥珠单抗期间心血管不良事件发生率较高。在输注期间应严格掌握患者液体入量，监测心律，若发生严重的心律失常，应停止输注。

（五）感染

奥妥珠单抗联合化疗可增加感染的风险，主要原因可能为B细胞的耗竭和化疗后骨髓抑制引起的中性粒细胞减少。同样在接受奥妥珠单抗治疗前应筛查HBsAg和HBcAb、HCV、HBV，阳性患者应咨询肝脏病专科医生，并按照医疗规范接受监测和管理，以预防HBV、HCV再激活或急性重型肝炎。

三、达雷妥尤单抗不良反应

（一）血液学毒性反应

达雷妥尤单抗可引起白细胞及血小板减少，治疗过程中应全程监测血常规，若发生血小板及中性粒细胞减少，可能需要延迟给药以使血小板及中性粒细胞恢复，不建议减少剂量，若血小板计数较低，可考虑输血支持治疗。

（二）输液反应

大约50%的患者发生输液反应，超过92%或更多的反应发生在首剂治疗中。大多数反应为1级或2级，5%~10%的患者为3级。最常报告的症状包括呼吸困难、支气管痉挛、咳嗽、咽喉刺激和恶心。需要在达雷妥尤单抗开始使用前至少1 h和最多3 h预先服用退热药、抗组胺药和皮质类固醇。在常规实践中，阻塞性气道疾病患者需要在输液后最大限度地吸入长效和短效支气管扩张剂和吸入皮质类固醇。

（三）感染

达雷妥尤单抗可引起带状疱疹病毒激活感染和CMV感染，故使用期间应予以抗病毒药预防治疗。

（四）对间接抗人球蛋白试验的影响

达雷妥尤单抗与红细胞表面低水平表达的CD38结合，可导致间接抗人球蛋白试验阳性。此现象可能会在末次输液6个月内持续存在，会影响血清中次要抗原的抗体检测结果，而不影响患者的ABO血型及Rh血型测定。在计划输血的情况下，应告知血库此药对间接抗人球蛋白试验的影响。

四、维布妥昔单抗不良反应

（一）周围神经病变

维布妥昔单抗（brentuximab vedotin，BV）相关PN发生率较高（约占33.3%），症状和体征可能从非疼痛（如四肢刺痛和/或麻木、肌肉无力）到疼痛（如灼热、冷敏感、肌肉疼痛）不等。麻木、肌肉无力和失去平衡等症状可导致跌倒和受伤，影响日常生活的独立活动并增加社会心理压力。PN可以通过振动感觉、深部肌腱来评估反射和触摸。出现新的或恶化的BV相关PN的患者可能需要延迟或调整剂量。1级PN建议继续使用相同剂量和给药方案；2级或3级PN患者，BV应暂停给药，直至PN改善至1级或基线水平，然后以1.2 mg/kg重新开始；4级PN患者应停用BV。

（二）巨细胞病毒感染

与其他疱疹病毒感染一样，巨细胞病毒感染发生率偏高，在血液系统恶性肿瘤患者中更为常见。

（三）其他

其他反应常见的有速发过敏反应和输液相关反应。输液期间应监测患者生命体征，如果发生速发过敏反应，则应立即并永久性终止使用，并进行相应治疗。如果发生输液相关反应，应立即中断治疗，并采取相应的治疗，对既往发生输液反应的患者应在后续输液前采取预防用药。接受BV治疗的患者，JC多瘤病毒感染可导致进行性多灶性白质脑病，并可诱发死亡。BV可引起肝毒性、肾毒性及肺毒性（肺炎、间质性改变及呼吸窘迫综合征），用药期间应监测患者肝肾功及有无气短、呼吸困难等症状。也有报道输液期间出现高血糖、严重中毒性表皮松解症及胃肠道反应。因药品辅料中含有钠盐，使用期间应嘱患者适量限盐，避免高钠血症。具体不良反应管理见表17-4。

表17-4 维布妥昔单抗常见不良反应

不良事件	症状和体征	剂量调整	其他建议
过敏反应/输液反应	寒战、恶心、呼吸困难、瘙痒、发热、呕吐、背痛、皮疹、咳嗽、寒战、过敏样反应症状	如果发生过敏反应，立即永久停止给药。如果发生输液反应，中断治疗并给予适当的医疗管理	后续输注预防用药（如对乙酰氨基酚、抗组胺药、皮质类固醇）。检查合并药物是否会导致患者易发生输液反应
胃肠道并发症	恶心、腹泻、呕吐、剧烈腹痛、寒战		建议患者及时就诊，进行诊断评估和适当治疗
肝毒性	转氨酶和/或胆红素升高、厌食、右上腹部不适、尿色深、黄疸	如果出现新发、恶化或复发的肝毒性，可能需要延迟、改变剂量或停药	监测转氨酶和胆红素
中性粒细胞减少症	ANC<0.5×10⁹/L，中性粒细胞减少伴发热，ANC<1×10⁹/L，体温大于38°C	1/2级不调整，3/4级继续给药直至基线或更低。在前一个周期经历3/4级粒细胞缺乏的患者，考虑对后续周期进行G-CSF预防。尽管进行G-CSF预防，但仍出现4级复发，考虑继续或减量至1.2 mg/kg	在每剂BV之前监测血常规。患者体温>38°C或更高或存在其他潜在感染证据，如寒战、咳嗽或排尿疼痛，要及时就诊
胰腺炎	血清淀粉酶和/或脂肪酶大于正常上限3倍和/或严重的腹痛		如果出现严重的腹部疼痛，要及时就诊
周围神经病变	感觉减退、感觉过敏、感觉异常、烧灼感、神经性疼痛、肌肉无力	1级无需调整，2/3级暂停给药直至神经病变改善至1级或基线水平，然后以1.2 mg/kg重新开始，4级停止用药	监测患者的神经病变
进行性多灶性白质脑病	步态改变、虚弱、认知障碍、感觉异常、头痛、视力改变、中枢多灶性病变	在疑似病例中暂停给药，如果确诊则停止给药	

续表17-4

不良事件	症状和体征	剂量调整	其他建议
肺毒性	咳嗽、呼吸困难、间质浸润、胸部X线和计算机断层扫描可见炎症	如果出现新症状或恶化，在评估期间保持给药，禁止将BV与博来霉素一起使用	指导患者报告可能表明毒性的症状，如咳嗽、呼吸急促。监测患者新发或恶化症状

引自：CLIFFORD K, COPELAND A, KNUTZEN G, et al. Brentuximab vedotin: a nursing perspective on best practices and management of associated adverse events[J]. Clinical Journal of Oncology Nursing, 2018, 22(4): e103-e114.

五、贝林妥欧单抗不良反应

贝林妥欧单抗为CD3、CD19双特性单抗，其结构及作用机制如图17-3所示。常见不良反应如下：

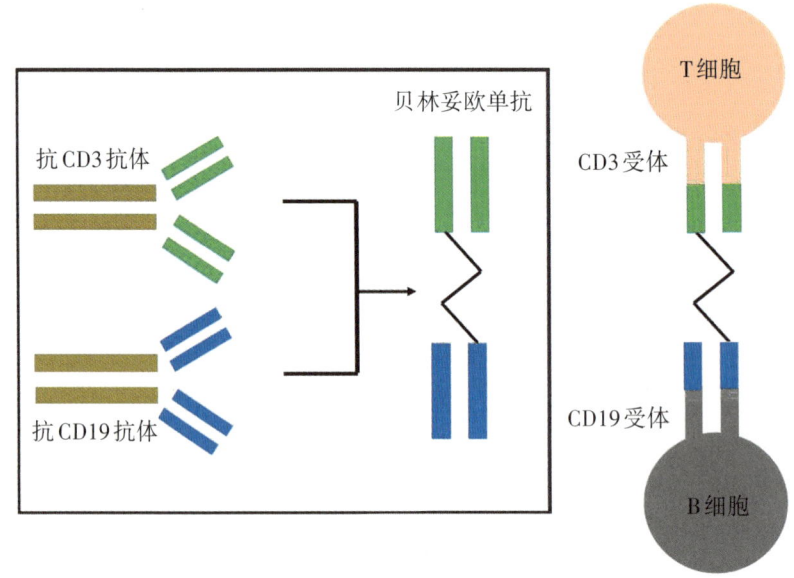

图17-3 贝林妥欧单抗结构及基本作用机制（原创）

（一）细胞因子释放综合征

CRS可出现一系列症状，包括流感样症状、低血压、毛细血管渗漏综合征和多器官衰竭，仅发生在第一个治疗周期内，与T细胞扩增和细胞因子释放的最高点相吻合。CRS的发生率和强度与肿瘤负荷相关，肿瘤负荷较高的患者发生CRS的风险较高。将CRS严重程度降到最低的机制包括两步剂量递增以及地塞米松预治疗。1级或2级CRS通常可以通过地塞米松进行管理，而3级或4级CRS需要中断输液。3级的管理方法是停止输液直至症状缓解，然后以9 μg/d重新开始，4级通常会导致永久停药。

（二）神经毒性

贝林妥欧单抗治疗的神经毒性被认为与T细胞激活后神经毒性细胞因子和趋化因子的产生有关，可导致神经内皮受到刺激。神经毒性通常发生在药物使用后的前7 d内，通过使用地塞米松和/

或中断输液进行管理。对于3级以上的癫痫发作，建议在服用抗癫痫药物的同时中断治疗。需要永久停用贝林妥欧单抗的神经毒性病例包括需要7 d以上才能消除的3级毒性、任何4级毒性，以及任何时候发生不止一次的癫痫。

（三）肝毒性

该药物治疗期间血清转氨酶升高较常见，在第一个周期治疗的最初几天内升高，随后的周期降低。高胆红素血症的发生率也很高，但所有变化都是可逆的，并且没有可归因于单克隆治疗的临床明显肝损伤的实例。对接受贝林妥欧单抗治疗的患者在治疗前和治疗期间常规监测肝功能，如果血清转氨酶水平升高超过5倍ULN或胆红素水平升高超过3倍ULN，则中断治疗。

（四）其他

发热是最常见的其他不良反应，发生在大约55%的患者中，其中6%属于3级或更高级别。骨髓抑制也很常见，31%的患者出现中性粒细胞减少，25%的患者出现贫血，21%的患者出现血小板减少。超过60%的患者会出现感染，18%的患者出现心律失常，水肿发生率为14%，12%的患者出现皮疹，肿瘤溶解综合征（TLS）在接受贝林妥欧单抗治疗的患者中罕见。不良反应的严重性和频率通常在第一个周期后逐渐降低，这可能与后期治疗周期后细胞因子释放程度较低有关。具体不良反应管理，见表17-5。

表17-5 贝林妥欧单抗不良反应

毒性	分级	处理措施	联合用药
细胞因子综合征	3级	停止使用贝林妥欧单抗直至缓解，随后以9 μg/d重新开始 如果不再复发，则在7 d后升级至28 μg/d，如果中断治疗不超过7 d，则继续应用至28 d，如果AE持续时间超过7 d，则在AE后开始新的治疗周期	治疗开始前1 h予以20 mg地塞米松
	4级	永久停用	
神经毒性	癫痫	如果>1次发作则永久停用	
	3级	停止使用，直到不超过1级（轻度）并至少3 d，然后以9 μg/d的剂量重新开始，如果毒性在7 d后升级至28 μg/d，如果中断不超过7 d则继续使用至28 d，如果AE持续时间超过7 d，则在AE后开始新的治疗周期，如果毒性发生在9 μg/d或毒性持续超过7d则永久停用	
	4级	永久停用	
其他不良事件	3级	暂停使用直到不超过1级（轻度）并持续至少3 d，然后以9 μg/d的剂量重新开始，如果毒性不复发，7 d后增加至28 μg/d，如果中断不超过7 d，则继续应用至28 d，如果AE持续时间超过7 d，则在AE后开始新的治疗周期，如果毒性发生在9 μg/d或如果毒性需要超过14 d才能消退，则永久停用	
	4级	永久停用	

六、PD-1 单抗不良反应

常见不良反应包括输液相关不良反应和免疫相关不良反应（immune-related adverse events，irAEs）。输液不良反应常表现为寒战、发热、头晕、关节疼痛等，暂停输液或减慢输液速度，不良反应均可减轻或缓解。免疫相关不良反应涉及各系统，如图 17-4 所示。

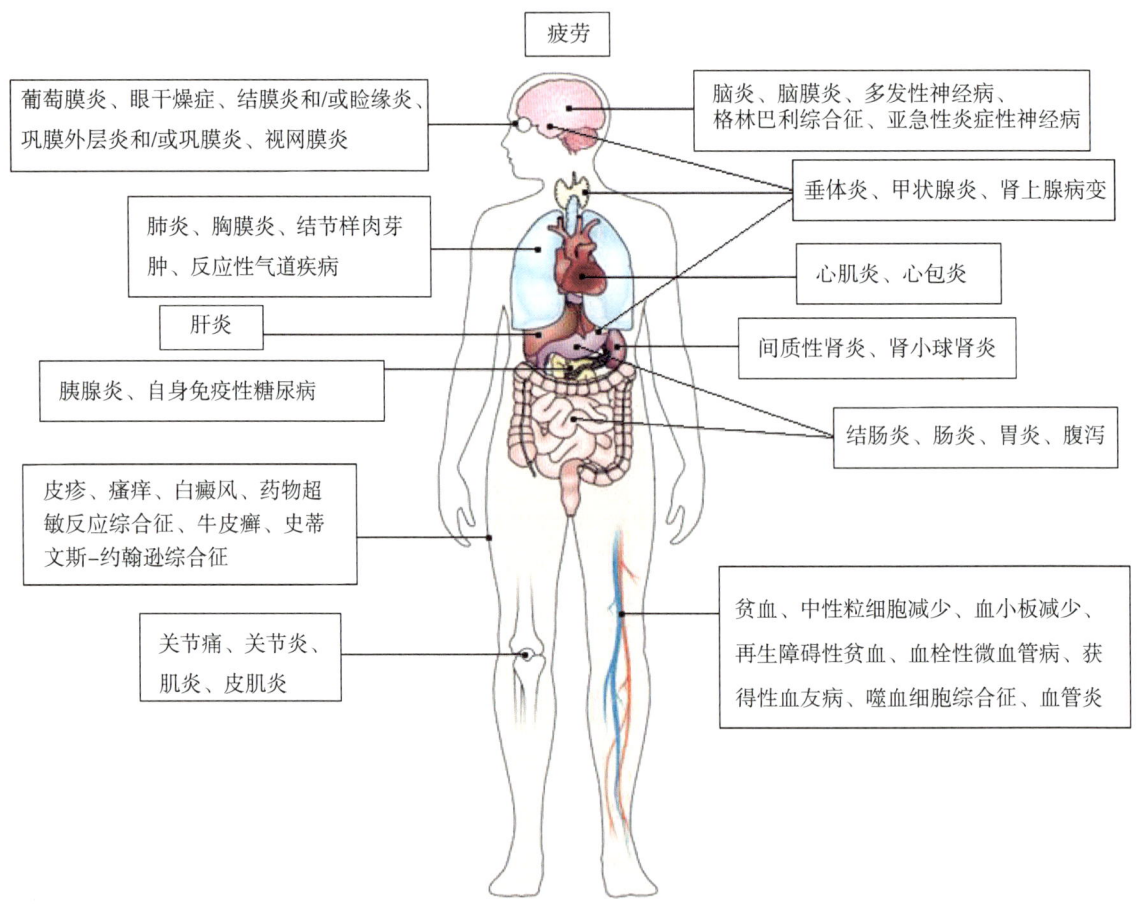

图 17-4　PD-1 单抗治疗后免疫相关不良事件器官受累示意图（原创）

（一）皮肤

皮疹、瘙痒和白癜风是最常见的表现。大多数 PD-1 单抗引起的皮肤 irAEs 呈斑丘疹状，影响 <30% 的体表面积（body surface area，BSA），滤泡状、脓疱状、水泡状和痤疮样表现均有报告。通过有效的管理，PD-1 单抗引起的皮疹可在 1~2 个月内消退，尽管一些患者在完成后续疗程后仍有持续和/或复发性低度皮肤毒性。然而，广泛（覆盖>30% 的 BSA）、剥脱性、溃疡性或大疱性皮炎较少见。对皮肤 irAEs 的汇总分析揭示了其他罕见的、不太严重的毒性，包括干燥症、口腔炎、荨麻疹、光敏反应、头发颜色变化、斑秃和多汗症。其他皮肤表现包括皮肌炎，嗜酸性粒细胞增多和肉芽肿，苔藓样、脂膜炎样和狼疮样反应的药物反应。

（二）下消化道

结肠炎发生在10%~20%的患者中，内窥镜检查通常会发现黏膜有大量溃疡和水肿，可能会影响整个结肠而不是一个片段，25%的患者也存在相关的弥漫性肠炎，并且可以在没有结肠炎的情况下发生。出现不明原因体重减轻的腹泻患者，内镜检查显示结肠黏膜无明显病理改变，应考虑肠炎。PD-1单抗引起的结肠炎患者，其结肠活检样本检查通常显示淋巴细胞、浆细胞和嗜酸性粒细胞混合浸润，伴有凋亡的黏膜上皮细胞和隐窝脓肿。目前生物制剂用于一线治疗PD-1单抗诱导的结肠炎，该策略有可能通过在早期避免慢性炎症状态的发展来预防不良后果。由于重度结肠炎患者复发和/或肠穿孔的风险较高，禁止再次使用PD-1单抗。建议在治疗前进行严格的临床检查，包括评估每位患者的基线排便情况、腹痛、腹泻和/或直肠出血。2~3级结肠炎表明需要停止并立即开始类固醇治疗。如果2~5 d内症状没有改善，应考虑使用英夫利西单抗。≥3级irAE的患者应考虑住院治疗，并根据合并症、虚弱状态和低级irAE患者的发展动力学制订治疗策略。应在症状持续改善48 h后考虑逐渐减量类固醇并延长4~6周。

（三）甲状腺

迄今为止，甲状腺功能障碍是唯一被报道与抗PD-L1抗体相关的内分泌不良事件。近20%接受抗PD-1抗体的患者出现甲状腺功能障碍，这通常发生在治疗过程的早期，中位发病时间为第一次输注后6周。大多数甲状腺irAE是无症状的，表现为轻度甲状腺毒症或与破坏性甲状腺炎相关的原发性甲状腺功能减退症，或较少见的与自身免疫性甲状腺疾病相关的甲状腺毒症。大多数出现甲状腺功能亢进的患者在随后的1~3个月内发展为甲状腺功能减退。大多数甲状腺功能亢进的患者可以继续使用PD-1单抗，必要时口服β受体阻滞剂以缓解症状。持续性甲状腺功能减退者，排除肾上腺功能不全的可能后，应开始左甲状腺素替代治疗。

（四）肺部

化疗引起的肺部炎症、既往放疗、既往肺部疾病和吸烟都是导致肺部炎症的危险因素。肺炎在使用类固醇治疗和停用PD-1单抗后会有所改善。1级肺炎需要停用PD-1单抗，并且密切随访直至症状消失。在没有临床改善的情况下应开始使用皮质类固醇。≥2级疾病除了停用PD-1单抗，还需要使用皮质类固醇。类固醇难治性irAE患者，应考虑采用个性化免疫抑制策略，包括针对关键炎性细胞因子的单克隆抗体。

（五）垂体炎

垂体炎是一种涉及垂体炎症的疾病，在使用PD-1单抗的患者中很少见，患者出现疲劳、虚弱、头痛、视力障碍、动脉低血压和恶心，应怀疑是否为垂体炎，并立即评估垂体功能状态。垂体MRI应在病程早期进行，与垂体转移进行鉴别，并评估由于视交叉受压的潜在占位效应导致的垂体肿大程度。大多数患者的垂体柄肿大在6周内消退。中枢（垂体）起源的肾上腺功能不全通常是持续存在的，即使在垂体炎症消退后也是如此。然而，如果管理得当，有1/3~1/2的患者垂体-甲状腺轴功能恢复。与其他自身免疫性疾病相比，尿崩症在这种情况下是一种罕见的合并症。

（六）肝脏

有5%~10%的接受PD-1单抗治疗的患者会发生肝脏irAE，最常表现为肝转氨酶的孤立升高，这些症状在停药后通常可改善。然而，在日常临床实践中，出现了越来越多的与肝功能障碍

（高胆红素血症和凝血障碍）相关、与急性肝功能衰竭相关的病例。根据目前的指南，肝转氨酶水平升高2级（定义为正常上限的2~5倍）的患者应暂停使用PD-1单抗治疗，并在超过此临界值时永久停用该药物。

（七）心脏

临床表现为从胸痛到急性呼吸困难和/或急性循环衰竭。接受PD-1单抗的患者出现任何心功能不全或胸部不适的迹象都应提示进行完整的心脏检查评估。此外，建议在治疗之前进行基线心电图检查，因为心脏毒性可能表现为孤立的心律失常。治疗过程中无症状心肌损伤的风险较高，也应定期监测血清肌钙蛋白。

（八）神经系统

神经irAE可影响中枢或外周神经系统。有研究显示，接受PD-1单抗的患者神经系统并发症的发生率为2.9%（10/347）。总的来说，神经系统并发症包括脑炎和/或无菌性脑膜炎、肌病、神经肌肉接头疾病、周围神经病、小脑共济失调、视网膜病变、双侧核间性眼肌麻痹和头痛等。当出现中枢神经系统症状，如癫痫发作、精神错乱、共济失调甚至健忘症，应行相关检查排除感染、代谢和/或毒性并发症以及副肿瘤现象或CNS转移的可能性。神经系统irAE应保守治疗，只有对皮质类固醇敏感且完全缓解的周围神经病或重症肌无力的患者可以再次尝试使用PD-1单抗。即使轻度脑炎的患者，也不应该再次使用D-1单抗。

（九）眼部

葡萄膜炎和眼干燥症是文献报道的主要眼部irAEs，需要眼科医生协助治疗，根据病情严重程度给予糖皮质激素治疗或免疫抑制剂治疗。

（十）肾脏

急性间质性肾炎（Acute interstitial nephritis，AIN）是最常见的肾脏irAE。肾脏irAEs的临床过程也不同于其他药物相关AINs的患者，对皮质类固醇的反应中恢复较慢。患者可能出现与肾小球肾炎一致的病变，甚至血栓性微血管病（Thrombotic microangiopathy，TMA）。

（十一）血液学

血液学irAE并不常见，溶血性贫血、血栓性血小板减少性紫癜、获得性血友病A、自身免疫性中性粒细胞减少症和自身免疫性血小板减少症的病例鲜有报道。噬血细胞综合征也是一种罕见但非常严重的并发症，由于诊断困难及诊断延误导致死亡率高，当患者出现伴有发热、血细胞减少和脾肿大时应行骨髓穿刺和活检在内的全面检查，明确是否存在噬血现象。

第十二节 去甲基化药物不良反应

一、阿扎胞苷

(一)血液学毒性

阿扎胞苷治疗期间最常见的不良事件是骨髓抑制。由于血细胞减少是骨髓增生异常综合征固有的表现,因此难以评估治疗引起的骨髓抑制。然而,接受阿扎胞苷治疗的患者,血细胞计数较基线水平进一步下降。因此,治疗中断或剂量减少的最常见原因是白细胞减少、中性粒细胞减少和血小板减少。在CALGB9221试验中,接受阿扎胞苷治疗的患者有59%发生3~4级白细胞减少,81%发生粒细胞减少,70%发生血小板减少。20%的患者出现了与治疗相关的感染。在前2个治疗周期中不良事件发生率最高,在随后的周期中其发生率下降。出现不良事件的患者比例并未随着患者年龄的增长而增加。CALGB9221试验中有1例治疗相关死亡(<1%),AZA-001试验中有4例治疗相关死亡(2%)。在AZA-001试验中,中性粒细胞减少症的3~4级毒性发生率为91%,血小板减少症为85%,贫血症为57%。在AZA-001试验中接受阿扎胞苷治疗的患者有5%因血液学不良事件在研究完成前停止了治疗。

(二)非血液学毒性

非血液学不良事件最常见的是胃肠道反应,或与给药有关的局部皮肤反应。几乎所有皮下注射阿扎胞苷的患者都会出现注射部位的局部瘀斑,通常这些反应是短暂的,不需要特殊治疗。常见的胃肠道副作用包括恶心、呕吐、腹泻、便秘和厌食。阿扎胞苷治疗期间最常见的副作用及其管理见表17-6。其他较不常见的不良事件包括关节痛、咳嗽、头痛、虚弱、头晕和失眠。并发疾病患者出现肝功能异常,肝硬化患者出现更严重的异常。不良事件在男性和女性以及所有年龄组中发生的频率大致相同。

表17-6 阿扎胞苷不良反应及管理

不良反应	管理	药物
血液学(中性粒细胞及血小板减少、贫血)	血常规监测; 延迟下一个周期给药,直到血液学恢复; 必要时减少剂量	输血(血小板及红细胞) G-CSF 预防性抗生素(喹诺酮类药物)
感染	临床监测感染指征及指标 对中性粒细胞减少患者进行预防	开始抗生素治疗 G-CSF
恶心、呕吐	对症处理	甲氧氯普胺 5-HT3拮抗剂
腹泻	对症处理	洛哌丁胺

续表17-6

不良反应	管理	药物
便秘	对症处理	泻药
注射部位反应	对症处理	冷敷、抗组胺药、类固醇

引自：葛文军，马一栋，葛宋钰，等.阿扎胞苷单药及联合CAG方案治疗急性髓系白血病和骨髓增生异常综合征效果观察[J].肿瘤研究与临床，2022，34（9）：683-686.

阿扎胞苷主要由肾脏排泄，肾功能受损患者的毒性风险更大。阿扎胞苷的安全性和药代动力学尚未在有肝损害证据的患者中进行研究。建议对肾或肝功能不全的患者进行密切监测。阿扎胞苷禁用于晚期恶性肝肿瘤患者。阿扎胞苷具有潜在的致畸作用。虽然这不是大多数老年MDS患者的担忧，但有生育能力的女性应避免在阿扎胞苷治疗期间怀孕，男性应避免生育孩子。

二、地西他滨

地西他滨最常见的副作用包括中性粒细胞减少、血小板减少、贫血、疲劳、恶心、咳嗽、发烧、便秘和腹泻。该药显著的心血管不良反应为外周水肿（25%）、苍白（23%）、心脏杂音（16%）、胸部不适（7%）和低血压（6%）。两项多中心Ⅱ期试验研究了这种药物的安全性和有效性，结果显示，唯一的心血管副作用是6%的研究人群出现肺水肿。一般来说，地西他滨的心血管副作用轻微且罕见。一项评价了5 d地西他滨与7 d阿扎胞苷治疗低危骨髓增生异常综合征的研究发现，两者在血液学毒性方面没有差异。

第十三节 CAR-T细胞疗法不良反应

CAR-T细胞疗法是一种肿瘤免疫疗法，具有严重的不良反应，其中有的甚至可危及生命。常见不良反应如下：

一、细胞因子释放综合征

近年来，随着CAR-T细胞疗法的发展，许多研究探索了该疗法最常见的不良反应——细胞因子释放综合征（cytokine release syndrome，CRS）。研究报告称，在针对CD19和BCMA的CAR-T细胞试验中，CRS的发生率非常高，之前的Meta分析报告称接受CAR-T细胞治疗的血液系统恶性肿瘤患者CRS的发生率约为55.3%，严重细胞因子释放综合征（serious cytokine release syndrome，sCRS）的发生率约为18.5%。CRS的轻度临床表现包括发热（主要是首发症状）、乏力、头痛、关节痛和肌痛。值得注意的是，严重病例的特点是低血压和高热，进一步恶化可能导致休克、血管渗漏、弥散性血管内凝血（disseminated intravascular coagulation，DIC）和多器官功能障碍综合征（multiple organ dysfunction syndrome，MODS）。与CAR-T细胞治疗相关的CRS的发病机制可能与以下机制有关：CAR-T细胞被激活后释放多种细胞因子，如IL-6、IL-10、TNF-α、GM-CSF和IFN-γ，尤其IL-6的水平显著高于其他细胞因子的水平。因此，这些细胞因子会诱发CRS；裂解的肿瘤细胞释放大量细胞因子，如TNF-α；IFN-γ诱导免疫细胞尤其是巨噬细胞的活化，活化的巨噬细胞会释放多种细胞因子，如IL-6、IL-1、IL-10、TNF-α和NO；IL-6可诱导强烈的免疫反应，在CRS的产生中起关键作用；大量细胞因子如IL-6、TNF-α和IFN-γ的释放可诱导内皮细胞活化，活化的内皮细胞在CRS的病理过程中起重要作用。活化的内皮细胞大量分泌IL-6，形成恶性循环；CRS的发生率和严重程度与患者的肿瘤负荷呈正相关。

临床上根据CRS分级制定不同的管理策略。1级：采用对症治疗；2级：采用支持和对症治疗，高龄或有严重并发症的患者应接受免疫抑制治疗；3级和4级：采用支持治疗和免疫抑制剂。最常用的免疫抑制剂包括妥珠单抗和糖皮质激素。最新的ASTCT共识推荐≥2级CRS使用妥珠单抗治疗。妥珠单抗可快速缓解CRS的临床症状，而不影响CAR-T细胞的增殖和抗肿瘤活性，它已被FDA批准为治疗CAR-T细胞疗法引起的CRS的一线药物。若症状不能缓解或缓解不明显，应换用糖皮质激素或糖皮质激素与妥珠单抗联合治疗，糖皮质激素的高免疫抑制作用对≥3级CRS的治疗有重要作用。血浆置换（therapeutic plasma exchange，TPE）和血液滤过是一些重度CRS患者的替代治疗方法。目前，CRS的诊断主要取决于患者的临床表现，筛选与CRS发生、发展相关的细胞因子或其他生物标志物，根据这些生物标志物水平的变化，适时进行有针对性的干预和治疗，有效预防、阻断和治疗CRS。然而，寻找CRS的关键细胞因子及其相关的治疗时间点具有挑战性。这主要是因为CRS是由多种细胞因子和多重因素引起的。

二、免疫效应细胞相关神经毒性综合征

免疫效应细胞相关神经毒性综合征（immune effector cell-associated neurotoxicity syndrome，ICANS）也称为神经毒性，是CAR-T细胞治疗中第二类常见的不良事件。它可以与CRS同时出现或在其之后发生。ICANS是在接受任何免疫治疗后激活或参与T细胞（自体或外源）和/或其他免疫细胞，导致神经毒性症状。CAR-T细胞相关性脑病综合征（CAR-T cell relevant encephalopathysyndrome，CRES）的术语相对有限。CRES仅指CAR-T细胞引起的神经毒性症状治疗，因此通常使用术语ICANS。接受CAR-T细胞治疗的血液系统恶性肿瘤患者ICANS的发生率约37.2%，CRES的主要表现是毒性脑病，早期症状包括注意力下降，语言和写作障碍，其他症状包括意识模糊、嗜睡和震颤。在严重的情况下，可表现为癫痫发作、运动无力、颅内压（elevated intracranial pressure，ICP）升高和脑水肿。ICANS的发病机制可能与以下因素有关：血液中IL-1、IL-6、IL-15、TNF-α和IFN-γ水平升高，并与ICNS的严重程度呈正相关。这些细胞因子促进CRES的发生和进展；中枢神经系统内皮细胞的激活导致血脑屏障（blood-brain barrier，BBB）的渗透性增加，从而使血液中的细胞因子进入脑脊液并促进ICANS的发展。CRES患者脑脊液蛋白含量高，暗示BBB已被破坏，CAR-T细胞可以进入脑脊液并损害中枢神经系统；ICANS的发生率与肿瘤负荷和严重程度呈正相关。

CRS的早期预防和干预可在一定程度上减少ICANS的发生。虽然妥珠单抗可以治疗CRS，但它对ICANS的影响很小或没有影响，主要是因为它不能穿透BBB。ICNS的治疗方案包括禁食水、营养支持治疗、改善1级ICANS患者的神经系统检查（即脑电图，每天30 min），而1级ICANS患者伴CRS可给予妥珠单抗或西妥昔单抗。2级ICANS患者，可给予妥珠单抗或西妥昔单抗。如果上述药物无效或效果不佳或出现ICANS与CRS合并症，应给予糖皮质激素。3级ICANS患者，建议转入ICU进一步治疗并给予糖皮质激素治疗。4级ICANS患者给予大剂量糖皮质激素。此外，伴有CRES相关癫痫发作的ICANS患者接受糖皮质激素联合左乙拉西坦治疗，而颅内压增高的ICANS患者应接受糖皮质激素联合乙酰唑胺治疗。ICANS脑水肿患者应给予大剂量糖皮质激素，同时给予过度通气和高渗利尿治疗。目前，ICANS的诊断主要依赖患者的临床表现。然而，与CRS相似，寻找与ICANS发病机制相关的关键细胞因子以及与之相关的治疗时间点具有挑战性。

三、脱靶效应

有效的靶向治疗，靶向的肿瘤抗原应仅在肿瘤细胞上表达，而在正常细胞上不表达或表达量很低。这些肿瘤抗原被称为肿瘤特异性抗原（tumor-specific antigens，TSA）。然而，TSA很少，肿瘤相关抗原（tumor-associated antigens，TAAs）主要用于靶向治疗，例如在消化道肿瘤中，一些TAA被CAR-T细胞靶向，注入体内的CAR-T细胞杀死表达靶抗原的肿瘤细胞，并且杀死表达靶抗原的正常细胞，这种现象被称为脱靶效应。这些影响有时会导致严重的副作用甚至死亡。Morgan等开发了靶向ERBB2（HER-2/neu）的CAR-T细胞，用于治疗ERBB2过表达的癌症患者。一名已转移至肺和肝的结肠癌患者接受了这种治疗，在注入CAR-T细胞后15 min内，患者出现呼吸窘迫，胸部X光片显示肺部浸润，尽管进行了积极的医疗干预，但患者在5 d后死亡。研究人员推测，CAR-T细胞在输注后进入肺部，CAR-T细胞靶向肺上皮细胞，ERBB2表达低，释放大量细胞因子，导致CRS。利用TSA开发相应的CAR-T细胞是消除脱靶效应的有效方法。然而，寻找新的TSA具有挑战性且成本高昂。因此，研究应着眼于通过优化CAR的结构来提高CAR-T细胞的特异性。常用的提高功效的方法包括ynNotch受体和抑制性CAR（iCAR）等。

四、过敏反应

目前用于临床试验的大多数CAR-T细胞都含有源自鼠单克隆抗体的抗原识别结构域，这可能是过敏反应的主要原因。试验期间观察到的不良反应可能是由同种型转换为IgE引起的。此外，治疗时机不当也导致这种情况，包括治疗间隔。在另一项研究中，CAR的抗原识别区被设计为仅包含一个重链可变结构域，而没有轻链区或接头。与传统的CAR相比，这些CAR显示出较低的免疫原性并显著减小了CAR结合域的大小。值得注意的是，这些CAR并未显示出减少这些CAR-T细胞的增殖和肿瘤杀伤作用。降低CAR-T细胞免疫原性的两个主要策略包括：在构建CAR时使用完整的人类序列而不是鼠序列；简化CAR的结构。接受CAR-T细胞治疗的患者，最重要的是要密切监测病情变化，及时治疗过敏反应。

五、CTI相关感染

与CAR-T细胞输注（CAR-T cell Infusion，CTI）相关的感染在CAR-T细胞治疗中相对常见。在一项CD19-CAR-T细胞治疗复发性B细胞急性淋巴细胞白血病（B-cell acute lymphoblastic Leukemia，B-ALL）的临床试验中，约42%的患者（53名）在CTI后的前30 d内发生感染。感染主要是细菌，以血流感染（bloodstream infection，BSI）的发病率最高。CTI后第31～180天，31%的完全缓解患者发生感染，主要是呼吸道病毒感染。目前CTI的发生机制尚不明确，防治CTI尚无统一的治疗方案。CTI后最常用CD19-CAR-T细胞疗法，感染原因可能包括：CAR-T细胞疗法导致的sCRS和/或CRES，这些患者大多在重症监护病房（intensive care unit，ICU）接受治疗，这可能会增加院内感染的风险；长期大剂量使用糖皮质激素治疗严重CRS和/或CRES会降低患者的免疫力；CD19-CAR-T细胞可导致B细胞发育不良和低丙种球蛋白血症，会增加感染风险；接受更强抗肿瘤药物和高剂量CAR-T细胞的患者可能有更高的感染风险，CRS等级与感染风险正相关，即CRS等级越高，感染风险越高。

CTI相关感染的主要防治措施包括：注意防护，避免交叉感染；使用抗生素和免疫球蛋白预防和治疗感染；减少糖皮质激素给药时间；积极治疗CRS；减少CAR-T细胞的输入剂量。值得注意的是，接受CD19-CAR-T细胞的患者，很少发生致命感染。

六、肿瘤溶解综合征

大量肿瘤细胞在短时间内出现坏死，大量细胞内物质和代谢物释放到血液中，而肾脏不能完全清除这些物质，导致一系列严重的代谢紊乱和临床症状，这种情况称为肿瘤溶解综合征（tumor lysis syndrome，TLS）。TLS的主要临床表现包括高钾血症、高磷血症、高尿酸血症和低钙血症。在严重的情况下，患者可能出现急性肾功能不全和严重心律失常。与实体瘤相比，TLS血液系统恶性肿瘤的发病率明显更高，尤其是体积大的肿瘤和以代谢旺盛为特征的肿瘤，例如B细胞淋巴瘤，其发生TLS的风险最高。使用CAR-T细胞疗法作为抗肿瘤疗法也可能导致TLS。尽管原因不同，但TLS的治疗原理是相似的。TLS的预防和治疗原则包括：充分水化（慢性心肾疾病的老年患者，应注意液体入量）；因可在肾小管中沉淀磷酸钙，不再推荐碱化尿液；可以使用降尿酸剂；利尿剂用于保持尿量，从而促进代谢物和钾离子的排泄；纠正电解质紊乱，但不应纠正无症状性低钙血症，以防发生肾钙质沉着症；使用连续肾脏替代疗法（continuous renal replacement therapy，CRRT）。

七、B细胞发育不良

目前，CD19是CAR-T细胞治疗血液系统恶性肿瘤最常用的靶点。其他目标包括CD20、CD22、CD23、CD33和CD123。CD19在良性和大多数恶性B细胞上高度表达（非B细胞以低表达水平为特征）。除了靶向表达靶抗原的肿瘤细胞外，CAR-T细胞还会攻击表达靶抗原的正常B细胞，对正常B细胞造成损害并最终导致B细胞发育不良。B细胞发育不良在靶向CD19的CAR-T细胞疗法中很常见。在体内CAR-T细胞消失后，B细胞发育不良可以持续一年甚至更长（4年）。

八、HLH/MAS

噬血细胞性淋巴组织细胞增生症（hemophagocytic lymphohistiocytosis，HLH）是一种以过度炎症为特征的临床综合征。它是由淋巴细胞和组织细胞的异常增殖，导致高水平的炎性细胞因子释放所致。HLH的主要临床表现包括发热、肝脾肿大、肝功能异常、血细胞减少、甘油三酯升高、血清铁蛋白升高和纤维蛋白原水平降低。巨噬细胞活化综合征（macrophage activation syndrome，MAS）是继发性HLH（secondary hemophagocytic lymphohistiocytosis，sHLH）。MAS是一种由T细胞和巨噬细胞过度活化和增殖导致大量炎性细胞因子释放的临床综合征。MAS的临床表现与HLH相似，但它的特点是高中枢神经系统症状和出血倾向发生率。值得注意的是，MAS可能不以血细胞减少为特征。HLH/MAS是一种相对罕见的疾病，预后不良且死亡率高（约80%），CAR-T细胞治疗中HLH/MAS的发生率约为3.48%。HLH/MAS与CRS的临床表现相似，难以区分，有研究报道HLH/MAS是CRS的严重表现。目前，对于HLH/MAS患者，尚无针对性的治疗方法。原则上，早期应给予更积极的免疫抑制治疗，其中糖皮质激素是主要的治疗方式，包括静脉注射甲泼尼松联合丙种球蛋白，该方案可以在治疗第14天重复。如果在治疗或确认存在sHLH后出现临床恶化，应给予IL-1受体拮抗剂。

九、凝血障碍

凝血功能障碍经常发生在CAR-T治疗期间。51%~56.6%的血液肿瘤患者在接受CAR-T细胞治疗后出现凝血障碍，输注CAR-T细胞后6~20 d内出现凝血障碍。与CAR-T细胞治疗相关的凝血障碍主要包括D-二聚体增加、纤维蛋白原降解物增加、凝血酶原时间延长、纤维蛋白原减少和血小板减少。凝血功能障碍的进一步恶化可引起DIC。值得注意的是，凝血障碍和DIC的发生率高于重症CRS住院患者。此外，凝血障碍的严重程度与CRS的分级呈正相关。CAR-T相关凝血障碍的机制尚不清楚，可能与以下机制有关：来自恶性肿瘤患者的血液处于高凝状态；高水平的细胞因子，如血液中的IL-6和TNF-α引起血管内皮细胞的活化和损伤，导致组织因子释放增加；内皮细胞受损影响其完整性，内皮细胞下方的胶原纤维暴露，凝血因子Ⅻ（FXII）与暴露的胶原纤维结合，激活形成FXIIa；当患者患有严重CRS时，体内细胞因子水平显著升高，这些细胞因子诱导血管内皮细胞活化，活化的内皮细胞释放血管性血友病因子（vWF），促进血液凝固；某些恶性肿瘤细胞，会释放HMGB1和组蛋白H3，破裂后促进凝血功能障碍或DIC；组蛋白损伤内皮细胞，从而间接激活内在或外在凝血途径；血液中过量的组蛋白也会导致肝损伤，严重的肝损伤会影响凝血因子的产生；严重损坏CAR-T细胞脱靶效应引起的肝细胞会影响凝血因子的产生。

凝血障碍患者可以采用常规方法治疗。大多数凝血障碍患者无需干预即可恢复。当CRS得到控制，细胞因子水平降低，凝血障碍逐渐恢复。

十、血细胞减少症

细胞减少是CAR-T细胞治疗中常见的不良反应，以中性粒细胞减少、血小板减少和贫血为特征。其发病率不一致，可归因于不同类型的疾病和治疗方案。

血细胞减少症的治疗：早期和轻度血细胞减少症的患者，建议对症和营养支持治疗，同时积极预防或抗感染治疗；长期中性粒细胞减少的患者，推荐G-CSF治疗；长期中性粒细胞和血小板减少的患者，可能受益于GM-CSF治疗；长期严重贫血和血小板减少的患者，建议输注红细胞和血小板；自体或同种异体干细胞移植被提议作为血细胞减少症的潜在治疗方法，但这种治疗的有效性尚未通过临床试验进一步明确。

（范晟煊）

参考文献

[1] NAGABUSHANA D, CHANDRASEKHAR S, RAMPRAKASH S, et al. Cyclosporine-induced leukoencephalopathy precipitated following interaction with Ciprofloxacin[J]. Journal of Pediatric Neurosciences, 2021, 16(2): 161-162.

[2] NAVEED S, THAPPA D, DUBASHI B, et al. Mucocutaneous adverse reactions of cancer chemotherapy and chemoradiation[J]. Indian Journal of Dermatology, 2019, 64(2): 122-128.

[3] JAMEEL P, LOHIYA S, DONGRE A, et al. Concurrent diabetic ketoacidosis and pancreatitis in Paediatric acute lymphoblastic leukemia receiving L-asparaginase[J]. BMC Pediatr, 2020, 20(1): 228.

[4] BHAGAT A, KLEINERMAN E. Anthracycline-induced cardiotoxicity: causes, mechanisms, and prevention[J]. Advances in Experimental Medicine and Biology, 2020, 1257: 181-192.

[5] DUPUY A, KUSTER N, CURINIER C, et al. Exploring collagen remodeling and regulation as prognosis biomarkers in stable heart failure[J]. Clinica Chimica Acta Journal, 2019, 490: 167-171.

[6] VAXMAN I, SIDIQI M, GERTZ M. Venetoclax for the treatment of multiple myeloma[J]. Expert Review of Hematology, 2018, 11(12): 915-920.

[7] DINARDO C, WEI A. How I treat acute myeloid leukemia in the era of new drugs[J]. Blood, 2020, 135(2): 85-96.

[8] KUMAR S, CALLANDER N, ADEKOLA K, et al. Multiple myeloma, version 3.2021, NCCN clinical practice guidelines in oncology[J]. Journal of the National Comprehensive Cancer Network, 2020, 18

（12）: 1685-1717.

[9] WEI A, MONTESINOS P, IVANOV V, et al. Venetoclax plus LDAC for newly diagnosed AML ineligible for intensive chemotherapy: a phase 3 randomized placebo-controlled trial[J]. Blood, 2020, 135(24): 2137-2145.

[10] NAKAMAE H, YAMAMOTO M, SAKAIDA E, et al. Nilotinib vs. imatinib in Japanese patients with newly diagnosed chronic myeloid leukemia in chronic phase: 10-year follow-up of the Japanese subgroup of the randomized ENESTnd trial[J]. International Journal of Hematology, 2022, 115(1): 33-42.

[11] KANTARJIAN H, HUGHES T, LARSON R, et al. Long-term outcomes with frontline nilotinib versus imatinib in newly diagnosed chronic myeloid leukemia in chronic phase: ENESTnd 10-year analysis[J]. Leukemia, 2021, 35(2): 440-453.

[12] LIPSKY A, LAMANNA N. Managing toxicities of Bruton tyrosine kinase inhibitors[J]. Hematology Am Soc Hematol Educ Program, 2020, 2020(1): 336-345.

[13] STEPHENS D, BYRD J. How I manage ibrutinib intolerance and complications in patients with chronic lymphocytic leukemia[[J]. Blood, 2019, 133(12): 1298-1307.

[14] ROGERS K, MOUSA L, ZHAO Q, et al. Incidence of opportunistic infections during ibrutinib treatment for B-cell malignancies[J]. Leukemia, 2019, 33(10): 2527-2530.

[15] SIBAUD V, BEYLOT-BARRY M, PROTIN C, et al. Dermatological toxicities of bruton's tyrosine kinase inhibitors[J]. American Journal of Clinical Dermatology, 2020, 21(6): 799-812.

[16] PIEDRA K, PETERSON T, TAN C, et al. Comparison of venous thromboembolism incidence in newly diagnosed multiple myeloma patients receiving bortezomib, lenalidomide, dexamethasone (RVD) or carfilzomib, lenalidomide, dexamethasone (KRD) with aspirin or rivaroxaban thromboprophylaxis[J]. British Journal of Haematology, 2022, 196(1): 105-109.

[17] MOUILLET G, FALCOZ A, FRITZSCH J, et al. Feasibility of health-related quality of life (HRQoL) assessment for cancer patients using electronic patient-reported outcome (ePRO) in daily clinical practice[J]. Quality of Life Research, 2021, 30(11): 3255-3266.

[18] ECSEDI M, LENGLINE É, KNOL-BOUT C, et al. Use of eltrombopag in aplastic anemia in Europe[J]. Annals of Hematology, 2019, 98(6): 1341-1350

[19] 马军, 沈志祥, 朱军, 等. 淋巴瘤化疗所致血小板减少症防治中国专家共识[J]. 白血病•淋巴瘤, 2020 (2): 65-72.

[20] CLARIVET B, VINCENT L, VERGELY L, et al. Adverse reactions related to brentuximab vedotin use: A real-life retrospective study[J]. Therapie, 2019, 74(3): 343-346.

[21] LEE B, KANG K, JEON M, et al. Comparison between 5-day decitabine and 7-day azacitidine for lower-risk myelodysplastic syndromes with poor prognostic features: a retrospective multicentre cohort study[J]. Scientific Reports, 2020, 10(1): 39.

[22] LAM N, TRINKLEIN N, BUELOW B, et al. Anti-BCMA chimeric antigen receptors with fully human heavy-chain-only antigen recognition domains[J]. Nature Communications, 2020, 11(1): 283.

[23] CORDEIRO A, BEZERRA E, HIRAYAMA A, et al. Late events after treatment with CD19-targeted chimeric antigen receptor modified T Cells[J]. Biology of Blood and Marrow Transplantation, 2020, 26(1): 26-33.

[24] SANDLER R, CARTER S, KAUR H, et al. Haemophagocytic lymphohistiocytosis (HLH) following allogeneic haematopoietic stem cell transplantation (HSCT)-time to reappraise with modern diagnostic and treatment strategies? [J]. Bone Marrow Transplant, 2020, 55(2): 307-316.

第十八章
血液系统疾病合并妊娠的诊疗及健康管理

第一节 妊娠合并贫血

一、流行病学

根据世界卫生组织（World Health Organization，WHO）的数据，全世界大约40%的妊娠女性合并贫血。美国有关孕妇贫血的数据有限，Adebisi估计，当使用血红蛋白浓度低于10 g/dL的分类时，患病率为21.55/1000。

二、妊娠合并贫血监测

美国妇产科学院（American College of Obstetriciansand Gynecologists，ACOG）建议所有孕妇在妊娠前3个月使用全血细胞计数（complete blood count，CBC）筛查是否有贫血。根据初步筛选的结果，可能需要进一步检测以提供合适的后续管理。应在妊娠24~28周之间进行第二次筛查。初步筛查试验包括血清血红蛋白浓度或血细胞比容，评估应包括临床病史以及CBC和红细胞指数的实验室评估。红细胞的形态有助于贫血的分类。平均红细胞体积（mean corpuscular volume，MCV）通常在小细胞性贫血（如缺铁或地中海贫血）中降低，而在由叶酸和维生素B_{12}缺乏引起的大红细胞性贫血中增大。铁蛋白是一种储存和释放铁的蛋白质，因此，血清铁蛋白的水平反映了体内储存用于生产血红蛋白的铁的数量。由于血清铁蛋白检测的高敏感性和高特异性，推荐用于确认妊娠缺铁的实验室检测，缺铁是铁蛋白水平低的唯一已知病因，因此强调了该检测的实用性。WHO（2011年）建议检测铁蛋白浓度，作为对铁状态干预措施的参考。一般来说，铁蛋白水平为30~40 ng/mL与慢性疾病过程有关，如糖尿病和系统性红斑狼疮。如果铁蛋白水平处于临界状态，则应评估包括血清铁、总铁结合力和转铁蛋白饱和度在内的铁指标。

三、贫血分类

（一）生理性贫血

妊娠期最常见的贫血形式是生理性（稀释性）贫血，正常的妊娠生理机能会产生稀释性贫血，继发于血容量的增加。虽然在怀孕期间红细胞产量增加，但血红蛋白和红细胞压积值都有所下降，这是因为血浆体积增加更快，且比红细胞数量增加更多。在单胎妊娠期间，母亲的血容量增加40%~50%，而总红细胞数量增加15%~20%。这将支持正常的胎儿生长发育和预期的分娩失血。尽管这是正常妊娠生理的一部分，但对区分生理性贫血和其他原因所致贫血很重要。

（二）缺铁性贫血

在美国，5%的孕妇合并贫血，而孕期铁缺乏症的总体患病率约占18%。妊娠期间缺铁与低出生体重、早产、围产期死亡率和产后抑郁有关。血红蛋白水平低于6 g/dL与胎儿结局不佳有关，甚至可导致胎儿死亡。铁是红细胞中血红蛋白的组成部分，对包括DNA合成在内的细胞的正常功能是必需的，这些过程需要每天补充20~25 mg的铁。铁有两种形式：血红素铁，存在于家禽和海鲜等动物食品中；非血红素铁，存在于植物和乳制品中。然而，非血红素铁不像血红素铁那样容易被吸收，需要酸消化才能获得生物利用度。平均每日膳食摄入铁量为1~2 mg，由于每天的损耗（通过排汗、排尿和其他过程）等于每天的平均饮食摄入量，人体依赖铁储备和铁循环机制来维持体内铁平衡。新血红蛋白合成所需的大部分铁来自衰老红细胞分解后血红素的循环，该过程通常只有很小的铁损失，且这些损失可以通过饮食摄入来补充。肽激素铁调素通过与铁输出蛋白FPN1结合来调节铁稳态，铁调素的高表达导致该蛋白的结合增加，无法从细胞输出铁，而低表达则降低了该蛋白的结合，并增加血清铁浓度，铁调素的表达受组织铁水平的影响。当人体对铁的需求不能通过饮食吸收来满足时，就会出现缺铁的情况。缺铁性贫血（iron deficiency anemia，IDA）是一种小细胞低色素性贫血。其特征是低血红蛋白、低MCV、低铁蛋白、低血清铁和总铁结合能力。有许多风险因素可以导致IDA，如生理、病理、慢性疾病、环境、遗传和药物相关因素。生理因素包括消耗铁储备或需求增加的条件，如婴儿期或青春期的快速生长、怀孕、月经大量失血、优秀运动员或定期献血的人。病理原因包括导致吸收减少或慢性失血的疾病。常见的铁吸收不良的原因包括：腹腔疾病、胃切除术、胃旁路手术和幽门螺杆菌感染。其他吸收不良的原因包括炎症性肠病，如溃疡性结肠炎或克罗恩病或异食癖综合征。还应该意识到慢性失血疾病也可能导致IDA，常见消化道疾病，如食道炎、胃炎、消化性溃疡、憩室炎、肿瘤、痔疮或寄生虫感染（尤其是儿童）都可能导致慢性失血。慢性失血的其他原因包括月经过多、血尿、血液透析或血管内溶血，即心脏瓣膜受损、疟疾。慢性疾病，如慢性心力衰竭、癌症、肾病、肥胖和类风湿关节炎也可能是IDA的风险因素。环境因素包括贫困、营养不良或饮食中铁的摄入量不足。谷类中的植酸盐可抑制铁的吸收，抗坏血酸（维生素C）可促进铁的吸收，许多药物可以导致IDA，包括非甾体抗炎药、糖皮质激素、水杨酸盐（增加失血风险）和质子泵抑制剂（减少铁吸收）。孕妇合并IDA主要是由于多胎（妊娠中期和晚期）、摄入不足、饮食单一和进餐差所致。

（三）再生障碍性贫血

再生障碍性贫血（aplastic anemia，AA）是罕见的妊娠获得性贫血。妊娠合并AA的病理生理学未知，尽管有推测认为该疾病是由怀孕期间的激素变化引起的，导致促红细胞生成素和胎盘催乳素失衡。妊娠时当全血细胞减少合并骨髓增生低下时应考虑AA。AA发病率非常低。

（四）溶血性贫血

当免疫系统靶向破坏宿主的红细胞抗原时，就会发生自身免疫性溶血性贫血（auto-immune hemolytic anemia，AIHA）。首先表现为溶血引起的贫血，正常或大细胞性贫血，伴有网织红细胞升高和胆红素增加。一旦考虑溶血，则行直接抗人球蛋白试验，以确定是否为自身免疫性溶血。由于自身免疫性疾病常因压力或疾病而加重，因此认为AIHA在妊娠期间的表现可能是由于母亲在妊娠期间的压力所致，另一个可能的原因是循环中的胎儿红细胞与母体红细胞不相容。

（五）遗传性贫血

常见遗传性贫血包括镰状细胞病和地中海贫血。

1. 镰状细胞病

镰状细胞病（sickle cell disease，SCD）是最常见的遗传性血红蛋白病，镰状细胞病在非洲、中美洲和南美洲的西班牙语地区、沙特阿拉伯、印度和地中海国家普遍存在。

2. 地中海贫血

地中海贫血是一种抑制正常血红蛋白产生的遗传性血液疾病。有2种主要类型：α地中海贫血和β地中海贫血。

α地中海贫血起源于位于16号染色体上的α链。正常情况下，每个基因有两个α单位，产生4条α链，基因突变可表达为4种类型的α地中海贫血。第一种类型的地中海贫血称为沉默携带者，它有3个功能基因。大约20%的世界人口是α地中海贫血的携带者，该病流行于东南亚、印度尼西亚、南太平洋岛屿、中东和地中海地区，患有这种类型的地中海贫血的妇女通常无相关临床症状，而且在怀孕期间不需要任何干预。第二种类型是标准α地中海贫血，它有2个功能的α亚基，这些患者通常表现为小细胞性贫血，当铁治疗无效时才被诊断，应进行α基因检测以明确诊断，在怀孕期间不需要其他干预措施，也不影响这些患者的长期生存。第三种类型被称为血红蛋白H病（HbH），有一个功能亚基，这是最严重的、非致命的α地中海贫血形式。这些患者表现为严重贫血、全身不适、疲劳和脾肿大。治疗方案根据这些人群的症状以及他们是否有HbH缺失或非缺失形式而有所不同。HbH终止密码子突变（HCS）是美国最常见的非缺失型HbH，应密切监测，当HCS患者出现高烧时，应积极治疗，因为这可能导致严重的溶血危机，应定期进行CBC和铁蛋白检测，当血红蛋白值低于6 g/dL时需要输血治疗，以确保血红蛋白保持在正常范围内，当铁超载时行去铁治疗，必要时需要脾切除。缺失型HbH患者需要更多的支持治疗，可能需要补充叶酸治疗。第四种类型是血红蛋白巴特综合征，其特征是16号染色体上没有任何功能的α亚基。这种类型的地中海贫血患者表现为严重贫血、肝脾肿大和心血管问题。这种表现经常导致新生儿出生后立即死亡，对被诊断患有血红蛋白巴特综合征的婴儿的父母和家庭应提供重要的咨询和教育。

β地中海贫血β链的产生减少，在11号染色体上的每个基因上只有一个β链。全球每10万人中就有1人患β地中海贫血，欧洲地区每10万人中就有1人患地中海贫血。β地中海贫血流行于印度、东南亚、地中海盆地和中东地区。β重度地中海贫血患者通常在出生的最初几个月伴有严重贫血、组织缺氧、骨骼异常、铁吸收增加、黄疸、苍白和肝脾肿大。通常需要铁螯合剂、手术切除脾脏和频繁输血以维持生命。患有严重β地中海贫血的妇女很难怀孕到足月。如果可以的话，需要间断输血并维持血红蛋白水平高于10 g/dL直至胎儿出生。

四、主要风险

患有SCD的妇女在生育、怀孕和围产期结局方面面临重大的挑战。与HbSC表型相比，SCD女性的初潮开始延迟，并且与HbSS表型密切相关。SCD可能是影响患者受孕能力的独特因素，包括慢性炎症、氧化应激、输血相关血色素沉积症和卵巢镰状病变，导致卵巢缺血和再灌注损伤。妊娠合并SCD与不良围产期结局的风险增加相关，如流产、死产、子痫前期、败血症和早产（见表18-1）。

表 18-1 妊娠期贫血的不良母胎结局

孕产妇结局	胎儿结局
流产	早产
死产	低出生体重
孕产妇死亡	宫内生长受限
疼痛危象	死胎
急性胸痛综合征	新生儿死亡
严重贫血	5 min APGAR 评分<7
黄疸	
感染	
先兆子痫	
低位横向剖宫产	

引自：JAIN D, ATMAPOOJYA P, COLAH R, et al. Sickle cell disease and pregnancy[J]. Mediterranean Journal Hematology Infectious Diseases, 2019, 11(1): e2019040.

五、全程管理策略

缺铁性贫血从来不是最终诊断，寻找和治疗原因至关重要，为防止铁进一步流失和贫血加重，了解风险因素和询问全面病史可以帮助筛查高风险患者。WHO关于IDA治疗的建议包括：通过饮食强化和补充铁剂来增加铁摄入量；控制疟疾和寄生虫（主要是钩虫）的免疫接种和感染控制，改善维生素B_{12}、叶酸和维生素A缺乏症。

美国预防服务工作组报告称，补充铁剂可以改善产妇的血液学指标，然而，在产前护理中进行常规筛查和补充铁剂可以改善母婴健康结局的证据尚不清楚。ACOG建议对所有孕妇进行贫血筛查，并建议所有被诊断为IDA的妇女补充铁治疗。每日补充铁与妊娠期贫血风险降低呈正相关。由于母乳中铁的浓度较低，成熟母乳中的铁含量为0.20~0.80 mg/L，况且大多数母乳喂养的母亲都患有闭经症，所以母乳喂养的母亲与孕妇相比患铁缺乏症的风险较低。

由于IDA在世界范围的发生率较高，医护人员应该意识到IDA不同程度地影响那些社会经济地位较低的人，并与较差的临床结果和较低的生活质量有关，但这种疾病的负担很难辨别，因为它对身体的不良影响可以隐藏在其他疾病和可衡量的统计数据之下。对风险因素的大致了解和对临床表现的认识，以及对这种可改变疾病的筛查和治疗建议，将有助于提高认识并获得更好的健康结果，鼓励有患IDA风险的准妈妈们在日常饮食中增加铁的摄入量。怀孕期间每日维生素和矿物质的推荐需求量见表18-2。混合食用亚铁血红素（肉制品）和非亚铁血红素（强化谷物和豆类）可以帮助患者恢复铁水平。典型的饮食包括每天15 mg的铁元素。孕妇的亚铁元素建议摄入量为每日27 mg，哺乳期母亲的亚铁元素建议摄入量为每日9 mg。因为铁补充剂可能会导致便秘，特别是怀孕期间出现便秘会增加孕妇的痛苦，添加大便软化剂有助于改善便秘。有胃肠道不良反应的患者可以考虑隔日给药，可改善吸收性和耐受性。补充铁可以在大约2周内提高血红蛋白水平，因此在治疗开始后2~3周，血红蛋白至少增加1 g/dL，网织红细胞升高，铁蛋白增加到正常范围。如果无效，应考虑潜在的原因，如不耐受、吸收减少或不遵医嘱。严重贫血、吸收不良疾病过程，即炎症性肠病、胃分流手术、妊娠剧吐的患者，推荐使用静脉制剂；口服补充剂不能耐受的患者，或者没有足够的时间口服补铁（如晚期妊娠），或者那些使用口服补铁制剂后血红蛋白和/或铁蛋白水平没有增加的患者，推荐使用静脉制剂。

表18-2 怀孕期间的每日维生素建议（参考ACOG）

维生素/矿物质	每日推荐	最佳来源
钙	1～18岁：1300 mg 1～50岁：1000 mg	牛奶、奶酪、酸奶、沙丁鱼、深绿叶蔬菜
铁	27 mg	瘦红肉、家禽、鱼肉、豆类、铁强化谷物、西梅汁
碘	220 μg	碘化食盐、乳制品、海鲜、肉类、一些面包、鸡蛋
胆碱	450 mg	牛奶、牛肝、鸡蛋、花生、豆制品
维生素A	14～18岁：750 μg 19～50岁：770 μg	胡萝卜、绿叶蔬菜、红薯
维生素C	14～18岁：80 mg 19～50岁：85 mg	柑橘类水果、西蓝花、西红柿、草莓
维生素D	600 IU	阳光、强化牛奶、多脂鱼类，如鲑鱼和沙丁鱼
维生素B_6	1.9 mg	牛肉、动物肝脏、猪肉、火腿、全麦谷物、香蕉
维生素B_{12}	2.6 μg	鱼肉、家禽、牛奶(素食者应补充)
叶酸	600 μg	强化谷物、浓缩面包和意大利面、花生、深绿叶蔬菜、橙汁、豆类 此外，产前每天服用含叶酸的维生素

引自：https://www.acog.org/womens-health/faqs/nutrition-during-pregnancy.

合并AA的孕妇，通常建议终止妊娠，大约1/3的患者在终止妊娠或分娩后AA会消失，但在随后的妊娠中可能会复发。孕妇AA的临床管理包括人类白细胞抗原（human leukocyte antigens，HLA）匹配的血小板输血。胎儿出生后，如果患者AA不能好转可能需要进行骨髓移植。然而，由于对胎儿的不利影响，在怀孕期间禁止进行骨髓移植。

合并AIHA的孕妇治疗取决于AIHA的亚型。由于免疫抑制剂在妊娠期间是禁忌用药，大多数都以类固醇作为首选用药。切除脾脏是一种可行的治疗手段，但一般不会在怀孕期间进行，大多数情况下在胎儿出生后进行。

妊娠合并SCD，早期识别和干预非常重要。产前诊断可通过10～12周胎龄时的绒毛膜取样、14～15周胎龄时的羊膜穿刺术或18～19周胎龄时的胎儿血液取样（通过羊膜腔穿刺）来确定。妊娠期SCD的确诊需要全面的病史和体格检查，以制订个性化和有效的护理计划。患有SCD的孕妇应避免暴露于极端温度、脱水和过度劳累等诱发镰状细胞危象的因素。制订管理计划时应考虑妊娠期SCD的6个不良事件，包括疼痛危象、急性胸综合征、肺栓塞、中风、血液并发症和感染。

地中海贫血可能被忽视或误诊，特别是在怀孕期间。中度或轻度地中海贫血患者，应高度警惕监测心脏/肝脏/内分泌功能障碍的细微变化，因为重度地中海贫血的迹象更为明显，积极输血疗法是常见的治疗方式。

第二节 妊娠合并血小板减少

一、流行病学

妊娠合并血小板减少是妊娠期女性较常发生的一种血液系统疾病，其病因复杂，其中妊娠期高血压疾病、妊娠期血小板减少症（gestational thrombocytopenia，GT）及妊娠合并免疫性血小板减少症（idiopathic thrombocytopenic purpura，ITP）是主要病因，巨幼红细胞性贫血、再生障碍性贫血、白血病、脾功能亢进、弥散性血管内凝血（disseminated intravascular coagulation，DIC）、系统性红斑狼疮、HELLP综合征、血栓性血小板减少性紫癜、溶血性尿毒症综合征、血液系统恶性肿瘤、药物性血小板减少、HIV感染等也可能导致妊娠合并血小板减少。

血小板减少是妊娠期常见的并发症，妊娠期妇女发病率为7%～10%。而目前多数报道显示，非妊娠期女性发病率仅为妊娠期女性的1/4～1/2。也有研究显示，孕产期妇女血小板数量较非妊娠期妇女下降约10%，可能与孕产期血容量增加以及胎盘滋养层破坏有关。妊娠期血小板减少患者大多只有血小板计数降低，无明显临床症状，可能与孕产期中促凝血状态相关。妊娠期ITP的发生率为（1～2）/1000，占血小板减少症的3%～5%。ITP是妊娠早中期血小板减少的主要原因，可发生于妊娠前，亦可发生于妊娠后。随孕周增加，血小板减少进行性加重，多在晚期妊娠达低谷。15%～35%妊娠合并ITP的患者需要治疗。由于分娩时母体的IgG型血小板抗体可通过胎盘进入胎儿血循环，可导致胎儿一过性血小板减少。有资料显示，妊娠合并ITP患者分娩的新生儿中约9%表现为中度血小板减少（PLT<50×10⁹/L），4%表现为重度血小板减少（PLT<20×10⁹/L）。但新生儿颅内出血的发生率<1%，4～6周内血小板减少可自行恢复。

二、妊娠合并ITP

ITP分为原发性ITP和继发性ITP，原发性ITP发生于1%～4%的血小板减少孕妇，其特征是自身免疫性免疫球蛋白介导的血小板破坏。原发性ITP的危险因素包括ITP个人史、ITP家族史和女性。尽管ITP既往史使患者的复发风险增加，但ITP可在没有病史的女性妊娠期首次出现。继发性ITP占妊娠期血小板减少症的不到1%，通常被定义为由单独的已知病因引起的免疫介导的血小板减少症。这些病因包括感染，例如幽门螺杆菌和人类免疫缺陷病毒（HIV）、系统性红斑狼疮（SLE）、营养缺乏和药物。已知引起继发性ITP的常见药物包括肝素、青霉素、头孢菌素、奎宁、磺胺类抗生素、非甾体消炎药、替罗非班/依替巴肽/阿昔单抗（用于抗凝的糖蛋白Ⅰa/Ⅲb受体抑制剂）、金盐和普鲁卡因胺。大多数这些药物不常用于妊娠期。在这些药物中，普通肝素治疗最常与继发性ITP相关，发生率为3%～6%。

三、妊娠相关风险

妊娠期ITP可在妊娠期间的任何时间出现，尽管在妊娠早期和中期多发，但在妊娠晚期也可发生，产后恢复正常。无论何种病因，关于妊娠期血小板减少症相关的产科风险的数据有限。虽然妊娠期所有原因导致血小板减少症的患者发生胎盘早剥的风险较高，但确切的妊娠合并ITP早剥风险尚不清楚。Mundkur等跟踪研究了86名患有血小板减少症的孕妇，其中15%的患者早产。此外，已知血小板减少症的女性再次分娩产后出血的发生率为3.6%～7.1%。随着血小板减少症程度的加重，产后出血的风险会大大增加。例如，产后出血的风险从血小板计数大于150×10^9/L的小于1%增加到血小板计数小于50×10^9/L的大于8%。相比之下，单独的血小板计数并不能预测胎膜早破的风险。怀孕前诊断的ITP患者与较高的早产率相关。一项446名ITP女性的队列研究发现，11.2%的孕前诊断的ITP患者发生早产，但只有7.8%的ITP患者在怀孕期间被诊断出来。尽管血小板减少症与先兆子痫有关，但并不认为具有因果关系。

已知ITP的女性中有11%经历过流产，而新诊断ITP的女性中这一比例仅为3.9%。患有ITP的女性所生的婴儿似乎也增加了继发孔型房间隔缺损和尿道下裂的风险，发生风险增加3倍。患有ITP的母亲所生的婴儿的尿道下裂发生率更高，约5.3%的男性出生时患有这种异常。其他先天性异常在ITP女性中似乎并不常见。

ITP中的血小板破坏是由免疫球蛋白G抗体介导的，该抗体可以穿过胎盘并可能影响胎儿和新生儿。新生儿血小板减少症发生在8.9%～14.7%的ITP女性中。虽然血小板计数、血小板相关抗体和脾切除史与新生儿血小板减少症的风险或程度无关，但新诊断ITP的母亲所生的新生儿发生血小板减少症的风险更高。Rottenstreich等评估了已知ITP与新诊断ITP女性的新生儿血小板减少症发生率，发现新诊断ITP女性的风险增加了3倍，分别为7.7%和22.6%。患有ITP的母亲所生的婴儿中有1.5%发生颅内出血。静脉注射的免疫球蛋白（IVIG）和皮质类固醇确实可以穿过胎盘，但目前尚没有母体治疗可降低新生儿血小板减少症的风险的报道。

由于不能通过产妇血小板水平预测胎儿血小板水平，且穿刺采血测定胎儿血小板计数有引发胎儿死亡的风险，故分娩时及产后1周内须密切监测新生儿血小板计数。如PLT<50×10^9/L，建议行颅脑超声检查以排除颅内出血。

四、妊娠全程管理

美国妇产科学院对分娩时间和方法的建议取决于胎儿和母体的状况。如果血小板计数对治疗无反应或随着胎龄增加而减少，则可以考虑提早分娩。妊娠合并ITP妇女所分娩的新生儿严重血小板减少（PLT<50×10^9/L）的发生率为8.9%～14.7%，颅内出血的发生率为0～1.5%。目前尚无证据显示剖宫产可降低ITP患者分娩时新生儿颅内出血的风险，故剖宫产仅适用于具备产科指征的患者。经阴道分娩产妇，需维持PLT≥50×10^9/L；剖宫产及硬膜外麻醉患者，需维持PLT≥80×10^9/L。可采用血小板与IVIG同时输注或rhTPO 300 IU/(kg·d)连用7～14 d以提升血小板水平。

妊娠合并ITP患者应进行全疗程管理，首先应向有ITP病史的患者提供孕前咨询。询问完整的病史，包括实验室检查结果、治疗和治疗反应，要向母亲和胎儿提供妊娠期血小板减少症相关风险的信息。ITP患者不禁止妊娠，目前没有关于尝试受孕前的理想血小板计数的数据。此外，应进行药物调整，并讨论致畸药物的风险和益处。患者应在整个妊娠期间于血液科医生处随访。对于那些在怀孕期间发生ITP的人，建议在再次妊娠时咨询血液科医生。只要没有活动性出血，门诊管理是一个合理的选择。如果诊断出妊娠期血小板减少症，建议每2～4周进行一次血小板计数。如果血小板计数降至80×10^9/L以下，则可考虑每周评估，特别是胎龄超过34周的孕妇。如果血小板计数为（50～80）$\times10^9$/L而没有出现症状性出血，则可在分娩前10 d为患者开具10 mg泼尼松口服处方。

在孕早期需要皮质类固醇或其他致畸药物的女性，建议进行详细的解剖学调查。对ITP女性进行产前检查的最佳方案尚不清楚，建议每个月对需要ITP药物治疗的患者进行胎儿生长评估，因为可能会出现胎儿生长受限。应避免使用水杨酸盐，它们会加重血小板计数的减少或增加出血的机会。尽管通常认为接种疫苗的益处大于风险，由于肌肉注射可能与瘀斑和出血有关，在肌肉注射时仍需根据个人情况进行评估。

第三节 妊娠合并慢性粒细胞白血病

一、流行病学

自酪氨酸激酶抑制剂（tyrosine kinase inhibitors，TKIs）问世以来，对慢性粒细胞白血病（Chronic Myeloid Leukemia，CML）的管理就发生了转变。这些药物使患者实现了良好的疾病控制的同时，可使患者的预期寿命接近正常，并维持良好的生活质量。西方国家，CML诊断时的中位年龄为57~60岁，约25%的患者诊断时小于49岁。在一些亚洲队列中，确诊的中位年龄为30~40岁。小于29岁的患者占所有CML病例的7.5%~12%，然而，在CML中位年龄较低的地区，这个数字可能更高。据估计，30%~50%的CML患者处于育龄期，因此此类患者的生育和计划生育成为一个重要的问题。没有明确的指南关于CML在妊娠前或妊娠期间的管理，临床决策往往是基于个案的基础做出的。

二、妊娠相关风险

随着对该疾病的生理学及其对TKIs的反应的了解越来越多，没有证据表明这些患者不能正常妊娠至足月。要考虑的问题是CML和TKIs对生育能力及对胎儿生长和发育的影响。未经治疗的CML孕妇可能会对母体和胎儿产生不良后果，这是由与白细胞或血小板计数高、脾肿大和贫血或血小板减少相关的并发症导致的，TKIs会影响胎儿的生长发育。鉴于上述风险，我们该如何开始"计划"怀孕？如果患者已经在接受治疗，首先要考虑的是对治疗的反应，CML反应疗效评估见表18-3。目前，许多人认为，无论是否考虑怀孕，无治疗缓解（treatment free remission，TFR）都是终极目标，许多TFR研究证明，独立使用TKIs的情况下，40%~50%的此类患者可以在持续随访中保持免治疗，而其余50%~60%的患者将在12个月内失去MMR并需要重新治疗。

表18-3 TKIs治疗疗效评估

治疗反应	定义及方法
血液学反应	全血细胞计数
完全血液学反应	白细胞<10×10^9/L
	外周血中无髓系不成熟细胞，嗜碱性粒细胞<5%
	无疾病的症状、体征，可触及的脾肿大消失
细胞遗传学反应	标准细胞遗传学检查
完全细胞遗传学反应（CCyR）	Ph$^+$细胞0%
部分细胞遗传学反应（PCyR）	Ph$^+$细胞1%~35%
次要细胞遗传学反应（mCyR）	Ph$^+$细胞36%~65%
微小细胞遗传学反应（miniCyR）	Ph$^+$细胞66%~95%

续表18-3

治疗反应	定义及方法
无细胞遗传学反应	Ph$^+$细胞>95%
分子学反应	实时PCR，BCR-ABL/ABL%（IS）
主要分子学反应（MMR）	BCR-ABLIS≤0.1%（ABL转录本>10000）
分子学反应4（MR4）	BCR-ABLIS≤0.01%（ABL转录本>10000）
分子学反应4.5（MR4.5）	BCR-ABLIS≤0.0032%（ABL转录本>32000）
分子学反应5（MR5）	BCR-ABLIS≤0.001%（ABL转录本>100000）
分子学无法检测	在可扩增ABL转录本水平下无法检测到BCR-ABL转录本

引自：中华医学会血液学分会．慢性髓性白血病中国诊断与治疗指南（2020年版）[J]．中华血液学杂志，2020，41，（5）：353-364．

（一）TKIs对生育能力的影响

目前虽然没有大型试验研究TKIs对人类生育能力的影响，但有报告描述了用伊马替尼治疗的患者出现少精症和卵巢衰竭。那些在青春期之前就开始治疗的人，这些影响似乎更为深远。那些不愿在生殖潜力上妥协的年轻患者，建议他们在启动治疗前进行精子或卵母细胞冷冻保存。

（二）TKIs对胎儿发育和妊娠结局的影响

育龄期患者最好在诊断时同其伴侣讨论妊娠和生育问题。在适当的情况下，应该向患者和其伴侣提供关于停止或推迟妊娠可能的风险和获益的咨询。对于男性患者，TKIs对生育和后代几乎没有影响。男性如果计划生育，第一代和第二代药物不需要停药。女性，TKIs可引起胎儿畸形，在怀孕期间应慎用，特别是在器官发生的早期（怀孕5～13周）。由于胎儿畸形的风险，持续积极治疗的女性患者受孕后因告知其风险，强烈建议终止妊娠。根据个人情况，可以考虑冷冻保存卵巢、卵母细胞或胚胎，需要产科医生和血液学家积极合作。持续异常增高的血细胞计数增加了产科并发症的机会，包括血栓、出血、胎盘功能不全和宫内生长迟缓。为了减少这些可能性，在怀孕期间合理地控制细胞数增长对母亲和孩子都有益。

TKIs的潜在致畸性仍然是一个值得关注的问题，目前关于不同TKIs的风险和获益的结论是不同的。根据Pye等的报道，伊马替尼引起的胎儿发育异常主要发生在器官合成发育过程中。在尼洛替尼的全部处方信息中，没有发现临床前致畸性和出生畸形发生率的增加。相比之下，达沙替尼已被发现在妊娠早期（前3个月）和晚期（后3个月）对胎儿有害。根据现有数据和有关达沙替尼通过胎盘的情况，达沙替尼不能在妊娠期间使用。

在2018年的美国血液学学会上，对来自6个国家的48名妊娠期诊断为CML的患者的结局和治疗进行了总结和介绍。大约70%（33名）的患者分娩，14例患者选择了流产，1例患者自然流产。其中33例患者中13名患者在妊娠中期或晚期使用了伊马替尼，其他治疗包括干扰素（interferon，IFN）（5例）和HC（1例），14例患者在分娩前未接受治疗，发现妊娠结局无显著差异（无胎儿畸形）。伊马替尼和第二代TKIs（达沙替尼和尼洛替尼）分别在分娩后引入30例和3例患者，23例（67%）患者获得最佳治疗反应。1例患者在妊娠期间接受了4.5个月的干扰素治疗后失去了CHR，遂在31周后接受了伊马替尼治疗并恢复了CHR，足月时分娩了一个健康的孩子，但在2个月后病情急变，在随后的异基因干细胞移植失败后死亡。

综上所述，在妊娠期间诊断出慢性粒细胞白血病的几个病例系列中，已经报道了不同治疗策略下正常健康儿童的分娩。一般来说，慢性粒细胞白血病诊断后延迟治疗对孕妇的不良影响是不确定的。然而，根据报道的病例发现，CML急变的妇女推迟TKIs治疗会令人担忧。

三、妊娠全程管理

（一）治疗方法

妊娠期间诊断的慢性粒细胞白血病的治疗选择包括白细胞单采去除和IFN。然而，白细胞单采是一种没有治疗潜力或持久效果的方式，其可用性有限。通常认为，IFN对胎儿是安全的，但对长效干扰素中存在的载体聚乙二醇（polyethylene glycol，PEG）的关注较少，在实践中没有观察到有害的影响，这可能与PEG暴露剂量较有限相关。与TKIs相比，IFN在控制血细胞计数方面较慢且具有不确定性，因此对于CML发病时的高白血病负荷治疗可能不是一种充分的治疗方法。

羟基脲（hydroxycarbamide，HC）可以快速降低白细胞计数，但由于其具有公认的致畸性，故在怀孕期间的使用受到限制。虽然有限的案例报告描述了在怀孕期间使用HC没有对胎儿产生有害影响，但由于数据有限且风险较高，故不建议使用。

（二）妊娠期间诊断的CML

由于考虑到各种不同的情况，治疗开始或延迟取决于最初的血细胞计数和预期分娩时间。当CML在早期怀孕时被诊断并预期在几个月后分娩时，大多数病例可能需要治疗。白细胞和血小板计数的控制也很重要，以避免出现产科和分娩并发症。总的来说，妊娠期间诊断的CML，应该综合考虑决定选择终止妊娠或继续妊娠。使用的治疗策略应考虑妊娠阶段。对于妊娠前3个月的患者，理想情况下应避免使用所有降细胞药物，妊娠前3个月不接受治疗是理想的。如果白细胞计数>100×10^9/L，白细胞分离术可能有助于立即减少白细胞数量，且无须其他干预，但它对诱导血小板计数持续下降无效，如果血小板计数很高，例如>600×10^9/L，必要时可以使用阿司匹林或低分子量肝素，也可以使用干扰素，但肿瘤负荷减轻的过程比较缓慢。妊娠中晚期的患者如果白细胞计数仍然很低，可能不需要治疗。如果白细胞计数较高，如需减少白细胞或血小板计数，可短时间内使用羟基脲，同时可以安全使用干扰素。理论上伊马替尼可以在孕期15周（胎盘成熟和关键器官形成的时间点）后引入，因为胎盘转移有限，但药品说明书不建议这样做。尽管可以考虑使用尼罗替尼，但在分娩前应避免使用二代TKIs。注意不要引起血细胞减少，特别是在分娩前后。出现加速期或急变期的患者，推迟治疗对母亲的风险更高，必须考虑终止妊娠，终止妊娠后加速期患者可使用伊马替尼或二代TKIs。急变后应选择化疗，可加或不加TKIs，类固醇和TKIs联合治疗急淋变患者是可行且更安全的。在妊娠后期出现疾病进展至晚期的可能较少，但可能会使胎儿早产，因此怀孕期间对患者进行仔细的随访是必要的。每7~14 d进行一次CBC，如果达到完全的血液学反应，在临近生产之前可以减少评估次数。在使用TKIs的情况下，治疗评估应类同于非妊娠状态（推荐3个月和6个月的分子反应），最佳的产科随访和监测是必要的，并建议最大限度地利用现有的产前检查。分娩的时间和方法取决于产科和血液学状况。患者分娩后应按既定指南进行治疗，如出现治疗失败或治疗不耐受，应及时切换TKIs。

（三）CML治疗期间怀孕

如果CML女性患者治疗期间怀疑或确认怀孕，应中断TKIs治疗。在CML治疗期间发生妊娠的管理可分为3种情况：CML治疗早期妊娠；妊娠晚期CML治疗，不符合TFR条件；妊娠晚期

CML治疗，TFR合格。非妊娠CML的临床资料证实，TKIs治疗时间可能影响TFR率。妊娠病例的"TFR合格性"可以作为提供建议、风险评估和风险管理的良好框架。相比之下，稳定的MMR患者，而不是DMR患者，在停止治疗时，维持达到的分子反应的机会更少。然而，MMR持续>12个月具有最佳治疗反应的妇女已证明有能力安全停用TKIs，而不会出现与潜在CML相关的妊娠并发症。依从性较好的患者恢复TKIs治疗可使疾病得到良好的控制，不会在产后出现疾病进展。Lasica等描述了12例MMR反应的患者（但不是TFR候选患者），这些患者怀孕期间TKIs被IFN替代，所有患者在产后恢复TKIs治疗，均保留或重新建立MMR。一项研究表明，MMR持续时间≥3.5年与妊娠期MMR无失败生存率显著相关。因此，与非妊娠状态下TKIs终止预测因子相似，TKIs初始敏感性、治疗时间和较长的MMR持续时间是妊娠TKIs安全终止的相关决定因素。

1.CML治疗早期妊娠（TKIs治疗<3年）

接受TKIs治疗少于3年的患者，有可能获得持续的MMR或更深的反应，可能会怀孕或希望怀孕。短时间（3～6个月）TKIs暴露或长时间暴露而伴有高残留白血病负荷（MR2）的患者，建议用妊娠期间诊断的CML的处理原则。妊娠前3个月由于TKIs对胎儿有风险，应在发现怀孕时立即停止TKIs治疗。经过个别讨论，如果继续妊娠血液或细胞遗传学的复发是有可能的，为了在不损害胎儿的器官发育的情况下控制疾病，应首先考虑IFN。在胎盘形成和关键胎儿器官发育完成（15～16周）后，在明确讨论风险和获益后，可以考虑引入或重新引入TKIs治疗（伊马替尼或尼洛替尼），达沙替尼在怀孕期间任何时候都不应使用。在Cortes等报道的使用达沙替尼治疗的最大规模的怀孕病例中，3名在怀孕期间使用达沙替尼的妇女，只有1名分娩出了正常的婴儿（达沙替尼在第17周开始使用）。剩下的2个胎儿都出现了胎儿水肿，一个在第17周终止（在第6～17周治疗）妊娠，另一个在第28周早产（第17～24周治疗），存活<24 h。妊娠期MMR患者短时间暴露于TKIs或治疗时间较长但深度分子反应不足的患者存在分子反应丧失的巨大风险。与上述建议类似，在这种情况下可添加IFN，若在15～16周后BCR-ABL转录水平上升1%～10%，可考虑使用伊马替尼或尼洛替尼。

2.妊娠晚期CML治疗（>3年TKIs治疗），而不是TFR候选

接受3年以上TKIs治疗的患者也可能出现不同的情况，从"理想的候选人"到计划怀孕者，或者可能不是"最佳的候选人"。但值得注意的是，即使长期暴露于TKIs，也无法实现DMR，因此不是TFR候选，这种在治疗上可能有些怠慢，但如果中断治疗，则可能面临分子、细胞遗传或血液缓解的丧失。对这些患者的建议原则上与前面所述的类似：在非计划怀孕的情况下，一旦怀疑怀孕，应立即停止TKIs，考虑用干扰素替代TKIs，如有必要，在同意风险可接受的情况下，应额外考虑在妊娠后期使用伊马替尼或尼罗替尼。如果患者未能获得持续的MMR或更深层次的反应，仍希望怀孕，可以考虑改变TKIs，以设法获得更深层次的反应，并将立即怀孕计划推迟到更晚的日期。在试图建立更深层次的反应时，如果对年龄增长和生育力丧失有顾虑，可以采取胚胎或卵母细胞低温保存等干预措施。

持续MMR而非DMR的患者，停止治疗尝试受孕并非不合理。Lasica等报道，停止治疗后自然受孕后的时间为2～56周，根据年龄的不同（年龄越大，受孕概率越低），非CML人群的停止治疗时间通常在15周左右。在首次妊娠试验阳性时（通常是4～5周）停止治疗。根据GIMEMA和ELN数据库的现有数据，这种方法似乎相当安全，因为在那些登记的所有成功分娩案例中，大约70%发生在确认怀孕后立即停止治疗的妇女身上，并且在后代中没有观察到异常。

最近提出的安全停用TKIs的标准和TFR的观察标准包括：第二代TKIs持续时间为3～4年，伊马替尼的TKIs持续时间为>5年，推荐的DMR持续时间至少为1年。这些患者有50%的机会可以永久不服药。然而，另外50%可能会失去反应，其中大多数在3～6个月内失去反应，可能在孕前3个月内失去反应，因此在怀孕前停止治疗时要谨慎。如上所述在第一次妊娠试验阳性时可考虑停药。那些在尝试怀孕时经历分子复发（MMR丧失）但尚未怀孕的患者，应重新开始治疗。

3. 妊娠晚期CML治疗（>3年TKIs治疗）和TFR候选

根据CML治疗指南和CML妊娠建议，计划怀孕或在CML治疗期间怀孕且达到并保持DMR的患者，是终止治疗的最佳人选。目前还不可能精确预测符合TFR的候选患者的复发。40%~60%停用TKIs的患者会失去MMR并需要再次治疗。分娩后仍保留DMR或没有MMR丢失的患者，可以继续进行无治疗观察，并按照建议进行适当的随访，并在潜在的晚期MMR丢失的情况下期待再次治疗。即使在这种风险较低的情况下，也需要在怀孕期间对患者进行仔细的个性化随访。遵循当前的TFR指南，每月对BCR-ABL进行检测，随着时间的推移，对转录水平较高的患者可能检测更频繁。

与非妊娠状态的治疗一样，从诊断到肿瘤负荷降低期间可以指导治疗，并可以预测CML期间妊娠的结局。高肿瘤负荷的患者建议使用IFN和适当时机的TKIs治疗。在妊娠终止TKIs期间MMR丢失的风险较高，而IFN可以替代TKIs维持反应。CML治疗早期（<3年）的DMR患者，基于良好的反应，可以停止TKIs，并采取"观察和等待"的方法。CML治疗晚期（>3年）的DMR患者，通常是非妊娠TFR的候选者，可能会在怀孕过程中停用TKIs，通常将传统的TFR监测与实现怀胎至分娩的目标相结合。

（四）母乳喂养

如果有可能对新生儿的免疫有益，即使是需要重新开始TKIs治疗的妇女，也可以提供初乳和短期母乳喂养。只要反应保持稳定，可以用母乳喂养婴儿；若BCR-ABL转录本缓慢上升，在MR2~MR3之间波动，不要求立即重启TKIs治疗，可能有助于延长母乳喂养。接受IFN治疗的妇女，新生儿通过母乳口服同化不足，可以在TKIs重新启动前进行一段时间的母乳喂养。重新启动TKIs的妇女，经使用这些药物的母亲证实，在母乳喂养期间，伊马替尼和尼罗替尼在婴儿血液中的治疗浓度不高。1岁以下儿童使用这种方法缺乏临床证据，因此接受TKIs治疗的妇女，建议采用奶粉喂养婴儿。

鉴于TKISs时代CML治疗的进步和对CML自然史的了解，应鼓励CML患者追求"正常生活"。妊娠期间及分娩后TKIs的剂量调整见表18-4。

表18-4 妊娠期间及分娩后TKIs剂量调整

BCR-ABL初始水平	妊娠阶段		分娩后
	前15周(妊娠中早期)	16周开始直到分娩	
DMR,TKIs>3年	如果符合TFR标准，则不进行治疗		如果MMR丧失,则重新开始以前的TKIs治疗
BCR-ABL≤0.01%	每4周监测BCR-ABL水平/动力学		
DMR和TKIs<3年	无须治疗或干扰素治疗		TKIs转换如不耐受/MMR 6~12个月未恢复
BCR-ABL≤0.01% MMR	每4周监测全血细胞计数、BCR-ABL水平/动力学		
0.01<BCR-ABL≤0.1%			

续表18-4

BCR-ABL初始水平	妊娠阶段		分娩后
	前15周（妊娠中早期）	16周开始直到分娩	
MMR2	IFN	如果确认MR2/CHR损失	重新启动/继续TKIs相同
0.01%<BCR-ABL≤1%	15周测BCR-ABL水平	伊马替尼400 mg 如伊马替尼耐药或不耐受，尼洛替尼300～400 mg；如果TKIS重启，每个月监测CBC，每1～3个月监测BCR-ABL	TKIs转换如不耐受/6～12个月最优反应丧失
无MR2和CHR	IFN或不治疗CHR持续存在	伊马替尼400 mg	继续相同的TKIs，检查依从性和治疗耐受性
BCR-ABL>1%～10%	第15周测BCR-ABL水平和全血细胞计数	如对伊马替尼耐药或不能耐受，尼洛替尼300～400 mg 如果无TKIs，可用INF治疗	TKIs转换如不耐受/6～12个月最优反应丧失
无CHR BCR-ABL>1%～10%	IFN	每个月监测全血细胞计数，每1～3个月监测BCR-ABL	

注：CBC，全血细胞计数；CHR，完全血液学反应；DMR，深层分子反应；IFN，干扰素；MMR，主要的分子反应；TFR，无治疗缓解；TKIS，酪氨酸激酶抑制剂。

引自：中华医学会血液学分会．慢性髓性白血病中国诊断与治疗指南（2020年版）[J]．中华血液学杂志，2020，41，（5）：353-364．

第四节 妊娠合并急性白血病

一、流行病学

妊娠期癌症发病率为0.07%～0.10%，是继妊娠相关血管并发症之后导致产妇死亡的第二大常见原因。孕妇与同龄非妊娠女性相比，癌症的发病率基本相同。大多数描述的病例是实体瘤；血液肿瘤疾病占怀孕期间诊断出的所有癌症的25%，妊娠期白血病的发病率为1/7.5万～1/10万，急性髓性白血病（acute myelocytic leukemia，AML）占所有病例的2/3，而很少描述急性淋巴性白血病、慢性白血病或骨髓增生异常综合征。急性白血病的发病率在妊娠早期（43.5%）略高于妊娠中期（30.5%）或妊娠晚期（26%）。一些研究报告了妊娠早期急性白血病的发病率较高，而其他研究报告妊娠晚期发病率较高。即使不能排除自然终止妊娠引起的漏报偏倚，妊娠早期的发病率估计为23%。

二、妊娠相关风险

白血病转移到胎儿的风险极低，胎盘可作为母体白血病细胞转移的屏障，极少数情况下胎盘屏障功能可能会失效，而此时婴儿的免疫系统可能会清除白血病。Osada 等通过 RQ-PCR 方法在胎儿脐血中检测到的急性淋巴细胞白血病细胞，但在婴儿循环的后期时间点未检测到。然而，在另一份病例报告中，妊娠期间合并 AML 的母亲在产后 22 个月后其子也查出同样的 AML，且孩子与母亲的白血病免疫表型和 HLA 相匹配，可能白血病克隆逃逸了婴儿的免疫监视。说明胎盘屏障和针对母体白血病细胞的有效免疫监视是保护婴儿免受母体白血病转移的重要机制。

目前，妊娠期急性白血病的诊断和管理仍然是一个巨大的挑战。由于妊娠的特点，无法前瞻性地研究在妊娠期间诊断为急性白血病的患者的管理。在 1960 年之前，终止妊娠是治疗的标准，目前相关研究提示，在妊娠的前 3 个月禁止使用化疗药物，但从 14 周开始至分娩前 3～4 周，化疗对妊娠期急性白血病患者影响较小且相对安全，从长期随访来看也是如此。在怀孕的最后几周接触化疗会导致血液学毒性，并有可能在分娩期间和分娩后使母婴发生感染和出血并发症，因此不建议在孕晚期化疗。一般来说，孕期确诊的急性白血病患者尽早开始化疗，可能会提高 CR 率。在孕早期确诊的患者，择期终止妊娠后进行标准剂量的血液治疗是确保更好的母体结局的不错选择。诊断为妊娠晚期（>30 孕周）的患者，在开始化疗前进行诱导分娩以减少对胎儿的化疗暴露，从而获得更好的母婴结局。建议的治疗策略总结如图 18-1 所示。由于妊娠合并急性白血病的罕见性，治疗经验有限。因此，迫切需要建立一个全国性或多中心的数据库，收集妊娠合并急性白血病患者的信息。这样一个数据库的存在将为临床研究和流行病学随访提供依据，也为今后制定指南和规范治疗提供更好的参考。

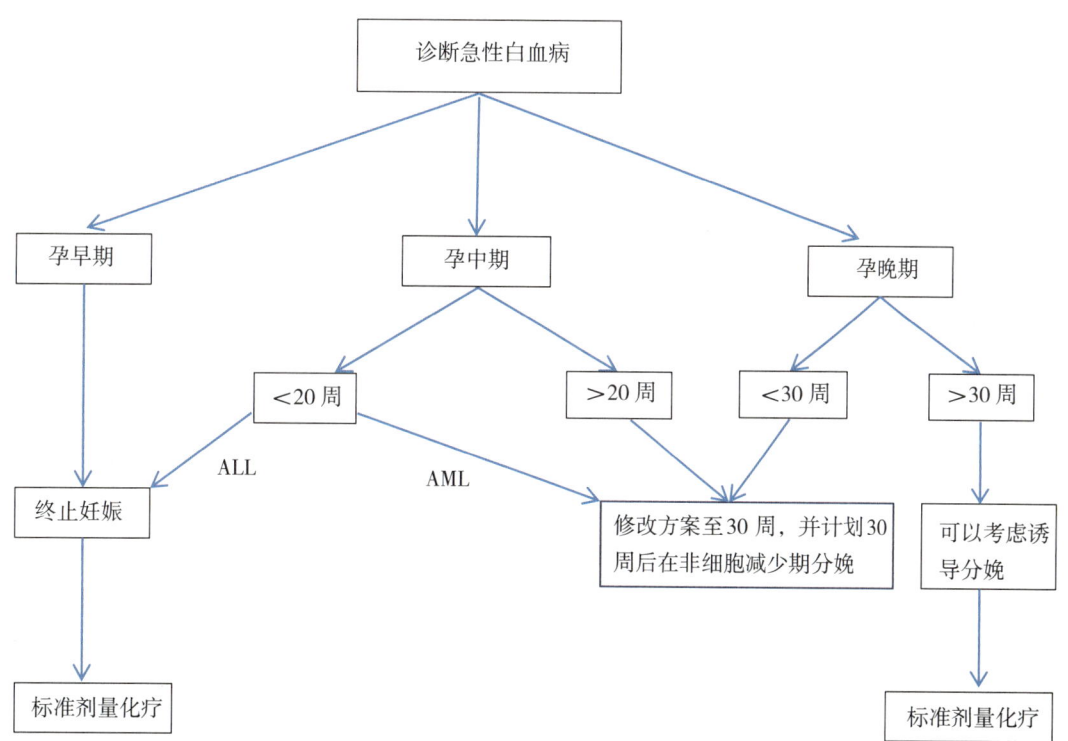

图 18-1　妊娠合并急性白血病治疗模式图（原创）

在妊娠期间，急性白血病的一些早期特征，如疲劳和呼吸短促，或 CBC 改变，如贫血和血小板减少，可能被解释为妊娠相关症状，从而导致诊断延迟和治疗不当。白血病可导致贫血、中性粒细胞减少（通常并发严重感染）、血小板减少和潜在的胎盘缺血。如果不立即治疗，可能导致母婴快速死亡。此外，延迟诱导缓解化疗会对疾病结局产生负面影响。与非妊娠状态类似，在妊娠期间诊断出急性白血病需要立即进行治疗干预。然而，在怀孕期间进行化疗，尤其是在妊娠早期，可能对母亲和胎儿都具有挑战性，导致胎儿畸形和生长迟缓的风险更高。

对于非妊娠患者诊断AML须及时给予"3+7"方案或其他方案诱导治疗，旨在实现完全缓解（complete remission，CR）。达到CR的患者接受强化巩固疗程或异基因造血干细胞移植（allogeneic hematopoietic stem cell transplantation，allo-HSCT），具体取决于白血病相关风险因素和供体可用性。诊断时合并白细胞较高的患者，白细胞单采及联合化疗是常规选择。然而妊娠AML患者合并白细胞瘀滞可累及胎盘脉管系统，造成视物模糊及胎儿缺氧。尤其是在妊娠后期确诊并愿意保留胎儿的患者及时进行白细胞分离术，与化疗联合可提供最高的治愈机会。然而，在妊娠早期使用蒽环类/阿糖胞苷诱导可导致大约50%病例出现流产和不良胎儿结局、先天性异常或宫内死亡，并增加肢体畸形的风险，蒽环类药物被证明会干扰胎儿眼睛和四肢发育。在妊娠早期诊断的急性白血病患者接受长期、反复化疗并最终分娩健康婴儿的可能性很低，因此如果在妊娠早期发生白血病，推荐的方法是终止妊娠并及时采用常规治疗。

妊娠合并急性早幼粒细胞白血病（acute promyelocytic leukemia，APL），其治愈率可达85%，因此诊断后需要立即进行医疗干预，特别是已经存在活动性DIC的患者，以及大出血（29%）和血栓形成风险的患者。非妊娠状态下，APL的治疗包括同时给予全反式维A酸（all transretinoic acid，ATRA）、砷剂及蒽环类药物，然而，作为类视黄醇家族的一员，ATRA被认为具有高度致畸性，可能导致类视黄醇胚胎病，因此在孕早期应避免使用。据报道，砷剂与胎儿畸形、宫内生长受限、死产和自然流产的风险增加有关。鉴于在妊娠早期给予ATRA及砷剂有显著致畸性，同时该类疾病治愈率较高，需提前终止妊娠，然后立即开始基于ATRA的方案是在妊娠早期诊断为APL的优选方法。妊娠3个月后使用ATRA后胎儿异常风险相对较低，其能够与蒽环类药物联合使用，从而使患者获得成功的妊娠结局。然而，宫内暴露于这种联合治疗的后代，自发流产、生长受限、胎儿心脏毒性、心房颤动和中性粒细胞减少相关新生儿败血症的发生率似乎有所增加。降低胎儿化疗相关风险的方法仅基于ATRA给药，而化疗则推迟到分娩后进行。此种方案虽然避免了接触蒽环类药物，对胎儿更安全，但往往合并分化综合征的风险较高。

化疗引起的生育障碍取决于患者的年龄，以及化疗药物的类型和累积剂量，因为烷化剂不是细胞周期特异性的，可导致卵巢衰竭，甚至会损害"静息"卵母细胞及卵巢细胞。相比之下，阿糖胞苷和柔红霉素都是周期特异性的，对卵巢的毒性较小，并且在接受7+3诱导治疗的女性中，大约80%的女性可以保持生育能力。然而，卵巢功能早衰的风险随着化疗疗程的增加而增加，在完成巩固疗程后其风险接近70%～80%，在预先给予大剂量环磷酰胺/白消安或环磷酰胺和全身辐照后接受allo-HSCT的患者其风险接近100%。因此，诊断为AML的女性患者接受重复周期的强化化疗或allo-SCT治疗后仍保留生育能力的潜在机会相对有限，并且经过上述治疗最终生产健康婴儿的数据有限。然而适当采用新型的生育力保存技术，确定其使用的最佳时机，可能会提高保存生育力的机会。这种策略需要用促性腺激素刺激卵泡，然后进行胚胎或卵母细胞冷冻保存，这个过程需要2～3周，因此不适用于需要立即开始治疗的AML患者。胚胎冷冻保存是较为成熟的技术，也是当今较为有效的策略，累积妊娠率超过60%。切除卵巢组织是保持生育能力的另一种选择，虽然此方法是一种可在24 h内完成的"快速"程序，但此方法在确保成功怀孕方面仍然存在争议，原因在于其在化疗之前实施，对已被白血病细胞污染的卵巢组织进行长期保存，可能是未来复发的一个因素。因此，计划接受allo-HSCT的患者应考虑在1个或2个周期的治疗后进行移植前胚胎冷冻保存（或至少卵巢冷冻保存），目前关于这种策略的安全性和成功的数据很少。此外，强化疗或干细胞移植可能会损伤这些患者的卵母细胞DNA，最初引入低强度预处理移植方案以降低卵巢功能早衰的发生率，但不可逆的卵巢损伤仍然是这些女性的主要问题。另一个具有挑战性的问题是治疗后恢复卵巢功能的人最佳受孕时间,许多专家建议在治疗结束后至少等待2年再受孕。然而,由于生育年龄和生育能力下降,这段漫长的时间可能对某些女性心理造成影响,因此应与患者仔细沟通并告知其风险及获益。化疗后再妊娠虽然不会导致胎儿畸形或儿童期恶性肿瘤的风险增加,但似乎会增加产妇心脏病和呼吸系统并发症的发生率。

三、妊娠全程管理

(一)妊娠期 AML 的管理

孕期确诊的 AML 需要紧急治疗,以阿糖胞苷-蒽环类为基础的诱导治疗可提供最高的治愈机会,但在妊娠早期给药会增加胎儿异常和流产的风险。妊娠早期确诊的患者应终止妊娠,然后及时给予常规化疗。妊娠早期确诊的患者可能会在继续妊娠期间接受治疗,但存在以下风险:流产或明显的宫内生长受限。

(二)妊娠期 APL 的管理

ATRA 是 APL 治疗的支柱,但其具有高度致畸性。孕早期诊断为 APL 的患者应进行择期流产,随后进行全面的常规化疗。拒绝终止妊娠的患者可考虑仅使用蒽环类药物治疗,将 ATRA 的给药推迟到妊娠中期。鉴于三氧化二砷具有高度致畸性,应避免用砷代替 ATRA。

(三)生育力保存和未来怀孕

卵巢功能早衰的风险随着年龄、重复化疗疗程和强化方案的增加而增加。如需要立即治疗,达到 CR 并计划进行 allo-HSCT 时可以考虑胚胎或卵巢冷冻。隐藏在卵巢组织中的"白血病播种细胞"导致复发的风险仍然不明确。

第五节 妊娠合并 Ph 阴性骨髓增殖性肿瘤

一、流行病学

典型的费城染色体(Ph)阴性骨髓增生性肿瘤(myeloproliferative neoplasm,MPN)通常包括原发性血小板增多症(essential thrombocythemia,ET)、真性红细胞增多症(polycythemia vera,PV)和骨髓纤维化(primary myelofibrosis,PMF),其合并发病率为(6~9)/10万,发病年龄为50~70岁,大约20%的 ET 患者和15%的 PV 患者年龄小于40岁。MPN 在育龄妇女中较少见,自动血细胞计数仪的广泛使用和越来越多的突变分析,使得 MPN 逐渐被更早地诊断。这些疾病在具有生殖潜力的女性中会遇到,并且可能在怀孕期间或在接受反复妊娠流产的女性中被诊断出来。在英国,MPN 合并妊娠的发生率为每年3.2/10万,大部分关于 Ph 阴性 MPN 的数据与 ET 患者有关,可能会造成孕产妇血栓形成和出血、流产、先兆子痫、胎儿宫内生长受限(intrauterine growth restriction,IUGR)、死产和早产。PV 的文献更为稀少但与 ET 妊娠结果一致,关于 PMF 的文献更加稀少。治疗选择包括阿司匹林、静脉放血、低分子量肝素(low molecular weigh heparin,LMWH)和降细胞疗法。Greisshammer 等在2018年发表了一篇关于 Ph 阴性 MPN 女性妊娠的综述,报告的活产率为68.5%,早产率为8.6%,流产率为26.5%,死产率为4.8%;产妇并发症包括血栓形成（1.8%）和出血事件（2.4%）。

二、妊娠相关风险

据报道，MPN患者妊娠时可导致母体血栓形成、出血和胎盘功能障碍，致使胎儿生长受限或流产。为改善结局并减少并发症，已经尝试了几种治疗策略，包括阿司匹林、肝素、干扰素、降细胞治疗。然而结果各不相同，一些研究报告产前阿司匹林单独使用或与其他药物联合使用可提高活产率，但目前证据不足。也有研究者称产前使用阿司匹林和/或肝素，可能会增加产妇出血事件的发生风险。一项总共纳入22项研究共1210例妊娠患者的Meta分析评价了阿司匹林、肝素、干扰素或其组合治疗是否与妊娠合并MPN患者的活产率和不良母体结局相关，至少随访至妊娠结束后，所有研究均报告了活产，总体活产率为71.3%。这一比率低于一般人群中约80%（不包括选择性终止妊娠）的预期活产率，其中原发性血小板增多症的活产率（71.7%）高于真性红细胞增多症的活产率（66.7%）。据报道，约59%的自发性流产发生在妊娠早期，25%的发生在妊娠中期，12%的发生在妊娠晚期。

据报道，患有ET的女性在妊娠期有胎盘血栓形成，并导致晚期胎儿流产、早产和IUGR。多种因素可能导致MPN血栓形成的发病机制，包括血小板增多程度、白细胞增多、红细胞比容升高、血小板和白细胞活化、血小板白细胞聚集体的形成、循环促血栓形成和内皮因子及其相互作用。

JAK2 V617F突变是否是不良妊娠结局的预测因子，目前尚不清楚。Melillo等报告了JAK2 V617F突变与不良妊娠结果间有关联。然而，阿司匹林并没有改变JAK2 V617F突变的影响。Gangat等和Randi等发现JAK2 V617F突变的存在与流产之间没有关联。携带JAK2 V617F突变的女性发生妊娠并发症的风险更高。钙网蛋白（Calreticulin，CALR）基因是MPN中第二常见的驱动突变，与JAK2突变相比，血栓形成的风险更低。JAK2突变的存在是否应被视为除阿司匹林外需要干扰素干预尚待确定。

使用阿司匹林和干扰素相关的较高活产率表明，MPN妊娠中与胎盘功能障碍相关的疾病可能减少。胎盘介导的妊娠并发症被认为是在妊娠早期出现的，因为滋养层对母体子宫螺旋动脉的侵袭不足，从而产生了高阻力、低流量的子宫胎盘循环。据报道，MPN孕妇中先兆子痫发生率更高，妊娠伴ET患者先兆子痫发生率为5%～11%，伴PV患者发生率为12%～17%，但总发病率为3.1%，这更接近一般人群的发病率（1.45%～4.0%），原因可能与患者接受治疗有关。

三、妊娠全程管理

（一）孕前管理

诊断为MPN的育龄妇女应了解有关未来妊娠的相关管理和结局的信息。从孕前计划到产后，女性应该能够获得在高危妊娠管理方面经验丰富的产科医生和多学科环境中的血液科医生的联合护理。

疾病状态、伴随疾病、既往妊娠结局和迄今为止有关妊娠期MPN管理的证据的风险评估，构成了讨论妊娠期治疗选择的风险和获益的基础。根据抗磷脂综合征妊娠不良结局的分类标准，改编了MPN既往的妊娠结局标准，具体包括以下几个方面：妊娠第10周前发生3次或更多次原因不明的连续自然流产，排除母体解剖或激素异常以及父系和母系染色体异常；在妊娠10周或之后，形态正常的胎儿发生1次或多次无法解释的死亡；由于子痫、严重的先兆子痫或公认的胎盘功能不全，在妊娠34周之前，一名或多名形态正常的胎儿早产；显著的产前或产后出血（需要输注红细胞）。普遍接受的胎盘功能不全特征包括：胎监异常、异常多普勒流速波形分析提示胎儿低氧血症、羊水过少、出生后体重低于胎龄的第10个百分位。

产前管理方法包括：多学科护理和教育、风险评估、治疗选择的讨论及制订和优化疾病控制策略，孕期应增加额外监测，并制订全面的产后计划。这种方法能够实现最佳的疾病控制，旨在增加受孕、植入和维持胎盘功能的可能性，从而减少继发于胎盘功能障碍的并发症，例如宫内生长受限和流产。还需要强调预防血栓形成和出血以及产前和产后事件的管理（见表18-5）。

表18-5 妊娠期Ph阴性骨髓增生性肿瘤的管理方法

孕期	管理方法
孕前	指导，风险评估，优化血细胞比容和血小板计数，解决心血管危险因素，已开始降细胞治疗者改用干扰素α
整个孕期	低剂量阿司匹林、放血，在存在额外血栓形成风险的情况下给予低分子量肝素，20周时子宫动脉多普勒，连续生长扫描，避免脱水和不活动(呕吐和分娩)
高危产妇	干扰素α，如果先前有血栓病史或者妊娠相关并发症者，则使用低分子量肝素，增加胎儿监护
产后	低分子量肝素治疗6周，怀孕前根据MPN管理继续服用阿司匹林，个体化母乳喂养，告知避孕事宜

引自：ROBINSON S E, HARRISON C N. How we manage Philadelphia-negative myeloproliferative neoplasms in pregnancy[J]. British Journal of Haematology, 2020, 189(4):625-634.

（二）治疗方法

1. 阿司匹林

阿司匹林被提倡用于预防高危人群的子宫胎盘功能不全，是因为阿司匹林可抑制血小板聚集并导致一氧化氮释放，从而减少氧化应激和炎症。一项Meta分析显示，阿司匹林似乎可以使高危妊娠的早产（<37孕周）率降低14%，宫内生长受限降低20%，以及先兆子痫降低24%。但是开始使用阿司匹林的胎龄一直存在争议，在小于16周的妊娠期开始使用可减少胎儿生长受限。Rolnik及其同事报道，开始使用阿司匹林的中位数为12.7周。在妊娠13~16周开始使用阿司匹林不会降低早期流产的风险。因此，如果是防止妊娠早期流产，应考虑在妊娠早期使用阿司匹林。当单独使用或与肝素一起使用时，ET妊娠患者使用阿司匹林与出血事件的增加无关。据报道，使用LMWH和阿司匹林联合治疗的71例妊娠患者没有发生产前出血事件。没有明确的禁忌证（即哮喘、消化性溃疡病史或当前出血）的患者，可在整个妊娠期间每天口服75 mg阿司匹林。

如果血小板计数大于$1000×10^9$/L，无论怀孕状态如何，在开始服用阿司匹林之前都应排除获得性血管性血友病。如果先前怀孕与早产先兆子痫有关，则每天口服150 mg的阿司匹林。由于每年在妊娠期发生低风险CALR+ ET和PMF的病例较少，因此阿司匹林在妊娠期的益处尚未得到证实，这种方法的优势尚不清楚。由于这些患者先兆子痫的风险增加，除非有阿司匹林禁忌证或个人不希望接受这种药物，否则均应考虑这种治疗是合理的。

2. 低分子量肝素

当妊娠期间或产后静脉血栓栓塞（venous thromboembolism，VTE）的绝对风险>3%时，LMWH预防的益处被普遍接受，这是基于预防VTE的临床获益大于大出血造成的任何伤害，同时考虑血栓形成和出血的绝对发生率和病死率。若怀孕期间或产后的VTE绝对风险低于1%，不需要LMWH预防。

一项共纳入21项研究和756例ET孕妇VTE风险的系统评价和Meta分析，建议产前VTE的绝对风险不高于明确指示LMWH预防的阈值或低于阈值时应停止使用LMWH。产后绝对VTE风险高于阈值，此时应考虑产后用低分子量肝素预防。

与胎盘功能障碍（如抗磷脂综合征）相关的其他血栓形成疾病的既往经验告诉我们，若先前有不良妊娠病史，可使用LMWH预防血栓形成，但在MPN中没有试验研究来评估LMWH在先前妊娠结局不佳的情况下改善妊娠结局的功效。Maze等报告称，妊娠期间接受低剂量阿司匹林治疗的ET患者的活产率高于仅接受观察治疗的患者，然而在阿司匹林中添加LMWH并没有进一步提高活产率。

3. 放血疗法

在怀孕期间，血浆体积的增加会降低细胞堆积体积，这可能会进一步改变血细胞的流变性。妊娠期MPN女性的目标血细胞比容应小于0.45。关于PV患者铁耗竭，通常警告患者不要接受补铁治疗，除非得到血液科医生的批准。血细胞比容应维持在适合妊娠中期的范围内[0.31~0.41（孕早期）、030~038（孕中期）和0.28~0.39（孕晚期）]。

4. 降细胞疗法

MPN中使用降细胞药物都没有妊娠适应证。然而，如果有必要进行降细胞治疗（高危MPN或高危妊娠的患者），干扰素是首选。干扰素对多种细胞具有抗增殖活性，在ET患者中，已发现可抑制血小板生成素诱导的巨核细胞生长。干扰素通常不被提议作为ET妊娠患者的一线干预措施。早期使用干扰素以改善胎盘低灌注，可能会进一步改善妊娠结局，但需要通过随机对照临床试验进一步验证。肝素用于治疗胎盘介导的妊娠并发症和复发性流产一直存在争议。理论上，肝素具有抗炎、抗血管生成和抗补体作用，可以降低胎盘介导的并发症的风险，但随机临床试验并未表明肝素可减少复发性流产（产科抗磷脂抗体综合征患者除外）或非严重的胎盘介导的妊娠并发症，同时也并未排除肝素可用于预防严重并发症（早发性先兆子痫、重大胎盘早剥、>20周的流产）。非妊娠患者使用阿司匹林降低ET的血栓形成风险的益处不确定。

羟基脲可引起胎儿畸形，因此，在受孕时和怀孕期间禁止使用羟基脲。

有几种α干扰素制剂可常规用于MPN患者。有数据表明，聚乙二醇化干扰素α-2a对孕妇是安全的。如果妇女在怀孕前有减瘤治疗指征（如既往血栓形成或出血或显著的骨髓增生），或者有必要减少血小板计数（>1500×10^9/L）或红细胞压积增加，一般来说，建议使用α干扰素。如果在怀孕期间开始使用聚乙二醇化干扰素α-2a，建议从低剂量开始（每周45 μg或隔周）。一些证据表明，α干扰素可能会降低生育能力，因此在受孕困难的女性中最好避免使用。

（三）孕期管理

子宫动脉多普勒检查是妊娠并发症如子痫前期、子宫内生长受限、早剥和胎儿死亡的预测手段之一，通常在18~24周进行检查。一项系统性综述和Meta分析显示，搏动指数的增加是先兆子痫的最佳预测因子，它也是低风险患者子宫内生长受限的最佳预测因子。搏动指数超过140被认为是筛查阳性，此时应该为此类孕妇每隔4~6周进行一次全血细胞计数检测、血压测量和尿化验；24周后改为每隔2~4周进行一次。对MPN妊娠的妇女提供子宫动脉多普勒检查以筛查胎盘功能障碍。

在分娩或剖宫产之前，如果女性在使用LMWH期间出现出血，应停止治疗并请血液科医生会诊，但失血过多和输血是VTE的危险因素，因此一旦出血的直接风险降低，就应该开始或重新开始预防血栓治疗。尤其是在第三产程要严密观察并积极处理并发症。建议在整个怀孕期间持续服用阿司匹林，除非有出血表现的证据。产前应给予标准剂量LMWH预防血栓形成，由于妇女在分娩后立即发生VTE的风险最高，因此避免产后长期延迟预防性LWMH给药。在手术室分娩的女性，麻醉师有责任在合适时间开出第一剂处方，这应成为分娩/手术结束时手术安全措施的一部分。

（四）分娩后管理

产后血小板计数和血细胞比容可能会在产后显著升高，但通常可以通过降细胞疗法或放血疗法控制。可在分娩后立即进行的降细胞治疗包括羟基脲、α-IFN和阿那格雷治疗，其选择和剂量取决于先前的治疗以及女性是否计划进行母乳喂养。大多数患者在产后需接受LMWH。

研究表明，阿司匹林转移到乳汁中的量非常低，即使采用高度复杂的方法也无法检测到。因此可在维持低剂量阿司匹林治疗的同时支持母乳喂养。肝素不会从母乳中排出，母乳喂养是安全的。羟基脲、α-IFN和阿那格雷可能在母乳中排泄，因此母乳喂养是禁忌的。但最近的HELPS试验证实，羟基脲确实可以转移至乳汁中，但在血浆和乳汁之间可快速达到平衡，母乳喂养的母亲只会将少量的羟基脲转移给婴儿，因此在羟基脲治疗期间不应禁止哺乳。对于希望进行母乳喂养且仍需要降细胞治疗的女性，适合的做法是继续使用α-IFN，且鼓励哺乳期妇女使用阿司匹林和LMWH。

第六节 妊娠合并MDS

一、流行病学

骨髓增生异常综合征（myelodysplastic syndrome，MDS）是获得性干细胞克隆性疾病，其特征是无效造血，其高风险是可进展为急性白血病。其特点是难治性贫血、感染和出血。虽然报告的MDS发病率为（10~12）/10万，但最近的研究表明，年轻患者的发病率有所增加，并随着越来越多的患者从化疗中获益，育龄期MDS患者的数量逐渐增加，但多见于个案报道。

二、妊娠相关风险

MDS对妊娠结局的影响仍存在争议。例如，Siddiqui等报道妊娠合并MDS的预后很差，其他几位研究人员指出，其预后并不总是很差。MDS对妊娠结局的影响可能与血细胞减少的强度有关，明显的血细胞减少与更频繁的不良事件相关，如体重减少、感染和出血。目前尚不清楚，妊娠并发MDS的产科管理和产妇预后的确切影响。

妊娠期的血液学变化很复杂，与非妊娠患者一样，重要的是要排除其他血细胞减少和骨髓发育异常的原因，如巨幼细胞贫血、再生障碍性贫血和白血病等。事实上，怀孕是贫血的常见原因，60%的健康女性在怀孕期间会出现贫血。因此，MDS的误诊可能会很普遍。

如果同时伴有血小板减少症或白细胞减少症，且反复发作的患者，应当怀疑MDS。在详细询问病史的基础上，体格检查、外周血细胞分析，以了解潜在的发育异常的形态变化，随后行包括骨髓活检和染色体核型分析在内的诊疗手段。此外，血清叶酸和维生素B_{12}的定量以及尿液分析可排除巨幼细胞贫血、阵发性睡眠性血红蛋白尿。系统性红斑狼疮、抗心磷脂综合征和其他免疫系统疾病可以根据免疫学检测方法排除。

妊娠合并MDS的主要影响是严重贫血引起的母体器官和胎盘缺血缺氧的母婴并发症。孕妇主要发生重度子痫（前期）、胎盘早剥、贫血性心脏病、严重心力衰竭和产后出血。新生儿通常发生早产、宫内胎儿窘迫和新生儿窒息。

三、妊娠全程管理

妊娠期MDS患者的管理策略尚未达成共识。大多数文献建议输血，妊娠期不推荐免疫抑制治疗、化疗和造血干细胞移植治疗。此外，血红蛋白和血小板的最低阈值也尚未确定。Sifakis等认为，HGB>60 g/L可避免早产、流产和低出生体重婴儿。也有研究认为，HGB为70 g/L是妊娠结局好坏的分界值，当HGB水平降低时，可能会出现严重的并发症。妊娠期贫血程度和妊娠期高血压与妊娠结局显著相关，而产妇年龄、是否首次发病、白细胞和血小板计数均与产妇和新生儿的临床结局没有密切关联。

美国血液学会（American Society Of Hematology，ASH）建议，ITP患者在妊娠期间，血小板计数<10×10⁹/L ［孕晚期（10～30）×10⁹/L］应做相应处理。英国血液学标准委员会（British Committee For Standards In Hematology，BCSH）建议，血小板计数>20×10⁹/L的ITP无症状患者无需在分娩前接受治疗。然而，到目前为止，还没有文献提供MDS患者妊娠期间推荐的血小板计数。同样，ITP患者也存在血小板功能异常，Steensma和Tefferi建议MDS患者的血小板计数也应>20×10⁹/L。对于分娩前的血小板计数，ASH和BCSH均建议ITP患者在分娩前血小板水平应至少为50×10⁹/L或更多。Duerbeck等认为，ITP患者阴道分娩前血小板水平应至少为20×10⁹/L或30×10⁹/L；剖宫产前至少为50×10⁹/L。

怀孕期间的MDS目前较罕见，但由于年轻人MDS的发病率上升，其妊娠合并MDS频率正在增加。对于该类孕产妇，应向患者及其家属详细交代继续妊娠的风险及获益。由于目前allo-HSCT在MDS治疗领域取得了不错的进展，拟接受allo-HSCT的年轻患者可参考妊娠合并AML的治疗。

第七节　妊娠合并淋巴瘤

一、流行病学

淋巴瘤是起源于淋巴结、淋巴组织或某些结外器官的恶性肿瘤，可分为霍奇金淋巴瘤（Hodgkin's lymphoma，HL）和非霍奇金淋巴瘤（non-Hodgkin lymphoma，NHL），为妊娠期间常见的血液肿瘤。其中HL是妊娠期间最常见的淋巴瘤亚型之一，据报道，HL的妊娠率为1/（1000～6000），占HL患者人群的3%。这主要是因为HL的发病高峰与女性生育年龄一致。妊娠与HL之间没有任何因果关系。

二、妊娠相关风险

HL的诊断依靠淋巴结活检，这在整个妊娠期间都是安全的。然而，由于应用正电子发射断层扫描-计算机断层扫描（PET-CT）在孕期是禁忌证，这使得疾病分期相对困难。磁共振成像（MRI）被推荐为一种安全的替代方法，但最好不使用造影剂。在MRI不可用的情况下，胸部CT可以与腹部超声相结合，但不建议行放射性核素检测。

通常情况下，淋巴瘤的治疗依据国内外指南及相关推荐，诊断明确后应尽早开始治疗。但妊娠期间治疗策略的制订受淋巴瘤类型、肿瘤负荷、胎龄、患者及其家属的意愿等多种因素的影响。妊娠期间淋巴瘤的诊治应采取多学科专家小组合作的方法，由血液科或肿瘤科医生、产科医生、医学伦理学专家组成治疗组，与患者及其家属协商，共同管理和制订合适的治疗策略。

化疗是淋巴瘤治疗中最主要的治疗方式，但化疗药物对胎儿的影响不容忽视。受孕前2周是受精和胚胎植入的时间，此时细胞毒性药物或电离损伤将导致胎儿流产。受孕后2～8周是器官形成阶段，自然流产和致畸作用（心脏、神经管、四肢、上颚和耳）是药物相关的主要不良反应。由于大多数细胞毒性药物能通过胎盘，脂溶性高和蛋白结合率低的药物更易穿透胎盘，因此在孕早期接受化疗，畸形发生率可达10%～15%。因此，在孕早期禁止化疗。随着孕期的增加，上述风险逐渐降低。在孕中晚期，尽管重要的器官（如神经系统、眼睛、性腺和造血系统）仍在发育，化疗所致的早产、宫内生长受限、宫内死亡和造血抑制等不良反应相对较少。因此某些相对安全的化疗是可以进行的。

一项基于790万出生人群的研究纳入427例妊娠期NHL患者，研究发现，NHL孕妇先兆子痫、剖宫产、产后输血、产后感染和死亡的发生率升高，胎儿早产和宫内死亡率增加，而在妊娠呕吐、子痫、妊娠期糖尿病、胎膜早破、绒毛膜炎、胎盘前置、胎盘早剥、先兆早产、引产、器械辅助分娩、产后出血、伤口并发症、静脉血栓、先天异常及宫内生长受限等方面无差异。基于同一人群的另一项研究纳入638例妊娠期HL患者，研究发现，HL孕妇更易出现早产、产后输血和静脉血栓。目前，尚缺乏淋巴瘤女性患者妊娠期化疗后生育的下一代长期结局的可靠数据。一项回顾性研究对84例接受化疗的血液肿瘤患者分娩的子代进行长期随访，中位随访时间为18.7（6～29）年，与同龄儿童相比，他们在身高和体重方面无差异，未观察到癌症、急性白血病以及神经系统发育异常，据学校记录，84例儿童在学习方面均表现正常。妊娠期间的生理变化，如孕妇血浆容量增加、肾脏清除率提高、肝脏代谢增快、白蛋白降低以及羊水形成的第三空间，会导致活性药物浓度降低或升高。迄今为止，尚未在孕妇中进行药代动力学研究。尽管如此，Ngu等推荐根据孕妇的实际体重和治疗期间体重变化调整化疗药物剂量。淋巴瘤化疗常用的药物对胎儿发育的影响见表18-6。放疗是淋巴瘤治疗的重要组成部分，但放疗产生的电离辐射会对胎儿生长发育造成严重损害，因此，在怀孕期间应尽可能避免放疗。

三、妊娠全程管理

HL在青年中的发病率较高。在所有HL患者中，约3%的患者在怀孕期间被确诊，这些患者的预后并不劣于年龄相当的非妊娠患者。与非妊娠患者相同，治疗的目标是治愈，怀孕不会改变疾病的自然病程。妊娠期合并HL的患者，若无症状、早期ⅠA/B或ⅡA非纵隔HL的患者，治疗可推迟到分娩后，尤其是在妊娠晚期确诊的患者。然而，大多数患者需要早于分娩前治疗。孕早期应避免联合化疗；孕中晚期及以后，推荐使用ABVD方案，此前，可使用类固醇激素或长春新碱桥接化疗。在极少数情况下，当患者需要立即采取化疗时，建议终止妊娠后开始化疗。妊娠期间，BEACOPP方案具有胎儿毒性，MOPP方案中的达卡巴嗪与胎儿畸形相关，均不建议应用，具体见表18-6。

表18-6 治疗淋巴瘤的常用化疗药物对胎儿发育的影响

药物	不良反应
环磷酰胺	孕早期：中枢神经系统、骨骼、消化道及血管异常 孕中晚期：宫内发育迟缓、早产、低出生体重
博来霉素	几乎无异常 孕中期：胎儿中性粒细胞减少症1例

续表18-6

药物	不良反应
阿霉素/柔红霉素	孕早期:胎体畸形 孕中晚期:宫内发育迟缓、先兆子痫、短暂性骨髓抑制
长春碱	孕早期:心脏和骨髓异常、低出生体重 孕中晚期:无异常,病例较少
氨甲蝶呤	孕早期:氨甲蝶呤综合征、自然流产 孕中晚期:氨甲蝶呤综合征、宫内发育迟缓、低出生体重儿

引自:AMIT O,BARZILAI M,AVIVI I. Management of hematologic malignancies:special considerations in pregnant women[J]. Drugs,2015,75(15):1725-1738.

滤泡淋巴瘤(follicular lymphoma,FL)、边缘区淋巴瘤(marginal zone lymphoma,MZL)、小淋巴细胞淋巴瘤(small lymphocytic lymphoma,SLL)属于惰性NHL,进展缓慢,主张观察和等待,达到治疗指征时再启动治疗。惰性NHL常用的治疗方案包括R±CHOP、R-CVP、R-F、R-B方案等。该类疾病多以老年起病,因此妊娠合并该类疾病报道较少。原则上,惰性NHL在大多数情况下可以采用观察等待直到分娩后再治疗的策略(见表18-7)。在孕早期,如果情况紧急,类固醇激素可以用作桥接,尽量将化疗推迟到孕中晚期,或采用利妥昔单抗单药治疗,这是较为安全的策略。在孕中晚期,R-CHOP方案或R-CVP方案被认为是安全的。阿霉素导致胎儿心肌病的风险低,心脏功能障碍通常是可逆的。以下药物不推荐在妊娠期使用:如氟达拉滨,易导致胎儿畸形;苯达莫司汀,可能引发动物胎儿骨骼、内脏畸形及体重减少,显著增加胚胎和胎儿的致死率,目前尚未在人类妊娠中使用的安全性评估。

表18-7 妊娠期不同类型淋巴瘤患者的处理建议

疾病类型	妊娠分期	处理意见
霍奇金淋巴瘤	早期 中晚期	如有可能,推迟治疗至孕中期,否则,终止妊娠开始治疗 同非妊娠患者
惰性非霍奇金淋巴瘤	早期+中晚期	等待观察,如有症状和(或)疾病进展证据,单抗±化疗 激素可以在孕早期使用,桥接至孕中期
侵袭性非霍奇金淋巴瘤	早期 孕中晚期	终止妊娠,开始治疗 同非妊娠患者,如R-CHOP等
高度侵袭性非霍奇金淋巴瘤(需要中枢预防)	≤20周 >20周	终止妊娠,开始治疗 联合化疗,包括大剂量氨甲蝶呤

引自:LISHNER M,AVIVI I,APPERLEY J F,et al. Hematologic malignancies in pregnancy:management guidelines from an international consensus meeting[J]. J Clin Oncol,2016,34(5):501-508.

侵袭性NHL进展较快,需要尽早启动治疗。妊娠合并侵袭性NHL更易伴结外受累,尤其是生殖器官(如乳房、子宫、卵巢和子宫颈等)。Gurevich-Shapiro等建议在妊娠第2~10周应立即终止妊娠,开始化疗,方案同非妊娠患者,因为联合化疗或者推迟治疗的风险均较高。如在孕早期的后期疾病负荷较低,可等待至孕中期开始化疗,否则,可短期使用类固醇激素或联合环磷酰胺作为桥接。如果在孕中晚期,建议使用R-CHOP等方案化疗。具有中枢神经系统复发高风险的患者,可以预防性使用大剂量氨甲蝶呤(methotrexate,MTX)。但MTX是抗代谢药物,具有致畸性,大剂量MTX可以导致氨甲蝶呤综合征(包括颅骨发育不全、骨化延迟、玻璃体肥大、鼻梁和耳发育异常),因此,MTX在孕20周前禁用。尽管随着胎龄的增加,致畸风险逐渐降低,但推荐在整个妊娠期尽量避免使用。

新生儿结局主要与分娩时的胎龄相关,早产是先天性畸形和认知功能障碍的独立危险因素,应尽可能将分娩推迟到孕35周或以后,以减少与早产相关的认知、发育延迟风险。妊娠的总体目标应是尽可能至足月,避免以产后化疗为目的的医源性早产。为降低新生儿血细胞减少和感染的风险,分娩应计划在化疗后至少2~3周,即母体和胎儿的造血功能恢复。

结束淋巴瘤治疗的育龄期女性患者常担心妊娠会增加淋巴瘤的复发。一项纳入449例女性HL患者的研究显示,144例(32%)患者在随访期间妊娠,未发现妊娠增加淋巴瘤的复发率。育龄期女性淋巴瘤患者的另一个担忧是化疗是否影响生育能力。来自英国的一项回顾性研究纳入了23201例女性癌症患者(包括962例HL患者和673例NHL患者),结果显示,与同龄非癌症女性相比,淋巴瘤长期生存者首次受孕的可能性下降约33%,而活产率增加3.1%。另一项来自美国的回顾性研究纳入了21716例女性癌症患者(包括179例HL患者和110例NHL患者),研究显示,非癌症妊娠的早产、低出生体重儿、小于胎龄儿、剖宫产和Apgar评分<7分的发生率分别为11%、7%、10%、33%、7%,HL和NHL长期存活者早产的发生率均升高,而在NHL长期生存者中,低出生体重儿的发生率增高,但小于胎龄儿、剖宫产和Apgar评分的差异无统计学意义。Shliakhtsitsava等的系统评价显示,HL和NHL患者活产率分别为66%和67%,低于对照组(70%),早产儿和低出生体重儿的发生率较对照组增加,而在Apgar评分低(<7)、需要进行新生儿复苏、死产、性别比例、出生缺陷、儿童癌症风险等方面的差异无统计学意义。由于淋巴瘤患者的复发多发生于诊断后的2~3年,因此专家们建议将妊娠推迟至无病生存2年后,以避免在妊娠期间复发而影响淋巴瘤的诊断及治疗。

妊娠期淋巴瘤的诊断和治疗很大程度上受到疾病类型、分期、胎龄、患者及其家庭因素的影响,需要多学科医生、患者及其家属协商决定。基于目前的专家共识和指南,妊娠中晚期合理使用联合化疗对孕妇和胎儿是安全的。由于伦理等方面的限制,研究多为回顾性分析,证据级别有限,未来需要多中心大型队列研究来评估放化疗对母体和胎儿的影响。

(王丽娜)

参考文献

[1] JAIN D, ATMAPOOJYA P, COLAH R, et al. Sickle cell disease and pregnancy [J]. Mediterranean Journal of Hematology and Infectious Diseases, 2019, 11(1): e2019040.

[2] BAUCOM A, KULLER J, DOTTERS-KATZ S. Immune thrombocytopenic purpura in pregnancy [J]. Obstetrical & Gynecological Survey, 2019, 74(8): 490-496.

[3] ROTTENSTREICH A, ISRAELI N, ROTH B, et al. Risk factors associated with neonatal thrombocytopenia in pregnant women with immune thrombocytopenic purpura [J]. The Journal of Maternal-Fetal & Neonatal Medicine, 2020, 33(9): 1572-1578.

[4] 赵慧芳,宋永平,李珍,等. 尼洛替尼暴露对女性慢性髓性白血病患者妊娠结局的影响[J]. 中华血液杂志, 2019, 40(12): 986-989.

[5] BACCARANI M, ABRUZZESE E, ACCURSO V, et al. Managing chronic myeloid leukemia for treatment-free remission: a proposal from the GIMEMA CML WP [J]. Blood Advances, 2019, 3(24):

4280-4290.

[6] LASICA M, WILLCOX A, BURBURY K, et al. The effect of tyrosine kinase inhibitor interruption and interferon use on pregnancy outcomes and long-term disease control in chronic myeloid leukemia[J]. Leuk Lymphoma, 2019, 60(7): 1796-1802.

[7] DOU X, QIN Y, HUANG X, et al. Planned pregnancy in female patients with chronic myeloid leukemia receiving tyrosine kinase inhibitor therapy[J]. Oncologist, 2019, 24(11): e1141-e1147.

[8] ZHU D, TANG D, CHAI X, et al. Acute leukemia in pregnancy: a single institutional experience with 21 cases at 10 years and a review of the literature[J]. Annals of Medicine, 2021, 53(1): 567-575.

[9] SANZ M, FENAUX P, TALLMAN M, et al. Management of acute promyelocytic leukemia: updated recommendations from an expert panel of the European LeukemiaNet[J]. Blood, 2019, 133(15): 1630-1643.

[10] STAHL M, TALLMAN M. Differentiation syndrome in acute promyelocytic leukaemia[J]. British Journal of Haematology, 2019, 187(2): 157-162.

[11] MAZE D, KAZI S, GUPTA V, et al. Association of treatments for myeloproliferative neoplasms during pregnancy with birth rates and maternal outcomes: a systematic review and meta-analysis[J]. JAMA Network Open, 2019, 2(10): e1912666.

[12] ROBINSON S, HARRISON C. How we manage philadelphia-negative myeloproliferative neoplasms in pregnancy[J]. British Journal of Haematology, 2020, 189(4): 625-634.

[13] HENDERSON J, VESCO K, SENGER C, et al. Aspirin use to prevent preeclampsia and related morbidity and mortality: updated evidence report and systematic review for the US preventive services task force[J]. Jama, 2021, 326(12): 1192-1206.

[14] NICOLAIDES K. Aspirin versus placebo in pregnancies at high risk for preterm preeclampsia[J]. The New England Journal of Medicine, 2017, 377(24): 2400.

[15] PENG C, CUI T, YAO Q. Labor induction in pregnancy complicated by myelodysplastic syndrome: a case report[J]. Clinical Case Reports, 2021, 9(4): 2032-2035.

[16] GUREVICH-SHAPIRO A, AVIVI I. Current treatment of lymphoma in pregnancy[J]. Expert Review of Hematology, 2019, 12(6): 449-459.

[17] BRENNER B, AVIVI I, LISHNER M. Haematological cancers in pregnancy[J]. Lancet, 2012, 379(9815): 580-587.

第十九章 血液系统疾病的三级预防

第一节 一级预防

一、减少理化因素接触

环境风险因素包括苯暴露、高剂量电离辐射、化学治疗剂和电磁场暴露。苯是一种已用于皮革、印刷和石化工业以及用于生产各种试剂的溶剂。苯接触主要发生在工作场所，已知与白血病发病有关。1967—1974年在伊斯坦布尔地区对28500名制鞋和手袋工人进行的流行病学调查，发现了31名白血病个体。这些工人的白血病粗发病率为13.59/10万，明显高于该地区普通人群4/10万的白血病发病率。已发现电离辐射是急性髓系白血病（acute myelogenous leukemia，AML）、急性淋巴细胞白血病（acute lymphoblastic leukemia，ALL）和慢性粒细胞白血病（chronic myelogenous leukemia，CML）的危险因素，但不是慢性淋巴细胞白血病（chronic lymphoblastic leukemia，CLL）的危险因素。目前已发现高剂量辐射暴露会增加白血病发病率，但低剂量辐射在白血病病因学中的作用有限，尚未发现与白血病发生直接相关。自20世纪70年代以来，就已经观察到化疗与白血病的关联。尤其是烷化剂会显著增加白血病的风险，在接受各种恶性肿瘤治疗的患者中白血病的发生率可能增高10~100倍。随着化疗药物剂量、疗程频率、药物数量和时间的增加，白血病的风险增加。电磁场是区域围绕任何电子设备并由电源线、电线和电器产生的能量。作为电磁场的组成部分的磁场可以穿透身体，只有少数大型研究调查了家庭磁场与白血病的长期关联，但并没有观察到一致的关联。Huss等观察到长时间暴露于高水平电磁场的工人患急性髓性白血病的风险增加，观察到的风险与先前关于极低频磁场（extremely low frequency magnetic field，ELF-MF）暴露和AML风险的Meta分析报告一致。上海一项关于白血病职业危险因素的病例对照研究发现，电磁场暴露增加了CML的风险。

理化因素包括化学因素、物理因素、生物因素、遗传、免疫、污染等，这些因素都可以成为血液病发病的诱因或直接原因。一项关于儿童白血病初级预防的综述指出，暴露于杀虫剂、烟草烟雾、溶剂和交通排放物与儿童患白血病的风险呈正相关。相比之下，在怀孕前或怀孕期间摄入维生素和叶酸补充剂，母乳喂养和接触常规儿童感染可以降低儿童患白血病的风险。因此孕产妇在妊娠前避免暴露于上述有害因素，在产期合理补充叶酸等可降低儿童白血病发生率。

相关研究发现，磺胺类、青霉素类、奎尼丁、甲基多巴、头孢类等药物，可能会引起溶血；氯霉素、化疗药物、氨基比林、甲巯咪唑等可引起骨髓衰竭。接触某些有害化学制剂（如杀虫剂、苯等），主要损伤人体的造血系统，引起人白细胞、血小板数量减少，可能会抑制骨髓造血诱发白血病。许多药物通过损害细胞对叶酸或维生素 B_{12} 的利用而引起巨幼细胞贫血，见表19-1。因此，必须在医生指导下使用药物，切勿长期滥用药物。一项 Meta 分析得出，曾经使用过头发染料不是白血病的重要危险因素，但某些染发剂的特性在统计学上与患血液病的风险增加显著相关。

表19-1 常见可导致红细胞体积增大的药物

药物种类	常见药物
化疗药物	环磷酰胺、羟基脲、氨甲蝶呤、硫唑嘌呤、硫嘌呤、克拉屈滨、阿糖胞苷、5-氟尿嘧啶
抗感染药物	乙胺嘧啶、磺胺甲恶唑、甲氧嘧啶、伐昔洛韦
利尿剂	氨苯蝶啶
抗反转录病毒药	齐多夫定、司坦夫定
抗惊厥药	苯妥英钠、扑米酮、丙戊酸钠
降糖药	二甲双胍
抗炎药	柳氮磺吡啶
其他	一氧化二氮（笑气）

部分血液病与遗传有关，如血友病、Fanconi 贫血、β地中海贫血、遗传性细胞增多症、G-6-PD 缺乏症等疾病为遗传性疾病。一些遗传性疾病（Down 综合征等）或家族中存在的遗传学异常，常伴较高的血液系统肿瘤的发生。

二、戒烟、酒

戒烟也是预防血液病的有效措施。许多资料证实，吸烟与血液病的发生有着密切关系。流行病学研究表明，吸烟者患白血病的风险略有升高，尤其是急慢性髓系白血病。一项大型病例对照研究发现，吸烟与急性白血病之间存在关联，尤其与老年患者有显著关联。此外，国际癌症研究机构和外科医生的报告称主动吸烟与 AML 发病之间存在相关性。然而，有一些研究却发现吸烟与 CLL、ALL 和毛细胞白血病（hairy cell leukemia，HCL）之间存在负相关。

众所周知，酒精中毒可引起大细胞性贫血，长期每天饮酒超过 80 g 会对血液系统产生不利影响。甚至大约90%的酗酒者在出现贫血之前已出现平均红细胞体积增大。酗酒还可干扰叶酸及同型半胱氨酸代谢。诊断酒精中毒通常很困难，但密歇根酒精中毒筛查试验（michigan alcoholismscreening test，MAST）和 γ-谷氨酰转移酶（glucosidase，GGT）水平被认为是检测红细胞体积增大患者酒精中毒最敏感的两项检测。MCV 升高的患者若考虑酒精中毒的可能性，进行上述检测可能很有价值。戒酒会迅速使升高的 MCV 恢复到正常水平。原则上由酒精毒性直接造成的造血缺陷在短时间内是可逆的。

酒精和内源性醛会破坏染色体并使干细胞发生突变。乙醇会抑制正常的造血功能，导致白细胞减少、贫血和血小板减少，还可能导致诸如骨髓增生异常（myelodysplastic syndromes，MDS）和急性白血病等疾病的发展。

正确地理解酒精引起造血障碍的机制，有助于制订合理的预防和治疗措施。有趣的是，与实体瘤相比，一些流行病学研究发现，经常饮酒（每天1或2杯）的人患大多数类型的 NHL 的风险降低，这种负相关的潜在生物学机制目前尚不清楚。

三、加强锻炼

积极锻炼身体不仅能增强体质，也能预防病毒对身体的侵袭，以最大限度地避免血液系统受损。增加阳光照射可降低弥漫性大B细胞淋巴瘤（diffuse large B-cell lymphoma，DLBCL）、滤泡淋巴瘤（follicular lymphoma，FL）、CLL/小淋巴细胞淋巴瘤（small lymphocytic lymphoma，SLL）和间变性大细胞淋巴瘤（anaplastic large cell lymphoma，ALCL）的风险，可能与通过刺激维生素D_3（一种有效的免疫调节剂）的产生有关。阳光/紫外线暴露对NHL及其亚型患者具有保护作用，但膳食摄入量和25（OH）D水平衡量的维生素D_3状态与NHL发病率无显著关系。

肥胖也是血液系统疾病危险因素之一。肥胖与非霍奇金淋巴瘤NHL、HL、多发性骨髓瘤（multiple myeloma，MM）、AML风险增加有关，剂量反应元回归分析证实了这些关联。但腹部肥胖与血液系统恶性肿瘤的风险无关。较高的体重指数与血液系统恶性肿瘤的风险增加有关。

四、调整饮食

有研究发现，大量食用蔬菜可降低AML的风险。一项针对某些白血病亚型的病例对照研究观察到白血病患病风险随着水果摄入量的减少而增加。合理饮食可以起到预防疾病、改善预后的作用。每天饮用超过4杯咖啡会增加患淋巴瘤的风险，尤其是滤泡性淋巴瘤，当然仍需要基于大型队列研究和准确的暴露测量来进一步明确其机制。糖尿病患者长期口服二甲双胍可引起维生素B_{12}缺乏，严重者可引起贫血。

五、遗传筛查

血液科遗传性疾病主要包括血友病和地中海贫血。血友病为X染色体隐性遗传，患者大多数为男性，女性患者罕见。若女方为血友病携带者，则其与正常男性婚后所生男孩患者中有50%为血友病患者，所生女孩中有50%为血友病基因携带者；若女方正常，与血友病男性婚后所生男孩均正常，所生女孩全部为携带者。故对于可能生育血友病患者的家庭来说，在产前应行基因检测，避免生产血友病患儿。地中海贫血是常染色体隐性遗传疾病，若父母双方均为地中海贫血基因携带者，其生育的男孩和女孩发病概率一样，产前应行基因检测，以避免地中海贫血患儿出生。

第二节　二级预防

二级预防又称临床前期预防，目标是早期发现、早期诊断、早期治疗，阻止或减缓疾病加重或恶化。血液系统二级预防可分为人群筛查、医学咨询、健康教育三方面。

一、人群筛查

血液病患者的症状与体征多样，当患者出现贫血相关表现，如出血表现，发热，淋巴结、肝、脾大等时，应高度警惕是否为血液系统疾病，需要进一步完善相关检查及化验明确。具体表现如下：

(一) 贫血

贫血可因组织缺氧而表现相应的症状（如疲乏、劳力性呼吸困难），但也有一些临床表现由机体试图缓解缺氧的代偿机制所引起（如心动过速、过度换气等），这些症状取决于贫血的严重程度及发生的速度。患者常可出现心悸、气促、恶心、呕吐、头痛、眼花、视物模糊、耳鸣、记忆力减退等，女性患者可出现月经增多或继发性闭经。常见体征主要表现为皮肤黏膜苍白或苍黄、睑结膜及口唇苍白、甲床苍白等。若出现上述症状应及时就诊，完善血常规检查，明确贫血类型及病因，尽早开始治疗，必要时输注浓缩红细胞以快速改善贫血症状，避免长期贫血引起心脏不适等其他重要脏器功能改变。

(二) 出血

出血主要表现为皮肤、黏膜出血，如皮肤瘀点、紫癜、瘀斑、血肿，也可表现为鼻出血、齿龈渗血和月经过多等，也有表现为术后出血。严重者可出现内脏出血，如血尿、消化道出血、颅内出血等。尤其是出血不能自止或止血困难时，应及时到医院就诊检查凝血功能及血栓弹力图。血小板减少患者应根据病情予以升血小板药物及输注单采血小板治疗，嘱患者尽量卧床休息，避免重要脏器出血危及生命。

(三) 发热

发热是血液病临床表现之一，也是部分患者的首发表现。血液系统疾病发热的机制主要包括两方面：一是由粒细胞减少或免疫功能低下等原因导致患者免疫力低下，从而被各种病原体感染，为感染性发热；二是血液系统疾病本身引起的发热，多数为肿瘤热，如淋巴瘤、恶性组织细胞病、白血病、骨髓纤维化等。霍奇金淋巴瘤常可引起特征性周期性发热。尤其是粒细胞缺乏患者应保持环境卫生：勤开窗通风，对居住环境定期进行消毒，尽可能避免去人群密集场所。保持个人卫生：保持口腔卫生，尤其是餐后漱口，避免食物残留；保持肛周卫生清洁。注意保暖，避免着凉，清洁饮食，避免接触发霉食物。

(四) 淋巴结、肝、脾大

主要见于造血系统肿瘤浸润或因骨髓病变引起的髓外造血。可见于淋巴瘤，急、慢性淋巴细胞白血病，急、慢性粒细胞白血病，浆细胞瘤，朗格汉斯细胞组织细胞增生症和恶性组织细胞病，原发性骨髓纤维化，类脂质沉积症等。严重溶血性贫血（尤其是血管外溶血）、脾功能亢进等都可致脾大，但通常不出现巨脾。

二、医学咨询

医学咨询是指运用医学以及相关学科的专业知识，遵循健康科学原则，通过医学咨询的技术与方法，为咨询者解除健康问题。可通过做相关检查明确诊断。

(一) 症状及体征咨询

若出现不明原因的发热、淋巴结肿大合并盗汗、体重减轻，应考虑淋巴瘤可能，通常需到医院就诊行淋巴结活检以明确诊断。

若出现乏力、气短明显、活动耐量下降伴皮肤黏膜苍白、黄斑等，应考虑贫血可能，需完善血常规检查，证实为贫血所致时应进一步完善相关检查以明确病因。

若出现不能自止的鼻腔出血、阴道出血伴皮肤黏膜瘀点瘀斑、血疱等表现，应考虑血小板减少可能；若男性出现不明原因的反复关节腔出血、肿大甚至合并畸形者，应考虑凝血功能障碍，如血友病可能。上述情况应完善血常规、血栓弹力图、凝血功能检查以明确病因。

若出现骨痛，尤其是肋骨、胸腰椎疼痛伴生化检查球蛋白增高，应考虑骨髓瘤可能，需完善骨髓穿刺及活检、血清免疫固定电泳检查以明确诊断。

（二）化验及检查异常咨询

血液病所涉及异常化验和检查主要表现为：血常规异常；生化检查中胆红素增高，尤其是以间接胆红素升高为主（直接胆红素/总胆红素<0.2）；凝血功能异常；骨髓形态报告异常。

1. 血常规异常咨询

若血常规提示单系或多系异常，应到血液专科门诊就诊，并遵照专科医生意见治疗后及时复诊。

血小板减少，首先要排除假性血小板减少，可能的原因有血小板聚集，存在大血小板等。据报道，假性血小板减少与使用EDTA作为抗凝剂及骨髓瘤相关。体内抗血小板抗体的存在或采血过程中发生血小板活化均可引起体外血小板聚集。当血常规检测结果表现出血小板减少，但患者无相关临床表现时，应结合显微镜血细胞涂片加以证实。假性血小板减少本身无临床意义，关键要尽早将其识别，并与其他血小板减少的疾病进行鉴别。其他引起血小板减少的常见疾病有：①血小板生成减少，如免疫性血小板减少症（immune thrombocytopenia，ITP）、再生障碍性贫血、营养缺乏、药物所致血小板减少、妊娠相关血小板减少、酒精中毒所致血小板减少、血液系统克隆性疾病（白血病、MDS、MM、淋巴瘤等）；②血小板破坏增加，如ITP、弥散性血管内凝血、血栓性微血管病、溶血尿毒综合征、药物所致（肝素、奎宁等）、人为因素［血液透析、心肺分流术、体外膜肺氧合（extracorporeal membrane oxygenation，ECMO）等］；③血小板分布异常，如脾功能亢进、大量输血或输液、低体温等；④其他原因，如周期性血小板减少、获得性单纯无巨核细胞性血小板减少。

血小板增多，引起血小板增多的原因大概分为3种：①克隆性，包括原发性血小板增多症和其他骨髓增殖性肿瘤；②继发性；③家族性。引起继发性血小板增多的常见原因有：急性/慢性炎症、运动、铁缺乏、脾切除术后（无脾状态）、恶性肿瘤、急性失血等。

白细胞增多，包括中性粒细胞、淋巴细胞、单核细胞、嗜酸性粒细胞、嗜碱性粒细胞增多。中性粒细胞增多可分为急性中性粒细胞增多和慢性中性粒细胞增多。

白细胞减少，常见的有药物（包括化疗药物和其他，如解热镇痛抗炎药、抗惊厥及抗抑郁药、抗疟药、抗甲状腺药、镇静安眠药及某些抗生素）、急性白血病、骨髓增生异常综合征、再生障碍性贫血、自身免疫系统疾病、叶酸及维生素B_{12}缺乏影响中性粒细胞生成；少见的有周期性中性粒细胞减少和一些罕见的遗传性疾病（如先天性免疫缺陷病、软骨-毛发发育不良综合征等）。白细胞减少尤其是中性粒细胞缺乏患者，容易合并各种感染，应详细查明这些患者的病因，早期干预，避免合并严重感染。

红细胞增多，分为原发性红细胞增多（真性红细胞增多和遗传性红细胞增多）和继发性红细胞增多（各种原因引起的低氧血症多见）。

红细胞减少，各种原因引起的贫血，查明病因，早期治疗，避免因贫血对机体心脏、肝脏、肾脏等重要脏器造成不利影响。

当血常规出现异常改变时，通常单纯性贫血、单纯性血小板减少可见，其他多表现为多系造血异常改变，可能为单一因素所致，也可能为多种原因叠加所致。

2. 凝血功能异常咨询

如仅有活化部分凝血活酶时间（activated partial thromboplastin time，APTT）延长，常见于凝

血因子Ⅷ、Ⅸ、Ⅺ、Ⅻ缺乏，肝素的存在或存在上述某种因子抑制物，这种抑制物可以是特异性的，如抗因子Ⅷ抗体，也可能是非特异性的，如肝素或狼疮型抗凝物。仅有凝血酶原时间（prothrombin time，PT）延长，提示凝血Ⅶ缺乏、轻度维生素K缺乏或存在抑制物。当PT和APTT均表现为异常，可能为纤维蛋白原、凝血酶原、凝血因子Ⅴ或Ⅹ缺陷或存在其中某一凝血因子的抑制物或者凝血因子的联合缺陷。患者出现凝血功能异常改变需考虑药物因素、食物因素（某些食物中毒）、血友病、DIC等可能，及时明确病因并加以纠正，避免因凝血功能较差加重疾病或造成危及生命的出血。

3.药物不良反应咨询

若患者在服药期间出现任何不适，应及时告知医务人员，以便早期处理并发症，必要时停药。

三、健康教育

（一）健康的生活方式

采纳有益于健康的行为和生活方式，消除或减轻影响健康的危险因素，戒烟戒酒，必要时改变工作或居住环境，预防疾病，促进健康。改变不健康的行为生活方式，养成良好的行为生活习惯，以减少或消除影响健康的危险因素。

（二）遵医嘱按时服药及复诊

按时服药治疗并定期随诊，及时调整治疗药物剂量及种类，避免长期服药引起肝肾功能损害等相关不良反应。尤其是接受放化疗的患者应定期复查血常规及肝肾功能，化疗结束24~48 h及时使用粒细胞集落刺激因子（granulocyte colony stimulating factor，G-CSF）/粒细胞-巨噬细胞集落刺激因子（granulocyte macrophage colony stimulating factor，GM-CSF）升高白细胞，预防严重粒细胞缺乏伴发热发生；及时使用IL-11或者促血小板生成素（thrombopoietin，TPO）升高血小板，必要时输注血小板治疗。

（三）改善人际关系

维持良好的人际关系，强化自我保健意识，破除迷信，摒弃陋习，养成良好的卫生习惯，倡导文明、健康、科学的生活方式。

第三节　三级预防

一、并发症管理

（一）感染

血液系统常见感染有中性粒细胞缺乏和/或免疫功能低下引起的感染，合并粒细胞缺乏伴发热患者，评估危险因素及耐药危险因素后尽早规范化使用抗生素治疗是关键。

（二）出血

严重出血是血液系统恶性肿瘤患者常见且可能致命的并发症，与预后不良相关。此类患者的出血管理主要涉及血小板输注、新鲜冰冻血浆、冷沉淀、凝血因子浓缩物和其他措施，如纤溶抑制剂和维生素K。然而，由于反复输血，部分患者可表现为对血小板输注无效。此类患者通常需输注人类白细胞抗原（human leukocyte antigen，HLA）配型相合同型血小板。值得注意的是，重组第七凝血因子（recombination factou Ⅶ，rFVIIa）已被证明可以改善血小板减少症患者的严重出血。

（三）贫血

贫血是血液病常见临床表现之一，根据贫血发生的速度及降低程度，合理及时地输注浓缩红细胞是快速改善贫血的主要手段之一。同时根据不同发生机制予以对症治疗，如补充造血原料，抑制免疫及促红细胞生成素（erythropoietin，EPO）治疗。

（四）消化道症状

常见消化道反应为化疗所致的恶心、呕吐及消化道出血。若为恶心、呕吐，应查明原因；若为化疗药物所致的恶心、呕吐，应在清淡饮食的基础上选择单药或者多药联合止吐。血液系统消化道出血常见原因为血小板减低和/或凝血功能障碍，使用激素对胃肠道黏膜损伤，处理原则同前所述。

（五）泌尿生殖系统症状

出血性膀胱炎、月经出血过多等为常见的临床表现。引起出血性膀胱炎的原因多为环磷酰胺不良反应、病毒感染等。针对不同原因予以相应治疗，具体处理同前。

（六）骨与关节系统症状

常见表现为淋巴瘤、骨髓瘤及白血病引起的骨痛。治疗原发病是关键，部分患者可能表现为使用G-CSF后出现骨痛，给予对症止痛治疗后好转。血清病为少见原因，是一种Ⅲ型超敏反应，表现为发热、关节痛、皮疹，多发生于抗胸腺细胞球蛋白（antithyroglobulin，ATG）、利妥昔单抗等治疗后，首选治疗方法是糖皮质激素，通常以高剂量给药。

二、生活方式指导

治疗指导：提高患者用药依从性，遵医嘱按时服药，定期随访调整药物剂量，用药期间若有相关不良反应及疾病发生进展应及时就诊。

饮食指导：进食洁净、易消化、营养丰富食物。尤其是化疗后患者应进食高蛋白、高热量食物。化疗期间多饮水，清淡饮食。

个人卫生指导：注意门户（口腔、鼻腔、会阴、皮肤）卫生及环境卫生。住院患者应减少探视，避免交叉感染。

三、心理健康干预

（一）确诊初期

鼓励患者表达自身对疾病的恐惧、焦虑、抑郁甚至绝望的情绪，根据患者的不同表现予以个性化的心理支持疗法，鼓励患者正视疾病，疏通不良情绪。进行科普宣教，告诉患者随着科学的发展及新药的不断问世，血液系统恶性肿瘤性疾病的治疗方式及治疗结局已经发生了很大的变化，治愈率不断提高，从而增强患者战胜疾病的信心。

（二）住院期间

根据患者病情所需可给予松弛疗法、生物反馈疗法、自我暗示疗法等，提前告知患者可能出现的不良反应，并且让患者以乐观的心理状态去解决问题。

（三）对患者家人的心理疏导与教育

患者家属承受了经济上和心理上的巨大压力，面对血液系统疾病的未知性治疗的长期性和周期性，目睹患者疾病的进展与患者的痛苦，也会产生疑病心理，对家属及时、有效的心理疏通也是必需的。

四、家庭及社区护理

指派专业的护理人员进行一对一的教育指导与讲解，以保证患者了解并掌握血液系统疾病护理知识。每个月由指派护士对患者进行随访，并持续半年时间，在随访的过程中记录患者自我护理能力、感染情况、复发情况以及移植物抗宿主病（graft versus host disease，GVHD）发生率等相关情况。

对患者自我维护个人卫生、生活环境进行干预，鼓励患者进行户外训练，并注意保暖，督促患者对其居住环境做好消毒处理工作，每日定时对病房进行2次紫外线消毒，消毒时间为每次30 min。保持房间通风良好，生活用品及时进行杀菌防菌。

综上所述，血液系统疾病的三级预防措施贯穿于整个疾病诊疗过程，如恶性肿瘤患者，尤其是白血病、淋巴瘤患者，在接受强化疗后必然会出现中性粒细胞减少甚至缺乏，预估病情后可在化疗结束24～48 h后予以G-CSF或GM-CSF进行一级预防中性粒细胞减少。已经发生中性粒细胞减少的患者，应告知其注意周围环境及个人卫生，避免发生感染，属于二级预防。中性粒细胞减少并且合并发热的患者，应积极寻找病原微生物，及时使用抗生素及支持治疗，避免发生感染性休克等，属于三级预防。

遗传性疾病如常见血友病患者，应产前行基因筛查进行一级预防，避免血友病婴儿出生。已经出生的血友病患儿，应预防性补充所缺凝血因子，避免因因子水平低下出现器官出血，尤其是关节出血变形，属于二级预防。发生关节腔出血的患者应及时足量补充凝血因子，必要时手术治疗，避免关节畸形影响日常生活，属于三级预防。

（王丽娜）

参考文献

[1] HUSS A, SPOERRI A, EGGER M, et al. Occupational extremely low frequency magnetic fields（ELF-MF）exposure and hematolymphopoieticcancers swiss national cohort analysis and updated meta-analysis[J]. Environmental Research, 2018, 164: 467-474.

[2] WHITEHEAD T, METAYER C, WIEMELS J, et al. Childhood leukemia and primary prevention [J]. Current Problems in Pediatric and Adolescent Health Care, 2016, 46(10): 317-352.

[3] CHIHARA D, NASTOUPIL L, WILLIAMS J, et al. New insights into the epidemiology of non-Hodgkin lymphoma and implications for therapy[J]. Expert Review of Anticancer Therapy, 2015, 15(5):

531-544.

[4] TOWLE K, GRESPIN M, MONNOT A. Personal use of hair dyes and risk of leukemia: a systematic literature review and meta-analysis[J]. Cancer Medicine 2017, 6(10): 2471-2486.

[5] NAGAO T, HIROKAWA M. Diagnosis and treatment of macrocytic anemias in adults[J]. Journal of General and Family Medicine, 2017, 18(5): 200-204.

[6] GARAYCOECHEA J, CROSSAN G, LANGEVIN F, et al. Alcohol and endogenous aldehydes damage chromosomes and mutate stemcells[J]. Nature, 2018, 553(7687): 171-177.

[7] PARK H, HONG Y, LEE K, et al. Vitamin D status and risk of non-Hodgkin lymphoma: An updated meta-analysis[J]. PLoS One, 2019, 14(4): e0216284.

[8] PSALTOPOULOU T, SERGENTANIS T, NTANASIS-STATHOPOULOS I, et al. Anthropometric characteristics, physical activity and risk of hematological malignancies: A systematic review and meta-analysis of cohort studies[J]. International Journal of Cancer, 2019, 145(2): 347-359.

[9] PARODI S, MERLO F, STAGNARO E. Coffee consumption and risk of non-Hodgkin's lymphoma: evidence from the Italian mulicentre case-control study[J]. Cancer Causes Control, 2017, 28(8): 867-876.

[10] ARODA V, EDELSTEIN S, GOLDBERG R, et al. Long-term metformin use and vitamin B_{12} deficiency in the diabetes prevention program outcomes study[J]. The Journal of Clinical Endocrinology & Metabolism, 2016, 101(4): 1754-1761.

[11] PIZZO P. Management of patients with fever and neutropenia through the arc of time: a narrative review[J]. Annals of Internal Medicine, 2019, 170(6): 389-397.

[12] 中华医学会血液学分会,中国医师协会血液科医师分会.中国中性粒细胞缺乏伴发热患者抗菌药物临床应用指南(2020年版)[J].中华血液学杂志,2020,41(12): 10.

[13] CHU T, TANG Y, WANG H, et al. Efficacy of recombinant factor VIIa for severe bleeding complicated by platelet transfusion refractoriness in patients with hematologic malignancies[J]. Thrombosis Research, 2017, 160: 14-18.

[14] MANTILLA B, LIEW J. Avoiding a rash diagnosis: rituximab-induced serum sickness[J]. Journal of Clinical Rheumatology, 2021, 27(4): e155-e159

[15] OZEN B, CEYHAN O, BÜYÜKCELIK A. Hope and perspective on death in patients with cancer[J]. Death Studies, 2020, 44(7): 412-418.

附 录
缩略词简表

英文缩略词	英文全称	中文全称
AA	aplastic anemia	再生障碍性贫血
AI	anemia of inflammation	炎症性贫血
AIHA	autoimmune hemolytic anemia	自身免疫性溶血性贫血
AIN	acute interstitial nephritis	急性间质性肾炎
ALL	acute lymphoblastic leukemia	急性淋巴细胞白血病
AML	acute myeloid leukemia	急性髓系白血病
ANC	absolute neutrophil count	中性粒细胞绝对计数
APCs	antigen-presenting cells	抗原提呈细胞
APL	acute promyelocytic leukemia	急性早幼粒细胞白血病
APS	antiphospholipid syndrome	抗磷脂综合征
ATG	anti thymocyte globulin	抗胸腺细胞球蛋白
BMF	bone marrow failure	骨髓衰竭
BSA	body surface area	体表面积
CAR-T	chimeric antigen receptor T-cell	嵌合抗原受体T细胞
CBA	chromosome banding analysis	染色体带型分析
CCI	Charlson comorbidity index	查尔森合并症指数
CDC	Centers for Disease Control and Prevention	疾病控制及预防中心
CHIP	clonal haemopoiesis of indeterminate potential	非特定潜能的克隆性造血
CIN	chromosomal instability	染色体不稳定
CLL	chronic lymphocytic leukemia	慢性淋巴细胞白血病
CML	chronic myelocytic leukemia	慢性粒细胞白血病
COX	cytochrome c-oxidase	细胞色素C氧化酶
CR	complete remission	完全缓解
CRS	cytokine release syndrome	细胞因子释放综合征

英文缩略词	英文全称	中文全称
CsA	cyclosporine A	环孢素A
CTL	cytotoxic T lymphocyte	细胞毒性T淋巴细胞
DCs	dendritic cells	树突状细胞
DIC	disseminated intravascular coagulation	弥漫性血管内凝血
DLBCL	diffuse large B-cell lymphoma	弥漫大B细胞淋巴瘤
EFS	event-free survival	无事件生存期
ELN	european leukemianet	欧洲白血病网
EPO	erythropoietin	促红细胞生成素
ET	essential throbocythemia	原发性血小板增多症
FDA	Food and Drug Administration	美国食品药品监督管理局
FISH	fluorescence in situ hybridization	荧光原位杂交
GBD	global burden of disease	全球疾病负担
G-CSF	granulocyte colony stimulating factor	粒细胞集落刺激因子
GF	graft failure	植入失败
GP	glycoprotein	血小板膜糖蛋白
GVHD	graft versus-host disease	移植物抗宿主病
GVL	graft versus leukemia	移植物抗白血病效应
HC	hemorrhagic cystitis	出血性膀胱炎
HDI	human development index	人类发展指数
HIV	human immunodeficiencyvirus	人类免疫缺陷病毒
HL	Hodgkin's lymphoma	霍奇金淋巴瘤
HLA	human leukocyte antigen	人类白细胞抗原
HR	hazard ratios	风险比
HRAs	health risk appraisals	健康风险评估
HSC	hematopoietic stem cell	造血干细胞
HSCT	hematopoietic stem cell transplantation	造血干细胞移植
ICD	international classification of diseases	国际疾病分类
IDA	iron deficiency anemia	缺铁性贫血
IMiDs	immuno modulatory drugs	免疫调节药物
IRAC	International Agency for Research on Cancer	国际癌症研究机构
irAEs	immune-related adverse events	免疫相关不良反应
ITP	primary immunologic thrombocytopenic purpura	原发免疫性血小板减少症

英文缩略词	英文全称	中文全称
IVIG	intravenous immunoglobulin	静注丙种球蛋白
JMML	juvenile myelomonocytic leukemia	幼年慢性粒-单核细胞白血病
MA	megaloblastic anemia	巨幼细胞性贫血
MAPK	mitogen-activated protein kinase	丝裂原活化蛋白激酶
MDS	myelodysplastic syndromes	骨髓增生异常综合征
MFC	multiparametric flow cytometry	多参数流式细胞术
MM	multiple myeloma	多发性骨髓瘤
MODS	multiple organ dysfunction syndrome	多器官功能障碍综合征
MPN	myeloproliferative neoplasm	骨髓增殖性肿瘤
MRD	minimal residual disease	微小残留病灶
MSC	mesenchymal stem cell	间充质干细胞
MTD	maximal tolerable dose	最大耐受剂量
NGS	next-generation sequencing	二代测序
NHL	non-Hodgkin lymphoma	非霍奇金淋巴瘤
OS	overall survival	总生存期
OXPHOS	mitochondrial oxidative phosphorylation	线粒体氧化磷酸化
PCP	pneumocystis pneumonia	肺孢子菌肺炎
PCR	polymerase chain reaction	聚合酶链式反应
PI	proteasome inhibitors	蛋白酶抑制剂
PIGF	placental growth factor	胎盘生长因子
PMF	primary myelofibrosis	原发性骨髓纤维化
PN	peripheral neuropathy	周围神经病变
PV	polycythemia vera	真性红细胞增多症
QoL	quality of life	生活质量
ROS	reactive oxygen species	活性氧
SDI	socio-demographic index	社会人口指数
SF	serum ferritin	血清铁蛋白
SIRS	systemic inflammatory response syndrome	全身炎症反应综合征
SLE	systemic lupus erythematosus	系统性红斑狼疮
sTfR	serum soluble transferrin receptor	可溶性转铁蛋白受体
TFR	treatment free remission	无治疗缓解
TFS	transformation-free survival	无转移生存期

英文缩略词	英文全称	中文全称
TGF	transforming growth factor	转化生长因子
TKI	tyrosine kinase inhibitors	酪氨酸激酶抑制剂
TLS	tumour lysis syndrome	肿瘤溶解综合征
TMA	thrombotic microangiopathy	血栓性微血管病
TNF	tumor necrosis factor	肿瘤坏死因子
TPO	thrombopoietin	血小板生成素
TSA	tumor-specific antigens	肿瘤特异性抗原
TSAT	transferrin saturation	转铁蛋白饱和度
TSG	tumor suppressor genes	肿瘤抑制基因
TTP	thrombotic thrombocytopenic purpura	血栓性血小板减少性紫癜
VEGF	vascular endothelial growth factor	血管内皮生长因子
VTE	venous thromboembolism	静脉血栓栓塞症
WHO	World Health Organization	世界卫生组织